国家卫生和计划生育委员会"十二五"规划教材
全国高等医药教材建设研究会"十二五"规划教材
科研人员核心能力提升导引丛书
供研究生及科研人员用

病 理 学

Pathology

主 编 来茂德

副主编 李一雷

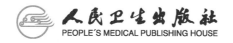

人民卫生出版社

PEOPLE'S MEDICAL PUBLISHING HOUSE

图书在版编目（CIP）数据

病理学/来茂德主编. —北京：人民卫生出版社，
2014

ISBN 978-7-117-19598-0

Ⅰ.①病… Ⅱ.①来… Ⅲ.①病理学-医学院校-
教材 Ⅳ.①R36

中国版本图书馆 CIP 数据核字（2014）第 175806 号

| 人卫社官网 | www.pmph.com | 出版物查询，在线购书 |
| 人卫医学网 | www.ipmph.com | 医学考试辅导，医学数据库服务，医学教育资源，大众健康资讯 |

病　理　学

主　　编：来茂德

出版发行：人民卫生出版社（中继线 010-59780011）

地　　址：北京市朝阳区潘家园南里 19 号

邮　　编：100021

E - mail：pmph @ pmph. com

购书热线：010-59787592　010-59787584　010-65264830

印　　刷：北京人卫印刷厂

经　　销：新华书店

开　　本：850×1168　1/16　**印张：**28

字　　数：847 千字

版　　次：2014 年 9 月第 1 版　2014 年 9 月第 1 版第 1 次印刷

标准书号：ISBN 978-7-117-19598-0/R · 19599

定　　价：95.00 元

打击盗版举报电话：010-59787491　E -mail：WQ @ pmph. com

（凡属印装质量问题请与本社市场营销中心联系退换）

编 者 (以姓氏笔画为序)

丁彦青　南方医科大学
王一理　西安交通大学医学部
王丽萍　吉林大学白求恩医学部
王国平　华中科技大学同济医学院
王娅兰　重庆医科大学
王恩华　中国医科大学
王瑞安　第四军医大学
邓　红　浙江大学医学部
龙汉安　泸州医学院
卢朝晖　中国医学科学院北京协和医学院
田新霞　北京大学医学部
冯振卿　南京医科大学
吕　申　大连医科大学
吕炳建　浙江大学医学部
刘卫平　四川大学华西临床医学院
刘玉琴　中国医学科学院北京协和医学院
孙保存　天津医科大学
苏　敏　汕头大学医学院
杜　祥　复旦大学上海医学院
李　伟　吉林大学白求恩医学部
李　君　浙江大学医学部
李　锋　石河子大学医学院

李一雷　吉林大学白求恩医学部
李文才　郑州大学医学院
李甘地　四川大学华西临床医学院
李建明　苏州大学医学部
来茂德　浙江大学医学部
步　宏　四川大学华西临床医学院
吴继锋　安徽医科大学
吴晶晶　浙江大学医学部
张红河　浙江大学医学部
张祥宏　河北医科大学
陈　杰　中国医学科学院北京协和医学院
金晓明　哈尔滨医科大学
周　韧　浙江大学医学部
周　桥　四川大学华西临床医学院
周庚寅　山东大学医学院
周晓军　南京军区总医院
倪劲松　吉林大学白求恩医学部
徐芳英　浙江大学医学部
黄爱民　福建医科大学
曹登峰　北京大学医学部
韩安家　中山大学中山医学院
滕晓东　浙江大学医学部

秘书　徐芳英　浙江大学医学部

主 编 简 介

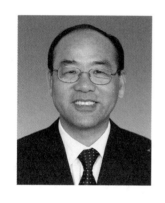

来茂德 1960年生于浙江杭州，医学博士、教授、主任医师、博士生导师。现任中国药科大学校长，兼任中国医师协会病理医师分会副会长、全国高等学校教学研究会副理事长、国家（教育部）基础医学教育指导委员会副主任委员等职。1982年毕业于浙江医科大学医学系，1990年获德国吕贝克医科大学医学博士学位。曾任浙江医科大学副校长、浙江大学副校长、中华医学会病理学会主任委员。2011年当选德国科学院院士，2011年获浙江省特级专家荣誉称号。

从事教学工作30年，曾获全国优秀教师、原国家教委霍英东高校优秀青年教师奖等荣誉称号。国家级精品课程和国家级教学团队负责人。主要从事大肠癌病理学研究，负责国家自然科学基金重大项目"EMT和大肠癌转移关系研究"、"十一五"国家科技支撑计划"代谢综合征的早期识别和干预技术研究"、中德合作项目"肿瘤发病的分子机制"和教育部"细胞-微环境互作创新引智基地"项目。获得省部级科研成果奖和国家教育成果奖多项。担任卫生部研究生规划教材《医学分子生物学》主编，五年制、七年制和八年制《病理学》规划教材副主编等。主编专著《上皮内瘤变》、《恶性肿瘤组织病理学分级图谱》等。主编的英文书 *Intraepithelial Neoplasia* 是国际上该领域的第一本专著，已在全世界范围内发行。

全国高等学校医学研究生规划教材
第二轮修订说明

为了推动医学研究生教育的改革与发展,加强创新人才培养,自2001年8月全国高等医药教材建设研究会和原卫生部教材办公室启动医学研究生教材的组织编写工作开始,在多次大规模的调研、论证的前提下,人民卫生出版社先后于2002年和2008年分两批完成了第一轮五十余种医学研究生规划教材的编写与出版工作。

为了进一步贯彻落实第二次全国高等医学教育改革工作会议精神,推动"5+3"为主体的临床医学教育综合改革,培养研究型、创新性、高素质的卓越医学人才,全国高等医药教材建设研究会、人民卫生出版社在全面调研、系统分析第一轮研究生教材的基础上,再次对这套教材进行了系统的规划,进一步确立了以"解决研究生科研和临床中实际遇到的问题"为立足点,以"回顾、现状、展望"为线索,以"培养和启发研究生创新思维"为中心的教材创新修订原则。

修订后的第二轮教材共包括5个系列:①科研公共学科系列:主要围绕研究生科研中所需要的基本理论知识,以及从最初的科研设计到最终的论文发表的各个环节可能遇到的问题展开;②常用统计软件与技术介绍了SAS统计软件、SPSS统计软件、分子生物学实验技术、免疫学实验技术等常用的统计软件以及实验技术;③基础前沿与进展:主要包括了基础学科中进展相对活跃的学科;④临床基础与辅助学科:包括了临床型研究生所需要进一步加强的相关学科内容;⑤临床专业学科:通过对疾病诊疗历史变迁的点评、当前诊疗中困惑、局限与不足的剖析,以及研究热点与发展趋势探讨,启发和培养临床诊疗中的创新。从而构建了适应新时期研究型、创新性、高素质、卓越医学人才培养的教材体系。

该套教材中的科研公共学科、常用统计软件与技术学科适用于医学院校各专业的研究生及相应的科研工作者,基础前沿与进展主要适用于基础医学和临床医学的研究生及相应的科研工作者;临床基础与辅助学科和临床专业学科主要适用于临床型研究生及相应学科的专科医师。

全国高等学校第二轮医学研究生规划教材目录

13	医学分子生物学实验技术（第3版）	主　编　药立波
		副主编　韩　骅　焦炳华　常智杰
14	医学免疫学实验技术（第2版）	主　编　柳忠辉　吴雄文
		副主编　王全兴　吴玉章　储以微
15	组织病理技术（第2版）	主　编　李甘地
16	组织和细胞培养技术（第3版）	主　审　宋今丹
		主　编　章静波
		副主编　张世馥　连小华
17	组织化学与细胞化学技术（第2版）	主　编　李　和　周　莉
		副主编　周德山　周国民　肖　岚
18	人类疾病动物模型（第2版）	主　审　施新猷
		主　编　刘恩岐
		副主编　李亮平　师长宏
19	医学分子生物学（第2版）	主　审　刘德培
		主　编　周春燕　冯作化
		副主编　药立波　何凤田
20	医学免疫学	主　编　曹雪涛
		副主编　于益芝　熊思东
21	基础与临床药理学（第2版）	主　编　杨宝峰
		副主编　李学军　李　俊　董　志
22	医学微生物学	主　编　徐志凯　郭晓奎
		副主编　江丽芳　龙北国
23	病理学	主　编　来茂德
		副主编　李一雷
24	医学细胞生物学（第3版）	主　审　钟正明
		主　编　杨　恬
		副主编　易　静　陈誉华　何通川
25	分子病毒学（第3版）	主　编　黄文林
		副主编　徐志凯　董小平　张　辉
26	医学微生态学	主　编　李兰娟
27	临床流行病学（第4版）	主　审　李立明
		主　编　黄悦勤
28	循证医学	主　编　李幼平
		副主编　杨克虎

29	断层影像解剖学	主　编	刘树伟		
		副主编	张绍祥	赵　斌	
30	临床应用解剖学	主　编	王海杰		
		副主编	陈　尧	杨桂姣	
31	临床信息管理	主　编	崔　雷		
		副主编	曹高芳	张　晓	郑西川
32	临床心理学	主　审	张亚林		
		主　编	李占江		
		副主编	王建平	赵旭东	张海音
33	医患沟通	主　编	周　晋		
		副主编	尹　梅		
34	实验诊断学	主　编	王兰兰	尚　红	
		副主编	尹一兵	樊绮诗	
35	核医学（第2版）	主　编	张永学		
		副主编	李亚明	王　铁	
36	放射诊断学	主　编	郭启勇		
		副主编	王晓明	刘士远	
37	超声影像学	主　审	张　运	王新房	
		主　编	谢明星	唐　杰	
		副主编	何怡华	田家玮	周晓东
38	呼吸病学（第2版）	主　审	钟南山		
		主　编	王　辰	陈荣昌	
		副主编	代华平	陈宝元	
39	消化内科学（第2版）	主　审	樊代明	胡品津	刘新光
		主　编	钱家鸣		
		副主编	厉有名	林菊生	
40	心血管内科学（第2版）	主　编	胡大一	马长生	
		副主编	雷　寒	韩雅玲	黄　峻
41	血液内科学（第2版）	主　编	黄晓军	黄　河	
		副主编	邵宗鸿	胡　豫	
42	肾内科学（第2版）	主　编	谌贻璞		
		副主编	余学清		
43	内分泌内科学（第2版）	主　编	宁　光	周智广	
		副主编	王卫庆	邢小平	

44	风湿内科学（第2版）	主　编	陈顺乐　邹和健
45	急诊医学（第2版）	主　编	黄子通　于学忠
		副主编	吕传柱　陈玉国　刘　志
46	神经内科学（第2版）	主　编	刘　鸣　谢　鹏
		副主编	崔丽英　陈生弟　张黎明
47	精神病学（第2版）	主　审	江开达
		主　编	马　辛
		副主编	施慎逊　许　毅
48	感染病学（第2版）	主　编	李兰娟　李　刚
		副主编	王宇明　陈士俊
49	肿瘤学（第4版）	主　编	曾益新
		副主编	吕有勇　朱明华　陈国强
			龚建平
50	老年医学（第2版）	主　编	张　建　范　利
		副主编	华　琦　李为民　杨云梅
51	临床变态反应学	主　审	叶世泰
		主　编	尹　佳
		副主编	洪建国　何韶衡　李　楠
52	危重症医学	主　编	王　辰　席修明
		副主编	杜　斌　于凯江　詹庆元
			许　媛
53	普通外科学（第2版）	主　编	赵玉沛　姜洪池
		副主编	杨连粤　任国胜　陈规划
54	骨科学（第2版）	主　编	陈安民　田　伟
		副主编	张英泽　郭　卫　高忠礼
			贺西京
55	泌尿外科学（第2版）	主　审	郭应禄
		主　编	杨　勇　李　虹
		副主编	金　杰　叶章群
56	胸心外科学	主　编	胡盛寿
		副主编	孙立忠　王　俊　庄　建
57	神经外科学（第2版）	主　审	周良辅
		主　编	赵继宗　周定标
		副主编	王　硕　毛　颖　张建宁
			王任直

58	血管淋巴管外科学(第2版)	主　编	汪忠镐		
		副主编	王深明	俞恒锡	
59	小儿外科学(第2版)	主　审	王果		
		主　编	冯杰雄	郑珊	
		副主编	孙宁	王维林	夏慧敏
60	器官移植学	主　审	陈实		
		主　编	刘永锋	郑树森	
		副主编	陈忠华	朱继业	陈江华
61	临床肿瘤学	主　编	赫捷		
		副主编	毛友生	沈铿	马骏
62	麻醉学	主　编	刘进		
		副主编	熊利泽	黄宇光	
63	妇产科学(第2版)	主　编	曹泽毅	乔杰	
		副主编	陈春玲	段涛	沈铿
			王建六	杨慧霞	
64	儿科学	主　编	桂永浩	申昆玲	
		副主编	毛萌	杜立中	
65	耳鼻咽喉头颈外科学(第2版)	主　编	孔维佳	韩德民	
		副主编	周梁	许庚	韩东一
66	眼科学(第2版)	主　编	崔浩	王宁利	
		副主编	杨培增	何守志	黎晓新
67	灾难医学	主　审	王一镗		
		主　编	刘中民		
		副主编	田军章	周荣斌	王立祥
68	康复医学	主　编	励建安		
		副主编	毕胜		
69	皮肤性病学	主　编	王宝玺		
		副主编	顾恒	晋红中	李岷
70	创伤、烧伤与再生医学	主　审	王正国	盛志勇	
		主　编	付小兵		
		副主编	黄跃生	蒋建新	

全国高等学校第二轮医学研究生规划教材
评审委员会名单

前　言

研究生是否应该有统一的教材？假如有的话,编什么？如何编？这两个问题在学界一直有争议。从欧美发达国家研究生培养的成功经验来看,研究生不应该有统一的教材,其课程应该是师生互动的前沿性主题的讨论式教育。我国研究生教育规模很大,不同地区之间不平衡,因此从国情出发,编写一本引导性的教材对保证研究生的课程质量具有积极的意义。

编写研究生《病理学》教材首先要明确这本书的目标读者。编委会讨论认为,临床医学等专业的研究生是本书的主要读者,同时本书对从事病理学相关研究的科研人员、担任研究生教学的教师和年轻的病理医师也有参考价值。目前我们已经有足够多的本科教材、长学制教材、病理学参考书和外科病理学专著,因此我们不能重复已出版教材的内容或者是原来内容的延伸,这样就失去了编写的意义。为此我们要建立不同的教材体系。编委会确定,该书不求系统,原则上本科教材已有详细叙述的内容不在本书中重复。本书以主题为主线,充分反映近年来学科的进展,如干细胞、上皮-间质转化、间质和实质的相互作用、环境因素致病的病理学等。我们对以下问题达成共识,一是作为教材,要求所述的成果应该是比较成熟的知识,是大多数学者所接受的,对于还未统一的理论和概念,可以通过比较、分析和评述的方式来表达。二是要求写作上不长篇大论,要能够启迪学生思考并引导学生去努力解决问题,多写一些批判性的评论。三是教材不能写成综述,要源于综述而高于综述。源于综述是指内容上具有综述的前沿性;高于综述是指在写作上要用通俗易懂的语言,要留给学生思考的空间,指出未来的研究方向。基于上述思考和共识,我们完成了本教材的编写。

为发挥不同专家的研究特长,我们邀请了较多的专家,而且多为中青年学者,他们在各自的领域中都有较深入的研究。编者多可以发挥集体的优势,但是写作风格差异很大。主编和副主编在统稿时花了很多的时间,但很难做到完全统一,基本保持了不同作者的风格。这一点对教材来说可能是一个缺陷,但研究生教材应该不同于本科生教材,应该更具有开放性,因此这也算是一种探索吧。

书稿完成过程中,除主编、副主编外,徐芳英、滕晓东、吕炳建和李君几位编者付出了大量的劳动,对此深表感谢,同时也感谢为本书付出劳动的所有人员。我们真诚地希望读者在使用过程中能提出宝贵的建设性意见,以便再版时进一步完善。

来茂德

2014 年 4 月

目　录

第一章　绪论

第一节　经典病理学和
质量控制

一、病理学的发展历史

病理学是研究疾病的病因、发生、发展及转归的科学。早期的病理学基于尸体解剖、肉眼观察、描述及形态测量。事实上病理学家"pathologist"的原意指"解剖尸体，找出病因"。虽然在古代，无论中国还是国外，均有部分记载尸体剖验的历史文献，但没人能说清楚病理学具体起源于什么时间。欧洲文艺复兴以后，尸体解剖技术开始在欧洲广泛开展，同时采用了实验、观察、分析和综合的方法对疾病进行科学研究，病理学科逐渐形成。在病理学发展过程中，有几个里程碑式的人物和事件。

1761年，意大利医学家Morgagni（1682—1771）根据700多例尸体解剖结果，出版了《论疾病的位置和原因》一书，认为不同的疾病是由相应的器官的形态改变所引起，标志着"器官病理学"（organ pathology）的创立。

1854年，利用改良的光学显微镜，德国病理学家Rudolf Virchow（1821—1902）创立了"细胞病理学"（cellular pathology），指出"疾病是异常的细胞事件"，这一学说不仅为现代病理学，同时也为所有能够基于组织、细胞形态学研究的临床学科奠定了基础。

每一次科学技术的进步，都会为病理学的学科发展注入新的活力。20世纪60年代电子显微镜技术的建立，使病理学的研究领域扩展到亚细胞结构，发展出"超微病理学"（ultrastructural pathology）；近三十年以来，免疫学、细胞生物学、分子生物学、细胞遗传学技术的发展，产生了很多新的病理学学科分支，如免疫病理学（immunopathology）、分子病理学（molecular pathology）、遗传病理学（genetic pathology）、定量病理学（quantitative pathology）等；新兴的互联网技术和数字图像技术催生了数字病理学（digitalized pathology）和远程病理学（telepathology），正在医学教学、远程会诊及科研协作等方面发挥着越来越重要的作用。

二、外科病理学的发展史

外科病理学（surgical pathology）指病理学家对病理标本（组织、细胞等）采用形态学观察、组织化学、免疫组化及分子检测等研究方法，得出疾病的病理诊断，包括疾病状态、病变性质、病变范围以及分子异常改变等，从而指导临床进行各种治疗（包括分子靶向治疗）及疾病预后判断的应用科学。

外科病理学从其产生、发展到地位的确立经历了一个漫长而曲折的过程。1853年，来自巴黎大学的著名的外科学家Velpeau在他出版的关于乳腺疾病的著作中称，完全没有必要使用光学显微镜检查来确定切除的组织或肿块是否是癌。19世纪70年代，柏林大学的Carl Ruge等引入了活检病理为重要的诊断方法；尽管争议在持续，1889年，来自Kiel的军队外科学的领军人物Friedrich von Esmarch教授在德国外科学会上强有力地论证了对于可疑恶性肿瘤，在需要较大范围损毁性手术前，显微镜下诊断非常必要。此后不久，冷冻切片机的出现以及术中冷冻切片快速诊断促进了对这一基本原则的认可。

20世纪前叶，外科病理学在美国快速发展。据信外科学教授William S. Halsted第一个在霍普金斯建立外科病理学系，而Joseph Colt Bloodgood是他培养的第一位真正意义上的病理学家。此后数十年，出现了一系列的病理学专著，包括《Ackerman外科病理学》以及非常著名的AFIP病理学系列专著，使外科病理学有了丰富而严密的学科架构。美国各个大学或组织举办的外科病理及肿瘤学读片研讨会，对于外科病理的发展也起了巨大的推动作用。

三、病理诊断报告

病理科接收标本后，在经过大体检查、取材、固

1

定、脱水、浸蜡、包埋、切片、HE 染色、可选的组织化学染色、免疫组化染色甚至分子病理检测等一系列复杂的流程，最终呈现的结果为病理诊断报告。作为疾病诊治的依据，病理诊断一直是现代医学公认的"金标准"，其重要性无论如何强调都不过分。对于普通患者而言，病理诊断报告犹如法院的判决书。从法律角度看，病理诊断报告是重要的法律文书。因此对于撰写病理诊断报告的病理医生而言，其中的任何内容均需字斟句酌、慎之又慎。

通常病理诊断报告包括以下五部分内容。

第一部分是患者临床资料、病史，包括影像学、重要的实验室检查以及是否曾经活检的历史。这方面的内容主要来自临床，而对于病理医生作出病理诊断却有非常重要的意义。病史不全可能使病理诊断的难度大大增加，甚至出现误诊的可能。在此强调临床医生在申请病理检查时，一定要把重要的临床阳性发现、临床可能的诊断写清楚。

第二部分是大体检查，主要对收到的标本进行简明但精确的描述，包括标本的类型、大小、形状、色泽、硬度及肿瘤的边界、有无继发改变等；一些特殊的标本如内分泌肿瘤、脾脏等还需称重。大体检查不仅对于病理医生建立初步诊断十分重要，同时也包含很多疾病的范围、临床分期的信息，这些信息对于临床治疗方案选择、预后判断等至关重要。

第三部分为显微镜下所见，为可选内容，对于绝大多数病例而言没有必要。如果需要描述，也应突出重点，简明扼要。对于缺乏特异性的组织学表现，不能明确病理诊断的病例，也采用"描述性诊断"的方式，临床医生可根据病理描述结合临床资料综合考虑。

第四部分也是病理报告的最重要内容，即病理诊断。病理科收到的每件标本应分别有对应的病理诊断。另外，标本所做的其他病理检查，如组织化学染色结果、免疫组化染色结果等，也附于病理诊断的后面。其他分子病理检查的结果，也可附于病理诊断中，也可另外发专门的检查报告。

第五部分为说明或建议，同样为可选项，非每例必需。病理医生可对诊断依据、鉴别诊断、所需的进一步检查、治疗建议，以及诊断名词及其定义的演变等内容进行补充阐述。

病理报告所提供资料的丰富程度，不同国家地区、不同级别的医院差异很大，原则是满足当地医院临床医生治疗的需要。医疗分工的细化以及病理亚专科的发展，要求病理科提供更多的疾病信息，包括分子病理改变的信息，以满足分子医学时代和分子靶向治疗的要求。

四、组织学诊断的局限性

虽然基于组织病理学的诊断目前仍是疾病诊断的"金标准"，但病理医生和临床医生必须对病理组织学诊断的局限性有足够清醒的认识，否则可能对患者造成伤害。

组织学诊断的局限性来自两个方面，一方面是病理医生。病理医生与临床医生一样是人，会犯所有人都会犯的错误。临床医生中有一种流行的看法，认为送给病理科一块肉、一点水、一些细胞，这些就足以使病理医生作出准确的诊断，这个想法是不切实际、十分有害的。而更加有害的是，病理医生也抱有同样的想法。病理诊断必须密切结合临床表现、临床资料，因此与临床医生的沟通非常重要。缺乏临床资料，使病理诊断变得十分困难，有时甚至不能得到病理诊断。病理医生也不能根据一点组织学表现、模糊不清的临床资料进行诊断，使患者和自己冒巨大的风险。

不用签发报告的病理医生在读片会或病例讨论时，喜欢拿病理切片玩一种"事先什么也不知道"的猜谜游戏，借助显微镜、头脑中的知识以及经验，经常可得到相当准确的病理诊断，赢得同事们的喝彩，从而沾沾自喜。但有时这种方法诊断会错得离谱！在关系到患者生死这种严肃的事情上，浅薄和炫耀是万万要不得的。

组织病理学诊断局限性的另一方面是小活检组织的代表性。严重的坏死、溃疡以及肿瘤病变周围的水肿、增生等，使得临床医生在活检时，难以取得有代表性的肿瘤病变组织。有时需要多次活检，方能明确病理诊断，而多次活检使病理医生、临床医生承受来自患者方面的压力增加；活检时的钳夹，引起组织挤压、细胞变形，使得组织和细胞形态难以识别，诊断困难。还有一些病理诊断需要活检组织有足够的深度，或者切片的方向为垂直于黏膜层而不是横切，例如早期浸润性鳞癌或结肠癌活检时，一些标本难以达到明确诊断的要求。对于组织学证据不足的标本，病理医生应当克服临床医生所期望的"准确诊断"、"对与错"的压力，顶住病理诊断"金标准"的诱惑，放下虚假的"自尊"，明确地在病理报告中指出标本代表性的问题，以及诊断证据的不足和多个可能性。总之，病理医生应看到什么说什么，看到多少说多少，严格掌握诊断的分寸。

最后，个人经验毕竟有限，如有疑惑病例，不可强行诊断，一定请更有经验的专家会诊。

五、日常外科病理医疗实践

目前医院中日常的外科病理实践包括尸体剖验、组织病理学诊断（活检及术后标本病理诊断）、细胞学诊断等，其中术中冷冻快速诊断是组织学诊断的特殊形式。

尸体剖验技术指通过切开患者的尸体，取出并检查病变器官，从而查找死因的方法，是病理学界历史悠久的研究方法。同样，病理医生可对病变器官取材，制作切片观察，并可进行一系列的特殊染色、免疫组化、分子病理等检测。尽管医学已经发展到分子时代，尸体剖验仍然在促进医学发展和进步方面起重要的、不可替代的作用。

活检指通过对切除、钳夹、穿刺等取得小块病变组织，进行切片染色等病理学诊断的方式。通过活检，绝大多数疾病都能得到明确的术前诊断。随着科技的进步和医疗设备的更新，很多以往难以取得活检组织的身体部位，也能够进行活检诊断。虽然活检损伤小且诊断准确率高，深受患者和临床医生的欢迎，但值得注意的是，活检组织小，组织学观察受限，要求病理学家有丰富的诊断经验和精深的诊断技艺，年轻的病理医生做活检诊断时要特别慎重，活检诊断在病理科属于高风险级的工作，一旦诊断失误，往往给患者带来不可恢复的器官损毁性伤害。

术后标本病理学诊断能够确定病变的性质、肿瘤的分型、病变的范围、切缘是否干净以及淋巴结和远处转移情况等信息，这些信息对于确定疾病的分级、分期，从而确定下一步治疗方案、估计预后均有帮助。相对而言，术后标本病理诊断在病理科属于较低风险级的工作。

1905 年，梅奥诊所的创始人之一 William Mayo 博士说："我希望你们病理医生能在术中患者还躺在手术台上时，就告诉我们外科医生这个肿物是不是癌"。当时的病理科主任 Louis B Wilson 博士切实感受到外科的需要，于是在前人工作的基础上，探索出能够实际应用的冷冻组织切片染色的快速诊断方法，这标志着术中冷冻切片诊断技术的正式诞生。冷冻切片诊断对外科手术的重要性不言而喻，然而自从 100 多年前它被发明以来，这项技术并没有明显的改进，与传统的石蜡包埋组织切片相比，其在组织结构的完整性、切片厚度、染色的清晰度等方面一直不能令人满意，更不用说含大量水分

时，冰晶造成的裂隙使组织变形，结构形态难以识别等缺点。因此，在当今的医学实践中，冷冻切片诊断只能作为一项受限的技术应急使用，最终的病理诊断结果仍需通过常规石蜡切片 HE 染色作出。文献中统计，术中冷冻切片诊断的准确率在 90%～95% 之间，滥用冷冻切片很可能造成漏诊或过诊断，给患者造成不应有的损失。冷冻切片快速诊断在病理科属极高风险级的工作。

冷冻切片快速诊断的使用原则是，只有在手术台上，需要根据冷冻结果确定手术方式、手术范围时，才申请术中冷冻；凡是能够通过活检、穿刺、细胞学等方式得到术前诊断结果者，不宜使用术中冷冻；因组织冷冻后组织形态学、免疫组化表型等均受影响，因此，如果送检冷冻组织较小或较少，应另送病理科单独做石蜡切片的标本，否则不宜采用冷冻诊断，因可能造成随后的石蜡切片诊断困难。

冷冻切片诊断不宜使用的范围还包括：①疑为恶性淋巴瘤者；②过小的标本（检材长径≤0.2cm者）；③术前易于进行常规活检者：如气道、消化道可使用内镜活检者；体表肿块易取活检及容易穿刺活检者；④脂肪组织及含脂肪过多的组织、骨组织和钙化组织；⑤需要依据核分裂象计数判断良、恶性的软组织肿瘤（大多数梭形细胞肿瘤）；⑥主要根据肿瘤生物学行为特征而不能依据组织形态判断良、恶性的肿瘤，如神经内分泌肿瘤；⑦已知具有传染性的标本（例如结核病、病毒性肝炎、艾滋病等）；⑧需要充分取材或特殊染色才能确诊的疾病，如先天性巨结肠。

冷冻切片诊断适宜使用的范围：①术前不易活检，术中需要确定病变性质（如肿瘤或非肿瘤/良性肿瘤或恶性肿瘤等），以即时决定手术方案的标本；②了解恶性肿瘤的扩散情况，包括肿瘤是否浸润相邻组织、有无区域淋巴结转移等；③确定肿瘤部位的手术切缘有无肿瘤组织残留；④确认切除的组织，例如甲状旁腺、输卵管、输精管及异位组织等。

六、病理科质量控制

病理科属于医学实验室，从标本离开人体、送到病理科，到制作出合格的病理切片、免疫组化及分子病理检测等，其流程和管理与临床检验医学实验室没有差别；从切片送给病理医生到最终病理报告发出，属于医师诊断疾病的过程，这是病理医生个人主观的判断和脑力劳动的结果，严格意义上

说,这个环节超出了医学实验室质量控制的范围,因此病理科不同于临床检验。临床检验实验室质量控制合格,则检验结果客观、准确,实验室之间检测结果可以互认;但不同医院病理科即使都通过了同一机构的质量和能力认可,他们之间的病理报告也不能达到互认。

病理标本在病理科处理过程中,同样包括检测前、检测中以及检测后三个阶段,多达数十个环节,因此与此相关的人员、设备、试剂、检测流程等必须达到一定的质量标准,才能保证最终病理报告的准确性。鉴于病理诊断与患者治疗和预后具有决定性的影响,因此病理科应当制订严格的室内质量保证措施,不折不扣地执行,定期进行室内和室间质控,不断改进病理检查水平,减少相关差错。

病理科质量控制/质量保证计划的目的主要是保证:①准确性;②完整性;③病理报告及时性。有以下常用的持续监控指标:

科内会诊记录

冷冻切片诊断回顾(冷冻石蜡符合率)记录

外检病例随机抽查记录

尸检病例随机抽查记录

病理-临床诊断符合率

科内、科间病例讨论会记录

院际间讨论会记录

取材充分性记录单

丢失标本记录单

不良事件报告单

组织切片交接记录

切片质控(医生对技术室)记录

切片质控(技术室对医生)记录

病理报告时间统计

七、病理实验室能力认可

目前有两家机构开展病理科实验室能力认可,分别是国际实验室认可合作组织(International Laboratory Accreditation Cooperation,英文缩写仍为ILAC)和美国病理学家协会(College of American Pathologists,CAP)。前者有专门针对医学实验室能力认可的规范ISO15189。ILAC与中国合格评定国家认可委员会(China National Accreditation Service for Conformity Assessment,CNAS)签订了互认合作协议,ISO15189对等翻译,对应CNAS-CL02。ISO15189尚没有专门针对病理科实验室的应用说明,CNAS关于病理科实验室认可的应用说明(第2版)目前正在编写中,2014年将会颁布。无论是

CNAS还是CAP,其实验室能力认可殊途同归,均是建立实验室的质量保证组织,编写质量保证的程序文件,并推动程序文件的执行,从而对实验室检测相关的人员、设备、试剂、检测流程等进行严格控制,以保证实验室检测结果的准确性。

CAP评审标准是依据CAP自己制定的检查要点。该检查要点可以通过CAP网站购买或申请认证后免费获得。CAP现有18种评审检查要点,其中包括:解剖病理、化学和毒理学、细胞遗传学、细胞病理学、流式细胞术、外源药物检测、血液和凝血、组织相容性、免疫学、实验室一般要求、有限服务实验室、微生物学、分子病理学、床旁检测、生殖实验室、实验室领导班子评估、输血医学和尿液分析。申请CAP认证的实验室上报所开展的试验项目和所属专业小组后,CAP会为每个实验室量身定做好与其服务范围相符合的评审检查要点。实地评审时若发现超过5%的评审检查要点未能达到CAP要求,则不能通过CAP认可。申请ISO15189认可的实验室则无须申报所有项目。

(卢朝晖)

第二节　数字病理——概念和应用

随着计算机和信息技术的发展,数字病理作为病理学的一个新分支应运而生,并作为传统病理学的一个新生长点受到重视和期待。数字病理的发展将解决传统病理学存在的问题而促进病理学的发展。数字病理是指利用数字技术对病理图像(大体标本和组织切片)进行数字化处理,通过摄取、拼接、压缩、储存等处理环节,保留真实的图像信息,并形成庞大的数据库。通过图像的浏览、分析来实现病理诊断、鉴别诊断、病理教学和科学研究。数字病理学正处于应用和研究的起步阶段,随着数字化技术的进步和应用的普及,数字病理学必将在医学事业进步中发挥重要作用。

一、传统病理切片的几个问题

传统病理学诊断主要依据光学显微镜图像来作出。病理学家通过观察细胞形态改变和与周围组织关系的改变,基于定性差异和诊断者的经验来作出诊断和鉴别诊断。

病理组织切片是病理医生诊断的载体,因此切片制作的质量非常关键,并且必须保存起来以备后期的查验。传统病理切片对诊断和保存有以下几

个问题。

（一）存储

按照医学界的规定，病理诊断组织切片至少保留十年以上，事实上目前绝大多数病理科是永久保存的。因此对一个病例量很大的医院的病理科来说，保存这些片子有很大的困难，包括储存空间和玻璃片带来的重量问题。

（二）保真

病理组织切片要经过 HE 染色才能在显微镜下观察各种组织结构，但是随着时间的推移，这些所染的颜色会褪去，从而对诊断带来困难。另外，由于病理诊断水平的差异，不同医院之间的病理会诊是一个常见的现象。在片子借阅和存储提取过程中会发生玻璃片的破损，从而对片子的再阅带来困难。

（三）检索

在组织切片库中，尽管按年月的顺序摆放在库房中，要在短时间内找出一张想要的片子要花一定的时间，假如放乱的话，找寻就很困难。

二、数字病理学的应用

基于病理图像的各种特征可以进行定量化分析，从而使病理学从定性走向定量。在现阶段，这种定量分析的数据可以作为病理学诊断的补充，从而比较客观地提供数字化信息，如组织学病变的染色强度、特殊标记物的分布特征、特异细胞和病原体的鉴定、实质和间质比例、微血管密度等等。

数字病理学的基础是形成数字病理切片系统，最关键的是保真度高的图片质量，否则出来的数字化信息是靠不住的，没有真正的价值。高质量的数字切片应该具有三要素，即高度的保真性、缩放自如和能进行定量分析。切片的图像、颜色和密度等指标应该达到传统病理切片水平，假如差距太大，就失去了存在的价值。数字病理切片应能方便地进行缩小和放大，并且不会因为这个过程而使保真度降低。作为数字病理替代传统病理切片的一个条件之一就是能对所需的病理指标进行定量分析，否则其应用价值至少减少一半。因此数字病理系统质量的判断主要从三个方面入手，提高数字病理系统的质量也应从这三方面着力。

数字病理切片系统主要由数字切片扫描装置和数字处理软件组成。首先，应用数字显微镜在不同放大倍数下进行逐幅扫描采集图像。显微扫描平台自动按照切片 X、Y 轴方向扫描移动，并在 Z 轴方向自动聚焦。然后由扫描控制软件在光学放大装置有效放大的基础上，利用程控扫描方式采集高分辨数字图像，图像压缩与存储软件将图像自动进行无缝拼接处理，制作生成全视野的数字化切片（whole slide image），再将这些数据存储在一定介质中，从而建立起数字病理切片库。随后就可以利用相应的数字切片浏览系统，对一系列可视化数据进行任意比例的放大或缩小，以及在任意方向移动以浏览和分析处理，就好比在操作一台真实的光学显微镜一样。

目前，国内外多家公司已研发成功系列产品并推向市场。尽管这些系统间都有其特殊的软件和功能，并有知识产权保护，但已有软件可以使不同系统扫描的切片图像进行共享，因此不存在系统的封闭问题。市场上比较成熟的国外产品有美国Aperio 公司的数字化病理学影像管理分析系统Aperio Scan Scope——Digital Pathology Solutions，日本滨松光子学株式会社研发的数字切片扫描装置Nano Zoomer Digital Pathology，日本奥林巴斯公司（Olympus）的 Dotslide 全景智能化扫描数字切片系统等。国内麦克奥迪实业集团有限公司的数字切片扫描系统 Motic BA600-4，山东易创电子有限公司的显微数字切片系统和北京优纳科技有限公司的全自动数字切片扫描系统等。国外系统价格比较昂贵，一般都在 100 万人民币以上，国内系统价格在 50 万人民币以下。从扫描的图像质量上比较是有差异的，但仅就用于诊断和教学的要求，国内的系统质量足以达到目的。如要进行详细的定量分析和应用软件应用，国外系统优于国内系统。

数字病理切片系统可使病理资源数字化、网络化，实现了可视化数据的永久保存和不受时空限制的同步浏览处理。因此在病理学各领域已有不少应用。总结其应用价值有以下一些。

（一）病理学教学

数字病理系统的应用迄今用得最充分的就是在教学领域，大学生教学和继续教学领域，国内外都有广泛的应用。传统的病理教学都用标本观察大体标本和显微镜下观察典型病例的组织切片。由于大体标本往往在标本缸中很难从多个侧面看得很清楚。组织切片由于片子陈旧，切片褪色，很难看清楚，特别是典型病例的切片目前很难补充。国内浙江大学医学院病理系、中国医科大学病理系和桂林医学院病理系等单位已制作了 500 多个三维重建标本，足可以满足病理学教学需要。国内很多单位都将自己的教学切片数字化供学生教学用。

另外,年轻医生的继续教学、病理医师晋升考试以及病理读片会都已用上数字病理系统,收到了很好的效果。再者教学对象大多数都是年轻人,他们的计算机应用能力都很强,又容易接受新事物,所以推广也很容易。

(二)病理诊断和会诊

病理的正确诊断很大程度上依靠专家诊断能力和经验积累,因此在临床上,临床医生和家属对疑难病例常常到多家单位进行会诊,以取得正确的诊断结论,从而实现正确的治疗。另外,中国幅员辽阔,不同地区间水平差异很大,而且到远离的城市进行会诊也不现实。这样通过远程系统可以在异地取得高水平医师的诊断意见,对缩小地区之间的差异很有帮助。病理医生很大部分是"全科医生",什么系统的片子都看,这种模式与专科病理医生对某些特殊病的诊断能力相比有很大差异。为了实施规范化和个性化的治疗,需要通过专科医师的诊断,实现诊断的一致性,这也有助于新治疗方案疗效评价的客观性和科学性。目前国内麦克奥迪(Motic)公司建立第一个远程会诊平台,为大家服务。国内与国外机构间也建立了数字病理远程会诊系统,以满足不同患者的个性化需求,如浙江大学医学院附属第二医院病理科与美国加利福尼亚州立大学洛杉矶分校(University of California,Los Angeles,UCLA)病理科、广州金域公司与美国匹兹堡大学医疗中心(University of Pittsburgh Medical Center,UPMC)等。从国内外会诊的结果分析,对某些病例的诊断来看是有价值的,如少见病例,国内不太重视的非肿瘤性病变。对疑难的病例,国内专家不易确诊的,仅用 HE 切片会诊价值不大。国外专家也很难仅凭 HE 切片来作出正确的诊断。因为许多疑难病例的诊断都必须借助于免疫组化染色和分子病理检测来确定诊断。我个人的体会,在现阶段,国外远程会诊的价值体现在多学科的综合诊断与治疗方案制订上,实现规范治疗。

现在的数字病理切片的扫描图像质量已完全能满足临床诊断的需要,为什么不能推广的原因,主要是由于病理医师习惯于显微镜观察。病理医生从训练期初就开始使用显微镜,要改变这种习惯非常不易,特别是高年资有很高诊断水平的医生。病理诊断是最终诊断,不能出错,否则会有官司缠身。因此病理医生不愿意冒这个风险。但对较简单的病例,数字切片诊断都没有问题。随着年轻病理科医生的成长,他们习惯于电脑液晶屏的使用,应用数字病理切片进行诊断将会越来越普及。相信,病理医生不论走到哪里,只要有时间就可以应用智能终端作病理诊断。这时的病理医生可以在家上班,或者自由出行不受上班时间的限制,同样能完成工作任务。这一点在同样应用显微镜作染色体疾病诊断的细胞遗传学家那里已经实现,如荧光原位杂交(fluorescence *in situ* hybridization,FISH)图像的诊断。他们能做,病理医生为什么不能呢?这一天定将来到,并且为期不远。

(三)定量分析

病理形态学的定量分析是数字病理学的一大优势,这个优势的发挥可以使经典病理学的定性描述走向定量诊断。定量分析可是基于传统形态学结构,如细胞大小、形态改变、核质比例,腺管形态、实质和间质的比例等。应用成熟的软件可以对免疫组织化学染色结果进行定量分析,如乳腺癌的雌激素受体(estrogen receptor,ER)、孕激素受体(progesterone receptor,PR)和 HER2 的染色结果,TP53染色等。相信有应用价值的定量分析系统的建立将大大加速数字病理诊断的应用。

定量分析的另一个价值就是解决肿瘤性病变的异质性问题。肿瘤是一个高度异质性疾病,这在病理形态学中也有很好的表现。病理医生一般是依据一张切片中主要的形态学图像作出组织学类型的诊断,临床上分析治疗效果和预后关系也是依据这个病理诊断。但是,假如对一个肿瘤组织样本只要取足够多的组织切面来做切片,往往可以看到不同形态成分混合存在,这种不同成分的构成比不一样,它的生物学行为肯定也有差异。依据形态学定量分析,总结不同规律,可以向临床提供更多有用的信息,对临床制订正确的治疗方案会有极大的帮助。定量分析空间很大。

(四)大数据挖掘,发现规律

数字病理切片的数据很大,是典型的大数据(big data)。数据挖掘肯定会总结出疾病的发生发展规律,当然这已经不是病理学家能力所能及的工作,需要数学、信息科学、统计等各个领域专家的通力合作。基于形态学定量分析基础上的病理学分类与基于二代测序技术的分子分类的比较研究,有望找出形态学改变与分子改变的关系。如果真有这种关系存在,基于形态学的数字病理分类代替花费昂贵的分子分类将造福人类。

数字病理学还在起步阶段,随着信息技术的发展和各种成熟方法的建立,期待数字病理学在医学中发挥更大作用。

(来茂德)

第三节 分子病理学—— 现状和趋势

一、分子病理学的基本概念

分子病理学广义上讲是指在分子水平上阐明疾病的发生机制并将研究成果应用于疾病的诊断和治疗的一门科学。狭义上是指应用分子生物学技术鉴定特定疾病病变的分子改变,并分析与疾病发生、诊断、治疗和预后的关系,服务于患者并给以最合适的治疗。因此分子病理学是一门新兴交叉学科,应用的是分子生物学技术,鉴定的是特定疾病病变的分子层面的改变(DNA、RNA 和蛋白质),借助于生物信息学和数理统计方法,分析分子改变与疾病发生发展、预后和治疗的关系。当今分子病理学重点之一是依据分子改变特点,为患者制订因人而异的个体化诊疗方案。

分子病理学研究和检测希望明确靶分子的有无以及数量、基因多态性及其基因型、染色体拷贝数变化及其扩增、基因的突变(点突变、易位与重排、插入等)。应用的领域主要是肿瘤、感染性疾病和遗传性疾病。

分子病理学发展迅速,是病理学发展的一个新的生长点,分子病理学的兴起已大大丰富了传统病理学的内涵。病理学已从单纯病理学诊断扩展到对疾病易感性和发病风险的评估,疾病的预后判断和指导治疗方案制订而迈向整合病理学。从病理学发展史来看,分子病理学将会在病理学科发展中担当重要的角色。目前发达国家医院病理科,分子诊断工作量和收入均已超过 20%。如肿瘤的诊断,从 19 世纪 Virchow 时代以大体观察确定诊断,到 20 世纪初依据显微镜的组织学改变作出诊断,20 世纪 70 年代中后期免疫组织化学技术的介入,使肿瘤病理鉴别诊断依赖于肿瘤标志物的鉴定,到现在免疫组织化学技术已经成为不可或缺的手段。21 世纪初分子遗传学改变成为肿瘤诊断和分类的新标记物进入病理领域,相信随着分子病理学的发展会有一天依据其分子改变对其进行分类和分型,到那时还很难讲分子病理学替代了传统病理诊断,但基于 HE 切片的传统病理学诊断的地位将会明显削弱。因此分子技术的发展给病理学的发展提供了一个极大的机会,如错失这个机会将失去历史机遇。病理学工作者应有紧迫感和使命感。

二、目前分子病理学技术的应用

如前所述,目前分子病理学主要应用于感染性病原体的检测,明确病原体存在与否,如结核分枝杆菌、人乳头瘤病毒(human papilloma virus,HPV)、单纯疱疹病毒(herpes simplex virus,HSV)、肝炎病毒以及其他细菌和寄生虫等病变体。这部分工作检验科可以做,病理科也可以做,当然在北美检验和病理在同一个系,称之为病理学和实验医学系(department of pathology and laboratory medicine)。遗传病的筛查也是一个重要的领域,相对于感染性病原体检测,遗传病筛查的量有限。一是因为我们对大多数遗传病的机制并非完全了解,二是在人群中毕竟比例不大,且部分遗传病在年轻时并不一定显现表型。遗传病筛查主要用于血红蛋白病、血友病、神经肌肉性遗传病、代谢性遗传病以及疾病易感性的诊断。这部分工作主要不在病理科完成。目前分子病理学技术主要是应用于肿瘤的诊断和治疗,包括实体瘤的诊断和鉴别诊断、靶向治疗、肿瘤药物的敏感性和毒副作用、预后的评估。本节中将概要介绍分子病理学检测的常用方法和肿瘤诊治中的应用价值,详细的内容可参阅有关分子诊断的方法学书籍和特定肿瘤的相关内容。

(一)分子病理学诊断中的常用技术

应用于肿瘤分子病理诊断的技术主要是原位杂交技术和基因突变分析技术,其他的一些现代分子生物学技术现阶段主要用于研究。

1. 荧光原位杂交技术 原位杂交技术(in situ hybridization,ISH)是将组织化学与分子生物学技术相结合来检测和定位核酸的技术。该技术中将已标记的核苷酸序列片段作为探针(probe),通过杂交方法与组织切片,细胞涂片和培养细胞爬片上的某一特定的 DNA 或 RNA 结合来实现对特定序列的定性、定量和定位。荧光原位杂交(fluorescence in situ hybridization,FISH)是指用荧光素标记的已知 DNA 作为探针来检测靶序列。狭义的 FISH 是指 DNA-DNA 原位杂交,而广义的包括了 DNA-DNA,DNA-RNA 杂交。FISH 分为直接法和间接法,直接法是将荧光素直接标记在 DNA 探针上,间接法是用非荧光素物质先标记探针,再用荧光素标记的抗体来检测探针的非荧光素标记物。直接法非特异少,背景干净。间接法敏感性较高,可能会有一定非特异性背景。原位杂交的生物基础是 DNA 变性、复性和碱基的互补配对结合。FISH 在临床上应用广泛,其实验材料可以是间期细胞、分裂中期的染色体、也可以是冷冻或石蜡切片。FISH 技术在肿瘤学领域主要用于基因在染色体上的定位、染色体数量的变化和染色体的易位。FISH 技术有许多拓展性方法,如多色 FISH 可以更清晰地显示染色体的区带,并进行光谱核型分析。比较基因组杂交(comparative genomic hybridization, CGH)可以通过一次杂交对某一肿瘤整个基因组的染色体拷贝数的变化进行检测。微阵列比较基因组杂交技术(array CGH)可以比 CGH 更精细地定位染色体拷贝数的变化,从而研究肿瘤发生发展规律。

2. **基因突变分析** 基因突变分析有许多方法。从经典的聚合酶链反应-单链构象多态性(polymerase chain reaction-single-strand conformational polymorphism, PCR-SSCP),聚合酶链反应-限制性片段长度多态性(polymerase chain reaction-restriction fragment length polymorphism, PCR-RFLP),变性高效液相色谱分析(denaturing high performance liquid chromatography, DHPLC),到现在常用的荧光定量 PCR(realtime fluorescence quantitative PCR, RTFQ PCR)和各种测序方法。各种方法各有其优缺点,其敏感性和特异性也有差异。各实验室应根据标本的易获性、实验室条件以及敏感性的要求来选择,测序是检测基因突变最直接和最可信的方法。

3. **微卫星不稳定性检测** 微卫星不稳定(microsatellite instability, MSI)是指微卫星位点长度发生改变而在电泳上呈现迁移率改变的一种现象,是由错配修复缺陷所引起的。传统的 MSI 检测方法是应用聚丙烯酰胺凝胶电泳,该法操作复杂,且操作者技术要求很高,检测结果保存困难。因此目前实验室基本都用测序的方法来检测。大多数实验室都参照美国国家癌症研究所(National Cancer Institute, NCI)推荐的方法来确定结果,即检测 5 个微卫星位点, Bat25-Bat26-D2s123-D5s346-D17s250。如果 5 个位点中 2 个或 2 个以上位点存在不稳定性就定义为高频率微卫星不稳定性(microsatellite instability-high, MSI-H);如果 1 个位点不稳定,定义为低频率微卫星不稳定性(microsatellite instability-low, MSI-L);没有位点不稳定性则定义为微卫星稳定(microsatellite stability, MSS)。假如检测很多微卫星位点,则以 30% 为界,如果 ≥30% 的位点有不稳定,则定义为 MSI-H;<30% 定义为 MSI-L;没有不稳定就定义为 MSS。理论上讲,只要检测足够多的位点,就会发现有微卫星位点不稳定的存在。

(二)分子病理学技术在常见肿瘤诊断中的应用

随着分子医学的发展,肿瘤治疗从同病标准化同治走向同病个体化异治,进入了个体化治疗的时代。个体化治疗需要个体化的诊断,分子病理学的发展将大大促进个体化治疗的进步,造福广大患者。

1. **淋巴瘤的诊断和治疗** 淋巴瘤的诊断综合传统的形态学,免疫表型和分子改变,使诊断和分类取得了极大的进步。现在分子诊断方法已成为临床诊断的基本手段之一。综合应用这些技术不仅可以获得正确的诊断和分型,而且可以预测药物的疗效,改善疾病的分期标准。预测转移和复发,监测淋巴瘤微小残留病灶。

临床上恶性淋巴瘤与淋巴结反应性增生有时鉴别十分困难,即使对有丰富病理诊断经验的病理医师来说也是如此。近年应用的 T 细胞受体(T cell receptor, TCR)和免疫球蛋白(immunoglobulin, Ig)基因重排在鉴别诊断中发挥了重要的作用。在正常组织以及炎症时有多种多样的淋巴细胞存在,即多克隆性,而在恶性淋巴瘤时常为单克隆的 TCR 或 Ig 的重排。临床上常检测 TCRG、TCRD 和 IgH,而 TCRA、IgI 因克隆重排检测率低,不作为常规检测。

在不同淋巴瘤细胞中存在的染色体特异性易位有时对诊断特别有帮助。如 t(11;14)(q13;q32)出现于 95% 以上的套细胞淋巴瘤。t(14;18)(q32;q21)出现于 90% 的滤泡性淋巴瘤。T(2;17)(p23;q23)出现于几乎 100% 的弥漫性大 B 细胞性淋巴瘤等。在临床病理中这些易位的检测作为非常有价值的信息帮助临床得以明确诊断。限于篇幅,有兴趣读者可参阅相关文献。

弥漫性大 B 细胞性淋巴瘤占了非霍奇金淋巴瘤(non-Hodgkin lymphoma, NHL)的 40%。临床上 CHOP 方案(环磷酰胺、阿霉素、长春新碱和泼尼松)有效率仅 50%。基于基因表达谱芯片分析可以将其分为三类,即生发中心 B 细胞样(germinal center B-cell like, GCB)、活化 B 细胞样(activated B cell like, ABC)和第三类(Type 3)。临床上, ABC 和第三类没有明显差异,所以可以简单地将弥漫性大 B 细胞性淋巴瘤分为 GCB 和 ABC(nonGCB)两类, ABC 对 CHOP 方案无效。分子上 GCB 患者 Bcl-6 mRNA 表达明显高于 ABC,而 ABC 存在 NF-κB 途径的激活和 B 细胞受体途径的活化,这两条途径均表现为抗凋亡及化疗耐药,提示了 ABC 亚型预后显著差于 GCB 的机制。常规病理上可应用免疫组织化学染色帮助确定两个亚型,以利于临床治疗方案的确定(图1-1)。

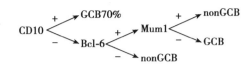

图1-1 弥漫性大B细胞性淋巴瘤的免疫组织化学分型

CD20阳性大B细胞性淋巴瘤可应用利妥昔单抗(rituximab)分子靶向治疗,通过抗体依赖和补体介导的细胞毒作用,促进癌细胞凋亡。

2. 乳腺癌的诊断和治疗 乳腺癌的分子诊断比较成熟,病理学上依据ER、HER2的染色结果可粗略地将乳腺癌分为四个类型:①ER(+),分化好,又称之为腔型A。这组病例预后最好,临床上单用激素治疗即可。②ER(+),HER2也阳性。这一组分化较差,又称腔型B。临床上可以综合应用化疗、内分泌治疗和靶向治疗。③ER(-),HER2阳性,临床上采用化疗加靶向治疗,预后差。④ER、PR和HER2都阴性,称为三阴乳腺癌,又称基底细胞样型乳腺癌,临床上单用化疗,预后最差。

HER2阳性乳腺癌接受曲妥珠单抗(trastuzumab,也称赫赛汀,Herceptin)的靶向治疗能明显提高生存率,并改善生活质量。HER2又名c-erbB-2、HER2/neu,属于表皮生长因子受体(epidermal growth factor receptor,EGFR)家族成员,为编码185kDa的跨膜酪氨酸激酶生长因子。25%~30%的乳腺癌有HER2基因的扩增/过度表达。有HER2基因扩增/过度表达的乳腺癌对内分泌治疗不敏感,预后相对差。病理学上,应用蛋白免疫组化检测表达和FISH检测基因扩增。一般情况下,免疫组织化学染色阴性或+常没有基因扩增,免疫组织化学+++有基因扩增,++部分有、部分没有。但也有少部分例外不符合这个规律。因此临床治疗上,+++可以接受靶向治疗,+不接受治疗,++的患者依据FISH是否有扩增来决定治疗方案选择,有扩增可以靶向治疗。正如前述,有少部分病例有例外,因此如果患者不在乎FISH检测费用的话,建议都做FISH检测以明确是否有基因扩增,从而选择正确的治疗方案。

3. 非小细胞性肺癌的靶向治疗 肺癌是目前最常见的恶性肿瘤,组织学上分为小细胞性肺癌和非小细胞性肺癌。非小细胞性肺癌又分为鳞状细胞癌和腺癌等类型,腺癌又可以分为不同的亚类。

近年来,肺癌的靶向诊断和治疗的进展是所有实体瘤中最快的,腺癌的分子突变谱分析比较清楚。有一些靶向药物进入临床或临床试验。EGFR突变的NSCLC对厄洛替尼(erlotinib,也称特罗凯,tarceva)有效,新近发现Alk(+)、Ros(+)和Met突变的肺癌对克唑替尼(crizotinib)有效。

临床试验证明,吉非替尼(易瑞沙,iressa)/特罗凯治疗NSCLC的有效性取决于EGFR基因的改变(突变和拷贝数增加)。突变型EGFR有效率>80%,而没有突变的病例有效率仅约10%。在欧美,约10%~20%的NSCLC病例有EGFR基因的突变,而亚洲约20%~30%病例有突变。NSCLC病例EGFR基因突变主要为外显子19的缺失(15bp,18bp)和外显子21的点突变(2573,2582)。病理学上,应用微切割方法获取活检癌组织进行分子检测。一般先行K-Ras突变检测,如阴性再检测EGFR基因突变[K-Ras突变与EGFR基因突变相互排斥,且K-Ras突变的NSCLC患者对EGFR酪氨酸激酶抑制剂(EGFR-TKI)疗效差],如EGFR基因无突变再行EML4-ALK重排分析。与之相应,K-Ras突变临床上用标准化疗方法治疗,EGFR基因突变则用酪氨酸激酶抑制剂靶向治疗,如EML4-ALK阳性则用ALK抑制剂治疗。EML4-ALK改变是2号染色体短臂上的EML4与ALK发生小的倒位,即inv(2)(p21;p23),这一倒位形成的融合基因(EML4-ALK)能编码一种不需要诱导而活化的蛋白酪氨酸激酶,可通过激活下游信号通路,促进细胞增殖和抑制细胞凋亡,从而导致肿瘤的发生。约3%~13%肺腺癌中能检测到EML4-ALK,这部分患者对EGFR-TKI耐药,对克唑替尼有效。

4. 结直肠癌的个体化治疗 结直肠癌是一个异质性的群体,相同组织学类型接受相同治疗后预后差异很大。现阶段,结直肠癌的诊断是在组织病理学诊断的基础上进行分子靶向检测和特异位点的单核苷酸检测。一是为化疗药物的选择提供参考的微卫星不稳定检测和特定位点的SNP检测,二是为实施靶向治疗提供依据的K-Ras和BRAF突变检测。

MSI检测有提示预后和指导用药的意义。大样本研究证实MSI-H患者预后更好,但MSI-H患者不能从5-Fu单药的辅助治疗中获益。因此,临床上如考虑使用氟尿嘧啶类药物治疗应该先检测MSI状态。

K-Ras突变与靶向治疗的有效性有关。K-Ras野生型的群体对西妥昔单抗治疗有良好的反应,而突变型患者不能从治疗中获益。*BRAF* 是与 *K-Ras* 同一信号通路的下游分子,在结直肠癌中突变率不到 10%,但它的突变可以产生与 *K-Ras* 突变相同的效果。

K-Ras 突变率在结直肠癌中约占三分之一,以 12 位密码子突变最常见,第 13 位次之,61 位密码子突变少见。*BRAF* 突变一般与 *K-Ras* 突变相互排斥,不会同时存在,因此检测时应先检测 *K-Ras* 是否有突变。*BRAF* 的突变热点在 V600E。

贝伐珠单抗(bevacizumab)是抗血管内皮生长因子(vascular endothelial growth factor,VEGF)单克隆抗体,两者的结合能阻止 VEGF 与受体的结合,从而抑制了血管的新生。贝伐珠单抗与化疗联用疗效明显优于单纯化疗组。

5. 肿瘤药物敏感性和毒副作用 一些单核苷酸的多态性与抗肿瘤药的敏感性和毒副作用有关。这些位点多态性检测有助于临床剂量选择,在提高生存率的同时,提高生活质量。重点的位点包括二氢嘧啶脱氢酶(dihydropyrimidine dehydrogenase,DPD)、EGFR、谷胱甘肽巯基转移酶 P1(glutathione S trans-

ferase pi,GSTP1)、切除修复交叉互补基因 1(excision repair cross complementing group 1,ERCC1)、人着色性干皮病 D 组基因(xeroderma pigmentosum group D,XPD)、X 射线损伤修复交叉互补基因 1(X-ray repair cross complementing 1,XRCC1)和胸苷酸合成酶(thymidylate synthase,TYMS)。

三、分子病理学发展趋势

病理学的发展在今后很长一段时间内还是以形态学为基础,超微病理学、酶学、免疫组织化学和 DNA 倍体确定等相关技术还将继续发挥作用。同时,分子生物学技术和理论的发展将带动分子病理学的发展。如基因突变分析、表达谱的分析,并分析它们与临床和病理形态学表型之间的关系。在分子病理学发展中建立新的方法和标准,为诊断和治疗服务(图 1-2)。正确的病理诊断和特殊技术价值的确定离不开与临床的合作(图 1-3)。现代医学已进入一个多学科合作的时代,病理医生要有形态学基本功,学习现代医学的知识,并为患者提供最重要的病理学信息,从而为其提供最佳的治疗。

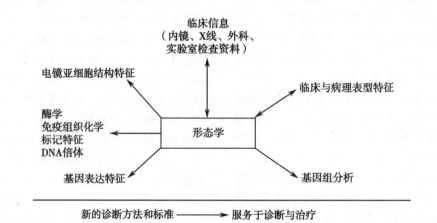

图 1-2 现代病理学的内涵和外延

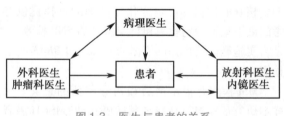

图 1-3 医生与患者的关系

未来医学发展在个体化医学上会走得更远伴随全基因组技术的发展会发现新的标志物,为分子分类提供依据。可以从前瞻性研究和回顾性研究两个方面发现新标志物。前瞻性研究就是获得详细的临床和分子病理学信息,对患者进行分类,实施相同或不同的治疗方案,追踪分析各指标间的相关性并得出结论。回顾性研究就是在不知道分子信息的患者群体中,以实施治疗后取得相同之治疗效果或毒副作用为出发点,再回顾去分析其分子生物学改变,从而找出规律。人们会投入更多的人力和物力开展个体化医学的研究,这也是转化医学的落脚点。另一个新的生长点就是外周血肿瘤成分的分析研究,文献上称之为"液体活检"(liquid biopsy)。主要是分离鉴定血浆或血清的肿瘤细胞 DNA[循环肿瘤 DNA(circulating tumor DNA,ctDNA)

或血浆游离 DNA（cell-free DNA，cfDNA）]、循环肿瘤细胞（circulating tumor cells，CTC）。在转移性乳腺癌、结直肠癌和激素耐药的前列腺癌中，CTC 数量及其动态变化与患者无进展生存期（progression free survival，PFS）和总生存时间（overall survival，OS）密切相关。治疗前后的动态检测可以判别治疗的有效性。CTC 减少或消失可以提示治疗的有效性，相反，CTC 顽固性存在可能提示肿瘤的耐药性和肿瘤细胞未完全消失。这一领域一直受到医学界的高度关注，因为获得外周血太容易了，但由于分离技术的进步缓慢一直没有很大的发展。近两年该领域进展很快，相信在未来几年会有突破，病理界也应高度关注这一领域。

（来茂德）

第四节　生物样本库

伴随着生物医药科学的迅速发展，一个新的领域正在悄然兴起，即生物样本库领域。"生物样本储存"（biorepository）或"生物样本库"（biobank）是指收集和保存用于研究的人类生物样本，以库存的形式存在。生物样本是循证医学和转化医学的基石，是基础医学和临床医学研究者成功的利器，也是国内外生物医药产业关注的焦点和成长点。生物样本的重要性更在于其是不可再生的，仅在疾病状态的某一个阶段出现。本节着重叙述生物样本库的概况、生物样本的收集使用、样本质量控制等。

一、生物样本库与转化医学

生物样本库是生物保存的一种，专指保存人体来源的用于研究的样本。自 20 世纪 90 年代以来，生物样本逐渐成为几乎所有当代生物医药研究所需的对象，如人类基因组研究，蛋白质组研究和人类疾病的个体化治疗等。生物样本库的建立，使大规模研究成为可能。生物样本本身和该样本所代表的个体信息、疾病转归信息与样本本身同等重要。例如，很多疾病与单核苷酸多态性有关，进行大规模人类全基因组相关性研究，寻找某种疾病的生物标志物，是生物样本库研究的一个最为典型的例子。在生物样本库成立以前，研究者只能使用自身项目范围内收集的样本，往往数量小，不能满足规模性研究的需要，与其他研究者共享样本也非常不容易。而在已经收集了高质量的生物样本库中，申请使用所需的研究样本，从时间和效率上都是最为可行的。生物样本库中保存的样本都是在经过

患者充分了解样本储存的意义并认可的情况下签署了"知情同意书"后完成的。生物样本的使用需经过专门的委员会审查通过。建立专门的组织样本库，大规模、高效的搜集和利用生物样本，生物信息和数据，用于转化医学研究的需要，对于提高科研效率具有极大的帮助。近两年来转化医学领域在国际一流杂志上发表的高水平研究成果均涉及针对特定疾病的组织样本资源的分析和研究。事实证明，生物样本库的建设为转化医学的发展提供了必不可少的战略资源。

转化医学的发展方向是基础研究和临床治疗结合的形式，是未来健康和生命的希望。来源于患者、与转化医学密切相关的生物样本是不可再生的资源。研究和临床疾病治疗不再是从单一的角度进行，而是从多学科的综合角度去进行，从而使各个学科之间的界限越来越趋于淡化，各种疾病之间的相关性越来越成为关注的焦点。如炎症与肿瘤的关系、代谢与肿瘤的关系，将疾病的分子流行病学、分子遗传学和遗传药物学引入到了临床疾病治疗之中。疾病的个体化治疗依赖于疾病样本分子遗传学指标的变化。疾病相关的研究对象-生物样本，逐渐成为研究工作中不可替代的"原材料"。

我国人口众多，临床医学资源极为丰富，建设重大疾病组织样本库为疾病研究、新药研发和各种临床试验服务，合理收集大样本临床综合资源数据库，构建符合国际标准的重大疾病临床信息数据库和生物标本数据库，是造福下一代患者的重要命题。各个领域的各类重大疾病的基础、临床研究和药物研发的各期，都离不开高质量的生物样本、完善的临床病理信息和患者的预后情况。生物样本库的建设和使用可以为我国自主知识产权的创新性药物的研发与评价提供统一共性平台和有力技术支撑。

总体而言，建立各个不同的生物样本库都是致力于科研样本的收集工作。以科学规范的手段收集和保存人类生物样本，使样本的质量最大程度上保持与样本离体时的状态一致，使之为基础和临床研究者们所用，以促进疾病研究和提高疾病诊治水平；并间接提供长期的、经得起考验的研究结果；从科研结果管理的角度来收集、管理科研结果，为人民造福。

二、生物样本的收集与使用

（一）收集样本的种类和用途

生物样本库的收集各不相同。以样本种类来

分类,收集种类包括外周血、口腔拭子、尿液、人体组织(疾病性和非疾病性)、头发、指甲、骨髓等,其中以外周血和人体疾病相关组织最为常见。一些跟踪出生缺陷的样本收集,尚包括胎盘的收集。另外,从以上样本中衍生出来的产物如 DNA、RNA 和蛋白也是生物样本库保存的样本种类。

以收集样本后的研究目的来分类,可以分为以下五种。

1. 基于人口的样本收集　收集的样本代表一个人口群体(可以是正常样本收集、疾病高危人群或疾病人群)。收集的样本通常是外周血、DNA 样本。往往样本较大,使用者可以是几个或多个。

2. 研究项目收集　收集的差异很大(根据捐赠者、患者疾病种类不同而不同)。生物样本的种类很多,往往会选择代表正常人或疾病的组织。系前瞻性收集和(或)回顾性收集。样本数量往往较少,使用者也单一。

3. 转化医学研究　专门收集代表某种特征性疾病的样本。系前瞻性收集和(或)回顾性收集。典型的样本种类是石蜡包埋组织,可同时有或只有外周血样本。通常有预后资料。样本大小适中,使用者单一。

4. 临床试验　收集某种疾病患者的代表性种类的群体,前瞻性招募患者入组,通常是为了对新的治疗方法进行试验。生物样本多为石蜡组织和(或)外周血样本,与相应的治疗选择和预后资料相关联。样本量大,有多个使用者。

5. 病理资料　收集重点是外科手术治疗的患者样本。石蜡组织样本为主。样本量大,使用者众多。

样本的收集直接与用途相关。例如基于人口的样本收集,多用于分子流行病学研究,目的是寻找人类基因组的个体差异与疾病发生、发展和预后的关系。目前的热点研究之一——人类全基因组关联性研究,就是在寻找人类单核苷酸多态性与疾病的关系。在有足够正常对照样本的前提下,疾病样本成为最为关键的因素。如果没有足够的疾病相关的样本,很难从流行病学角度分析问题。因此,不同样本库之间的合作和资源共享尤显重要。通过分享生物样本库的资源,使研究结果更具有代表性、更为全面。项目收集是在某项特定的科研项目下进行的样本收集。该种收集目标明确、针对性强,是在一定的时间内收集某种特定的样本。如某课题项目需要收集 150 例 40 岁以下、雌孕激素受体及 HER2 均为阴性的乳腺癌病例的样本进行研

究。如果作为前瞻性收集,将会使等待的时间过长,不利于研究。而在术后病理诊断、分子生物学检测均完成的情况下,从以往的病例中筛选,则可以很快得到这 150 例符合标准的样本进入研究。一些特殊的样本,如儿童疾病的样本、出生缺陷样本属于特殊的样本收集,其收集和保存已形成了一定的程序和要求,可满足不同科研的需要。

我国生物样本库的建设已经被提到一个重要的高度,国家层面也已经开始投入,运行和使用已经形成了一些机制,保证生物样本库能够持续发展,但总体尚处于生物样本库建设单位自身的投入为主阶段,尚需要各方面的努力,使生物样本库建设的工作一旦开始,就向不断完善、不断深入的方向发展。

(二)　样本的质量控制

生物样本库的关键在于是否具有生物样本从收集到使用的全过程的质量控制。生物样本的质量在生物样本库的建立过程中,是最为重要的一个因素。样本质量本身如果不能最大限度地反映样本离体时的状态,或不能代表所要研究的群体,将会使研究得出错误的结论,误导整个生物医药研究领域。

从大大小小不同的生物样本收集来看,并没有统一的标准。而这些生物样本库样本的收集方法、处理方法和保存方法各不相同,样本的质量无从考察,显然也无法找出样本质量不好的原因,因此也无法追溯问题到底出在哪里。在生物医学研究领域,样本的匮乏随处可见。样本和样本的质量成为研究的最重要因素。

样本的质量控制内容包括取材时间、病理形态质量控制、RNA 质量控制、DNA 质量控制和蛋白质质量控制。目前蛋白质的质量控制尚没有统一的指标,在此暂不作介绍。

1. 样本取材时间控制　样本取材之前,即手术中血供中断以后,经历一个热缺血过程。根据样本大小、手术切除范围和手术复杂程度,热缺血的时间不同,一般在 15～30 分钟。也有一些复杂的手术如食管癌手术,热缺血时间可能更长。如果说,热缺血时间无法控制,那么另一种冷缺血时间(指样本离体后在室温放置的时间至入库的时间)是可以控制的。生物样本库工作人员的职责之一是尽可能缩短样本的冷缺血时间,使样本生物大分子的降解尽量减少,样本入库平均为 30 分钟。

2. 病理质控　在收集样本的同时,取−80℃超低温保存的组织中的一块,直接放入一个独立的冻

存管中。定期(如每周一次)将这些具有代表性的组织制成冷冻切片,作 HE 染色。由病理医生进行复检,以确认所取组织是期望的病变成分,并记录所占比例,坏死组织所占比例以及炎症细胞浸润情况。

研究肿瘤组织中恶性肿瘤细胞比例的分析,称为病理形态复核,目的是给出所研究的这块组织是否含有恶性肿瘤细胞成分,含量是多少,是否需要用显微切割的方法富集肿瘤成分,这是生物样本库取材一个挑战。德国海德堡大学生物样本库是将组织保存像冷冻切片一样地保存。取用时,直接切取冷冻切片,以组织形态来判断肿瘤组织成分比例,选取需要研究的对象,使科研的材料更为准确。

3. RNA 质控 RNA 质量控制可采用 Agilent 2100 生物分析仪进行 RNA 质量分析。RNA 完整性数值(RNA integrity number,RIN)是体现 RNA 质量的最佳标准。

4. DNA 质控 在常规外周血收集过程中,有规律地抽出 $800\mu l$ 全血,抽提 DNA,设立对照,分析样本质量。当 OD_{260}/OD_{280} 的值大于 1.8 时,样本被认为合格。

(三)生物样本的使用

关于样本的使用,有学者认为样本在使用前保存时间太长,延迟了研究者对样本的使用,从而也延迟了新的发现和对患者的新的治疗。但从另一个角度来看,样本的价值是随着保存的时间而增加的。以肿瘤样本为例,一般来说,除肿瘤的临床分期等重要信息以外,预后资料常作为最重要的指标,而对大多数肿瘤来说,预后时间的界限是 5 年。

生物样本的使用原则,不同的样本库之间会有区别。大部分生物样本库都成立了专门的内部审核小组,有些还规定申请要通过外部审核。有一些生物样本库只为自己国内的研究机构或是合作者提供生物样本;也有一些没有特别要求申请者将样本数的统计学上估算理由列在申请中;有要求在使用生物样本库样本所发表的文章上署名;以及有些生物样本库需要使用样本者致谢。其中有生物样本库表示使用样本的实验数据要返回生物样本库,或者公开化。大多生物样本库要求使用生物样本库样本所发表的文章需提交给生物样本库,也有要求样本使用申请者提供实验进展的报告、年度报告和(或)实验结束后的总结性汇报。当然也有生物样本库要求归还剩余的生物样本。

三、生物信息的重要性

众所周知,生物样本库不仅涉及样本的收集,

临床资料正确而全面的收集同样至关重要。如何科学地收集样本相关的资料,是生物样本库不可分割的组成部分。如何合理获取全面的生物样本信息,是每个生物样本库必须完成的工作。基于人口的大规模现场调查,依靠严密的课题设计,如果问卷设计不完整,遗漏重要的信息,对于大样本量的收集,再回到每一份问卷的信息,重复向捐赠者收集资料,既对捐赠者是一个很大的负担,又使工作量无形增加,不利于课题的顺利进行。一般来说,根据所收集样本所面对的人群和疾病相对应的危险因子包括遗传性资料等是收集的重点。而疾病样本库则是尽可能收集与疾病相关的信息,包括疾病相关的资料、个人史和家族史、疾病分类和分期、药物治疗和所有其他相关治疗、疾病转归及预后等。最为准确的样本信息获取方式为生物样本库软件管理系统与医院电子病历系统进行整合。对医院端的生物样本库信息进行有效、合理的获取、连接和整合,可以将临床疾病重要信息传输至样本库信息库,从而保证科学研究所用的样本是高质量、高科技含量的。然而,信息安全、对患者隐私的保密和道德伦理的掌握永远是需要重视的方面,不可出现疏漏。

对样本库信息中心端的建设,是样本库融合必不可少的组成部分。通过系统整合各个样本库之间的信息,可以将相同的样本归类,可以将样本相应的质量控制信息、临床信息和治疗、预后信息、其他科研产生的衍生信息储存备用。这将大大节省科研工作的重复研究,也使科研成果共享真正得到体现,为转化医学提供不可或缺的研究资源。

对样本信息与临床信息整合是进行信息共享的第一步。随着生物样本库各方面功能的进一步完善,样本共享和样本信息共享就成为可能。美国 caBIG 初步做到了这一点。共享数据库的建立,为研究和资源共享提供了可能性。国内生物样本库大多限于自身单位或合作者使用,针对样本和样本信息的所有权、利益的分配和知识产权的归属仍还是讨论的焦点。一些研究所和医院之间的协助和资源共享正在开始,有望在这个领域建立共享机制,使我国资源和信息共享成为一种促进我国转化医学发展、有利于人民健康的力量。

四、病理科在生物样本库建设中的地位和作用

病理医生在样本采集特别是肿瘤样本收集中的作用非常重要。病理医生在保证病理诊断的前提下,可最大程度留取样本给生物样本库。在采集

样本时,需要判断样本是否适合采集,如何采集最为合理。以下是病理医生为生物样本库的肿瘤组织取材的原则,这些原则是专门适应转化医学的研究需要,与病理学的诊断原则是有区别的。

1. **肿瘤的大小** 为了保证病理诊断有足够的样本,如果样本太小(依肿瘤类型而略有不同,一般 <1.5cm),不应采集。这是基本原则。

2. **切缘** 切缘对切除的肿瘤样本是非常重要的临床信息来源,切缘是否有肿瘤细胞浸润,对术后的治疗方案选择有决定性意义,所以任何时候都不可在此采集。

3. **取材区域** 对于空腔器官如胃、肠等器官的肿瘤的取材,应尽量选取突出腔面的部分。对实质性肿瘤如肾癌、软组织肿瘤,应尽量不破坏包膜结构。对淋巴瘤样本的取材,同样尽量不破坏淋巴结结构,包膜部分尽可能保留。

4. **病变与健康组织交界处** 在病理诊断中,这种区域非常重要,可以提供重要的诊断依据。而在生物样本库中,这个区域样本不能采集,因为在此处采集样本,会使肿瘤组织所占比例下降,影响后续的研究。

5. **肉眼可见的坏死、出血和脂肪组织** 这些信息是重要的病理信息,需要记录,但对镜下观察并不重要。对转化医学研究来说,这些地方是需要避开的,无需采集。

6. **化疗和放疗的信息** 对病理诊断来说,记录病灶所在和是否有残留灶非常重要。生物样本库在考虑有足够的病理诊断用组织后,应尽可能留取这种组织,因为对所使用的药物抗药的信息可以从研究这类组织入手。

7. **样本离体时间** 离体大于 30 分钟的样本,对病理诊断没有大的影响,但对生物样本库取材不利,可能生物大分子已经降解,不适合采集。这样的样本需要特别查看 RIN 值(RNA integrity number)的变化,决定是否用于研究。

8. **重要的病灶浸润信息的保留** 包膜、淋巴结包膜、深部切缘和一些标志性组织如喉部的侵犯情况一定不能取科研用材料,因为这些信息对治疗的影响非常之大,是病理报告的重要内容。

9. **骨性病变的取材** 骨性组织需要脱钙处理,给生物样本库的取材造成了困难。这时由样本的申请者决定是否取材。取材时可以选择取那些细胞成分比较多的、硬度不大的组织。如果脱钙不影响研究,仍可以在脱钙后取材。

病理医生是有高度职业道德和责任感的群体。

他们对转化医学的理解比较深刻。病理医生的参与,无疑有助于转化医学的生物样本收集。生物样本库成员应经常与病理医生沟通,了解病理医生的工作性质和流程,使样本的收集更为合理。

最后还需要强调病理医生在样本库建设中的关键作用。上述技术层面的需求决定了病理医生在样本库建设中承担核心建设者的作用。发达国家建设得比较好的样本库一般都由病理医生来负责,因为样本库的主要组分是组织库。当然样本库的建设需要医院的投入,需要各部门的配合,总的管理权在医院。样本库在当前和未来的医学研究中具有重大的价值,但没有正确的取材和各环节的严格的质量控制的样本库会误导医学界,危害患者(应用不正确的材料,得出的研究结论肯定是错误的),并浪费了大量的资源。国内很大部分各自为政的样本库都存在这种情况。

(杜 祥)

第五节 培养细胞的使用及质量要求

体外培养的哺乳动物细胞越来越广泛的用于科学研究。同时交叉污染细胞的使用日趋严重。已严重影响了科学研究的质量。使用前应对培养的细胞进行质量控制,特别是身份认证。

一、培养细胞的使用

由于技术方法的改进,现已成功培养的细胞涵盖了从低等动物到高等动物以及人类的各种组织。原材料取材方面除常规的取自动物的正常组织以及人手术切除的组织外,随着各种纤维内镜的应用,从胃镜活检组织、纤维支气管镜、腹腔镜、结肠镜等内镜活检时所取得的材料也广泛用于正常和肿瘤细胞的培养。体外受精的多余细胞进行干细胞的培养,用于发育生物学、再生医学的研究。利用肿瘤患者的胸腹水、转移组织,建立肿瘤细胞培养更有效。利用转基因小鼠或基因敲除小鼠来源的组织也已培养出基因修饰的细胞。这些细胞都已用于科学研究。还有更多的利用这些细胞进一步通过基因转染、细胞融合等技术获得的新型细胞,也已用于科学研究、生物技术和产品的研发。

体外培养的细胞已成为生物学、医学和药学领域不可缺少的研究材料、研究对象和工具。纵观科学研究发展过程中,来自人和动物的体外培养细胞的使用持续稳步增加。随着培养条件改善和培养技术的优化,成功培养并用于研究的细胞种类也不断增加。在1969—2004年间利用体外培养细胞所进行的研究发表的论文数增加了2~2.5倍。同时,细胞交叉污染的问题越来越明显。交叉污染细胞的使用近年来增加了10倍。21世纪以来,许多诺贝尔生理学或医学奖甚至化学奖获得者的研究工作都利用了体外培养技术及培养的细胞系,如:2001年细胞周期相关研究、2002年细胞凋亡研究、2006年RNA干扰研究、2007年同源重组和基因打靶、2008年绿色荧光蛋白(GFP)标记细胞研究、2009年端粒和端粒酶的研究、2010年试管婴儿的研究以及2012年成熟细胞重编程的研究。

二、培养细胞常见问题及危害

(一)常见问题

体外培养细胞使用过程中最常见的问题是:①外源微生物特别是支原体污染;②细胞间交叉污染(两种细胞混淆,最后生长快的细胞保留)或鉴定错误;③由于细胞过度传代、筛选压力等带来的遗传或表观遗传的变异。这些问题产生的原因归纳起来主要归咎于:①细胞培养技术不规范、不完善;②引入来源不清、传代数不清的细胞,引入的细胞错误;③从其他实验室引入过度传代细胞。

支原体污染是细胞培养过程中易出现、难避免、难发现的问题。各实验室培养细胞的支原体污染率变化较大,细胞长期连续在体外培养,支原体污染几率明显提高,在30%~60%之间。支原体污染对细胞的方方面面都会产生影响,如细胞的代谢、生物学特性、其表达产品的丢失、研究结果的人工假象等等。交叉污染的细胞,两种细胞混杂存在一段时间后,往往增殖慢的原细胞丢失,仅存增殖快的污染细胞,这时细胞实际已变为污染细胞。这样一来,研究结果的解释就错了,这些结果不可靠,无法重复,也无法归于原起源的组织器官细胞。细胞过度传代后也引起遗传或表观遗传的变异或漂移,造成结果的可靠性降低。

(二)细胞交叉带来的问题及危害

早在1968年就有多个人类肿瘤细胞被HeLa细胞污染的报道,后续 *Nature*、*Science* 等不断有报道,呈现越来越严重的态势,已引起了科学界的警惕。权威的保藏机构已进行了对细胞交叉污染的监控,保证所保藏和提供的细胞真实可靠,也都在其网站上公布了错误细胞信息,如美国典型培养物保藏中心(http://www.atcc.org)、德国微生物和细胞保藏中心(http://www.dsmz.ge)、中国国家实验细胞资源共享平台(http://www.cellresource.cn)。

细胞交叉污染的来源,归纳起来包括:①一人或多人同时在一个超净台或安全柜中操作不同的培养细胞;②不同细胞使用同一瓶培养液;③预防性使用抗生素;④培养瓶或冻存管标记错误、忘记标记或后补标记。

交叉污染细胞使用的后果严重,不但导致结果的错误解释,还浪费了人力物力和财力。更可惜的是造成潜在发明发现的延误。有关错误细胞使用情况,举例如下:

(1)2000—2004年期间,几个使用率较高的污染细胞使用情况分别是:所谓的小肠黏膜细胞Int 407使用19次,所谓的尿囊膜细胞WISH使用45次,所谓的Chang liver细胞使用59次,所谓的人喉癌Hep-2细胞使用470次,所谓的口腔癌KB细胞使用556次。这几个细胞实际均已被HeLa细胞污染并替代。

(2)2004年,Buehring等从Pubmed数据库中搜索到的使用错误细胞的220篇文章中,32%使用是HeLa细胞,仅有33%的进行了真实性验证,35%的人是从别的实验室获得的细胞。

(3)NCI规定的用于筛选和评价抗癌药物的60个细胞系中也有错误细胞,其中的ADR-RES实际是OVCAR-8。该细胞仅2006年就在约300篇论文中使用。

(4)Ecv-304为"人脐静脉内皮细胞",至2006年已有600余篇论文使用该细胞,其中60%的使用者来自中国。现国际学术界呼吁停止使用该细胞。

三、培养细胞的质量控制

早在2000年,英国癌症研究协会(United Kingdom Coordinating Committee on Cancer Research, UKCCCR)就发表了关于肿瘤研究使用细胞的指南。在2007年10月于德国Goslar举办的第11届国际培养物保藏大会上,来自美国典型培养物保藏中心的科学家又重申:①不管是政府还是私人的科研经费出资机构,将细胞的真实性验证作为资助授予和合同签署的必要条件;②重要的科学期刊,将细胞的真实性验证作为论文发表的条件;③学术会议、专题研讨会和培训班等使用经真实性验证及鉴定过的细胞;④鼓励各实验室负责人确保质量控制措施的实施,使用真实性验证及鉴定过的细胞。

2007年12月,美国国立卫生研究院(National Institutes of Health, NIH)发布通告,要求无论经费申请还是发表论文,均需细胞真实性验证。2009年起多家杂志开始对作者使用的细胞提出要求。2009 年 6 月 1 日起,美国癌症研究学会(American Association Cancer Research,AACR)所属的杂志,强烈要求作者在文章的方法与结果中必需介绍研究所用细胞的真实性,介绍内容包括:①获得细胞时间及来源;②这些细胞是否经检测及身份验证;③细胞检测所用的方法;④最后一次检测是何时、如何进行的。

培养的细胞如果来自公认的细胞库或保藏中心,通常已经进行了身份、污染情况检测及明确了细胞传代数等情况。但因为细胞培养过程中支原体污染、细胞交叉污染等情况仍然会发生,因此培养细胞的质量检测并不是一劳永逸的,要定期重复进行。

综合前述各要求,细胞系在使用前应明确以下各指标:

(1) 显微镜下细胞的形态确认,与原始文献介绍、图片是否相符,细胞是否健康,健康的细胞透明、无空泡,胞外空隙无细胞碎片。

(2) 支原体检测结果应阴性。荧光指示细胞法、聚合酶链反应(polymerase chain reaction,PCR)、培养法等支原体检测方法都可,或两种以上结合。细胞连续培养 3 个月以上,应重新检测支原体。

(3) 细胞种属来源检定正确。细胞种属检定可用同工酶检测或 PCR 法检定。常见 10 种动物来源的细胞均可区分开,PCR 法敏感性高,少量混杂细胞即可检出。

(4) 人类来源细胞短串联重复序列(short tandem repeat,STR)检定正确。对于同一种属来源的细胞的检定区分,目前仅有针对人类细胞的方法。主要方法是借鉴亲子鉴定的 STR 法,区分来自不同个体的细胞。具体到实验室,可将检测结果与知名可靠机构检测的数据进行比对,依此判断所用细胞的正确性。如果是实验室自建细胞,应尽早进行 STR 检测,或取材时即取部分材料,提取 DNA 进行分析,以便保留原始 STR 数据,作为以后 STR 验证的标准。如自己无法开展,可委托细胞保藏机构或商业服务机构进行检测。

(5) 细胞特性检定。鉴于细胞保藏机构主要进行前述几项工作,有关具体某个细胞的某个特性,很难一一检定。在此强烈建议,细胞使用者实验前进行特性检定,证明这些特性仍然保持。特别是那些因此而选用该细胞的特性。

四、STR 检测是体外培养细胞身份认证的金标准

细胞身份的认证,主要通过细胞 DNA 分型[指纹、序列特异性引物(sequence specific primer,SSP)、STR、单核苷酸多态性(single nucleotide polymorphism,SNP)]分析,与初代培养细胞和(或)同一来源组织、血液细胞 DNA 型进行比较,确认细胞系无交叉污染;也可通过同工酶检测及细胞遗传学检测。

STR(short tandem repeat)是人类基因组中广泛存在的 3~5 个碱基的 DNA 重复序列,法医学上常规用于亲子鉴定及大灾难时受害者的识别。通常分析 13 或 16 个 STR 位(Amelogenin;CSF1PO;D13S317;D16S539;D18S51;D19S433;D21S11;D2S1338;D3S1358;D5S818;D7S820;D8S1179;FGA;TH01;TPOX;vWA),这些 STR 分布在人类染色体上的不同位点,如同人的指纹,具有个体特性。所以 STR 也同样可以用于人类来源细胞系的鉴定。每个 STR 位点在不同个体重复的次数不同。每个 STR 位点都可以用不同颜色荧光标记的引物进行扩增,扩增后很容易通过片段大小和颜色识别。STR 分析方法快速、易于自动化、结果方便建立标准的数据库,用于确切、无歧义的细胞系认证,优势显著,是目前人类来源细胞身份认证的"金标准"。

肿瘤细胞系有明显异质性,本身携带许多遗传变异,在体外培养过程中还会产生新变异,有个别 STR 位点可能减少或增加一个拷贝。来自同一母系的不同亚系 STR 谱可能不完全一致,75% 以上的 STR 位点一致即可视为是同一来源。50%~75% 之间一致,视为可疑。50% 以下一致,视为不同来源。由此如果是实验室自建细胞,应尽早进行 STR 检测,以便保留原始 STR 数据,作为以后 STR 验证的标准。如自己无法开展,可委托细胞收藏机构或商业服务机构进行检测。

目前公认的细胞保藏机构都对所保藏的细胞开展了 STR 验证。各机构的人类细胞 STR 结果可在其网站查询。不明来源的细胞系、正在使用、可疑交叉污染的细胞系进行 STR 分析后,结果可到这些网站进行比对,确定其 STR 的正确与否。确保实验室使用正确的细胞系。美国典型培养物保藏中心网站 http://www.atcc.org,德国微生物和细胞保藏中心网站 http://www.dsmz.ge,中国国家实验细胞资源共享平台网站 http://cellresource.cn。

五、与培养细胞相关的几个术语的再认识

在文献中与细胞培养相关的术语使用常常不

统一,其至有误,作者根据平时常被问的问题及自己的理解,在此重申,供参考。

1. 原代培养 从生物体直接取材进行培养所获得的培养物。包含原组织中各种细胞类型,即为异质性。目前有人将传代数在5代以内的细胞都称为原代细胞。实验时最好明确所使用的代数。

2. 细胞系 原代培养物经传代培养(或传代)后所得到的子代细胞。来源组织器官的细胞已在体外开始增殖,具有生长能力的细胞或细胞谱系将占主导。细胞群体随着传代数增加将渐趋均一。细胞系中包含具有相同或不同表型的几个细胞谱系。但细胞系具有一定的特征,并在有限的生存期中保持这些特征。

3. 细胞株 用克隆培养、物理细胞分离或其他选择技术从一个培养体系中分离选择出一种细胞谱系,并已证明这些细胞具有某些特殊性质,这样的细胞系称为细胞株。细胞株更具明确特征,细胞更均一。细胞亚系也是经过筛选分离的更具明显特征的细胞群体,与细胞株含义趋同,两个术语也渐混用。

4. 连续细胞系/株 也惯称已建立细胞系。如果细胞系发生了体外转化,细胞具备了可无限传代(>200)的能力,就是连续细胞系,细胞表型有改变。如果经选择或克隆并鉴定后则称为连续细胞株。

5. 瘤株 是可移植性肿瘤的简称,可移植性肿瘤是利用动物的自发肿瘤或诱发肿瘤经过人工反复体内移植传代,各种性质(潜伏期、成瘤率、荷瘤寿命、转移率等)都已稳定的肿瘤组织细胞。

总之,培养的细胞越来越多地用于科学研究、产品研发、生产。使用的细胞需要背景清楚,质量可靠。或者自己实验室进行全面检测,或者从进行了全面检测的保藏机构获得。另外,还有一些通用规则,如肿瘤细胞相关分子机制的研究结果一般要两个以上肿瘤细胞系(相同或不同组织来源)的数据支持;有关生命现象的研究甚至要用不同种属(如人和小鼠)来源的细胞系共同验证;还需要 mRNA 水平、蛋白水平、细胞水平甚至组织水平的验证,突变和(或)阴性细胞系中相应研究的反证。

(刘玉琴)

主要参考文献

[1] 叶美华,盛弘强,来茂德,等. 数字病理切片系统可视化数据应用简介. 中华病理学杂志,2012,41(1):66-68.

[2] 吴波,周晓军. 虚拟病理切片及其应用. 临床与实验病理学杂志,2007,23(3):358-359.

[3] 来茂德. 个体化治疗时代的结直肠癌病理诊断. 中华病理学杂志,2014,43(2):1-4.

[4] Kilpivaaria O, Aaltonen LA. Diagnostic cancer genome sequencing and the contribution of germline variants. Science,2013,339:1559-1561.

[5] Wood LD, Parsons DW, Jones S, et al. The genomic landscapes of human breast and colorectal cancers. Science,2007,318:1108-1112.

[6] Vaught J, Kelly A, Hewitt R. A review of international biobanks and networks:success factors and key benchmarks. Biopreserv Biobank,2009,7(3):143-150.

[7] Simeon-Dubach D, Perren A. Better provenance for biobank samples. Nature,2011,475(7357):454-455.

[8] 王春景,刘玉琴. 细胞培养现状. 基础医学与临床,2009,29(2):220-224.

[9] Drexlar HG, Dirks WG, Matsuo Y, et al. False leukemia-lymphoma cell lines:an update on over 500 cell lines. Leukemia,2003,17:416-426.

[10] 刘玉琴. 体外细胞培养工作中支原体污染的防治. 中华病理学杂志,2004,33(6):571-572.

[11] Buehring GC, Eby EA, Eby MJ. Cell line cross-contamination:how aware are mammalian cell culturists of the problem and how to monitor it? In Vitro Cell Dev Biol Anim,2004,40(7):211-215.

[12] Masters JRW, Twentyman P, Daley R. UKCCCR guidelines for the use of cell lines in cancer research. British J Cancer,2000,82(9):1495-1509.

[13] 卞晓翠,刘玉琴. 细胞的质量控制及身份验证//刘玉琴. 细胞培养实验手册. 北京:人民军医出版社,2009:117-147.

重要网址:

https://www.ctrnet.ca/

http://www.eurobiobank.org/

http://www.chtn.nci.nih.gov/. In.

http://www.cellresource.cn

http://www.atcc.org

http://www.dsmz.de

http://www.hpacultures.org.uk

第二章 细胞自噬、凋亡和坏死

细胞死亡与其增殖一样在保证生物体正常发育及维持成体细胞数量稳定等方面的作用都是不可缺少的。正常机体可通过生理性刺激诱导体内"不应该生存"的细胞死亡。这种在正常生理刺激下,体内细胞通过启动死亡程序,依赖能量所发生的死亡被称为程序性细胞死亡(programmed cell death,PCD)。为维持体内环境稳定,细胞在基因控制下发生自主有序性死亡。这种细胞死亡不是细胞"被杀",而是机体需要细胞主动"去死"的过程,这一过程涉及细胞基因的激活、表达及调控。

第一节 自 噬

自噬(autophagy)是 Ashford 和 Porter 在 1962 年发现的细胞内存在的自我吞噬现象,是指细胞在饥饿和能量应激等状态下将自身的蛋白、细胞器和胞质进行包裹并形成囊泡,然后在溶酶体中消化降解的过程。自噬是一种多步骤、多程序、高度进化及保守的过程,普遍存在于酵母菌、线虫、果蝇及哺乳动物等的机体中,在细胞维持正常代谢和生存中发挥着不可替代的作用。尽管目前人们对自噬的认识尚不全面,但它涉及动物学、植物学、微生物学及医学等多个学科,且已成为这些学科中越来越令人瞩目的研究热点。

一、自噬的分类、形态特征和发生机制

(一) 自噬的分类

根据细胞内底物运送到溶酶体的方式,哺乳动物细胞的自噬主要分为大自噬(macroautophagy)、小自噬(microautophagy)和分子伴侣介导自噬(chaperone-mediated autophagy,CMA)三种方式。

1. **大自噬** 是指细胞内长寿蛋白质和细胞器被双层膜结构包裹形成自噬体,自噬体与溶酶体结合形成自噬溶酶体,其细胞内容物被降解的过程。该过程可人为的分为四个阶段:①分隔膜的形成;②自噬体的形成;③自噬体的运输;④自噬体的降解。

2. **小自噬** 是指溶酶体或酵母液泡表面通过突出、内陷或分隔细胞器的膜,直接摄取细胞质、内含物(如糖原)或细胞器(如核糖体、过氧化物酶体)的自噬形式。小自噬与大自噬不同的是:溶酶体膜自身变形后直接包裹吞噬细胞质的底物。

3. **分子伴侣介导自噬** 是指最先由胞质中的分子伴侣 HSP70C 和其辅助分子复合物识别并与蛋白质底物结合形成的分子伴侣-蛋白质复合物,该复合物与溶酶体膜上溶酶体相关膜蛋白 2A(LAMP2A)的胞质侧结合,使底物去折叠。此时,溶酶体内另一分子伴侣 HSP90 的结合使该复合物稳定,并在溶酶体膜转位。转位需胶质细胞原纤维酸性蛋白(GFAP)和溶酶体膜内侧 HSP70C 参与,之后在延长因子 1α(EF1α)和组织蛋白酶 A 的参与下,蛋白质底物被降解。

根据发生的特异性,自噬又可分为非特异性自噬和特异性自噬。非特异性自噬主要是指饥饿时发生的细胞通过溶酶体清除大量受损细胞器和蛋白的自噬;而特异性自噬主要是指发生在特定情况下,如氧化压力、射线损伤、病原体侵袭等,通过线粒体、内质网、微粒体、脂质体、过氧化物酶体等所发生的自噬。

(二) 自噬的形态特征

自噬的进化过程高度保守,它起始于细胞质来源不明游离的杯状凹陷双层膜结构,即自噬前体(proautophagosome),也称 omegasome。自噬前体延伸包裹胞质及细胞器形成双层膜小囊泡结构的自噬体(autophagosomes),自噬体通过胞内微管系统运输至溶酶体并与之融合形成自噬溶酶体(autophagolysosome),内容物在此降解成氨基酸、脂肪酸以及其他小分子化合物。降解物用于细胞再循环,维持细胞内环境稳定。

在细胞接受了自噬诱导信号,但自噬尚未发生时,细胞胞质中会出现大量的游离膜性结构,形态学上称为前自噬泡。这些前自噬泡在胞质的某处形成一个小的类似"脂质体"的膜结构,然后不断扩张,但并不呈球形,而是扁平的,就像一个由脂质双

层组成的碗,可在电镜下观察到,被称为 phago-phore,是自噬发生的重要证据之一。phagophore 不断延伸,将胞质的成分,包括细胞器等,揽入"碗"中,然后"收口",形成密闭球状的自噬体。自噬体有两个特征:一是双层膜,二是内含胞质成分,如线粒体、内质网碎片等。自噬体形成后,可与细胞内吞的吞噬泡、吞饮泡和内体融合。自噬体是自噬发生的第二个重要证据,可在电镜下观察到。

电子显微镜可区分前期和成熟的自噬体,自噬前期阶段胞质与核质变暗,可见线粒体和内质网膨胀,高尔基复合体增大,胞膜结构如微绒毛、连接复合体等消失,胞膜发泡并出现内陷,但胞核结构无明显变化。自噬后期,自噬体的体积和数量都有所增加,其内常充满髓磷脂或液体,出现灰白色成分,少数可见核固缩。这些特征可作为形态学检查的依据。

(三)自噬的分子机制

自噬的分子机制主要是以酵母为模型,利用遗传工程方法解析获得,在高等动物和真核细胞中高度保守。目前在酵母中已经发现 20 多种自噬相关基因(autophagy-related genes, ATGs),这些基因的功能在高等真核细胞中也高度保守。这些基因在五个重要阶段协调控制自噬这一复杂生物过程:①自噬泡的形成或核化;②Atg5-Atg12 结合并与 Atg16L 相互作用,形成 Atg12-Atg5-Atg16L 复合物,共聚到自噬泡上;③微管相关蛋白 1A/1B 轻链 3(microtubule-associated protein 1A/1B-light chain 3,LC3)前体形成并加工成胞质可溶性 LC3-I,然后修饰成膜结合形式的 LC3-II,与伸展和延伸的自噬泡融合;④随机或选择性捕获靶内容物,并将其降解;⑤与溶酶体融合形成自噬溶酶体。

1. 自噬泡的形成 在酵母细胞中,自噬泡的形成过程是由 Atg1 与 Atg13 和 Atg17 形成复合物,进而活化,再通过招募跨膜蛋白 Atg9 聚集脂质促进自噬泡的伸展和扩张。该过程受能量敏感的 TOR 激酶调节,TOR 激酶通过磷酸化 Atg13,阻止其与 Atg1 相互作用,抑制自噬的发生。哺乳动物与 Atg1 同源的基因为 Ulk1 和 Ulk2,但二者促进自噬的机制尚需进一步研究。哺乳动物中自噬蛋白 Beclin 1 是酵母自噬蛋白 Atg6 的同系物,与Ⅲ型磷脂酰肌醇 3 激酶 Vps34 结合形成复合物促进 Vps34 催化活性,增加 PI3K 的水平,从而招募 Atg 蛋白到自噬泡,使之扩展、延伸。

2. Atg12-Atg5-Atg16L 复合物 在自噬过程中有两套泛素样系统发挥重要作用,其中之一作用

于 Atg5-Atg12 结合的过程。Atg7 具有 E1 样泛素激酶活性,与 Atg12 的羧基端甘氨酸残基结合,将 Atg12 激活,然后 Atg12 被类似于 E2 样泛素运载蛋白的 Atg10 共价结合到 Atg5 上的 130 位赖氨酸;共价结合的 Atg5-Atg12 复合物与 Atg16L 二聚体配对结合形成 Atg12-Atg5-Atg16 多聚体复合物。Atg12-Atg5-Atg16 多聚体复合物通过不对称招募 LC3B-II 扩展和延伸自噬泡。然而,Atg12-Atg5 的共价结合并不依赖于自噬的活化。一旦自噬体形成,Atg12-Atg5-Atg16 多聚体复合物就会从膜上解离。因此,Atg5-Atg12 不能作为自噬标志物。

3. LC3 加工处理 自噬过程中第二个套泛素样系统参与自噬体形成 LC3 的处理。LC3B 是哺乳动物中 Atg8 的类似物,其编码全长蛋白广泛表达于多种细胞的胞质。自噬发生时,半胱氨酸蛋白酶 Atg4 将 LC3B 水解成胞质可溶性 LC3B-I 并暴露羧基端甘氨酸残基;同样在 E1 样酶 Atg7 以 ATP 依赖方式活化后,转运至 E2 样酶 Atg3,并被修饰成膜结合形式的 LC3-II。在脂质激酶信号及 Atg6/Beclin-1 和利用泛素样结合的 LC3-II、Atg12-Atg5-Atg16L 的作用下,由 Atg12-Atg5-Atg16L 形成的复合物即与自噬前体外膜结合,这种结合方便促进前自噬泡的伸展和延伸扩张,使之由开始的小囊泡样、杯样结构逐渐转化成为半环状、环状结构;另一方面,Atg12-Atg5-Atg16L 复合物与自噬泡膜的结合也能促进 LC3 向自噬泡募集。Atg12-Atg5-Atg16L 在膜上的定位决定膜的弯曲方向,膜向着背对 Atg12-Atg5-Atg16L 复合物的方向延伸。当双层膜结构的自噬泡即将形成环状闭合结构和刚刚开始闭合时,Atg12-Atg5-Atg16L 复合物以及部分 LC3-II 便从外膜上脱落,只保留定位于自噬泡膜内侧的膜结合形式的 LC3-II。因此,LC3-II 的含量与自噬泡的数量成正比。当哺乳动物细胞自噬发生时,细胞内 LC3 的含量及 LC3-I 向 LC3-II 的转化均明显增加。因此,检测细胞内的 LC3-II 的含量变化有助于判断细胞自噬是处于被诱导还是被抑制的状态。一旦自噬体与溶酶体融合,自噬体内的 LC3-II 就会立即被溶酶体中的水解酶降解。

4. 随机或选择性降解 一般说来,自噬被认为是一个随机的过程,它任意吞噬胞质内容物;电镜观察发现自噬泡中有线粒体、内质网和高尔基复合体等多种内容物。然而最近一些证据显示,扩展的自噬泡双层膜结构能够选择性与蛋白聚合物及细胞器相互作用。LC3-II 发挥"受体"选择性,吸收和降解"配体"靶蛋白及细胞器。p62 也被称为

SQSTM1,是最典型的多功能配体分子,与 LC3 的自噬定位相同,参与自噬过程并被降解。p62 有一个短的 LC3 相互作用区域,可以直接与 LC3 作用,在自噬溶酶体中降解。因此,细胞中 p62 水平在自噬被抑制时升高,即与自噬活性负相关。

5. 自噬溶酶体的形成 独立的自噬体只有同溶酶体融合,借助溶酶体内的酶才能将内容物降解。酵母的新生自噬体可以直接被运输到溶酶体附近与其融合。但在哺乳动物细胞,新生的自噬体必须先同内部已经酸化的内体融合形成两性自噬体,然后再同溶酶体融合。这个过程目前仍需进一步研究,内吞途径也可以将附着在细胞表面相应受体上的营养分子、生长因子等物质包裹进细胞,从而参与细胞代谢或信号转导。

(四)自噬信号通路的调控

1. mTOR 信号转导通路 mTOR(mammalian target of rapamycin)是一种丝苏氨酸蛋白激酶,是调节自噬通路的关键信号分子,也是西罗莫司(Sirolimus,雷帕霉素,Rapamycin)作用的靶点,由具有 GTP 酶活性的控制细胞生长的结节硬化性复合物(tuberous sclerosis complex,TSC)调控。TOR 激酶是氨基酸、ATP 和激素的感受器,对细胞生长具有重要调节作用,是自噬的负调控分子,可抑制自噬发生,并发挥着"门卫"(gatekeeper)的作用。胰岛素或生长因子可激活该通路,抑制自噬。当胰岛素或生长因子与其膜受体胰岛素受体(insulin receptor,IR)或生长因子受体(growth factor receptor,GFR)结合后激活 I 型磷脂酰肌醇 3 激酶(phosphatidyl inositol 3-kinase,PI3K)、蛋白激酶 B(protein kinase B,PKB 或 AKT)/蛋白激酶 D(protein kinase D,PKD)被募集到膜上,磷酸化后激活的 AKT 可调节不同信号转导通路:Ras 磷酸化激活后使 Ras/Raf/MEK/ERK 信号转导通路激活,该通路中的 ERK1/2 及 p90 核糖体蛋白 S6 激酶(p90RSK)磷酸化 TSC 而调节 mTOR 活性;磷酸化 Fox 上调 Atg4、Atg8 而诱导自噬;磷酸化 TSC1/2 并使其失活,而 Rheb 被其活化,进而激活 mTOR 复合物。当 Ca^{2+} 浓度升高时,激活的钙离子/钙调蛋白依赖的蛋白激酶(Ca^{2+}/calmodulin-dependent protein kinases or CaM kinases,Ca^{2+}-CaMMK)、高 AMP/ATP 比率、TP53 等可激活 AMPK,进而活化 TSC,抑制 mTOR 复合物而诱导自噬。mTOR 复合物受大量上游信号激活后发挥如下作用:直接磷酸化下游 Atg1-Atg13 复合物,使之失活,抑制自噬;磷酸化 p70 核糖体蛋白 S6 激酶(p70S6K)产生的 S6K1 可磷酸化 IRS,使之失活,负反馈调节自噬;磷酸化真核细胞起始因子结合蛋白 1(eIF4E-BP1),释放出 eIF4E 促进细胞增殖及磷酸化 S6K,促进蛋白质翻译。可见,mTOR 是连接 AMPK、TP53、Ca^{2+}-CaMMK、Ras/Raf/MEK/ERK 等信号转导通路的节点。

2. Ⅲ 型 PI3K/Beclin 1 复合物信号转导通路 哺乳动物自噬蛋白 Beclin 1 是酵母自噬蛋白 Atg6 同系物,是Ⅲ型磷脂酰肌醇 3 激酶复合物[the class Ⅲ phosphatidylinositol 3-kinase(PI3K)complex]的构成部分。Beclin 1 能诱导自噬,Bcl-2 家族成员则能与其结合而抑制自噬。活化的Ⅲ型 PI3K 可磷酸化 PtdIn,募集蛋白质到自噬前体膜上,参与自噬的诱导。

除以上通路外,TP53、活性氧类(ROS)等信号转导通路也参与自噬过程的调节。因此,自噬的调节是以 mTOR 信号通路为主,其他信号通路可直接或间接调节 mTOR 信号通路,或独立于 mTOR 信号通路参与自噬。

二、自噬的双重作用和生物学意义

自噬有很多重要生理功能,可以参与如营养匮乏、生长因子损耗及低氧等代谢应激;作为细胞的"管家",能清除有缺陷的蛋白或细胞器,阻止异常蛋白聚集体的细胞内积聚和清除细胞内的病原体。自噬具有促进细胞死亡和保护细胞的双重作用。

(一)自噬促进细胞死亡

当自噬的活跃程度超过生理阈值,可以损伤大量细胞质中的细胞器和蛋白,使细胞发生功能障碍,导致细胞的不可逆转损伤。目前自噬参与细胞死亡的机制仍不明确,但自噬导致的死亡被认为是Ⅱ型程序细胞死亡;自噬可能通过降解细胞质内生存必需的因子或选择性降解生存必需的调节分子或细胞器来完成调控程序性细胞死亡的过程。

细胞内发生过度自噬会直接促进细胞死亡的证据来源于模式生物学研究。果蝇唾液腺细胞在发育过程中会发生自噬,致使唾液腺的退化。而通过激活 Ras 或 PI3K 信号通路抑制自噬,可以阻断它的唾液腺退化。同时,自噬信号通路里的 ATGs 基因突变也会产生同样的结果。因此,自噬能够通过促进细胞死亡,抑制果蝇唾液腺生长。尽管自身降解并不是有效的死亡方式,但靶向降解细胞死亡抑制因子等细胞生存分子是诱导细胞死亡的一种重要方式,同样也是胱天蛋白酶(caspase)活化的分子机制。

通常细胞死亡伴随自噬的活化,但自噬是否是造成细胞死亡的直接原因仍有争议。如前所述，一种观点认为细胞内发生过度自噬会直接促进细胞死亡；而另一种观点则认为细胞内发生的自噬是细胞应激反应或自我保护反应的表现，自噬并不直接导致细胞死亡，细胞的死亡是因其他机制所致。因此，鉴定自噬是否促进细胞死亡需要注意细胞死亡过程中是否发生了明显自噬，例如是否观察到 LC3-Ⅱ 从均匀分布变为点状聚集分布，电镜下是否观察到细胞质中存在大量自噬体。另外，应用化学药物或 siRNA 特异性抑制自噬信号通路中的特定蛋白的功能是否能降低细胞的死亡率也是鉴定自噬是否促进细胞死亡的参考指标。

（二）自噬对细胞的保护作用

大量体内体外实验表明自噬能够抑制细胞死亡。自噬作为一种质量控制机制，能够清除细胞质内的聚集蛋白和受损的细胞器，有效地阻止由于蛋白在细胞内聚集造成的细胞毒性，维持细胞的存活。

自噬作为细胞保护机制是一个相当保守的过程，从酵母到哺乳动物细胞自噬均发挥着保护功能。在饥饿状态下，细胞通过自噬溶酶体降解膜脂质成分和蛋白质产生游离脂肪酸和氨基酸，这些成分被重新利用，为氧化还原和线粒体合成 ATP 提供底物，促进蛋白质的合成，从而维持细胞的生命活动。

单细胞生物在饥饿时会发生自噬，如果自噬相关的基因缺失或因突变失去功能，它会迅速死亡。限制营养会导致敲除了自噬基因（如 *Atg6*、*Atg7* 和 *Atg9*）的植物细胞叶绿素缺失，衰老加速。*Atg5* 基因敲除小鼠在新生儿期胎盘血供中断遭受饥饿情况时会很快死亡。尽管尚无法有效评价 *Atg5* 敲除小鼠的单个细胞死亡情况，但可以推测自噬的循环利用功能对维持新生儿期能量稳态和细胞存活至关重要。当细胞吸收不到外源营养成分时，自噬相关基因发挥着维持细胞生物合成和生存的重要作用。在生长因子如 IL-3 缺乏的状态下，细胞表面营养转运蛋白表达减少，细胞会因营养吸收障碍而营养不良，甚至迅速凋亡。然而凋亡缺陷 bax-/- 细胞并不能弥补自噬基因（如 *Atg5* 和 *Atg7* 等）在 IL-3 缺失时维持细胞生存的作用。因此，自噬被认为是细胞的自限性生存策略，而不是不可逆死亡的执行程序。

自噬不仅通过维持细胞能量稳态促进饥饿细胞的生存，自噬在清除受损的线粒体和其他细胞器，在降解细胞内病原菌和不能被泛素蛋白酶系统降解的蛋白聚集体时同样发挥重要作用。自噬的这些功能在细胞衰老、感染性疾病和神经变性过程中维护着细胞的生存。

（张红河　吕申）

第二节　细胞程序性死亡与凋亡

程序性细胞死亡是依机体生理需求发生的，当然它不应该给机体带来损伤。凋亡（apoptosis）一词来自希腊语，原指枯萎的树叶从树上掉落。组织中的细胞凋亡是一种以凋亡小体形成为特点，不引起周围细胞损伤，也不引起周围组织炎性反应的单个细胞的死亡。因此，程序性细胞死亡所选择的细胞死亡形态常为凋亡。故很多文献将程序性细胞死亡与凋亡视为同义词，但从严格意义上讲二者并不相同。程序性细胞死亡是生理过程，属功能范畴，凋亡是细胞死后的形态变化，则属形态范畴。值得注意的是，不是所有程序性死亡的细胞都表现出凋亡的特点；也不是凋亡细胞都来源于程序性死亡。细胞凋亡也可见于很多非生理条件下的细胞异常死亡，即一些细胞坏死亦可表现为细胞凋亡，如病毒性肝炎时肝细胞的嗜酸性坏死，某些化疗药物引起的肿瘤细胞坏死等。

一、凋亡的特征与发生机制

（一）凋亡细胞的形态特征

凋亡一般表现为正常细胞群体中单个细胞的死亡。光镜下，单个凋亡细胞与周围细胞分离，细胞核染色质浓集呈强嗜碱性致密球状（核固缩）或染色质重新集中分布于核膜下，胞质浓缩，嗜酸性增强。电镜下，凋亡细胞首先出现核的致密化；染色质浓缩，沿核膜分布，然后逐步分裂成碎片，与此同时细胞器也失去水分，发生浓缩。而后凋亡细胞的细胞膜发生皱缩、凹陷，染色质变得致密，最后碎裂成小碎片。进一步发展，细胞膜将细胞质分割包围，甚至包围染色质碎片，形成多个膜结构完整的泡状小体，称为凋亡小体。凋亡小体外被以胞膜，其中可含有细胞核碎片，也可仅为胞质成分。它是细胞发生了凋亡的形态学特征。

（二）凋亡细胞的生物化学特征

凋亡细胞不但具有特殊的形态学特征，同样也有独特的生物化学特征，包括 caspase 的激活、DNA 断裂、细胞膜改变及巨噬细胞识别等。

1. caspase 的激活　凋亡的特征是一系列

caspase 家族成员的激活。caspase 属于半胱氨酸蛋白酶，是细胞凋亡发生过程中的关键酶，在信号转导途径中一旦被激活，就能将细胞的蛋白质降解，使细胞不可逆地走向死亡。caspase 中的"c"就是指半胱氨酸蛋白酶（cysteine protease），其酶活性依赖于半胱氨酸残基的亲和性；"aspase"是指这些蛋白酶在天冬氨酸之后切断底物的独特特性。目前已发现十多种 caspase 家族成员，根据功能它们可被分为两类。一类为执行者（executioner 或 effector），如 caspase-3、6、7 等，它们可直接降解胞内的结构蛋白和功能蛋白，促使细胞凋亡，但不能通过自催化或剪接的方式激活；另一类为启动者（initiator），如 caspase-8、9，受到信号刺激后，通过自剪接而激活，然后引起 caspase 级联反应，如 caspase-8 激活后，可依次激活 caspase-3、caspase-6 及 caspase-7。

2. DNA 断裂 细胞凋亡时细胞核内的 Ca^{2+}、Mg^{2+} 依赖性核酸内切酶活化，活化的核酸内切酶将 DNA 链在核小体间连接区切成缺口，使细胞核内 DNA 首先被切割成 $50 \sim 300kb$ 长的 DNA 片段，再断裂为 $180 \sim 200bp$ 及其倍数的小片段。这种 DNA 裂解方式作为细胞凋亡的证据广泛地用于描述细胞凋亡的生物化学特征。

3. 凋亡细胞的细胞膜改变及巨噬细胞识别 凋亡细胞的细胞膜特征性变化可使巨噬细胞对其识别及清除。细胞膜重排通常发生在凋亡的早期，凋亡细胞的细胞膜重排导致磷脂酰丝氨酸从细胞膜内侧翻转到细胞表面，暴露于细胞的外环境。这些外翻的脂质可通过大量的受体被巨噬细胞识别；另外因这些脂质可以通过结合蛋白 Annexin V 检测，Annexin V 染色法已成为检测凋亡的较为常用方法。

（三）细胞程序性死亡的发生机制

由于程序性死亡后的细胞形态多以凋亡形式出现，目前常说的细胞凋亡发生机制实际上指的是细胞程序性死亡的发生机制。由于这里讲的是机制，所以用程序性死亡比用凋亡似乎更符合逻辑。程序性死亡过程可以分为起始和执行两个阶段。在起始阶段细胞接受来自不同途径的信号，催化激活 caspase-8、9 等，启动死亡程序。在执行阶段触发执行 caspase-3、6、7 等，降解细胞关键的细胞组分。根据细胞凋亡起始阶段接受信号途径，程序性死亡途径大致又可被分为线粒体信号与死亡受体信号两个途径。

1. 线粒体信号途径 这一途径又称内源性途径，哺乳动物细胞程序性死亡多选择这一途径。线粒体是细胞生成 ATP 的场所，控制着有氧环境下细胞的生与死。线粒体是双层质膜性细胞器，在其内、外膜之间存在线粒体通透性转变孔（mitochondrial permeablity transition pore, MPTP）。线粒体膜通透性转变在细胞程序死亡过程中的作用举足轻重。线粒体途径引起的程序死亡的主要过程是：线粒体上游信号分子作用于线粒体膜，MPTP 孔开放，线粒体内的凋亡活性物质［如细胞色素 c（cytochrome c, Cyt c）、Smac 等］释放到细胞质，进而启动细胞程序死亡的自杀程序。线粒体相关蛋白的释放由 Bcl（B cell lymphoma）家族的蛋白促凋亡和抗凋亡成员协调调控。目前已发现了 20 多种 Bcl 家族蛋白，其中大多数具有调控细胞凋亡的功能。Bcl 家族抗凋亡蛋白主要有 Bcl-2、Bcl-x 和 Mcl-1，它们通常定位在细胞质和线粒体膜，控制着线粒体膜的通透性，阻止诱发细胞死亡的线粒体相关蛋白溢出到细胞质。在生存信号缺失、DNA 损伤或蛋白质错误折叠诱导内质网应激（ER stress）时，Bcl 家族成员 Bim、Bid 和 Bad 作为损害和应激感受器被激活（它们也被称为 BH3-only 蛋白），这些感受器依次激活两个重要的促凋亡效应子 Bax 和 Bak；Bax 和 Bak 形成寡聚物插入线粒体膜，使其通透性通道产生，一些蛋白可以从线粒体内漏到细胞质。BH3-only 蛋白也可以与 Bcl-2、Bcl-x 结合，抑制它们的抗凋亡功能。Bax-Bak 寡聚物的活化伴随 Bcl 家族抗凋亡成员的失活，并导致线粒体蛋白释放到细胞质，激活 caspase 级联。位于线粒体膜间隙的细胞色素 c（Cyt c）进入细胞质后，在 ATP/dATP 存在的情况下能与凋亡蛋白酶活化因子-1（apoptosis protease activating factor-1, Apaf-1）形成轮状多聚体，被称作凋亡体。该多聚物与 caspase-9 结合，并将其活化，然后再活化下游效应者 caspase-3，切割底物使细胞凋亡。活化的 caspase-3 是级联反应中的关键蛋白酶，是多种凋亡途径的共同下游效应器。它的作用底物大多是细胞的功能蛋白。这些蛋白在 DNA 修复、mRNA 裂解、类固醇合成及细胞骨架重建等生物过程发挥关键的作用。现已有证据表明内源性凋亡途径可以不通过线粒体激活，而是在线粒体上游直接激活 caspase 级联反应，然而这种线粒体非依赖凋亡的发生机制尚不清楚。

2. 死亡受体信号途径 该途径又称外源性凋亡途径。死亡信号通过细胞外死亡配体与细胞膜上的死亡受体结合传递入细胞，激活 caspase-2、8、10 等分子，促进细胞凋亡。细胞膜表面的死亡受体属于肿瘤坏死因子受体（tumor necrosis factor receptor,TNFR)家族成员,是一种跨膜蛋白。死亡受体的胞内区域参与蛋白间的相互作用,是释放凋亡信号的重要区域,因此被称作死亡结构域(death domain,DD)。死亡受体主要包括 Fas(Fas cell surface death receptor)、TNFR1(TNFR-associated factor receptor 1)、DR3(death receptor 3)、DR4 和 DR5 等。这当中研究的较为清楚的是 Fas 和 TNFR1 及它们的信号途径。Fas 在很多细胞中都有表达,其配体(FasL)在 T 细胞表面表达,能识别自身抗原,在清除自身反应性淋巴细胞时发挥重要作用;在细胞毒 T 细胞表面表达,在杀伤病毒和肿瘤细胞时发挥重要作用。当 Fas 受体结合 FasL 并被激活后,3 个分子 Fas 受体聚集到一起形成三聚体,它们在细胞膜胞质侧的死亡结构域会聚集成簇,形成结合位点并募集受体蛋白,即 Fas 相关死亡结构域(Fas-associated death domain,FADD)。FADD 是死亡信号转导过程中的一个连接蛋白,由 C 端的 DD 结构域和 N 端的 DED 结构域(死亡效应结构域,death effector domain)两部分组成。FADD 的 C 端 DD 结构域与 Fas 的 DD 结构域结合,N 端的 DED 结构域与非活化形式的 caspase-8 前体(在人类中是 caspase-10)结合,使其寡聚化,自身裂解成具有活性的 caspase-8,然后直接激活 caspase-3、6 和-7 的 caspase 级联,促进细胞发生凋亡。TNFR1 具有转导细胞死亡信号所必需的、与 FADD 的 DD 结构域高度同源性的氨基酸序列 DD 结构域。TNF 与 TNFR1 相互交联后形成三聚体,并诱导 TNFR1 的 DD 结构域聚集,TNFR1 的 DD 结构域再与肿瘤坏死因子受体死亡结构域(TNF receptor death domain,TRADD)结合,将其募集到激活的受体分子。TRADD 可以通过两条信号转导通路的激活促进细胞凋亡。一是通过招募 FADD 信号分子,经募集和活化 caspases-8 前体,激活凋亡通路;二是通过肿瘤坏死因子受体相关蛋白 2(TRAF-2)和活化转录因子(RIP),经 NF-κB 信号通路诱导细胞凋亡。后者参与多种生物学过程及其调控。

二、凋亡的生理和病理学意义

细胞的程序性死亡与凋亡都是生命过程中不可缺少的组成部分,是多细胞生物赖以存活的需要,因而贯穿于生物体生命活动全过程中。正常生命体一方面要通过细胞分裂来产生新的细胞,另一方面又要通过程序性细胞死亡来清除无用的、衰老的及具有潜在危害的细胞。然而,程序性死亡与凋亡有时也是体内的病理学事件,当它们的程序发生

紊乱时,就会引发相关疾病。

(一) 生理学意义

程序性死亡与细胞凋亡多是体内正常生理现象,其重要生理功能如下。

1. 细胞凋亡与胚胎发育　从胚泡期的内细胞群和滋养层,到出生后都有细胞程序性死亡及凋亡的发生。通过细胞死亡和有丝分裂增生来协调及维持器官、组织中细胞的数量,以保证有腔器官的形成、骨的重建、腺体的旋转和合并(如胰腺)等过程的进行。例如心脏发育过程中心腔的形成及其与血管的相连均需细胞程序性死亡及凋亡的参与。循环系统发生过程中,右心室凋亡心肌细胞多于左心室,调节左、右心室心肌细胞的比例,使成体左心室壁厚于右心室。在脊椎动物机体器官形成时,部分细胞凋亡也是必需的,假如用 caspase 抑制剂抑制细胞死亡,动物指或趾的形成就会受阻。

2. 程序性细胞死亡、细胞凋亡与激素依赖组织的重塑　在月经周期过程中子宫内膜细胞的周期性脱落,更年期卵巢卵泡的闭锁,哺乳期后乳腺腺体的消退以及去势环境引起的前列腺萎缩等激素依赖性组织重塑过程中程序性死亡与凋亡均发挥着重要作用。

3. 程序性细胞死亡、细胞凋亡与免疫　程序性细胞死亡、细胞凋亡在 T、B 淋巴细胞分化发育过程中发挥重要作用。例如 T 细胞的 TCR 基因发生等位无意义突变,则不能产生正确的 TCR 分子,此时细胞会启动程序性死亡程序发生凋亡;即使 TCR 分子正确,细胞也必须经过进一步的严格选择,使可能导致自身免疫性疾病的细胞经程序性死亡过程走向凋亡,此即为胸腺的阴性选择或称负选择作用。B 淋巴细胞发育过程与此相似,发生错误重组或能产生与自身抗原起识别反应的 B 淋巴细胞都要经程序性死亡过程走向凋亡,最后被清除。

4. 细胞凋亡与细胞数量　程序性细胞死亡、细胞凋亡控制着机体的细胞数量。在许多器官,过量产生的细胞通过程序性死亡调节数量,如脊椎动物神经系统中过量产生的神经元和少突胶质细胞有一半以上通过凋亡消除,使其数量与神经支配的靶细胞和髓鞘形成的轴突数相一致。

5. 细胞凋亡与细胞损伤　当细胞受到严重损伤,尤其是 DNA 损伤,而自身修复系统无法修复时,则要通过程序性死亡清除,避免突变细胞增殖而导致畸变及肿瘤发生。抑癌基因 TP53 介导的细胞凋亡便是以程序性死亡清除体内高危细胞的很好实例。

（二）病理学意义

细胞程序性死亡是生物机体维持正常生长发育及功能必不可少的，一旦机体的细胞程序性死亡机制出现异常，细胞凋亡不能形成，很多疾病就会发生。如果细胞程序性死亡水平异常下降，细胞凋亡减少，细胞就会出现过度生存，致使生存细胞数量异常增多。例如：携带突变 TP53 基因细胞的 DNA 受到损伤时，DNA 受损及突变的细胞因 TP53 功能丧失不仅不会启动程序性死亡机制发生凋亡，而是继续增生，致使突变细胞积累。这是一些肿瘤发生的原因。凋亡机制缺失也会使潜在危害细胞无法清除。例如：针对自身抗原的淋巴细胞的凋亡障碍可导致自身免疫性疾病。相反，机体细胞凋亡水平异常增加则会导致细胞过度死亡，引发以细胞丢失为特征的一系列疾病，例如：突变或蛋白错误折叠会诱导细胞过度凋亡，引起特异性神经元丢失，致使神经系统退行性疾病的发生。

1. 细胞凋亡与肿瘤　增殖、分化、凋亡三者相互协调，共同调节维持正常组织细胞的生长平衡。如果细胞凋亡受抑，细胞增殖与死亡间的平衡调节被破坏，且不能重新恢复，细胞死亡率就会下降，细胞数目就会不断增加，表现出增殖优势，这是肿瘤形成的重要机制之一。凋亡蛋白抑制因子（inhibitor of apoptosis protein，IAP）包括 survivin 和 livin 等，也是抑制细胞凋亡的重要基因，在多种肿瘤中高表达，被认为与肿瘤发生、演进密切相关。survivin 可直接作用于 caspase，抑制其活性，也可通过 p21 间接抑制 caspase，阻断细胞凋亡过程；survivin 有促进细胞有丝分裂、调控细胞周期及血管生成、抑制肿瘤细胞凋亡等多种功能，在肿瘤的发生、演进及耐药产生等方面发挥着作用；但 survivin 在肿瘤细胞信号转导通路上游调控中作用的研究尚较少。livin 可能通过 TAK1/JNK1 信号转导通路及 β-catenin/TCF 信号转导通路阻碍细胞凋亡，从而使有恶变潜能的细胞积累，致使肿瘤发生，但 livin 的抗凋亡机制尚未被完全阐明。抑癌基因 TP53 作为基因组中的"基因卫士"能够发现 DNA 损伤并诱导暂时性生长停滞，使损伤 DNA 得以修复。TP53 借助转录依赖和不依赖的机制调控细胞凋亡，诱导线粒体蛋白 apaf-1、Bax、Noxa、Bid、PUMAd 等表达，促 Cyt-c 释放，caspase 活化，使细胞经程序性死亡走向凋亡。参与肿瘤细胞凋亡调控的基因还有线粒体蛋白 Smac。它从线粒体释放到细胞质后，能与 IAP 结合并抑制其抗凋亡活性，发挥促凋亡作用。原癌基因 Bcl-2 的激活与表达能抑制细胞发生凋亡，该基因

已成为肿瘤治疗的重要分子靶点。包括小分子 RNA（microRNA，miRNA）和长链非编码 RNA（long noncoding RNA，lncRNA）的非编码 RNA 已成为当前的研究热点。近年来的研究表明 miRNA 也是参与细胞凋亡调控的重要分子。

2. 细胞凋亡与艾滋病　艾滋病是人类免疫缺陷病毒（human immunodeficiency virus，HIV）感染引起的获得性免疫缺陷综合征，其主要发病机制是 HIV 感染特异性破坏 CD4+ T 淋巴细胞，使机体与 CD4+T 淋巴细胞有关的免疫功能发生缺陷，进而使机体机会感染或肿瘤发生的机会大大增加。目前认为 HIV 感染导致 CD4+ T 淋巴细胞减少的原因是细胞凋亡异常。HIV 表达的糖蛋白胞膜结合 gp120 及可溶性 gp120 均能与淋巴细胞的 CD4 受体结合，诱导 CD4+ T 淋巴细胞凋亡。细胞凋亡还参与 HIV 的病毒逃避，在凋亡机制被激活导致的免疫系统破坏发生前，HIV 通过控制凋亡机制保证自身的生存。

在缺血/再灌注损伤、神经系统退行性疾病、泌尿生殖系统疾病和自身免疫性疾病等很多疾病的发生、发展过程中细胞凋亡也都发挥着重要作用。

（张红河　吕申）

第三节　坏　死

坏死（necrosis）是指活体内局部组织、细胞的意外死亡，是由于细胞内蛋白变性和致死性损伤细胞的酶降解引起的具有一系列特征性形态学改变的组织、细胞的死亡方式。坏死可因不可逆性损伤直接迅即发生，也可以由可逆性损伤（变性）发展而来。坏死后的细胞和组织不仅代谢停止、功能丧失，而且细胞膜完整性不能维持，细胞内物质漏出引起周围组织炎症反应。坏死细胞和组织的形态改变是坏死细胞自身的溶酶体酶解消化（自溶）和（或）急性炎症反应时渗出的中性粒细胞释放的溶酶体酶消化（异溶）的结果。炎症反应对鉴别坏死和死后自溶具有重要价值，后者没有炎症反应。

一、坏死的形态特征和类型

（一）坏死的形态特征

1. 细胞核变化　细胞死亡的形态改变主要发生在细胞核，核溶解最常见，也可以有核固缩和核碎裂。细胞内 pH 值降低时，DNA 酶被活化，使染色质水解，细胞核嗜碱性减退，仅能见到轮廓被称为核溶解。核固缩、核碎裂后染色质都会溶解消失，但是二者并不一定发展为核溶解，且常出现在

凋亡形式的坏死细胞。

2. 细胞质和细胞膜变化　死亡细胞的细胞质因 RNA 丢失及蛋白变性酸性减弱,与酸性染料伊红的亲和力增强,故嗜酸性增强,且可因糖原丢失比正常细胞的细胞质更为均质,在细胞器被酶消化时,则可变为虫蚀状或空泡样。坏死细胞的细胞膜会发生破裂或崩解,致使细胞内容物溢出,引起周围组织的炎症反应。这是坏死细胞与以凋亡为主要形态学表现的程序死亡细胞区别的要点。电镜下坏死细胞的特征为线粒体肿胀,内有大块无定形物沉积,细胞膜及细胞器脂质膜崩解。

3. 间质变化　间质对各种损伤因子的耐受性大于实质细胞,所以坏死早期间质可没有明显变化;但后期由于酶的作用,基质逐渐解聚,胶原纤维肿胀、液化、纤维性结构消失,成为光镜下的红染无结构物质。

(二) 坏死的类型

1. 凝固性坏死(coagulative necrosis)　组织坏死后呈灰白色干燥凝固状,故称凝固性坏死,其发生可能与坏死局部酸中毒引起的细胞内溶酶体酶变性及自溶过程阻断有关。凝固性坏死可发生于除脑以外的所有脏器,多见于脾、肾、心等蛋白含量高的实质器官梗死,也见于剧烈细菌毒素、苯酚、氯化汞(升汞)和其他化学腐蚀剂引起的组织坏死。

2. 液化性坏死(liquefactive necrosis)　组织坏死后被酶分解变成液态,故称液化性坏死。常发生于脂质多(如脑)或蛋白酶多(如胰腺)的组织。脑组织水分和磷脂含量高,蛋白成分少,坏死后常呈半流体状,称脑软化。化脓菌感染时,坏死组织被大量渗出中性粒细胞释放的水解酶溶解成脓液,亦属液化性坏死。

3. 特殊类型坏死　一些组织坏死无论从形态,还是发生机制来看都难以归入凝固性坏死或液化性坏死,故这里将它们列为特殊类型坏死,包括干酪性坏死、坏疽、脂肪坏死和纤维素样坏死。

(三) 坏死的结局

1. 溶解吸收　组织坏死后在自身和坏死灶周围中性粒细胞所释放的各种水解酶作用下溶解液化,然后经淋巴管或血管吸收,不能被吸收的碎片则由吞噬细胞吞噬、消除。小的坏死灶溶解吸收后,通过修复其功能和形态可部分恢复。大的坏死灶溶解后不易被完全吸收,常形成囊腔。

2. 分离排出　位于体表和与外界相通脏器的较大坏死灶不易被完全溶解吸收,其周围炎症反应中渗出的中性粒细胞所释放的水解酶可加速坏死灶边缘组织溶解,使坏死灶与健康组织分离,脱落后留下缺损。位于皮肤或黏膜的较深的缺损被称为溃疡。肾、肺等器官的坏死组织液化后可经自然管道(输尿管、气管)排出,留下空腔,被称为空洞。溃疡和空洞亦可修复。

3. 机化　坏死组织如不能被完全溶解吸收或分离排出,则会被长入的肉芽组织代替,这种由肉芽组织代替坏死组织、纤维素性渗出物、脓液、血肿、血栓及异物的过程被称为机化。机化组织最后会变成瘢痕。

4. 包裹、钙化　较大、难以溶解吸收或不能完全机化的坏死灶常会被周围肉芽组织包裹,而后变为纤维包裹,其中的坏死物有时可继发营养不良性钙化。

二、坏死的生物机制和病理学意义

(一) 生物机制

细胞是机体的基本功能单位,细胞死亡是生命的基本过程,对多细胞生物的发育和自稳平衡极为重要。根据形态学特征改变可以将细胞死亡区分为凋亡和坏死。多数细胞凋亡由基因调控,是主动的、有序性的细胞死亡,即程序性细胞死亡。在过去相当长的一段时间里细胞凋亡几乎是细胞程序性死亡的代名词。坏死则是一种由化学、物理或生物等因素伤害引起的细胞死亡现象,被认为是混乱无序的、被动的、随机且不受基因调控的细胞死亡方式,传统上将其称为非程序性细胞死亡。因而,细胞坏死的调控机制常被忽视。然而,事实上坏死并非一个无序的过程,某些情况下也受一系列信号分子的调控,也具有一定的规律性,亦有程序性坏死(necroptosis)这一名称。

程序性坏死细胞有以下特征:①有坏死细胞的形态学改变,早期可观察到细胞膜破裂;②线粒体膜电势缺失;③坏死过程中细胞可有自噬现象;④可伴有活性氧类(reactive oxygen species,ROS)增加;⑤该过程不受凋亡抑制剂影响,但能被一种小分子物质 Nec-1(necrostatin-1)特异性抑制。

受体相互作用蛋白激酶 1(receptor interaction protein kinase 1,RIP1)由 671 个氨基酸组成,是一个能与 Fas 相互作用的蛋白因子,是程序性坏死的关键调控因子。RIP1 的 N 端为丝氨酸/苏氨酸特异的激酶结构域,且该激酶区位点会发生自磷酸化;C 末端为死亡结构域,能与 Fas 相互作用。N 端和 C 端之间存在一个 RIP 同型作用结构域(RIP homotypic interaction motif,RHIM),它能介导同源作用。RIP1 既能通过中间区域调控激活 NF-κB 信号途径使细胞存活，也能通过 C 端的死亡结构域诱导凋亡促进细胞死亡，这在程序性坏死发生过程中发挥着重要调控作用。二聚化的全长 RIP1 或 N 端的丝氨酸/苏氨酸激酶结构域本身都足以诱导程序性坏死发生。RIP1 对程序性坏死的调控则主要依赖其 N 端丝氨酸/苏氨酸激酶的活性。

受体相互作用蛋白激酶 3（receptor interaction protein kinase 3，RIP3）由 518 个氨基酸组成，是诱导程序性坏死的特异性蛋白因子，也含 N 端激酶结构域及 RHIM 结构域。与 RIP 家族其他成员不同的是，RIP3 具有能与 DD 结构域或 caspase 募集域（caspase recruitment domain，CARD）连接的独特 C 端。RIP3 过量表达会诱导多种细胞发生凋亡，RIP3 的激酶活性影响着程序性坏死的调控。RIP3 缺失可以阻止细胞程序性坏死发生，但不会影响细胞凋亡。例如：RIP3 基因敲除小鼠胚胎成纤维细胞即使 RIP1 正常表达，TNF 诱导的程序性坏死也不能发生。

（二）生理和病理学意义

1. 坏死与胚胎发育　凋亡在胚胎发育组织重塑过程中的重要作用人人皆知，但坏死在胚胎发育中是否发挥作用一直争论不断。尽管一些动物学实验发现线粒体凋亡途径完全被抑制后，胚胎也能发育成正常组织结构个体，坏死在胚胎发育中的潜在作用仍需深入研究。

2. 坏死与缺血性损伤　缺血是引起心、脑、肢体等器官损伤的重要原因。坏死性细胞凋亡是心肌细胞缺血性损伤的重要机制之一。实验研究发现，小鼠心肌细胞缺血性坏死能被 Nec-1 抑制，这说明心肌缺血坏死过程中存在程序性坏死，而且在心肌缺血损伤中细胞坏死与细胞凋亡并存。例如：缺血初期和缺血边缘带死亡细胞以凋亡细胞为主；而缺血后期和缺血灶中心区则以经典的坏死为主。程序性坏死也是缺血性脑损伤的重要机制之一，尤其在晚发的缺血性脑损伤中发挥重要作用，程序性坏死在体内和体外的慢发型动力学提示这条途径可能会成为扩大治疗时间窗中的神经保护新靶标。

3. 坏死与兴奋性中毒和神经退行性疾病　细胞死亡不仅在正常脑发育，而且在中枢神经系统疾病发生中也发挥重要作用。神经发育过程中，生长因子缺失可造成神经营养因子信号通路传导障碍，诱导神经细胞凋亡，从而清除过剩的神经元。相反，持续刺激将导致成熟神经元死亡，联合敲除凋亡必需基因 Bax 和 Bak 并不能诱导神经细胞凋亡，而兴奋性毒素则能诱导其死亡，这种死亡具有坏死性特征。程序性坏死引起的氧化应激、线粒体功能丧失可能与阿尔茨海默病（Alzheimer disease）、亨廷顿病（Huntington disease）及帕金森病（Parkinson disease）等多种神经系统退行性疾病的发生密切相关。

4. 坏死与感染性疾病　感染所致炎症反应是病原体与宿主免疫应答相互作用的结果，炎症反应可以由坏死细胞引起，也可以是细胞坏死的原因。在炎症反应中，caspase-8 可以抑制由 RIP1 和 RIP3 激酶活性细胞诱导的组织的损伤。敲除 RIP3 可以降低组织损伤程度和炎症反应。抑制 caspase-8 活性可以在内脏器官和皮肤引发大范围炎症反应。实验发现，病毒感染后 RIP3 的磷酸化可使 RIP1-RIP3 复合体结合更加紧密，进而激活程序性坏死前激酶的活性，启动下游 ROS 的产生和释放，清除病毒感染的细胞，进而控制病毒扩散、保护机体。RIP3 通过启动程序性坏死前激酶的级联反应启动坏死，这是病毒感染后炎症反应的必需步骤。

5. 坏死与肿瘤治疗　目前治疗肿瘤化疗药物的靶点和机制虽然不同，但终点多是诱导肿瘤细胞发生凋亡。尽管肿瘤细胞最初对化疗诱导凋亡比较敏感，但随化疗时间延长肿瘤细胞会产生凋亡耐受和药物转运蛋白表达增多，从而出现多药耐药。这使以细胞凋亡为靶点的化疗药物或细胞毒药物的临床应用大大受限。然而坏死性信号通路不同于凋亡信号通路，依据其靶点的差异，坏死可能加速肿瘤细胞死亡或增强肿瘤细胞对抗癌药物的敏感性。

（张红河　吕申）

主要参考文献

[1] Hotchkiss RS, Strasser A, McDunn JE, et al. Cell death. N Engl J Med, 2009, 361(16):1570-1583.

[2] Kondo Y, Kanzawa T, Sawaya R, et al. The role of autophagy in cancer development and response to therapy. Nat Rev Cancer, 2005, 5(9):726-734.

[3] Sridhar S, Botbol Y, Macian F, et al. Autophagy and disease: always two sides to a problem. J Pathol, 2012, 226(2):255-273.

［4］ Maiuri MC,Zalckvar E,Kimchi A,et al. Self-eating and self-killing:crosstalk between autophagy and apoptosis. Nat Rev Mol Cell Biol,2007,8(9):741-752.

［5］ Shintani T,Klionsky DJ. Autophagy in health and disease: a double-edged sword. Science, 2004, 306 (5698):990-995.

［6］ Kale J,Liu Q,Leber B,et al. Shedding light on apoptosis at subcellular membranes. Cell, 2012, 151 (6): 1179-1184.

［7］ Galluzzi L,Vitale I,Abrams JM,et al. Molecular definitions of cell death subroutines:recommendations of the Nomenclature Committee on Cell Death 2012. Cell Death Differ,2012,19(1):107-120.

［8］ Yuan J,Kroemer G. Alternative cell death mechanisms in development and beyond. Genes Dev,2010,24(23): 2592-2602.

［9］ Vandenabeele P,Galluzzi L,Vanden Berghe T,et al. Molecular mechanisms of necroptosis:an ordered cellular explosion. Nat Rev Mol Cell Biol,2010,11(10): 700-714.

［10］ Zong WX,Thompson CB. Necrotic death as a cell fate. Genes Dev,2006,20(1):1-15.

第三章　细胞的可塑性及其意义

细胞是生命活动的基本单位，一切有机体都是由细胞构成的，其可塑性是调节机体发育、维系个体健康及物种繁衍的重要保证，但是在肿瘤发生发展尤其是肿瘤恶性表型的形成过程中，细胞的可塑性会发生异常改变，调控失衡致使肿瘤细胞出现无控性增殖、侵袭和转移等变化。本章着重叙述细胞可塑性的概念、类型、机制以及上皮-间质转化的生理和病理意义。

第一节　细胞可塑性的类型

细胞可塑性，是指细胞在各种生理或病理因素作用下发生的形态、结构和功能的改变，在胚胎发育、器官形成、细胞分化、肿瘤的发生发展等诸多生理病理事件中发挥着重要的作用。根据细胞类型的不同，可分为干细胞的可塑性、肿瘤细胞的可塑性和终末分化细胞的可塑性等。

一、干细胞的可塑性

干细胞是机体中可塑性最强的细胞，具有自我更新和多向分化潜能，根据其来源和分化潜能的不同，可分为胚胎干细胞和成体干细胞，其分化潜能又可分为全能性（totipopent）、多能性（pluripotent）和单能性（unipotent）等。

（一）胚胎干细胞的可塑性

胚胎干细胞（embryonic stem cells，ESCs）是最为原始的干细胞，可以从囊胚期的内细胞团（inner cell mass，ICM）中分离得到，是一类具有自我更新能力和多向分化潜能的细胞。在体内外培养过程中，胚胎干细胞具有发育全能性，可以被诱导分化为机体几乎所有类型的细胞，因而胚胎干细胞也是生物体内最具有可塑性的细胞。

理论上讲，胚胎干细胞的可塑性具有十分广阔的应用前景：第一，它可以用于保护珍稀物种，挽救濒临灭绝的动物；第二，通过转基因技术，胚胎干细胞可以用于转基因动物的生产，进行定向变异和育种，为社会生产服务；第三，胚胎干细胞可以为临床

组织器官移植提供大量供体，利用基因敲除、定向诱导等技术可以最大程度上避免异体移植排斥反应的发生，提高移植患者的生存质量，延长患者的生存期。

虽然如此，胚胎干细胞在实际研究过程中却一直阻力重重、颇具争议，发展也受到了很大的限制。一方面，胚胎干细胞是机体可塑性最强的细胞，其特有的多向分化潜能使科学家们看到了许多疑难杂症根治的希望；但另一方面，胚胎干细胞的来源问题却受到了很多人的质疑和反对，获取胚胎干细胞必须破坏胚胎，而胚胎是人尚未成形时在母体子宫中的存在形式，在一定意义上讲已经是一个未来的生命，破坏胚胎就等于"扼杀生命"，因此也是不道德和违背伦理的行为。由于以上这些原因，胚胎干细胞科学研究和实际应用的脚步大大延缓。

（二）成体干细胞的可塑性

成体干细胞（adult stem cells，ASCs）的可塑性低于胚胎干细胞，它是由胚胎干细胞发育分化而来，存在于哺乳动物和人的特定组织器官中，具有自我更新和一定分化潜能的未成熟细胞，主要作用是参与成体组织的更新和创伤修复。传统观点认为，细胞分化是一个不可逆的过程，存在于特定组织器官中的成体干细胞只能分化产生所属组织器官的有限的细胞类型，这称之为成体干细胞的多能性。但是随着近年来研究的不断深入，科学家们发现在一些特定条件下，成体干细胞也会"跨系分化"为不同组织的细胞。例如，1998年，意大利科学家 Giuliana Ferrari 等就在国际著名期刊 *Science* 上刊文，他们发现在再生骨骼肌组织中，存在一定数量的骨髓来源的干细胞，它们能够被招募至受损肌肉部位，参与骨骼肌的损伤修复过程，这一重大发现为骨骼肌的损伤修复及肌肉萎缩的治疗提供了新的思路和细胞来源，同时也激发了科学家们对成体干细胞可塑性研究的热潮。以上这种成体干细胞的跨系（或跨胚层）分化的潜能，称之为成体干细胞的可塑性，下面简要举例加以介绍。

1. 骨髓造血干细胞的可塑性　①骨髓造血干

细胞内部的跨系分化,如髓系干细胞向红系细胞分化、淋系干细胞向髓系细胞分化等;②骨髓造血干细胞向非造血细胞分化,如可分化为骨骼肌细胞、血管内皮细胞、皮肤细胞、心肌细胞、肝实质细胞等。

2. **骨髓间充质干细胞的可塑性** 骨髓间充质干细胞对造血干细胞不仅有机械支持作用,还能分泌多种生长因子支持造血。除此之外,在一定条件下骨髓间充质干细胞还可以跨系分化为成骨细胞、软骨细胞、肌腱细胞、骨骼肌细胞、心肌细胞、脂肪细胞、血管内皮细胞、表皮细胞、神经细胞及肝细胞等。

3. **神经干细胞的可塑性** 神经干细胞能向肌细胞、血细胞、肝细胞、胰岛细胞等分化。

4. **肝脏干细胞的可塑性** 肝脏卵圆细胞是肝脏内真正有意义的干细胞,它在一定条件下可向肝细胞、胆管细胞、肠吸收细胞、胰腺内分泌细胞等分化,并发挥相应细胞的功能。

5. **皮肤干细胞的可塑性** 小鼠的皮肤干细胞可以向神经细胞、脂肪细胞、平滑肌细胞等方向分化。

6. **骨骼肌干细胞的可塑性** 骨骼肌卫星细胞在体外能被诱导分化为骨细胞、脂肪细胞等;在体内可分化为成肌纤维细胞,并进一步分化为纤维细胞与骨骼肌细胞等。

二、肿瘤细胞的可塑性

长期以来,病理学家观察到,在同一肿瘤的不同区域肿瘤细胞的形态存在较明显的差异。另外,肿瘤细胞核也呈明显的多形性。这些特征都是肿瘤异质性的形态学改变。异质性(heterogeneity)是恶性肿瘤的特征之一,是指肿瘤在生长过程中,存在有很多不同的基因型或者亚型的细胞,这些细胞在生长速度、侵袭能力、对药物的敏感性、预后等各方面存在差异。肿瘤异质性产生的重要基础之一是肿瘤细胞可以根据周围环境的变化而改变自己,肿瘤细胞的这一特性就是肿瘤细胞的可塑性。

肿瘤细胞的可塑性是指肿瘤细胞在特定的情况下,可以从一种状态转化到另一种状态,或者从一种表型或亚型转变为另一种表型或亚型的特性。

(一) 肿瘤细胞干性的可塑性

根据经典的肿瘤干细胞学说,肿瘤组织内有少量可以自我复制的肿瘤干细胞,肿瘤干细胞在肿瘤发生、发展以及转移中起主导作用。经典的肿瘤干细胞学说认为,肿瘤细胞由肿瘤干细胞分化形成,肿瘤细胞不能逆向返回其原来的状态获得干性。

目前,有大量的证据支持肿瘤干细胞的学说,同时也有相当多的证据与经典的肿瘤干细胞学说矛盾。因而经典的肿瘤干细胞学说被不断地修正。根据目前的证据,肿瘤干细胞和非肿瘤干细胞是肿瘤细胞的两种状态,肿瘤细胞可以在一定的条件下改变自己的干性,非肿瘤干细胞通过去分化(dedifferentiation)的过程进入肿瘤干细胞的状态(图 3-1)。非肿瘤干细胞这一去分化获得肿瘤干细胞状态的过程,可以通过与肿瘤干细胞状态相关重要分子的遗传学或者表观遗传学改变而获得。

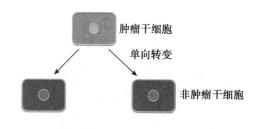

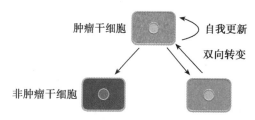

图 3-1 肿瘤干细胞的可塑性模型

经典的肿瘤干细胞模型认为,从肿瘤干细胞到非肿瘤干细胞的转变是一种单向的转变过程。肿瘤干细胞的可塑性模型认为,肿瘤干细胞与非肿瘤干细胞存在着双向转变,非肿瘤干细胞在某些情况下可以持续不断地产生肿瘤干细胞。

(二) 肿瘤侵袭和转移的可塑性

恶性肿瘤的局部浸润和远处转移是恶性肿瘤最重要的生物学特征之一,是肿瘤患者死亡和预后不良的最主要原因。侵袭是指恶性肿瘤细胞直接浸润和破坏周围组织器官的生长状态,也称直接扩散。转移是指恶性肿瘤细胞从原发部位侵入血管、淋巴管或者体腔,迁移到远处部位继续生长的过程。恶性肿瘤的转移是一个多阶段、多步骤的过程,主要经历以下环节:原发部位的肿瘤细胞失去极性、脱落、侵入基质;肿瘤细胞在间质中移行,并突破血管基底膜,进入脉管系统;在脉管系统中存活,形成癌栓,并随脉管系统转移至他处;肿瘤细胞溢出循环系统,并定植在远处器官,形成转移瘤。

存在于肿瘤细胞与肿瘤细胞之间、肿瘤细胞与细胞外基质之间的受体以及细胞骨架调节因子、细胞外基质重构、肿瘤周围组织物理环境、大量的肿瘤侵袭因子等诸多因素为肿瘤细胞的侵袭和转移这一过程提供了极大的可塑性。

1. 肿瘤侵袭和转移可塑性的类型（图3-2）

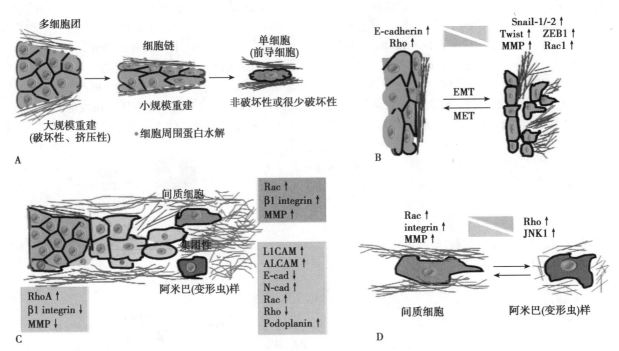

图3-2 肿瘤侵袭和转移可塑性的类型及主要的特征
A. 组织重建；B. 上皮-间质转化；C. 集团性迁移向单细胞迁移转变；D. 间质细胞阿米巴样转变

（1）组织结构的可塑性（组织重建）：病理学家很早就观察到，恶性肿瘤细胞周围间质呈现纤维化的改变，这一特征可以作为判断其恶性生物学潜能的重要参考，但其功能意义一直不甚清楚。肿瘤组织从原位侵袭进入组织间隙可分为起始、非破坏性导引以及后期的组织重构等多个阶段。组织重构是肿瘤侵袭的关键步骤，开始运动出去的肿瘤细胞可形成孔样、隧道样或小池状结构，这些结构既可以为侵袭的肿瘤细胞藏身，也可以指引下一步从原发灶中跑出来的肿瘤细胞进行侵袭运动。肿瘤细胞或者成纤维细胞可以分泌基质金属蛋白酶（matrixmetalloproteinases，MMPs）如 MT1-MMP/MMP14，它们可以水解肿瘤细胞周围基质，以利于建立肿瘤细胞向外侵袭所需要的路径，这些结构以致密有序的胶原纤维束为边界，有利于单细胞或集团性肿瘤细胞侵袭。进入这一路径的肿瘤细胞不断进入或互相挤压，可逐渐使细胞外基质变宽，以容纳更多侵入的肿瘤细胞。在肿瘤侵袭的起始，肿瘤细胞周围组织的重建非常重要。以纤维组织增生为特点的肿瘤细胞周围间质重构是肿瘤进展、侵袭以及转移的重要介质。周围成纤维细胞或者迁移的成纤维细胞前体细胞在接受转化生长因子-β

（transforming growth factor-β，TGF-β）、白介素-1（interleukin-1，IL-1）及血小板源性生长因子（platelet-derived growth factor，PDGF）等信号后形成肿瘤相关成纤维细胞（cancer associated myofibroblast，CAF）参与其中。

（2）细胞与细胞连接的可塑性：上皮-间质转化（epithelial-mesenchymal transition，EMT），EMT 是肿瘤细胞侵袭转移的中心事件。在 EMT 的过程中，由肿瘤间质产生或释放的生长因子如 Wnt、TGF-β、成纤维细胞生长因子（fibroblast growth factor，FGF）以及表皮生长因子（epidermal growth factor，EGF），它们导致包括 ZEB1、Twist、Snail1 以及 Snail2 等核心转录因子激活，后者直接或者间接抑制上皮型钙黏蛋白（E-cadherin）的表达。EMT 是一个可逆、由微环境调节的过程。EMT 在组织器官发育、组织器官损伤修复以及肿瘤侵袭转移中均具有重要作用，我们将在第三节内容中详述。

（3）细胞-基质相互作用的可塑性及细胞骨架动态变化：肿瘤细胞迁移涉及肿瘤细胞与基质的相互作用，这一过程也是可塑的。肿瘤细胞迁移的方式可以有多种，既有集团性侵袭转移也有单个细胞的迁移，或者某一个阶段肿瘤细胞以集团性的方式侵袭,某个阶段肿瘤细胞又以单个方式迁移。在肿瘤细胞集团性侵袭的过程中,上皮细胞与上皮细胞间以 E-cadherin 所介导,此时肿瘤细胞表达相当水平的 E-cadherin 或者 N-cadherin、VE-cadherin。在集团性迁移肿瘤细胞至单个细胞迁移的过程中,部分通过 EMT 途径,部分不通过 EMT 途径,这一过程由 Rac1 参与。当肿瘤从集团性迁移方式转为单细胞迁移时,肿瘤细胞以一种阿米巴运动的方式扩散。

2. 可塑性与互惠性 肿瘤细胞及其微环境在肿瘤发生发展的不同阶段均可以做出相应的改变(肿瘤细胞的可塑性),这种改变是双向的同时也是互相促进的,肿瘤细胞在生长、侵袭或者转移过程中发生的改变将使其周围微环境发生改变,而肿瘤周围微环境的改变也将有利于肿瘤细胞下一步的演进、侵袭和转移。这一过程是一个动态、可变的过程。肿瘤细胞面对不断改变的周围微环境,通过多种的机制如基因组不稳定、表观遗传学、蛋白信号传递以及功能适应等改变自身,使得自身能够更好地适应如缺氧、严重的代谢应激、慢性持续的生长因子刺激以及炎症等周围环境的变化。

三、终末分化细胞的可塑性

2006 年,日本京都大学 Shinya Yamanaka 课题组在国际著名期刊 *Cell* 上最先报道了诱导性多能干细胞(induced pluripotent stem cells, iPSCs)的研究。他们把 Oct3/4、Sox2、c-Myc 和 Klf4 四种转录因子基因克隆入病毒载体,然后转入小鼠成纤维细胞,发现可诱导其发生转化,产生的 iPSCs 在克隆形态、生长特性、全基因表达谱、表观遗传修饰状态、分化潜能、类胚体(embryoid bodies, Bs)和畸胎瘤(teratoma)形成等方面都与胚胎干细胞相似。什么是 iPSCs 呢?简单来说就是通过基因导入技术将某些特定的因子导入已分化的体细胞内,并将体细胞重编码为具有多分化潜能的诱导性多能干细胞。

2007 年 11 月 20 日,美国威斯康星大学 James Thompson 课题组在 *Science* 杂志上报道,利用 iPSCs 技术同样可以诱导人皮肤成纤维细胞成为与胚胎干细胞极为相似的多能干细胞(iPSCs),而日本京都大学 Shinya Yamanaka 课题组也同时在 *Cell* 杂志上发表了类似的研究结果。两个研究的不同之处是 Shinya Yamanaka 课题组依然采用逆转录病毒引入 Oct4、Sox2、c-Myc 和 Klf4 四种因子组合,而 James Thompson 课题组采用以慢病毒载体引入 Oct4、

Sox2、NANOG 和 Lin28 四种因子组合。这些研究成果被美国 *Science* 杂志列为 2007 年十大科技突破中的第二位。Shinya Yamanaka 教授也因其在该领域的突出贡献获得了 2012 年的诺贝尔生理学或医学奖。

在干细胞研究领域,iPSCs 拥有明显的优势,因而迅速成为世界各国科学家研究的热点:①与胚胎干细胞不同,iPSCs 可由成人的终末分化细胞转化而来,不需要人类胚胎,因而可以避免很多伦理上的质疑与争议;②iPSCs 可直接从患者身上提取的组织或细胞制成,可"量体裁衣"制订治疗方案,更符合"个体化治疗"的原则;③iPSCs 在再生医学、药物筛选等领域也具有巨大的应用前景。目前诱导多能干细胞的研究已经成为细胞可塑性最典型的范例之一。

四、细胞可塑性的其他类型

细胞可塑性还体现在其他类型细胞的相互转化过程中。例如,在 Barrett 食管的化生过程中,食管的鳞状上皮细胞向肠型柱状上皮细胞转变;气管和支气管黏膜的纤毛柱状上皮细胞在长期吸烟或慢性炎症刺激下,转化为鳞状上皮细胞;胆囊上皮细胞在慢性胆囊炎、胆石症的刺激下化生为鳞状上皮细胞;宫颈黏膜腺上皮细胞在长期慢性宫颈炎时也出现鳞状上皮化生;在慢性萎缩性胃炎、胃溃疡、胃黏膜糜烂后黏膜再生时,胃黏膜上皮出现肠上皮化生;在骨化性肌炎时,由于外伤引起肢体近端皮下及肌肉内纤维组织增生,同时由于新生的结缔组织细胞转化为骨母细胞,可发生骨化生;在胎盘发育过程中,细胞滋养层细胞向合体滋养层细胞转变;在炎症反应过程中,活化的小血管内皮细胞向上皮细胞转变;在肉芽肿形成过程中,巨噬细胞因吞噬一些不能被消化的细菌或受到其他抗原物质的长期刺激,可以向上皮样细胞转变;在肝硬化过程中,位于窦状隙(Disse 腔)的贮脂细胞(Ito 细胞)增生活跃,产生大量胶原的同时,可以转化成纤维细胞样细胞。

(吴晶晶 李建明)

第二节 细胞可塑性的机制

一、干细胞可塑性的机制

(一)胚胎干细胞可塑性的机制

胚胎干细胞是最具有可塑性的细胞,它可以通

过一些外源性信号分子的作用(如白血病抑制因子、骨形态发生蛋白、Wnt 等)和一些重要内源性转录因子的表达(如 Oct-4、NANOG、Sox2、FoxD3、c-Myc、RONIN、REX1 等)共同发挥作用来维持细胞的多向分化潜能。

1. 外源性信号分子对胚胎干细胞可塑性的影响

(1) 白血病抑制因子(leukemia inhibitory factor, LIF):是 IL-6 家族中的一种多功能细胞因子,它可以通过与细胞膜上的 LIF 受体(LIFR/gp130 异二聚体)结合,激活 JAK/STAT-3、Ras/Raf/MEK/ERK 等多条信号通路,共同维持胚胎干细胞的全能性。

(2) 骨形态发生蛋白(bone morphogenic protein, BMP):是 TGF-β 家族成员之一,在干细胞的分化过程中发挥着非常重要的调控作用,BMP 与其受体(BMPR)结合后,通过 Smad 信号通路诱导分化抑制因子(inhibitor of differentiation, ID)的表达,从而维持胚胎干细胞的可塑性。研究表明,BMP 维持胚胎干细胞的未分化状态是通过与 LIF 的协同作用来实现的。LIF 可以阻碍小鼠 ES 细胞向中胚层和内胚层分化,但是会促进细胞向神经外胚层分化;而 BMP 会通过 ID 基因的作用,阻碍 ES 细胞分化为神经外胚层细胞。BMP 和 LIF 的相互协同作用是维持小鼠 ES 细胞多分化潜能的关键因素。

(3) Wnt 蛋白:Wnt 蛋白与细胞表面 Frizzled 受体结合,抑制 GSK-3 活性,使 β-联蛋白(β-catenin)去磷酸化并在胞质聚集,在 LEF/TCFs 协助下转位入核,与 TCFs 共同维持胚胎干细胞的可塑性,同样,当使用 GSK-3 外源性特异性抑制剂处理细胞可以激活 Wnt 通路,并在一定程度上增强胚胎干细胞的多向分化潜能。

2. 内源性转录因子对胚胎干细胞可塑性的影响

(1) 八聚体结合蛋白 4(octamer 4, Oct-4):又名 Oct-3,由 *POU5F1* 基因编码,属于 POU(Pit-Oct-Unc)家族第五类转录因子,在胚胎干细胞和胚胎早期多能细胞特性维持方面发挥重要作用。Oct-4 在胚胎干细胞中不同的表达水平可以在一定程度上影响细胞的命运。例如,当 Oct-4 的表达水平比正常水平增加 1 倍时,ES 细胞会分化为内胚层和中胚层细胞;当 Oct-4 的表达水平低于正常水平的一半时,ES 细胞会分化为滋养外胚层细胞;而中等水平的 Oct-4 表达是维持 ES 细胞不分化状态所必需的。Oct-4 通过自身作用或者与其他转录因子(例如 Sox2 等)共同作用调节 ES 细胞中的基因表达。研究发现,Oct-4 可与富含 octamer 原件(ATG-

CAAAT)的 DNA 调控序列结合,其中成纤维细胞生长因子 4(fibroblast growth factor 4, FGF4)、锌指蛋白 42(zinc finger protein 42, REX1/ZFP42)、未分化细胞转录因子(undifferentiated cell transcription factor 1, UTF1)、Fbx15(F-box containing protein 15)等均是 Oct-4 在 ES 细胞中特异作用的靶基因。

(2) 转录因子 NANOG:属于同源盒结构域蛋白(homeobox domain containing protein),仅表达于内细胞团细胞、生殖细胞和胚胎干细胞中,随着胚胎干细胞的分化,它的表达水平也明显下降。近年来研究发现 NANOG 在胚胎干细胞全能性维持中起至关重要的作用,但是由于目前对 NANOG 的靶基因和上游因子了解尚少,具体的作用机制还需进一步深入研究。

(3) Sox2(SRY-related HMG-box gene 2):属于 Sox 基因家族中的一员,是维持胚胎干细胞全能性的重要转录因子。Sox2 和 Oct-4 在功能上是相互协同的,两者的共同作用能够调控一系列靶基因的表达,包括 FGF4、UTF1、Fbx15 等,以及 Sox2、Oct-4 自身,在维持胚胎干细胞全能性的转录调控网络中具有十分关键性作用。

(4) FoxD3:是转录调控因子 forkhead 家族成员之一,在维持胚胎干细胞全能性,尤其在外胚层发育方面发挥非常重要作用。FoxD3 能够与 Oct-4 相互协同作用,抑制 ES 细胞的分化。

(5) 转录因子 c-Myc:是细胞增殖和生长过程中重要的调控因子,在胚胎干细胞中它是 STAT3 直接调控的靶基因之一,在维持胚胎干细胞自我更新和全能性方面发挥重要作用。LIF-STAT3 通路可以通过转录因子 c-Myc 的作用抑制胚胎干细胞向中胚层和内胚层细胞分化。

(6) 转录因子 RONIN:属于 THAP 转录因子家族成员,又称为 THAP 结构域蛋白 11(THAP domain-containing protein 11, THAP11),在其 N 末端存在高度保守的 THAP 结构域,可以直接与 DNA 结合而发挥转录调控作用。Ronin 蛋白缺失会造成早期胚胎内细胞团的形成异常,进而导致早期胚胎的死亡,因而,它在早期胚胎发育、维持胚胎干细胞多能性等方面均具有十分重要的作用。

(7) 转录因子 REX1:是一种在胚胎干细胞中高表达的酸性锌指蛋白,又称为 ZFP42(zinc finger protein 42),随着胚胎干细胞的分化,REX1 的表达水平也显著下降。Oct-4 可以直接与 *REX1* 基因启动子序列中的 octamer 元件结合并调控其表达。

总之,胚胎干细胞可塑性的维持和定向分化是一个多基因参与的复杂调控过程,目前对该过程的调控机制研究已经取得了一定的成果,但仍有许多机制尚不清楚。随着研究的不断深入,相信人们会对胚胎干细胞可塑性的调控机制有更加系统深入的认识,为最终指导临床应用奠定基础。

(二) 成体干细胞可塑性的机制

成体干细胞可塑性的发现,改变了人们传统意义上对成体干细胞的认识,是对传统发育生物学的挑战,为了能够对成体干细胞的研究进行更为客观的评价,世界上众多科学家提出了相应的评价标准,最具影响力的就是 Anderson 等于 2001 年在 *Nature Medicine* 上阐述的三个标准:①研究对象必须是分离纯化的单一干细胞并由其单克隆产生的细胞群,且不宜在体外长期培养;②研究单个干细胞发生转化的潜能;③要同时对干细胞转化生成的细胞进行功能评价。

目前,成体干细胞可塑性的机制尚不十分清楚,当一种成体干细胞跨谱系分化产生另一种组织细胞时,究竟是先去分化恢复至更加原始的状态,然后再分化,还是不经历去分化而直接通过横向分化变为另一类型的细胞,目前尚无定论。针对目前发现的一些现象,科学家们提出了多种不同的假说。

1. 在成体组织中存在一定数量胚胎发育早期残留下来的多能干细胞,当局部微环境改变或机体需要时,它可以定向分化为两种以上的组织特异性干细胞。

2. 不同类型的细胞融合可以使成体干细胞获得新的细胞表型及功能,使其具有横向分化潜能,向其他类型细胞分化。

3. 另外一种观点认为,细胞分化过程伴随着一批基因的程序性开放与关闭,而成体干细胞背离既定分化方向横向分化为其他类型细胞,源于细胞内基因的程序性重组,即开放与关闭的基因发生改变,从而使成体干细胞向另外一个方向分化。一般说来,细胞基因程序重组过程是通过对基因组的修饰实现的,例如 DNA 甲基化、染色体修饰、组蛋白共价修饰等。

二、肿瘤细胞可塑性的机制

肿瘤细胞可塑性是肿瘤细胞许多内源性或外源性因子所驱动的(图 3-3)。

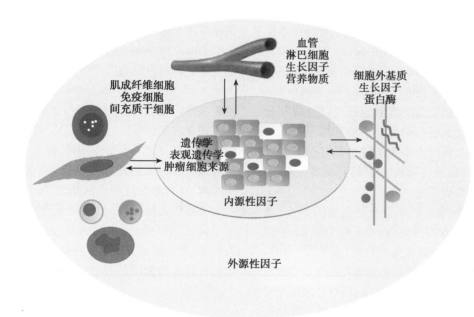

图 3-3　影响肿瘤细胞可塑性的内源性或外源性因子

(一) 肿瘤细胞可塑性的内源性机制

1. 遗传学基础　长期以来,肿瘤一直被认为是一种遗传性疾病。遗传突变是肿瘤形成的重要基础。实际上,遗传突变也是肿瘤细胞可塑性的重要内源性基础。肿瘤基因组学的大量研究表明,在肿瘤细胞中存在大量的体细胞突变,这些突变中只有少量属于驱动突变(driver mutation),在肿瘤发生及演进中发挥关键作用。其他更多数量的突变属于伴随突变(passenger mutation),在肿瘤演进中不具有重要作用,但在某些特定的情况下,伴随突变也有成为驱动突变的可能。

2. 表观遗传学基础　表观遗传的调控方式包

括 DNA 的甲基化、组蛋白的修饰以及染色质重塑等。从肿瘤细胞可塑性的可逆性特征看,不涉及基因序列改变的表观遗传学调节方式在肿瘤细胞可塑性的调解中发挥着更加重要的作用。在肿瘤发生发展的过程中,影响表观遗传调控的方式有多种:①全基因组 5-甲基胞嘧啶的丧失、非连续基因组区域多区域致密高甲基化等;②编码细胞周期调节因子(如 RB、p16^{INK4a} 或 DNA 修复相关重要因子(如 BRCA1 及 MLH1)CpG 岛特定位置的高度甲基化;③组蛋白修饰因子的突变或者单核苷多态性等。

(二)肿瘤细胞可塑性的外源性机制:微环境的作用

肿瘤微环境中的许多成分对肿瘤细胞可塑性起着非常重要的作用。

1. 肿瘤相关成纤维细胞(cancer associated fibroblast,CAF) 成纤维细胞是组织中来源丰富的间质细胞类型。静息状态的成纤维细胞在应对损伤后可激活,从而参与组织损伤的修复。与正常组织的成纤维细胞相比,肿瘤相关成纤维细胞具有较强的增殖活性、分泌细胞外基质分泌增加,并且可以分泌一些特殊的细胞因子类如间质来源因子 1(stromal cell derived factor 1,SDF1)、血管内皮生长因子(vascular endothelial growth factor,VEGF)及血小板源性生长因子(platelet derived growth factor,PDGF)以及肝细胞生长因子(hepatocyte growth factor,HGF)。肿瘤相关成纤维细胞还可以合成和分泌细胞外基质金属蛋白酶等介导肿瘤周围组织的重构。肿瘤相关成纤维细胞本身也具有明显的可塑性,例如它可以通过间质-上皮转化或者上皮-间质转化改变其细胞表型。

2. 血管 肿瘤血管来源于新血管的形成(血管新生)、现有血管的选定(cooption)和修饰、骨髓来源内皮细胞前体细胞募集或分化(血管发生)等。肿瘤组织血管供给肿瘤生长侵袭所需要的营养及生长因子、促进肿瘤代谢废物的排出、提供肿瘤细胞转移的血道途径,同时它还是肿瘤干细胞特定的微环境,这些都是影响肿瘤细胞可塑性的重要因素。

3. 免疫细胞 无论是天然免疫还是获得性免疫系统的免疫细胞既有阻止肿瘤生长的作用也有促进肿瘤生长的作用。在不同肿瘤微环境中免疫细胞的分布及募集存在明显的差异,并且肿瘤组织免疫细胞的募集或者分布受很多因素调节,这些因素既来自肿瘤细胞自身,也来自如肿瘤相关成纤维细胞分泌的许多因子、血管分布及通透性等。

4. 细胞外基质 细胞外基质是肿瘤微环境的重要组成部分,肿瘤细胞、肿瘤间质成纤维细胞、免疫细胞等对肿瘤组织内细胞外基质均有明显影响,它们可调节肿瘤组织细胞外基质的结构、组织及功能。另一方面,细胞外基质在应对肿瘤相关的刺激后也能够进行快速的重构。在正常情况下,细胞外基质对细胞分化的调节、干细胞增生及迁移、生长因子梯度形成等方面起着一种重要的"驯化"功能。在肿瘤中,细胞外基质可促进肿瘤细胞异常的增殖和侵袭、细胞分化能力的丧失等,同时细胞外基质的组分又可充当内皮细胞、炎症细胞的趋化物以进一步改变肿瘤的微环境,从而促进肿瘤的进展。

三、终末分化细胞可塑性的机制

传统意义上讲,机体细胞的分化过程是不可逆的,因而终末分化细胞也是机体中可塑性最差的细胞。可是,随着科学家们研究的不断深入,这一观点发生了转变。2006 年,京都大学 Shinya Yamanaka 研究组首先在小鼠身上实现了成纤维细胞向诱导多能干细胞的转变,随后 2007 年他们利用同样的方法,采用逆转录病毒引入 Oct3/4、Sox2、c-Myc 和 Klf4 四种因子组合,实现了人皮肤成纤维细胞向诱导多能干细胞的转变,与此同时,美国威斯康星大学 James Thompson 研究组也在 *Science* 杂志刊文报道了他们的研究成果,他们采用慢病毒载体引入 Oct4、Sox2 加 NANOG 和 Lin28 这种因子组合可以使终末分化细胞转变为几乎与胚胎干细胞完全一样的诱导多能干细胞。由此可见,机体的终末分化细胞也具有一定的可塑性,通过转入一组基因的方法可以使其转变为具有全能分化潜能的诱导多能干细胞,具有十分广阔的应用前景,但是由于这是一个全新的领域,许多机制尚不完全清楚,仍需进一步研究加以揭示,相信通过科学家们的不断努力,这一领域的研究成果必将会在未来的临床治疗中发挥巨大的作用。

(吴晶晶 李建明)

第三节 上皮-间质转化及其调控机制

一些已分化的细胞再次逆向分化或者转分化的过程是细胞可塑性的一种表现。这一代表性的过程就是上皮-间质转化(epithelial-mesenchymal transition,EMT)以及它反向的过程间质-上皮转化(mesenchymal-epithelial transition,MET)。EMT 及

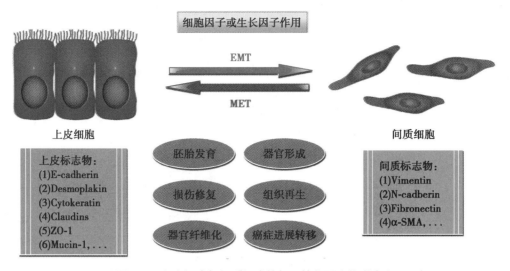

图 3-4 上皮细胞与间质细胞的相互转化及生物学意义

MET 在胚胎发育、组织器官纤维化、恶性肿瘤的形成和侵袭转移过程中发挥着极其重要的作用(图 3-4)。我们以这一过程为重点,对细胞可塑性调控的基础和意义进行阐述。

一、上皮-间质转化的基本概念

(一) 上皮-间质转化的概念

上皮-间质转化(EMT)是一种特殊的生物过程,在这一过程中具有极性的上皮细胞通过与基底膜的相互作用,经过一系列生物化学的改变,获得间质细胞的表型,表现为迁移和侵袭能力、对细胞凋亡的抵抗以及细胞外基质合成等明显增加。

EMT 涉及转录因子的激活、特定细胞表面标志物的表达、细胞骨架蛋白的重构、细胞外基质降解酶的产生等一系列的分子过程。

在历史上,EMT 的类似概念最早是由美国哈佛医学院的 Elizabeth Hay 于 1982 年提出。她在鸡胚发育的相关研究基础上提出 epithelial mesenchymal transformation 的概念。由于 transformation 已经被广泛地用于肿瘤的转化(neoplastic transformation),并且 transition 比 transformation 能更好地反映了这一过程的可逆性,因而 transformation 被 transition 所替代,为大家所广泛接受。

与 EMT 相反,细胞从间质表型向上皮表型转变的过程称为间质-上皮转化,这一过程同时可以说明 EMT 的可逆性和细胞在某些特定情况下的可塑性。发生 MET 时,细胞的多个分子标记物会发生相应变化,例如上皮标记物 E-cadherin 等的表达增加,间质标记物 Vimentin、N-cadherin 等的表达降低;细胞骨架会发生重排,形态逐渐从梭形的间质细胞向扁平状的上皮细胞转变;细胞与细胞之间的黏附能力增加,而细胞的迁移和运动能力下降,并伴随细胞功能的改变。同 EMT 一样,MET 在胚胎发育、组织再生以及肿瘤的侵袭转移过程中也发挥着非常重要的作用。

(二) EMT 存在的现实

在发育生物学中有几个与 EMT 相关的重要概念如分化、定型等。分化指的是从单个全能的受精卵产生各种类型细胞的发育过程。细胞在分化之前,将使细胞朝特定的方向发展,这叫作定型(commitment)。定型又可以分为特化(specification)和决定(determination)两个阶段。传统的发育生物学认为,细胞分化成终末分化的细胞,如特定的上皮细胞或者间叶细胞,这些细胞通常行使特定的功能,如上皮细胞主要是行使组织特定的功能,而间叶细胞主要是起到一个支持的作用。并且,细胞在发育完成之后一直维持着这种所谓的永久状态。

但是,这些传统的概念已经不断地受到挑战。实际上,在胚胎形成和器官发育的特定阶段,特定的上皮细胞也呈现出可塑性,可以在上皮和间叶两种状态通过 EMT 和 MET 相互转化。终末分化的上皮细胞可以通过 EMT 这一方式促进转分化(transdifferentiation),从而使得上皮细胞向间质细胞转变。

二、上皮-间质转化的分类

2007 年和 2008 年分别在波兰和美国冷泉港召开了两次关于 EMT 的专题研讨会,经过会议的广泛讨论,目前倾向于将 EMT 分为三种类型(图 3-5)。

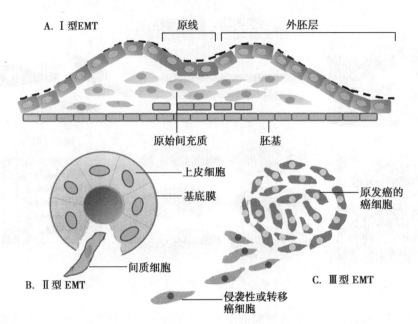

图 3-5 上皮-间质转化（EMT）的类型

Ⅰ型 EMT 与受精卵的着床、胚胎形成以及器官的发育有关；在这些过程中可产生不同类型的细胞，它们具有共同的间质细胞表型，并且它们通过随后的 MET 具有形成上皮的潜能。Ⅱ型 EMT 与创伤愈合、组织再生以及器官的纤维化有关；这种类型 EMT 与炎症及组织修复相关，形成的成纤维细胞及其他相关细胞利于创伤及炎症损伤后组织的重建；在器官纤维化的过程中，由于炎症反应持续，这一 EMT 过程也持续存在。Ⅲ型 EMT 发生在肿瘤细胞，这种类型的 EMT 是肿瘤细胞浸润和转移的重要基础；肿瘤细胞发生 EMT 的程度可以不同，有的肿瘤细胞在发生 EMT 之后可以保留较多上皮细胞的特性而只是获得部分的间质细胞特性，有些肿瘤细胞可能表现出完全的间质细胞特性而毫无上皮细胞的特点。

（一）Ⅰ型 EMT：胚胎发育相关 EMT

在胚胎形成的最早阶段，胚胎的着床以及胎盘的形成都与 EMT 有关。EMT 与腔壁内胚层（parietal endoderm）的形成有关。滋养外胚层细胞作为细胞滋养层的前体，通过 EMT 后可促进子宫内膜的侵袭以及子宫内膜与胎盘的连接，这样有利于胚胎吸收营养和进行气体交换。

受精卵首先形成原肠胚，继而再形成三个胚层结构。最开始，外胚层产生原线（primitive streak），原线的上皮细胞表达 E-cadherin 并具有顶端-基底端（apical-basal，A-B）的极性。原线的形成是原肠胚形成的最早标志。原肠胚形成之后继而产生三个胚层，三个胚层产生机体所有的组织类型。原线由胚胎底部外胚层的中线内陷而形成，并进一步向远端头部延伸。外胚层的上皮样细胞与细胞迁移和分化相关。原线形成之后通过内陷或内移（ingression）产生中内胚层（mesendoderm），中内胚层随后通过取代胚基细胞（hypoblast cells）分离形成中胚层和内胚层，这一过程是通过 EMT 途径，这种 EMT 也称为外胚层-中胚层转化。位于外胚层和胚基细胞之间的胚胎中胚层形成与轴、轴旁、中间、侧板中胚层相关的原始间充质（mesenchyme），这些原始间充质的细胞具有非常强的迁移能力。

原肠胚形成相关的 EMT 依赖于经典的 Wnt 信号途径。研究发现，胚胎如果缺乏 Wnt3，它不能够完成与原肠胚形成相关的 EMT。并且，原线的形成也与 Wnt8c 的表达相关，胚胎外源性的 Wnt8c 的表达导致多个原线的形成。TGF-β 家族相关蛋白如 Nodal 和 Vgl 可介导 Wnts 信号，它们的缺失因功能性 EMT 的缺失可导致中胚层缺陷。Wnt 分子同时与 FGF 受体一起协同原肠胚相关的 EMT。转录因子 Snail、Eomes 以及 Mesps 协同原肠胚相关的 EMT。例如，Snail 既可抑制 E-cadherin 的表达，也可以通过调节细胞黏附分子 occludins 以及 claudins 以及细胞极性蛋白如 Dlg 及 Crb3 诱导 EMT。

在胚胎发育的过程，与神经外胚层上皮细胞相关的 EMT 形成迁移神经嵴细胞（neural crest cell）。迁移神经嵴细胞的前体表达 Sox、Snail、Slug 以及 FoxD3，然后这些细胞发生 EMT，这样这些细胞可从神经褶（neural fold）解离出来，然后迁移运动到胚胎的各个部分进行进一步的分化。

调控神经嵴细胞发生 EMT 的起始信号与原肠胚形成相关的 EMT 是相似的。Wnts、FGFs、BMPs、c-Myb 以及 Msx-1 等信号可协同一起诱导 EMT。其中,BMP 信号在诱导神经嵴细胞迁移发挥着非常重要的作用。另外,E-cadherin 及 N-cadherin 在神经嵴细胞 EMT 发生的时候都被抑制。

(二) II 型 EMT:与组织再生和器官纤维化相关的 EMT

器官纤维化是许多器官功能损伤的终末改变。II 型 EMT 由炎症细胞和成纤维细胞介导一系列炎性信号激活;并且,细胞外基质组分如胶原(collagen)、层粘连蛋白(laminin)、弹性蛋白(elastin)及生腱蛋白(tenascin)也共同参与。这类 EMT 的发生与器官如肾脏、肝脏、肺以及肠的纤维化有关。

成纤维细胞特异蛋白 1(fibroblast specific protein 1,FSP1)、细胞骨架蛋白 S100 家族成员、α-平滑肌肌动蛋白(α-smooth muscle actin,SMA)及胶原蛋白 1 是器官纤维化过程中发生 EMT 的间质标志物。在 EMT 形成中期阶段的肾脏、肝脏、肺以及肠上皮细胞,既表达上皮细胞特定的分子标志如 E-cadherin、细胞角蛋白(cytokeratin,CK),也表达 FSP-1 及 α-SMA 等间质标志物。这一特征显示,上皮细胞在炎症应激下可以发生不同程度的 EMT。最终,这些细胞离开上皮层,穿过基底膜,在组织间隙聚集,其上皮细胞的特征完全消失,获得完全的成纤维细胞表型。

在纤维化的过程中,微血管相关的内皮细胞也与间质细胞的形成有关,这一过程类似 EMT,称为内皮-间质转化(endothelial-mesenchymal transition,EndMT)。在 EndMT 的组织培养模型中,TGF-β 诱导血管内皮细胞发生 EndMT,细胞失去内皮标志物如 CD31 及整合素 αVβ3,同时获得成纤维细胞或肌成纤维细胞特异的标志物如 FSP-1、α-SMA、DDR2、胶原纤维 I 以及波形蛋白(vimentin)等。

器官纤维化发生中成纤维细胞的来源是多样的。一项基于肾脏纤维化动物模型的研究发现,肾脏组织成纤维细胞,12% 源自骨髓,30% 源自肾小管上皮细胞的 EMT,35% 来自肾脏内内皮细胞的 EndMTs,其余来自局部成纤维细胞或者其他间质细胞如血管周平滑肌细胞、周细胞以及纤维细胞等的激活。

在肾脏的发育过程中,源自内胚层的输尿管芽(ureteric bud)上富集的间充质细胞通过 MET 过程形成肾小球和肾小管的上皮结构。在炎症应激时,肾脏上皮细胞以通过 EMT 的方式回到间充质状态,最后导致病理性纤维化。这说明二者在机制方面存在共同的机制。

肾脏的炎症损伤可以导致一系列细胞巨噬细胞、活化的周围成纤维细胞的募集,它们在损伤部位聚集并且释放一系列生长因子如 TGF-β、PDGF、EGF 以及 FGF2 等启动 EMT。另外,这些细胞释放趋化因子以及基质金属蛋白酶,特别是如 MMP-2、MMP-3 及 MMP-9 等。上皮细胞在这些信号分子作用下,与炎症细胞一起相互作用,导致基底膜损伤和 I 型胶原纤维及层粘连蛋白的局部降解。去层粘连蛋白的上皮细胞在生长因子和其他趋化因子的浓度梯度下可迁移至上皮细胞层的间质区域。

这种类型 EMT 在人类组织标本中也获得证实。人肾脏纤维化组织及 Crohn 病结肠纤维化组织中均存在 EMT。

(三) III 型 EMT:肿瘤进展和转移相关 EMT

上皮性恶性肿瘤恶性表型获得的关键机制是通过 EMT。EMT 以及 EMT 相关的信号通路与上皮细胞基底极性的丢失、细胞骨架的重塑、细胞形态的改变以及细胞在细胞外基质中的移行等一系列生物学性状的改变均密切相关,并为细胞的远处转移提供条件。当肿瘤细胞发生 EMT 之后,细胞除了远处转移能力增强之外,还伴随抗凋亡、抗衰老、耐药性和免疫抑制性增加,并且还能使细胞重新获得某些干细胞的特征。

发生 EMT 的肿瘤细胞通常在原发肿瘤的浸润前缘出现,这些细胞是肿瘤侵袭和转移的关键细胞。在原发肿瘤形成的阶段,肿瘤细胞具有相应的遗传学和表观遗传学改变,这时它们对 EMT 诱导信号具有相应的反应能力。这些 EMT 诱导信号来自肿瘤相关间质。肿瘤细胞 EMT 由关键转录因子如 Snail 家族锌指蛋白 1(snail family zinc finger 1,Snail)、Snail 家族锌指蛋白 2(snail family zinc finger 2,Slug)、锌指 E-盒结合同源异形盒 1(zinc finger E-box binding homeobox 1,ZEB1)、Twist 家族 bHLH 转录因子 1(twist family bHLH transcription factor 1,Twist)、Goosecoid 和叉头框转录因子(forkhead box C2,FoxC2)等单一或协同的方式激活。另外,细胞内信号网络如细胞外调节蛋白激酶(extracellular regulated kinase,ERK)、丝裂原活化蛋白激酶(mitogen-activated protein kinase,MAPK)、磷脂酰肌醇 3-激酶(phosphatidylinositol 3-kinase,PI3K)、AKT、Smads、RhoB、β-catenin、LEF(lymphoid enhancer binding factor)、Ras、c-Fos 以及细胞表面蛋白如 β4 整合素、α5β1 整合素和 αVβ6 整合素等也在其中发挥着极其重要的作用。

TGF-β 在启动 EMT 中发挥着非常重要的作用。它可通过 Smads 或整合素 β1 或 αVβ6 整合素介导的相关信号途径调控 EMT。

E-cadherin 是 EMT 中最为重要的中心因子之一。许多关键因子最终都是通过抑制 E-cadherin 的表达诱导 EMT 形成。

EMT 过程中，除了一系列细胞内外信号分子、转录因子发挥作用外，表观遗传学调控也发挥着重要的作用。尤其是近年来发现的 miRNA 对肿瘤细胞中的 EMT 具有重要的调控作用。除此之外，DNA 甲基化、组蛋白修饰等表观遗传调控亦参与 EMT 形成，尤其在 EMT 与 MET 的动态可逆转化过程中。但这方面的研究刚刚开始。

长期以来，对于 EMT 在肿瘤侵袭转移中的作用学术界一直存在较大的争论，因为这一重要的过程在临床医学实践中的证据尚不充分。但是，在肿瘤侵袭及转移相关临床观察中还是可以观察到许多 EMT 存在的相关线索。比如，在实体瘤中，我们经常可以看到原发上皮肿瘤中央的细胞呈现上皮细胞表型，而肿瘤边缘处（即浸润前沿部位）的细胞常失去细胞极性而呈现间质细胞表型。除此之外，在临床上，我们可以看到某些肿瘤组织中同时含有上皮性癌和肉瘤样间质两种成分，被称为"肉瘤样癌"或者"癌肉瘤"。在这类肿瘤中，两种组织相互掺杂在一起，并存在移行过渡区，移行过渡区内的细胞呈现上皮和间质细胞的中间形态和表型。长期以来，世界上各国学者对这类肿瘤的组织起源一直都存在争议。在早期，不少学者认为癌肉瘤是由上皮和间质同时发生而形成的。但是到 20 世纪 80 年代后期以来，单克隆起源学说支持者日益增多，大部分学者的观点渐趋一致，认为大多数癌肉瘤是同一细胞来源。人们通过对癌肉瘤中的"癌成分"和"肉瘤样成分"进行染色体和基因分析，以及免疫组化和电镜超微结构观察，发现肉瘤样组织中存在灶性上皮特征，这些证据均证明"癌成分"和"肉瘤样成分"的本质是同一来源，肉瘤样的间质成分是由上皮癌组织转化而来，即上皮-间质转化。

三、上皮-间质转化的调控机制

（一）生长因子与 EMT

研究表明，一系列细胞生长因子能够诱导 EMT 的发生，例如转化生长因子 β（transforming growth factor，TGF-β）、表皮生长因子（epidermal growth factor，EGF）、血小板源性生长因子（platelet-derived growth factor，PDGF）、肝细胞生长因子（hepatocyte growth factor，HGF）、成纤维细胞生长因子（fibroblast growth factor，FGF）、胰岛素样生长因子（insulin-like growth factor，IGF）和血管内皮生长因子（vascular endothelial growth factor，VEGF）等，可与上皮细胞表面的相应受体结合，通过各自的信号级联反应通路调节 EMT 相关基因的表达，从而诱导 EMT 现象的发生。TGF-β 是一个诱导 EMT 发生的重要生长因子。一方面，TGF-β 通过其受体 TGF-βR Ⅰ 和 TGF-βR Ⅱ 的丝/苏氨酸激酶活性导致磷酸化的 Smads 蛋白入核，并通过 Smads 蛋白转录激活一系列 EMT 相关转录因子（例如 Snail、Slug 等）而促进 EMT 的发生。另一方面，TGF-β 还可通过丝裂原活化蛋白激酶（p38/MAPK）途径而介导细胞的 EMT 过程。HGF 是 c-Met 的配体，可以通过细胞外信号调节激酶（extra-cellular regulated protein kinases，ERK）或者磷脂酰肌醇 3-激酶（phosphatidylinositol 3-kinase，PI3K）通路促进 EMT 发生。IGF 一方面可以促使 β-catenin 从细胞表面转移至核内，另一方面可以通过上调 ZEB1 的表达而抑制 E-cadherin，进而诱发 EMT。

（二）转录因子与 EMT

多种转录因子与 EMT 过程密切相关，包括 Snail、Slug、Twist、ZEB1、ZEB2、核转录因子-κB（nuclear factor kappa B，NF-κB）、Goosecoid、FoxC2、E47、Klf-8 等。

1. Snail　Snail 是 Snail 家族中的一员，首先是在果蝇中被发现的。研究证明，Snail 家族在胚胎发育和肿瘤发生发展过程中发挥着非常重要的作用。在脊椎动物中，Snail 家族包括两个成员，Snail（snail family zinc finger 1，SNAI1）和 Slug（snail family zinc finger 2，SNAI2），该家族成员编码具有锌指结构的转录因子。Snail 和 Slug 蛋白具有相似的结构：由一个含有 4~6 个锌指结构的高度保守的羧基末端和一个氨基末端组成。该蛋白的锌指结构由一个 α-螺旋和两个 β-折叠组成，为 Cys-His（C2H2）型，其中 2 个半胱氨酸和 2 个组氨酸残基能够与 Zn^{2+} 相连，并通过序列特异的 DNA 连接构象发挥作用，其中 DNA 连接区能够与靶基因上含有 6 个碱基 CAGGTG 为核心结合位点的 E-box 元件结合，进而发挥其转录调控作用。Snail 和 Slug 能够与 E-cadherin 启动子区上的 E-box 元件（E 盒作用元件）结合，抑制其表达，从而诱导 EMT 的发生，促进细胞的侵袭和转移。

2. Twist　Twist 是一个在进化过程中高度保守的蛋白，最先在果蝇中被发现。Twist 蛋白是一种具有碱性螺旋-环-螺旋（basic helix-loop-helix，bHLH）结构的转录因子，主要表达于胚胎的中胚层和成人的某些中胚层来源的未分化组织，并且在多种恶性肿瘤中被发现表达上升。Twist 蛋白通过其羧基末端的 DNA 结合序列与 E-cadherin 启动子区域的 E-box 元件特异性结合以抑制其表达，从而诱导 EMT 的发生，在中胚层的分化、神经嵴的形成以及肿瘤的侵袭转移过程中发挥重要功能。

3. ZEB E 盒结合锌指蛋白家族（zinc finger E-box binding homeobox，ZEB），包含两个成员，ZEB1 和 ZEB2，其中 ZEB1 又称为 δEF1、BZP、TCF8、AREB6、FECD6、NIL2A、PPCD3、ZFHEP、ZFHX1A 等，ZEB2 又称为 SIP1（Smad-interacting protein 1）、ZFHX1B、HSPC082、SMADIP1 等，两者均属于锌指蛋白类的转录因子。ZEB1 和 ZEB2 结构相似，均是由一段可变序列将两个锌指簇（zinc finger cluster）连接。其中，N 端锌指簇（N-terminal zinc finger cluster，NZF）含有 4 个锌指结构，包括 3 个 CCHH 锌指结构和 1 个 CCHC 锌指结构；C 端锌指簇（C-terminal zinc finger cluster，CZF）含有 3 个 CCHH 锌指结构。ZEB 蛋白通过锌指结构与 E-cadherin 的启动子区域的 E-box 反应元件结合，并抑制其转录，从而促进 EMT 的发生。

4. 另外，研究表明，作为一个转录因子，NF-κB 可以调节一系列 EMT 相关蛋白的表达，包括 Snail、Twist、ZEB1、E-cadherin 等。

（三）microRNAs 与 EMT

microRNAs 是一类长度约为 22 个核苷酸的非编码小分子 RNA，通过与靶基因的 3′UTR 区域直接结合，促进靶 mRNA 的降解或者抑制其翻译来调节靶基因的表达。在 EMT 的发生和肿瘤的侵袭转移过程中，miRNAs 发挥着非常重要的作用。例如，miR-200 家族（miR-200a、miR-200b、miR-200c、miR-141 和 miR-429）可下调 ZEB1、ZEB2 的表达，进而通过诱导 E-cadherin 而抑制了 EMT 过程的发生。研究表明，在具有侵袭性间质特征的乳腺癌细胞中，miR-200s 的表达明显下降。同 miR-200s 相似，miR-205 也参与了 ZEB1、ZEB2 的表达调节。miR-9 通过直接与 E-cadherin 的 3′UTR 区域结合，抑制其表达而起到了促进 EMT 的作用。另外，研究发现，Twist 能够与 miR-10b 的启动子上的 E-box 结合并激活其表达，进而抑制转移抑制因子 HOXD10 而促进转移。此外，miR-21、miR-155、miR-182、miR-335 等也通过各自的靶基因参与到肿瘤细胞的 EMT 过程中。

（四）EMT 相关信号通路

一系列信号通路与 EMT 过程密切相关，包括 TGF-β、Wnt/β-catenin、MAPK、PI3K/AKT、Notch、Hedgehog、NF-κB 通路等（图 3-6）。

1. TGF-β 通路 TGF-β 除了在肿瘤细胞的增殖、凋亡和耐药方面的作用之外，也是体内诱导 EMT 的重要因子。各种类型的肿瘤细胞都能通过自分泌或者旁分泌的途径产生 TGF-β，导致肿瘤组织中的 TGF-β 水平远高于生理状态。

TGF-β 超家族成员包括 TGF-β、活化素（activins）、抑制素（inhibins）、BMPs、苗勒管抑制物质（mullerian inhibiting substance，MIS）等。

Smads 家族蛋白是将 TGF-β 信号从细胞表面传导至细胞核内的关键分子，按功能可将其分为 3 类：即受体活化型 Smad（receptor-activated smad，R-smad）、共同介导型 Smad（common-mediator smad，Co-smad）和抑制型 Smad（inhibitory smad，I-smad）。其中，Smad1、2、3、5、8 为受体活化型 Smad，R-smad 能够与 TGF-β 受体结合并被激活，从而将信号传至细胞内。Smad4 为共同介导型 Smad，可以与所有磷酸化的 R-smad 形成复合物，是 TGF-β 通路中的共同介质。Smad6 和 Smad7 为抑制型 Smad，通过与 TGF-β 受体结合而起到抑制信号转导的功能。

根据 TGF-β 信号通路中是否有 Smad 蛋白参与，可将其分为两种：Smad 依赖型通路和非 Smad 依赖型通路。

对于 Smad 依赖型通路，基本的过程如下：TGF-β 首先与细胞膜上 TGF-β Ⅱ型受体（TβRⅡ）的胞外段结合，使其胞内段发生磷酸化，进而激活 TGF-β Ⅰ型受体（TβRⅠ）。激活后的 TβRⅠ 与下游的 Smad2/Smad3 结合形成复合物，并使其发生磷酸化。激活后的 Smad2/Smad3 与 Smad4 结合，并进入细胞核，与多个 EMT 相关的转录因子相互作用，介导基因的转录调控，并最终使 E-cadherin 的表达下调，从而促进 EMT 过程的发生。

另一方面，TGF-β 也能通过非依赖 Smad 信号通路诱导细胞 EMT 过程的发生。在这条通路中，TGF-β 能够通过丝裂原活化蛋白激酶（mitogen-activated protein kinase，MAPK），如 p38、Erk、JNK 等，传递信号并激活一系列 EMT 相关转录因子的表达，最终导致 EMT 过程的发生。

2. Wnt/β-catenin 通路 Wnt/β-catenin 通路不仅在胚胎发育过程中发挥重要作用，与 EMT 的发生也密切相关。Wnt 通路分为经典和非经典两条信号通路，经典的 Wnt 通路即 Wnt/β-catenin 通

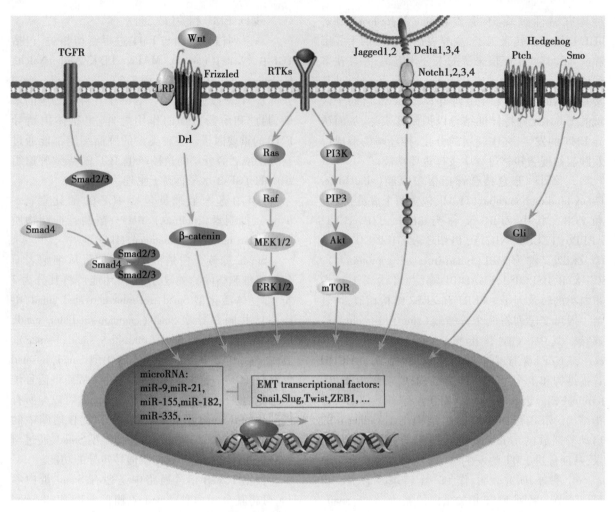

图 3-6　EMT 相关信号通路

路,非经典的 Wnt 通路包括 Wnt/Ca²⁺ 通路和 Wnt/平面细胞极性(the planar cell polarity,PCP)通路,Wnt/β-catenin 通路是其中最重要的一条途径。在正常情况下,Wnt 通路处于关闭状态,此时 β-catenin 位于细胞膜上,与 E-cadherin、α-catenin 等形成连接复合体,并与细胞内的肌动蛋白骨架结合,介导细胞间的黏附。当细胞接受 Wnt 信号后,Wnt 蛋白与膜受体 Frizzled 及 LRP5/6 结合形成复合体,胞质内的松散蛋白(dishevelled,Dvl)被磷酸化激活,活化后的 Dvl 与 Axin 直接作用,APC 复合体解体,从而使得 GSK-3β 无法降解 β-catenin,β-catenin 逐渐积累并进入细胞核,与核内的转录因子 T 淋巴细胞因子/淋巴样增强因子(T cell factor/lymphoid enhancer factor,TCF/LEF)相互作用,转录激活一系列靶基因的表达,促进细胞发生 EMT。另一方面,由于细胞膜表面的 E-cadherin 失去与 β-catenin 的连接而使细胞的黏附能力减弱,导致细胞的侵袭转移能力增强。

3. 丝裂原活化蛋白激酶(mitogen-activated protein kinase,MAPK)信号通路　　MAPK 信号转导通路参与包括细胞增殖、分化、衰老、凋亡以及 EMT 等在内的多种细胞生物学过程。MAPK 信号级联反应主要包括三级成员,分别为丝裂原活化蛋白激酶激酶激酶(mitogen-activated protein kinase kinase kinase,MAPKKK)、丝裂原活化蛋白激酶激酶(mitogen-activated protein kinase kinase,MAPKK)和丝裂原活化蛋白激酶(mitogen-activated protein kinase,MAPK)。MAPK 是一种丝/苏氨酸蛋白激酶,是 MAPK 信号通路中的核心分子,主要包括细胞外信号调节蛋白激酶(mitogen-activated protein kinase,ERK)、c-Jun N 末端激酶(c-Jun N-terminal kinase,JNK)、p38、大丝裂原活化蛋白激酶-1(big mitogen-activated protein kinase,ERK5/BMK1)等。其中,与 EMT 过程密切相关的 MAPK 信号通路主要是 Ras/Raf/MAPK 信号通路,即 ERK 信号通路。Ras 基因是人类最先发现与肿瘤密切相关的原癌基因之一,其核苷酸序列在进化过程中高度保守,而 H-Ras、K-Ras 和 N-Ras 是 Ras 家族中三个最重要的成员。Ras 是小 GTP 结合蛋白超家族中的一员,是一类具有酪氨酸激酶活性的膜受体,定位于细胞膜的内表面。当生长因子活化的受体激活后,活化的 Ras 招募细胞质内的丝氨酸/苏氨酸激酶 Raf 至细胞膜上,Raf 激酶磷酸化并活化 MAPK 激酶(MAPKK,即 MEK1/2),MAPKK 激活 MAPK(即 ERK1/2)。MAPK 被激活后,转至细胞核内,直接激活转录因子,使众多癌基因转录开启,最终促进一系列包括 EMT 在内的生物学效应的产生。另外,除 Ras/Raf/MAPK 途径外,p38 和 JNK 的磷酸化也在促进 EMT 过程中发挥重要作用。

4. 磷脂酰肌醇-3 激酶(phosphotidylinositol 3 kinase,PI3K)/蛋白激酶 B(protein kinase B,AKT)通路 PI3K 是一类磷脂酰肌醇依赖激酶家族,其主要作用是对磷脂酰肌醇环上的 3 位羟基进行磷酸化,由其产生的类脂产物有 3,4-二磷酸磷脂酰肌醇[PI(3,4)P2]、3,5-二磷酸磷脂酰肌醇[PI(3,5)P2]和 3,4,5-三磷酸磷脂酰肌醇[PI(3,4,5)P3],其中 PI(3,4)P2 和 PI(3,4,5)P3 可作为第二信使结合并激活包括 AKT 在内的多种靶蛋白,进而调节细胞的 EMT、迁移、分化、增殖及凋亡等过程。AKT 又名蛋白激酶 B(protein kinase B,PKB),是一类丝氨酸/苏氨酸蛋白激酶,其家族成员主要包括 AKT1(即 PKBα)、AKT2(即 PKBβ)和 AKT3(即 PKBγ),受 PI3K 激活后的 AKT 通过磷酸化作用激活或者抑制下游靶蛋白而发挥生物学作用。例如,哺乳动物雷帕霉素靶体蛋白(mammalian target of rapamycin,mTOR)作为一种非典型的丝/苏氨酸蛋白激酶,能够被 AKT 激活,活化后的 mTOR 又能磷酸化激活核糖体蛋白 P70S6,通过活化的 P70S6K 的作用促进肌动蛋白的细丝重构,增加细胞的运动能力。同时,肿瘤细胞也能通过 PI3K/AKT/mTOR 信号通路促进金属基质蛋白酶-2(MMP-2)的表达来促进细胞的侵袭和转移。并且,AKT 也能够磷酸化 GSK-3β,促进 β-catenin 的核聚集,下调 E-cadherin 的表达,继而促进 EMT 过程的发生。另外,AKT 能增加核转录因子 NF-κB 的活性,并由此增加细胞的运动能力。

5. Notch 信号通路 Notch 信号通路是一条在进化上高度保守的信号转导途径,除了在胚胎发育过程中发挥重要作用外,与肿瘤细胞的上皮-间质转化也有着非常密切的联系。Notch 信号通路主要由 Notch 受体、Notch 配体和 CSL DNA 结合蛋白三部分组成。

Notch 受体为单链跨膜蛋白,具有高度保守性,其蛋白结构主要由胞内结构域、胞外结构域和跨膜结构域三部分构成。胞外结构域可以结合配体并激活 Notch 信号通路,而胞内结构域能够结合下游信号蛋白并调节靶蛋白的转导。哺乳动物的 Notch 受体家族包括 4 个成员,即 Notch1、2、3、4,各亚型的差异在于胞外结构域上的表皮生长因子样重复序列(epidermal growth factor-like repeats,EGFR)的重复数目不同。Notch 具有多种配体,其配体的结构同样为跨膜蛋白,在哺乳动物中共有 5 种,分别为 Jagged1、Jagged2、Delta1、Delta3、Delta4。当邻近细胞的配体与其受体的胞外结构域结合后,Notch 受体蛋白激活并发生裂解,其胞内结构域被释放出来,进入细胞核,与作为 Notch 通路初级效应分子的 CSL(C 蛋白结合因子)结合并形成复合物,进而调节下游靶基因的转录,其中包括 Snail、Slug、ZEB1、ZEB2、NF-κB 等一系列 EMT 相关转录因子。

6. Hedgehog 信号通路 Hedgehog 信号通路由三部分组成:Hedgehog 配体蛋白、跨膜蛋白(PTCH、SMO)和转录因子(GLI、FU、SUFU)。在脊椎动物中,Hedgehog 有三个同源基因,分别为 sonic hedgehog(Shh)、indian hedgehog(Ihh)和 desert hedgehog(Dhh),均编码具有自我催化能力的分泌性糖蛋白。配体活化后,可与细胞膜上的相应受体结合而发挥信号转导作用,Hedgehog 受体主要包括 Ptch(patched)和 Smo(smoothened)两种,其中 Ptch 为具有 12 次跨膜结构的膜受体,而 Smo 为具有 7 次跨膜结构的 G 蛋白偶联受体。在没有配体与 Ptch 受体结合的情况下,Ptch 可抑制 Smo 的活性。当 Hedgehog 配体与 Ptch 受体结合后,Ptch 对 Smo 的抑制作用解除,Smo 被激活并将信号向细胞内传递,激活 Gli 转录因子,Gli 入核并激活核内基因的表达。

Hedgehog 通路可以通过与 Wnt、TGF-β、Notch 等通路的相互作用抑制 E-cadherin 的表达,并最终促进 EMT 的发生。例如,Hedgehog 可以诱导整合素 αvβ6 的表达,通过整合素的作用激活 TGF-β 和 NF-κB 信号通路,并由此通路使得包括 ZEB1、ZEB2、Slug 等在内的一系列 EMT 相关转录因子表达上升。同时,Hedgehog 还可以直接上调 Notch 配体 JAG2 的表达,通过诱导 Notch 信号通路而促进下游靶基因 Snail 的表达。另外,Hedgehog 可以促进 β-catenin 核聚集而参与 Wnt 通路。研究表明,转录因子 GLI 可以与 FoxC2 的启动子区域直接结合并诱导其表达,而 FoxC2 能够促进包括 Vimentin、Fibronectin、N-cadherin 等在内的一系列间质标记物的表达而促进 EMT 的发生。转录因子 GLI 可以通过上调 Fox 家族上调 Wnt2b 的表达,从而激活 Wnt 通路促进 EMT 的发生。Hedgehog 通路可以激活 MMP-2、MMP-9 的表达。Hedgehog 正是通过与 TGF-β、Notch 等通路的交互作用而参与到 EMT 过程中。

7. 其他信号通路 研究发现,除上述通路之外,其他信号通路,包括 NF-κB、Rho 激酶信号通路等也均可诱导 EMT 的发生。例如,NF-κB 通过对下游靶基因 Twist、Snail、E-cadherin 等的表达调节而参与肿瘤细胞的 EMT 过程。

四、间质-上皮转化的调控机制

研究表明,一系列细胞因子及其受体与 MET 的发生密切相关,例如 BMP7、成纤维细胞生长因子受体 2(fibroblast growth factor receptor 2,FGFR2)、表皮生长因子受体(epidermal growth factor,EGFR)等。

BMP 是 TGF-β 超家族中最大的生长因子家族,通过自分泌或者旁分泌的方式发挥作用,包含 20 多个成员。BMP 信号通路的传递过程简要概括如下:BMP 首先与细胞膜表面的 BMP Ⅱ 型受体结合,使其发生磷酸化,进而激活 BMP Ⅰ 型受体。激活后的 Ⅰ 型受体与胞质内的 Smad1/5/8 结合并使其发生磷酸化。活化后的 Smad1/5/8 与 Smad4 结合并进入细胞核,作用于特异的靶基因并调控其转录,通过靶基因发挥其重要的生物学功能。

研究表明,在黑色素瘤中,BMP7 能够促进细胞形态从间质样向上皮样转变。在食管癌中,BMP7 能够逆转 TGF-β 所诱导的 EMT。在前列腺癌和乳腺癌中,BMP7 的表达与 E-cadherin/Vimentin 的表达比值成正比,与肿瘤的侵袭转移能力呈负相关。除在肿瘤中的作用之外,BMP7 对维持肾小管的正常分化,以及在抑制肾纤维化过程中也起着非常重要的作用。BMP7 能够促使肾成纤维细胞向上皮细胞转化,显著降低肾纤维化程度,减缓肾衰竭进程的目的,该机制与 BMP7 促进间质-上皮转化过程有关。

FGFRs 属于酪氨酸激酶受体家族中的一类,能够介导成纤维细胞生长因子 FGFs 信号进入细胞内,通过 PI3K/AKT、Ras/ERK、JAK/STAT 等信号通路对细胞的生物学行为产生影响。该家族共包含 4 个成员,分别是 FGFR1、FGFR2、FGFR3 和 FGFR4。其中,FGFR2 由于 mRNA 的选择性剪接,可产生 FGFR2b 和 FGFR2c 两种亚型。FGFR2b 主要在上皮细胞中表达,能够与 FGF7、FGF10 结合;而 FGFR2c 主要在间质细胞中表达,能够与 FGF2 结合。研究表明,在前列腺癌中,FGFR2b 能够诱导细胞发生 MET,FGFR2c 的干扰能够促使细胞形态从间质样向上皮样转变,而 Fox-2 能够诱导 FGFR2c 向 FGFR2b 转变。

(李建明 来茂德)

主要参考文献

[1] Marjanovic ND, Weinberg RA, Chaffer CL. Cell plasticity and heterogeneity in cancer. Clin Chem, 2013, 59(1):168-179.

[2] Kalluri R, Weinberg RA. The basics of epithelial-mesenchymal transition. J Clin Invest, 2009, 119(6):1420-1428.

[3] Friedl P, Alexander S. Cancer invasion and the microenvironment: plasticity and reciprocity. Cell, 2011, 147(5):992-1009.

[4] Junttila MR, Sauvage FJ. Influence of tumour micro-environment heterogeneity on therapeutic response. Nature, 2013, 501(7467):346-354.

第四章　炎症及其生物学意义

炎症是具有血管系统的活体组织对各种损伤因子的刺激所发生的以防御反应为主的基本病理过程。炎症主要包括如下过程：①机体识别损伤因子；②白细胞渗出血管，到达损伤部位；③白细胞激活、吞噬、清除损伤因子和坏死组织；④机体调控、终止炎症反应；⑤通过实质细胞和间质细胞的增生，使受损伤的组织得以修复和愈合。如果没有炎症反应，机体将不能控制感染和修复损伤，不能长期在充满致病因子的自然环境中生存。但是，在一定情况下，炎症对机体也可引起不同程度的危害，甚至导致肿瘤的发生。

本章主要介绍机体识别损伤因子的分子基础、白细胞渗出及激活机制、炎症介质在炎症反应过程中的作用、急慢性炎症过程中的组织修复以及炎症与肿瘤发生的关系。

第一节　机体识别损伤因子的分子基础

凡是能引起组织和细胞损伤的因子都能引起炎症。致炎因子种类繁多，除了细菌、病毒、立克次体、原虫、真菌、螺旋体和寄生虫等病原体外，组织损伤所释放的某些蛋白、堆积于体内的代谢产物（如尿素、尿酸、胆固醇结晶）以及异物等也可以引起炎症反应。机体如何识别入侵的微生物、坏死细胞释放的内源性致炎因子以及异物，从而启动免疫反应和炎症反应，一直是人们关注的重要科学问题。

一、病原相关分子模式与危险相关分子模式

美国免疫学家 Janeway 于 1989 年提出了著名的"模式识别理论"，认为机体固有免疫系统通过模式识别受体（pattern-recognition receptors，PRRs）识别某些病原体（或其产物）高度保守的分子结构，引发受体-配体反应，继而向细胞内传递微生物感染信号，激发机体的免疫反应和炎症反应，从而将病原微生物清除。病原体（及其产物）共有的某些非特异性、高度保守的分子结构，称为病原相关分子模式（pathogen-associated molecular patterns，PAMPs）。PAMPs 包括细菌脂多糖、脂蛋白、肽聚糖、鞭毛蛋白、非甲基化 CpG 核苷、病毒双链 RNA、真菌细胞壁等。PAMPs 具有如下特征：通常为病原微生物所特有的某些保守组分，而宿主细胞不存在这些分子结构，因此，机体细胞可以区分病原微生物与机体自身细胞；为微生物的生存或致病性所必需；是宿主固有免疫细胞泛特异性识别的分子基础。

外源性病原体及组织损伤后释放的某些内源性分子均可引发免疫反应和炎症反应。1994 年，Matzinger 拓展了"模式识别理论"内涵，提出"危险模式理论"，认为机体免疫系统通过 PRRs 还可以识别宿主在应激或病理状态下所产生的某些成分，如细胞外基质（透明质酸寡糖、硫酸乙酰肝素多糖、血纤维蛋白原）、氧自由基、高迁移率族蛋白 1（high mobility group box-1，HMGB1）、热休克蛋白（HSP60、HSP70 和 HSPgp96）、细胞外 ATP、核酸以及凋亡细胞某些胞膜成分。机体把宿主在病理状态下产生的体内成分视为"危险信号"，即危险相关分子模式（danger-associated molecular patterns，DAMPs），通过 PRRs 识别 DAMPs 而激发机体的免疫反应和炎症反应，来识别和清除自身细胞释放的内源性"危险"分子。

二、模式识别受体

模式识别受体是一类进化上保守、可识别一种或多种 PAMPs 和 DAMPs 的识别分子。PRRs 种类多样，根据 PRRs 存在的形式，主要分为膜型、分泌型和胞质型 3 种形式：①膜型 PRRs，例如 Toll 样受体（Toll-like receptors，TLRs）、C 型凝集素受体（C-type lectin receptors，CLRs）；②分泌型 PRRs，例如甘露糖结合凝集素（mannose-binding lectin，MBL）、C 反应蛋白（C-reactionprotein，CRP）和脂多糖结合蛋白（lipopolysaccharide-binding protein，LBP）等；③胞质区 PRRs，例如 NOD 样受体（NOD-like receptor，NLR）、RLH（NIG-I like receptor）等，其中 NLR 感受

病原体及危险信号后可组装形成炎性体(inflammasome),是一种细胞内大分子多蛋白复合体。

PRRs分布广泛,分布于树状突细胞、单核巨噬细胞和B细胞等抗原呈递细胞,还表达于上皮细胞、肥大细胞、成纤维细胞等。每种细胞所表达PRRs的种类有所不同。PRRs介导的生物学活性具有两面性,不仅在机体的防御反应过程中起重要作用,而且由其介导的生物学活性在某些条件下参与病理损伤以及某些疾病的发生,如脓毒败血症、炎症性肠病、类风湿关节炎、系统性红斑狼疮以及成人呼吸窘迫综合征等局部或全身性炎症反应。

启动炎症反应的PRRs主要有TLRs、NLR、RLR、CLR和炎性体,这些受体的主要功能见表4-1。

表4-1 主要PRRs的类型及功能

PRRs类型	功 能
TLRs(Toll-like receptors)	天然免疫系统早期识别入侵病原体的重要受体
NLRs(NOD-like receptors)	识别胞质内病原相关分子模式的受体
RLH(RIG-1 like helicase)	对宿主细胞抗病毒反应起重要作用的胞质RNA解旋酶
CLRs(C-type lectin receptors)	识别真菌病原体并调控天然免疫应答的受体
细胞内dsDNA感受器(cytosolic dsDNA sensors,CDSs)	识别微生物来源的PAMPs,或由损伤细胞或即将死亡的细胞释放的DAMPs等多种分子的受体
炎性体	在天然免疫和炎症反应中起中心作用的一类细胞内多蛋白复合物

下面简单介绍TLRs、NLRs和炎性体识别微生物、坏死细胞及异物的分子机制。

(一) TLRs

Toll样受体(TLRs)是首先发现的PRRs家族成员,因其胞外段与一种果蝇蛋白Toll同源而得名,在免疫应答的诱导和炎性反应中发挥重要作用。迄今为止,在哺乳动物中已经发现了13个TLRs成员。不同的TLRs可识别不同的PAMPs,TLR1和TLR2或TLR6的二聚体识别革兰阳性菌的肽聚糖、脂蛋白和磷壁酸及真菌的酵母聚糖;TLR3识别病毒的双链RNA(dsRNA);TLR4识别大多数细菌的脂质体及其衍生的单磷酸化脂质;TLR5识别细菌的鞭毛蛋白;TLR9识别细菌、原虫、病毒等的DNA CpG岛。多数TLRs成员位于细胞膜,也有些TLRs成员位于核内体,它们既可以识别细胞

外病原体,又可识别吞噬的病原体。TLRs属于Ⅰ型跨膜蛋白,具有一个能够识别PAMPs的胞外区、一个跨膜区以及一个细胞内的连接到下游信号通路的Toll/IL-1受体同源区(Toll/IL-1 receptor homologous region,TIR)。在识别PAMPs后,TLRs会募集特异的接头分子(如MyD88和TRIF)结合于TIR功能域,然后通过核转录因子κB(nuclear factor κB,NF-κB)通路,产生一系列促炎性细胞因子,启动炎症反应,促使中性粒细胞聚集、巨噬细胞活化,抵御入侵病原体(图4-1)。

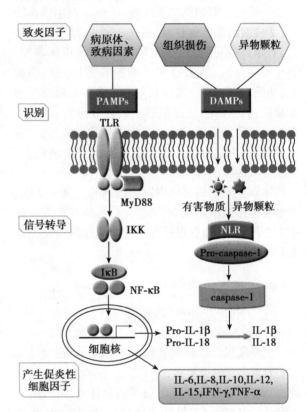

图4-1 模式识别受体识别微生物和损伤组织以及启动炎症反应的模式图

(二) NLRs

NOD样受体(NLRs)属于胞内模式识别受体,在识别胞内细菌的肽聚糖、鞭毛蛋白及细菌毒素方面发挥更为重要的作用。其由三个部分组成:N端为效应结构域,用于结合下游的效应分子;中间为核苷酸结合寡聚化结构域(nucleotide-binding and oligomerization domain,NOD/NACHT),具有结合核苷酸和ATPase的活性,对于NLR的寡聚体化和活化非常重要;C端是富含亮氨酸重复序列(leucine-rich repeats,LRR)的结构域,主要负责感知和识别配体(包括保守的PAMPs或其他配体)。根据NLR受体的N端效应结构域的差异,在高等动物中,

NLR 家族可分为 5 个亚家族：①NLRA，包含酸性激活域（acidic activation domain，AD）；②NLRB，包含杆状病毒凋亡抑制重复序列（baculovirus inhibitor of apoptosis repeat domain，BIR 结构域）；③NLRC，包含 caspase 募集域（caspase-recruitment domain，CARD 结构域）；④NLRP，包含热蛋白结构域（pyrin domain，PYD 结构域）；⑤NLRX，N 端结构域不明确者。当 PAMPs 与 NLR 的 C 端 LRR 结合后，NLR 分子构象发生变化，暴露出 NACHT 结构域，于是触发寡聚体化（可能形成六聚体或七聚体），同时暴露出 N 端的效应结构域。效应结构域通过同型间相互作用，募集下游具有相同结构域的接头分子和信号蛋白（如 caspase、RICK），从而活化下游分子，激活信号通路的传导。NLRs 主要通过三类信号转导途径发挥作用，包括核转录因子 κB（nuclear factor κB，NF-κB）通路、丝裂原激活蛋白激酶（mitogen-activated protein kinase，MAPK）通路以及炎性体通路。

（三）炎性体

当病原体或危险信号刺激宿主细胞，NLRs 家族在宿主细胞的胞质内诱导组装炎性体。炎性体含有无活性的 caspase-1、NLRs、AIM2（absent in melanoma 2）或 PYHIN（pyrin and HIN domain family，member 1）蛋白，凋亡相关斑点样蛋白（apoptosis-associated speck-like protein containing a CARD，ASC）也参与某些炎性体的组成。炎性体能够识别坏死细胞释放的尿酸、细胞外 ATP，以及识别晶体结构和微生物产物。其通过激活胱天蛋白酶-1（caspase-1），促进 IL-1β 和 IL-18 等促炎因子的加工和成熟

而发挥生物学效应，从而参与机体的固有免疫反应和炎症反应（图 4-1）。

IL-1 是一种重要的炎症介质，促进白细胞渗出及吞噬坏死细胞。众所周知，痛风是由于尿酸盐结晶沉积在关节所致，这些尿酸盐结晶被白细胞吞噬后，通过激活炎性体而导致 IL-1 的产生，激发急性炎症反应。对于传统抗炎治疗效果不好的痛风患者，可以尝试使用 IL-1 拮抗剂。最近研究表明，胆固醇结晶和自由脂肪酸也可以激活炎性体，提示 IL-1 在动脉粥样硬化和肥胖相关的 2 型糖尿病等常见疾病的发生、发展过程中起了重要作用。因此，阻断 IL-1 信号通路，将有可能成为治疗此类疾病的新途径。

（田新霞）

第二节 白细胞渗出及激活机制

炎症反应过程中，白细胞参与了一系列复杂的连续过程，主要包括：①白细胞渗出血管，并聚集到感染和损伤的部位；②白细胞激活，发挥吞噬作用和免疫作用。

一、白细胞渗出

白细胞通过血管壁游出到血管外的过程称为白细胞渗出，此为炎症反应最重要的特征。白细胞渗出过程包括白细胞沿血管壁边集和滚动、黏附、游出血管，并在趋化因子的作用下到达炎症灶，在局部发挥重要的防御作用（图 4-2）。

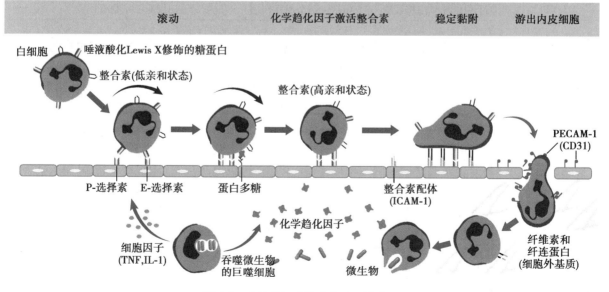

图 4-2　中性粒细胞的渗出过程模式图

(一) 白细胞边集和滚动

在毛细血管后小静脉,随着血流缓慢和液体的渗出,体积较小而移动较快的红细胞逐渐把体积较大、移动较慢的白细胞推离血管的中心部(轴流),白细胞到达血管的边缘部,称为白细胞边集(leukocytic margination)。随后,白细胞表面的唾液酸化 Lewis X 蛋白通过与内皮细胞表达的黏附分子(P 选择素和 E 选择素)不断结合、分离,介导中性粒细胞、单核细胞、T 淋巴细胞在内皮细胞表面的滚动(rolling)(表4-2)。在正常情况下,P 选择素位于内皮细胞 Weibel-Palade 小体中;发生炎症时,由于组胺、凝血酶或血小板活化因子(PAF)

作用,P 选择素重新分布到内皮细胞表面(图4-3)。另外,在正常情况下,内皮细胞不表达 E 选择素;发生炎症时,由于组织中的巨噬细胞、肥大细胞和血管内皮细胞接触到感染的微生物和坏死组织后,会产生肿瘤坏死因子(TNF)、白介素-1(IL-1)、化学趋化因子等炎症介质,在 IL-1 和 TNF 的作用下,仅需 1~2 小时就能诱导内皮细胞合成 E 选择素(图4-3)。由此可见,内皮细胞通常不表达或仅表达少量选择素,感染灶或损伤灶释放的细胞因子激活内皮细胞,选择素表达水平增高,白细胞通过与炎症病灶处的血管内皮细胞相互作用而游出血管。

表4-2　内皮细胞和白细胞表达的黏附分子及其作用

内皮细胞表达的黏附分子	白细胞表达的黏附分子	主 要 作 用
选择素及选择素配体		
P 选择素	唾液酸化 Lewis X 修饰蛋白	滚动(中性粒细胞、单核细胞、T 淋巴细胞)
E 选择素	唾液酸化 Lewis X 修饰蛋白	滚动和黏附(中性粒细胞、单核细胞、T 淋巴细胞)
GlyCAM-1 (glycosylation-dependent cell adhesion molecule-1, GlyCAM-1)、CD34	L 选择素	滚动(中性粒细胞、单核细胞)
整合素及整合素配体		
ICAM-1 (intercellular adhesion molecule-1,属于免疫球蛋白超家族)	LFA-1(CD11a/CD18)和 MAC-1(CD11b/CD18)整合素	黏附、俘获、游出(中性粒细胞、单核细胞、淋巴细胞)
VCAM-1 (vascular cell adhesion molecule-1,属于免疫球蛋白超家族)	VLA-4 (very late antigen-4) 整合素	黏附(嗜酸性粒细胞、单核细胞、淋巴细胞)
其他		
CD31(PECAM-1,属于免疫球蛋白超家族)	CD31(同型相互作用)	白细胞游出血管内皮

(二) 白细胞黏附

白细胞紧紧黏附于内皮细胞是白细胞从血管中游出的前提。该过程是由白细胞表面的整合素黏附分子与内皮细胞表达的免疫球蛋白超家族黏附分子介导的(表4-2)。

整合素为细胞黏附分子家族的重要成员之一,最初是由于此类黏附分子主要介导细胞与细胞外基质(ECM)的黏附,使细胞附着于细胞外基质,形成整体结构而得名。整合素主要介导细胞与细胞、细胞与细胞外基质之间的相互黏附。整合素家族的黏附分子都是由 α、β 两条链(或称亚单位)经非共价键连接组成的异源二聚体,α、β 链共同组成识别配体的结合点。整合素家族中至少有 11 种 α 亚单位和 8 种 β 亚单位,根据 β 亚单位可将整合素家

族分为 8 个组(β1~β8)。含 β1 亚单位的整合素主要介导细胞与细胞外基质成分之间的黏附;含 β2 亚单位的整合素主要存在于各种白细胞表面,介导细胞间的相互作用;含 β3 亚单位的整合素主要存在于血小板表面,介导血小板的聚集,并参与血栓形成。整合素信号通路介导细胞的增殖、分化、黏附、迁移等过程,不仅在受精、胚胎着床及生长发育等许多生理过程中起重要作用,还参与免疫反应、炎症反应、凝血、创伤修复、肿瘤生长、浸润、转移等病理过程。

免疫球蛋白超家族黏附分子是一组与免疫球蛋白结构相似的蛋白质,具有与免疫球蛋白同源的 V 区和 C 区,主要表达在淋巴细胞、粒细胞及内皮细胞上。免疫球蛋白超家族包括:细胞间黏附分子

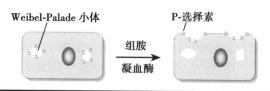

P选择素的再分布

Weibel-Palade 小体　　P-选择素

组胺
凝血酶

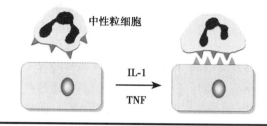

细胞因子诱导内皮细胞产生黏附分子

中性粒细胞

IL-1

TNF

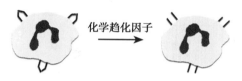

整合素的亲和性增高

化学趋化因子

图4-3　内皮细胞和白细胞黏附分子表达调节示意图

（intercelluar adhesion molecule，ICAM）、血管细胞黏附分子-1（vascular cell adhesion molecule-1，VCAM-1）、血小板内皮细胞黏附分子-1（platelet endothelial cell adhesion molecule-1，PECAM-1）、神经细胞黏附分子（neural cell adhesion molecule，NCAM）及黏膜地址素细胞黏附分子（mucosal addressin cell adhesion molecule，MAdCAM）等。它们的主要作用是作为β1、β2整合素的配体。

与ICAM-1结合的是LFA-1（CD11a/CD18）和MAC-1（CD11b/CD18），与VCAM-1结合的是VLA-4和$\alpha_4\beta_7$（表4-2）。VLA-4只表达于白细胞，是介导白细胞黏附于内皮细胞最重要的分子。LFA-1在介导白细胞黏附于内皮细胞和抗原呈递方面发挥非常重要的作用；而MAC-1除了介导白细胞与内皮细胞的黏附以及白细胞从血管内渗出之外，还是巨噬细胞表面的纤连蛋白和补体的受体。正常情况下，白细胞表面的LFA-1处于低亲和状态，因而不与内皮细胞的ICAM-1结合；在炎症损伤部位，内皮细胞、巨噬细胞和成纤维细胞等释放的化学趋化因子，激活附着于内皮细胞的白细胞，白细胞表面的整合素LFA-1发生构型改变，变为高亲和状态，其与ICAM-1结合而使白细胞紧紧黏附于内皮细胞（图4-3）。同样，与VCAM-1结合的VLA-4也可由低亲和状态变为高亲和状态。与此同时，内皮

细胞被巨噬细胞释放的TNF和IL-1等细胞因子激活，整合素配体表达量增加。白细胞表面的整合素与其配体结合后，白细胞的细胞骨架发生改变，导致其紧密黏附于内皮细胞。

由此可见，黏附分子在炎症过程中发挥重要作用，白细胞黏附缺陷（leukocyte adhesion deficiency，LAD）便是典型的例子。LAD-1型是由于整合素CD18的β2缺陷，导致白细胞黏附、迁移、吞噬和氧化激增反应障碍，引起患者反复细菌感染和创伤愈合不良。LAD-2型是由于岩藻糖代谢障碍使唾液酸化 Lewis X 缺乏，LAD-2型临床表现较 LAD-1 型轻，也表现为反复细菌感染。

（三）白细胞游出

白细胞穿过血管壁进入周围组织的过程，称为白细胞游出（transmigration），通常发生在毛细血管后小静脉。白细胞游出主要是由炎症病灶产生的化学趋化因子介导的，这些化学趋化因子作用于黏附在血管内皮的白细胞，刺激白细胞以阿米巴运动的方式从内皮细胞连接处溢出。并且，位于白细胞和内皮细胞表面的血小板内皮细胞黏附分子（PECAM-1，又称CD31），通过介导两者的结合而促使白细胞游出血管内皮。穿过内皮细胞的白细胞可分泌胶原酶降解血管基底膜，进入周围组织中。

（四）趋化作用

白细胞游出血管后，通过趋化作用（chemotaxis）而聚集到炎症病灶。趋化作用是指白细胞沿化学物质浓度梯度向着化学刺激物作定向移动。这些具有吸引白细胞定向移动的化学刺激物称为趋化因子（chemotactic agents）。

趋化因子可以是外源性的，也可以是内源性的。最常见的外源性趋化因子是细菌产物，特别是含有 N-甲酰甲硫氨酸末端的多肽。内源性趋化因子包括补体成分（特别是 C5a）、白细胞三烯（主要是 LTB4）和细胞因子（特别是 IL-8 等）。趋化因子具有特异性，有些趋化因子只吸引中性粒细胞，而另一些趋化因子则吸引单核细胞或嗜酸性粒细胞。不同的炎症细胞对趋化因子的反应也不同，粒细胞和单核细胞对趋化因子的反应较明显，而淋巴细胞对趋化因子的反应则较弱。

趋化因子是通过与白细胞表面的特异性G蛋白偶联受体相结合而发挥作用的，二者结合后激活Rac/Rho/Cdc42家族的GTP酶和一系列激酶。这些信号导致肌动蛋白聚合并分布在细胞运动的前缘，而肌球蛋白纤维则分布在细胞后缘，白细胞通过延伸丝状伪足而拉动细胞向前运动，引起细胞的移位。

二、白细胞激活

白细胞聚集到组织损伤部位后，通过多种受体来识别感染的微生物和坏死组织，然后被激活，发挥杀伤和清除作用。白细胞通过如下受体来识别感染的微生物并被激活（图 4-4）：①识别微生物产物的受体：白细胞 TLRs 表达于细胞膜以及胞质内，可以识别细胞外和吞入细胞内的微生物产物。②G蛋白偶联受体：其表达于中性粒细胞和巨噬细胞等多种白细胞，主要识别含有 N-甲酰甲硫氨酸的细菌短肽。③调理素受体：调理素（opsonins）是指一类通过包裹微生物而增强吞噬细胞吞噬功能的血清蛋白质，包括抗体 IgG 的 Fc 段、补体 C3b 和凝集素（lectins）。调理素包裹微生物而提高吞噬作用的过

程，称为调理素化（opsonization）。调理素化的微生物与白细胞的调理素受体（Fc 受体、C3b 受体）结合后，明显提高白细胞的吞噬作用。④细胞因子受体：感染微生物后，机体产生多种细胞因子，例如干扰素-γ（IFN-γ）。这些细胞因子通过与白细胞表面的受体结合而激活白细胞。

白细胞被激活后，具有如下功能：①吞噬微生物、坏死细胞或异物；②利用吞噬溶酶体内产生的活性氧、活性氮、溶酶体酶等杀伤和清除吞入细胞内的微生物及坏死细胞；③杀伤和清除细胞外的微生物及坏死细胞，作用机制与杀伤和清除吞入细胞内的微生物及坏死细胞的机制相似；④通过产生炎症介质（例如花生四烯酸、细胞因子等），促进白细胞渗出和激活，放大炎症反应。

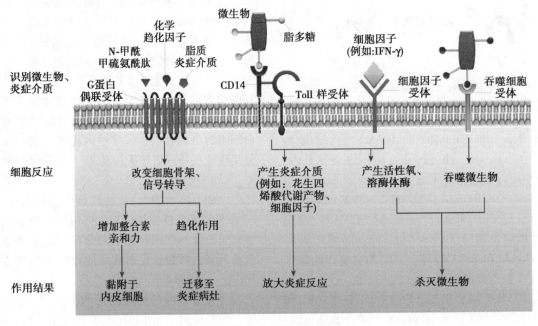

图 4-4 白细胞激活的机制

在杀伤微生物过程中，吞噬作用（phagocytosis）发挥了重要功能。吞噬作用是指白细胞吞噬病原体、组织碎片和异物的过程。具有吞噬作用的细胞主要为中性粒细胞和巨噬细胞。中性粒细胞吞噬能力较强，其胞质颗粒中的髓过氧化物酶（myeloperoxidase，MPO）、溶酶体酶等在杀伤、降解微生物的过程中起了重要作用。吞噬过程包括识别和附着、吞入、杀伤和降解三个阶段（图 4-5）。

进入吞噬溶酶体的细菌可通过依赖氧的机制和不依赖氧的机制被杀伤和降解。

依赖氧的机制主要是通过活性氧和活性氮杀伤微生物。活性氧由激活的白细胞还原型辅酶Ⅱ（NADPH）氧化酶产生，后者使 NADPH 氧化而产生

超氧阴离子（$·O_2^{2-}$）。大多数超氧负离子经自发性歧化作用转变为过氧化氢（H_2O_2），H_2O_2 进一步被还原成高度活跃的羟自由基。H_2O_2 不足以杀灭细菌，中性粒细胞胞质内的嗜天青颗粒中含有髓过氧化物酶（MPO），MPO 可催化 H_2O_2 和 Cl^- 产生次氯酸（HOCl）。HOCl 是强氧化剂和杀菌因子。H_2O_2-MPO-卤素是中性粒细胞最有效的杀菌系统。活性氮（主要是 NO）也参与微生物杀伤，作用机制与活性氧相似。

对微生物的杀伤还可以通过不依赖氧机制：①溶酶体内的细菌通透性增加蛋白（bacterial permeability-increasing protein，BPI），通过激活磷脂酶和降解细胞膜磷脂，使细菌外膜通透性增加；②溶

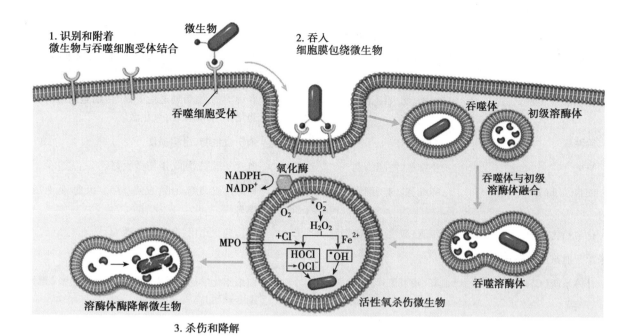

图 4-5 白细胞吞噬过程模式图

菌酶通过水解细菌糖肽外衣而杀伤病原微生物；③嗜酸性粒细胞的主要碱性蛋白（MBP），对许多寄生虫具有细胞毒性；④防御素（defensins）存在于白细胞颗粒中，通过对微生物细胞膜的损伤而杀伤病原微生物。

微生物被杀死后，在吞噬溶酶体内被酸性水解酶降解。

（田新霞）

第三节 炎 症 介 质

炎症的血管反应和白细胞反应都是通过一系列化学因子的作用实现的。参与和介导炎症反应的化学因子称为化学介质或炎症介质（inflammatory mediator）。

炎症介质的共同特点如下：①炎症介质可来自血浆和细胞。来自血浆的炎症介质主要在肝脏合成，以前体的形式存在，需经蛋白酶水解才能激活。

来自细胞的炎症介质，有些以细胞内颗粒的形式储存于细胞内，在有需要的时候释放到细胞外，有些炎症介质在致炎因子的刺激下即刻合成。产生急性炎症介质的细胞主要是中性粒细胞、单核/巨噬细胞和肥大细胞，间质细胞（内皮细胞、平滑肌细胞、成纤维细胞）和多数上皮细胞也可以产生炎症介质。②多数炎症介质通过与靶细胞表面的受体结合发挥其生物活性作用，然而某些炎症介质直接有酶活性或者可介导氧化损伤。③炎症介质作用于靶细胞可进一步引起靶细胞产生次级炎症介质，使初级炎症介质的作用放大或抵消初级炎症介质的作用。一种炎症介质可作用于一种或多种靶细胞，可对不同的细胞和组织产生不同的作用。④炎症介质被激活或分泌到细胞外后，半衰期十分短暂，很快被酶降解灭活，或被拮抗分子抑制或清除。

主要炎症介质的作用汇总于表 4-3。细胞因子、化学趋化因子、补体等炎症介质的主要作用详细介绍如下。

表 4-3 主要炎症介质的来源和作用

炎症介质种类	主要来源	功 能
来源于细胞的炎症介质		
组胺	肥大细胞、嗜碱性粒细胞、血小板	血管扩张，血管通透性升高，内皮细胞激活
5-羟色胺	血小板	血管扩张，血管通透性升高
前列腺素	肥大细胞、白细胞	血管扩张，疼痛、发热

炎症介质种类	主要来源	功能
白细胞三烯	肥大细胞、白细胞	血管通透性升高,化学趋化作用,白细胞黏附和激活
血小板激活因子	白细胞、肥大细胞	血管扩张,血管通透性升高,白细胞黏附,化学趋化作用,脱颗粒,氧化激增
活性氧	白细胞	杀伤微生物,组织损伤
NO	内皮细胞、巨噬细胞	血管平滑肌舒张,杀伤微生物
细胞因子(TNF、L-1)	巨噬细胞、内皮细胞、肥大细胞	局部内皮细胞激活,发热/疼痛/厌食/低血压,休克
化学趋化因子	白细胞、激活的巨噬细胞	化学趋化作用,白细胞激活
来源于血浆的炎症介质		
补体系统(C5a、C3a、C4a)	血浆(由肝脏产生)	白细胞化学趋化作用和激活,血管扩张(肥大细胞刺激)
激肽	血浆(由肝脏产生)	血管通透性升高,平滑肌收缩,血管扩张,疼痛
凝血酶	血浆(由肝脏产生)	内皮细胞激活,白细胞聚集

一、细胞因子

细胞因子(cytokines)是由多种细胞产生的多肽类物质,主要由激活的淋巴细胞和巨噬细胞产生,参与免疫反应和炎症反应。外源性抗原经吞噬或吞饮作用,被巨噬细胞和树状突细胞摄入胞内,在吞噬溶酶体内被蛋白水解酶降解为小分子多肽,其中,具有免疫原性的称为抗原肽。抗原肽与抗原呈递细胞表达的组织相容性复合体(major histocompatibility complex,MHC)-Ⅱ类分子结合,形成复合物。该复合物表达于树状突细胞或巨噬细胞表面,可被淋巴组织中初始辅助T细胞(Th0)识别。Th0 受到抗原刺激后分化为不同效应细胞和调节细胞:Th1 细胞(促进炎症反应)、Th2 细胞(抑制炎症反应)、Tregs(调节作用)和 Th17 细胞(促进炎症反应)(图4-6)。根据病原体的不同,Th 细胞群可以倾向于促进炎症反应、抑制炎症反应或调节作用。由 Th1 和 Th2 产生的细胞因子具有相互拮抗的作用,而由 Treg 产生的细胞因子具有同时抑制 Th1 和 Th2 的功能。Th17 细胞具有明显促进炎症反应的作用。

由 Th1 细胞产生的促炎性细胞因子包括:IL-2、γ 干扰素(IFN-γ)、TNF-α 等;由 Th2 细胞产生的抗炎性细胞因子包括:IL-4、IL-5、IL-9、IL-13;由 Th17 细胞产生的促炎性细胞因子包括:IL-17、IL-6、TNF-α 等;由 Treg 细胞产生的细胞因子包括:IL-10、TGF-β。促炎性细胞因子和抗炎性细胞因子相互影响,在炎症的发生、发展、消散过程中发挥重要作用,并且与动脉粥样硬化、自身免疫性疾病等的发生、发展和预后密切相关。

TNF 和 IL-1 是介导炎症反应的两个重要细胞因子,主要由激活的巨噬细胞、肥大细胞和内皮细胞等产生,内毒素、免疫复合物和物理性因子等可以刺激 TNF 和 IL-1 的分泌,激活的炎性体也可以诱导产生 IL-1。TNF 和 IL-1 在急性炎症中的作用如下(图4-7):①在炎症局部,TNF 和 IL-1 均可促进血管内皮细胞黏附分子的表达以及其他细胞因子的分泌,促进白细胞的渗出和激活。②在炎症过程中具有积极防御作用。TNF 和 IL-1 促进肝脏合成各种急性期蛋白;促进骨髓向末梢血循环释放中性粒细胞;TNF 和 IL-1 可作用于下丘脑的体温调节中枢,通过提高局部环加氧酶水平,促进花生四烯酸转变为前列腺素 E 而引起发热。③在炎症过程中具有病理作用。TNF-α 可以通过介导心肌重构、降低心肌收缩力而降低心脏输出量,在充血性心力衰竭的发生、发展中起重要作用;TNF 促进血栓形成,与心脑血管疾病的发生、发展密切相关;TNF 和 IL-1 可以干扰胰岛素信号转导而引起骨骼肌的胰岛素抵抗,即胰岛素促进葡萄糖摄取和利用的效率下降,机体代偿性的分泌过多胰岛素而产生高胰岛

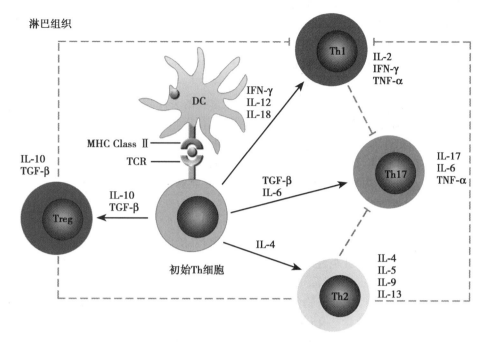

图 4-6 促炎性细胞因子及抗炎性细胞因子的产生过程

初始 Th0 细胞受到抗原刺激后，分化为不同效应细胞和调节细胞，这些细胞产生不同的细胞因子

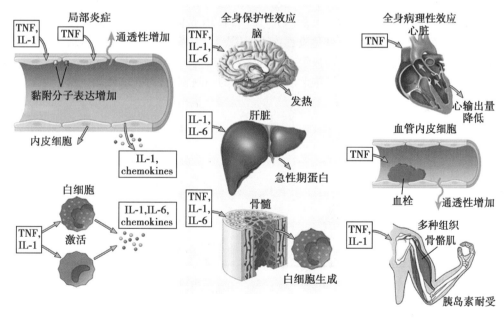

图 4-7 TNF 和 IL-1 细胞因子在急性炎症中的作用

素血症，以维持血糖的稳定。

二、化学趋化因子

化学趋化因子(chemokine)是一类一级结构相似、分子量较小、主要对白细胞具有趋化作用的细胞因子，在机体的防御和炎症反应等方面起着重要的调节作用。

所有化学趋化因子具有相似的一级结构，一般在 N 末端都含有 4 个保守的半胱氨酸残基，此区域是与受体结合的重要区域。化学趋化因子的受体是 G 蛋白偶联受体。根据前两个半胱氨酸残基的相对位置不同，可以分为 4 类：①CXC 类化学趋化因子(α),N末端的第一个与第二个半胱氨酸残基之间含有任意一个氨基酸。此类趋化因子主要对中性粒细胞具有强大的趋化和功能活化作用。②CC类化学趋化因子(β),N末端两个半胱氨酸残基直接相邻,其间无任何氨基酸。CC类趋化因子主要作用于单核巨噬细胞、淋巴细胞、嗜酸性粒细胞、嗜碱性粒细胞及NK细胞,诱导它们的迁移和功能活化。目前的研究表明,CC类趋化因子与多种炎性疾病,如自身免疫性疾病、HIV感染等相关。③C类化学趋化因子(γ),只有两个半胱氨酸残基。对淋巴细胞有特异性的化学趋化作用。④CX3C类化学趋化因子(δ),可使单核细胞和T淋巴细胞黏附于内皮细胞,并对它们有趋化作用。

在微生物感染和组织坏死时,促炎性细胞因子IL-1、肿瘤坏死因子-α(tumor necrosis factor-α,TNF-α)、IFN-γ以及细菌产物脂多糖、病毒产物等都能诱导化学趋化因子的产生,然后化学趋化因子募集特定的白细胞到达炎症病灶,发挥抗微生物感染和创伤修复等作用。然而,化学趋化因子的高水平、持续表达,也会使募集的白细胞大量增加,对组织造成损伤。另外,白细胞介导的损伤又使化学趋化因子高水平表达或使其他类型的趋化因子表达增加,产生更广泛的组织损伤而引起疾病。大量研究表明:化学趋化因子及其受体可能在自身免疫性疾病、HIV感染、心血管疾病、过敏性疾病、神经系统炎性疾病、肿瘤等多种疾病的发生和发展中起着重要作用。

三、补体

补体系统由20多种血浆蛋白质组成,不仅是抵抗病原微生物的天然和过继免疫的重要因子,还是重要的炎症介质。补体可通过经典途径(抗原抗体复合物)、替代途径(病原微生物表面分子,例如内毒素或脂多糖)和凝集素途径激活。三种途径均可激活C3,使其转化为C3a和C3b,进一步激活C5,使其转化为C5a和C5b。

补体系统在炎症过程中,参与如下反应(图4-8):①血管反应:C3a和C5a通过刺激肥大细胞释放组胺,使血管扩张和血管通透性增加。由于它们的作用类似于过敏反应中肥大细胞释放的介质,又被称为过敏毒素。C5a还可以激活中性粒细胞和单核细胞中花生四烯酸的脂质氧合酶途径,进一步引起炎症介质的释放。②白细胞激活、黏附、趋化作用:C5a可激活白细胞,通过增加白细胞表面整合素的亲和力而促进白细胞黏附。另外,C5a是中性粒细胞、嗜酸性粒细胞、嗜碱性粒细胞和单核细胞的趋化因子。③吞噬作用:C3b和iC3b可与细菌细胞壁结合,通过其调理素化作用,增加具有C3b和iC3b受体的中性粒细胞和单核细胞的吞噬作用。④细菌杀伤作用:补体激活可以产生膜攻击复合物(membrane attack complex,MAC),在入侵微生物的细胞膜上打孔,杀死微生物。

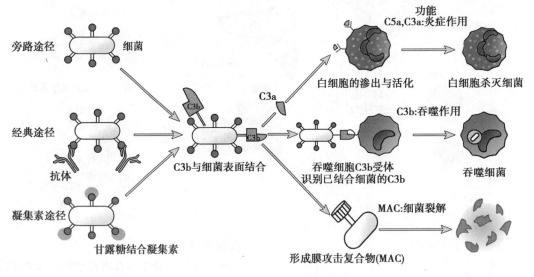

图4-8 补体系统的激活和功能

(田新霞)

第四节　急慢性炎症过程中的组织修复

生物体长期存活的关键是机体具有修复各种有害因素和炎症造成的损伤的能力,微生物和各种损伤因素造成的炎症应答不仅有利于清除微生物和受损的组织,同时有助于启动机体的修复过程。损伤造成机体部分细胞和组织丧失后,机体对所形成缺损进行修补恢复的过程,称为修复(repair),修复后可完全或部分恢复原组织的结构和功能。参与修复过程的主要成分包括细胞外基质和各种细胞。

炎症的修复过程可概括为两种不同的形式:①由损伤周围的同种细胞来修复,称为再生(regeneration),如果完全恢复了原组织的结构及功能,则称为完全再生。②由纤维结缔组织来修复,称为纤维性修复。这种修复首先通过肉芽组织增生,溶解、吸收损伤局部的坏死组织及其他异物,并填补组织缺损,以后肉芽组织转化成以胶原纤维为主的瘢痕组织,故也称瘢痕修复。尽管瘢痕性修复可能对机体造成不利的影响,但是它同时可以为受损的组织提供结构的完整性和坚固性。纤维化常出现在慢性炎症过程中或是在心肌广泛缺血心肌梗死后,胶原纤维可大量沉积在肺脏、肝脏、肾脏或心脏和其他器官。在多数情况下,再生和纤维性修复两

种修复过程常同时存在。在组织损伤和修复过程中,常有炎症反应。

炎症过程中的组织修复涉及各种细胞的增生以及细胞与细胞外基质的密切接触。受损组织和细胞的修复是一个极其复杂的生物学过程,其中包括多种细胞、细胞因子和细胞外基质之间错综复杂的相互作用。

一、细胞周期和不同类型细胞的再生潜能

细胞周期(cell cycle)由间期(interphase)和分裂期(mitotic phase,M 期)构成。间期又可分为 G_1 期(DNA 合成前期)、S 期(DNA 合成期)和 G_2 期(分裂前期)(图 4-9)。不同种类的细胞,其细胞周期的时程长短不同,在单位时间里可进入细胞周期进行增殖的细胞数也不相同,因此具有不同的再生能力。一般而言,幼稚组织比高分化组织再生能力强;平时易受损伤的组织及生理状态下经常更新的组织具有较强的再生能力。按再生能力的强弱,可将人体细胞分为三类。

1. 不稳定细胞(labile cells) 又称持续分裂细胞(continuously dividing cell)。这类细胞总在不断地增殖,以代替衰亡或破坏的细胞,如表皮细胞、呼吸道和消化道黏膜被覆细胞、男性及女性生殖器官管腔的被覆细胞、淋巴及造血细胞、间皮细胞等。

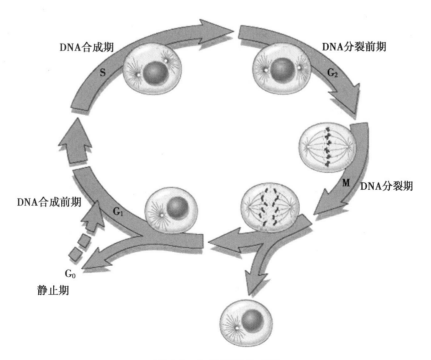

图 4-9　细胞周期模式图

2. 稳定细胞(stable cells) 又称静止细胞(quiescent cell)。在生理情况下,这类细胞增殖现象不明显,在细胞增殖周期中处于静止期(G_0),但受到组织损伤的刺激时,则进入 DNA 合成前期(G_1),表现出较强的再生能力。这类细胞包括各种腺体或腺样器官的实质细胞,如胰、内分泌腺、唾液腺、肝脏、汗腺、皮脂腺和肾小管的上皮细胞等。

3. 永久性细胞(permanent cells) 又称非分裂细胞(nondividing cell)。属于这类细胞的有神经细胞、骨骼肌细胞及心肌细胞。不论中枢神经细胞抑或周围神经的神经节细胞,在出生后都不能分裂增生,一旦遭受破坏则成为永久性缺失,但这不包括神经纤维。在神经细胞存活的前提下,受损的神经纤维有着活跃的再生能力。

二、细胞再生的影响因素

各种因素引起的细胞损伤,皆可刺激细胞增殖。作为再生的关键环节,细胞的增殖在很大程度上受细胞外微环境和各种化学因子的调控。过量的刺激因子或抑制因子缺乏,均可导致细胞增生和肿瘤的失控性生长。细胞的生长可通过缩短细胞周期来完成,但最重要的因素是使静止细胞重新进入细胞周期。

(一) 细胞外基质在细胞再生过程中的作用

细胞外基质(extracellular matrix,ECM)在任何组织都占有相当比例,它的主要作用是把细胞连接在一起,借以支撑和维持组织的生理结构和功能。近年来的研究证明,尽管不稳定细胞和稳定细胞都具有完全的再生能力,但能否重新构建为正常结构尚依赖 ECM 的调控,因为后者在调节细胞的生物学行为方面发挥更为主动和复杂的作用。ECM 可影响细胞的形态、分化、迁移、增殖等生物学功能。由其提供的信息可以调控胚胎发育、组织重建与修复、创伤愈合、纤维化及肿瘤的侵袭等。ECM 的主要成分如下。

1. 胶原蛋白 胶原蛋白(collagen)是动物体内最常见的一种蛋白,为所有多细胞生物提供细胞外支架。胶原蛋白由三条具有 gly-x-y 重复序列的多肽 α 链构成三螺旋结构。约 30 条 α 链形成了至少14 种不同的胶原蛋白。Ⅰ、Ⅱ、Ⅲ型胶原为间质性或纤维性胶原蛋白,体内含量最为丰富。Ⅳ、Ⅴ、Ⅵ型胶原为非纤维性(或无定形)胶原蛋白,存在于间质和基底膜内。

胶原蛋白在核糖体内合成后,α 链要经过一系列酶的修饰,包括脯氨酸和赖氨酸残基的羟基化,从而使胶原蛋白富含羟化脯氨酸。胶原前肽的羟基化需要维生素 C,这也可以解释为何维生素 C 缺乏病(坏血病)时可引起创伤愈合不良。α 链经过修饰后,前胶原链形成三螺旋结构。在此阶段,前胶原分子仍为可溶性并含有 N-末端和 C-末端前肽。在分泌过程中,前胶原肽酶切掉末端前肽链,促进原纤维的形成(常称为原胶原)。在原纤维形成过程中,随着由细胞外赖氨酰氧化酶催化的特异赖氨酸及羟化赖氨酸残基的氧化,邻近 α 链间产生交联,形成稳定的胶原特有的排列结构。正是这种交联结构决定了胶原蛋白的张力强度。

2. 弹性蛋白(elastin) 机体的组织如血管、皮肤、子宫和肺组织在结构上需要弹性以发挥功能。虽然张力强度是由胶原蛋白提供的,但这些组织的回缩能力则由弹力纤维来完成。这些纤维可延长数倍并在张力消失后回缩至其原长度。在形态上,弹力纤维包括一个中轴,其周围由微丝形成的网状结构围绕。中轴由分子量为 70kDa 的弹性蛋白构成。在大血管壁、子宫、皮肤和韧带中存在大量弹性蛋白。与胶原蛋白相似,弹性蛋白一级结构中三分之一为甘氨酸,富含脯氨酸和丙氨酸;与胶原蛋白不同的是,弹性蛋白只含极少的羟化脯氨酸并且无羟化赖氨酸残基。成熟的弹性蛋白含有交联结构以调节其弹性。

3. 黏附性糖蛋白和整合素 黏附性糖蛋白(adhesive glycoproteins)和整合素(integrins)在结构上并不相同,但其共同特性为既能与其他细胞外基质结合,又能与特异性的细胞表面蛋白结合。由此,通过黏附性糖蛋白和整合素将不同的细胞外基质、细胞外基质与细胞之间联系起来。

(1)纤连蛋白(fibronectin):纤连蛋白是一种多功能的黏附性糖蛋白,其主要作用是能使细胞与各种基质成分发生粘连。分子量为接近 450kDa 的大分子糖蛋白,可由成纤维细胞、单核细胞、内皮细胞及其他细胞产生。纤连蛋白与细胞黏附、细胞伸展和细胞迁移直接相关。另外,纤连蛋白还可增强毛细血管内皮细胞对生长因子增殖作用的敏感性。

(2)层粘连蛋白(laminin):层粘连蛋白是基底膜中含量最为丰富的大分子糖蛋白(分子量约为820kDa)。为三个不同的亚单位共价结合形成的交叉状结构并跨越基底膜。层粘连蛋白一方面可与细胞表面的特异性受体结合,另一方面也可与基质成分如Ⅳ型胶原和硫酸肝素结合,还可介导细胞与结缔组织基质黏附。在体外细胞培养中,它可改变各种细胞的生长、存活、形态、分化和运动。若在培养的内皮细胞中加入FGF,则层粘连蛋白可引起内皮细胞有序排列,然后形成毛细血管管腔,这是血管生成的关键步骤。层粘连蛋白和纤连蛋白与许多细胞外基质成分相似,与整合素受体家族成员具有结合能力。

（3）整合素:整合素是细胞表面受体的主要家族,在体内表达广泛,对细胞和细胞外基质的黏附起介导作用。大多数细胞表面都可表达一种以上的整合素,在多种生命活动中发挥关键作用。整合素的特殊类型在白细胞黏附过程中还可诱导细胞与细胞间的相互作用。例如,由于整合素具有黏附作用,使其成为白细胞游出、血小板凝集、发育过程和创伤愈合中的关键因素。另外,某些细胞只有通过黏附才能使其发生增殖,若通过整合素介导的细胞与细胞外基质黏附发生障碍则可导致细胞凋亡。

4. 基质细胞蛋白　基质细胞蛋白(matricellular protein)是一类新命名的分泌性蛋白,可与基质蛋白、细胞表面受体以及可作用于细胞表面的其他分子(如生长因子、细胞因子或蛋白水解酶)相互作用。虽然其功能表现具有多样性,但都有影响细胞-基质相互作用的能力。这一家族包括:①富含半胱氨酸的酸性分泌蛋白(secreted protein acidic and rich in cysteine,SPARC),亦称骨粘连蛋白(osteonectin),可促进损伤后的组织重建,其本身又是一个血管生成抑制剂;②血栓黏合素(thrombospondin),是具有多种功能的蛋白家族,其一部分成员与SPARC相似,也可抑制血管生成;③骨桥蛋白(osteopondin),可介导白细胞迁移;④细胞生腱蛋白(tenascin)家族,为多聚体大分子蛋白,与细胞黏附的调控有关。

5. 蛋白多糖和透明质酸　蛋白多糖(proteoglycan)和透明质酸(hyaluronan)构成了细胞外基质的另一重要成分。其结构包括核心蛋白及与核心蛋白相连接的多糖或由多个多糖聚合形成的氨基多糖(glycosaminoglycan)。蛋白多糖明显表现出多样性,某种细胞外基质可含有几种不同的核心蛋白,而每一种核心蛋白又可含有不同的氨基多糖。最常见的一些蛋白多糖包括硫酸肝素(heparansulfate)、硫酸软骨素(chondroitin sulfate)和硫酸皮肤素(dermatan sulfate)。它们在结缔组织的结构和通透性的调控中具有多重作用。

透明质酸是大分子蛋白多糖复合物的骨架,与调节细胞增殖和迁移的细胞表面受体有关。透明质酸可结合大量的水分子形成高度水合的凝胶,使多种类型的结缔组织尤其是关节软骨,具有膨胀压、抗压、反弹及润滑的能力。透明质酸亦存在于发生迁移和增殖细胞周围的细胞外基质中,抑制细胞间的黏附并促进细胞迁移。

损伤修复过程中,ECM经代谢调整,其成分也会有所改变,如Ⅲ型胶原减少而Ⅰ型胶原增多,使组织修复能力增强。然而实质脏器慢性炎症时,该脏器的某些间叶来源细胞(如肝脏的贮脂细胞,肺泡隔间叶细胞)可增生、激活并转化为成纤维细胞,最终引起ECM过度增多和沉积,器官发生纤维化、硬化。

（二）生长因子

当细胞受到损伤因素的刺激后,可释放多种生长因子(growth factor),刺激同类细胞或同一胚层发育而来的细胞增生,促进修复过程。尽管有许多化学介质都可影响细胞的再生与分化,但以多肽类生长因子最为关键,它们除了刺激细胞的增殖外,在细胞移动、收缩和分化中也发挥作用,还参与损伤组织的重建。有些生长因子可作用于多种类型的细胞,而有些生长因子只作用于特定的靶细胞。组织修复过程中较为重要的生长因子简述如下。

1. 血小板源性生长因子(platelet derived growth factor,PDGF)　来源于血小板的α颗粒,能引起成纤维细胞、平滑肌细胞和单核细胞的增生和游走,并能促进胶质细胞增生。

2. 成纤维细胞生长因子(fibroblast growth factor,FGF)　生物活性十分广泛,几乎可刺激所有的间叶细胞,但主要作用于内皮细胞,特别在毛细血管的新生过程中,能使内皮细胞分裂并诱导其产生蛋白溶解酶,后者溶解基膜,便于内皮细胞穿越生芽。

3. 表皮生长因子(epidermal growth factor,EGF)　广泛存在于体液和多种腺体中,对上皮细胞、成纤维细胞、胶质细胞及平滑肌细胞都有促进增殖的作用。

4. 转化生长因子(transforming growth factor,TGF)　许多细胞都可分泌TGF。TGF-α的氨基酸序列有33%～44%与EGF同源,可与EGF受体结合,故与EGF有相同作用。TGF-β由血小板、巨噬细胞、内皮细胞等产生,它对成纤维细胞和平滑肌细胞增生的作用依其浓度而异:低浓度诱导PDGF合成、分泌,高浓度抑制PDGF受体表达,使细胞的生长受到抑制。此外,TGF-β还促进成纤维细胞产生胶原和纤连蛋白,抑制胶原降解,促进纤维化的发生。

5. 血管内皮生长因子(vascular endothelial growth factor,VEGF) 最初从肿瘤组织中分离提纯,对肿瘤血管的形成有促进作用,也可促进正常胚胎的发育、创伤愈合及慢性炎症时的血管增生。VEGF还可明显增加血管的通透性,进而促进血浆蛋白在细胞基质中沉积,为成纤维细胞和血管内皮细胞的长入提供临时基质。由于仅内皮细胞存在VEGF受体(VEGF receptor,VEGFR),故VEGF对其他细胞增生的促进作用都是间接的。

6. 具有刺激生长作用的其他细胞因子(cytokine) 白介素1(IL-1)和肿瘤坏死因子(TNF)能刺激成纤维细胞的增殖及胶原合成,TNF还能刺激血管再生。

此外,尚有许多细胞因子和生长因子,对相应

细胞的再生都有促进作用,如造血细胞集落刺激因子、神经生长因子、IL-2(T细胞生长因子)等。在损伤部位,多肽生长因子与细胞膜上的相应受体结合,并激活该受体使其具有内源性激酶活性。后者使大量底物发生磷酸化,这些底物参与信号转导和第二信使生成。通过激酶的扩大效应激活核转录因子,启动DNA合成,最终引起细胞分裂(图4-10)。在体内,周期蛋白(cyclin)和周期蛋白依赖性激酶(cycline-dependent kinase,CDK)是细胞周期的正向调节因子,细胞周期蛋白依赖性激酶抑制剂(cyclin dependent kinase inhibitor,CKI)是细胞周期的负向调节因子。由此可见,机体内存在着刺激增生与抑制增生两种机制,两者处于动态平衡,若刺激增生机制增强或抑制增生机制减弱,则促进增生,反之增生受到抑制。

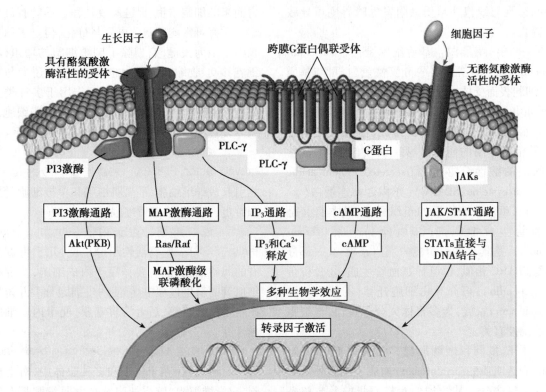

图 4-10 细胞增生的信号转导通路

cAMP(cyclic adenosine monophosphate):环腺苷酸;IP$_3$(inositol triphosphate):肌醇三磷酸;JAK(Janus kinase):Janus蛋白酪氨酸激酶;MAP kinase(mitogen-activated protein kinase):丝裂原活化蛋白激酶;PI3 kinase(phosphatidylinositol 3-kinase):磷脂酰肌醇-3-激酶;PKB(protein kinase B):蛋白激酶B(也称作Akt);PLC-γ(phospholipase Cγ):磷脂酶Cγ;STAT(signal transducers and activators of transcription):信号转导与转录活化因子

(三) 抑素与接触抑制

与生长因子相比,抑素(chalone)具有组织特异性。似乎任何组织都可以产生一种抑素抑制本身的增殖。例如已分化的表皮细胞丧失时,抑素分泌终止,基底细胞分裂增生,直到增生分化的细胞达到足够数量或抑素达到足够浓度为止。前文述及的TGF-β虽然对某些间叶细胞增殖起促进作用,但对上皮细胞则是一种抑素。此外,α-干扰素、前列

腺素 E2 和肝素在组织培养中对成纤维细胞及平滑肌细胞的增生都有抑素样作用。

皮肤损伤后，缺损部位周围的上皮细胞分裂增生、迁移，将创面覆盖而相互接触时，或部分切除后的肝脏，当肝细胞增生使肝脏达到原有大小时，细胞停止生长，不致堆积起来。这种现象称为接触抑制（contact inhibition）。细胞缝隙连接、桥粒可能参与了接触抑制的调控。

细胞的生长与分化涉及多种信号之间的整合及相互作用。某些信号来自于多肽类生长因子、细胞因子和生长抑制因子，另一些则来自于细胞外基质的组成成分，并通过整合素依赖性信号转导系统进行传递。虽然某一信号转导系统可被其特异类型的受体所激活，但同时还存在信号转导系统之间的相互作用，从而使信号整合，以调节细胞增殖及细胞的其他生物学行为。

三、干细胞在细胞再生和组织修复中的作用

成体干细胞在正常情况下大多处于休眠状态，在病理状态或在外因诱导下可以表现出不同程度的再生和更新能力。成体干细胞不仅向本身组织进行分化，也可以向无关组织类型的成熟细胞进行分化，称之为转分化（transdifferentiation）。在多数情况下，成体干细胞分化为与其组织来源一致的细胞，但是在某些情况下，成体干细胞的分化并不遵循该规律，表现出很强的跨系或跨胚层分化潜能和可塑性。分化方向已定的细胞，在一定的条件下依然具有分化方向上的可塑性。研究表明，神经干细胞在生长因子、激素和微环境因素的作用下，除了可以分化为神经元、星形胶质细胞和少突胶质细胞外，还可以分化为骨骼肌细胞和造血细胞。

成体干细胞的这些生物学特性表明它将在组织修复过程中发挥重要作用。当组织损伤后，骨髓内的干细胞和组织内的干细胞都可以进入损伤部位，进一步分化成熟以修复受损组织的结构和功能，也在炎症反应的早期通过调节创伤局部内皮细胞和真皮间充质细胞的增殖和迁移发挥作用。此外，它们还分泌细胞因子、趋化因子以及生长因子，包括 PDGF 和 TGF-β，以激活成纤维细胞，参与创面修复。

间充质干细胞（mesenchymal stem cells，MSCs）是一种成体干细胞，具有干细胞的共性和强大的可塑性。MSCs 参与创伤的愈合和组织的再生，需要通过血管周围微环境的调控才得以激活。炎症环境中的炎症介质是调控 MSCs 分化的关键因素，同时 MSCs 能与多种免疫细胞特异性结合，通过释放免疫调节分子介导免疫调节过程。在急性炎症过程中，炎症介质吲哚胺 2,3-双加氧酶（indoleamine 2,3-dioxygenase，IDO）、白介素-6、前列腺素 E2 能激活 MSCs 表面 Toll 样受体 3（TLR3），从而触发免疫细胞的 Th1 效应，促进组织和细胞的再生和骨髓的造血作用。在慢性炎症过程中，MSCs 微环境发生改变，炎症介质如白介素-6、白介素-8、TGF-β，能激活 MSCs 表面的 Toll 样受体 4（TLR4），从而触发免疫细胞的 Th2 效应，最终导致脂肪组织在骨组织和肌肉组织中的蓄积，削弱创伤的愈合，影响骨髓的造血作用（图 4-11）。

由于 MSCs 具有强大的可塑性，来源广泛，容易体外大量扩增以及基因修饰，其在慢性难愈创面的治疗作用逐渐受到广泛关注。MSCs 促进伤口愈合的功能性特征包括：能够移行到创伤或炎症的部位，参与受损组织的再生与重建；刺激固有的祖细胞增殖和向不同方向分化，通过分泌生长因子和重新塑造细胞来促进受损细胞的恢复；增强创伤组织中的血管发生，发挥特殊的免疫调节和抗炎作用。体外研究证实：MSCs 通过分泌旁分泌因子，如血管内皮生长因子、表皮生长因子、血管生成素、白介素等影响内皮细胞增殖、迁移和细胞外基质的侵入。体内研究证实：MSCs 能分泌各种各样的生成血管、抗细胞凋亡和促进有丝分裂的因子，如血管内皮生长因子、肝细胞生成因子、血管生成素 1、肾上腺髓质素和胰岛素样生长因子 1 促进组织的修复。在创面愈合的炎症期，由角质细胞产生特异性趋化因子 SLC/CCL21 与特异性受体 CCR7 结合，将 MSCs 募集到创面，通过增殖分化为多种细胞类型参与创面修复，包括分化为角质细胞、内皮细胞、毛囊周细胞以及单核细胞，同时还分泌大量生长因子和细胞因子以促进创面的愈合。MSCs 通过迁移至毛囊壁龛（niche）微环境，除了在炎症期补充炎症细胞、产生胶原外，还在创面愈合过程中增殖分化为皮肤组织结构，包括血管、皮脂腺、毛囊周细胞等。此外，骨髓中的角质前体细胞亦能在特异的趋化因子 CTACK 的作用下迁移至表皮，通过分化为角质细胞来促进皮肤的再生。如何有效地将 MSCs 作为一种修复细胞和（或）外源基因表达的载体运用于临床是目前的研究热点。

另外，目前已确认的其他组织的干细胞包括：①脑组织内的神经干细胞，可进一步分化为脑内三种类型细胞，即神经元、星形胶质细胞和少突胶质

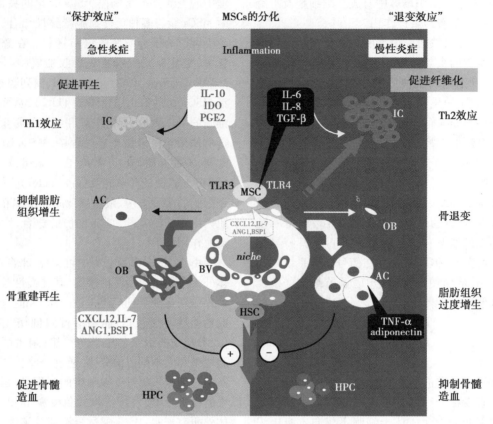

图 4-11 急、慢性炎症微环境调控 MSCs 的分化

IC,免疫细胞;AC,脂肪细胞;OB,骨母细胞;HPC,造血前体细胞

细胞;②在肝脏的肝闰管(赫令管),即肝实质细胞和胆管系统的结合部位,存在肝脏干细胞,具有分化成胆管上皮细胞和肝细胞的双向潜能,在亚急性重型肝炎、慢性肝炎和肝硬化时,参与损伤肝脏的修复;③在骨骼肌细胞肌膜下存在骨骼肌干细胞,也被称为肌卫星细胞,当骨骼肌损伤后干细胞增殖分化形成肌细胞;④在角膜缘的基底部存在角膜缘干细胞,不仅可增殖、分化为上皮细胞,还可保持角膜的完整性和生理功能,维持局部免疫反应。总之,干细胞在促进组织修复和细胞再生中起重要作用。

四、纤维性修复的机制

纤维性修复通过肉芽组织增生,继而溶解、吸收损伤局部的坏死组织,填补组织缺损,并逐渐转化成瘢痕组织。肉芽组织(granulation tissue)由新生薄壁的毛细血管以及增生的成纤维细胞构成,并伴有炎性细胞浸润,肉眼表现为鲜红色,颗粒状,柔软湿润,形似鲜嫩的肉芽故而得名。镜下可见大量由内皮细胞增生形成的实性细胞索及扩张的毛细血管,对着创面垂直生长,并以小动脉为轴心,在周围形成袢状弯曲的毛细血管网。新生毛细血管的内皮细胞核体积较大,呈椭圆形,向腔内突出。在此种毛细血管的周围有许多新生的成纤维细胞,此外,可见大量渗出液及炎症细胞。肉芽组织在组织损伤修复过程中具有重要作用:①抗感染保护创面;②填补创口及其他组织缺损;③机化或包裹坏死、血栓、炎性渗出物和其他异物。肉芽组织在组织损伤后 2~3 天内即可出现,最初是成纤维细胞和血管内皮细胞的增殖,随着时间的推移,逐渐形成纤维性瘢痕,这一过程包括:①血管生成;②成纤维细胞增殖和迁移;③细胞外基质成分的积聚和纤维组织的重建。

(一)血管生成的过程

从发生学和组织学观点出发,把广义的血管新生(neovascularization)分为两种类型,其中一种见于发生初期,由内皮细胞前期细胞(endothelial progenitor cell,EPC)或者成血管细胞(angioblast)形成新的血管,称为血管形成(vasculogenesis);另外一种是由组织中既存的成熟血管的内皮细胞发生增殖和游走,形成小的血管,称为血管新生(angiogenesis),以往认为胎儿后期或成人体内血管的生成是属于血管新生的过程,即残存的血管内皮细胞增殖和迁移的过程。但是对周围相当有限的血管及其内皮细胞是否能在相应部位(如肿瘤组织或缺血组织)形成所需要的丰富新生血管一直持有疑问。最近研究证明,血液中存在 EPC,它参与重症缺血区域血管的形成,其机制与胎儿期血管发生机制是一致的。所以病理状态下的血管生成,既包括血管形成又包括血管新生。

血管新生包括一系列步骤:①原有血管基底膜降解并引起毛细血管芽的形成和细胞迁移;②内皮细胞向刺激方向迁移;③位于迁移细胞后面的内皮细胞增殖和发育成熟。后者包括生长停止、形成毛细血管管腔和内皮细胞外侧出现新的细胞成分。如在毛细血管外出现周细胞;在较大的血管外出现平滑肌细胞以支撑管腔,维持内皮细胞和周细胞的功能。所有这些步骤均由生长因子、细胞与细胞外基质间的相互作用所调控。

1. 生长因子和受体 多数实验结果表明,VEGF 和血管生成素(angiopoietin)在血管形成中发挥特殊作用。多种间叶细胞均能分泌生长因子,但具有酪氨酸激酶活性的受体则主要存在于内皮细胞。在血管发育的早期,VEGF 与血管内皮细胞上的 VEGF 受体之一 VEGFR2 结合,介导内皮细胞增殖和迁移,然后,VEGF 与另一个受体(VEGFR1)结合并引起毛细血管管腔形成。进一步的血管新生则依赖于血管生成素(Ang-1 和 Ang-2)的调控,Ang-1 与内皮细胞上的称为 Tie2 的受体相互作用,使内皮细胞外侧出现新的细胞,这种新的细胞除维持新生血管的稳定外,Ang-1 和 Tie2 的相互作用还可促进血管的成熟,使其从简单的内皮细胞构成的管腔,成为更精细的血管结构并维持内皮细胞处于静止状态(图 4-12)。

2. 细胞外基质 血管生成的关键环节是内皮细胞的运动和直接迁移。这些过程由几类蛋白调控,包括:①整合素,对新生血管的形成和稳定尤为重要。②基质细胞蛋白包括血栓黏合素 1(thrombospondin 1)、富含半胱氨酸的酸性分泌蛋白(SPARC)和细胞黏合素 C,它们可导致细胞与基质的相互作用失衡,从而促进血管新生。③蛋白水解酶,如前所述的纤溶酶原激活剂和基质金属蛋白酶,它们在内皮细胞迁移过程中发挥重要作用。另外,这些蛋白酶水解细胞外基质所产生的水解片段也对血管生成起调节作用,如内皮抑素(endostatin)为一种特殊类型的胶原小片段,可抑制内皮细胞增殖和血管形成。

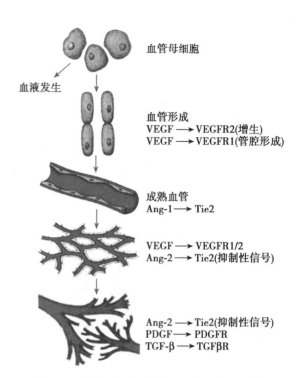

图 4-12　VEGF 与其受体相互作用引起血管生成模式图

(二)纤维化

在富含新生血管和疏松细胞外基质的肉芽组织内发生纤维化的过程是:①损伤部位的成纤维细胞迁移和增殖;②细胞外基质的积聚。

1. 成纤维细胞增殖 肉芽组织富含新生血管。VEGF 除可促进血管生成,还能增加血管的通透性。血管通透性的增高导致血浆蛋白如纤维蛋白原和血浆纤连蛋白在细胞外基质中积聚,为生长中的成纤维细胞和内皮细胞提供临时基质。多种生长因子可启动成纤维细胞向损伤部位的迁移及随之发生的增殖,包括 TGF-β、PDGF、EGF、FGF 和促纤维化性细胞因子如 IL-1 和 TNF-α。TGF-β 因其在纤维组织积聚中发挥多种作用,所以认为是引起感染性纤维化的最重要的生长因子。

2. 细胞外基质积聚 在修复过程中,增生的成纤维细胞和内皮细胞的数量逐渐减少。成纤维细胞开始合成更多的细胞外基质并在细胞外积聚。纤维性胶原是修复部位结缔组织的主要成分,对创伤愈合过程中张力的形成尤为重要。许多调节成纤维细胞增殖的生长因子同样可刺激细胞外基质的合成,包括生长因子(PDGF、FGF、TGF-β)和细胞因子(IL-1、IL-4)皆可促进胶原合成,而这些因子在创伤愈合时又由白细胞和成纤维细胞所分泌。然而,胶原的积聚不仅与胶原合成的增加有关,还与胶原降解抑制有关。最后,肉芽组织转变为含有梭形纤维细胞、致密胶原、弹性纤维和其他细胞外基质成分的瘢痕。

(三) 组织重构

肉芽组织转变为瘢痕的过程也包括细胞外基质的结构改变过程。一些能刺激胶原和其他结缔组织分子合成的生长因子,还有调节金属蛋白酶的合成与激活的作用。而金属蛋白酶是降解细胞外基质成分的关键酶。细胞外基质合成与降解的最终结果不仅导致了结缔组织的重构,而且亦是慢性炎症和创伤愈合的重要特征。

胶原和其他细胞外基质成分的降解可由锌离子依赖性的基质金属蛋白酶家族来完成。中性粒细胞弹性蛋白酶、组织蛋白酶 G、激肽、纤溶酶及蛋白水解酶虽可降解细胞外基质成分,但它们为丝氨酸蛋白水解酶,而非金属蛋白酶。金属蛋白酶可由成纤维细胞、巨噬细胞、中性粒细胞、滑膜细胞和一些上皮细胞等多种细胞分泌,并由生长因子(PDGF、FGF)、细胞因子(IL-1、TNF-α)及吞噬作用和物理作用等刺激因素所诱导。TGF-β 和类固醇在生理条件下有抑制胶原酶降解胶原的作用,胶原酶切断三螺旋结构成为大小不等的两个片段,然后再由其他蛋白水解酶继续降解。这一过程若无控制的进行对机体是有害的,但在组织内金属蛋白酶是以无活性的酶原形式分泌的,并需要化学刺激,如 HOCL 和蛋白酶(纤溶酶)才能活化。活化型金属蛋白酶可由特异性金属蛋白酶组织抑制剂(TIMP)家族快速抑制,大多数间质细胞可分泌TIMP,从而有效地控制降解过程。可见创伤愈合过程中胶原酶及其抑制剂活性在受到严密调控的同时,也成为损伤部位清除坏死物质和结缔组织重构的必要条件。

(四) 上皮-间质转化(epithelial-mesenchymal transition,EMT)在慢性炎症纤维性修复中的作用

目前研究认为,EMT 是慢性损伤后纤维化的重要机制。最早在老鼠肾纤维化模型中发现 EMT 在器官纤维化中起了重要作用,实验发现肾小管上皮细胞的上皮标志物 E-cad 表达下调,间质标志物 α-平滑肌肌动蛋白表达上调。进一步研究发现,EMT 参与许多器官的纤维化过程,在肾脏、肝脏和肺脏纤维化过程中,由 EMT 转化的肌成纤维细胞比例均较高。TGF-β 是目前公认的促纤维化因子,在TGF-β/Smad 信号途径激活后,可通过一系列信号分子的级联反应,影响细胞黏附分子和细胞骨架蛋白的功能,最终引起 EMT 的发生。已有研究报道,在慢性肝病、慢性肠道疾病和阻塞性支气管病变

中,TGF-β 对 EMT 起正向调控作用。近年来的研究还发现,肝细胞和胆管上皮细胞可通过 EMT 过程转化为肌成纤维细胞,参与肝纤维化的发生发展。然而在肝纤维化过程中是否存在 EMT,目前依然存在争议。

(黄爱民)

第五节 炎症与肿瘤发生

炎症是机体对损伤因子所发生的复杂防御反应,急性炎症反应在病原体感染及组织损伤应答中起免疫监视的作用,通常是有益的;然而,慢性持久性炎症可能引起机体过度应激和组织损伤,并导致肿瘤发生。早在 19 世纪 60 年代,德国病理学家 Rudof Virchow 就观察到肿瘤组织中存在炎症细胞,并首先提出炎症和肿瘤存在关联的假设。长期的临床流行病学研究发现慢性炎症患者更易继发各种肿瘤,而抑制癌前病变患者或肿瘤易感者的慢性炎症,可降低癌症发病和(或)复发的风险;近年来的分子生物学研究也证实,慢性炎症中的炎性细胞因子既能调节细胞表型和功能,间接介导特异性或先天性免疫,也能作为始发因子直接影响上皮细胞的增殖,促进慢性炎症癌变。因此,炎症也被称为癌症的第七大特征。

一、非可控性炎症与肿瘤的发生

炎症是宿主系统对病原体感染以及各种组织损伤等产生的一系列复杂的应答事件。炎症通过影响机体微环境中多种细胞与因子的相互作用,调控机体多种生理与病理信号网络的平衡走向。一般情况下,当炎性因素如感染或组织损伤消除后,炎症反应随即终结,之后转变成为一种高度活跃、精细调控的平衡状态,这种炎症被称为"可控性炎症"。但是在某些不确定因素的存在下,如持续的或低强度的刺激、靶组织处于长期或过度反应时,炎症无法从抗感染、组织损伤模式下转变成为平衡稳定的状态,导致炎症反应的持续进行,表现为"非可控性炎症"(non-resolving inflammation)状态。

(一) 非可控性炎症促进肿瘤的发生

持续的非可控性炎症和肿瘤之间存在着紧密联系。目前,约有15% ~25% 的肿瘤与慢性感染有关,非可控性炎症则是这些慢性感染中的重要组成部分。如:幽门螺杆菌持续感染所形成的慢性炎症与胃癌相关,乙型肝炎病毒和丙型肝炎病毒可致肝细胞癌,慢性皮肤溃疡与皮肤癌有关,此外,炎症性

肠病与结直肠癌、EB 病毒感染与鼻咽癌及伯基特（Burkitt）淋巴瘤、华支睾吸虫和肝吸虫感染与原位胆管癌、慢性溃疡性结肠炎与大肠癌、慢性胆囊炎与胆囊癌、化学刺激物诱发的慢性炎症（如吸烟、石棉沉着）与肺癌等疾病之间也存在着密切的对应联系（表4-4）。炎性细胞因子过表达可促进肿瘤发展，而针对炎症介质（化学因子、细胞因子等）、炎症相关转录因子或炎性细胞的靶向抑制，可以减少肿瘤发生和播散的概率。流行病学研究证实长期使用非甾体抗炎药可以降低结肠癌的发病率，并延缓乳腺癌、前列腺癌以及肺癌的进展，由此可见，炎症与肿瘤之间关系密切。

表 4-4 与肿瘤发生相关的炎症性病变

诱　　因	炎　　症	癌　　症	癌变风险（%）
吸烟	支气管炎	肺癌	11～24
幽门螺杆菌	胃炎	胃癌	1～3
人乳头瘤病毒	宫颈炎	宫颈癌	<1
肝炎病毒	肝炎	肝癌	10
细菌、胆结石	胆囊炎	胆囊癌	1～2
革兰阴性尿路病原体	膀胱炎	膀胱癌	<1
烟草、遗传学	胰腺炎	胰腺癌	≤10
胃酸、酒精、香烟	食管炎	食管癌	15
石棉纤维	石棉沉着病	间皮瘤	10～15
Epstein-Barr 病毒	单核细胞增多症	伯基特淋巴瘤	<1
肠道病原体	炎症性肠病（IBD）	大肠癌	1
紫外线	晒斑	黑色素瘤	≤9
感染，性病	前列腺炎症	前列腺癌	?

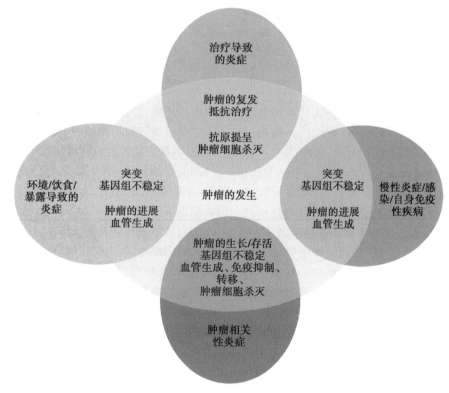

图 4-13　炎症与肿瘤的发生

在非可控性炎症状态下,活性氧簇、活性氮簇、细胞因子、趋化因子和生长因子等炎性介质大量生成,诱导细胞增殖、趋化炎性细胞聚集,导致 DNA 氧化损伤和基因组的不稳定性,失活或抑制 DNA 损伤修复基因,从而使许多基因突变的增殖细胞在炎性微环境中持续失控性增殖,最终导致肿瘤的发生(图 4-13)。

(二) 肿瘤发生促进非可控性炎症反应

肿瘤发生后,一些活化的癌基因(如 *Ras* 家族、*Myc* 癌基因等)可导致肿瘤细胞自身分泌炎性分子进一步招募炎症细胞,促进非可控性炎症微环境形成,从而影响肿瘤细胞的增殖、侵袭和转移。肿瘤微环境中存在大量的非可控性炎症细胞,炎症细胞分泌的促炎因子在肿瘤生长的后期可以直接受肿瘤细胞调控,并反过来影响肿瘤的生长。例如,在肿瘤发生过程中具有重要作用的炎症介质类花生四烯酸和大部分前列腺素是由 COX-2 生成的,COX-2 最初在肿瘤微环境的基质和炎症细胞中高表达,而后期则在肿瘤细胞中表达上调。同样,其他促炎因子(如 MMPs、TNF-α 等)在肿瘤生长后期也直接受到肿瘤细胞的调控。同时,恶性实体瘤的生长速度一般都会超过它们的血液供应,使环境中缺乏足够的氧气和营养成分,从而加强促炎症介质的释放和募集大量的炎症细胞,发生肿瘤相关性炎症。此外,肿瘤治疗也可以引发局部或者系统性肿瘤相关性炎症,刺激残留的肿瘤细胞再生长,促进肿瘤的发生和发展。

二、炎症相关肿瘤的发病机制

在炎症和肿瘤发生之间存在公认的两种分子通路,分别是:①内源性通路:基因改变,各种抑癌基因的失活和原癌基因的活化,引起基因组不稳定,促进炎症微环境形成的炎症相关分子的表达,导致炎症和肿瘤的发生;②外源性通路:炎症或感染,促进肿瘤的发展和转移(图 4-14)。两种通路的重要交叉点包括转录因子和多种促炎细胞因子,它们在非可控性炎症转化为肿瘤的过程中发挥重要作用。由炎症细胞和炎症因子构成的炎症微环境可直接或者间接的促进血管生成;炎症导致的细胞 DNA 损伤和基因的不稳定性、核因子 κB 及 STAT3 等炎性信号通路的异常激活可促进肿瘤细胞转化及转移。目前,炎症与肿瘤发生的确切机制尚未完全阐明,可能与下列因素有关。

(一) 肿瘤微环境的形成

肿瘤微环境是指肿瘤在其发生发展过程中所

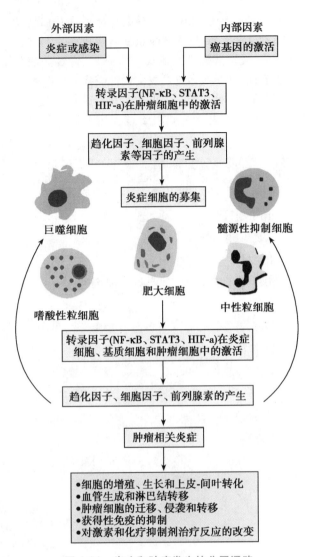

图 4-14 炎症和肿瘤发生的分子通路

处的内环境,包括细胞成分和非细胞成分;细胞成分主要包括肿瘤细胞本身、血管内皮细胞、平滑肌细胞、与肿瘤相关的成纤维细胞等间质细胞及少量浸润炎症细胞等,这些细胞能分泌大量的细胞因子、蛋白水解酶、生长因子等构成了肿瘤微环境的非细胞成分。

当机体在感染或创伤修复时,会持久激活和吸引大量白细胞,如中性粒细胞、单核细胞、嗜酸性粒细胞、树突细胞、肥大细胞等聚集在感染部位,不断地产生活性氧类(ROS)、活性氮类(reactive nitrogen species,RNS)及花生四烯酸类等物质诱导正常上皮细胞发生恶性转化。同时,炎性细胞又通过分泌多种细胞因子、趋化因子、黏附分子等一起组成新的炎症环境。炎症微环境不仅调节上皮细胞向间充质细胞转变,启动肿瘤转移,还可以通过降解细胞外基质促进肿瘤细胞的侵袭;同时,促进肿瘤血管的新生,为肿瘤的发生发展提供保障。其中,肿瘤相关巨噬细胞、骨髓来源抑制细胞、肿瘤坏死因子和白介素家族是较为重要的炎症细胞和炎症因子。

1. 肿瘤相关巨噬细胞(tumor-associated macrophages,TAMs) 巨噬细胞在先天性和适应性免疫反应中发挥不可或缺的作用,并且对维持组织稳态也有重要影响。炎症对肿瘤发生发展具有促进和抑制的双刃剑作用,这主要取决于肿瘤微环境中的巨噬细胞,其中研究最多的就是肿瘤相关巨噬细胞。TAMs 是外周血单核细胞浸润到实体瘤中演变而成的,在肿瘤的基质细胞中占很大的比例。它们能表达血管生成因子,产生基质金属蛋白酶(MMP2、MMP9 和 MMPs 的激活剂)、TGF-β、PDGF、IL-6、尿激酶、纤溶酶原激活剂及组织型纤溶酶原激活剂(t-PA)。一旦被激活,TAMs 就成为肿瘤微环境中的细胞因子、生长因子和蛋白酶的主要来源,在促进组织重塑、血管形成和抑制获得性免疫反应及肿瘤生长、侵袭和转移中起着重要作用(图4-15)。

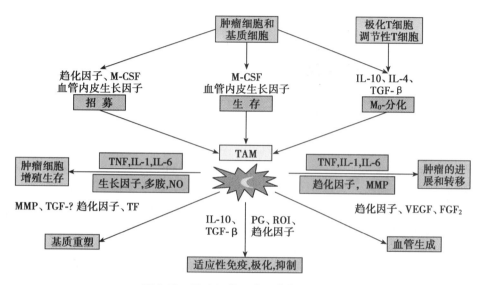

图 4-15 肿瘤相关巨噬细胞的作用机制

TAMs 与肿瘤的关系错综复杂,目前普遍认为具有双刃剑的作用。在肝癌、肺癌、乳腺癌等肿瘤中,TAMs 促肿瘤作用占主导地位,TAMs 的表达与患者的预后呈负相关;而在胃癌、部分结直肠癌及鼻咽癌研究中得出了相反的结论。这是因为 TAMs 既可以分泌免疫调节因子(如干扰素、白介素和 TNF)来发挥抗肿瘤免疫和抗原呈递作用,也可以分泌促有丝分裂因子(mitogenic factor)来促进肿瘤生成,并抑制对肿瘤的免疫反应,同时还可以释放血管生成因子(angiogenesis factor)直接或间接地促进血管生成。另外,TAMs 与肿瘤细胞之间还存在旁分泌环路,即肿瘤细胞分泌集落刺激因子受体(colony-stimulating factor-1,CSF-1)活化巨噬细胞,大量分泌上皮生长因子(EGF)、血小板衍生生长因子受体、IL-6、基质金属蛋白酶,降解细胞外基质和基底膜,从而利于肿瘤细胞侵袭和转移。

2. 骨髓来源抑制细胞(myeloid-derived suppressor cell,MDSC) 细胞因子及其他的肿瘤源性可溶性因子不仅可以来源于肿瘤相关的炎症细胞,还可以来源于骨髓来源抑制细胞(MDSC)。MDSC 是一群异质性的未成熟细胞,能有效抑制免疫反应。肿瘤微环境中存在大量的炎症介质,其中前列腺素 E2 和 IL-1β 可以刺激 MDSC 的积累。MDSC 通过产生大量诱导性一氧化氮合成酶和精氨酸酶抑制 T 细胞的抗肿瘤免疫功能,MDSC 可以分泌大量的因子如 ROS、NO、TGF、IL-10 等来抑制 T 细胞的增殖和分化,因此 MDSC 抑制肿瘤免疫被认为是炎症发展为癌的一个重要机制。

3. 细胞因子(cytokines) 细胞因子可被炎症细胞和肿瘤细胞激活,它们对于维持慢性炎症、促进肿瘤细胞进展与血管形成、抑制免疫介导的肿瘤监视具有非常重要的作用。促炎作用的细胞因子如 IL-1、IL-6、IL-8、TNF-α、IFN-γ、集落刺激因子(CSF)、巨噬细胞游走抑制因子(macrophage migration inhibitory factor,MIF)等,抗炎的细胞因子如 IL-4、IL-10,IFN-α、IFN-β、TGF-β 等,然而其中许多分子都具有双重作用。慢性炎症过程中,由于促炎的细胞因子和抗炎的细胞因子比例失衡从而启动或促进肿瘤的生长(图4-16)。

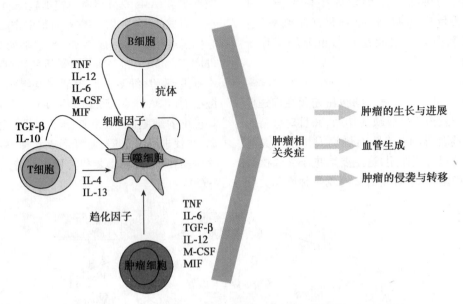

图 4-16　肿瘤微环境中细胞因子的互相作用

（1）肿瘤坏死因子（tumor necrosis factor, TNF）：TNF 对肿瘤的作用具有双向性，TNF-α 不但可杀伤肿瘤细胞又可促进肿瘤细胞生长和浸润。TNF-α 主要通过与 TNF 受体 1（TNFR-1）结合后经自分泌和旁分泌途径起作用，与皮肤癌、结肠癌、卵巢癌、前列腺癌等恶性肿瘤的发生、发展和转移密切相关。TNF-α 可以直接导致原癌基因的活化和 DNA 的损害，增加基因组不稳定性，加快肿瘤的启动。同时，TNF-α 也是活化 NF-κB 的主要诱导剂，促进肿瘤的演进。TNF-α 诱导恶性细胞释放大量趋化因子和细胞因子，这些因子可以刺激细胞外基质重塑，引起骨髓干细胞分化为内皮细胞，促进新生血管生成，从而促进肿瘤的生长和转移。此外，TNF-α 通过诱导 EMT 促进肿瘤的转移。

（2）白介素：其是另一类存在于肿瘤微环境中的重要炎性细胞因子。其中，IL-1，IL-4，IL-6 等与肿瘤密切相关。IL-1 主要富集于肿瘤部位，在肿瘤部位其可影响癌变过程肿瘤生长和侵袭等。研究显示，IL-1β 可以显著诱导尿激酶的表达和活性，其通过蛋白激酶 C-α 依赖的 c-Jun 端激酶 1/2 和 NF-κB 诱导激酶级联。另外，IL-1β 也可以通过丝裂原活化蛋白激酶和 NF-κB 诱导基质金属蛋白酶 9 的表达。IL-4 是一种抗炎因子，在多种细胞的增殖分化和坏死中发挥作用。有研究表明，IL-4 可以通过诱导肿瘤相关巨噬细胞的组织蛋白酶而促进肿瘤的生长和侵袭。IL-6 通过一个共同的信号受体人糖蛋白 130 传递信号，IL-6 与 sIL-6R 受体结合，然后 sIL-6R 受体可以通过诱导人糖蛋白 130 链的二

聚化并导致相关蛋白酪氨酸激酶（Janus kinases, JAKs）的活化。JAKs 可使人糖蛋白 130 磷酸化，进而导致 STAT3、STAT1 及其他分子（蛋白酪氨酸磷酸酶、磷脂酰肌醇 3 激酶）的募集与活化。一种 IL-6 的单克隆抗体 siltuximab，可以完全抑制非小细胞肺癌中的 STAT3 酪氨酸磷酸化，联合厄洛替尼和 siltuximab 可以双重抑制肺癌的生长。IL-6 能激活多种细胞级联反应，如 STAT 信号通路、PI3K 信号通路以及 MAPK 信号通路；IL-6 还能导致 DNA 甲基化，包括 LINE-1 和一些重要的抑癌基因，如 *CHFR*、*GATA5* 和 *PAX6* 等，对口腔癌等肿瘤的发生发展有很大的促进作用。

（二）炎症介导遗传不稳定性

1. DNA 损伤及修复功能抑制　肿瘤本质为一种基因病，而破坏细胞基因的稳定性是炎症促进肿瘤启动的一个重要机制。在非可控性炎症微环境中，活化的炎症细胞如中性粒细胞和巨噬细胞释放大量的活性氧类（ROS）和活性氮介质（reactive nitrogen intermediates, RNI），活性氧氮介质通过作用于 MSH2/MSH6 启动子，下调或沉默错配修复（MMR）蛋白。ROS 也可以通过错配修复酶的直接氧化导致其失活，从而增加了整个基因组 DNA 复制错误的累积，诱导 DNA 的损伤并影响 DNA 损伤修复。慢性炎症的持续刺激可使机体产生免疫耐受，对突变细胞不能进行及时的识别和清除。经过反复作用，DNA 修复功能出现异常，从而形成了具有发展为肿瘤潜力的细胞。活性氧氮介质诱导的持续性损伤将进一步扩大这些肿瘤潜力细胞的克

隆,逐渐增加基因组不稳定性和细胞异型性,最终形成肿瘤细胞,引起肿瘤的发生。

2. 癌基因的激活和抑癌基因的抑制 NO 和 IL-6 可诱导 DNA 甲基转移酶的上调,引起大量的胞嘧啶发生甲基化作用,导致包括 *P16INK4a* 和 *E-cadherin* 在内的抑癌基因失活;活性氧造成癌细胞和炎症上皮细胞中的抑癌基因 *TP53* 的失活和原癌基因 Ras 的活化。在人类肿瘤中,*TP53* 基因突变是最常见的基因变化,在肿瘤的发生、发展中起重要作用,*TP53* 基因编码的蛋白作为转录因子,当 DNA 受到损伤时,TP53 表达上调,即通过激活其下游基因来发挥它的生物学功能,是细胞周期 G_1/S 期的负性调节因子。在慢性炎症产生的大量 ROS 及 T 细胞、巨噬细胞分泌的前炎症因子——巨噬细胞游走抑制因子(MIF)极大地抑制了 *TP53* 的功能,尤其是 MIF 通过自分泌的方式,在花生四烯酸、COX-2 同时表达的情况下,通过抑制 TP53 的功能,使得整个细胞周期关卡作用几乎丧失。除了活性氧氮介质外,胞嘧啶核苷脱氨酶(activation-induced deaminase, AID)在多种恶性肿瘤中高表达,诱导多种基因的突变,包括 *TP53*、*c-Myc*、*Bcl-6* 的基因突变。有 DNA 损伤或发生了基因突变的增殖细胞在富含炎症细胞和多种生物因子的微环境中,细胞凋亡减少,失控性增殖,持续血管生成,修复程序混乱,最终癌变。

(三)炎性通路

基因突变对肿瘤的启动是不可缺少的,但就整个肿瘤的发展和演变过程来讲,只有基因突变是远远不够的。慢性炎症向肿瘤恶性转化的机制涉及了众多的基因、细胞因子、趋化因子、活性氧、活性氮等各种生物分子构成的信号通路或调控网络,新近发现 NF-κB 和 STAT3 通路是促炎细胞因子及与肿瘤增殖和慢性炎症持续相关的重要介质释放的主要调控器。NF-κB 和 STAT3 通路通常以正反馈的形式导致细胞因子的进一步释放,调节肿瘤细胞的存活、增殖、生长、血管新生、浸润等过程。它们的激活不是源于基因突变,而是源于邻近细胞产生的信号刺激。此外,越来越多的研究表明,这两条信号通路之间存在着交叉联系,在肿瘤发生发展的各个时期发挥着重要作用。

1. NF-κB 信号途径 NF-κB 是一种多效性的核蛋白因子,是自然免疫和炎症的重要调节因子,也是内源性促肿瘤因子。在肿瘤或潜在的肿瘤细胞以及炎症细胞中它是多种刺激信号的汇合点,控制与免疫细胞周期和凋亡相关的基因表达,影响细

胞稳态,被认为是炎症发展为癌症的关键促进因素。

正常情况下,NF-κB 位于胞质中并与抑制物 IκB 结合,因而无活性。IκB 激酶复合物可被细菌脂多糖、双链 RNA、ISS-DNA、负链 RNA 病毒、抗原、TNF-α 和 IL-1 等激活,使 IκB 磷酸化,通过泛素-蛋白酶体途径降解,从而释放出 NF-κB,NF-κB 失去抑制而活化,从细胞质转移到细胞核内,与特定的启动子结合,激活编码炎症因子、黏附分子、血管生成因子和趋化因子等。促炎因子和 NF-κB 活化之间存在一个正反馈的环路。在这个反馈环中,NF-κB 被促炎因子活化并诱导促炎因子的表达,这些因子包括 TNF-α、IL-1、IL-6、IL-8、ROS、COX-2、诱导型一氧化氮合成酶(iNOS)、生长因子以及细胞外基质降解酶等;NF-κB 活化后诱导下游靶基因的活化,包括抗凋亡基因(*c-IAP*、*Bcl-Xl*、*Bcl-2*、*c-FLIP*)、促增殖基因(*cyclins*、*c-Myc*)、应激基因、趋化因子、促血管新生的因子(*VEGP*、*CXCL12*),导致细胞发生一系列改变,如通过间接调节相关细胞因子和细胞周期蛋白高表达,进而加快细胞分裂,促进细胞异常增生;促进细胞凋亡抑制蛋白表达,上调和增加抗凋亡基因表达而抑制具有潜在恶化细胞凋亡;促使周围新生血管形成,推动肿瘤发展和演进。

2. STAT3 通路 STATs 的家族成员有 STAT1、STAT2、STAT3、STAT4、STAT5a、STAT5b 和 STAT6,其中,STAT3 蛋白是信号转导子与转录激活子家族的重要成员,也是炎症诱导肿瘤的核心调控分子之一。STAT3 的激活能介导多种细胞因子和生长因子的信号向细胞核传导,影响下游众多靶基因转录,包括 *c-Fos*、*c-Myc*、*cyclin D1*、*MMP2*、*VEGF* 等与细胞增殖、肿瘤细胞转移相关的关键分子。

在正常细胞信号转导中,STAT3 快速并短暂地激活,而在恶性细胞中的 STAT3 呈持续过度激活状态,通过刺激细胞增殖、存活、血管生成以及抑制树突细胞的分化、成熟,促进癌变和免疫逃逸。IL-6-JAK-STAT3 轴是 STAT3 活化的主要方式。IL-6 是 NF-κB 的下游产物,主要由微环境中的基质细胞产生。IL-6 与其受体亚基 gp-130 结合后,胞质中与 gp-130 偶联的 JAKs 活化,同时 gp-130 的酪氨酸残基发生磷酸化;STAT3 与磷酸化的 gp-130 酪氨酸残基相结合发生二聚化,然后转移到核,完成信号转导。此外,生长因子和非受体酪氨酸激酶如 SRC、ABL 也可以活化 STAT3 通路。STAT3 活化后诱导包括编码细胞因子、生长因子以及血管内皮生长因子的基因在内的大量与炎症相关的基因表达,诱导

新生血管的大量形成,促进肿瘤细胞的增殖;这些因子的相关受体反过来活化 STAT3,所以在肿瘤细胞和免疫细胞之间存在一个正反馈循环,促进炎症反应,进一步支持肿瘤的生长和存活。STAT3 的活化除了促进新生血管的形成,还能抑制细胞的凋亡。在食管 Barrett 上皮细胞,活化 IL-6/STAT3 途径可以抑制细胞凋亡,促进癌变。研究表明,在多种肿瘤中都有 STAT3 过度激活,如乳腺癌、卵巢癌、结肠癌、前列腺癌、淋巴瘤和白血病等。

三、炎症相关肿瘤

(一) 胃癌

幽门螺杆菌感染与胃癌发生发展密切相关,这表明慢性炎症可能与肠上皮化生致癌基因突变相关,进而导致胃癌的发生发展。IL-1β 在胃癌的癌变中发挥核心作用。幽门螺杆菌的感染可促进 IL-1β 的产生,IL-1β 的过表达可诱导髓源性抑制细胞 (myeloid-derived suppressor cells, MDSCs) 中 NF-κB 早期的蓄积和激活,MDSCs 中 NF-κB 的活化可引起 IL-6、TNF-α 和 SDF1 生成增加。反过来,这些促炎因子可进一步动员 MDSCs、其他免疫细胞及基质细胞包括 T 细胞、巨噬细胞、肌成纤维细胞募集到胃,放大炎症反应,因而有助于异型增生发生。根据 MDSCs 不仅利于癌症进展也利于早期癌变的理论,抑制 MDSCs 的蓄积和活化可显著减慢胃癌组织学进展。此外,IL-1β 还通过活化酪氨酸激酶通路刺激胃癌细胞株的增殖,而这种活化作用是受体介导的,并且是剂量依赖性的;而且,IL-1β 的促增殖作用被粒细胞巨噬细胞刺激因子的中和作用大大减弱,提示 IL-1β 的促生长作用是由于粒细胞巨噬细胞集落刺激因子的一种自分泌作用。研究表明,即使没有幽门螺杆菌感染,IL-1β 过表达的转基因小鼠仍可发生癌症,由此证明炎症在癌变中发挥重要作用。遗传学研究发现编码炎症介质基因 (IL-1β、IL1RN、TNF-α) 的多态性与胃癌发生风险性的增加有关。

(二) 结直肠癌

流行病学和分子生物学研究表明炎症和结直肠癌发病之间存在着密切联系。炎性肠病是指病因未明的慢性炎症性肠道疾病,包括溃疡性结肠炎 (ulcerative colitis, UC) 和克罗恩病。UC 是结直肠癌的癌前病变,长期存在 UC 的患者容易患结肠炎相关癌症 (CAC)。UC 的炎症状态是难以控制的,炎症环境中存在大量的细胞因子趋化因子和活性氧氮介质,引起 DNA 损害和基因不稳定,如 TP53

和 p16 基因突变,诱发肠上皮非典型性增生,最终启动癌变。在不可控性炎症状态下,炎症细胞中 NF-κB 通路活化,诱导 TNF-α 和 IL-6 的表达,进一步活化肠上皮细胞中的 NF-κB 和 STAT3,从而抑制凋亡,促进细胞增殖和存活。通过调节致病性 T 辅助细胞 (Th) 细胞的分化和存活,维持炎症状态,生成大量恶性细胞的存活和生长所必需的细胞因子和生长因子。血管内皮生长因子 (VEGF) 的高表达诱导新生血管形成,促进结直肠癌发生转移。可见,UC 与结肠炎相关癌症的发生发展密切相关。

(三) 肝癌

大多数的肝癌与乙型肝炎病毒及丙型肝炎病毒导致的慢性肝炎相关。在 HBV 的高发地区,如我国大陆地区、香港、台湾,以及韩国等肝细胞癌 (HCC) 中 60%~90% 有 HBV 感染,而在日本及欧洲一些国家 HCC 患者中 HCV 感染占多数,可达 50%~70%。肝癌的发生与 HBV、HCV 的感染、环境因素 (饮食和饮水中的黄曲霉毒素、藻毒素)、酗酒等有关。乙型肝炎病毒 (HBV) 是一种 DNA 病毒,它可以整合插入宿主基因组,改变宿主体细胞基因的表达,导致宿主细胞基因组的不稳定,易发生基因改变,从而转化为肝癌细胞;原发性肝癌通常发生在慢性肝损伤的基础上,慢性肝损伤引起的炎症反应促进肝硬化的发展,并且激活了肝细胞的再生能力。修复机制的持续激活可促进肝癌的形成和发展,肝炎病毒感染和长期饮酒可激活先天性免疫功能,维持持久的炎症反应,从而促进肝癌的形成和发展。

环加氧酶 (cyclooxygenase, COX) 是花生四烯酸转变为前列腺素的限速酶,COX-2 信号通路在原发性肝癌发生、发展过程中可调控肿瘤细胞浸润、增生、凋亡、血管生成等关键环节。在原发性肝癌细胞中,Wnt 通路和 Ras 通路的联合下调可导致 COX-2 的增高。两种肝炎病毒均可增强 COX-2 的表达,乙型肝炎病毒 DNA 整合到宿主基因组后,病毒蛋白 HBx 通过相关转录子激活 COX-2 启动子,进而上调 COX-2 的表达。此外,肝炎病毒感染能刺激 NF-κB 表达并使其 DNA 结合能力增强,胞内 NF-κB 异常活化与原发性肝癌的发生发展密切相关。

(四) 肺癌

肺脏是一个对外界环境开放的器官,很容易受到各种损伤进而诱发炎症。肺癌与肺部的炎性疾病 (如肺炎和肺结核等) 有相关性,且肺癌的发生在一定程度上与局部的持续炎症状态有关。慢性的呼吸道炎症引起支气管上皮细胞和肺部微环境的转变,形成一个有利于肿瘤发生的环境,慢性持续性的炎症同样可以刺激静止的支气管干细胞增殖并导致肺上皮细胞的癌变。吸烟常常引起肺部不可控性炎症的发生，即使戒烟，炎症仍持续进行，肺部炎症是肺癌发生的关键因素。肺部不可控性炎症可引起 *TP53* 基因、*K-Ras* 基因、*EGFR* 基因突变，启动肺癌。同时，基因突变可以增加 NF-κB 通路的活性，诱导环加氧酶-2（COX-2）高表达。炎症介质 IL-1β、TGF-β、EGF 也可直接诱导 COX-2 高表达。在 NSCLC 中，COX-2 高表达与新生血管形成及癌症转移密切相关。COX-2 上调转录因子 Snail，从而增加促血管生成因子 CXCL8、CXCL5 以及它们的受体 CXCR2 的表达，有利于血管的生成。COX-2 高表达增加 PGE2 浓度，降低 E-钙黏蛋白（E-cadherin），引起 EMT，从而促进 NSCLC 转移。此外，COX-2 可以介导非小细胞肺癌（non-small-cell carcinoma，NSCLC）的免疫抑制，由此可见，肺部不可控性炎症在 NSCLC 的启动演进和转移过程中发挥了重要作用。

（李　锋）

主要参考文献

［1］ 李玉林. 病理学. 第 8 版. 北京：人民卫生出版社，2013.

［2］ Kumar V，Abbas AK，Aster JC. Robbins basic pathology. 9th ed. Elsevier Saunders，2012.

［3］ Kumar V，Abbas AK，Fausto N，et al. Robbins and Cotran pathologic basis of disease. 8th ed. Elsevier Saunders，2009.

［4］ 陈杰，李甘地. 病理学. 第 2 版. 北京：人民卫生出版社，2010：78-97.

［5］ Ashley NT，Weil ZM，Nelson RJ. Inflammation：mechanisms，costs，and natural variation. Annu Rev Ecol Evol Syst，2012，43：385-406.

［6］ 钟春燕，胡志坚. 炎性体的研究进展. 中国免疫学杂志，2012，28：278-281.

［7］ 于莉莉，韩代书. Toll 样受体（TLRs）介导的天然免疫间的相互调节. 中国组织化学与细胞化学杂志，2013，21：79-84.

［8］ Lepperdinger G. Inflammation and mesenchymal stem cell aging. Curr Opin Immunol，2011，23（4）：518-524.

［9］ Borthwick LA，McIlroy EI，Gorowiec MR，et al. Inflammation and epithelial to mesenchymal transition in lung transplant recipients：role in dysregulated epithelial wound repair. Am J Transplant，2010，10（3）：498-509.

［10］ Hotz B，Visekruna A，Buhr HJ，et al. Beyond epithelial to mesenchymal transition：a novel role for the transcription factor Snail in inflammation and wound healing. J Gastrointest Surg，2010，14（2）：388-397.

［11］ Horie N，Pereira MP，Niizuma K，et al. Transplanted stem cell-secreted vascular endothelial growth factor effects poststroke recovery，inflammation，and vascular repair. Stem Cells，2011，29（2）：274-285.

［12］ 夏章权，张从纪，王涛. 基因和干细胞疗法修复慢性难愈创伤的研究与应用. 中国组织工程研究，2012，16（6）：1103-1106.

［13］ 姚婵，来茂德. 上皮间质转化（EMT）及其分子机制. 国际遗传学杂志，2006，29（4）：290-294.

［14］ Morrison WB. Inflammation and cancer：a comparative view. J Vet Intern Med，2012，26（1）：18-31.

［15］ Chi-Hin Cho，Jun Yu. Frominflammation to cancer：advances in diagnosis and therapy for gastrointestinal and hepatological diseases. Singapore：World Scientific，2012：1-68.

［16］ Fran Balkwill，Alberto Mantovani. Inflammation and cancer：back to Virchow? Lancet，2001，357：539-545.

［17］ Colotta F，Allavena P，Sica A，et al. Cancer-related inflammation，the seventh hallmark of cancer：links to genetic instability. Carcinogenesis，2009，30（7）：1073-1081.

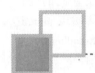

第五章 肿瘤:新挑战与百家学说

我是谁?从哪里来?到哪里去?这是人生的三大哲学命题。我们把主语换成"肿瘤",便是"肿瘤是什么?从哪里来(如何发生)?到哪里去(为什么转移,如何转移)?"从对人类的威胁,对其研究的投入来看,肿瘤仍是人类面临的最大挑战。20世纪60年代末,美国人登上了月球。科学家们信心满满,认为解决肿瘤的问题也不过是数年之功。在科学家们游说下,1971年,时任美国总统尼克松签署了对肿瘤宣战的法令。40多年来,有关肿瘤的论文发表了150多万篇,肿瘤的基因组也已经反复千万次测序,但面对如山的资料和文献,我们似乎越来越迷茫。从矛盾运动的角度讲,过去几十年对肿瘤的研究和治疗的实践,逐渐积累了大量的矛盾。这些矛盾到了一定的关口,必然集中暴发,导致我们对肿瘤认识的根本改变。从认识论的角度看,概念、学说和理论都需要不断地推陈出新。在本章节中,我们重点介绍新的概念与不同的学说观点及其证据,以期对肿瘤的认识有所启迪。

第一节 肿瘤流行病学

流行病学是研究疾病分布规律及影响因素,借以探讨疾病病因,阐明流行规律,制订预防、控制和消灭疾病的对策和措施的科学。本节我们将简要介绍肿瘤流行病学常用的概念和一些常见肿瘤的流行概况和可能的病因。

一、几个常用的概念

(一)描述性肿瘤流行病学的概念

1. 发病率(morbidity or incidence) 与其他疾病的发病率一样,指在特定时间内某人群发生某疾病的频度。一般指一年内每10万人口某肿瘤的发病例数。

2. 死亡率(mortality) 与发病率一样,指一年内每10万人口中死于某肿瘤的人数。

3. 病死率(death rate) 由某种肿瘤直接导致死亡的比例,用百分数表示。从全世界的总体情况看,所有恶性肿瘤的平均病死率为60%左右,最高为胰腺癌,接近100%,为癌中之王。除外皮肤癌外,在统计的26个主要器官的肿瘤中,病死率在前几位的依次为胰腺癌、肝癌、肺癌、食管癌和胃癌,病死率都在85%以上。病死率最低的恶性肿瘤为睾丸癌,约18%。

4. 流行率(prevalence) 指人群中,现有患某种肿瘤的人员的比例。理论上说,凡是患过某肿瘤而仍然生存的人员都应该计算,但实际应用中,一般取5年以内曾患过该肿瘤的仍然生存的人员数量。

我国的肿瘤发病率占世界的20%,与我国占世界人口的比例相当。但我国的肿瘤流行率却仅占世界的13%。而美国和加拿大的肿瘤发病率占世界的13%,其肿瘤流行率则占世界的20%,均远高于其占世界人口比例。

从我国肿瘤的流行率比较低来看,人们很容易误解为我国肿瘤治疗水平落后。但实际上,这并非主要因素。主要因素是不同国家和地区恶性肿瘤的构成比不同。如我国是肝癌、食管癌、胃癌等高恶性肿瘤的高发国家,而前列腺癌等生存期长的肿瘤发病率很低。而美国和加拿大除了肺癌的发病率和死亡率较高之外,高发的肿瘤是前列腺癌、乳腺癌和皮肤癌等长期生存率高的肿瘤。

(二)临床肿瘤流行病学的概念

1. 治愈率(cure rate) 指经治疗后不再复发的生存比率。恶性肿瘤中,治愈率最高的是起源于滋养细胞的绒毛膜癌。双肺转移的绒毛膜癌,化疗治愈率也在95%以上。

2. 有效率(effective rate) 有效率是肿瘤非外科治疗疗效评价最常用的指标。一般指经过治疗后一定时间内肿瘤出现缩小(20%以上)的比率。但有效未必能够有利于患者的生存。如化疗和放疗,剂量越大,有效率越高。但并非剂量越大,患者生存时间越长。

3. 3年或5年生存率(3 or 5-year survival rate) 特定肿瘤在不治疗或治疗后3年或5年仍

然生存的比率,是很常用的指标。前者用于生存率低、生存期短的恶性肿瘤,如胰腺癌、肝癌、胃癌等,而后者常用于恶性度相对较低、生存期长的肿瘤,如乳腺癌、前列腺癌。

4. 无进展生存时间(progress free survival, PFS) 这也是临床肿瘤治疗中常用的指标。指肿瘤不增大也不出现转移的患者生存时间。

5. 无病生存时间(disease free survival, DFS) 患者在手术或其他治疗措施后肿瘤消失,至再次出现之前的时间长度。

6. 总生存时间(overall survival, OS) 患者从患病或治疗开始的总生存时间。这是肿瘤治疗效果评价最有意义的指标。如果治疗措施过于激进,有效率自然高,但总生存时间不一定长,自然不应采取。

(三)分子肿瘤流行病学的概念——Driver 基因和 passenger 基因

顾名思义,"driver"基因是其突变或过表达是导致肿瘤发生、进展或转移的原因。而"passenger"基因则是搭车的,由于肿瘤的基因组不稳定发生的伴随性变化。但在现今的分子流行病学,这些词汇并非一定是生物学实验确定的结果。通常,在做基因组测序分析时,把与肿瘤的发生、进展或转移密切相关的(一般设定 Odds ratio>2.0),称为 driver 基因,其余的称为 passenger 基因。当然,driver gene 是有突变的时候才能体现出来,而 driver 基因的突变自然也有 driver 突变,和对肿瘤的生长没有影响的 passenger 突变。

吊诡的是,这里的 driver 突变是指能够促进肿瘤生长的突变,但实际上,很多突变甚至多数的突变是有利于患者生存的。也就是说,让肿瘤生长变慢。显然将这些基因称作 passenger 基因或 passenger 突变并不合适。从另一个角度说,哪个基因突变是肿瘤的因?迄今未能明确。

二、世界肿瘤流行的概况

全球肿瘤发生率和死亡率多年来处于上升趋势。在 50 年前的病理学教科书上可以看到,肿瘤的死亡率仅是心血管疾病死亡率的一半,但现在很多国家两大疾病的死亡率已难分伯仲。肿瘤死亡率上升的原因主要有传染病等原因的死亡率下降,平均寿命的延长等。

不同国家和地区肿瘤的流行情况有一定的差别。总体上讲,肺癌是全球死亡率第 1 的恶性肿瘤。但这并不代表每个国家都是如此。如巴布亚、

新几内亚、泰国、斯里兰卡等国的肺癌死亡率都很低。在欧洲特别是东欧国家的发病率很高,很多在 100/10 万人以上。值得注意的是西印度洋的非洲小岛国塞舌尔的肺癌发病率也很高。有意思的是,虽然肺癌与吸烟的关系密切,但并非所有吸烟率高的国家肺癌死亡率都高。如泰国、斯里兰卡等国吸烟率高,肺癌的死亡率却很低(表 5-1)。

表 5-1 部分国家男性的吸烟率和肺癌死亡率

国家	吸烟率(%)	肺癌死亡率(/10 万)
日本	59	47.9
斯里兰卡	55	3.3
泰国	49	6.4
巴布亚新几内亚	46	0.4
菲律宾	43	13.2
墨西哥	38	24.4
新加坡	32	76.9
加拿大	31	82.9
澳大利亚	29	61.1
美国	28	85.9
英国	28	85.5
荷兰	22	67.5

胃癌在全球肿瘤的死亡率中占第 2 位。每年总发病率约 100 万例。胃癌常见于东亚的国家,如中国、日本、韩国、朝鲜、蒙古等国多发。这些高发国有共同的生活习惯,就是食用腌制食品较多。随着冰箱的普及和新鲜蔬菜的供给增加,这些国度的胃癌发病率呈下降趋势。

肝癌在全球每年发病 85 万例。肝癌引起的死亡在肺癌和胃癌之后,占第 3 位,约一半的病例发生在我国。在西方国家,肝癌的诱因主要是丙型肝炎病毒的感染和酒精性肝损伤。而在中国大陆和台湾地区以及蒙古国等地区的发病因素则主要是乙型肝炎病毒的感染。

食管癌在全世界的总发病率每年约 50 万例,死亡约 45 万人,病死率高达 90%。在欧美国家,食管癌的发病与饮酒关系密切。中国等高发国家的发病因素反而不详。

胰腺癌在全球每年发病约 31 万例,但 20 年前,发病仅 20 万例。当然这 20 年中人口数量也从 50 亿增加到了 70 亿。胰腺癌的病死率是所有肿瘤中最高的。在 WHO 2002 年的统计数字中,胰腺癌的死亡数字甚至超过了当年的发病数字,说明这一

肿瘤的死亡率接近 100% ，所以被称为癌中之王。在全球，胰腺癌的死亡占所有肿瘤死亡的第 5 位，排在肺癌、胃癌、肝癌和食管癌之后。

乳腺癌在全世界来看，是妇女发病率最高的恶性肿瘤。尤其在西方国家。总体病死率在 30% 左右。美国等西方发达国家的发病率比发展中国家的高。从多国度、多民族的研究结果看，有一个共性，就是较早妊娠和全程哺乳能够降低乳腺癌的发病率。美国妇女的乳腺癌多发生在绝经后，高峰年龄在 61 岁。中国妇女的乳腺癌发病高峰年龄在更年期，即 48 ~ 50 岁。

关于雌激素与乳腺癌的关系的问题，颇令人纳罕。多年以来，人们认为雌激素是导致乳腺癌的有力推手，在雌激素受体阳性的乳腺癌患者抗雌激素疗法取得了很好的疗效。但近年的一个超过 20 多万人的大宗队列研究，却让人大跌眼镜。在绝经后自愿采用激素替代疗法的妇女，根据是否曾经切除子宫，分为单纯雌激素组（无子宫）、雌激素+孕激素组（有子宫，单纯雌激素会导致内膜癌），和没有服药的对照组。生理学上一般认为孕激素可平衡雌激素的作用。实验的结果很令人惊奇。随访 10 年发现，单纯雌激素组比无处理对照组乳腺癌的发病率下降了 24% ，而雌激素+孕激素组比对照组乳腺癌的发病率差不多增加了 20% 以上。而在啮齿类动物的实验研究也证实，雌激素+孕激素诱导乳腺癌的效率远比单用雌激素高。

前列腺癌在全球的发病率很高，但在中国的发病率很低，是全球最低的国家之一。前列腺癌的发病多见于老年人。有报道称，在美国 80 岁以上的男性死后的尸检，大部分可见前列腺癌。这里可看出前列腺癌发病率高，但同时又是病程发展缓慢，病死率较低的肿瘤。

前列腺癌的发病据认为与雄激素的水平有关，如黑种人雄激素高，前列腺癌的发病率也高。但老年人的雄激素水平一般较低。临床病理上看，雄激素水平低者前列腺癌的级别高。所以，也有人建议给雄激素来预防前列腺癌。从上述雌激素可减少乳腺癌的发病率来看，给雄激素预防前列腺癌未必没有道理。

甲状腺癌是所有男女共患肿瘤中唯一女性发病率比男性高的恶性肿瘤。男女比例约为 1∶3 。在甲状腺常见的 4 种恶性肿瘤中，除了未分化癌的病死率很高之外，常见的乳头状癌和滤泡性癌的病死率都很低。有意思的是，甲状腺乳头状癌的颈部淋巴结转移很常见，但这种转移的存在似乎并不影响患者的长期生存。近年随着超声影像技术的发展，诊断出的 1.0cm 以下的微小乳头状癌越来越多。虽然诊断为癌，但患者的长期生存率却在 99% 以上。这势必带来新的问题，这种诊断对患者带来的伤害与益处之比，如何评价？

三、我国常见的肿瘤流行概况

（一）肺癌

我国的肺癌发病率居中等程度，但仍然是死亡率最高的恶性肿瘤。值得注意的是，在过去的 30 年中，虽然我国的吸烟率并没有上升，但肺癌发病率上升很快，很多地区如广州市升高一倍以上。肺癌的发病率在不同地区也有相当大的的差异。大城市中，西安属于最低的地区之一。而广州、吉林、长春、哈尔滨和上海等城市属于高发城市。

这种情况令人纳罕，为什么同一种族的不同地区肺癌的发病率有这么大的差别？如吉林市不吸烟的男性其肺癌的发病率也相当于西安吸烟男性的 5 倍。有人猜想，西部地区干燥，真菌对肺部的损伤较小。但这里没有甘肃、宁夏和新疆地区的资料比较。而中部、南部城市气候湿润，真菌较多，东北则可能与冬日室内时间长或寒冷对肺部的损伤有关。

有意思的是，我国的肺癌发病率与吸烟虽然有一定的关系，但其相关程度远没有欧美高。有统计显示，我国的男女烟民比例在（15 ~ 22）∶1；美国的男女烟民比例均等。但两国肺癌患者的比例却相当，均为（2 ~ 2.5）∶1。英美两国的研究显示，吸烟患肺癌的相对危险度是不吸烟者的 40 ~ 50 倍，而中国则仅为 2.5 ~ 3 倍。

肺癌的组织学类型上有个特点，男性以鳞癌多见，约占 70% ；而女性患者则以腺癌为主，占 85% 以上。女性患者的生存期长于男性患者。

（二）胃癌和结直肠癌

胃癌常发生在经济欠发达的国度。而肠癌则在发达国家发病率更高。在同一国度常是随着社会经济的发展、冰箱的普及，胃癌的发病率下降，同时结肠癌的发病率上升。

胃癌的病因长期以来是我国科学研究的重点。关于幽门螺杆菌与胃癌的关系，也是很难厘清的一个问题。一方面，幽门螺杆菌的感染非常普遍，与胃癌的发病率并没有直接的关系；另一方面，幽门螺杆菌又的确引起胃炎、胃溃疡等慢性损伤，增加胃癌的发病机会。而目前也没法做到彻底清除一个人群的幽门螺杆菌来观察胃癌的发病率是否下降。

我国是胃癌发病率比较高的国家。有意思的是,中日韩等亚裔胃癌患者的生存时间(16～18个月)远较欧美白裔、非裔、拉美裔的生存时间(7～9个月)长。这些结果是从美国洛杉矶和加拿大多伦多的多所医院统计得出的资料。这些差别的原因,用基因组分析不一定能够得出满意的结果。一个比较合理的解释是,当一个人群中某种肿瘤的发病率很高时,这一人群在与该疾病斗争的过程中,必然产生较高的耐受力。

(三) 食管癌

食管癌是我国北方地区的高发恶性肿瘤,某些地区发病率在100/10万以上,其中最高的是河北省邯郸市的磁县,该县1974年时发病率高达280/10万。近40年来,随着生活条件的改善,发病率一直在下降,但该县目前仍在150/10万以上。另外,广东汕头附近的一个7万人口的南澳岛也是食管癌的高发区,发病率与华北高发地区相当。

在我国,食管癌组织学类型以鳞癌为绝大多数。而在英美,腺癌和鳞癌各占一半。

与胃癌一样,我国高发地区的食管癌术后生存率也是世界上报道最高的。如河北医科大学第四医院的食管癌术后5年生存率大于20%。而西方国家鲜有超过10%的,其主要因素除了医生的手术技巧外,高发区患者对肿瘤耐受性的因素也不能除外。

(四) 肝癌

我国是肝癌的高发国度,发病率占世界发病率的一半。比较著名的高发区是江苏的启东市和上海的崇明区。但并没有哪个地区特别低。

我国的肝癌主要由乙型肝炎病毒的感染导致。除大陆地区外,我国台湾地区也是肝癌的高发地区。毗邻我国的蒙古国肝癌和胃癌的发病率也都很高。

(五) 乳腺癌

乳腺癌在我国的发病率虽然没有欧美发达国家的高,但发病率也在逐年上升。与欧美国家不同的是,我国乳腺癌的发病高峰年龄在48～50岁,而欧美在61岁。实际上,在绝经前妇女,中美之间的发病率并没有太大的差别。欧美妇女绝经后至60岁发病率逐步提高,而我国妇女是在下降。

总体上,乳腺癌是患者长期生存率较高的癌症。美国乳腺癌的总体治愈率约在75%～80%。

(六) 鼻咽癌

鼻咽癌是我国广东、广西地区的高发肿瘤,湖南和福建地区也较常见。鼻咽癌的治疗采用放疗,总体治愈率在90%以上。所以,虽然发病率高,但死亡率却在较低的水平。死亡率最高的是广东省四会市,约为15.9%,广东全省的死亡率为6.5%。广西、湖南和福建的死亡率依次为4.7%、3.2%和2.7%。

有趣的是,高发区鼻咽癌的组织学类型绝大多数是未分化型非角化性癌,而非高发区的常见类型是角化型。关于鼻咽癌的病因也是一个很有意思的课题,特别是鼻咽癌与EB病毒的关系。EB病毒的感染非常普遍,为何仅在这些地区引起鼻咽癌?最近,中山大学肿瘤医院的一组学者的研究证明,正常的咽上皮细胞和肿瘤细胞都很难感染EB病毒,说明EB病毒感染仅在正常上皮到肿瘤间一个很短的时间窗口。

(七) 肾癌

肾癌并非高发的肿瘤,受到的关注度并不高。这一肿瘤的发病率上有个特点,发达国家比发展中国家发病率高。在我国,城市的发病率是农村发病率的5～7倍,引起人们很多的遐想。

(王瑞安)

第二节　肿瘤的发生与演进:诸子争鸣

英国著名学者John Cairns有段话说得很有意思,"肿瘤研究是与生物学共同发展的。人们对肿瘤的认识不可避免地要打上那个时代的烙印。在不同的时期,人们总会用当时那些最时髦的词语来描述肿瘤、归属肿瘤的属性"。在20世纪70年代,稀有元素说盛行的时候,我们曾经认为,北方高发的食管癌与钼的缺乏有关。以后认为与基因的突变有关,与细胞凋亡减少有关,与miRNA有关,现在最流行的则是与细胞自噬和代谢的关系,这就是所谓的时代思潮。

做任何科学研究都有一定的理论指导,而这些理论往往有一定的哲学范畴。虽然我们并未意识到我们是某一学派,但不可能与任何学派无关。肿瘤的复杂性又决定了必然有不同的学说,形成百家争鸣。应注意的是,在不同的时期有不同的学派占主导地位,这并不一定是其更正确,而往往是受科学技术发展的影响。如在分子生物学技术不太发达的时候,肿瘤研究中染色体的异常和非整倍体学说占有重要地位。在分子生物学技术迅速崛起,后基因组时代的今天自然是基因突变学说占主导的时期。每一个学说都是从开始、兴盛而后走向衰亡,直至彻底解决肿瘤的问题。

一、肿瘤相关的认识论：形形色色的"主义"

（一）新达尔文主义（neo-Darwinism）

新达尔文主义是达尔文的自然选择理论和Weismann 的种质学说（germ plasm theory）相结合的一种生物进化主张。新达尔文主义产生于 19 世纪末，创立者是德国生物学家 Weismann。美国遗传学家 Morgan、英国遗传学家 Thompson 也是有影响的新达尔文主义者。1896 年，George Romanes 首次将这一学派称为"新达尔文主义"。这一学派的特点是不承认拉马克的获得性遗传，因当年达尔文并没有排除拉马克获得性遗传的可能性，所以被称为"新达尔文主义"。新达尔文主义认为进化的主要动力是选择，也被称之为"泛选择主义"（panselectionism）。

在肿瘤学研究中这一学派思想的主要影响就是"基因论"和"突变论"。认为细胞的表型是基因型决定的，肿瘤的表型是由于基因的突变不断被选择的结果。

（二）还原主义（reductionism）

"形而下之谓之器"。还原主义是主张把高级运动形式还原为低级运动形式的一种哲学观点。它认为现实生活中的每一种现象都可看成是更低级、更基本的现象的集合体或组成物，因而可以用低级运动形式的规律代替高级运动形式的规律。还原论派生出来的方法论手段就是对研究对象不断进行分析，恢复其最原始的状态，化复杂为简单。

虽然还原主义试图化复杂为简单，但结果往往是适得其反。如一个钟表作为整体，并不太复杂。但拆解成单独的零件，结果是简单还是更为复杂，是不难想象的。

应该注意的是，还原主义得出的印象常与实际情况相反。如在肿瘤中 cyclin 的表达和 CDK 的活性升高，研究人员普遍认为肿瘤细胞增殖失控。但实际上半个多世纪前，人们已经证实大部分肿瘤细胞的分裂减慢，细胞周期变长。这在以往的病理学教科书中已有记述。

当然，不可否认的是，还原主义从客观上促进了科学的发展，积累了大量的素材。从整体主义出发，永远不可能发现 ATP，克隆出癌基因，阐明细胞凋亡的调节机制。但这些还原分析的结果，还要从整体的角度分析其意义与应用。如 ATP 作为能量的形式，是 100% 的科学。但将其制剂当作药品来给人治病，却不恰当。因为一个个体每日大约需要100～200kg 的 ATP，而一片 ATP 却仅有 20mg，提供的能量远不如这粒药片的淀粉赋形剂。

（三）整体主义（holism）

"形而上之谓之道"。还原主义从细处入手，为肿瘤研究积累了大量的原始资料。但要看清楚这些生物过程的规律，还是要上升高度，从大处着眼。

整体主义是与还原主义相反的哲学观点，主张把自然的系统和属性作为整体研究，而不是将其拆解成不同的部分。由此产生了两个新的科学的分支，整合医学（holistic medicine）和系统生物学（systems biology）。

与整体主义相似的是数学上的集合论（set theory）。集合论主要是将事物作为整体研究，分析整体与部分的关系，特别是运动过程中所产生的悖论。如肿瘤的微环境，在肿瘤产生前微环境是怎样造成的呢？把正常的没有突变的干细胞放入肿瘤组织中，这些细胞会怎样呢？乳腺的小叶原位癌不发展，那么浸润性小叶癌又是从哪里来的呢？关于肿瘤转移的问题，还原主义会问，是哪个基因的突变，或哪些基因的相互作用导致了肿瘤的转移？整体主义则问，为什么要转移，向哪里转移呢？

用整体主义解释整体与部分的关系，就是部分服务于整体，而不是决定整体。还拿肿瘤细胞周期的变化为例，因为细胞周期变长（阻力增加？），所以 cyclin 的表达必须升高，否则细胞分裂难以完成。

（四）突现主义（emergentism）

这是一个比较难以解释的名词，汉语中很少出现。"emergency"本身是紧急的意思，在紧急的情况下出现，有些类似"抱团取暖"的意思。如社会学中，不同族群为了共同的利益组团结社。肿瘤经常在各种致癌因素的诱导下形成，所以有"突现"的意思。基因的突变和表达的变化也是在改变了的新环境下形成，也具有"突现"的意思。再如，肿瘤的多核巨细胞是多个细胞在缺氧等不利条件下形成，这些细胞还能以类似真菌的最原始的出芽方式繁殖出子代的细胞，将其生命下传，可见"突现"意思。还有，有关 HER2 在乳腺癌基因扩增的问题，迄今扩增的原因和机制不清。一般的理解是由于基因座附近存在的脆性位点在基因复制时所出现的错误。但如果是脆性位点，所有的细胞都一样，为什么仅有乳腺癌、胃癌等少数肿瘤有 HER2 扩增呢？在乳腺早期发育的过程中是需要 HER2 的，当乳腺的上皮细胞处于特殊的情况，需要 HER2 的表达，但成年环境表达水平满足不了需求，于是就将其基因扩增。同样的道理也适用于 *c-Myc*,*cyclin D1* 等基因,都是"紧急需要的状态"。至于机制,可以猜想的是,有类似低等生物的转座子之类的基因扩增器件,虽然正常情况下在哺乳动物一般难以检出,但在紧急情况下可能再次"突现",就像多核肿瘤巨细胞以真菌的方式出芽繁殖一样。

二、肿瘤发生的百家学说

(一) 体细胞突变理论(somatic mutation theory,SMT)

SMT 理论是近半个世纪年来肿瘤学占绝对优势的主导性理论,自然也是其他学说攻击的主要靶标。这一理论最早由德国的实验动物学家 Theodor Boveri 于 1914 年提出。Boveri 根据在实验条件下海胆卵发生肿瘤时染色体出现异常,提出了遗传物质的变化导致肿瘤的学说。但该学说随后不断演化,1953 年,Nordling 提出基因突变积累假说,逐渐摒弃了染色体的非整倍体学说,而代之以碱基序列的变异、基因的扩增、丢失和甲基化及去甲基化等导致的表达异常最终导致肿瘤的学说。

1. 肿瘤是基因突变积累的结果 基因突变导致肿瘤几乎是几十年来科学界的共识。但应注意的是,共识不等于正确。这一学说产生的早期基础是 Boveri 提出的非整倍体学说。但随后发现,肿瘤中非整倍体并没有特定的图式(pattern)。但很多肿瘤中有固定的突变,如慢性粒细胞性白血病时可见到的费城染色体。随后的实验研究发现,很多致突变剂如 DMBA 有致癌作用。20 世纪 70 年代初发现癌基因后,科学界对这一学说逐渐产生认同。

但问题是人的基因组有 30 亿个碱基对,如果任何一个基因突变都产生肿瘤的话,显然人类患癌的机会太高,所以,一般认为单一的基因突变不会致癌,而需要第二次、第三次的基因突变,即所谓的"二次打击"学说,并逐渐上升到"连续突变的积累"。但人类基因组工程已经完成多年,很多肿瘤也经历了千万次的测序,虽然突变很多,却没能找出哪个基因是先突变,哪个是第二次,或第三次的打击。这给以循证医学为基础的肿瘤研究产生很大的困惑,让很多人对这一学说渐生怀疑。

如果基因突变是导致恶性肿瘤的原因,那么良性肿瘤是怎样形成的呢? 这是一个很有意思的问题。但关于良性肿瘤的研究甚少,在研究人员的眼中,似乎良性肿瘤并不存在。令人不解的是,为数不多的研究却发现,良性肿瘤中某些特异的基因突变的频率并不比恶性肿瘤低,甚至高于相应的恶性

肿瘤。如 BRAF V600E 突变在黑色素瘤中有 50% 的出现率,但在普通的良性痣中,这一突变的出现率却高达 60% ~ 80%。而我国关于胃癌的协作基因组研究发现,突变率高的胃癌的预后要好于突变率低的胃癌。也就是说,突变越多,越偏向良性。

从不同恶性肿瘤的突变率来看,总体上上皮起源的"癌"的突变率远高于间充质起源的肉瘤和血细胞源性肿瘤,并以有微卫星 DNA 不稳定性的结肠癌突变率为最高(表 5-2)。

表 5-2 不同肿瘤中的非同义突变率

肿瘤类型	平均突变数
结直肠癌(MSI)	750
肺癌(SCLC)	165
肺癌(NSCLC)	145
黑色素瘤	135
食管鳞状细胞癌	80
非霍奇金淋巴瘤	70
结直肠癌	63
头颈部癌	63
食管腺癌	55
胃癌	52
子宫内膜癌(内膜样癌)	48
胰腺腺癌	45
卵巢高级别浆液腺癌	40
前列腺癌	38
肝细胞癌	37
胶质母细胞瘤(成人)	35
乳腺癌	32
子宫内膜癌(浆液性癌)	30
肺癌(非吸烟者 NSCLC)	13
慢性淋巴细胞性白血病	11
急性髓性白血病	7
胶质母细胞瘤(儿童)	12
神经母细胞瘤(儿童)	10
急性淋巴细胞性白血病(儿童)	9
髓母细胞瘤(儿童)	5
横纹肌肉瘤(儿童)	3

注:本表由 Vogelstein B,Papadopoulos N,Velculescu VE,et al. Cancer genome landscapes. Science,2013,339:1546 一文中图 1 数据转化而来。MSI:微卫星不稳定性;MSS:微卫星稳定性;SCLC:小细胞肺癌;NSCLC:非小细胞肺癌

2. 激癌(initiation)和促癌(promotion) 激癌与促癌是根据一个经典的实验提出的肿瘤发生的两阶段模型。第一阶段是 DNA 的损伤，导致了肿瘤发生的基础；第二阶段则是在 DNA 损伤的基础上发生细胞的增殖，损伤的 DNA 不断被复制，于是肿瘤逐渐形成。这个实验是用诱变剂 DMBA 在动物的皮肤涂抹一次，然后定期在相同部位涂抹促细胞增殖的 TPA，一般 3~6 个月可见疣状的肿瘤形成。但令人不解的是，这一实验仅在某些动物能够成功，如小鼠、大鼠和兔。在豚鼠则从未成功，虽然 TPA 在豚鼠也有促细胞增殖的作用。所以，这一实验的结果并非完全可以解释肿瘤的发生。DMBA 在豚鼠的皮肤照样形成 DNA 加合物，TPA 也照样促进细胞增殖，为什么不发生肿瘤呢？

3. 抗凋亡、增殖失控是肿瘤细胞的特征，转移是肿瘤的本性 澳大利亚学者 JF Kerr 在 1972 年提出了细胞凋亡的概念，并提出肿瘤的发生可能是细胞的凋亡减少导致。20 世纪 80 年代，*Bcl-2* 基因在淋巴瘤中的转位和其蛋白产物抗凋亡作用的发现，将细胞凋亡的研究推向了高潮。随后，人们把抗凋亡作为癌基因一个属性，而促凋亡则作为抑癌基因的属性。有关肿瘤发生和演进的信号通路研究中，其生物学效应的终点往往是，抑制还是促进细胞的凋亡，并由此推断对肿瘤发生的作用，是抑癌还是促癌。

2000 年，D Hanahan 和 RA Weinberg 在"癌的特征"(The hallmarks of cancer)一文中列出了 6 条肿瘤的特征，被广泛引用。其中一条便是"逃避凋亡"(evasion of apoptosis)。迄今为止大部分学者的观点还是，细胞的凋亡减少，或凋亡不及时从而导致肿瘤的发生。但后来不少人发现，肿瘤的细胞凋亡并没有少，实际上是增多。但人们自然会认为，比增殖还是少了。当然这种看法没错，如果凋亡比增殖多，肿瘤早就不存在了。所以，这种比较没有意义。关于肿瘤组织是否抗凋亡，只能与相应的正常组织比或与对应的良性肿瘤比。经比较发现，恶性肿瘤的凋亡远比正常组织和良性肿瘤高。而且，凋亡越多则细胞增殖越活跃，肿瘤的恶性度越高，患者的生存期越短。

这里的问题是，细胞增殖的过度活跃导致了肿瘤细胞的凋亡增多，还是凋亡的增多导致了肿瘤的过度增殖？

在上述提到的"癌的特征"一文中，所列的肿瘤的另一个特征是肿瘤细胞的增殖失控。这一认识来源于对细胞周期的动力研究。人们发现，在肿瘤细胞中促进细胞周期前行的 cyclin 常表达升高，而其依赖性激酶 CDK 也相应的活性升高。另一方面，细胞周期的校验点的关键蛋白如 *TP53* 常失效。所以，自然认为肿瘤的细胞增殖失控了。但半个多世纪以前，前辈们的研究已经证明，肿瘤的细胞周期是延长或不变。这些研究结果，并没有人用任何实验推翻。

这种所谓失控的含义究竟是什么呢？注意现在的细胞增殖失控的证据是根据基因的变化来推测，这并非直接证据。现在最常用的流式细胞分析技术，只能提供细胞周期各阶段的比例，却不能测定细胞周期的具体时长。

恶性肿瘤最基本的特征当然是转移了。但肿瘤为什么要转移？似乎从来没有人问过这一问题，至少笔者以前没有见过类似的文章。不问这一问题，隐喻自然是不言自明，是基因突变导致的细胞本性改变。也就是说，转移是肿瘤的本性，没有必要问为什么。所以，人们关注的是肿瘤怎样转移，什么分子通过哪种信号途径发挥了作用。

4. 癌基因(oncogene)和抑癌基因(tumor suppressor gene) 既然认为肿瘤是基因突变引起，自然就会有癌基因了。癌基因一词是 1969 年创立，一年后第一个癌基因 *src* 确立，就是禽类的 Rous 肉瘤的病毒癌基因。1976 年，Varmus 与 Bishop 等人发现了人体内的癌基因，并因此获得了 1989 年度的诺贝尔生理学或医学奖。

癌基因的编码产物包括如下几类分子：①生长因子类，如 c-Sis，在神经胶质瘤，肉瘤等过表达；②受体酪氨酸激酶，如 EGFR、HER2、PGDFR 等，在乳腺癌、肺癌等突变、扩增或过表达；③细胞质酪氨酸激酶，如 Src 家族、BTK 家族、Abl 等，在结直肠癌、胰腺癌、慢性粒细胞性白血病突变、过表达或转位；④细胞质丝氨酸/苏氨酸激酶，如 Raf 激酶、CDK 激酶等，在黑色素瘤、卵巢癌、结直肠癌等过表达；⑤调节 GTP 酶，如 Ras 蛋白，在胰腺癌、结肠癌、甲状腺肿瘤和髓性白血病中突变；⑥转录因子，如 c-Myc，在淋巴瘤、乳腺癌、胰腺癌、小细胞肺癌中常有过表达。

在广义上，抑癌基因也属于癌基因。一般认为，抑癌基因能够通过抑制细胞增殖，促进细胞凋亡抑制肿瘤的发生和生长。常见的抑癌基因包括 *TP53*、*RB*、*PTEN*、*p16*、*p27Kip* 等。*Bax*、*CD95* 等促凋亡基因也曾被认为是抑癌基因，但有很多矛盾的研究结果。

检验一个基因是否有癌基因或抑癌基因的作用，一般通过如下几个实验：①细胞增殖实验，看是否能促进细胞的生长。②锚定非依赖性生长实验。

将细胞置于软琼脂中，使其不能接触培养板，观察细胞集落的形成。目的是检验能否促进细胞在血流或淋巴液中的存活。但最近动物实验显示，正常细胞在血流的生存能力并不比肿瘤细胞弱，给这一实验的科学性带来疑问。③动物成瘤实验。即将细胞移植到裸鼠皮下，看肿瘤的形成情况。

很多文章中常常将肿瘤中表达减少的基因认为有抑癌作用，过表达的认为有促癌作用。但实际上并非如此。如宫颈癌和子宫内膜癌中就有 *p16* 抑癌基因的过表达。

5. 表观遗传的改变与肿瘤 表观遗传指的是 DNA 序列以外的遗传信息，包括 DNA 的甲基化，核小体组蛋白的甲基化、乙酰化和磷酸化等，也就是控制基因表达的信息编码。在肿瘤组织，常见到抑癌基因启动子的过甲基化，以及癌基因启动子区的去甲基化等，这里不详述，请参阅其他专著。

6. SMT 理论的悖论 过去几十年的研究，积累了大量的资料。相应地自然也出现很多根据 SMT 理论难以解释的现象，或者说是否定 SMT 理论的结果。根据不同学者的归纳，列举如下：

（1）如果任何一个突变都引起肿瘤，必然发病率会很高。但两个以上的特定组合发生的几率会很低，不足以解释现在的发病率。

（2）基因组研究没有发现特定的基因突变或突变组合。

（3）良性肿瘤也有很多的突变，特定的突变甚至高于恶性肿瘤。如 BRAF V600E 在痣细胞的突变率高于在黑色素瘤的突变率。胃癌中大部分的突变与预后好有关，突变多的患者预后反而较好。

（4）如果基因突变引起肿瘤，诱导分化治疗肿瘤无法解释。

（5）实验证明将乳腺癌细胞注入幼年动物的乳腺，肿瘤细胞可成为正常乳腺组织。将畸胎瘤细胞注入小鼠的囊胚，也会发育成正常胚体的一部分。

（6）很多的致癌剂并没有诱变作用。有诱变作用的也不全能致癌。

（7）SMT 理论推测肿瘤细胞周期失控，但肿瘤的细胞周期实际是延长或不变。

（8）SMT 常用抗凋亡，细胞死亡减少来解释肿瘤。但实际上肿瘤细胞是寿命变短，死亡增加。

（二）染色体非整倍体理论（chromosome aneuploidy theory）

1. 历史与代表性人物 1914 年 Boveri 提出 SMT 时，并没有 DNA 序列的概念。Boveri 当时看到的只是染色体的异常和紊乱。所以，Boveri 当时所提 SMT 的本意是染色体的非整倍体导致肿瘤。但这一学说随着分子生物学的发展，逐渐被人们丢弃。主要原因是：①肿瘤并没有特定的染色体异常的核型；②学说比较表浅，与人们想阐明分子机制的要求不符。

肿瘤分子机制研究的巨大付出并没有达到人们预期的要求。而当初"没有特定的染色体核型"来否定染色体非整倍体理论的论点被反过来用于否定"基因突变论"。所以，染色体非整倍体学派的坚持者仍然称其理论是 SMT，不过代表的含义不同。

这一学派的典型代表人物是美国加利福尼亚大学伯克利分校的 Peter Duesberg 教授。Duesberg 教授是美国科学院院士。他是 20 世纪 70 年代初癌基因的最早发现者之一，但后来否定基因突变学说。非整倍体学说在我国也有不少支持者。

2. 学说的要点 这一学说有两个重要的支撑：一是所有的肿瘤都是多倍体，二是迄今所有的永生性细胞系，无论肿瘤还是非肿瘤性，无一不是非整倍体。笔者曾建立过几个小鼠的胚胎成纤维细胞系，的确核型都很乱。但这里仍然难以明确其中的因果关系，在事实中也有含混不清的地方。如"所有的肿瘤"，是其中每个肿瘤细胞，还是只要有非整倍体的细胞就算呢？永生的细胞系中，至少胚胎干细胞系不全是非整倍体细胞，当然有非整倍细胞的存在。反过来说，这些永生的非整倍体细胞也并非都是肿瘤性的。

其次，非整倍体学说困惑的地方是没有清晰的要点，很难懂。如非整倍体怎么就要长肿瘤了？骡子是非整倍体，仍然是正常的个体，而非肿瘤，也不能繁殖。不像基因突变学说那样有个比较清晰的终点，细胞增殖失控，凋亡减少。虽然不一定正确，但是容易让人接受。所以有人将非整倍体学说归纳为大规模的基因突变。总体上说，虽然这个学说有很多解释不清的地方，非整倍体是肿瘤的一个重要的现象，目前并不能否定这一学说。

美国 Anderson 癌症中心的刘劲松教授 2013 年发表的研究结果对这一学说提供了很大支持。他发现，肿瘤的非整倍体巨核细胞并不像以往认为的那样不能够增殖，而是可以以出芽的方式像真菌一样生长（图 5-1）。在卵巢癌的移植瘤实验中，仅 10 个巨核细胞就可形成移植瘤，其效率相当于 10 000 个非巨核肿瘤细胞。肿瘤的这种类似低等细胞的新分裂方式的确令人产生很多遐想。刘教授这一发现,为肿瘤非整倍体的发生机制打开了新的途径。

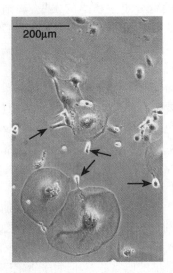

图5-1 多核癌巨细胞通过出芽方式增殖
（美国 MD. Anderson 癌症中心刘劲松教授供图）

（三）组织结构场理论（tissue organization field theory,TOFT）

TOFT 理论是 21 世纪初美国 Tufts 大学的两个学者 Carlos Sonnenschein 和 Ana Soto 提出的。其要点是,首先,SMT 理论存在太多的悖论,不能够自圆其说。如 SMT 认为肿瘤细胞增殖失控,但肿瘤细胞实际上是细胞周期变长,分裂变慢。另外,很多肿瘤可以自愈。恶性的畸胎瘤细胞注射到胚体中可以成为将来正常个体的一部分,并且可以经生殖细胞世代相传,如此等等。其次,SMT 理论的隐含前提是后生生物中细胞的默认状态是静止,只有受到生长信号的刺激时才开始增殖。所以,当基因突变,激活了某个/些增殖信号后细胞开始无度增殖,形成肿瘤。所谓隐含前提是因为并没有人明确这样说。Soto 和 Sonnenschein 则认为,实际上后生生物和原生生物一样,其细胞的默认状态是增殖态,只有受到抑制后增殖才停下来。如果这一抑制被破坏,自然细胞会恢复至增殖态。而这一抑制的机制是正常组织结构所形成的"场"。当这一结构场受到破坏后,肿瘤就自然会发生。这样就可以解释为什么外伤、炎症等组织的反复损伤可诱发肿瘤。

组织结构场在胚胎学上是有对应的概念的,称为形态发生场（morphogenetic field）。在胚胎学的实验中,把胚体的前肢芽挖掉,将后肢芽移植过去,最终形成的是前肢。所以,决定最终结果的是这种形态发生的"场",而不是基因。实际上,我们知道个体内所有细胞的基因都是相同的。

这一学说有一些实验的根据和部分学者的支持。一个说明这一学说的常用经典实验是微孔滤膜（millipore filter）诱发肉瘤的实验。将微孔滤膜置于大鼠的皮下可诱发肉瘤,但诱发的效率与滤膜的孔径有关。当孔径<0.1μm 时,诱发成瘤的效率很高;但当孔径>0.2μm 时,则几乎无肿瘤发生。所用的滤膜材质是相同的,不同的只是孔径的大小,都没有诱变的能力。SMT 理论自然是无法解释这一问题的,而 TOFT 则解释为孔径小的滤泡阻断了分子的交流,破坏了组织结构的"场"。听起来,与祖国传统医学的"气血瘀滞"颇有几分相似。

这一学说的弱项是过于抽象,没有研究的体系。即便感兴趣,也很难设计出一套实验,做出一篇好论文。

（四）干细胞错位理论（stem cell misplacement theory,SCMT）

这是我国学者新近提出的肿瘤学说。这一学说从整体主义的观点出发,认为"癌"是上皮性干细胞因组织的慢性损伤错位到结缔组织间质中错误发育的产物。错位的干细胞在异常环境下,为求生存,不断增殖,死亡,并转移。基因的突变是为求生存适应环境的有目的的突变,而非随机性的,是"分子适应"。炎症、外伤导致上皮基底膜的损伤,增加上皮性干细胞错位到基质的机会;同时,包括炎症在内的免疫反应均增加肿瘤的死亡,刺激其增殖和转移。这一学说将 TOFT 学说、炎症-肿瘤学说、免疫刺激肿瘤发生学说,以及干细胞学说等有机结合,与基因突变理论完全相反,却能解释基因突变理论中的诸多悖论。从历史的角度看,这一学说与120 多年前伟大的病理学家 Paget 提出的"种子与土壤"学说相似,不过 Paget 的种子与土壤学说原是用于解释肿瘤转移的器官特异性。

1. 学说产生的逻辑基础——"原位癌-浸润癌"模型的悖论 人体 90% 的恶性肿瘤是上皮来源的"癌"（carcinoma）。1932 年,Broders 系统描述了在上皮原位的、没有突破基底膜的"癌",称之为原位癌（carcinoma in situ）。从此人们基本确定了癌的早期形式。但原位癌本身没有血管,也没有淋巴管,是不是癌呢? 其实,当时来自芝加哥的 Cultler 医生就指出,在侵犯到间质前,不能算恶性。

但接下来的问题是,原位癌一定会发展成浸润癌吗? 浸润癌一定来源于原位癌吗? 起初,病理学者并没有肯定。但久而久之,随着肿瘤生物学研究的迅速发展,从不典型增生到原位癌,以及突破基底膜形成浸润癌再转移渐渐成了人们默认的模型,并成了基因突变肿瘤发生理论的基础。后来的不少研究试图证明这一前后阶段性关系，也确实从形态学上观察到原位癌与浸润癌的移行。但这种证据可做几方面的解释。如除了原位癌发展成浸润癌之外，也可以说成是从浸润癌长入上皮，或者说是两部分融合。

生物学上的理论很难被直接证明，大多是支持、验证（test，非 prove）。反过来讲，如果逻辑合理，能够为众多的现象提供解释，不被证伪，就是可接受的理论。那么，我们是否能够证明从"原位癌-浸润癌"这一模型是错的呢？

很显然，这一模型不能用实验证明，自然也不能用一个实验来否定。我们采取伽利略否定亚里士多德的重力理论的办法，也就是悖论。我们以乳腺癌为例，看以下几个事实：

（1）*HER2* 是常见的癌基因，与乳腺癌和胃癌等的恶性进展有关，但 *HER2* 基因的扩增和过表达在乳腺的导管原位癌（50%～60%）远高于浸润癌（20%～30%）。如何解释？

（2）乳腺小叶原位癌（lobular carcinoma *in situ*，LCIS）的问题：LCIS 已经由多个研究证明基本不发展，可以不治疗。那么，浸润性小叶癌又是怎么来的呢？

（3）肿瘤发生率的问题：有研究证明，乳腺的导管原位癌不治疗，10 年时间有 20% 出现浸润癌，但并不知道是否从原位癌而来。按这样的发展速度，如果是从原位癌来，原位癌的发病率应远高于浸润癌。但临床流行病学的研究却显示，原位癌的发病率不及浸润癌的 1/4。

类似的悖论还可以找出很多。这些悖论加起来，就告诉我们，浸润癌并不一定从原位癌来，或者是，根本就不是从原位癌来。

2. 学说的要点 浸润癌不从原位癌来，是难以想象的。因为按照基因突变理论的思路，上皮细胞经历基因突变后发生恶性转化，先在原位生长形成原位癌再浸润转移。难道上皮细胞一经突变，就马上浸润转移吗？

问题是肿瘤的发生是否一定要从基因突变开始。从上面的分析可以很明显地看出，大部分的浸润癌并非来源于原位癌。换句话说，只能直接从间质中长出来。那么种子是从何而来的呢？

我们知道，上皮与间质之间有基底膜相隔。基底膜把间质和上皮分开形成了两个截然不同的微环境。如果基底膜破坏，上皮细胞特别是其干细胞陷入到间质中，随后的结果会如何呢？这就需要我们开动脑筋做思想实验了。这里有多种可能，但一种情况是，由于微环境不同，干细胞分裂后无法分化成正常的上皮。在间质中，由于处于错误的环境，会被免疫系统攻击，发生较多的死亡。这些处于上皮外的上皮性细胞因脱离原有的组织而获得了自主性，其唯一的目标是生存。所以，死亡越多，必然增殖越多，逐渐演化成癌（图5-2）。这些细胞在适应环境的生存斗争中，发生了很多有利于生存的突变，称之为"分子适应"，或"适应性突变"。

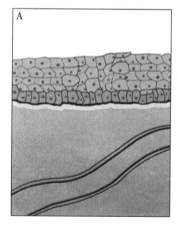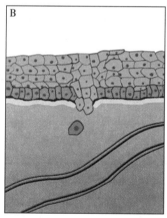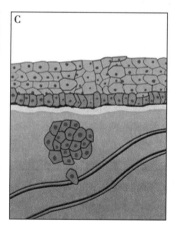

图5-2 上皮性干细胞向间质错位肿瘤发生

［蔡雪沁绘. 引自 Wang RA，Li ZS，Zhang HZ，et al. Invasive cancers are not necessarily from preformed in situ tumors？An alternative way of carcinogenesis from misplaced stem cells. J Cell Mol Med，2013，17（7）：924］

这一学说有以下几个要点：①基底膜的损伤是一个关键的步骤。炎症、外伤、老化和遗传性的因素都可能导致基底膜的损伤。因而，慢性炎症和损伤常导致癌症，以往的解释常用自由基和细胞因子。另一个支持的证据是表皮基底膜成分中Ⅶ型胶原蛋白基因的突变常导致皮肤的浸润癌。②上皮性干细胞在间质和炎性的微环境中不正常发育。这实际上把 TOFT 的理论吸收进来了。本来在胚胎学上，结构场的概念就很重要。不同的环境自然孕育不同的产物。这里也同时解决了肿瘤微环境研究中的一个悖论，即肿瘤形成前微环境是怎样的。③免疫反应、炎症均促进肿瘤的发生。一般认为，炎症促进肿瘤发生，免疫反应抑制肿瘤发生。这实际上是一个悖论，炎症本身就是免疫反应。美国西雅图华盛顿大学的 Prehn 教授就坚持认为，肿瘤发生离不开免疫反应。④凋亡促进增殖和转移。这与基因突变论是截然相反的观点，但根据的是事实，而基因突变论的根据是基因表达所做的推论。⑤基因突变是肿瘤发生过程中的适应性变化。这一点早就被大量研究证明，如 *TP53* 的突变并非发生在肿瘤发生之前，而是在肿瘤演进的过程中逐渐发生。

这一学说的弱点是只限于上皮性肿瘤，没有解释间充质起源的肿瘤诸如肉瘤、淋巴瘤和白血病等。

（五）其他学说

1. 损伤修复学说（wound healing theory）是哈佛大学医学院病理学教授 Dvorak 于 1986 年首先提出。后经 MD Anderson 癌症中心的一位中国学者 X Meng 进一步总结。但 Dvorak 本人虽著述颇丰，似乎后来再没写过这方面的文章。这一学说的主要观点是肿瘤是反复发生的损伤引起。在损伤修复的过程中，需要癌基因的激活来促进细胞的增殖。当损伤修复完成以后，参与修复的细胞中癌基因的表达降低，类似肿瘤的参与修复的细胞死亡，归于正常。但反复损伤，不能痊愈的结果，就是肿瘤。

2. 炎症-肿瘤学说（inflammation-cancer theory）很久以前，人们就注意到炎症与肿瘤的关联。但这一联系成为科学和研究的热点，则是从 21 世纪初开始。美国加利福尼亚大学旧金山分校的 Michael Karin 在 NF-κB 转录因子参与炎症反应的研究中发现，肿瘤的发生与炎症密切相关，于是提出了"炎-癌链"（inflammation-cancer chain）的假说。这一学说很快得到认可，但是关于炎症如何引发肿瘤，则又回到 SMT 的老路上去。多数认为，炎症产生了大量的自由基，自由基导致基因突变，细胞发生恶性转化。而炎症反应从白细胞来的大量细胞因子则可促进肿瘤的生长。

无论炎症诱发肿瘤的机制解释是否正确，炎症特别是慢性的炎症后发生肿瘤总是事实。但也并非总是如此，如银屑病伴发皮肤癌的就很少见。

3. 免疫刺激肿瘤发展学说（immune stimulation theory）免疫与肿瘤的关系是剪不断，理还乱。早在 1957 年，Burnet 就提出了免疫监视（immunosurveillance）学说，迄今还是免疫学教科书中免疫学的三大功能之一。在教学中，常把这一学说当作事实而不仅仅是一个学说来对待。因为免疫监视学说的肿瘤发生基础是 SMT 学说，当 SMT 学说成疑之后，免疫监视学说也自然成疑。很多著名的学者不相信免疫监视学说。如 Weinberg 就说，肿瘤中表达的都是体内有的蛋白，监视什么？Burnet 本人也承认，这一学说很难验证。我们从临床的事实来看，艾滋病和器官移植等免疫力低下的患者，患癌的几率并不高。这些患者常发生的肿瘤往往与病毒的感染有关，当然这是可以理解的。从病理上看，在非病毒感染引起的类似早期癌症的病变中，如乳腺的不典型增生和原位癌，一般并不见淋巴细胞等的浸润，如何实现"监视"呢？在 CIN 病变中确实可以见到淋巴细胞，但这是病毒感染引起的病变。支持免疫监视学说的人常以裸鼠和 SCID 联合免疫缺陷鼠的移植瘤作例。但这是非同种移植，MHC 有很大的差别，有正常免疫功能的小鼠自然不会接受非同种的移植瘤，即便同种非同系的小鼠也不会接受。显然人类的同一个体内肿瘤的发生是不存在 MHC 这一问题的。

美国西雅图华盛顿大学病理学教授 Prehn 则认为，免疫反应有助于肿瘤发生。甚至是，肿瘤的发生离不开免疫反应，并提出了免疫反应和肿瘤发生、生长关系的曲线。Prehn 还建议，应该通过抑制免疫反应来治疗肿瘤。其实，在临床的实践中，糖皮质激素一直是最常用的化疗药之一。我们知道，炎症促进肿瘤的发展是广为接受的事实。有意思的是，这一免疫促进肿瘤发展的学说与 SCMT 学说非常合拍。SCMT 学说认为错位到间质中的上皮细胞被免疫系统攻击，为生存不断增殖并发生转移。所以，机体抗肿瘤的免疫反应杀死肿瘤细胞是真的，促进肿瘤生长也是可理解的。但长期以来，学界一直试图通过提高免疫反应来治疗肿瘤。所以，即便 Prehn 正确，要实现这一思想的转变还要相当长的一段时间。

4. 造新物种说（speciation）这是坚持染色体非整倍学说的 Duesberg 在几年前提出的一种说法。认为造物种说可以解释肿瘤细胞的自主性等，对理解肿瘤的意义不大。但也有不少人对这种说法感兴趣。

5. 返祖说（atavism）这种学说听来有些传

奇，故事本身也不寻常。因为目前肿瘤研究的尴尬处境，美国国家肿瘤研究所几年前便开始邀请解决了宇宙奥秘的理论物理学家来给肿瘤研究支招。美国亚利桑那大学的理论物理学家 Paul Davies 教授就是被邀请到的一员。经过几年研究，Davies 得出的结论肿瘤是进化上的返祖。这一结论的确让人嘴巴大张，很快引来某些生物学家的嘲笑。但仔细读来，也不无道理。比如肿瘤细胞以类似真菌样的出芽方式增殖，也可以看作是返祖。另外，从这些理论物理学家一致的建议看，肿瘤的研究目前过于在分子水平了，就难免片面，还要从整体的角度研究观察。

（六）代谢与肿瘤

代谢与肿瘤似乎是近年兴起的热潮，但走进图书馆翻一下几十年前的文献就知道，以前曾经热过。当时的研究详细记录了多种肿瘤核酸、蛋白质、乳酸等多种代谢物的比值。当然，现在的技术水平和研究完全是在另一个层次上，即各种肿瘤相关的信号通路对代谢的调节。但这一调节的关键环节还是集中在 Otto Warburg 于 90 年前发现的肿瘤在有氧条件下仍然进行的糖酵解代谢。不少人认为，糖酵解赋予了肿瘤细胞快速增殖的优势，又使其"抗凋亡"。还有详细的证据，如糖酵解是 AKT 等信号途径活性升高主动调控的结果。另一派的观点是，糖酵解就是一种适应，因为肿瘤总体上还是缺氧的。这与 AKT 活性增强促进糖酵解的证据并不矛盾。在缺氧情况下，细胞为生存下去必须适应环境，通过 HIF-1 等激活有利于细胞生存的 AKT 信号通路，该通路促进糖酵解补充能量。总体上，还是在"适应"的框架之内。

三、肿瘤的演进：凋亡与抗凋亡，适应与选择

肿瘤发展的过程可以说是和生物进化的过程同样的规律。所以，一般常以克隆选择学说来解释，认为自然偏爱那些生存力和繁殖力强的克隆。在很多文章的开头，往往是"肿瘤是连续基因突变累积的结果"，这种突变的累积给了肿瘤细胞选择优势。那么让我们分析一下所谓"优势"是哪些遗传性状。

第一个性状应该是"生存力强"，或者称"抗凋亡"。当然，这种生存力强和抗凋亡都是在肿瘤细胞中说的，不是与正常细胞比。第二个性状自然是繁殖力强，能不断繁殖后代，扩大细胞量。但这两个遗传性状是相互排斥的。自然界中，我们找不到

寿命既长繁殖力又强的物种。因为，生存力强、寿命长的生物没必要不断繁殖，或许它们未必愿意尽快分裂。当细胞一分为二的时候，原先的生命已经不再，转化成了两个生命。而寿命短的细胞必须尽快繁殖，否则就是死亡。这就是为什么病理医生见到的是凋亡和坏死越多，肿瘤越恶的道理。

从上述的道理看，不难明白为什么抗凋亡蛋白 Bcl-2 的高表达往往提示患者预后良好，而 CD95 在肿瘤的表达却提示预后很差。在滤泡性淋巴瘤，有 Bcl-2 转位和过表达肿瘤的患者其自然病程要比没有 Bcl-2 过表达和转位的好得多。进一步看，我们不难明白为什么在体外实验中，Bcl-2 的过表达抑制肿瘤细胞的增殖，而死亡受体 CD95 却能促进肿瘤的生长。在转基因动物的实验中，Bcl-2 的过表达抑制 DMBA 诱发的小鼠乳腺癌。有意思的是，当促凋亡的 TP53 基因活性过强时，也促进 Ras 导致的肿瘤的生长。我国学者最近的一个研究显示，抑制细胞自噬导致细胞死亡增加，也能加速肿瘤的形成和发展。

请注意，上述的几个分子中，Bcl-2 长期以来一直被当作癌基因，而 CD95 的表达产物因可促进凋亡，长期以来是被当作抑癌基因。

"肿瘤是连续基因突变累积的结果"，可问题是，在胃癌以及胰腺癌的研究都证明，肿瘤中基因突变多的患者预后反而好。又如何解释呢？

这里一个不容回避的问题是突变的机制。也就是说，是随机的突变还是选择性的定向突变。迄今达尔文进化论中的解释都是靠随机突变加自然选择。但我们理性的想想，却发现是不可能。随机突变换句话说就是乱弹琴式的突变。我们知道不可能从乱弹琴中选择出一首更优美的音乐，从基因的随机突变中来选择出优势克隆的几率也可想而知。另一个方式就是选择性的定向突变。但现在还没有发现定向突变的机制。问题是没有发现，不等于不存在。我们不能说 RNA 向 DNA 的逆转录是发现了逆转录酶以后才有的。

关于定向突变已有不少旁证。如基因组的序列和转录组的序列有一定的差异。当然，转录组的序列是和蛋白质的序列一致的。我们可以想象，肿瘤细胞为了适应环境，将某个蛋白的某位氨基酸换成其他氨基酸，指导蛋白合成的 mRNA 根据蛋白的序列做相应的调整，就是所谓的 RNA 编辑。信息再从 RNA 返回 DNA，将基因组调整。这样，中心法则就进一步完善。从这一途径，显然要比随机突变开始进行选择效率高的多，也能完美解释定点突变

出现的几率问题。这种突变的方式称为"适应性突变"(adaptive mutation)。显然,这种突变的结果还是要经过环境的选择,这一关是怎么也逃不脱的。

从定向突变,我们不难解释为什么突变多反而患者的生存好。因为大部分的突变是为了更好的生存。细胞"抗凋亡"的能力强了,寿命长,没有不断繁殖和转移的压力,患者的生存自然就好。当这种目的不能实现,则细胞只能改变其他基因使细胞的分裂增加,如扩增 c-Myc 就如在 Burkitt 淋巴瘤的情况一样,肿瘤自然生长迅速,病程凶险。

(王瑞安)

第三节 肿瘤干细胞

肿瘤干细胞(cancer stem cells,CSCs)是肿瘤细胞群体中很小一部分具有自我更新能力与多向分化潜能的肿瘤细胞。肿瘤干细胞理论研究始于造血系统肿瘤,但目前已在许多上皮及间叶组织实体肿瘤中分离出了具有干细胞特性的肿瘤细胞。在异质性肿瘤群体中,CSCs 通过对称和非对称分裂实现自我更新,并可不断衍生不同分化阶段的子代肿瘤细胞,是肿瘤异质性的重要基础。CSCs 具有与正常干细胞相似的特性,但分化增殖调控异常,在肿瘤的失控性增殖、侵袭、转移、复发等方面起重要作用,也是肿瘤顽固的放化疗抵抗性的重要因素之一。如何靶向根除肿瘤中仅占百分之几的肿瘤干细胞,是肿瘤生物学领域最令人关注的课题;针对肿瘤干细胞的靶向治疗或诱导分化,为肿瘤治疗提供了新的视角。虽然临床应用还有很多基本问题需要解决,但已有的研究显示其前景可观。

一、相关理论基础

CSCs 与正常干细胞类似,其基本特征包括:①自我更新:通过一次对称或非对称分裂,产生两个子代细胞,至少一个保持亲代干细胞特性;②多向分化潜能,可以分化出不同谱系;③无限增殖能力。与正常干细胞不同,CSCs 自我更新信号途径的负反馈机制紊乱,易于积累复制错误,分化成熟的能力减弱或缺乏。

CSCs 的起源有几种可能。正常成体干细胞(normal stem cell,NSC)与 CSCs 有许多相同的细胞表面标记及相似的信号通路,具有相似的归巢和转移途径,能转移到不同的器官或组织,而且比较已分化的细胞,成体干细胞积累突变的几率更大,更易发生恶性转变,提示 CSCs 可源于正常成体干

细胞的突变。如 CD34$^+$CD38$^-$Thy-1$^+$CD117$^+$IL$^-$3Rα^- 的造血干细胞如果丢失 Thy-1(CD90),可促使其转化为肿瘤干细胞。一些学者认为 CSCs 可能源于分化过程中发生突变的定向祖细胞(progenitor cell)。定向祖细胞又称为短暂增殖细胞(transit-amplifying cells),有很强的增殖能力(replicative ability),但并不具备干细胞的自我更新能力(self-renewal capacity)。定向祖细胞可经过突变重新获得自我更新能力成为肿瘤干细胞。例如,在髓系祖细胞中共同表达 Bcl-2 和 BCR/ABL 蛋白可诱导小鼠白血病的发生,转导 MLL-AF9 融合蛋白也可导致粒-巨噬细胞祖细胞发生恶性转化。还有一些学者认为 CSCs 源于终末成熟细胞去分化所致。诱导多能干细胞(induced pluripotent stem cells,iPSCs)方面的研究为该观点提供了支撑。将转录因子 Sox2、c-Myc、Klf-4、Oct-4 导入终末分化的小鼠成纤维细胞,可促使其重新编程获得干细胞特性。

一般认为,从一个成熟细胞转变为转化细胞要发生多次突变,通常需要较长时间的积累,因此终末成熟细胞突变/去分化并传递突变可能是困难的;而干细胞可长期存活、持续增殖、分化,积累突变并传递给子代干细胞,似乎更利于 CSCs 的产生。正常情况下,成体干细胞分化出短暂增殖细胞,后者进一步分化为成熟细胞,维持组织器官的正常功能和完整性,该过程受到机体的精细调节,保证细胞增殖和分化的正常进行与可控性。在肿瘤发生过程中,干细胞发生一系列累积突变,失去调控,生成大量表型异常的短暂增殖细胞,进而产生大量不同分化阶段的肿瘤细胞。从发育学角度看,这一路径可较好地解释肿瘤细胞的异质性。肿瘤如同一个异常发育的器官,其细胞异质性是肿瘤干细胞累积突变、分化异常所致。

二、造血组织肿瘤干细胞

造血组织肿瘤干细胞的研究最早也最为深入,干细胞研究的很多经典方法也是通过造血系统的研究建立起来的。最初发现,分离纯化的 CD34$^+$/CD38$^-$ 的急性髓细胞白血病(acute myelocytic leukemia,AML)细胞能够在 SCID 鼠启动 AML。后来,不断发现肿瘤干细胞相关的分子标记并开始应用于临床,如 CD33、CD123、IL-3 受体 α 链等。在 AML、慢性髓细胞白血病(chronic myelogenous leukemia,CML)、急性淋巴细胞白血病(acute lymphoblastic leukemia,ALL)中都鉴定出肿瘤干细胞。现在已应用于临床的吉姆单抗(gentuzumab)/奥佐米星(ozogamicin）是人源化的抗 CD33 单抗和细胞毒药物刺孢霉素（calicheamicin）的偶联物，用于治疗复发的 AML。BCR/ABL 阳性的 CML 肿瘤干细胞高表达 IL-3 受体 α 链，在 G-CSF 刺激下发生肿瘤性增殖，且通常处于 G_0 或 G_1 期，对传统抗增殖细胞毒性药物无反应，而 IL-3 受体 α 链可作为潜在的治疗靶点。

AML 干细胞中有异常活化的 NF-κB 和 PI3K 信号通路，可作为治疗靶点。体外实验中药物阻断 NF-κB 信号通路可以清除大部分肿瘤干细胞，而对正常造血干细胞影响不大。抑制 PI3K 激酶活性能减少 AML 干细胞数量，用西罗莫司抑制下游 mTOR 通路活性能增加传统化疗药物依托泊苷的敏感性，抑制 SCID 鼠 AML 肿瘤细胞的生长。深入研究造血组织肿瘤干细胞与正常造血干细胞的差异，有助于选择抗肿瘤药物靶点，在增加疗效的同时减少治疗中的副作用。

三、实体肿瘤干细胞

在中枢神经系统肿瘤中，常将 CD133 视为肿瘤干细胞标记，但也有越来越多的其他分子标记用于脑肿瘤干细胞的分选，如 Musashi-1、Sox-2、Bim-1、CD44 等。CD133+ 细胞能在无血清培养基中形成肿瘤球（tumor sphere），并可在培养条件下分化为与原发肿瘤表型类似的肿瘤细胞。只要 5000 个这样的肿瘤细胞就足以在裸鼠体内形成肿瘤。高度恶性的胶质母细胞瘤、髓母细胞瘤，以及预后相对较好的毛细胞星形细胞瘤等，都具有 CD133+ 的肿瘤干细胞群，高表达耐药基因 ABCG2、BCRP1，具有较高的 DNA 损伤修复能力。

乳腺癌的肿瘤干细胞以 Lin−/ESA+/CD44+/CD24−/low 的细胞群为代表；SCa-1+/CD45−/Pecam−/CD34+ 的支气管肺泡干细胞可能是肺癌的起源细胞；CD20+ 的恶性黑色素瘤细胞具有干细胞特性；CD44/α2β1hi/CD133+ 的细胞群则为前列腺癌肿瘤干细胞的特点。

随着越来越多的肿瘤干细胞得到鉴定，探索其临床应用价值成为重要的研究内容。采用高通量技术筛选肿瘤干细胞特异的基因和蛋白，是寻找特异性治疗靶点的有效手段。除了可以利用肿瘤干细胞表面分子标记作为靶向杀伤的靶子以外，诱导干细胞分化成熟也为临床治疗提供了新思路，如在脑肿瘤干细胞中过表达骨形态发生蛋白 1B 型受体（bone morphogenetic protein receptor 1B，BMPR1B）后再给予 BMP，能促进细胞分化、减少 CD133+ 细胞数量。

四、肿瘤干细胞微环境

Niche 一词直译为"壁龛"，指肿瘤干细胞生长微环境，包括其中的各种细胞（如成纤维细胞、巨噬细胞、血管内皮细胞、血管周细胞等）以及这些细胞分泌的各种细胞因子、细胞外基质等。

肿瘤干细胞微环境（CSC niche）的提出，最初是通过体内示踪技术发现肿瘤干细胞总是位于组织的特定部位，在体内、体外实验中干细胞也显示出对药物的不同反应，提示肿瘤干细胞所处微环境的重要性，并推测 CSC niche 的是决定肿瘤干细胞命运、分化方向、甚至肿瘤耐药的基础。CSC niche 中的不同成分究竟以哪些方式影响肿瘤干细胞的生物学行为，还有很多未知。一些研究显示，在正常情况下，niche 通过钙黏蛋白（cadherin）和整合素锚钉其内的干细胞，并可以通过 VEGFR1（+）细胞介导干细胞"归巢"。与 niche 黏附的干细胞大多数维持于 G_0 期，通过精密调控，实现有限的自我更新，产生一个子代干细胞继续留在 niche 中，另一个定向分化细胞迁出 Niche 进一步分化。因此，niche 的正常功能是维持正常"干性"（stemness）的基础。niche 的功能异常，则会导致其中的干细胞过度增殖、分化异常，乃至肿瘤干细胞的形成和增殖。

niche 也参与肿瘤转移。如基质细胞衍生因子 1（stromal cell-derived factor 1，SDF1 或 CXCL12）的受体 CXCR4 表达于多种肿瘤细胞表面，而 SDF1 为 CSC Niche 中重要的趋化因子，除了诱导 CXCR4 阳性肿瘤细胞迁入，还能诱导骨髓动员的 CXCR4 阳性幼稚细胞迁入，促进肿瘤新生血管形成。作为解决肿瘤转移和干细胞耐药问题的一个新途径，人们已开始探索针对 CXCR4-SDF1 的靶向治疗药物。

五、肿瘤干细胞的分选、鉴定和培养

干细胞分选技术很多，包括传统的表面标记进行荧光激活细胞分选（fluorescence activated cells sorting，FACS）和磁性激活细胞分选（magnetic activated cells sorting，MACS），以及基于干细胞生物学特性的分选方法，如 SP 分选法、细胞内 ALDH1 活性测定、活性氧类（ROS）检测、26S 蛋白体活性检测等。目前，仍以 FACS 和 MACS 为主，并以筛选出的 CSCs 能否在 NOD/SCID 小鼠体内成瘤作为判断其"干性"的主要标准。

CSCs 表达一些特异的膜抗原（表 5-3），如 CD34+/CD38low/− 可用于 AML 干细胞分选，CD133+

或 CD15⁺ 可用于脑肿瘤干细胞分选，CD44⁺/CD24^{low/−} 可用于乳腺癌干细胞分选，其他常用标记包括 CD117、Nestin、Nanog、Oct4 等。将细胞悬液与针对其中一种或几种不同抗原的荧光素标记/磁珠偶联的单克隆抗体孵育，通过细胞抗原与标记抗体的结合，进一步进行 FACS 或 MACS 分选。FACS 利用流式细胞仪分选出与特定荧光探针结合的、具有不同表面标记的细胞亚群，纯度较高，但可能影响细胞活性，不利于后续功能研究。MACS 分选利用磁场分离柱将与抗体-磁珠结合的细胞吸附于柱内，再经过洗涤得到标记细胞，纯度比 FACS 得到的较低，但对细胞活性影响小，便于后续培养和实验。

表 5-3　肿瘤干细胞表面标记(10)

肿瘤类型	干细胞标记物
淋巴瘤	CD34⁺/CD38^{−/low}
乳腺癌	ESA⁺/CD44⁺/CD24^{−/low}/Lin⁻
胶质瘤	CD133⁺
结肠癌	CD133⁺CD44⁺EpCAM^{hi}
肺癌	Sca-1⁺/CD45⁻/CD34⁺/PECAM⁻
肝癌	CD133⁺ 或 CD13⁺
胰腺癌	CD44⁺/CD24⁺/ESA⁺
前列腺癌	CD133⁺/CXCR4⁺
黑色素瘤	CD20⁺
骨肉瘤	CD133⁺/CXCR4⁺
胆囊癌	CD133⁺/CD44⁺

由于 CSCs 高表达耐药泵的特性，如 ATP 结合盒(ATP-binding cassette，ABC)转运蛋白，如多药耐药蛋白(multiple resistance protein，MRP)、乳腺癌耐药蛋白(breast cancer resistance protein，BCRP/ABCG2)等，可以外排核酸染料 Hoechst 33342，在流式细胞图上呈现染料低染的一群细胞，因此可用 SP(side population)分选法作 CSCs 的粗筛。此外，CCSs 还具有较高的 ALDH1(aldehyde dehydrogenase)活性，通过 aldefluor flow cytometry 可以筛选出具备高活性 ALDH1 的肿瘤干细胞。

采用上述方法对肿瘤细胞群进行分选之后，可以获得富含肿瘤干细胞的细胞群，但最终的鉴定，需要通过体内移植的建立。具有干细胞特性的肿瘤细胞，仅需 100 ~ 1000 个细胞就可在 NOD/SCID 小鼠体内重现原位肿瘤形态，且经过连续传代之后仍具有成瘤性，而其他非干细胞肿瘤细胞至少需要 10⁷ 个细胞才能成瘤。该方法最初用于 AML 干细胞，后来也应用到实体肿瘤干细胞的鉴定，包括乳腺癌、胶质瘤、前列腺癌等多种 CSCs 的鉴定。然而，裸鼠生存时间较短，缺乏人类肿瘤生长所需的细胞因子、免疫环境和肿瘤特异性微环境，因此，即便裸鼠体内未能成瘤，也并不能完全排除接种的细胞为肿瘤干细胞的可能。经过基因改造、或者移植了人造血干细胞、或者对特定器官组织进行了人源化处理的基因工程小鼠(humanized mice)可能会是更好的体内成瘤实验宿主。

悬浮培养法是经典的肿瘤干细胞体外研究方法，培养时采用低黏附性的培养皿，将肿瘤细胞以较低密度接种于液体或半固体无血清培养基，单个肿瘤干细胞可形成悬浮肿瘤球，并表达相应干细胞标记和多向分化潜能。悬浮培养的细胞接种裸鼠后，能够很好地还原原肿瘤的组织形态。由于操作方法简单，可以直观地从细胞层面体现单个细胞的自我更新及分化能力，因而被广泛用于干细胞的研究。然而，体外培养法只能研究处于快速增殖期的细胞，这种细胞群体与体内大多处于静止期的干细胞存在很多生物学行为上的差异；人为制造的干细胞生长环境与体内的情况有很多不同，为维持肿瘤干细胞生长所添加的大量生长因子，如 EGF、碱性成纤维细胞生长因子(basic fibroblast growth factor，bFGF)等，也可改变肿瘤干细胞的分化模式。因此，对体外培养的干细胞研究资料，可能应持审慎态度。

六、肿瘤干细胞靶向治疗及挑战

肿瘤干细胞理论的提出，引起肿瘤治疗模式的转变。目前的肿瘤药物治疗方式主要针对肿瘤组织内大多数增殖期细胞，并不能有效杀死相对静止的 CSCs，可能是治疗间歇期肿瘤再次生长的重要原因。清除肿瘤干细胞，达到真正根治，可能是未来肿瘤药物治疗的关键。肿瘤干细胞靶向治疗策略包括：①针对 CSCs 特异性表面分子的靶向药物治疗：如抗 CD33 的吉姆单抗(gentuzumab)/奥佐米星(ozogamicin)，可用于复发 AML 的治疗；②针对肿瘤干细胞异常的信号转导途径：PI3K/AKT/mTOR 通路抑制剂西罗莫司等，Wnt 信号通路拮抗剂 WIFI-Fc、sFRP1-Fc，Hedgehog 信号通路抑制剂环靶明、GDC-0449 等；③诱导肿瘤干细胞分化：比较经典的全反式维 A 酸治疗急性早幼粒细胞白血病可使近 90% 的患者获得完全缓解，TGF-β 超家族的 BMP 可通过其 1B 型受体促进胶质瘤干细胞分化；

④改变肿瘤干细胞微环境：如针对肿瘤血管生成的酪氨酸激酶受体抑制剂类药物 sorafenib、sunitinib 降低微环境中血管密度，间接影响 CSCs 活性，再如正常间充质干细胞不仅可抑制共培养的 CSCs 的增殖，还可作为药物载体，输送药物至特定部位发挥作用。

目前，肿瘤干细胞靶向治疗策略大部分还处于试验阶段，主要制约的瓶颈之一是难以有效地选择性根除 CSCs 而不损伤正常干细胞。未来 CSCs 的研究方向包括更明确的 CSCs 特征性分子标记的确定、CSCs 中启动增殖分化的分子调控机制、CSC niche 的本质及其组分间相互作用的机制、CSCs 的抗药耐药机制，以及更为有效和特异的 CSCs 治疗措施的研发（表 5-4）。

表 5-4　肿瘤干细胞耐药及治疗策略

机　　制	治疗策略
CSCs 固有耐药机制	
CSCs 静息状态	采用特异组织因子预处理以激活 CSCs
CSC 亚克隆的可变异性	广谱药物早期根除所有 CSCs
高表达外排转运分子（MDR、ABCG2）	转运抑制剂（verapamil、CSA）
高表达存活蛋白和应激蛋白（HSP）	存活蛋白阻断或拮抗剂、HSP 靶向药物
CSCs 与 CSC niche 相互作用	阻断 CSCs 与 nitch 细胞相互作用，动员 CSCs 离开 CSC nitch
CSCs 获得性耐药机制	
额外的获得性突变	多激酶抑制剂、联合用药
基因扩增、癌蛋白过表达	高剂量抑制剂、联合用药
抑癌基因沉默（表观遗传学）	去甲基化药物等

注：CSCs，cancer stem cells；MDR，multidrug resistance；CSA，cyclosporine A；HSPs，heat shock proteins

（周　桥）

第四节　肿瘤微环境：孕育肿瘤的土壤

多年来，肿瘤研究主要集中于肿瘤细胞本身，特别是肿瘤发生和发展过程中，肿瘤细胞本身的一系列基因变化（癌基因的活化、抑癌基因的失活），是肿瘤研究的主题。近年研究显示，肿瘤组织中的间质细胞及基质也对肿瘤发生发展有重要作用。肿瘤微环境（tumor microenvironment）是由肿瘤细胞及其周围的免疫细胞/炎症细胞、血管内皮/血管周细胞、成纤维细胞、细胞外基质、细胞因子等相互作用形成的、利于肿瘤生存及演进的特殊局部环境。

一、肿瘤微环境中的免疫细胞/炎症细胞及介质

慢性炎症和肿瘤之间的相关性一直受到关注，如慢性萎缩性胃炎与胃癌、慢性子宫颈炎与子宫颈鳞癌、慢性溃疡性结肠炎与结肠癌之间，都存在相关性。既往研究较关注炎症损害后的修复/细胞增殖异常；近年研究显示，肿瘤相关的免疫细胞/炎症细胞及其介质可能直接参与肿瘤发生发展。

在肿瘤发生的早期，趋化至肿瘤组织的部分免疫细胞可对肿瘤有抑制或免疫监视作用（如 $CD4^+$ Th1 和 $CD8^+$ T 细胞），但随着肿瘤进展，肿瘤相关免疫细胞/炎症细胞及炎症因子可促进肿瘤发展，包括髓源抑制性细胞（myeloid-derived suppressor cell，MDSC）和肿瘤相关巨噬细胞（tumor associated macrophage，TAM）、$CD4^+$ $Foxp3^+$ Treg 细胞、Th17 细胞以及相关的细胞因子如 IL-6、TNF-α、TGF-β 等。

MDSC 是一群异质的幼稚髓系细胞，具有 CD11b（+）、Gr-1（+）、$F4/80^{int}$、CD14（-）、$CD11c^{low}$、$MHCII^{-/low}$、Ly-6C（+）、ER（-）、MP58（+）和 CD31（+）的表型；正常时数量很少，但在肿瘤患者血液和肿瘤组织微环境中数量显著增加。MDSC 能通过多种机制抑制 T 细胞功能（包括 $CD8^+$ 细胞、自然杀伤细胞和 NK/T 细胞），促进 T 细胞凋亡；诱导调节性 T 细胞发育。MDSC 对 $CD8^+$ 细胞毒性 T 细胞的抑制，通过 arginase 和 NO 合成酶（NOS）表达增加，促进 L-arginine 代谢，使 arginine 减少，导致依赖于 arginine 的 T 细胞受体信号转导障碍、细胞周期阻滞，从而产生免疫耐受并抑制 T 细胞增殖。NOS 促进 NO 的产生，还可诱导 T 细胞凋亡。MDSC 抑制巨噬细胞 IL-12 的表达（IL-12 可活化 NK 细胞）而过表达 IL-10（IL-10 抑制树突细胞的成熟），从而抑制 NK 细胞活化和树突细胞的成熟。MDSC 还可产生 VEGF、PDGF、bFGF 等血管生成因子，促进肿瘤血管生成。肿瘤微环境中的促炎症细胞因子[如粒细胞-巨噬细胞集落刺激（granulocyte-macrophage colony stimulating factor，GM-CSF）、粒细胞集落刺激因子（granulocyte colony stimulating factor，G-CSF）、IL-6]促进幼稚 MDSC 的增殖，阻碍 MDSC 分化，从

而抑制免疫细胞的活性和肿瘤免疫。研究显示,人体或实验动物肿瘤组织中 MDSC 含量高者,治疗效果和预后差。

慢性炎症与肿瘤之间的联系,与 TAM 关系也很密切。TAM 由肿瘤组织炎症介质(如 IL-4、IL-13)募集或诱导,但缺乏细胞毒功能,其 NF-kB 通路活化障碍,可聚集于肿瘤坏死区域,分泌 IL-10,抑制树突细胞活性,使肿瘤细胞不能被免疫细胞识别;产生 VEGF、NOS、EGF 等,促进肿瘤细胞生长、肿瘤血管生成和细胞外基质改建。最近的研究显示,TAM 可通过外泌体(exsosome)将促进肿瘤浸润的 microRNA 传递给肿瘤细胞。TAM 可分为两类。肿瘤形成早期,第一类 TAM 被募集激活,释放促炎因子和趋化因子,募集 Th1、NK、Th17 细胞并促进其分化,同时,炎症部位的 IFN-γ 等细胞因子维持第一类 TAM 功能,上调调节 T 细胞的相关细胞因子,促进淋巴细胞的增殖及 Th1/Th17 细胞反应,促进炎症进程。在肿瘤生长后期的低氧区域,第二类 TAM 及相关免疫细胞占多数,促进 Th2 的募集分化,且表达的细胞因子及趋化因子利于免疫抑制细胞 Treg 的募集和分化。

与肿瘤炎症最密切的两条信号通路由 NF-κB 和 STAT3 介导,在细胞因子作用下激活后,上调多种炎症相关基因的表达,如炎性介质 IL-8、TNF-α,促肿瘤转移介质 MMP-9、CAM-1,促血管生成介质 VEGF、HGF、PDGF 及"上皮-间质转化"(EMT)相关基因 TWIST、CXCR4 等。这些产物也是肿瘤微环境的重要成分。

死亡受体/配体途径也在肿瘤免疫中发挥重要作用。肿瘤细胞表面的死亡配体能介导免疫逃避或"免疫反攻",例如 FASL⁺ 的肿瘤细胞,可与活化 T 细胞表面的 FAS 结合,介导 T 细胞凋亡。Fas/FasL 介导的"肿瘤浸润性淋巴细胞"(tumor-infiltrating lymphocytes,TIL)的凋亡,与乳腺癌、卵巢癌、结肠癌及肝癌的不良预后有关。肿瘤细胞还可通过外泌体将 FasL 和 TRAIL 传递给淋巴细胞或 NK 细胞,诱导其凋亡。

肿瘤细胞缺失或缺乏共刺激分子;微环境中的树突细胞缺乏共刺激因子表达,无法有效激活 T 细胞发挥肿瘤抑制作用。肿瘤细胞表面的共刺激分子配体 PD-L1、PD-L2 能与活化 T 细胞表面的受体 PD-1、PD-2 结合,诱导活化 T 细胞的凋亡,促进 T 细胞负调控分子 CD152(CTLA-4)活性,导致肿瘤微环境中 T 细胞的功能失活。

二、低氧

肿瘤组织虽以多种机制增加血管生成以维持肿瘤氧供,但肿瘤组织仍普遍存在因氧供不足产生的局部低氧(hypoxia)环境,不但引起代谢变化,且影响多个信号途径关键分子的表达,促进肿瘤生长。其中,发挥最关键作用的是转录因子低氧诱导因子 1(hypoxia-inducible factor-1,HIF-1)。低氧通过抑制脯氨酰羟化酶(prolyl hydroxylase domain proteins,PHDs)活性促进 HIF-1α 在细胞内累积。HIF-1α 结合 HIF-1β 后从胞质进入细胞核,作为转录因子识别结合靶基因上的低氧反应元件(hypoxia response elements,HREs)G/ACGTG,启动靶基因转录。在肿瘤中,HIF-1α 的靶基因与肿瘤血管生成、增殖、凋亡、侵袭转移、肿瘤微环境炎症、肿瘤干细胞的维持、药物耐受等都有密切联系。

低氧与上文讨论的肿瘤微环境中的免疫细胞/炎症细胞功能异常关系明显。一方面,低氧促进肿瘤细胞及微环境中的免疫细胞分泌 TNF-α、TGF-β、白介素等多种促炎症因子,并诱导炎症细胞向肿瘤组织迁移;另一方面,持续的炎症反应也进一步活化 HIF 信号途径,二者相互促进,形成有利于肿瘤生存进展的正反馈。与肿瘤炎症最密切的两条信号通路 NF-κB 和 STAT3 都与 HIF 信号通路有着非常广泛的交叉联系,这就使得低氧影响到肿瘤发展的其他诸多方面。

HIF-1α 是血管生成中的关键调控因子之一。HIF-1α 可直接转录激活血管内皮生长因子(vascular endothelial growth factors,VEGFs),此外,血管生成素 2(angiopoietin 2)、抑分化蛋白 2(inhibitor of differentiation 2)、胎盘生长因子(placental growth factor)、血小板衍生生长因子 B(platelet derived growth factor B)和基质衍生因子 1(stromal derived factor 1)等许多促血管生成因子也会在低氧条件下表达升高。

细胞对低氧环境的适应在代谢方面主要表现为从有氧代谢向无氧代谢转变。尽管厌氧代谢产能效率低,但对肿瘤发展有促进作用。低氧条件下细胞内脂质、蛋白质及核苷的合成增加。即便在正常氧分压条件下,即使在有氧条件下,肿瘤细胞也倾向于无氧代谢(所谓 Warburg 效应)导致偏酸性的微环境,似可促进细胞外基质降解和肿瘤细胞迁徙。

近年研究显示,肿瘤尤其是上皮性肿瘤的侵袭转移与肿瘤细胞的上皮-间质转化密切相关,EMT

使肿瘤细胞获得更强的侵袭转移能力。低氧条件下，HIF-1 的累积活化会上调 SNAIL、TWIST、TCF 和 ZEB1/2 等 EMT 关键因子的表达，促进 EMT。此外，低氧条件下上调的 TGF-α、赖氨酰氧化酶（lysyl oxidase，LOX）、金属基质蛋白酶（MMPs）和纤维蛋白溶酶原抑制因子 1（plasminogen activator inhibitor-1，PAI-1）及低氧诱导的不成熟血管都有助于肿瘤的侵袭转移。

低氧状态下，核酸切除修复与错配修复均有障碍，导致遗传不稳定性，有利于肿瘤发展和演进。低氧条件还有助于维持肿瘤干细胞的全能性和低分化状态，可能与 HIF-1/2 对 Oct4 和 Notch 及 Wnt 信号通路的调控有关。

三、肿瘤相关成纤维细胞与 ECM 改建

在伤口愈合或纤维化过程中被激活的成纤维细胞（或肌成纤维细胞），分泌大量细胞因子，参与伤口愈合，然后凋亡。肿瘤如同"不能愈合的伤口"，肿瘤相关成纤维细胞（cancer associated fibroblast，CAF）持续存在，是肿瘤微环境中肿瘤细胞以外较多的基质细胞，也是细胞外基质中多种成分及细胞因子、生长因子的主要来源，在肿瘤发生进展中发挥重要作用。

CAF 表达平滑肌肌动蛋白（smooth muscle actin，SMA）、成纤维细胞激活蛋白（fibroblast activation protein，FAP）、CAF 特异蛋白（FSP1/S100A4）等多种表面标记物。CAF 可来源于成纤维细胞、平滑肌细胞、上皮细胞（通过上皮-间质转化）、内皮细胞（通过内皮-间质转化）、血管周细胞、（骨髓）间充质干细胞。CAF 激活与 TGF-β 介导的 EMT 或全基因组 DNA 的低甲基化有关。

肿瘤微环境中，肿瘤细胞释放 VEGF、EGF 等促进 CAF 活化，另一方面，CAF 产生 ECM 的各种成分，并通过自分泌和旁分泌途径产生大量有利于肿瘤生长的因子。CAF 通过释放趋化因子 SDF-1 及其他细胞因子招募炎症细胞到肿瘤基质，增加炎性介质释放；分泌 EGF、FGF、TGF-β、IL-6、VEGF 等促进肿瘤生长和肿瘤血管生成；分泌 MMPs 等基质降解酶及其活化剂（如 uPA），破坏细胞外基质和基底膜，促进肿瘤侵袭转移；还可分泌 CAFs TGF-β 等，促进上皮-间质转化，抑制细胞毒性 T 细胞和 NK 细胞功能。

肿瘤微环境中 CAF 增加，正常成纤维细胞减少，胶原、弹性蛋白、糖蛋白等的产生和沉积异常，导致 ECM 的量减少，结构异常（如胶原疏松）；CAF

还可机械性破坏 ECM，留下可供肿瘤细胞浸润或血管内皮长入的通道。ECM 的改建/破坏也导致细胞-间质通过受体-配体产生的相互作用异常，如黑色素瘤细胞表面原来隐蔽的整合素受体 αVβ3 暴露，与配体结合，使其免于凋亡；ECM 重构/破坏，可影响微环境中 VEGF、bFGF、IGF1、IGF2、TGF-β、EGF 等的浓度，有更多旁分泌信号在微环境中促使肿瘤细胞生存繁殖。

四、基质金属蛋白酶

基质金属蛋白酶（matrix metalloproteinases，MMPs）是降解细胞外基质最为重要的酶类，主要由中性粒细胞、巨噬细胞、内皮细胞等炎症细胞分泌。近年研究发现，MMPs 不仅可以降解细胞外基质、促进肿瘤转移，而且可以调节肿瘤微环境中的许多组分，促进肿瘤的发生和进展。

MMPs 可与肿瘤细胞表面的整合素等黏附受体结合，富集于肿瘤细胞表面，降低肿瘤细胞与周围基质的黏附力，引起细胞外基质变性；MMPs 能结合并裂解肿瘤细胞表面的透明质酸受体 CD44；也可与肿瘤细胞膜上的跨膜蛋白如 CD151、CD63 等结合并活化，降解细胞外基质，促进肿瘤细胞浸润转移。动物实验显示，抑制 MMPs 可抑制肿瘤细胞侵袭。

近年来研究发现，MMPs 的作用远比人们最初认为的要复杂，除了降解肿瘤细胞周围物理屏障以外，MMPs 还通过调节肿瘤微环境中的许多组分，影响肿瘤的发生和进展。MMP 可调节 IGF、TGF-β 等生长因子表达水平促进肿瘤生长增殖、血管生成、侵袭转移；通过调节凋亡相关因子 Fas/FasL 的表达水平、促发肿瘤相关炎症反应，促使肿瘤细胞逃避凋亡；还通过释放可溶性 KIT 配体募集骨髓源性干细胞和祖细胞、促进转移前小龛（pre-metastatic niche）形成。

五、其他

肿瘤微环境还包含肿瘤干细胞（详见本章第三节）、新生血管和淋巴管（详见本章第五节）、血管周细胞等诸多成分，它们在肿瘤微环境中都有重要作用。近年研究的主要进展之一是认识到肿瘤细胞与肿瘤微环境中这些复杂多样的成分并不是各自独立的，而是相互作用、相互影响，形成了极为复杂的调控网络，为肿瘤细胞生长浸润提供了肥沃的土壤。人们着手研究干预肿瘤微环境的措施，并开始用于临床。最显著的例子是抗肿瘤血管生成药物（详见本章第五节），其他如达沙替尼（dasatinib）

和甲磺酸伊马替尼（imatinib mesylate）能降低 CAF 活性等，显示针对肿瘤微环境的治疗手段可望成为肿瘤防治的重要方面。

（周　桥）

第五节　肿瘤血管生成

现代肿瘤血管生成研究从 20 世纪 70 年代 Folkman 等人的工作开始。这些工作产生了肿瘤血管生成的一些基本理论：实体肿瘤形成早期缺乏血管，肿瘤细胞通过弥散作用获得营养和氧气；此时肿瘤体积很少超过 $2\sim3mm^3$，肿瘤细胞数量保持在几百万个（$<10^7$）；若没有新生血管长入，肿瘤保持休眠状态或发生退变；如有新生血管长入，肿瘤可迅速生长、浸润、转移；肿瘤细胞产生血管生成相关因子，刺激血管内皮细胞分裂、新生血管形成；抗血管生成治疗成为一种潜在的肿瘤治疗方式。30 余年后，人源 VEGF 单抗 Avastin/Bevacizumab 问世，它与传统化疗药物联用，能提高晚期结肠癌患者总生存时间，成为 FDA 批准的第一个用于治疗转移性结肠癌的抗血管生成靶向药物。此后，与肿瘤血管生成相关的受体酪氨酸激酶抑制剂（receptor tyrosine kinase inhibitors, RTKIs）sorafenib、sunitinib 相继问世，显示出对患者总生存时间的改善，被批准用于晚期非小细胞肺癌、转移性肾癌等的治疗。目前在研的相关靶向药物很多，不少已进入临床，或为 NCCN 指南推荐。可以说大量肿瘤患者已从血管靶向治疗中获益，反映了肿瘤血管生成理论的成功。

一、促进血管生成的相关因子

作为最重要的血管生成因子之一，VEGF 及其受体的研究最为广泛深入。VEGF 家族成员包括 VEGF-A、VEGF-B、VEGF-C、VEGF-D，以及胎盘生长因子（placental growth factor, PIGF）。VEGF-A（通常称为 VEGF）主要通过与肿瘤血管内皮细胞、骨髓衍生的内皮前体细胞中高表达的酪氨酸激酶受体 VEGFR2（KDR）结合，激活下游信号转导通路。VEGFR1（FLT-1）也是 VEGF 的高亲和性受体，与 VEGF-A 结合的能力比 VEGFR2 高 10 倍，然而其酪氨酸激酶活性较弱，不是血管生成信号转导的主要受体，其作用更像是 VEGFR2 的竞争性受体，调控 VEGF 信号通路的活性。分泌型 FLT-1（soluble Flt-1, sFLT-1）则更是缺少胞内段激酶结构域，起竞争性受体的作用。遗传学或表观遗传学的许多异常

都会导致肿瘤细胞分泌 VEGF 增多，如癌基因 Ras、Src、EGFR、erbB-2/HER2 的活化，抑癌基因 TP53、VHL、PTEN 的失活，肿瘤所处的低氧微环境，伴随相关细胞因子、生长因子激素、趋化因子的异常表达。低氧刺激诱导低氧诱导因子（hypoxia-inducible transcription factor）HIF-1α/2 的表达，活化下游一系列低氧反应基因的转录，如 VEGF、PDGF、EGF 等，是肿瘤血管生成最重要的刺激信号。

传统观念认为，肿瘤高表达 VEGF，但本身并不表达 VEGF 受体；而内皮细胞膜上有大量 VEGF 受体，但自身分泌 VEGF 很少，因此 VEGF 是通过旁分泌（paracrine）方式起作用。目前研究表明，许多肿瘤细胞除了分泌高水平 VEGF，同时也高表达 VEGF 受体，存在自分泌（autocrine）的作用形式。此外，VEGF 受体不仅存在于细胞膜，也存在于细胞质，例如在乳腺癌中发现了胞内 VEGFR1，可通过胞内分泌（intracrine）方式促进肿瘤细胞生长。因此，RTKIs 类药物的效果可能优于 VEGF 单克隆抗体类药物，因为这类药物可以直接进入细胞，阻断包括胞内 VEGF 受体在内的所有酪氨酸激酶受体的活性。然而正是由于此类药物作用的广泛性或非选择性，使其毒副作用较多，特别是骨髓抑制。VEGF 通路另一个重要的突破是 PIGF 单克隆抗体类药物的问世。PIGF 在大多数细胞并不表达或仅少量表达，因此相较于 VEGF 单克隆类抗体，副作用明显较少。

Angiopoietin-Tie2 系统是另一条重要的血管生成通路。受体酪氨酸激酶 Tie2 表达于血管内皮细胞，与配体血管生成素-1（angiopoietin-1, Ang-1）和血管生成素-2（Ang-2）结合发挥作用。Ang-1 主要由血管周细胞、平滑肌细胞、成纤维细胞等分泌，为 Tie2 的激动剂，而 Ang-2 为受体的抑制剂，但是在 VEGF 的协同作用之下，二者都可以促进肿瘤的血管生成，主要调节内皮细胞间相互作用，以及内皮细胞和周围支持细胞的相互作用，促进微血管结构的成熟和稳定。除此之外，Ang-2 还可以增加肿瘤微环境中单核巨噬细胞的数量，促进其向肿瘤组织迁移和浸润；亦可上调内皮细胞 VEGFRs 的数量，增加 VEGF 作用的敏感性。Tie2 作为重要的血管生成激活分子，以及在肿瘤微环境中的重要调控作用，近几年受到越来越多的重视。对该条通路的认识使得人们对靶向治疗的观点发生了转变，内皮细胞、肿瘤细胞不再是关注的唯一焦点，更重要的是认识到肿瘤血管周围微环境与肿瘤之间的相互作用。但 Ang-Tie 信号通路的阻断却比 VEGF 通路的

阻断复杂得多,尤其是同一配体可起到协同或是抑制的双向作用,更使得该类药物的开发困难重重。

此外,VEGF 除了作用于内皮细胞,也能作用于肿瘤相关间质细胞;而肿瘤微环境中的髓源抑制性细胞又可产生 VEGF、PDGF、bFGF 等因子,促进血管生成。

其他参与血管生成的相关因子包括 bFGF、PDGF、MMP 和 IL-8 等,见表5-5。

表 5-5　促血管生成因子

名　称	受　体	功　能
VEGFA	VEGFR-2,VEGFR-1 neuropilin-1	促进内皮细胞增殖迁移,抑制内皮细胞凋亡,增加血管通透性,促进 PAI-1 等血管支持物的形成,调节管周微环境
VEGFB	VEGFR-1,neuropilin-1	促进内皮细胞增殖迁移,抑制内皮细胞凋亡,增加血管通透性,促进 PAI-1 等血管支持物的形成,调节管周微环境
VEGFC	VEGFR-3,VEGFR-2 neuropilin-2	促进内皮细胞增殖迁移,抑制内皮细胞凋亡,增加血管通透性,促进 PAI-1 等血管支持物的形成,调节管周微环境
VEGFD	VEGFR-3,neuropilin-2	促进内皮细胞增殖迁移,抑制内皮细胞凋亡,增加血管通透性,促进 PAI-1 等血管支持物的形成,调节管周微环境
PIGF	VEGFR-1,neuropilin-1, neuropilin-2	促进内皮细胞增殖迁移,招募肥大细胞及骨髓造血祖细胞
FGF1	FGFR1/2/3/4	促进内皮细胞增殖及管周基质降解,调节内皮细胞间及内皮基质间黏附
FGF2	FGFR1	促进内皮细胞增殖及管周基质降解,调节内皮细胞间及内皮基质间黏附
PDGF	PDGFR-α/β	促进内皮细胞增殖迁移及管周结缔组织生长,上调 VEGF 表达,招募周细胞等
Ang-2	Tie2	与 VEGF 协同促进内皮细胞增殖迁徙及血管出芽,调节 Ang-1 的功能
Ang-1	Tie2	诱导内皮细胞分裂增殖,促进出芽及管腔形成
TGF-α	EGFR	诱导 VEGF 表达,促进内皮细胞增殖并抑制凋亡
TGF-β	TBR-Ⅰ/Ⅱ/Ⅲ	诱导 VEGF、MMPs、PAI-1 等的表达,抑制 TIMP、angiopoietin、IL-12 的表达
IL-8	CXCR1,CXCR2	促进内皮细胞增殖生长及迁徙并抑制凋亡,诱导内皮细胞 MMPs 表达参与周围基质降解,招募其他促血管生成因子
PD-ECGF		促进内皮细胞迁徙及管腔成型,诱导其他促血管生成因子的表达及分泌,诱导内皮细胞 MMPs 表达
HGF	c-Met	诱导 VEGF 及其受体的表达,促进血管内皮增殖,迁徙及黏附

注:VEGF:vascular endothelial growth factor;PIGF:placental growth factor;PDGF:platelet derived growth factor;Ang:angiopoietin;TGF:transforming growth factor;IL:interleukin;PD-ECGF:platelet derived endothelial cell growth factor;HGF:hepatocyte growth factor

二、血管生成抑制因子

血管生成抑制因子在维系血管形成的平衡中起重要作用,通过影响胞外基质的重建、内皮细胞迁移、增殖、微血管形成发挥作用,目前已经发现了多种内源性血管生成抑制因子,大致可以分为两类。一类是特异性作用于内皮细胞的细胞因子,包括大分子蛋白前体的酶解片段,如血管生成抑制素、内皮细胞抑素等,二者已经进入临床试验。另一类是非特异作用的细胞因子类,如 IFN-α、IFN-β、IFN-γ 等、基质金属蛋白酶抑制剂,以及含血小板反应蛋白-1(TSP-1)型重复序列的血管生成抑制因子等(表5-6)。

三、抗肿瘤血管生成的靶细胞

除了传统的内皮细胞和肿瘤细胞外,近几年外周血中骨髓来源的内皮前体细胞(endothelial progenitor cell,EPC)和造血祖细胞(hematopoietic progenitor cell,HPC)越来越受到关注。它们通常高表达 VE-cadherin、VEGFR1、VEGFR2、Tie2 以及趋化因子受体 CXCR4,在促血管生成因子的刺激下招募到肿瘤微环境中,参与肿瘤血管形成。实验发现,

表 5-6 抗血管生成因子

名 称	受 体	功 能
TSP1	CD36	促进内皮细胞凋亡,抑制促血管生成因子,与 FGF2 形成无功能复合物
TSP2	CD36	促进内皮细胞凋亡,抑制促血管生成因子
TIMP		MMPs 阻断蛋白
angiostatin	ATP synthase, angio-motin、tegrin αvβ3	诱导 IL-12 表达,抑制内皮细胞增殖并诱导凋亡
endostatin		抑制内皮细胞增殖迁移。抑制促血管生成因子的表达
sFLT-1		诱骗型受体,拮抗 VEGFR-1 的功能
INF-αβγ	IFNR1、IFNR2	抑制 FGF、PIGF、IL-8、MMPs 表达,抑制内皮细胞迁移及形成管腔样结构
antiangiogenic antithrombin Ⅲ		抑制内皮细胞增殖迁移,减少内皮细胞与管周基质的黏附
IL-12		抑制 VEGF 及 FGF2 表达,通过 IFN-γ 招募 CXCL9/10/11 抑制血管生成

注:TSP-1:thrombospondin-1;TIMP:tissue inhibitor of metalloproteinases 1;sFLT-1:soluble FLT-1;INF-αβγ:interferon factorαβγ;IL:interleukin

给予一定剂量微管抑制类药物,数小时后就能观察到外周血中大量从骨髓动员的 EPCs,它们能定位于残余肿瘤灶的边缘甚至肿瘤内部,在停药间歇期增殖、分化,促使新生血管形成,促进肿瘤复发。某些药物(如环磷酰胺)的用法,一般推荐一次给予耐受剂量,间歇后继续治疗,这可能导致大量 EPCs 从骨髓动员、定植、分化,促进肿瘤复发的根源。因此人们开始探索替代的给药方案,如较小剂量持续规律给药,对阻止 EPCs 的动员可能是更好的选择。另外,EPCs 对肿瘤转移也起到至关重要的作用。肿瘤在发生远处转移前,可在转移灶形成一个转移前小龛,VEGFR1⁺ 的 EPCs 首先定位于此,并随着迁入细胞数量的增多,动员并招募循环血中的 VEGFR2⁺EPCs 嵌入新生的肿瘤血管中。因此,选择性抑制 VEGFR1⁺ EPCs 可以除去转移前小龛的形成,并减少对 VEGFR2⁺ EPCs 的动员,抑制肿瘤形成完整的功能性血管。选择性抑制 VEGFR1⁺ EPCs,达到除去转移前小龛,减少肿瘤转移灶的形成的目的;而选择性抑制 VEGFR2⁺ EPCs,可以阻止肿瘤转移灶产生有功能的新生血管,所以两者可以作为对抗肿瘤血管生成和远处转移的重要靶点。

四、肿瘤血管生成靶向治疗及耐药问题

抗血管生成靶向治疗药物大致分为单克隆抗体类和酪氨酸激酶受体抑制剂类(TKIs)。如经典的 bevacizumab(Avastin)属于 VEGF 的中和性抗体,捕获 VEGF 后阻止其与受体结合,阻断血管生成信号的传导,已用于晚期结肠癌、非鳞状细胞非小细胞肺癌、乳腺癌以及复发胶质母细胞瘤的治疗。TKIs 类药物主要用于阻断生长因子类受体的酪氨酸激酶活性,包括 sorafenib(Nexavar)、sunitinib(Sutent)、pazopanib(Votrient),目前已经成为转移性肾癌的一线治疗药物。NCCN 数据库显示已有数十种血管生成靶向抑制剂进入临床,成为指南推荐的标准治疗药物,超过 150 种药物在研,已有不少进入Ⅱ期、Ⅲ期临床试验(表 5-7,表 5-8)。

我国在血管生成靶向药物的研究方面也取得了一些可喜成绩。内皮抑素(endostatin)作为ⅩⅧ型胶原 C 片段,也是 Folkman 最早从小鼠血管内皮细胞培养上清液中分离出的内源性血管活性分子,具有很强抗血管生成活性。科学家随后研制出重组内皮抑素,但它的溶解性问题一直是困扰其临床应用的瓶颈。我国科学家通过改变其氨基酸序列,使该药的溶解性得到了显著提高,是国际上首次实现了内皮抑素的药用价值。2005 年,内皮抑素作为第一只国产的抗血管生成药物——恩度,被 CFDA 批准用于非小细胞肺癌的治疗。

相较传统化疗药物,抗肿瘤血管分子靶向药物特异性高,副作用相对较少,作用靶点为相对静止的内皮细胞,理论上不易产生耐药,占据了抗肿瘤药物研发和生产的很大一部分。在实际运用中,它们也遭遇到许多挑战,其中先天性或获得性药物耐受几乎是所有靶分子药物都存在的问题。若肿瘤位于本身血供就较丰富的器官,如肺癌,肿瘤细胞可能利用器官本身的大血管获得养分而并不依赖于肿瘤新生血管,很容易导致先天性抵抗。更多的

表5-7 抗肿瘤血管生成药物

药物名称	商品名	批准年限	适应证
帕尼单抗（panitumumab）	Victibix（维克替比）	2006	直肠癌
贝伐珠单抗（bevacizumab）	Avastin（阿瓦斯汀）	2004	结直肠癌、卵巢癌（Ⅲ期临床试验）、肺癌
西妥昔单抗（cetuximab）	Erbitux（艾必妥）	2004	结直肠癌、膀胱癌
索拉非尼（sorafenib）	Nexavar（多吉美）	2005	肾癌、肝癌
舒尼替尼（sunitinib）	Sutnet（索坦）	2006	肾癌
plerixafor	Mozobil	2008	淋巴瘤和多发性骨髓瘤
拉帕替尼（lapatinib）	Tykerb	2007	乳腺癌
厄洛替尼（erlotinib）	Tarceva（特罗凯）	2004	晚期 NSCLC
尼非替尼（gefitinib）	Iressa（易瑞沙）	2003	晚期 NSCLC
曲妥珠单抗（trastuzumab）	Herceptin（赫赛汀）	1998	乳腺癌
凡德他尼（vandetanib）	Zactima	2006	甲状腺癌、非小细胞肺癌（Ⅲ期临床试验）
帕唑帕尼（pazopanib）	Votrient	2012	软组织肉瘤、肾细胞肾癌（Ⅲ期临床试验）

注：NSCLC，非小细胞肺癌。作用机制：-mab 类为单抗；-nib 类为蛋白激酶抑制剂

表5-8 处于临床试验阶段的一些新药

药物名称	试验阶段	作用机制	适应证
vatalanib（PTK787）	Ⅲ期	VEGFR 酪氨酸激酶抑制剂	结直肠癌、前列腺癌、肾细胞癌、胃癌、胰腺癌
HuMV833	Ⅲ期	抗 VEGF 抗体	结直肠癌
卡妥索单抗（catumaxomab）	欧盟已批准使用	单克隆抗体	EPCAM 阳性肿瘤的恶性腹水患者
VEGF-Trap	Ⅱ期	RNA 药物 VEGF 捕获	卵巢癌、淋巴瘤
夫马吉星（烟曲霉醇衍生物、TNP-470）	Ⅲ期	血管生成抑制剂	实体肿瘤
沙利度胺（反应停）	Ⅲ期	血管生成抑制剂	胶质瘤、肾细胞癌等

情况是因为肿瘤细胞内在分子机制的异常，致使肿瘤的血管生成为 VEGF/VEGFR 非依赖型，对经典 VEGF 靶向治疗抵抗。这部分患者需依赖逐渐确定的可靠分子靶标进行筛选。

获得性耐药的产生，可能与靶向药物的使用加重肿瘤的低氧状态有关。肿瘤血管靶向药物主要通过减少新生血管形成或破坏肿瘤新生血管、阻断肿瘤血供、引起肿瘤细胞死亡而达到治疗目的，但也造成肿瘤局部组织的缺血缺氧，招募大量骨髓衍生细胞（bone-marrow derived cells，BMDCs），如 TEMs、TAMs、中性粒细胞、肥大细胞等，释放血管活性分子 VEGF、PIGF、FGF、MMPs 等。相对静止的微转移灶（micrometastasis），没有明显的新生血管长

入，对靶向药物的反应欠佳，也可以在 BMDCS 的帮助下，进一步进展为肉眼可见的宏转移灶（macrometastasis）。动物模型研究显示：VEGF 阻断剂的使用加重了肿瘤的缺氧，刺激肿瘤炎症微环境的产生，尽管限制了原发肿瘤的生长并延长了宿主生存时间，但能促进肿瘤转移。靶向药物导致的低氧环境还可促进肿瘤干细胞、肿瘤血管内皮细胞产生新的突变，成为肿瘤演进、发生二次耐药的重要原因。显然，了解肿瘤耐药的内在分子基础是解决耐药问题的根本。

近年研究显示，肿瘤血管生成不仅是新生血管数量增多，更包括血管构筑和功能的许多变化。肿瘤血管在结构和功能上都与正常血管有很大不同，

更具异质性、更加杂乱无章，内皮细胞、血管周细胞及基膜缺乏完整性，致使漏出增多、灌注不足。在化疗药物的使用中能明显影响药物的输送、肿瘤局部药物的有效浓度；由于组织缺氧，也会导致放疗过程中氧自由基的产生不足，可能是肿瘤抵抗放化疗的重要原因。促使肿瘤血管"正常化"，可能是提高肿瘤血管靶向药物治疗效果的重要课题。在基因工程鼠上的实验显示，肿瘤血管的"正常化"能提高治疗肿瘤的效果。

抗肿瘤血管生成研究的未来发展，可能仍会集中于明确的分子靶标的确定、依赖于分子检测的患者筛选、药物治疗方案的优化与疗效监测跟踪、耐药问题的解决等方面。在基础研究与临床应用上，都需要做大量工作。

（周　桥）

第六节　肿瘤转移：途径、分子机制和原动力

一、肿瘤转移的途径

直接浸润、淋巴道、血流和种植四个转移途径是众所周知的了。这里我们有一个形象的比喻，就是浸润如步行、淋巴道如公路、血流如高铁、而种植则如飞行。多年来，有关转移的机制研究一直是肿瘤研究的重心之一，人们一直试图找到、阐明哪些分子的怎样的相互作用如何决定了肿瘤为什么要转移，如何转移。在这一领域积累了大量的研究资料，但很尴尬的是，没人说取得了多大的进展。因为肿瘤转移的底在哪，还没人说得清。

（一）特殊的问题

1. 原位癌为什么有时会见到转移　原位癌是在上皮内出现的形态上恶性转化的细胞集合。原则上讲原位癌不应该出现转移。但天下没有绝对的事，虽然原位癌转移少有，却并不罕见。在乳腺高级别的导管原位癌中，见到腋窝淋巴结转移的病例临床还是时有遇到。病理医生很重要的一个工作是，要确认除原位癌组织外，是否存在微浸润的病灶。对这些没有见到浸润癌却存在转移的病例，比较想当然的推理是，因为我们没能看到所有的区域，应该有哪怕是微小的浸润灶存在。

但这只是病理医生的推理，并没有眼见为实。且这一推理是建立在"原位癌-浸润癌-转移癌"的模型基础上。

如果按照干细胞错位的模型，这一现象怎么解释呢？可以把原位癌的发生和这种奇怪的转移一同解释。这里的原位癌并非起源于乳腺原有的导管和终末腺泡单位，而是来源于错位到间质中的乳腺上皮性干细胞。干细胞在间质中增殖、发育形成细胞团，外周的细胞分化成肌样上皮细胞并分泌形成基底膜，这就是原位癌了。在乳腺发育的早期是有 HER2 的高表达的。错位的干细胞要重复同样的故事，但年龄大以后，达不到需要的表达水平等原因，促使 HER2 基因扩增来增加表达。这样就圆满解释了为什么在乳腺癌有 HER2 基因的扩增和过表达，且原位癌中的扩增和过表达又远高于浸润癌。在增殖的细胞分化形成肌样上皮细胞形成导管样结构之前，部分细胞就通过淋巴道转移到了淋巴结，后来在淋巴结中形成转移癌。当然这只是一种解释，是否合理，读者评析。

2. 转移中的肿瘤细胞是否"抗凋亡"　20 多年来，"抗凋亡"或"逃避凋亡"常被作为肿瘤的基本特征之一。但这一特征的根据主要是基因的表达，也就是说是分子生物学研究结果的一种推论——"应该抗凋亡"，而非病理医生的眼见之实。实际上，病理医生眼见的事实是凋亡的增多，动物实验也是如此。

强调这一特征的另一个说法是，肿瘤细胞在转移过程中，要能够"抗凋亡"，否则如何到达目的地。但新近的一个研究证明，小鼠正常的乳腺上皮细胞注射到血流中，照样能够在肺脏形成上皮性结节。这些结节在分离培养后注射回小鼠乳腺还可形成腺样组织。更有意思的是，这些细胞形成结节的比率更高，远高于一般的肿瘤细胞形成的比率。这就是说，正常的上皮细胞比肿瘤细胞还要"抗凋亡"。

3. 循环肿瘤细胞（circulation tumor cells, CTC）　循环肿瘤细胞是最近 5 年多来研究比较热的一个领域。其检测的原理是利用癌细胞与血细胞不同的标志物，如角蛋白。但这种检测常有的一个问题是非特异性的问题，如抽取血细胞的针头难免损伤皮肤，从而带入表皮的细胞。这些表皮细胞自然是角蛋白阳性的细胞，机器无法区别。如果能克服这一缺点，则无论在研究还是在临床应用上，都有很好的前景。例如通过检测不同实验条件下的 CTC 数量，我们可知道哪些因素促进转移，哪些因素抑制转移。临床上检测 CTC 可制订相关的预后及治疗策略。

4. 腹腔种植为什么易到卵巢表面　腹腔种植是消化系统肿瘤常见转移方式之一。奇怪的是在腹腔偌大表面积的器官上，卵巢的表面积只占很小

一部分。但卵巢形成转移瘤的几率很高。卵巢的这种转移性黏液性癌称为 Krukenberg 瘤。是卵巢表面不平滑，让肿瘤细胞容易附着，还是其他原因？另外，从器官本身的重量来看，卵巢的肿瘤发生率也很高，远远超过男性生殖腺睾丸的肿瘤发生率。

（二）通过抑制肿瘤血管形成抑制癌转移的悖论

任何组织的生长都离不开血管。肿瘤的迅速增长，必然要求新生血管的生成。就像打仗时要打敌人的粮草供应一样，人们认为血管生成是肿瘤的"蛇七寸"。另一方面，肿瘤除了生长之外，经血流转移也是重要的途径。所以，人们期冀通过抑制肿瘤的血管生成达到"饿死"肿瘤并阻断其转移的目的。多年来很多公司致力于开发抑制血管新生的药物。但最近 FDA 却接连发布指令限制抗血管药物在肿瘤治疗中的应用。动物实验研究也发现，应用抗血管药物常促进肿瘤的转移。遂有学者评论，单一的抗血管药物是不行的，要多靶点药物共用。

二、转移的分子机制

（一）上皮-间质转化（epithelial-mesenchymal transition，EMT）的争论

在三胚层（以往的病理学书籍习惯将胚层称为胚叶）以上动物的胚胎发育过程中，先形成内外胚层。后来中线部分的外胚层细胞向内外胚层间迁移、增殖、扩展，称为中胚层。中胚层整体上称为间充质（mesenchyme），也就是我们所熟知的间叶组织。间质细胞的相互联系比较松散，细胞间质丰富。所以细胞在间质中运动的阻力比较小。在机体发育过程中有很多细胞需要进行长途的迁徙，如原始生殖细胞、肾上腺髓质的嗜铬细胞、胃肠道的神经内分泌细胞、表皮的黑色素细胞、Merkle 细胞等。上述除了原始生殖细胞外，其余都是起源于外胚层的神经嵴部分。从道理上说，这些细胞迁移的早期应该经过 EMT。

后来人们将这一概念应用到了肿瘤。认为从原位癌到浸润癌的发展过程要经过 EMT，在间质中癌细胞从群体脱落也需要 EMT。这里有一个很明确的分子标志和形态学标准，就是上皮细胞有 E-cadherin 表达，这一分子与相邻细胞的 β-catenin 结合，使细胞紧密相连。所以，失去 E-cadherin 表达的上皮细胞包括癌细胞之间连接很松散。典型的例子如乳腺的小叶癌和胃的印戒细胞癌。在失去了 E-cadherin 表达，连接松散的细胞自然容易单个运动，便于转移了。

有意思的是，在病理学上有两个并不完全一致的例子。一是胃的印戒细胞癌，另一个是乳腺的小叶原位癌（lobular carcinoma in situ，LCIS）。我们知道，胃印戒细胞癌的预后极差，可谓是 EMT 的典型例子；但乳腺的小叶原位癌细胞没有 E-cadherin 表达，细胞连接松散，但是这一病变一般认为是癌前病变，而乳腺浸润性小叶癌，虽然也没有 E-cadherin 表达，细胞单个排列，连接松散，但预后并不比有 E-cadherin 表达的导管癌差。

迄今大部分 EMT 研究主要是基于培养细胞。当然，病理学者也有不少做 EMT 研究，相信 EMT 的。按照上节中 SCMT 发生学说，浸润癌并非来源于原位癌，则从原位癌到浸润癌的 EMT 至少是没必要了。在浸润癌细胞转移前，是否要经过这一转变，还需探讨。至少这种对立观点的存在会让研究的证据更坚实一些。

（二）间质-上皮转化（mesenchymal-epithelial transition，MET）的问题

胚胎学上，一些上皮性的器官如肾脏是从间质演化而来。这个从间充质重新形成上皮组织的过程，可以称作间质-上皮的转化，即 MET。但胚胎学的著作中并没有这个概念。这也解释为什么肾癌中间质细胞标记物波形蛋白的染色是阳性。

肿瘤 MET 就是转移的肿瘤细胞到达转移的部位后，重新表达 E-cadherin，形成新的转移灶的过程。但这个问题是依赖于上一个问题 EMT 的，如果 EMT 存疑，那么 MET 自然也存疑。

（三）阻断转移是否可能

无可否认，科学界在阻断肿瘤转移方面做出了巨大努力。但是，迄今所获甚微。在临床的治疗中，以阻断肿瘤转移为目的的治疗很少。术后的化疗，是为了清除残余的肿瘤细胞，而不是阻断其转移。应用双膦酸盐似乎可以减少乳腺癌的骨转移。但问题是，那些癌细胞会不会更多地向其他器官转移呢？基质金属蛋白酶被认为是肿瘤降解基质、实现浸润和转移的必需蛋白酶，多个国家进行了大量的研究，并设计了很多抑制 MMP 的药物，但抑制转移的临床尝试最终在 10 年前彻底失败。

那么根本的问题就是，阻断肿瘤转移的可能性有多大呢？如果有 10 条转移的途径，那么即使我们阻断了 9 条，还会有 1 条让其转移。这些转移途径所依赖的都是体内的正常生物化学和生理过程，并非为肿瘤专门设计。所以，通过多种药物联合阻断，恐怕患者早难以生存。从临床试验的角度讲，几个药物的联合应用，没有几十年的时间不可能完成。

当然,这并不代表我们对肿瘤无所作为了。我们可以从更高的层次,即肿瘤为什么转移考虑。消除了其转移的原动力,让肿瘤不想转移,患者便可带瘤长期生存,没必要与肿瘤共毁灭。

三、转移的原动力

(一) 转移不一定是肿瘤的本性

"肿瘤为什么转移"本来是最基本的一个问题,但几十年来,鲜有文献述及。人们可能认为过于哲学,无法论述与研究,更可能的是认为基因突变使然,转移是其本性。

研究肿瘤为什么转移还是要把其当作一个一般的生物来对待。动物在什么情况下迁移呢? 为了生存的时候。当没有水源时,食物不足时,当生命受到威胁时,等等。

(二) 不适的环境迫使肿瘤细胞逃离

上面述及没有足够生活资源的时候,任何生物都会选择转移。另外的情况是,当环境破坏,如温度的变化、水源和空气的污染等。还有受到攻击的时候。用化疗、放疗等杀死肿瘤细胞,自然也有促转移的作用,就跟战争难民产生的道理一样。很早以前,临床医生就把放疗形容为"赶鸭子",在治疗肿瘤让肿瘤缩小的同时,也促进了转移。

免疫反应与炎症反应一样,都能促进肿瘤的发展与转移。因为很久以来,免疫监视的概念在人们的观念中影响很深,所以关于免疫反应对肿瘤的刺激作用人们常常将其限于炎症反应的范畴。实际上,炎症反应就是免疫反应的一种比较激烈的形式。关于免疫反应对肿瘤的刺激作用,已经不是少数人的非共识而是很多专家的共识。说起机制,也很简单。任何生物受到攻击时无非两个选择,一是与之相斗,另一个选择就是逃离。当然,这是从整体的角度看。从还原主义的角度看,则一定要搞清楚是哪个分子启动了哪个信号途径而发挥作用。比如人们热衷的很多白介素类的细胞因子。

缺氧与 Warburg 效应:Warburg 效应是德国生物学家 Otto Warburg 于 1924 年提出、却于近年火热的肿瘤细胞有氧条件下糖酵解代谢的特点。我们不管其调节机制如何,但有一个结果是肯定的,就是所产生大量的乳酸在局部形成酸性的环境。这一酸性的环境可能直接导致其死亡。在这种情况下,肿瘤细胞选择离开,也是情理之中的事。已有不少实验证实,肿瘤局部 pH 值的降低刺激其浸润和转移。

反过来看,祖国传统医学通过活血化瘀治疗肿瘤,未必没有道理。有两个好处,一是提供足够的营养,使细胞的寿命延长;二是减轻糖酵解带来的压力。从两个方面看,都可减少肿瘤的生长与转移,这当然还需要更多的实验验证。因为在实验治疗上常用肿瘤的缩小作为指标,活血化瘀的功效一般并不明显。从另一方面看,有不少用活血化瘀加放射治疗的尝试,是负面的经验。活血化瘀的目的是提供更多的氧,以便放疗时产生更多的自由基来杀死肿瘤细胞。疗效的确很明显,但转移同样也很明显,患者生存并没有改善。但这里的问题是,这是活血加放疗,修好了路,再来驱赶,当然肿瘤会跑的很快。如果单纯活血,不加放疗,未必就会促进转移。

(三) 凋亡、坏死与转移的关系

一方面,肿瘤分子生物学的研究声称,癌基因的激活和过表达能够让肿瘤细胞"抗凋亡",能够在漫长的转移途中存活;另一方面,病理学家见到的则是,坏死和凋亡都与肿瘤的恶性度高、患者的预后差有关。而那些抗凋亡基因如 *Bcl-2*, *Bcl-xl* 和 *MCL-1* 的过表达,常提示患者较好的预后。怎么看这两个截然对立的观点呢? 我们将高度上升,看生物学意义。

我们从人类社会的角度看。当一个村庄中,人们一个个莫名其妙的死去(凋亡),或大批的死亡时,活着的人是怎样的反应呢? 在埋葬死者之后,甚至来不及埋葬死者,就要恐慌的逃离。而我们却很难想象,人们要逃离长寿的村庄。当抗凋亡的基因在肿瘤细胞中过表达,从而减少肿瘤细胞的死亡时,那么肿瘤细胞逃离的压力自然也就减小,患者的生存几率就会升高。至于在转移途中的生存问题,前面已经述及,乳腺的正常上皮细胞在血液中生存的几率要大于肿瘤细胞,并且同样可以在肺形成结节。

(王瑞安)

第七节　分期与分级:两个基本的指标

肿瘤的分期(staging)和分级(grading)仅对恶性肿瘤而言,是指导恶性肿瘤患者临床治疗和预后评估的两个最重要指标。

一、肿瘤的分期

恶性肿瘤的分期是临床医师用于评估恶性肿瘤的扩散范围和程度。统一的恶性肿瘤分期堪称各类医生(包括临床、病理、影像学)和研究人员

（基础研究、流行病学）的共同语言,在肿瘤的临床、研究以及流行病学等各个方面发挥巨大作用。它不仅是临床治疗和预后评估的决定性因素,还有助于临床疗效的评估、各癌症中心之间的资料与信息交流、推动癌症的持续性研究以及肿瘤登记等工作。有鉴于此,美国病理学院（CAP）、美国国立癌症研究所（NCI）以及美国外科学院（ACS）等已经明确把规范的肿瘤 TNM 分期作为病理科、癌症中心等认证的必要条件。

目前国际上广泛采用的是国际抗癌联盟（Union for International Cancer Control,UICC）和美国癌症协会（American Joint Committee on Cancer,AJCC）的 TNM 分期系统。其中,UICC TNM 分期被认为是国际上统一的、公认的肿瘤分期标准。UICC TNM 分期系统迄今已有 50 余年的历史,每隔若干年由 TNM 核心委员会更新,目前使用的是第 7 版（2009）。TNM 核心成员包括国际上公认的肿瘤分期专家以及 AJCC、国际妇产科联盟（Federation International Of Gynecology And Obstetrics,FIGO）、国际肺癌研究协会（International Association for the Study of Lung Cancer,IALSC）等国际权威分期组织的代表。实际上,第 7 版 UICC TNM 分期基本上与 AJCC 分期一致,妇科肿瘤、肺癌分期采用的是 FI-GO、IALSC 的标准。已经有较多的证据表明,对于胃肠道及胰腺的神经内分泌肿瘤而言,欧洲神经内分泌肿瘤协会（the European Neuroendocrine Tumor Society,ENETS）分期优于 TNM 分期。可以预见,在未来的 TNM 分期中,很可能会采纳 ENETS 分期。

UICC 和 AJCC TNM 分期的原则是一致的。T 指原发肿瘤的部位,常用指标包括癌灶大小和浸润深度。T_0:无原发肿瘤存在的证据;Tis:指原位癌;随着肿瘤体积增大和浸润深度增加,依次用 $T_1 \sim T_4$ 表示。Tx:无法评价原发肿瘤情况。N 指局部淋巴结受累及情况。Nx:无法评价局部淋巴结情况;N_0:无局部淋巴结转移;随着淋巴结受累及的程度和范围的扩大,依次用 $N_1 \sim N_3$ 表示。M 指远处转移。M_0:无远处转移;M_1:有远处转移。第 7 版 TNM 分期明确认为不存在 MX 和病理学 M_0（pM_0）,因为 Mx 的判断通过临床体检即可明确,pM_0 则只有在全面尸体解剖的基础之上才能明确。根据 T、N 和 M 不同组合,综合判断恶性肿瘤的 TNM 分期。TNM 分期一般分成四期（Ⅰ ~ Ⅳ）,有的恶性肿瘤每期又可进一步分若干亚期、亚亚期,如宫颈癌Ⅰ期可分为Ⅰa期（又分为Ⅰa1、Ⅰa2 期）和Ⅰb期（又分为Ⅱb1、Ⅱb2 期）。分期越高的恶性肿瘤,其扩散范围越广,其预后也越差。

UICC TNM 分期还常出现一些描述性的词汇,包括:①"cTNM"、"pTNM":分别是指临床 TNM 分期（clinical TNM stage,cTNM）和病理 TNM 分期（pathological TNM stage,pTNM）。cTNM 是指依据收集到的临床资料（如体格检查、影像学资料、内镜检查等）而非组织学证据进行的分期,常为术前分期和晚期无手术指征患者的分期。pTNM 则是根据病理组织学证据进行的分期,恶性肿瘤的术后分期基本上都为 pTNM 分期。pTNM 分期应比 cTNM 分期"更准确"。②前缀"y":用于手术前已经接受了新辅助化疗或放疗的 TNM 分期,如" ycTNM"、"ypTNM"。"ycTNM"与"cTNM"的分期差异在一定程度上反映患者对术前治疗的敏感性。例如,肿块巨大的乳腺癌患者,如对化疗敏感,则可通过术前化疗使肿瘤缩小达到"降期"的目的,从而获得保乳手术的机会。③R:指肿瘤治疗（主要是手术）后肿瘤残余病灶的大小与范围,包括 Rx、R_0、R_1 和 R_2。④r:指肿瘤复发时病灶的大小与范围。⑤mi、i、mol 和 sn:mi 指微转移,淋巴结转移灶小于 0.1cm、大于 0.2mm;i 指孤立性肿瘤细胞（isolated tumor cells,ITC）,淋巴结转移灶为肿瘤细胞团不超过 0.2mm 或单个肿瘤;mol 指分子检测（molecular,M）,无病理组织学可识别的淋巴结转移灶,但通过非形态学检测发现的 ITC;sn 指前哨淋巴结（sentinel lymph nodes,sn）。例如,无淋巴结转移,但前哨淋巴结孤立性肿瘤细胞阳性,可记作"pN0（i^+）（sn）"。需要指出的是,mi、i 或 mol 一般不影响肿瘤的预后评估。绝大多数学者认为,mol 的检测更无实际意义,而且费用昂贵,不建议常规开展。

TNM 分期是基于解剖学的分类系统,因此,肿瘤的播散、扩展是以解剖学结构为基础,不应依据组织学移行区来评判。例如,子宫内膜癌的颈管侵犯评判的对象是宫颈管解剖学内口,而不是组织学内口。必须强调病理学家在 TNM 的准确分期中的作用,但是,病理学家也必须充分认识到自身在 TNM 分期评估中的局限性与困惑。

1. 分期相关的参数并非全部都是病理参数,而是临床与病理参数的整合。严格意义上,pTNM 分期实际是一个肿瘤完整切除的手术标本病理检查加上临床资料（尤其是术中探查、体格检查与影像学检查资料）的全面评估。但是,临床资料有一定的主观性,例如,外科医生对同一术中所见可能给出不同的描述,影像学医生对同一影像资料的评判也会有所差别。因此,病理学家对临床医生提供的资料不能照单全收，而是必须有所甄别。当前的医疗环境在很大程度上阻碍了病理学家整合临床病理资料进行病理学分期的意愿。除了临床医生与病理学家的良好沟通外，更迫切需要一个带有法律效应的指导性文件或规范才能促进临床病理资料的有机整合、实现准确的肿瘤分期。必须强调的是，病理学家只有对规范性根治手术切除的标本才有可能作出准确的病理分期，否则，他们将是"巧妇难为无米之炊"。UICC TNM 分期不仅要求明确根治手术方式（即 R 分期），而且对一些部位肿瘤的淋巴结数目的下限有明确的规定，例如乳腺癌根治标本 12 枚、右半结肠癌 14 枚、胰十二指肠切除标本 12 枚、腹股沟淋巴结清扫术 8 枚。即使在淋巴结转移阳性的病例，数目上也要达到上述底限，因为淋巴结阳性转移率很可能是影响肿瘤预后的重要因素。

2. 目前，病理学家几乎可对所有的恶性肿瘤作出相对规范的 TNM 分期，但是，他们并非无所不能。常见恶性肿瘤的 TNM 分期日臻完善，但在 UICC 的不同版本会有些变动，有些可能有价值的现象迄今未在现有分期中体现。例如，乳腺癌侵及皮肤（包括乳头部）的真皮与皮肤附件而未累及表皮，应当不是 T_4，但可能影响预后，目前无合适的 T 分期将其纳入。有些肿瘤因临床表现惰性而被误认为良性而不予分期，随着临床资料的积累，逐渐发现它们是低级别、低分期的恶性肿瘤，因此需要分期。其中，最典型的是胃肠间质瘤（GIST）和低级别胃肠道神经内分泌肿瘤，它们的分期已在新版 UICC TNM 分期中提出。随着知识的积累和认识的加深，此类肿瘤应该不少，临床对其分期的要求将逐渐增多。一些少见肿瘤或解剖学移行部位肿瘤的 TNM 分期最近才逐渐达成共识，如呼吸-消化道黑色素瘤、胃食管连接部癌、肝内胆管癌、子宫平滑肌肉瘤等。但是，有些肿瘤目前仍无可靠的分期方案。例如，子宫下段癌（颈管癌）即使仅局灶浸润浅肌层，亦无淋巴结及远处转移，根据现有的子宫内膜癌分类只能列为 II 期（累犯颈管间质）。但是，已经有一定证据提示它们预后很好，与 I 期子宫内膜癌一致。因此，它们应该脱离子宫内膜癌单独分期，这一情形非常类似于先前的胃食管连接部癌。只有通过开展有完整随访资料、治疗相对规范的大样本、多中心合作研究才能对上述各种情形实现准确分期。我国病理学家与临床医生对此应该有所作为。

3. 肿瘤浸润深度与大小是 T 分期的两个重要参数，但是病理学家不得不承认的尴尬事实是他们有时既无法准确判断浸润深度，也无法准确测量肿瘤的大小。器官外或器官表面累犯是肿瘤浸润深度判断中最重要的因素，如前列腺癌包膜外累犯、宫颈癌的宫旁组织累犯、胰腺癌胰腺周围组织累犯、结肠癌的浆膜累犯等。但是，前列腺包膜外、宫旁组织、胰腺周围组织等以脂肪组织及血管为主，与各脏器之间的移行不明显，结肠浆膜仅为单层间皮，制片时易脱落。因此，前述器官外或器官表面累犯的判定主观性较大。还有一个罕见的情况是膀胱癌、宫颈癌等浸润不深，但是分别累犯了膀胱外膜血管或宫旁血管，此时是否需要上调 T 分期并无定论。肿瘤大小的测量则受许多因素影响，常见的有：①切面的影响：不同切面上测得的肿瘤大小显然不一，肿瘤的大小（长×宽×高）或最大径测量出入可想而知。有些学者认为以磁共振成像（MRI）等影像学检查测量肿瘤大小相对比较准确。②固定的影响：常用固定剂甲醛溶液（福尔马林）往往使肿瘤发生收缩，固定时间越长，收缩就越明显。③肿瘤部分已经挖除，根治术中仍有剩余肿瘤，肿瘤的实际大小显然无法准确估计。④多发肿瘤的大小测量：虽然乳腺癌分期建议记录最大肿瘤的最大径，但有些证据并不支持这一测量方式；类似的情况还有，乳腺癌有时浸润性癌与原位癌混杂，这些掺杂的浸润性灶的大小测量在现阶段显然也是一个难以解决的问题。

4. 淋巴结取材与转移判定是 TNM 正确分期的重要条件之一，但是病理学家有时显得过分重视了。有学者利用特殊的化学处理方法可在结肠癌根治标本中取到平均 68 枚淋巴结，但多数是仅显微镜下可见的极微小淋巴结，这些淋巴结即使有转移，也是前述的 mi、i 或 mol$^+$，并无实际临床意义。在结肠癌等恶性肿瘤，有时可以出现一些类圆形的所谓"癌结节"，无淋巴结结构，病理学上难以判定其为淋巴结转移或软组织播散。在第 7 版 AJCC TNM 分期中，目前将孤立的此类结节模糊地定义为 N_1"c"。在现行的 UICC 或 AJCC 分期中，将肿瘤直接累犯淋巴结定义为淋巴结转移，但是转移是一个肿瘤累犯脉管、形成种植灶的过程，显然与此情况不同。有学者建议将此命名为 N"d"。有时，病理学上明显的淋巴结转移很难判定为淋巴结转移或远处转移，最典型的莫过于 Virchow 淋巴结（左锁骨上淋巴结），腹内恶性肿瘤常常通过胸导管转移于此。在 UICC 分期中，多数恶性肿瘤对 Virchow 淋巴结转移均给出明确定义，例如，腹部恶性肿瘤大多提示为"M_1"，肺癌则明确定义为"N_3"。

二、肿瘤的分级

恶性肿瘤的分级是病理医师根据肿瘤组织学特征，主要从瘤细胞的分化程度高低、细胞异型性大小、核分裂象多少、有无坏死和程度及瘤细胞有无间变和程度等综合指标来确定肿瘤恶性程度的级别。大多数学者采用较易掌握的三级分级法，即Ⅰ级为高分化，属低度恶性；Ⅱ级为中分化，属中度恶性；Ⅲ级为低分化，属高度恶性。不同的恶性肿瘤其具体的分级标准不同，有些肿瘤采用评分法，有些肿瘤采用单一指标，有些综合多项指标。下面列举几个具有代表性的恶性肿瘤的分级标准。

（一）乳腺浸润性导管癌

目前广泛采用 Bloom-Richardson 半定量分级法，根据：①腺管数量（以浸润性癌成分的总体面积为基数，需有足够的切片数）；②癌细胞核多形性、异型程度（以肿瘤内异型性最明显区为检测部位）；③核分裂象数目（在肿瘤核分裂最活跃区域计数，根据高倍视野的直径或面积而确定数值）。各项指标分别计分后综合评分进行组织学分级（表5-9）。

表5-9 乳腺浸润性导管癌 Elston 和 Ellis 改良的 Bloom-Richardson 半定量分级法

特 征			计分
腺管形成			
>75%			1分
10% ~75%			2分
小于10%			3分
核多形性、异型性			
相当于正常导管上皮，规则，一致			1分
中间大小，中度多形和异型性			2分
大于正常导管上皮2.5倍，明显多形和异型			3分
核分裂象计数（10HPF）			
视野直径（mm） 0.44	0.59	0.63	
视野面积（mm²） 0.152	0.274	0.312	
0 ~5 0 ~9	0 ~11		1分
6 ~10 10 ~19	12 ~22		2分
≥11 ≥20	≥23		3分
组织学分级			总分
Ⅰ级，高分化			3 ~5分
Ⅱ级，中分化			6 ~7分
Ⅲ级，低分化			8 ~9分

（二）前列腺腺癌

组织学分级采用 Gleason 分级系统，该分级仅根据前列腺腺癌的腺体结构分化程度分为5个生长类型，分化程度从高到低依次分为1~5级。Gleason 评分标准是按照 HE 切片中前列腺腺癌的癌组织主要结构类型和次要结构类型先分别分级，然后二者相加得到一个数值，即为 Gleason 评分。如果癌组织只有一种结构类型，分级乘以2即为得分。如此 Gleason 评分系统分为2~10分9个等级。该分级系统与前列腺腺癌的生物学行为及患者预后有良好的关联性，已逐渐成为前列腺腺癌最重要的分级标准，并成为临床制订治疗前列腺腺癌方案的重要参考指标。但目前关于前列腺腺癌穿刺活检组织进行 Gleason 分级评分尚存争议，有待大宗资料的随访研究达成共识。

（三）星形胶质细胞瘤

根据瘤细胞密度、瘤细胞核的多形性、核分裂象、血管内皮增生程度以及瘤组织坏死分为Ⅰ~Ⅳ级。按 WHO 的分级标准，毛细胞型星形细胞瘤和室管膜下巨细胞型星形细胞瘤为Ⅰ级；纤维型和原浆型星形细胞瘤、多形性黄色瘤型星形细胞瘤为Ⅱ级；肥胖型星形细胞瘤为Ⅱ~Ⅲ级；间变型星形细胞瘤为Ⅲ级，多形性胶质母细胞瘤（glioblastoma multiform，GBM）为Ⅳ级。

（四）胃肠道间质肿瘤

为了推动胃肠道间质肿瘤（gastrointestinal stromal tumor，GIST）的规范化诊断和治疗，建立包括病理科、影像科、外科和内科在内的多学科合作模式，中国胃肠道间质肿瘤专家委员会形成了2012年版中国胃肠道间质肿瘤诊断治疗共识，根据肿瘤大小、每50个高倍视野的核分裂数和肿瘤原发部位将 GIST 分为极低、低、中等和高四个不同的危险度以指导临床采用伊马替尼（格列卫，gleevec）进行靶向治疗和预测患者预后。最近 Miettinen 和 Lasota 通过对美军病理研究所（AFIP）1784例胃肠道间质肿瘤的长期随访预后分析，提出了依据肿瘤大小、每50个高倍视野的核分裂数、肿瘤发生位置（胃或小肠）将胃肠道间质肿瘤分为良性、恶性潜能未定和恶性三个级别（详见第十三章第八节胃肠道间质肿瘤），且该分类被分别收录于2010年版 WHO 消化系统肿瘤新分类和2013年版软组织肿瘤新分类，该分类意味着良性的 GIST 可仅采取手术切除，而不必使用格列卫靶向药物治疗。

虽然恶性肿瘤的三级分级法有一定优点，对临床治疗和判断预后有一定意义，但近年一些学者倾向于对恶性肿瘤的分级采用更简单的二级分级法，即低级别和高级别。主要原因是三级分级法中关于中分化恶性肿瘤（中度恶性）的确定存在很大的主观性，且重复性差。甚至同一个病理医生在不同时间对同一肿瘤作出的病理分级也不同。目前，已采用二级分级法的恶性肿瘤有尿路上皮癌、涎腺的黏液表皮样癌和乳腺导管内癌等。最近，有学者提出对宫颈上皮内瘤变（CIN）采用低级别（CIN I）和高级别（包括原来的 CIN II 和 III）二级分级系统，其原因是：①低级别和高级别的二级分类容易掌握，重复性高；②低级别 CIN 和高级别 CIN 的临床处理完全不同。

此外，有些恶性肿瘤根据其生物学特性不再分级，如未分化癌、间变性癌、小细胞癌、髓母细胞瘤、横纹肌肉瘤、滑膜肉瘤、Ewing 肉瘤、腺泡状软组织肉瘤、透明细胞肉瘤、未分化肉瘤和恶性横纹肌样瘤等皆属高度恶性肿瘤，不再分级。另外，淋巴瘤均为恶性肿瘤，虽然不同类型的淋巴瘤其恶性程度不同，但也不再分级。

随着分子病理学发展，有学者提出对恶性肿瘤进行分子病理分型和分级。总之，恶性肿瘤的分期和分级标准的建立需要病理学、临床学科、影像学、肿瘤学和分子病理等学科密切结合，共同研究，达到指导临床有效治疗肿瘤、提高肿瘤疗效和患者预后的目的。

第八节　肿瘤的个体化诊断与治疗策略

肿瘤是机体在内外各种致瘤因素的作用下，局部组织的某一个细胞在基因水平上失去对其生长和分化的正常调控，导致其克隆性异常增生而形成的新生物。随着肿瘤的演进，一个克隆来源的肿瘤细胞群在生长过程中形成在侵袭能力、生长速度、对激素的反应、对抗癌药的敏感性等方面不同的亚克隆的过程，称为肿瘤的异质化，这是因为不同的瘤细胞群在不同的附加基因突变蓄积作用下，形成具有不同生物学特性的亚克隆。肿瘤是具有明显个体化特性的疾病，大量肿瘤病理学、细胞生物学、分子生物学和临床肿瘤治疗等研究清楚显示：不仅发生在不同个体、不同部位、不同病理组织学类型、不同病理级别和不同临床分期的恶性肿瘤的生物学行为有明显差异，即使是同一部位、同一病理类型、同一病理分级和临床分期的肿瘤，其生物学行为也往往存在很大的差异。

恶性肿瘤防治的重点仍然是早期发现、早期诊断和早期治疗。近 20 年来，由于子宫颈脱落细胞学检查的推广和普及，使许多宫颈癌前病变和早期癌得到早期防治，浸润癌发生率较过去明显减少，5年生存率和治愈率显著提高。但随着我国经济发展，国人饮食生活习惯改变、环境污染和遗传因素等，很多恶性肿瘤如肺癌、胃癌、肝癌、结直肠癌的发病率在逐年升高，且呈现明显年轻化趋势。长期以来，人类对恶性肿瘤大多采用手术切除、放射治疗和化学治疗等综合治疗手段，但由于恶性肿瘤的高致死性及肿瘤本身发病机制的复杂性，治疗的效果对相当一部分肿瘤却是不尽人意。临床资料显示，每个化疗方案都只有30%～40%的恶性肿瘤患者获益。化疗的疗效与恶性肿瘤对化疗药物敏感程度、患者对药物的耐受程度及药物本身的毒性反应有关。单纯通过增大用药的剂量来提高疗效是不切实际的，药物毒性反应的加重将迫使医生延缓或终止化疗。单凭临床经验选择药物进行肿瘤化疗，其疗效也往往不高。临床上对于患相同疾病的不同患者，治疗方法是用同样的药、标准的剂量，但实际上不同患者在治疗效果、不良反应方面有很大的差异。因此，肿瘤的化疗需要综合考虑药物、肿瘤和个体三者相互制约的关系。

一、肿瘤的个体化诊断

近年来，随着分子生物学技术的迅猛发展，人类对恶性肿瘤的发病机制从组织、细胞、分子水平的认识已经进入了一个全新的时代，特别是肿瘤个体化诊断和靶向治疗这一领域进展很快，并在临床上取得了很好的效果。临床对恶性肿瘤患者实施靶向治疗的首要前提是个体化的分子病理诊断，即病理医师为临床提供靶向治疗恶性肿瘤的分子检测的证据，也是循证医学的基本要求。由于靶向治疗是为攻击特异性靶分子而设计，所以用药前，必须检测患者肿瘤细胞是否存在对应的靶点，才能发挥其疗效。这对病理医师提出了更高的要求。一个恶性肿瘤的病理诊断报告，不仅包括准确的病理组织学类型、分级、浸润范围和深度、切缘是否有肿瘤残留、淋巴结转移情况、远处转移等情况，还需包括指导临床靶向治疗和判断预后的指标检测情况。如乳腺浸润性导管癌，需对浸润性癌组织进行免疫组化检测 ER、PR、c-erbB-2、E-cadherin、TP53 和 Ki-67 等指标表达情况。ER 和 PR 的阳性或阴性可指导临床能否应用内分泌激素治疗；而 c-erbB-2 的检测结果直接指导临床是否可用曲妥珠单抗（赫赛汀，herceptin）进行靶向治疗。若浸润性癌细胞 c-erbB-2 的免疫组化结果为阴性和+，则不用赫赛汀治疗；+++可直接用赫赛汀治疗；而++的还需进一步采用荧光原位杂交检测 HER2 基因有无扩增。若有扩增，可用赫赛汀治疗。众所周知，肺癌已成为全球范围内癌症死亡的首因，其中非小细胞肺癌占全部肺癌的85%。大约75%的非小细胞肺癌患者在确诊时已经发生转移，其5年生存率仅6%。如何提高肺癌患者的疗效和预后是人类面临的重要问题。大量研究表明，免疫组化检测表皮生长因子受体（EGFR）突变、扩增、蛋白质表达在一定程度上可预测 EGFR 特异性治疗反应，如吉非替尼（gefitinib）对非小细胞肺癌特别是肺腺癌患者的治疗。吉非替尼作为 EGFR 突变患者一线标准治疗肺腺癌的关键性Ⅲ期研究即 IPASS 研究 2009 年发表在《新英格兰医学杂志》杂志，该研究主要是吉非替尼对照卡铂紫杉醇一线治疗亚洲人腺癌、不吸烟或少吸烟的非小细胞肺癌患者的三期临床研究，入组的人群是肺腺癌、不或少吸烟的患者，预计生存大于12周。随机分为两组，吉非替尼组和卡铂紫杉醇组。评估的终点是无进展生存，次要终点是总生存和生活质量。结果发现，在全组患者中吉非替尼使疾病进展风险下降达26%，而 EGFR 突变患者一线使用吉非替尼可以降低疾病进展风险达52%。EGFR 突变患者一线使用吉非替尼的客观缓解率高达71.2%，相对于化疗的客观缓解率47.3%提高了51%。实际上肺腺癌患者能够对吉非替尼获益与肿瘤细胞呈 EGFR 基因突变有关，同时 K-Ras 基因为野生型。一些非小细胞肺癌患者产生原发耐药，其原因在于 K-Ras 基因突变，抑制了 EGFR 基因表达；而另一些患者在用药2~3年后对此药产生耐药性，其原因在于 EGFR 基因的 T7900M 点突变、Met 基因扩增或 IGFR 信号通路的激活。此外，2007年首次在非小细胞肺癌中发现 EML4-ALK 易位，2008年发现克唑替尼（crizotinib）在 ALK 阳性的肺癌患者中观察到临床疗效，2011年在 NEJM 杂志首次发表克唑替尼治疗 ALK 阳性的非小细胞肺癌的临床数据。美国国立综合癌症网络（National Comprehensive Cancer Network，NCCN）2012年关于非小细胞肺癌指南，建议对腺癌、大细胞癌或非特殊类型肺癌组织学的复发性或转移性非小细胞肺癌均进行 EGFR、ALK 和 K-Ras 突变检测，以指导临床靶向药物治疗。2008年，美国临床肿瘤学会（ASCO）研究显示，K-Ras 成为第一个结直肠癌靶向治疗的重要分子标志物，其与西妥昔单抗的疗效密切相关。2008年 CRYSTAL 研究显示西妥昔单抗可使 K-Ras 野生型患者显著获益。2009年美国 NCCN 指南则推荐在所有转移性结直肠癌患者中常规检测 K-Ras 基因第12和13密码子突变。为促进我国 EGFR 基因突变检测的推广及规范化，2010年11月正式成立了中国 EGFR 基因突变检测专家协作组，探讨制订适合我国的 EGFR 基因突变检测指导性规范。

二、肿瘤的个体化治疗

肿瘤的个体化治疗（personalized medicine）主要是分子靶向治疗，肿瘤的个体化靶向治疗是一种全新的治疗方法，其原理是利用肿瘤细胞与正常细胞的分子生物学差异进行药物开发。药物作用于肿瘤细胞特异靶标，例如与细胞信号传递有关的受体、激酶及其他蛋白，从而达到特异杀伤或抑制肿瘤细胞的目的。

目前在临床上疗效比较明确、应用比较成熟的肿瘤靶向治疗药物如下。

1. 利妥昔单抗（rituximab，美罗华，Mabthera）主要治疗 CD20 阳性的 B 细胞淋巴瘤。利妥昔单抗属于高纯度的单克隆抗体，在进入人体后，可以和 CD20 阳性的瘤细胞特异性结合，诱导瘤细胞凋亡并提高肿瘤细胞对化疗的敏感性。

2. 曲妥珠单抗（trastuzumab，赫赛汀，Herceptin）　主要用来治疗有 HER2 基因扩增和过表达的乳腺癌，是目前信号转导抑制剂（signal transduction inhibitor）的代表性药物。其实 HER2 不只是一个生长因子受体，还是一个网络性受体。大量临床资料证实，Herceptin 单用在乳腺癌的有效率为21%，但它与其他化疗药物的联合应用可以明显提高 AC（环磷酰胺+阿霉素）或紫杉醇的有效性，使部分原来应用化疗无效的患者，再次获得缓解。除乳腺癌外，晚期胃癌中 HER2 阳性率约20%。通过对 HER2 阳性的胃癌患者采用赫赛汀靶向治疗可延长患者的生存期。

3. 替尼类（-tinib）　均为信号分子激酶的抑制剂。

（1）伊马替尼（imatinib，格列卫，Gleevac）：是一种酪氨酸激酶抑制剂，单药能使90%以上的慢性粒细胞性白血病患者获临床血液学的完全缓解，一般在给药后3周内出现。另外，格列卫是目前具有 c-KIT 或 PDGFR 突变的胃肠间质瘤的靶向药物，且疗效明确。

（2）吉非替尼（gefitinib，Iressa）和埃罗替尼

(erlotinib,Tarceva):主要用于非小细胞肺癌的治疗靶向性 EGFR 阻断剂,对癌细胞的增殖、生长、存活的信号转导通路起阻断的作用,可单用。与化疗药合用可以增加顺铂、卡铂、紫杉醇和阿霉素等药物的抑瘤效果。

(3)克唑替尼(crizotinib,Xalkori):是酪氨酸激酶受体抑制剂,靶向分子包括 ALK 激酶和肝细胞生长因子受体 c-Met。*ALK* 基因易位可引起致癌融合蛋白的表达。ALK 融合蛋白形成可引起基因表达和信号的激活和失调,进而促使表达这些蛋白的肿瘤细胞增殖和存活。克唑替尼在肿瘤细胞株中对 ALK 和 c-Met 在细胞水平检测的磷酸化具有浓度依赖性抑制作用,对表达 EML4-ALK 或 NPM-ALK 融合蛋白或 c-Met 的异种移植荷瘤小鼠具有抗肿瘤活性。

4. 血管内皮生长因子受体抑制剂　如贝伐珠单抗(bevacizumab,Avastin)。

5. IGFR-1 激酶抑制剂　如 NVP-AEW541。

6. mTOR 激酶抑制剂　如 CCI-779。

7. 泛素-蛋白酶体抑制剂　如硼替佐米(borte-zomib)。

8. 其他　如 aurora 激酶抑制剂、组蛋白去乙酰化酶(histone deacetylase,HDACs)抑制剂等。

三、肿瘤个体化诊疗的展望

肿瘤的个体化诊断和靶向治疗的迅猛发展无疑给恶性肿瘤患者带来希望并最大程度延长了患者的生命。这是否意味着恶性肿瘤可被人类彻底消灭或治愈?事实上并非如此,很多恶性肿瘤在靶向药物的治疗下,一些瘤细胞会发生基因改变而产生抗药性。临床上很多肿瘤细胞的性质在治疗过程中完全发生了基因改变或原来对靶向药物敏感的瘤细胞被抑制或死亡,而不敏感的瘤细胞继续存活并进展。若临床医生还用原来的靶向药物继续治疗肿瘤,这势必导致患者被过度及不适当地治疗,从而出现肿瘤的复发和转移并危及患者生命。因此,针对肿瘤的高度异质性和基因不断变化,有必要根据各时间点实时监测肿瘤细胞及肿瘤患者的分子指标来进行药物选择,这将使肿瘤治疗向"实时"个体化靶向治疗推进。但临床医生如何能准确获得这些"实时"信息尚存在一定的困难。另外,晚期肿瘤患者的瘤组织获取往往也比较困难,如果已是多发或多处转移病灶,临床医生又如何选择哪个瘤体来做活检,因为不同的病灶可能含有不同性质的瘤细胞。近期有学者通过检测肿瘤患者血液或胸、腹水中的瘤细胞 DNA 信息来判断肿瘤病情进展可能是一个可行的方法。

个体化治疗的前提是以个体化诊断为基础,如何筛选和确定各种不同性质、不同发展和治疗阶段的恶性肿瘤的基因异常,迫切需要敏感和特异的新的分子病理诊断技术,通过这些新的技术可帮助分子病理医生直观地观察到肿瘤特异性点突变、基因插入、染色体缺失、染色体异位、mRNA 表达和甲基化等等,甚至可通过对肿瘤细胞的全基因组测序等达到对肿瘤的个体化诊断,从而更有效地指导临床进行"实时"靶向治疗肿瘤和极大延长患者生命。

(韩安家)

第九节　上皮内瘤变

一、上皮内瘤变的概念及演变

癌前病变(precancerous lesion)是肿瘤基础及临床研究中备受关注的一个课题。早在 20 世纪中叶,科学家在肿瘤的实验性研究中就发现,癌肿的形成是一个多步骤、多阶段的演变过程。这一过程从分子生物学的基因突变或异常表达开始,导致细胞的分化和生长异常,前者表现为细胞形态的异常,后者表现为细胞生长的自律性或不可控制性,最后形成了以具有侵袭及转移能力为特征的恶性肿瘤。在肿瘤发生浸润之前,相关的上皮细胞已具有了部分或全部恶性肿瘤细胞的特征,例如细胞外形的不规则,大小不一致,细胞核体积增大,染色质增多,核仁明显,核分裂增多,病理性核分裂的出现以及细胞排列和结构的紊乱等一系列形态学改变,这些具有恶性肿瘤特征的细胞仅限于表皮或腺管内而未穿透基底膜向深部或周围组织浸润,处于此阶段的上皮变化,即称癌前病变,亦可称为浸润前癌。

为了确切地表达上述出现了恶性特征的上皮细胞,病理学家先后采用过"间变"(anaplasia)、"不典型增生"(atypical hyperplasia)、"异型增生"(dysplasia)等名词进行描述。目前,"间变"一词已基本被摒弃,因为"间变"的确切概念是指分化差的肿瘤而言,故不宜用于癌前的上皮变化。"不典型增生"一词虽然在妇科病理学上仍广泛被应用,但在其他系统多已不用。有的学者认为"不典型增生"一词应限于描述炎症等损伤后上皮修复过程中所出现的形态改变,其本质并非肿瘤性。在临床工作中,大多采用"异型增生"一词来表述发生在浸润性癌以前的细胞形态学变化，并根据细胞分化异常（即异型）的程度，分为轻、中、重度三级异型增生，而将累及上皮全层的重度异型增生称为"原位癌"（carcinoma in situ，CIS）。

20世纪60年代，Richard等首次提出并将上皮内瘤变（intraepithelial neoplasia，IN）这一命名应用于子宫颈黏膜鳞状上皮的癌前变化。该命名更确切地表达了癌前病变的本质是上皮内肿瘤的形成，是处于浸润前的上皮内的肿瘤，而且包含了肿瘤形成的"过程"这样一个概念，故称为"瘤变"（neoplasia）而不是肿瘤（neoplasma）。Richard主张将原来命名的轻、中、重度不典型增生改为子宫颈上皮内瘤变（cervical intraepithelial neoplasia，CIN）Ⅰ、Ⅱ、Ⅲ级，简称为CIN Ⅰ、CIN Ⅱ和CIN Ⅲ，CIN Ⅲ包括了重度不典型增生和原位癌。

上皮内瘤变是一种以形态学改变为特征的上皮性病变，包括组织结构和细胞形态学改变，伴随细胞增殖动力学和细胞分化的异常。这种病变有基因的克隆性改变，并有进展为浸润性病变的倾向。

上皮内瘤变这一名词在妇科病理学上已长期应用，但直到20世纪90年代才引起其他学科病理学家的重视。在2000年前后出版的第2版各系统的WHO国际肿瘤组织学分类中，明确采用"IN"这一命名的有子宫颈、阴道、胃、肠、泌尿道、前列腺、乳腺等器官，根据这一趋势，"IN"有可能取代"异型增生"一词应用于所有器官。目前在实际工作中，病理学家在认识上已取得较为一致的意见，即"上皮内瘤变"和"异型增生"是同义词。但在广泛接纳"IN"这一概念的基础上，目前还存在若干需要进一步解决的分歧和问题。

二、上皮内瘤变的分类及分级

目前对上皮内瘤变的分级和认识尚未完全统一，主要表现在两个方面：一是在不同的器官存在不同的分级法，有人采用三级分类法，有人采用低级别和高级别上皮内瘤变二级分类法，究竟何者更为科学、更具有临床意义，尚有待探讨。二是高级别上皮内瘤变或上皮内瘤变Ⅲ级（或目前仍在应用的重度异型增生）是否包括了原位癌，即上皮内瘤变Ⅲ级与原位癌是否为同义词，或在确定为高级别上皮内瘤变或上皮内瘤变Ⅲ级时，是否还要明确列出是高级别上皮内瘤变或上皮内瘤变Ⅲ级中的原位癌？这一分歧也存在于最新出版的WHO分类中。

（一）子宫颈上皮内瘤变

近年来年轻女性宫颈癌的发病率呈上升趋势，而宫颈上皮内瘤变（CIN）是宫颈癌发展的重要阶段，因而早期诊断和治疗CIN非常必要。CIN是由Richart 1967年首先提出，指宫颈鳞状上皮不典型增生和原位癌。目前认为子宫颈癌的发生和发展是由量变到质变，渐变到突变连续的瘤变过程。显微镜下根据不典型增生细胞在鳞状上皮内所占的范围可分为CIN Ⅰ、CIN Ⅱ和CIN Ⅲ三级；CIN Ⅰ级相当子宫颈轻度非典型增生，CIN Ⅱ级相当子宫颈中度非典型增生，CIN Ⅲ级相当子宫颈重度非典型增生和（或）子宫颈原位癌（图5-3）。

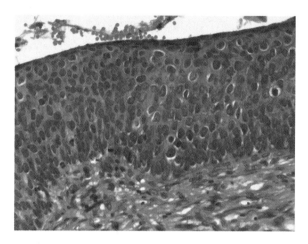

图5-3 宫颈高级别上皮内瘤变

宫颈癌的发生发展是一个相对缓慢的过程，即其开始是CIN，并有CIN Ⅰ、Ⅱ、Ⅲ渐进性，甚至自然消退或可逆，要经历几年或10余年，此过程中病变处于动态变化中，即消退（逆转）、持续（稳定）和发展（恶化）。CIN发展为浸润性癌总的风险率是15%，CIN Ⅰ、Ⅱ、Ⅲ发展的几率分别是15%、30%和45%；其持续状态的几率分别是31%、35%和56%；消退的可能性则分别是47%、43%和32%。表明CIN的级别越高，其消退和逆转的机会越小。CIN Ⅰ和Ⅱ发展为ICC的危险分别是正常的4倍和14.5倍，而CIN Ⅲ发展为ICC的危险则高达46.5倍。近年资料表明，人乳头瘤病毒（human papillomavirus，HPV）的型别是CIN转归的重要因素之一，与HPV-16型、HPV-18型等相关的CIN几乎均进展为浸润癌，极少会逆转。

在对子宫颈癌前病变应用Richard的三级分类时，仍有不少病理和临床医师主张将CIN Ⅲ和原位癌加以区别，其标准是异型上皮>2/3层但未累及全层者称为CIN Ⅲ，累及全层者为原位癌。对病理医师来讲，似乎不用原位癌这一名词难以确切反映上皮内瘤变的严重程度，而临床医师则习惯于根据病理诊断中有无明确的"癌"字来确定治疗方案。但大量的随访资料证实，未达全层的 CIN Ⅲ 和原位癌发展为浸润性癌的几率并无明显差异，也就是说形态上的微小差异并不影响其生物学行为，何况上述形态上的微小差异（是否累及全层）常常受到病理医师判断上的主观意识及活检取材范围较小等因素的影响，过分强调这种不具有明显生物学行为意义的形态差异并无实际的临床价值，因此，目前已有越来越多的妇科病理及临床医师接受了 CIN Ⅲ 和原位癌是同义词这一概念，对二者的治疗原则也是相同的，即均应根据患者的年龄及病变范围等具体状况进行子宫颈锥形切除或子宫切除术。

近年来，以美国国家癌症研究所（National Cancer Institute，NCI）提出的 Bethesda system 分类法为代表，建议将子宫颈黏膜鳞状上皮的癌前病变分为二级，该分类法的原则是以上皮细胞是否超过上皮层的 1/2 为标准，分别命名为低级别（鳞状）上皮内病变（low-grade squamous intraepithelial lesion，LSIL）和高级别（鳞状）上皮内病变（high-grade squamous intraepithelial lesion，HSIL），其中 LSIL 主要为病毒感染所引起的上皮改变，其进展为浸润性癌的几率很低，HSIL 则更具有"瘤变"的性质。该分类的 HSIL 包括原位癌。二级分类法在应用时较三级分类法更简单、更易掌握，因此，连提出三级分类的始祖 Richard 也表示赞同。由于 Bethesda system 提出的时间还不长，目前尚未被广泛采纳应用。

（二）外阴上皮内瘤变

外阴上皮内瘤变（vulvar intraepithelial neoplasia，VIN）是一种由不典型增生的鳞状细胞构成的外阴癌前病变。近 20 年来，VIN 的发病率从 1.1/10 万人上升至 7/10 万人，尤其是在 35～40 岁的女性中发病率不断增加，呈年轻化的趋势。VIN 有一定的恶变潜能，据统计，VIN 进展为鳞状细胞癌的几率约为 15%～25%。

VIN 在病理学上表现为外阴鳞状上皮成熟异常伴细胞核增大、染色质浓聚、多形核、核分裂增多及异形核分裂。VIN 的命名一度比较混乱，有外阴非典型增生、原位癌、鲍温病、Querate 增殖性红斑和 Paget 病等。1986 年国际外阴疾病研究协会（International Society forthe Study of Vulvar Disease，ISSVD）将其统一命名为 VIN，根据鳞状细胞异常的程度将其分为 VIN Ⅰ、VIN Ⅱ 和 VIN Ⅲ。但随着临床实践的深入，人们发现 VIN Ⅰ～Ⅲ的形态学改变并不具有生物学上的连续性。因此，2004 年 ISSVD 对 VIN 分类定义进行了重新修正，不再使用 VIN Ⅰ～Ⅲ的定义。新的 VIN 分类系统根据形态学、生物学及临床特点分为两类病变：一为普通型 VIN，占 80% 左右，包括疣状型、基底细胞型和混合型；二为分化型 VIN，占 20% 左右。鲍温病及鲍温样丘疹病均属于普通型 VIN 病变，而外阴 Paget 病等其他难以归入以上两类的 VIN 病变则统称为未分类型。VIN 普通型与高危型人乳头瘤病毒（HPV）感染相关，与基底细胞型或疣状型浸润性外阴癌相关，常为多发病灶，多见于年轻妇女，超过 30% 的病例合并下生殖道其他部位的病变（以 CIN 最常见）；VIN 分化型与 HPV 感染无关，与角化型鳞状细胞癌相关，并发于潜在的炎症疾病或苔藓硬化，形态主要为溃疡、疣状丘疹或过度角化斑片，多为单发病灶，进展迅速，多发生在老年妇女。WHO 目前采用了与 ISSVD 相同的分类标准，新的分类系统更好地反映了 VIN 的临床特征，术语更加简明，有助于病理学诊断的一致性。

（三）胃的上皮内瘤变

长期以来日本和欧美学者之间对胃黏膜上皮的异型增生及有无癌变这一问题上存在着很大的分歧，日本学者主张根据腺体的异型程度即可确定是否为癌，而欧美学者则主张必需见到明确的浸润证据方能确定为癌。尽管在 2000 年出版的 WHO 肿瘤分类中已明确将胃黏膜的癌前病变根据细胞的异型和结构的紊乱程度分为低级别及高级别上皮内瘤变两级，但在实施过程中仍出现诊断的不统一，因此有关专家又先后召开了两次国际会议，专门探讨胃黏膜上皮内瘤变及早期癌的分类及诊断标准，最后在第二次的维也纳国际会议上取得了较为一致的意见，即把胃黏膜从反应性增生→浸润性癌的系列变化分为反应性增生、不能确定的上皮内瘤变（即难以区分是反应性增生还是异型增生）、低级别上皮内瘤变（LIN）、高级别上皮内瘤变（HIN）及浸润性癌五大类，其中 LIN 和 HIN 的性质均属非浸润性癌，将过去在诊断中最易出现分歧的重度异型增生、原位癌甚至可疑浸润性癌均明确地归属于 HIN，统称 HIN。根据这一分类原则，与会者再对一组胃黏膜分别进行诊断，符合率达到 90% 以上（19/21 例），远远高于过去的符合率（30%～40%）。在制定病理诊断分类标准的同时，与会者还根据大量随访资料中 LIN、HIN 发展为浸润性癌的概率分别为 0%～15% 及 25%～85% 这一事实，对不同的病变提出了原则性的治疗建议，即对 LIN

患者应进行随访，必要时作内镜下切除；对 HIN 患者则应结合胃镜所见确定内镜下切除或手术切除。

（四）结直肠的上皮内瘤变

结直肠的上皮内瘤变包括腺瘤的不同程度的异型增生，也包含其他非腺瘤性或炎症性肠病时出现的异型增生，前者如幼年性息肉病、Peutz-Jeghers 综合征和增生性息肉病，后者包括慢性溃疡性结肠炎和 Crohn 病。

结直肠癌和癌前病变概念的确定与胃有所不同。由于结直肠黏膜固有层几乎不存在淋巴管，淋巴管主要分布于近黏膜肌层和黏膜下层，大量的研究证明，结直肠具有恶性细胞学特征的病变只要浸润不超过黏膜肌层不会发生转移。WHO 将结直肠癌定义为"一种结肠或直肠的恶性上皮性肿瘤，在这一部位只有肿瘤通过黏膜肌层穿透到黏膜下层时才视为恶性"。

WHO 分类将轻度和中度异型增生归入低级别上皮内瘤变，重度异型增生和原位癌归入高级别上皮内瘤变。诊断结直肠腺癌时必须存在通过黏膜肌层浸润到黏膜下层的特点，否则不能诊断为癌。那些形态学上难以判断的固有膜内浸润性癌，但都缺乏浸润并穿透黏膜肌层进入黏膜下层依据的癌都归入高级别上皮内瘤变。同时，还进一步指出具有腺癌形态特点的病变限于上皮或只侵犯固有膜而缺乏通过黏膜肌层浸润到黏膜下层，实际上无转移的危险。因此，认为"高级别上皮内瘤变"比"原位腺癌"恰当，"黏膜内瘤变"比"黏膜内腺癌"恰当。这一观点最早在 20 世纪 70 年代就为英国学者 Morson 所提出，直到 2000 年的 WHO 分类中才明确将上述结直肠癌的定义正式列入。使用这些推荐的术语，有助于避免诊断过头。目的是避免过度治疗，防止对人体造成不必要的损伤而影响预后及生存质量。

（五）胰腺的上皮内瘤变

胰腺上皮内瘤变（pancreatic intraepithelial neoplasia，Pan IN）是胰腺导管腺癌（pancreatic ductal adenocarcinoma，PDAC）的最为常见的非侵袭性前体病变，可经多个阶段的组织学和遗传学改变进展至 PDAC。Pan IN 是一种显微镜下的扁平或乳头状非侵袭性病变，主要发生于直径小于 10mm 的小胰管，内衬一定程度异型的柱状或立方细胞。尽管早在一个多世纪之前即已发现此类病变，但由于缺乏统一分类标准和术语，相关研究受到很大限制。1999 年召开的胰腺癌智囊会议采纳了由 Klimstra 和 Longnecker 首先提出的 Pan IN 这一命名。2003 年召开的胰腺癌前病变会议就 Pan IN 的组织学诊断和分级标准达成了国际共识。这一分级系统根据结构和细胞核异型程度将 Pan IN 分为 Pan IN-1（低度异型）、Pan IN-2（中度异型）和 Pan IN-3（原位癌）三个等级。其中 Pan IN-1 可进一步分为 Pan IN-1A 和 Pan IN-1B。

Pan IN 为 PDAC 的前体病变，最明确的证据是 Pan IN 存在多种与 PDAC 相同的分子遗传学改变。包括原癌基因（k-Ras、c-erbB-2）激活、抑癌基因（TP53、p16、Smad4、BRCA2）失活等。随着组织学上 Pan IN-1 至 Pan IN-3 的进展，一系列基因表达和功能发生相应改变。Pan IN 进展至 PDAC 的模式与结直肠腺瘤、腺癌的演变模式类似。

（六）前列腺上皮内瘤变

前列腺上皮内瘤变（prostatic intraepithelial neoplasia，PIN）是一种前列腺导管和腺泡分泌细胞增生的病变，细胞学表现有一些异型或类似癌，细胞常增大，核亦增大，形状不一，染色质增多，有核仁。但结构上却不像癌，保持固有腺泡的大小和轮廓，仅上皮增生成簇，或小乳头状，或筛状。最初 PIN 的诊断为三级分级系统，随后简化为低级别（最初的 1 级）和高级别（最初的 2、3 级）两个级别。LG-PIN 的细胞异型性较低，与增生的前列腺上皮难以鉴别，是一种反应性或修复性不典型改变，与癌的发生无关，目前临床病理一般不报告 LGPIN，"PIN" 已经成为高级别前列腺上皮内瘤变（HGPIN）的同义语。HGPIN 的形态特点是前列腺导管和腺泡的分泌细胞增生，细胞核和核仁肿大与前列腺癌细胞相似，不同的是 HGPIN 保留有部分基底细胞层（34βE12 和 p63 阳性）。HGPIN 与前列腺癌有着非常密切的关系，常常发生于同一个腺管、共存于相同的部位，在形态学上 HGPIN 向前列腺癌移行过渡。形态学的观察、流行病学及细胞遗传学的研究结果表明，HGPIN 是毋庸置疑的前列腺癌前病变，因此对 HGPIN 的诊断和鉴别诊断有重要的临床意义。

三、正确理解上皮内瘤变的意义

长期以来，不少临床医师对肿瘤的理解形成了一个十分简单的概念，即"肿瘤非良性即恶性"，他们希望从病理诊断中得到的答案也是如此。如果病理医师诊断为"异型增生，不排除癌变可能"或"重度异型增生，癌变趋势或癌疑"等，临床医师常常表示不理解，或认为该病理医师水平太低，连良、恶性都分不清，或认为这样的诊断使临床医师无法制订治疗方案。这种对肿瘤（特别是早期癌肿）简单化的理解在以往曾引发不少诊治工作中的是非。事实上各个不同系统的有关随访资料均表明，重度异型增生或 HIN 和原位癌之间并不存在本质上的区别，有人对一组食管黏膜上皮诊断为重度异型增生和原位癌的患者进行了长期随访，其发展为浸润性癌的相对危险性（relative risk，RR）分别为 72.6 或 62.5，重度异型增生的 RR 甚至略高于原位癌，这一结果再次证实 HIN 和原位癌在病变性质和生物学行为方面并无差异，病理医师特别是临床医师必须从根本上扭转那种认为 HIN 和原位癌具有"质"的不同的观念。

随着经济的发展，就医条件的改善，体检工作的普遍开展以及诊断技术的改进，许多处于浸润前的肿瘤被早期检出，如何正确处理这类处于肿瘤形成早期的患者，是需要病理和临床医师来共同探讨、摸索、总结的新课题。肿瘤的诊断和治疗是在人们对肿瘤发生、发展规律了解程度的基础上不断改进和调整的，例如乳腺癌的治疗就经历了从局部切除到根治、超根治转变为当前的尽量保乳或减少组织缺损的趋势，这种转变皆有其理论及实践的依据。例如，Tavassoli 等经过对大宗导管内癌病例长期随访观察后，发现了一个值得反思的结果，即在 1978—1983 年间诊断为导管内癌（ductal carcinoma in situ，DCIS）并大多作了乳腺切除术的患者，在术后 10 年中 3.4% 死于乳腺癌，而 1984—1989 年间诊断为 DCIS 且大多仅作了乳腺肿块切除术的患者，在术后 10 年中仅 1.9% 死于乳腺癌。上述结果说明了两个问题：第一，如此低的死亡率说明 DCIS 在生物学行为上与对生命有威胁的浸润性导管癌存在明显差异；第二，DCIS 的预后与手术范围的大小无关。因此，他们提出了一个新的观点，即 DCIS 的本质也是导管上皮内瘤变（ductal intraepithelial neoplasia，DIN），在他们提出的三级分类中，根据 DCIS 细胞的异型程度及有无坏死，分别归属于 DIN2 及 DIN3，对这类患者只需作局部肿块切除，术后辅以他莫昔芬（三苯氧胺）和（或）局部放疗即可取得满意结果。可以预料上述有关 DIN 的概念有可能导致人们对 DCIS 的重新认识和评估。

根据 WHO 结直肠肿瘤新分类的精神，HIN 不应过度治疗，但几乎所有的学者都认为对 HIN 的治疗应当持谨慎态度。国内外大量研究表明，术前诊断为结直肠 HIN 的患者，很大一部分存在癌变。这是因为活检标本常常难以钳取至黏膜下层组织，如按上述标准绝大多数活检标本均无法诊断为癌。

一些病理专家认为，WHO 分类中对结直肠癌的定义是有科学依据的，但在实际工作中，应根据组织学和肠镜检查所见结合起来进行综合分析，然后作出诊断。如果形态学所见腺体异型十分明显，结构十分紊乱，或出现浸润迹象，而肠镜所见亦具有恶性肿瘤的特征，仍可作出结直肠腺癌的诊断；而高级别上皮内瘤变应限用于重度异型增生、原位癌变而无明确浸润证据的病例，不宜将难以确诊为腺癌的病例均冠以高级别上皮内瘤变。为了提高诊断的正确性，需要病理和临床医师间增强沟通，临床医师在送取活检标本时应尽量做到取材恰当，并填写详细的病史及检查所见，以供病理医师作诊断的参考。

总之，上皮内瘤变是一个更能确切地反映发生于浸润性癌以前的上皮形态学变化本质和更为科学的概念，因此有可能被广泛地应用于各个系统和器官。在上皮内瘤变的分级方面，三级分类和二级分类孰优孰劣仍有待不断地总结，但最重要的是对过去长期以来沿用的重度异型增生、癌变趋势、癌疑、原位癌等各种命名的本质和意义需要有一个调整、纠正的再认识过程，也就是说，上述诸名词在本质上属同义词，过分强调形态学方面的微小差异而赋予不同的名称是没有实际意义的。其次这类病变均为浸润前肿瘤，均具有发展为浸润性癌的可能，但他们和浸润性癌在生物学行为方面又有着明显的不同，对这类病变既不能掉以轻心又不能过度治疗（over treatment），这就是当今关注上皮内瘤变的意义所在。

（吴继锋）

第十节　微乳头状癌

浸润性微乳头状癌（invasive micropapillary carcinoma，IMPC）是一种具有独特组织学亚型的癌，其临床病理学特点逐渐被认识。Siriaunkgul 和 Tavassoli 在乳腺癌中首次描述 IMPC，认为其是浸润性乳腺癌的一种罕见亚型，并是一种具有高度侵袭性的浸润性癌。此后学者发现，卵巢癌、膀胱的尿路上皮癌、肺腺癌、结直肠癌以及涎腺肿瘤中也存在微乳头结构（micropapillary pattern，MPP）的亚型。这类伴微乳头结构的癌在发现时临床分期已较晚，常伴淋巴结转移及广泛的淋巴管瘤栓，因而被认为具有高度侵袭性。

一、乳腺 IMPC

乳腺 IMPC 是乳腺癌中较少见的一种特殊类

型。1980 年由 Fisher 等首次报道,当时被称为具有桑葚体样形态学改变的浸润性乳头状癌。1993 年,由 Siriaunkgul 和 Tavassoli 正式提出了 IMPC 的概念,并描述其形态特征。2003 年 WHO 分类将其作为一种独立的病理类型正式提出。

（一）临床表现及辅助检查

1. 临床表现 纯型 IMPC 占所有乳腺癌的 0.7% ~ 3%,混合型占 7%。本病好发于中老年女性,发病平均年龄 50 ~ 62 岁,国内尚少见男性患者的报道,而伴有神经内分泌分化更为少见。自查或体检发现比较固定的质硬乳房肿块,肿瘤大小 1.5 ~ 5.5cm,与浸润性导管癌在年龄、主诉、发生部位、大体检查及肿瘤大小无明显差别。其中有相当一部分患者皮肤受侵袭,个别病例还可表现为乳头血性溢液。

2. 辅助检查 IMPC 患者的乳房肿块在乳腺钼靶摄片表现为高密度肿块,边缘毛刺状伴微小钙化。在 B 超 IMPC 大多数表现为均匀的低回声、不规则、微小分叶状团块,肿块后回声减弱或回声正常。这些影像学表现在其他恶性肿瘤中也能见到,故特异性差。

（二）病理表现

1. 大体表现 肉眼见 IMPC 切面可呈局限性、放射状、蟹足样、黄色或黄白色,橡胶样或石头样的硬度,与其他组织学类型乳腺癌无明显差异。

2. 镜下表现 IMPC 的诊断依赖显微镜下观察到的特征性形态学表现（图 5-4）。IMPC 组织学上表现为:①肿瘤细胞排列成桑葚状或小乳头状及不规则集团状、小腺管样结构,漂浮在类似于扩张的淋巴管或血管的纤维间隙中,后者经免疫组织化学染色证实内皮细胞标记阴性（CD31、Ⅷ因子相关抗原、D2-40）。细胞簇周围的纤维间隙是由于固定造成的假象,不会出现在冷冻切片组织中。有学者认为 IMPC 特征性的组织学结构归因于肿瘤细胞的极向倒置,即瘤细胞朝向间质的一侧（基底面）具有顶端分泌的特性。②乳头状细胞簇无纤维血管轴心,但中心常可见腺腔样结构,癌细胞巢团边缘毛糙呈锯齿状,表面细胞质呈微绒毛样改变。③瘤细胞呈柱状或立方状,胞质淡染至强嗜酸性,细颗粒状,核圆形或卵圆形,染色较深,细胞核有不同程度异型性,肿瘤坏死不常见。④细胞簇周围有透明带包绕,并由细网状纤维结缔组织将癌细胞簇分隔,缺乏促纤维增生现象,富含大量脉管,并有淋巴细胞浸润。⑤无论是脉管内的癌栓,还是淋巴结中的转移灶及胸水中的癌细胞,肿瘤细胞均保持与原发

灶相同的组织学特征,即微乳头状形态结构。

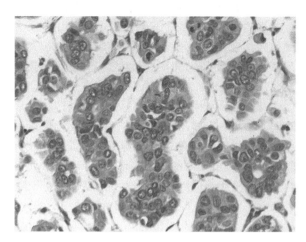

图 5-4 乳腺浸润性微乳头状癌
浸润癌细胞呈微乳头状,细胞团与间质之间有大小不等的腔隙

大多数 IMPC 与非特殊型浸润性导管癌混合存在,也有与管状癌、乳头状癌、黏液癌、导管内癌或浸润性小叶癌混合存在的病例。这对于排除是否来自卵巢浆液性乳头状癌或其他原发部位的转移癌具有特殊意义。此外,IMPC 周边伴发的非浸润成分,通常为导管上皮非典型增生或低级别的微乳头型或筛状型导管内癌。大多数患者初诊时已经有腋下淋巴结转移,这种高淋巴结转移的特性与 IMPC 成分的出现有关,而与 IMPC 成分多少、肿瘤大小、淋巴结转移率以及远处转移无关。

3. 诊断标准 有关 IMPC 的诊断标准报道不一,多数学者认为以 IMPC 成分占 50% 以上作为诊断标准;有些学者认为 IMPC 成分应占 75% 以上;但也有人认为浸润性微乳头结构应大于 5mm,强调 IMPC 成分即使是一小部分其恶性度也明显高于不含有 IMPC 成分的乳腺癌。也有人认为只要癌巢中伴有 IMPC 成分就应在诊断中体现出来,同时应注明 IMPC 和其他类型的癌所占的比例,以引起临床医生的高度重视。

（三）免疫表型

上皮细胞膜抗原（epithelial membrane antigen, EMA）在肿瘤细胞巢团、微乳头和腺管表面（面向间质侧）呈阳性表达,显示在巢的外缘形成完整的线状着色（图 5-5）。黏蛋白 1（MUC1）在面向间质那一侧呈阳性表达,与 EMA 类似。这一现象提示癌巢外围肿瘤细胞的极向是朝向巢外透亮空隙的,肿瘤细胞好像是把这种空隙当作了腺腔。这种"细胞极向倒转"被认为是 IMPC 的特征。细胞黏附分子

E-钙黏附素（E-cadherin）主要表达在微乳头状肿瘤细胞团内的细胞连接面，而在细胞集合团面向间质侧的表达明显减弱或不表达。提示肿瘤细胞团内细胞间结合力强，其生长甚至侵袭转移可能都是以癌细胞微乳头状的"集团性"方式进行，癌细胞巢团与间质连接松散，易脱离原发灶，造成侵袭、转移。CD31 标记显示肿瘤微乳头中央缺乏血管轴心，而在间质中可见丰富的小血管，证实 IMPC 的微乳头结构是一种假性乳头，这与乳腺浸润性乳头状癌有很大区别。IMPC 的雌激素受体（ER）和孕激素受体（PR）检测阳性率分别为 25.0% ~ 74.5%、12.5% ~ 46.3%。c-erbB-2 的阳性率在 36.4% ~ 100.0%之间。TP53 的阳性率在 60.0% ~ 75.0%之间。另外，部分病例可表达 NSE、CgA 及 Syn，有学者提出 IMPC 是一种神经内分泌癌或具有神经内分泌功能的肿瘤。

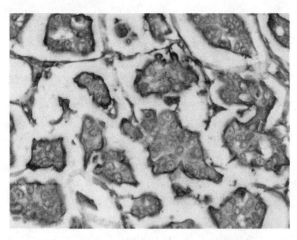

图 5-5　乳腺浸润性微乳头状癌
EMA 微乳头外缘阳性（免疫组化）

（四）分子遗传学

为了探讨 IMPC 的分子遗传学特性，有学者对16 例 IMPC 病例进行比较基因组杂交（comparative genome hybridization，CGH）研究，16 例 IMPC 全部表现为 8 号染色体短臂异常，其中的 6 例表现为 8 号染色体短臂全部缺失，另 10 例表现为末梢蛋白改变。而相比较，导管癌、浸润性导管癌、浸润性小叶癌的 8 号染色体短臂基因缺失率分别为 33%、28%和 13%。推测 8 号染色体该区域可能包含 1 个或多个基因，当此基因缺失时，会导致这种独特的组织学改变和淋巴侵袭能力。

（五）转移机制研究

肿瘤细胞转移的机制非常复杂，涉及多种黏附分子、基质蛋白酶、细胞因子以及相应的信号转导

和基因改变，目前关于 IMPC 高侵袭性及转移机制尚未明了。研究发现 IMPC 的肿瘤细胞排列呈特殊的极向倒置结构，从而形成了假乳头和（或）假腺管状的 HE 镜下征象。近年来相关免疫组化研究发现 EMA、MUC1、黏附分子（N-和 E-cadherin）等在乳腺 IMPC 肿瘤细胞中连接面与间质侧面不同部位的异常表达或分布方式，如 EMA 表达的阳性部位在假乳头或假腺管的外表面即癌细胞团的面向间质侧；E-cadherin 则在 IMPC 癌细胞团间的连接面强表达，而在癌细胞团的外侧面即与间质的接触面不表达。这些发现提示 IMPC 的癌细胞团与间质缺乏结合黏附，造成 IMPC 癌巢容易从原发灶脱离表达，另一方面，癌细胞团内细胞之间结合紧密又具有更强的运动能力和侵袭能力。IMPC 的侵袭性生物学行为可能与肿瘤细胞特殊的极向倒置排列结构、癌巢易脱离原发灶、肿瘤细胞本身所具有高度运动能力以及富含脉管的网状间质有密切关系。另外，近年来研究表明 E-选择素（E-selectin）、路易斯抗原（Sialyl Lewis X，SLex）、VEGF-3 及其受体 VEGFR-3、CD34、CD24、基质细胞衍生因子-1（SDF-1）及其受体 CXCR4、TNF-α 及其受体 TNFR-Ⅱ、IL-1β、WT1、CA125、GCDFP-15 等在乳腺 IMPC 中的异常表达可能与 IMPC 的高侵袭性、高淋巴结转移的生物学行为有关。

（六）鉴别诊断

1. **黏液癌**　发生年龄较大，大体观察肿瘤界线清楚，切面呈胶冻状，有黏滑感。镜下癌呈小团状漂浮在黏液湖中，在癌细胞巢团内可见黏液样物质；而 IMPC 癌细胞巢团边缘毛糙，巢团内和与间质之间缺乏黏液。

2. **管状腺癌**　管状腺癌的腺管是真性腺管，细胞表面的微绒毛位于腺管腔内面；而 IMPC 的腺管样结构瘤细胞表面的微绒毛位于腺管样结构的外表面间质侧，EMA 染色具有一定的鉴别诊断意义。

3. **乳腺浸润性乳头状癌**　镜下可见乳头形成、黏液分泌及微灶钙化，但浸润成分是有真性轴心的乳头，或呈普通型浸润性导管癌形态，缺乏 IMPC 无轴心微乳头的特征性结构。

4. **大汗腺样癌**　癌组织的大部分或全部由大汗腺样癌细胞组成，肿瘤细胞体积大，胞质丰富，多数呈嗜伊红染的颗粒状，核呈空泡状，核仁明显，癌细胞常形成小乳头、腺管或小巢状，与周围间质明显分离，当出现小乳头状浸润时应与 IMPC 相鉴别。而大汗腺癌常见腺样分化，其腺腔具有特征性的表

现，即腔缘形成小的半球状至球状顶浆分泌突起，可资鉴别。

5. 乳腺转移性乳头状癌　IMPC 内或肿瘤边缘区具有导管内癌成分；转移癌可寻找原发灶，并根据其组织学特点及免疫组化染色可以区别。

6. 淋巴管内癌栓　IMPC 细胞簇也可呈实性或管状结构漂浮在海绵状腔隙内，或呈由内向外生长方式易误为淋巴管内癌栓，但后者瘤细胞之间的距离比较大。

（七）预后

目前对 IMPC 的预后尚存争议。2003 年，WHO 乳腺和女性生殖系统病理学和遗传学分类对 IMPC 预后及预测因素描述为：IMPC 特殊的生长方式与其伴有的脉管浸润和淋巴结转移有关。多变量分析结果表明，微乳头状生长方式没有独立的预后意义。多数学者认为 IMPC 具有高度的淋巴管侵袭性，预后差，无论是在淋巴管侵犯、淋巴结转移率还是在淋巴结转移个数上都远远高于浸润性导管癌，72%～77% 患者就诊时已有腋窝淋巴结转移。IMPC 的复发率高，5 年复发率达 62.6%，明显高于其他类型乳腺癌。5 年生存率为 50.5%，也明显低于硬癌（85.6%），并且与肿瘤大小无关。而有些学者认为，IMPC 的预后与经典的浸润性导管癌相似，其短期预后受多种因素影响，ER 阳性者预后较好，受累淋巴结数目决定了其长期预后效果。总之，肿瘤细胞的生长方式、核异型程度、淋巴结转移程度、HER2 状态以及激素受体表达与 IMPC 的预后密切相关。

二、膀胱 IMPC

膀胱 IMPC 是膀胱上皮癌中较为罕见的类型，由 Amin 等在 1994 年首次发现。膀胱 IMPC 占所有膀胱肿瘤的 0.7%～2.2%，发病年龄与常见的膀胱尿路上皮癌相似。纯型膀胱 IMPC 较少见，常与浸润性膀胱尿路上皮癌或乳头状癌及腺癌混合存在，其很可能是膀胱上皮癌腺样分化的一个特殊形式。同乳腺 IMPC 一样，膀胱 IMPC 具有高淋巴管浸润及高淋巴结转移等不良的生物学特性，5 年生存率大约为 30%。一些预后不良的指标如 TP53、MBI-1 指数、有丝分裂酶 A（aurora-A）及凋亡蛋白抑制因子（survivin）在膀胱 IMPC 中过表达，但统计学发现只有 aurora-A 具有统计学差异，提示 aurora-A 的异常可能与膀胱 IMPC 的侵袭行为有关。此外，MUC1 在膀胱 IMPC 中过表达，其可能成为 IMPC 靶向治疗研究的新方向。发生于输尿管的 IMPC 其共同特征都存在淋巴结的转移，其中 1 例在 20 个月后出现腹膜转移。

三、肺 IMPC

发生于肺的 IMPC 比较少见，纯肺型 IMPC 更属罕见，由 Amin 等在 2002 年首次报道。Amin 等经过观察将肺的 IMPC 又分为经典型和变异型，经典型指无纤维血管轴心的微乳头簇漂浮在肺泡腔或密集在纤维间隙中；变异型指无纤维血管轴心的微乳头簇漂浮在衬覆肿瘤细胞的腔内，类似细支气管肺泡癌的癌细胞向腔内突起形成微乳头。与其他器官 IMPC 类似，肺 IMPC 常与其他类型的肺癌混合存在，例如腺泡型、乳头状、实性型等。伴有微乳头结构的肺腺癌预后不良，其淋巴管瘤栓和淋巴结转移率高达 62.5% 和 72.9%，且 IMPC 成分的多少与淋巴结转移和远处转移无关，这种微乳头成分可以作为预后差的一种标记。另外，IMPC 成分的出现与肺腺癌各组织学亚型之间无明显相关性。E-cadherin 和 β-catenin 在微乳头结构的瘤细胞中高表达，提示组成微乳头结构的瘤细胞间存在紧密黏附。在果蝇体内极向消失的细胞中，癌基因 Ras 会通过 Ras 与 c-Jun N 末端激酶通路激活，加速肿瘤浸润。瘤细胞中细胞基质黏附分子、整合素、整合素相关信号分子或凋亡调节因子的表达改变可以导致"失巢凋亡"的抵抗作用，后者可能在肿瘤扩散和转移中扮演一个重要角色。因此肿瘤细胞很可能获得"失巢凋亡"的抵抗作用以及失去形成集落的能力，这些有助于淋巴管转移过程中瘤细胞的增殖。有学者研究提出 Cdc42 和 Rac1 抑制 IQ-GAP1 因子，稳定钙黏蛋白复合物，相反，如果 Cdc42 和 Rac1 抑制能力减弱，导致相互连接的钙黏蛋白复合物呈现"多米诺骨牌"样的断裂，而导致肿瘤的扩散和转移。MUC1 在构成微乳头的瘤细胞膜表面强表达，提示 MUC1 的高表达与微乳头簇易侵袭淋巴管有关。可能因为黏蛋白通过破坏原有的细胞间黏附作用，并同时在具有侵袭能力的细胞间建立新的连接从而促进肿瘤发生浸润。虽然微乳头结构仅由少量瘤细胞构成，但 MUC1 在微乳头结构中高表达可能使癌细胞具有更强的侵袭性。此外，TP53、血管内皮生长因子（VEGF）及 Ki-67 的高表达，提示微乳头簇中的瘤细胞仍保留增殖潜能，可能使癌细胞具有更强的侵袭性。细胞周期蛋白 D1（cyclinD1）和表皮生长因子受体（EGFR）的过表达与 IMPC 的预后不良相关。

四、唾液腺 IMPC

Nagao 等首次对 14 例伴有 IMPC 成分的唾液腺导管癌作了报道,其中 12 例发生于腮腺,2 例发生于下颌腺。男性多见,平均年龄 66 岁,混合有 IMPC 成分的唾液腺导管癌比纯型唾液腺导管癌具有更高的侵袭性。14 例唾液腺 IMPC 中 100% 存在脉管和周围神经的侵犯,淋巴结转移率为 100%。而纯型唾液腺导管癌中脉管侵犯占 33%,周围神经受累占 50%,淋巴结转移率为 60%。此外,伴有 IMPC 成分的唾液腺导管癌的总生存率比常见的唾液腺导管癌低很多。由此可见,同其他器官的 IMPC 一样,发生于唾液腺的 IMPC 同样具有高淋巴管浸润、高淋巴结转移等预后不良的特性。免疫组化染色发现,伴有 IMPC 成分的唾液腺导管癌 CK7$^+$ 和 CK20$^-$,囊泡病液体蛋白 15(GCDFP-15)阳性率为 83%(10/12),雄激素受体(AR)阳性率为 75%(9/12)。文献报道 1 例伴有鳞状细胞样分化的发生在腮腺的 IMPC、GCDFP-15 和 AR 均为阴性,提示在唾液腺导管癌中形态学的改变可能与表型的改变有关。

五、胃肠道 IMPC

发生在胃肠道的 IMPC 较少见,其临床病理学特征与普通腺癌大多相似,但同其他器官的 IMPC 一样,具有高淋巴管浸润、高淋巴结转移等预后不良的特性。具有特征性的免疫表型即 MUC1/EMA 在细胞簇基质面表达,与普通腺癌在腺腔面表达的特点正好相反。另外,发生在结肠的 IMPC 肉眼与传统腺癌没有区别,但免疫组化染色细胞角蛋白 7(CK7)阴性、细胞角蛋白 20(CK20)阳性、卵巢癌抗原(CA125)阳性;由于 CA125$^+$ 也可出现在卵巢和膀胱 IMPC 中,诊断时要注意结合 CK7 和 CK20。

六、卵巢 IMPC

在卵巢,具有相似形态的肿瘤被用于微乳头型浆液性交界性肿瘤。其特点是囊壁上粗大的乳头表面上皮增生呈绒毛状或细长的微乳头状,粗大的不含逐级分支的乳头轮廓规整,含多量纤维性或水肿性间质,表面纤细的微乳头密集,微乳头的长度为宽度的 5 倍,形成"水母头"样表现。微乳头间互不融合,轴心含极少量或没有间质;表面被覆立方细胞,核圆形,胞质少,核具轻至中度异型性,常有小核仁而无纤毛。在微乳头型中,也包括乳头的被覆上皮复层化而呈筛状结构者,故也称此型为微乳

头/筛状型。在大多数病例中,微乳头/筛状型常与普通型成分混合存在。因此规定至少在一张切片中,微乳头/筛状结构必须融合成片,其最大径应 >5mm,才能诊断为微乳头型。微乳头/筛状型也可发生间质的微浸润或广泛浸润,此时,应分别诊断为交界性伴微浸润或低级别浆液性癌。有微乳头结构的交界性肿瘤伴浸润性腹膜种植较无这种结构者多,预后较差。这种肿瘤很少见,而且与常见的高级别浆液性癌相比表现为惰性的行为。因此,在卵巢肿瘤中所看到的微乳头构型与在乳腺、膀胱、肺和唾腺肿瘤虽然相似,但它的诊断涵义是有所区别的。

卵巢浆液性腺癌的肿瘤形成过程似乎有多种途径。其中一种途径为高级别浆液性腺癌直接由卵巢表面上皮发生,生长迅速、高度恶性,这类肿瘤即使在早期阶段也显示 TP53 基因突变,而不是 K-Ras 基因突变。另一种途径为从非浸润性微乳头阶段发展为浸润性,或从典型交界性浆液性肿瘤微浸润灶发展而来,这种呈惰性临床经过的微乳头型肿瘤常显示 K-Ras 突变,而罕见 TP53 基因突变。

七、来源不明的转移性 IMPC

虽然发生于不同器官的 IMPC 较少见,但由于其具有高淋巴管浸润和高淋巴结转移等预后不良的生物学行为以及在形态学方面的相似性,原发部位的确定对于患者治疗至关重要。那么对于来源不明的转移性 IMPC,临床信息和免疫组化染色有助于各器官之间的鉴别。例如,大多数卵巢、乳腺的 IMPC 表达 CK7,而不表达 CK20;雌激素受体(ER)(+或-)/孕激素受体(PR)(+或-)/CK7(+)/CK20(-),提示可能来自于乳腺或卵巢。乳头状结构常常原发于卵巢,Wilms 瘤抑癌基因(WT1)阳性。膀胱、输尿管的 IMPC 同时表达 CK7 和 CK20;大多数结直肠的 IMPC 表达 CK20、CDX-2 和 Villin,而不表达 CK7,且其他部位的 IMPC 不表达 CDX-2。肺的 IMPC 中甲状腺转录因子-1(thyroid transcription factor-1,TTF-1)(+)/表面活性蛋白 A(SPA)(+)/CK7(+)/CK20(-)。

不同器官发生的 IMPC 形态学上具有相似性,无论其成分的多少都具有高淋巴管浸润和高淋巴结转移等预后不良的生物学行为。病理医生应充分认识到这一点,重视 IMPC 的病理诊断,并准确无误的反映在报告中,以指导临床治疗和预后的判定。当前的分子基础研究提示染色体异常在 IMPC 的发生、发展过程中发挥了重要作用。由于病例及

研究有限，对于 IMPC 的这些研究多集中在乳腺，对其他器官染色体异常的研究甚少，因此病理医师在日常工作中应关注和重视各器官的微乳头型病变，有利于对该型病变的进一步研究。

（吴继锋）

第十一节　软组织肿瘤病理学的新概念

软组织肿瘤在外科病理学中颇为常见，此类肿瘤分布甚广、类型多、形态结构复杂多变，且很多不同类型的肿瘤在组织形态上有相互重叠；另外，软组织假肉瘤性病变和中间类肿瘤的存在以及软组织恶性肿瘤（肉瘤）较为少见（约占恶性肿瘤的1%），易造成病理诊断与鉴别诊断上的困难。可以说，软组织肿瘤是外科病理学最为疑难的领域之一。近十余年来由于新的免疫组化抗体的不断出现和分子病理的迅猛发展，国内外学者对许多软组织肿瘤有了新的认识，而且新病种、新的类型或亚型不断涌现。

一、软组织肿瘤的定义

软组织可定义为除骨骼、淋巴造血系统、神经胶质组织之外的非上皮性组织，包括纤维组织、脂肪组织、肌肉组织、脉管、腱鞘滑膜、间皮，各种实质脏器的支持组织也属软组织范畴，起源于上述组织的肿瘤定义为软组织肿瘤。从胚胎发育上，软组织多由中胚层衍生而来。周围神经和副神经节起源于外胚层，发生肿瘤时均表现为软组织肿块，这些来自周围神经和副神经节的肿瘤诊断、鉴别诊断和治疗与其他软组织肿瘤相似，故可列为软组织肿瘤范围内。也有一些肿瘤不属于软组织肿瘤的范围，但可发生在软组织内，如肌上皮瘤/肌上皮癌/混合瘤、异位错构瘤性胸腺瘤、异位脑膜瘤和鼻腔胶质异位等，其病变可表现为瘤样病变、良性、恶性或生物学行为介于良性与恶性之间的中间类肿瘤。

二、软组织肿瘤命名和病理学分类

软组织肿瘤种类甚多，就目前所知约有 150 余种，再加上各种亚型和变异型，总数约 250 余种。依生物学行为的不同，分为良性（称瘤）、中间性和恶性（称肉瘤），命名时一般再冠以起源的组织名称，如平滑肌瘤和平滑肌肉瘤等，其他依次类推。随着新技术在软组织肿瘤诊断中的广泛应用，越来越多的证据显示，绝大多数软组织肿瘤来自间叶干细胞，这些干细胞都不同程度地具有多向分化的潜能。1994 年，WHO 对该分类进行了重新修订，对于瘤细胞分化方向尚不确定的肿瘤根据生物学行为分别归为良性、中间性、恶性等杂类肿瘤中。其中一些肿瘤仍然沿用习惯的名称，如滑膜肉瘤、腺泡状软组织肉瘤等。另一些肿瘤根据临床病理特点，采用描述性诊断名称，如横纹肌样瘤、具有血管周上皮分化的肿瘤、软组织多形性玻璃样变血管扩张性肿瘤等。也有一小部分软组织肿瘤采用人名来命名，如尤因（Ewing）肉瘤、卡波西（Kaposi）肉瘤、Askin 瘤等；一些非肿瘤性病变与真性肿瘤在实践中无法严格区别开，而采用"瘤样病变"名称。2002 年 WHO 分类中对所有肿瘤均采用病理学和遗传学分类来代替原来单一的组织学分类，增加了不少新病种和新的亚型，明确提出了按生物学潜能进行四个等级的分类：良性、中间性（局部侵袭性）、中间性（偶有转移性）和恶性，明确指出软组织肿瘤分类中的中间性肿瘤与组织学分级的中间级别是不同的。2013 年 WHO 软组织肿瘤组织学新分类，按照肿瘤病理学（光镜、超微结构）及免疫表型基础上结合遗传学改变作组织学分类。

三、软组织肿瘤的临床病理特征

软组织分布范围广，故软组织肿瘤可见于机体任何部位。在临床病理检查中，软组织肿瘤是较为多见的病种，仅次于上皮组织肿瘤。软组织良恶性肿瘤总的发病率之比约 100∶1，每年新发软组织肿瘤总的发病率约 300/10 万人，而每年肉瘤的发病率是 5/10 万人，占所有恶性肿瘤不足 1%。

良性肿瘤：脂肪瘤约 30%，纤维性及纤维组织细胞性占 30%，血管源性 10%，神经鞘肿瘤 5%；绝大多数（99%）发生于表浅位置，95% 直径 <5cm。恶性肿瘤（肉瘤）：可发生在身体多个部位，3/4 病例位于四肢（尤其是大腿深部），发生于躯干及腹膜后各占 10%，男多于女，在四肢和躯干肉瘤中 1/3 位置较表浅，平均直径 5cm，2/3 位置较深，平均直径 9cm。发生在腹膜后的肿瘤常在症状出现前已长得很大。约 10% 患者在诊断时已出现转移，肺是软组织肿瘤最常见的转移部位。

肿瘤的良恶性一般与肿瘤的部位、体积、组织形态密切相关。但有些肿瘤的良恶性诊断与肿瘤发生的部位相关性更强，如非典型性脂肪性肿瘤/高分化脂肪肉瘤，浅表/深部平滑肌性肿瘤。肉瘤类型和年龄有关：如胚胎性横纹肌肉瘤几乎全部发生在儿童，滑膜肉瘤大多是年轻人，而多形性高度恶性肉瘤如脂肪肉瘤、横纹肌肉瘤、平滑肌肉瘤主要为中老年人,就同一肿瘤的不同亚型也与年龄有关,如胚胎性横纹肌肉瘤多发生在儿童,腺泡状横纹肌肉瘤见于青少年,多形性横纹肌肉瘤见于中老年。

大体:一般良性肿瘤与肉瘤相比体积较小,有完整或不完整的包膜,无浸润性生长,出血或坏死少见。而肉瘤往往体积较大(直径多>5cm),无包膜或有假包膜,浸润性生长,切面质软,鱼肉样,常见出血、坏死。

镜下:良性肿瘤与起源组织相似,仅细胞数量和组织结构存在差异。瘤细胞、细胞核大小及染色质都较一致,核分裂少或缺如。恶性者一般富于细胞,弥漫分布,瘤细胞异型性明显,核分裂象易见,常见出血、坏死。

良性肿瘤细胞分化成熟,与正常起源组织细胞极其相似,单纯从细胞形态难与正常组织细胞鉴别。而恶性肿瘤(肉瘤)细胞分化差:高级别肉瘤或未分化肉瘤,瘤细胞原始、幼稚、单一,大多呈圆形、卵圆形或胖梭形;当然也有一些高级别或未分化肉瘤呈多形性。因此,肉瘤高级别或低级别的确定不能单凭瘤细胞形态。认识肿瘤细胞形态与组织结构的特点,对确立肿瘤组织学类型及鉴别诊断是非常有益的。软组织肿瘤常见的瘤细胞形态及组织结构主要有以下几种类型:①圆形、卵圆形细胞型;②梭形细胞型;③多形性及多核巨细胞型;④上皮(样)及双相分化细胞型;⑤黄色瘤样细胞型;⑥脉管样型;⑦腺泡样、腺管型;⑧黏液样型;⑨含骨及软骨分化型;⑩色素细胞型等。熟悉掌握形态相似的不同类型的肿瘤是很有帮助的。软组织肿瘤中,有些肿瘤组织结构具有一定特征性,如栅栏状、编织状、漩涡状、席纹状(又称为车辐状或storiform结构)、网状、腺泡状、丛状、裂隙状、双相、菊形团样结构等。另外,有些软组织肿瘤的间质也有一定的特征性,如血管外皮瘤样的鹿角样分支血管、胶原化、玻璃样变的间质、巨大菊形团的胶原结节、串珠样嗜酸性小球、胡萝卜样嗜酸形物质等。此外,有些软组织肿瘤间质易出现淋巴细胞密集区(血管瘤样纤维组织细胞瘤、胃肠道神经鞘瘤)、大量嗜酸性细胞(胃肠道炎性纤维性息肉)、中性粒细胞(上皮样炎症性肌成纤维细胞肉瘤)、肥大细胞浸润(滑膜肉瘤、梭形细胞脂肪瘤)等。虽然这些组织结构可出现于某一种或多种肿瘤,譬如双相结构,可见于滑膜肉瘤、上皮样恶性神经鞘膜瘤和间皮瘤等,但瘤组织中出现双相结构无疑大大缩小了病理诊断的范围,对于准确的诊断和鉴别诊断很有帮助。

四、软组织肿瘤的分子遗传学

在大多数软组织肿瘤中,存在克隆性或非随机性的细胞和分子遗传学异常,表现为染色体的数目和结构的异常68%~93%,相应基因出现突变或扩增,染色体的易位及产生融合性基因等。这些遗传学的异常,有一定的特异性,可作为病理诊断的一种辅助手段。如90%以上的Ewing肉瘤存在t(11;22)(q24;q12),涉及 FLI1-EWS 基因;90%以上的滑膜肉瘤存在t(x;18)(p;11;q,11),涉及 SYT-SSX 基因融合;75%以上的黏液样脂肪肉瘤和圆细胞脂肪肉瘤存在t(12;16)(q13;p11),涉及 CHOP-TLS 基因融合;分化好的脂肪肉瘤缺乏t(12;16),但大多数病例可出现γ12(环状染色体)或"巨大标记"染色体;神经母细胞瘤可出现dellp和双微体,后者涉及 N-Myc 基因扩张;75%腺泡状横纹肌肉瘤存在t(2;13)(q35;q12),涉及 PAX3-TLS 基因融合。80%的胃肠间质瘤存在 KIT 基因突变,部分存在 PDGFRA 突变。少数野生型胃肠间质瘤表现为琥珀酸脱氢酶(succinate dehydrogenase,SDH)基因突变。几乎所有的上皮样血管内皮瘤均存在t(1;3)(p36;q23-25)基因重排从而导致 WWWTR1-CAMTA1 基因融合,可与其他类型的血管内皮瘤鉴别。

用于检测基因异常的常用方法主要有 PCR、FISH和基因测序。PCR检测基因的突变、缺失、表达水平改变、甲基化以及融合基因。测序的方法主要用于检测已知和未知基因的突变、缺失、插入。FISH检测基因扩增、定位及融合,对一些高级别肉瘤的诊断提供了可靠依据。但分子遗传学检测费时长、费用高,一时难以在广大基层医院开展和广泛使用。另外,加强分子病理检测的质量控制和保障检测结果的准确性对于作出正确的病理诊断和患者得到有效临床治疗及提高患者预后等具有非常重要的意义。

(韩安家)

主要参考文献

[1] Zhang S,Mercado-Uribe I,Xing Z,et al. Generation of cancer stem-like cells through the formation of polyploid

giant cancer cells. Oncogene,2014,33(1):116-128.

[2] Goerttler K,Loehrke H,Hesse B,et al. Skin tumor formation in the European hamster (Cricetus cricetus L.) after topical initiation with 7,12-dimethylbenz[a]anthracene (DMBA) and promotion with 12-O-tetradecanoylphorbol-13-acetate(TPA). Carcinogenesis,1984,5(4):521-524.

[3] Hanahan D,Weinberg RA. The hallmarks of cancer. Cell,2000,100(1):57-70.

[4] Sonnenschein C,Soto AM. Somatic mutation theory of carcinogenesis:why it should be dropped and replaced. Mol Carcinog,2000,29(4):205-211.

[5] Wang RA,Li ZS,Zhang HZ,et al. Invasive cancers are not necessarily from preformed in situ tumors? An alternative way of carcinogenesis from misplaced stem cells. J Cell Mol Med,2013,17(7):921-926.

[6] Wang R,Yan Q. Adaptation biology and medicine. New Delhi:Narosa Publishing House,2013:131-138.

[7] Broders AC. Carcinoma in situ contrasted with benign penetrating epithelium. JAMA-J Am Med Assoc,1932, 99:1670-1674.

[8] Prehn RT,Prehn LM. Is an immune reaction required for malignant transformation and cancer growth? Cancer Immunol Immunother,2012,61(7):963-966.

[9] Dvorak HF. Tumors:wounds that do not heal. Similarities between tumor stroma generation and wound healing. N Engl J Med,1986,315(26):1650-1659.

[10] Meng X,Zhong J,Liu S,et al. A new hypothesis for the cancer mechanism. Cancer Metastasis Rev,2012, 31(1-2):247-268.

[11] Duesberg P,Mandrioli D,Mccormack A,et al. Is carcinogenesis a form of speciation? Cell Cycle,2011,10(13):2100-2114.

[12] Davies PC,Lineweaver CH. Cancer tumors as Metazoa 1.0:tapping genes of ancient ancestors. Phys Biol, 2011,8(1):15001.

[13] Sun K,Guo XL,Zhao QD,et al. Paradoxical role of autophagy in the dysplastic and tumor-forming stages of hepatocarcinoma development in rats. Cell Death Dis, 2013,4:e501.

[14] Wang RA,Li QL,Li ZS,et al. Apoptosis drives cancer cells proliferate and metastasize. J Cell Mol Med, 2013,17(1):205-211.

[15] Podsypanina K,Du YC,Jechlinger M,et al. Seeding and propagation of untransformed mouse mammary cells in the lung. Science,2008,321(5897):1841-1844.

[16] Ebos J M,Lee CR,Cruz-Munoz W,et al. Accelerated metastasis after short-term treatment with a potent inhibitor of tumor angiogenesis. Cancer Cell,2009,15(3):232-239.

[17] Paez-Ribes M,Allen E,Hudock J,et al. Antiangiogenic therapy elicits malignant progression of tumors to increased local invasion and distant metastasis. Cancer Cell,2009,15(3):220-231.

[18] Tarin D,Thompson EW,Newgreen DF. The fallacy of epithelial mesenchymal transition in neoplasia. Cancer Res,2005,65(14):5996-6000,6000-6001.

[19] Estrella V,Chen T,Lloyd M,et al. Acidity generated by the tumor microenvironment drives local invasion. Cancer Res,2013,73(5):1524-1535.

[20] Ibrahim HA,Cornnell HH,Coelho RML,et al. Reduction of metastasis using a non-volatile buffer. Clin Exp Metastasis,2011,28(8):841-849.

第六章 干细胞与再生医学

干细胞(stem cell)研究是当今生命科学中关注度较高的前沿领域之一,以干细胞为中心的研究正在向现代生命科学和医学的各个领域交叉渗透,干细胞技术也从一种实验室概念逐渐转变成能够看得见的现实。干细胞研究促进了再生医学的发展,从当今的医学发展趋势看,再生医学已成为现代临床医学的一种崭新的治疗模式,是继药物治疗和手术治疗之后的又一场医疗革命。从广义上讲,再生医学是一门研究如何促进创伤与组织器官缺损生理性修复以及如何进行组织器官再生与功能重建的新兴学科,其主要通过研究干细胞分化以及机体正常组织创伤修复与再生机制,最终达到构建新的组织与器官,以维持、修复、再生或改善损伤组织和器官功能的目的。尽管再生医学为我们展现了美好的前景,但依然处于基础研究阶段。作为再生医学基础的干细胞研究涉及健康科学的许多重要领域。利用干细胞构建各种组织、器官并将其作为移植的来源将成为干细胞应用的主要方向。干细胞几乎涉及人体所有的重要组织和器官,因此干细胞治疗将有可能为解决人类面临的许多医学难题提供保障,诸如神经的修复,肌肉、骨及软骨缺损的修补,糖尿病患者的胰岛植入,癌症患者手术后大剂量化疗后的造血和免疫重建,切除组织或器官的替代等。因此,再生医学中的干细胞研究将使人类修复和制造组织器官的梦想得以实现,干细胞技术的飞速发展将掀开个性化医疗的新篇章。

本文就干细胞的概念及分类,以及干细胞在再生医学中的应用进行阐述。

第一节 干细胞概念和分类

一、干细胞的概念

干细胞是人体及其各种组织细胞的最初来源,它们是一类未分化细胞,具有持久或终身自我更新能力和多向分化潜能,能够产生特异的细胞类型并形成人体组织和器官。

在个体发育不同阶段的不同组织中均存在干细胞,随着发育过程的延伸,干细胞的数量和分化潜能均逐渐降低。为确保自我更新能力的维持,干细胞以两种方式进行分裂。对称分裂产生两个完全相同的子代细胞,均具有干细胞特性;不对称分裂产生一个干细胞和一个具有有限自我更新能力的前体细胞。干细胞保持未分化状态的另一重要理论基础是依赖于其所处的特定微环境。当干细胞离开微环境或不再接受微环境中特定信号的刺激,干细胞将走向分化。

干细胞研究不仅是当今生命科学研究的热点和难点,也是国际生物技术发展的前沿领域之一。在美国科学杂志每年公布的世界十大科技成果中,于1999年、2000年、2003年、2004年、2007年、2008年、2009年、2010年和2012年多次入选。干细胞研究在细胞生物学、发育生物学、再生医学、动植物品种改良及其生物反应器研发、新药研发与评价等方面都扮演着重要的角色。

二、干细胞的分类

(一) 按照细胞的分化潜能分类

按分化潜能的大小,干细胞可以分为:全能干细胞(totipotent stem cells),三胚层多能干细胞(pluripotent stem cells),单胚层多能干细胞(multipotent stem cells)以及单能干细胞(monopotent stem cells)。

全能干细胞指能够产生包括滋养外胚层谱系在内的所有细胞类型的细胞,其能发育为一个完整的有机体。在哺乳动物中,受精卵以及胚胎早期卵裂至桑葚胚期的每个卵裂球均具有发育的全能性,属于全能干细胞(所谓全能性,指其不仅能分化为三个胚层的组织细胞,而且能够发育成为一个完整的个体)。这些卵裂球同受精卵一样,提取这些细胞中的任何一个置于子宫内都可以发育成为一个完整的个体。当受精卵发育到囊胚阶段时,部分细胞的发育潜能受限,胚胎的外层细胞分化形成滋养外胚层,而内部的内细胞团(inner cell mass, ICM)细胞,经体外分离培养即为胚胎干细胞(embryonic stem cells,ESCs）。ESCs 能够产生所有的体细胞谱系，但极少参与滋养外胚层，胚外内胚层或胚外中胚层的形成，将其置于子宫内，已不能发育形成一个完整的个体，故将其归类为三胚层多能干细胞，有学者认为用"亚全能性"来描述 ESCs 的分化潜能可能更为确切。单胚层多能细胞隶属于特定的胚层，例如骨髓造血干细胞（hemopoietic stem cells，HSCs），可以分化成红细胞、粒细胞、巨核细胞、淋巴细胞等多种类型细胞；来源于中胚层的间充质干细胞（mesenchymal stem cells，MSCs）也是单胚层多能干细胞的一个典型代表，尽管其具有多向分化潜能，但比 ESCs 要狭窄得多，其能够分化的细胞谱系受到限制，更倾向于分化为中胚层来源的组织细胞，例如分化为骨，软骨和脂肪组织等。单能干细胞是只能分化为单一类型细胞的干细胞，例如表皮的基质细胞只能分化为角化表皮细胞。

（二）按照细胞来源进行分类

在哺乳动物体内，干细胞可被分为两大类：胚胎干细胞（embryonic stem cells，ESCs）和成体干细胞（adult stem cells，ASCs）。此外，成人组织细胞在体外经基因重编程获得的诱导性多能干细胞（induced pluripotent stem cells，iPSCs）成为近年来备受瞩目的干细胞新来源。本节将重点阐述 ESCs、ASCs 和 iPSCs。

三、胚胎干细胞

人胚胎干细胞（human embryonic stem cells，hESCs）来源于人胚胎发育早期囊胚（受精后约5～7天）内的 ICM 细胞，具有无限自我复制的能力，是最原始的干细胞，能够形成包括生殖细胞在内所有成体细胞类型。囊胚含有约50～150个细胞，其结构为：外表是一层扁平细胞，称为滋养层，可发育成胚胎的支持组织如胎盘等。中心的腔称囊胚腔，腔内一侧的细胞群，称 ICM 细胞，这些未分化的细胞可进一步分裂、分化，与滋养层细胞一起发育成个体。ICM 细胞在形成内、中、外三个胚层时开始分化，每个胚层将分别分化形成人体的各种组织和器官。外胚层分化为皮肤、眼睛和神经系统等，中胚层形成骨骼、血液和肌肉等组织，内胚层分化为肝、肺和肠等。

（一）ESCs 的建系

1964年，研究者从畸胎瘤中分离获得单一类型细胞，这些细胞可在体外培养条件下复制和生长，称为胚胎癌细胞（embryonic carcinoma cells，ECCs）。尽管 ECCs 在形态和分化潜能上与 ESCs 具有相似性，研究者也将其作为研究小鼠早期发育的体外模型，然而 ECCs 携带在畸胎癌发生过程中累积的基因突变和异常的核型，因此科学家开始试图直接从囊胚的内细胞团分离多能干细胞。

1981年，英国和美国的两个研究团队先后从小鼠的囊胚分离获得多能干细胞，并首次冠以"Embryonic Stem Cell"这一名称。最早 hESCs 的建系是在1998年，由美国 Wisconsin 大学的 Thomson 研究组利用体外受精的人胚胎囊胚分离 ICM 细胞获得，并证实这些细胞能够在体外成功地进行增殖并保持未分化状态。hESCs 成功建系的报道轰动了整个生命科学界，同时掀起了 ESCs 研究的热潮，成为干细胞研究史上具有里程碑意义的一个重要事件。

目前公认的 hESCs 有两种来源，一是通过体外人工受孕获得的囊胚，分离 ICM 细胞；二是从胚胎生殖嵴处的原始生殖细胞（primordial germ cells，PGCs）分离出来的胚胎生殖细胞（embryonic germ cells，EGCs）。其中来源于囊胚中 ICM 细胞的称为 ESCs，来源于 PGCs 的胚胎干细胞，称为 EGCs，由 Gearhart 研究小组于1998年首次培养建系成功。

（二）ESCs 的体外扩增与鉴定

1. ESCs 的体外培养　ESCs 在体外培养过程中具有以下特征：呈克隆样生长，需要生长于经过 γ 射线辐照或经丝裂霉素 C 处理过的小鼠胚胎成纤维细胞（mouse embryonic fibroblasts，MEFs）上作为饲养层的条件下进行传代培养才能维持其多能性。ESCs 呈圆形或短梭形，细胞核大，胞质胞质少，细胞核质比高，细胞与细胞之间排列紧密。

2. ESCs 的生物学特征　体外培养的 ESCs 需具备以下生物学特征：①ESCs 的多能性：能够分化为三个胚层的所有组织，包括成人体内的超过220个细胞类型；②具有无限增殖能力：ESCs 在体外扩增培养条件下具有强大的增殖能力，并且保持稳定的正常二倍体染色体核型和带型；③具有较高的端粒酶活性和碱性磷酸酶表达；④表达高水平的未分化 ESCs 的标志物，目前用于识别 hESCs 的细胞表面抗原主要包括：SSEA-3（stage-specific embryonic antigen-3）、SSEA-4、Tra-1-60（tumor recognition antigen-1-60）及 Tra1-81，以及与维持其不分化状态及多能性密切相关的转录因子 Oct4，Nanog 及 Sox2；⑤具有分化的多潜能性：在去除抑制分化的培养条件下（例如，去除饲养层以及分化抑制因子 bFGF），hESCs 可在体外形成拟胚体（embryonic body，EB），将未分化的 hESCs 注射到免疫缺陷小鼠的体内可形成畸胎瘤（teratoma），其中包含三个胚层的组织细胞。上述特征可用于 hESCs 建系的鉴定。

3. 人类 ESCs 三维打印 体外培养获得充足的 ESCs 数量，使其持续保持自我更新和多向分化能力是 ESCs 研究的基础。最近在 *Biofabrication* 杂志上发表的论文报告了一种真空阀门式（valve-based）三维（3D）打印技术。该项研究突破了实验室培养细胞生长于二维平面的常规模式，首次将 3D 打印拓展到人类 ESCs 范围。研究小组开发出了一种真空阀式细胞打印机，细胞被装入打印机的两个分离容器，然后按预先编好的程序，被统一打印到一个盘子上。该打印机充分考虑了人类 ESCs 的敏感性和脆弱性，能打印出具有高度活性的细胞。经测试，这种真空阀门打印方式非常温和，足以保持干细胞的发育能力，还能精确打出同样大小的球体。更重要的是，打印出来的 ESCs 保持了它们的多能性，能够分化成其他类型的细胞。通过打印 ESCs 生成的 3D 结构，能造出更精确的人体组织模型，应用于药物开发和毒性测试等。

（三）ESCs 的潜在临床应用价值

因其巨大的可塑性和无限的自我更新能力，ESCs 治疗一度被视为组织损伤和疾病组织替代治疗的希望。ESCs 在人类多种疾病中具有广阔的应用前景，如血液和免疫系统相关的遗传性疾病、癌症、1 型糖尿病、帕金森病、失明及髓索损伤等。此外，ESCs 还可用于人类早期发育研究，遗传性疾病以及体外毒理学实验。

目前针对 ESCs 的研究主要集中在诱导 ESCs 分化为不同的细胞类型以用于细胞替代治疗（cell replacement therapies，CRTs）。迄今为止，一些细胞类型已经成功诱导分化，如心肌细胞、神经元、肝细胞、骨髓细胞、胰岛细胞、内皮细胞以及自然杀伤细胞（NK）。然而上述细胞的分离获得仍然面临诸多障碍。例如，如何将 ESCs 诱导分化为组织特异性心肌细胞，并且与成人心肌细胞具有相似的特性，仍然是目前亟待解决的问题。此外 ESCs 也可用于毒物学实验研究以及小分子药物的细胞筛选。研究显示，ESCs 来源的心肌细胞能够在体外作为检测药物反应性的有效模型；ESCs 来源的肝细胞也可用于药物的临床前期实验研究模型。研究者还试图将 ESCs 诱导分化为多巴胺产生神经元细胞，以寄希望于治疗帕金森病。

1. 应用人类 ESCs 作为遗传性疾病的研究模型，目前已有多个报道将 ESCs 作为研究人类遗传性疾病的模型。在细胞水平进行基因操纵，或者通过产前诊断获取患病的细胞株。这些方法目前已经在诸如脆性 X 综合征、囊性纤维化等遗传性疾病中证实了其巨大的研究价值。科学家通过构建来自于遗传性疾病胚胎的 ESCs，进而从这些基因及染色体异常的细胞上追溯疾病发生的分子机制。一个患病个体具有一个缺陷基因拷贝和一个正常基因拷贝，只有其中的一个拷贝参与复制。通过筛选来源于 ESCs 的具有两个正常拷贝的卵细胞，可以帮助科学家发现治疗多种遗传性疾病的金钥匙。Eckardt 等通过实验验证了这一观点。他们的实验旨在验证单性生殖的 ESCs 是否能够用于患有中间型地中海贫血的小鼠的治疗。他们首先从患病小鼠的未受精卵细胞中获得 ESCs，并证实这些细胞中只含有健康的血红蛋白基因，进而将这些健康的 ESCs 来源细胞移植给患病小鼠，5 周后的检测结果显示，经细胞移植的小鼠具有正常的血细胞数量和血红蛋白水平。

2. 从 ESCs 向 ASCs 的直接跨越 德国波恩大学的科研人员报道了他们成功地自 hESCs 诱导出大脑干细胞。这些干细胞不仅能在培养皿中无限期地保存，而且还能作为各类神经细胞的一种取之不尽的来源。他们通过动物实验找到了直接的证据证明这些人工诱导的 NSCs 可在脑内发挥作用。将这些细胞移植入老鼠的大脑后，细胞与大脑进行接触，进而发送和接收神经信号。这是自人类 ESCs 诱导出的神经细胞能在大脑中进行突触融合的第一个直接证据。该项研究不但证实了 ESCs 和 ASCs 的完美结合，而且利用这些稳定的干细胞系，可以持续不断地从体外获取各种不同的人类神经细胞，而无需求助于 ESCs 的补充。借助这些取之不尽的细胞源，可为研究神经退行性疾病提供有力的模型，为帕金森病等的治疗提供新的途径。

3. 首例应用 hESCs 的临床治疗实验 2009 年 1 月，首批髓索损伤患者接受了人 ESCs 源性少突胶质细胞移植，标志着世界首例人 ESCs 治疗获美国 FDA 批准，进入临床 I 期试验。前期的研究已经在大鼠体内证实，髓索损伤的大鼠在延迟了 7 天后接受人 ESCs 移植治疗，其运动功能明显恢复。在 I 期临床试验中，8 ~ 10 位截瘫患者受伤均未超过 2 周，成为候选对象，因为细胞必须在瘢痕组织形成前被注射入体内。然而，研究者也强调干细胞注射不能期望完全治愈和恢复全部功能。基于这一研究结果，恢复髓鞘功能，增加活动能力是完全可能的。首次试验主要验证了试验过程的安全性，如进展顺利，将有望应用于更为严重的髓索损伤患者的治疗。

（四）hESCs 应用面临的问题

目前，hESCs 的获取主要来自早期发育的囊胚，分离囊胚或内细胞团意味着胚胎的破坏，因此面临着伦理方面的争议。除此之外，hESCs 的研究还面临着许多难题，诸如：供体卵母细胞的来源困难、免疫排斥反应、hESCs 具有成瘤性，体外保持 ESCs 全能性的条件复杂，在体外发育分化为完整的器官目前也难以做到。与上述困难相比，伦理问题仍然是 hESCs 研究面临的最大障碍。因此，长期以来，科学家们一直探索是否可以不通过人胚获得具有和 hESCs 特性相同或相似的多能干细胞。

Nature 于 2006 年在线报道了 Lanza 团队不破坏胚胎提取 ESCs 的新方法。这一技术上的突破将有望使美国科学家重获美国政府财政支持，而应用这些新的 ESCs 继续开展他们的工作。近年来，随着 iPSCs 的问世，科学家发现它们与 ESCs 具有高度的相似性。iPSCs 使无胚胎产生多能干细胞成为可能，因此避免了 ESCs 应用的伦理学争议。iPSCs 的问世，使应用患病个体特异性干细胞进行细胞替代治疗成为可能。此外，获得来自于患有遗传性疾病个体的干细胞，可作为这些疾病研究的理想模型，为很多人类遗传性疾病的研究和治疗带来了新的希望。2007 年，*Science* 杂志在线报道了首次应用 iPSCs 治疗小鼠镰状细胞贫血症。2008 年，Stemagen 公司宣称他们从成人体内获取的皮肤细胞克隆获得了成熟的人类胚胎，这些从患者体内获取的胚胎可完全媲美 ESCs。

ESCs 治疗性体内移植的一个主要风险是它们在体内形成包括畸胎瘤在内的肿瘤。增强 ESCs 临床应用安全性的一个主要策略是将其分化为特定的细胞类型，如神经元、肌组织、肝细胞等，从而减小或排除其形成肿瘤的可能性。专家预测 ESCs 在遗传学上的安全性应远远高于 iPSCs，因为它们没有经过诸如 c-Myc 等与癌症发生密切相关的基因修饰。然而，ESCs 本身亦高水平表达 iPSCs 诱导基因，而这些基因在维持 ESCs 自我更新能力和多分化潜能上是必不可少的。因此试图通过剔除 Myc 等基因的表达而降低其成瘤风险的策略可能会同时使这些干细胞失去其"干性"。

四、成体干细胞

成体干细胞是一群存在于已分化（或特化）的组织中，具有潜在的自我更新和向特定类型细胞分化细胞。ASCs 存在于机体的各种组织器官中，包括骨髓、牙髓、脑、肌肉、皮肤、消化道、角膜、视网膜、肝脏和胰腺等。

正常成人体内的 ASCs 处于静止状态，当组织疾病或损伤时进入细胞周期，开始活跃地增殖并在局部微环境刺激下向某种类型细胞分化，发挥组织修复和再生功能。研究者利用 ASCs 的这些特性，建立了一系列体外分离、纯化、扩增和诱导分化等系列理论和技术，这些研究一方面为深入探讨 ASCs 的生物学特性提供理论依据，另一方面也为其在组织损伤后修复再生中的应用提供了良好的种子细胞来源。ASCs 治疗既避免了 ESCs 应用所面临的胚胎破坏问题，同时由于其可以取自自体，也避免了移植排斥反应问题，因此越来越受到研究者的青睐。

（一）ASCs 的生物学特性

1. ASCs 有限的自我更新和多向分化潜能 ASCs 与 ESCs 一样，具有自我更新的能力，并可在适宜条件下分化成特殊形态和特定功能的细胞，但两者存在着许多不同。①二者来源不同：如前所述，ESCs 的起源清楚，来源于人胚胎发育早期囊胚内的 ICM 细胞团，而 ASCs 的来源至今尚无定论；②ESCs 和 ASCs 的增殖能力有明显的差别，前者可无限增殖，后者具有有限的增殖能力；③就分化潜能而言，ESCs 为全能干细胞或三胚层多能干细胞，而 ASCs 多为单胚层多能干细胞或单能干细胞。某些类型的 ASCs 具有一定的多能性，即一个来源的 ASCs 能够产生与其起源相似的多个细胞类型，如间充质干细胞可分化为骨、软骨、脂肪、造血基质等多种组织，神经干细胞可分化为神经元和神经胶质细胞。而单能 ASCs 则只限于分化为单一细胞类型，并且具有组织特异性。

2. ASCs 的可塑性 近年来的研究提示 ASCs 具有分化为不同胚层来源细胞的能力。例如，外胚层来源的脑源性 NSCs，能够分化为内胚层、中胚层和外胚层组织。中胚层来源的骨髓源性干细胞，能够分化成来源于内胚层和外胚层的肝、肺、消化管和皮肤。这一现象被定义为干细胞的转分化（trans-differentiation）或可塑性（plasticity）。干细胞可塑性的发现动摇了早先关于发育的胚层限制性理论，ASCs 可塑性现象的发现使人们对应用 ASCs 进行细胞再生治疗以替代因损伤或疾病导致的组织缺损充满希望。然而迄今为止该现象的发生机制尚不清楚，有研究对 ASCs 的可塑性提出质疑。目前还未有实验结果证明，ASCs 可产生体内所有类型的细胞。但 ASCs 可塑性的提出，如同胚胎的干细胞系的建立一样，成为干细胞研究历史的又一里程碑。

3. 分裂球样干细胞和微小胚胎样干细胞　新近的研究显示,成体组织内的多能干细胞可能以休眠状态存在于血液和成体组织中。这些细胞被定义为分裂球样干细胞(blastomere like stem cells, BLSCs)和微小胚胎样干细胞(very small embryonic like(VSEL) stem cells)这些细胞在体外表现为多能性。既然 BLSCs 和 VSEL 干细胞存在于几乎所有的成体组织中,包括:肺、脑、肾、肌组织和胰腺,因此将这些细胞与组织内存在的 ASCs 共同纯化,显然能够解释 ASCs 的多能性。然而最近也有研究对上述两种细胞的"干性"提出质疑,认为成体组织内的微小胚胎样干细胞缺乏干细胞特性,它们并不具备多潜能性。

4. ASCs 与组织微环境　组织微环境是维持干细胞自我更新及避免分化的特定三维空间结构。在成体组织内,微环境的一个重要特点是维持 ASCs 静止和活动的动态平衡。ASCs 微环境的共同特点可概括为:①ASCs 微环境由干细胞所定居的特异组织内的细胞组成,不同组织内的 ASCs 微环境拥有相对保守的成分;②ASCs 微环境的主要功能之一是锚定干细胞;③微环境内的细胞可产生调控干细胞命运的信号,并通过对干细胞染色体的修饰和重构而起作用。某些类型的 ASCs 具有向体内损伤的甚至远离其发源地的部位迁移,成为它们的前体细胞并最终在微环境的刺激作用下分化为终末成熟细胞。例如,在脑损伤动物模型内的 NSCs 可向颅内病变部位迁移,成为该组织的前体细胞,并分化为神经细胞。ASCs 何以离开原来的微环境向损伤部位迁移,进而锚定在该部位并在新的微环境作用下发生分化,尚有待深入的研究证实。

(二) ASCs 的来源及类型

ASCs 的来源至今尚无定论。目前有两种看法:一种认为 ASCs 是个体发育中残留下来的胚胎性干细胞;另一种认为是 ASCs 在特殊情况下(如外伤),经过重新编程后形成。ASCs 按照分化潜能的不同可分为多能性 ASCs 和单能性 ASCs。多能性 ASCs 在体内占据极少的数量,主要存在于骨髓、脐带血和脂肪组织中。

1. 造血干细胞(hematopoietic stem cells, HSCs)　HSCs 存在于骨髓,能够产生所有类型的血细胞。HSCs 是目前研究的最为清楚、应用最为成熟的 ASCs。1961 年,Ernest McCulloch 与 James Till 首先证实 HSCs 的存在,从而开启了干细胞生物学的新纪元。最早的干细胞治疗始于骨髓移植,从 20 世纪 60 年代开始的实验性治疗,到 70 年代异体骨髓移植已经在治疗血液系统疾病中得到了广泛应用。但是因为配型困难,骨髓资源稀缺,真正能够得到救助的患者仅占少数;至 80 年代开始出现了自体造血干细胞移植的研究,虽然其复发率较异体移植高,但不存在配型和骨髓来源问题,因此得到了广泛的应用。自体骨髓 HSCs 移植不仅可应用于造血系统疾病的治疗,还可应用于自身免疫性疾病、代谢性疾病、先天缺陷性疾病及肿瘤等多种疾病的治疗,在再生医学的临床应用中具有重要地位。HSCs 被认为是整个干细胞生物学和再生医学的主要奠基学科之一,除巨大的治疗价值外,HSCs 的研究也为认识其他 ASCs 提供了重要基础和范式,许多干细胞理论和技术都来源于对 HSCs 的研究。

2. 间充质干细胞(mesenchymal stem cells, MSCs)　MSCs 来源于发育早期的中胚层和外胚层,存在于基质中,是一类具有自我复制能力和多向分化潜能的 ASCs。起初认为此种细胞仅存在于骨髓,然而近几年发现,MSCs 还可来源于其他组织,迄今为止已经从骨髓、胎盘、脂肪组织、肺、血液、羊水、脐带的 Wharton 胶、牙髓和牙周膜的周围血管龛等组织中分离获得 MSCs。

MSCs 具有多向分化特性,在适当的条件下,可以分化为脂肪、骨、软骨、骨骼肌、心肌、肌腱等多种组织。因此被认为是组织工程和基因工程重要的种子细胞,备受临床治疗学研究者的青睐。此外 MSCs 还具有归巢现象,在体内植入的 MSCs 可以在损伤组织微环境的作用下,迁移定位并分化为相应的组织细胞。因此成为外源基因导入和表达的良好靶细胞,更是细胞基因治疗的首选载体。

3. 脐带血干细胞(cord blood stem cell, CB-SCs)　CB-SCs 是多潜能 ASCs,具有胚胎和造血干细胞的特性。表型分析证实 CB-SCs 具有胚胎细胞的表面标志,转录因子 Oct-4、Nanog、SSEA-3、SSEA-4 以及 CD45。而不表达血细胞标志,如 CD1a、CD3、CD4、CD8、CD11b、CD11c、CD13、CD14、CD19、CD20、CD34、CD41a、CD41b、CD83、CD90、CD105 和 CD133。此外,CB-SCs 具有分化潜能大、增殖能力强、免疫原性低、取材方便、无道德伦理问题的限制、易于工业化制备等优势,在不同诱导剂刺激下具有向三个胚层分化的能力。CB-SCs 另一重要优势是具有免疫调节功能,因此成为治疗自身免疫性疾病的一个首选靶细胞;同 MSCs 的归巢能力相似,研究者通过动物实验证实 CB-SCs 经静脉注射后，能够迁移至受损脑组织部位，并使受损的神经功能明显改善。因此，CB-SCs 成为干细胞治疗研究的一个理想来源，目前研究者已经应用自体 CB-SCs 进行儿童脑瘫以及自身免疫性 1 型糖尿病的治疗性实验研究。

4. 神经干细胞（neural stem cells，NSCs） 随着研究者在成年大鼠中获得了神经元具有再生能力的有力证据，成年脑组织中 NSCs 的存在也得到了证实。灵长类成熟脑组织中存在干细胞于 1967 年被首次提出，此后相继被证实在成年小鼠、鸣鸟，乃至包括人类在内的灵长类动物中都有新神经元的再生。通常情况下，人脑内神经元的再生被限制在两个区域内，位于侧脑室的室管膜下区和海马结构的齿状回。在某些特定情况下，如缺血所致的脑组织破坏，神经再生也可以在包括大脑皮质在内的其他部位诱导产生。体外培养的 NSCs 被称为神经球，这些由干细胞聚集形成的神经球能够在体外复制，并能分化为神经元和神经胶质细胞。然而最近有研究提出，上述体外培养所观察到的行为可能是由于前体细胞培养条件诱导产生的，在体内这些干细胞的分裂被严格限制在有限的细胞分裂周期内，并且将这些神经球来源的细胞移植回大脑时，它们不再具有干细胞特性。另有研究显示，NSCs 与 HSCs 具有很多共性，令人不可思议的是，将 NSCs 注射入血液，这些神经球源性的细胞能够分化为各种类型的免疫细胞。

5. 肝干细胞 肝干细胞的来源有两条途径：一是肝组织外的来源，如骨髓和血液是肝卵圆形细胞的来源；二是肝组织内处于休眠期的肝干细胞。由于肝干细胞本身缺乏特异性标记物，人们主要通过肝干细胞的分化潜能对其作进一步的鉴定。如双潜能的肝干细胞可分化为肝细胞和胆管上皮细胞，它能同时表达肝细胞和胆上皮细胞的标记物，因此可利用它们的特异性抗体对肝干细胞进行鉴定。最近在 2013 年的 *Nature* 上报道了体外成功培养肝脏干细胞获得成功。研究人员发现 Wnt 信号通路诱导的 Lgr5 表达不仅可以标记肝脏中的干细胞生成，还可以确定一种在肝损伤时变得活跃的干细胞。利用三维培养系统使 Lgr5（+）干细胞长期克隆扩增转化为可移植的组织体，保留了许多原始上皮结构的特点。培养液中的重要组成部分为 Wnt 激动剂 RSPO1，是最近发现的 Lgr5 配体。这种克隆类器官可以在体外诱导分化，并生成完全功能的肝细胞后移植到患病模型小鼠，具有一定的治疗效果。该项研究为大规模扩增肝细胞以满足临床治疗的需要提供了新思路。

6. 乳腺干细胞 乳腺干细胞是青春期和妊娠期增生乳腺导管细胞的来源，在乳腺癌发生中也发挥着重要的作用。乳腺干细胞已经从人及小鼠乳腺组织以及乳腺细胞系中成功分离获得。这些细胞能够分化为乳腺导管的上皮细胞和肌上皮细胞，已证实在小鼠中能够形成完整的腺器官。

7. 肠上皮干细胞 肠干细胞具有持续分裂的能力，通过一系列复杂的基因程序不断产生上皮细胞被覆在小肠和大肠的表面。肠干细胞定位于基底部干细胞龛周围，是肠癌的一个潜在来源。最近有研究者从人肠道组织中成功分离出肠干细胞。这一发现为科学家们探索新的策略来治疗炎症性肠病或缓解因化学治疗和放射治疗经常导致肠道损伤而带来的副作用提供了新的途径和资源。

8. 睾丸干细胞 另一能够与 ESCs 媲美的多能干细胞是生精干细胞，科学家在小鼠睾丸中发现了这种干细胞，它们来源于睾丸的生精前体细胞。继而也证实了人类睾丸中这种细胞的存在，并将它们命名为人成体生殖系干细胞（germline stem cells，GSCs）。

9. 神经嵴干细胞 首先在毛乳头中发现，被认为是胚胎神经嵴干细胞的残体。类似的细胞也发现于胃肠道、坐骨神经、心脏流出道、以及腰交感神经节。这些细胞能够产生神经元、施万细胞、肌成纤维细胞、软骨细胞和黑色素细胞。

10. 嗅器官成体干细胞 嗅觉成体干细胞在被覆人鼻黏膜的嗅黏膜细胞中被成功分离获得。如果给予合适的微环境，这些细胞具有和 ESCs 同样的能力，能够分化成多种不同类型细胞。不同于 NSCs，嗅干细胞因易于获得而对患者不造成伤害，因此在干细胞治疗学领域呈现出巨大的潜在应用价值。

11. 内皮干细胞 内皮干细胞是骨髓来源多能干细胞中的一类，目前它们是否具有分化为被覆血管内膜的内皮细胞的能力尚存在争议。

12. 肿瘤干细胞（cancer stem cells，CSCs） 一直以来，在恶性肿瘤治疗中存在的一个难题是那些似乎已经被治疗消灭的癌症又会卷土重来。科学家将此归罪于所谓的 CSCs，它们是肿瘤细胞的一个子集，能够保持休眠状态，从而逃避化疗或放疗，并在几个月或几年后形成新的肿瘤。近年来针对 CSCs 领域的研究不断取得突破性进展，近期有研究为 CSCs 的作用提供了新的证据。研究表明在某些脑、皮肤和肠道肿瘤中,CSCs 确实是肿瘤生长的源头。CSCs 模式有别于认为肿瘤生长机会均等的传统理论,后者相信,任何以及所有的肿瘤细胞都能够分裂并导致肿瘤的生长及扩散。而 CSCs 模式则认为,肿瘤生长具有更多的层次,主要由一个能够进行自我复制的细胞子集所驱动,进而生成肿瘤所包含的其他类型的细胞。在这些新的研究中,3 个独立的研究团队利用遗传细胞标记技术追踪了特定细胞在生长的肿瘤内部的增殖情况。该项研究也因而入选 2012 年世界十大科技进展。

(三) ASCs 研究存在的问题及应用展望

1. ASCs 在干细胞治疗中的优势及面临的困难 随着 ASCs 在越来越多的成体组织中被分离成功,ASCs 在应用上的优势也越来越凸显出来:①ASCs 获取方便,避免了 ESCs 获取中面临的胚胎破坏的伦理学问题。②用于干细胞治疗的 ASCs 源于自身,主要用于自体干细胞移植治疗,无需担心 ESCs 在应用中所无法避免的免疫排斥问题,因此近年来成为科研工作者寻求干细胞个体化治疗的一个突破口。③与 ESCs 的无限自我更新能力相比,ASCs 在正常情况下通常处于静止状态,只有在病理情况下才显示出一定的自我更新潜能。因此,其导致细胞"永生化"甚至恶变的可能性较小。④一些类型的 ASCs 具有向体内损伤甚至远离其发源地的部位迁移,成为它们的前体细胞并分化为终末成熟细胞的特性。因此,不仅可利用它来修复组织损伤,还可将它作为基因治疗的理想载体,利用基因工程的手段对 ASCs 进行操作,用以补充患者组织中缺乏的某些成分。⑤某些 ASCs 还可分泌生长因子,发挥动员或保护该组织其他细胞的作用以加强移植效果。

尽管 ASCs 在组织工程和基因工程领域备受青睐,然而 ASCs 的分离获取关键技术、体外扩增获得治疗所需细胞数量,仍然是其面临的一大挑战。例如目前应用较为广泛的 MSCs,在骨髓中的含量极少(约占有核细胞的 1%),生长分化能力随年龄的增长而显著降低,加之取材困难,大大限制了其临床应用。因此研究者试图不断寻找新的、标准的干细胞来源以满足临床不同需要。目前已经有脂肪源性 MSCs、外周血源性 MSCs 等被分离报道,而最近报道的胎盘源性干细胞(placenta-derived mesen-chymal stem cells,PMSCs)更是以其取材几乎不受限制、数量多、能预先培养储存等优势而成为研究的热点。

2. 从皮肤细胞培养出 ASCs 获得成功 2012 年德国科学家因首次从已分化的皮肤细胞中培养出 ASCs 而入选 2012 年世界十大科技进展。研究人员将实验鼠皮肤细胞放在特定培养环境中,皮肤细胞在特殊生长因子的诱导下,成功"变身"成体 NSCs。该项研究不但为 ASCs 的来源提供了全新的途径,并且通过在体外对 ASCs 的培养可更有针对性、更安全地实现特定组织的再生。

3. 来源于 ASCs 的首例人体器官移植 2008 年在 *Lancet* 上发表了首例应用自体 ASCs 移植治疗的案例。接受治疗的是一位由于肺结核而致气管严重受损的女性患者,研究者首先从供者获取一段气管,去除可能导致免疫反应的细胞,保留完整的软骨支架,继而将患者自身来源的骨髓 MSCs 种植到气管支架上,将它们移植到患者的左主支气管,四个月后患者未出现免疫排斥反应。

4. ASCs 作为基因工程的理想种子细胞 近年来,利用基因工程细胞进行替代治疗和基因治疗已成为医学领域乃至整个生命科学领域中的研究热点和前沿课题。MSCs 作为基因治疗的载体细胞与其他组织干细胞相比具有许多优势,因此成为首选的基因载体。在用于神经系统疾病的治疗方面,对于神经变性疾病的研究已较为肯定,Schwarz 等利用可以表达 L-DOPA 的基因工程 MSCs 为供体细胞移植治疗帕金森病,在动物模型中取得了较明显的效果。

5. ASCs 与肿瘤 越来越多的研究已经证实,ASCs 存在于成人组织内,这些独特的干细胞储存库不仅为正常的组织再生修复提供来源,同时也成为重要的基因和表观遗传学改变的靶点,因此也成为导致恶性肿瘤发生的重要根源。

尽管 ASCs 的分离、纯化及培养等技术尚不成熟,它们潜在的可塑性在人类尚缺乏足够的证据,但骨髓和皮肤来源的 ASCs 在临床的成功应用,为其他组织的 ASCs 在再生医学中的应用带来希望。可以肯定,以 ASCs 治疗为基础的细胞工程、组织工程技术必将越来越成熟地用于临床各个领域。

五、诱导性多能干细胞

(一) iPSCs 诞生的研究背景

1. 体细胞核移植技术 1996 年通过体细胞核移植技术(somatic cell nuclear transfer,SCNT)获得了克隆羊多莉,这项研究证明了已经高度分化的哺乳动物细胞(乳腺细胞)核,可以在去核卵细胞内去分化重编程至多能性状态,这种多能性的细胞在一定条件下能发育成为一个完整的个体。所谓核移植,就是利用显微操作方法把供体细胞核移植入去核的受体卵母细胞中,然后经过活化后获得重构胚胎的过程。由于采用SCNT技术得到的细胞在体外可以发育成囊胚,而囊胚阶段的ICM细胞具有分化的全能性,这一成果让科学家们发现了SCNT技术在临床上的巨大应用前景。此后,科学家们又发现通过与ESCs融合也可以使分化的体细胞重编程为ESCs样细胞。这些实验结果都证明在未受精的卵母细胞和ESCs中存在某些因子使体细胞重编程,而赋予体细胞全能性或者多能性,这些因子对于维持ESCs的特性具有重要作用,对这一现象的进一步研究以及对ESCs基因表达调控和信号通路的深入研究开启了人类体细胞转变为干细胞的新思路,最终引发了生物医学领域的革命——诱导性多能干细胞(induced pluripotent stem cells,iPSCs)的产生,这一成果具有里程碑意义,并迅速成为近年来生物学研究最为活跃的研究领域。

2. 体细胞重编程为多能干细胞的理论基础 个体发育过程中,所有组织细胞遗传物质的同质性与细胞形态结构功能的异质性显示出表观遗传修饰在基因时空表达调控方面具有重要的作用,同时也进一步促使人们"擦除"表观遗传修饰即重编程的尝试。体细胞重编程(reprogramming)是指分化成熟的体细胞由分化状态逆转为未分化状态而恢复多能性的分化潜能或形成ESCs系,或进一步发育成一个全新个体的过程。细胞重编程主要发生在表观遗传水平上,是不涉及基因组DNA序列改变的基因表达水平的变化,主要包括:DNA甲基化、组蛋白乙酰化、印记基因表达、端粒长度恢复、X染色体失活等。深入研究体细胞重编程有助于掌握机体细胞的发生发育机制,为解决再生医学种子细胞来源提供理论基础。判断体细胞重编程的成功与否可以有两个标准:一是能否获得多能干细胞系,并在体内外证明其能够分化成三个胚层的组织细胞;二是能否通过重编程首先获得全能性的细胞,即早期胚胎,然后进一步发育成全部的组织和细胞,包括胚胎和胚外的组织和细胞。下面叙述的方法均能达到第一个标准,即体细胞被重编程为多能性细胞的状态;而要完成第二个标准,只能通过核移植。对体细胞重编程的机制进行探讨或应用于细胞治疗达到第一个标准即可,而在优良家畜繁殖、转基因家畜的制备、宠物的克隆以及动物保护等应用领域则需要通过核移植的方法获得克隆动物。

3. iPSCs的问世 iPSCs的产生最先开始于2006年,日本京都大学Yamanaka研究小组采用体外基因转染技术,从24个因子中筛选出4个转录因子Oct4、Sox2、c-Myc及Klf4,命名为Yamanaka因子,通过逆转录病毒将Yamanaka因子导入小鼠成纤维细胞中,在小鼠ESCs培养条件下获得了Fbx15⁺的多能干细胞系,该细胞系在细胞形态、生长特性、表面标志物、形成畸胎瘤等方面与小鼠ESCs非常相似,而在基因表达谱、DNA甲基化方式及形成嵌合体动物方面却不同于小鼠ESCs。2007年7月,Yamanaka研究小组进一步用Nanog代替Fbx15进行筛选,得到了Nanog⁺的iPSCs系,该iPSCs系不仅在细胞形态、生长特性、标志物表达、畸胎瘤形成等方面与小鼠ESCs非常相似,而且在DNA甲基化方式、基因表达谱、染色质状态、形成嵌合体动物等方面也与小鼠ESCs几乎完全相同。同年,iPSCs技术在人类体细胞中得以应用,Wisconsin大学Thomson研究小组在14个候选基因中选择了Oct4、Sox2、Nanog、Lin28四个基因(Thomson因子),通过慢病毒载体成功诱导胎儿成纤维细胞转化为具有hESCs基本特征的人类iPSCs。iPSCs因其在形态学、干细胞标志物表达、表观遗传学、基因表达谱以及细胞分化潜能方面与ESCs极其相似,这一新的突破在理论上首次证实了人类已分化成熟的体细胞可以被重编程转化为ESCs-like细胞,使得在不用胚胎或卵母细胞的前提下制备用于疾病研究或治疗的ESCs成为可能,虽然其在重编程机制和效率、发育分化的全能性、重编程细胞的安全性等多方面还有待于进一步研究,但在应用上成功地避开了长期以来争论不休的伦理问题,突破了核移植技术缺乏卵母细胞的窘境,为获得患者自身遗传背景的ESCs样细胞增加了一个新途径,成为干细胞研究领域新的里程碑和重要研究方向,并为ESCs研究提供了一个很好的出路而备受世人瞩目。该项研究相继被Cell、Nature和Science杂志评选为2007、2008年度的重大科学进展和最受人关注的领域之一,最近又被其列为2010年研究热点之一。而由于上述科学家在iPSCs研究中的卓越贡献,也获得了多项殊荣。Dr. Nancy Bachman在2012年获得Wolf医学奖;James Thomson在2011年分别获得Albany医学中心生物医学研究奖和Faisal国王国际医学奖;Yamanaka和John GurdonOctober获得了2012年度诺贝尔生理学或医学奖。

(二)iPSCs的诱导策略

iPSCs建立的过程主要包括:①分离和培养待重编程的靶细胞;②通过病毒载体(逆转录病毒、慢病毒、腺病毒）或者其他非病毒载体介导方式将若干个多能性相关的基因导入靶细胞中；③将病毒（或者用其他方式）转导后的细胞接种于饲养层细胞上，并于相应的 ESCs 培养基中培养，同时在培养基中根据需要加入（或者不加入）相应的化学小分子以促进重编程；④数天后，出现 ES 样克隆后进行 iPSCs 的鉴定（细胞形态、ESCs 表面标志物的表达、表观遗传状态、基因表达模式、体内外分化潜能等方面）。鉴定 iPSCs 的一般标准为：该细胞在体外可无限制地传代，且具有正常的二倍体核型；表达 ESCs 的表面标记分子，如 SSEA-3、SSEA-4、Tra-1-60、Tra1-81 以及 Oct4、Nanog 等；在体外诱导能形成 3 个生殖胚层（外、中、内胚层）；注射到免疫缺陷鼠皮下可形成由 3 个胚层组织细胞构成的畸胎瘤。更严格的鉴定多潜能细胞的标准为：囊胚注射可形成嵌合体，并有生殖系转移能力（germline transmission）。最严格的多潜能细胞的检验标准是：通过四倍体胚胎互补（tetraploid embryo complementation）或 4~8 细胞胚胎注射，可形成完全来源于多能干细胞的成活后代。由于伦理上的限制，后面两个严格的多潜能细胞的标准无法在人体中应用。目前，科学家们已经成功地从小鼠、大鼠、猕猴、猪和人的体细胞中诱导并获得 iPSCs。

虽然建立 iPSCs 系从概念和技术上来说相对简单，但是重编程过程是低效而缓慢的，并可能伴随大量未知事件发生。为了确保获得 iPSCs 以及实现获得 iPSCs 的重复性要考虑以下几个因素：用于重编程体细胞多能性因子的选择，多能性因子导入靶细胞的方式，重编程靶细胞类型的选择，产生 iPSCs 的培养和诱导条件，识别重编程细胞的方法以及 iPSCs 的扩增和鉴定等。

1. 用于重编程体细胞多能性转录因子的选择
ESCs 能够保持强大的自我更新能力及多能性以及引起了科学家们对其内部维持多能性的机制进行了相关探索，试图用一些方法来确定胚胎以及干细胞中存在的多能性因子。人们通过对胚胎中一些候选基因进行基因敲除的体内实验观察其表型变化，通过大通量基因 RNAi 筛选以及过表达筛选，近年来伴随基因表达谱、表观遗传表达谱及蛋白质表达谱的应用，使人们迅速识别并确认一系列多能性相关分子。通过上述方式获得的新基因进而在 ESCs 中得到进一步的证实。然而这些基因中的很多基因不仅在 ESCs 中发挥作用，也在正常的生长发育中发挥作用。按因子在多能性维持中的重要性进行排列，得到一份与多能性相关因子的列表，

最初 Yamanaka 的重编程就是用逆转录病毒载体转导了 24 个与细胞多能性维持密切相关的候选基因，然后最终限定为四个转录因子即 Oct4、Sox2、c-Myc 和 Klf4。Yamanaka 因子不仅成功地重编程了小鼠的多种细胞类型，之后不同的研究小组运用相似的方法成功地重编程恒河猴以及人的许多细胞，证实了该方法的可行性。研究表明，在 Yamanaka 因子中，除了 Oct4 不能被其家族中其他转录因子替换外，其余的转录因子都能被替换，如在重编程小鼠成纤维细胞时，Sox2 可被其家族的 Sox1 和 Sox3 取代，Klf2 能够替代 Klf4，L-Myc 和 N-Myc 能够替代 c-Myc。2007 年，Wisconsin 大学的 Thomson 研究组采用了另外四个转录因子 Oct4，Sox2，Lin28 和 Nanog 成功将人胎儿成纤维细胞重编程为 iPSCs。迄今为止的研究对重编程相关转录因子的作用可概括为：Oct-3/4 以及 *Sox* 基因家族成员（Sox1、Sox2、Sox3、Sox15）是重编程必不可少的转录因子。而 Klf 家族成员（Klf1、Klf2、Klf4、Klf5），Myc 家族成员（c-Myc、L-Myc、N-Myc），以及 Nanog 和 Lin28 被认为是提高诱导效率的关键因子。

此外，若重编程靶细胞内源性表达一个或几个重编程转录因子，在对其重编程时可以不用内源性表达因子而使用其不表达的因子重编程。如：人和小鼠的成纤维细胞都有 c-Myc 的内源性表达，在重编程时就用 Oct4，Sox2 和 Klf4 三个因子，但减少因子的使用会使重编程的效率降低并且需要更长的重编程时间；与 ESCs 相比神经干细胞高表达 Sox2 和 c-Myc，重编程时仅使用 Oct4/Klf4 或者 Oct4/c-Myc 即可，但其重编程效率要低于四因子诱导。

除用 Yamanaka 因子重编程外，还有研究报道使用小分子或其他因子来增加重编程效率或者替代部分转录因子完成重编程。小分子的使用由于不涉及使用病毒载体所发生基因插入突变而避免了肿瘤的发生，因此颇具吸引力。Melton 等在 2008 年首次报道了应用组蛋白去乙酰化酶（HDAC）抑制剂丙戊酸作为小分子替代物进行重编程的研究，研究显示与 Yamanaka 传统转录因子相比，重编程效率提高了 100 倍。研究者认为这种小分子模拟了转录因子 c-Myc 的作用。2008 年，Ding 等应用组蛋白甲基转移酶（HMT）抑制剂 BIX-01294 结合细胞膜钙通道的激活，提高了重编程效率。2009 年，Ding 研究团队应用小分子化合物替代转录因子重编程成功，为重编程发生机制提供了新的思路。他们巧妙地应用了仿生学策略，首先研究间质-上皮转化的自然发生过程，筛选这一过程中抑制性小分

子化合物,包括 TGFβ、丝裂原激活蛋白激酶 MEK 等;继而验证这些小分子单独或组合应用在 iPSCs 形成中的作用。最后他们得到两个化合物,ALK5 抑制剂 SB431412 及 MEK 抑制剂 PD0325901,二者联合应用可高效将成纤维细胞转化为 iPSCs。此外,该研究组还应用仿生学策略模拟了细胞存活过程。筛选这一过程的关键分子,得到了一种新的称为 Thiazovivin 分子。应用上述两种化合物和该分子,他们的重编程效率比传统方法提高了 200 倍,并且重编程时间也从原来的 4 周缩短为 2 周。2013 年北京大学的 Deng 等报告了无任何基因修饰的 iPSCs 产生。他们应用包括 DZNep 在内的 7 种小分子的组合,诱导小鼠体细胞重编程为 iPSCs,并将其命名为 CiPS 细胞。这种 CiPS 细胞被移植入发育的小鼠胚胎,能够发育成所有的细胞类型,证实了其多能性。但是目前使用的小分子多为基因表观遗传学方面的调节因子,由于其所带来的广泛而非特异的效应可能会导致基因表达异常,因此在使用新方法时,尚需严密的监控和质量评估,以确保产生 iPSCs 的质量。

2. **转录因子导入靶细胞的方式**　小鼠和人 iPSCs 最初产生是使用逆转录病毒载体和组成性表达的慢病毒载体,随后又使用可诱导表达的慢病毒载体。由于病毒的持久整合限制了 iPSCs 在临床治疗上的应用,从而使各国研究小组又开展了非病毒系统诱导 iPSCs 的尝试,尽管这些非病毒介导的方式都能成功地进行 iPSCs 的诱导,产生的 iPSCs 可能更接近于临床,但是这些非病毒系统相对于病毒载体诱导 iPSCs 的低效率仍限制了其广泛使用。根据基因导入方式不同,可分为病毒载体与非病毒载体。

利用病毒载体介导。早期建立 iPSCs 的方法为利用逆转录病毒载体介导表达 Yamanaka 因子,得到与 ESCs 形态相似的 iPSCs。使用 Moloney-based 逆转录病毒载体进行 iPSCs 诱导的优势在于基因在转导初期表达;当体细胞诱导至 ESCs 状态时,由于逆转录病毒长末端重复序列的甲基化作用而使病毒载体沉默,从而由激活的内源性多能性基因进行多能性的维持,这样在得到 iPSCs 时就不需进行外源基因的敲除。其缺点是:①整合入基因组;②感染活性只限于有丝分裂期的细胞因此限制了其能重编程细胞的类型;③在 iPSCs 诱导的过程中外源基因逐渐发生沉默而使其诱导效率降低;④由逆转录病毒诱导得到的 iPSCs 会有病毒基因的表达而使其应用受限。

慢病毒系统不仅能够感染有丝分裂期的细胞,对处于静止期的细胞仍具有较高的感染效率。组成性表达的慢病毒系统将体细胞诱导至多能性状态时其很少发生沉默,并且在多能性外源基因持续表达的情况下,其分化过程实现的机制目前仍不清楚。药物可诱导的慢病毒表达系统无疑是一种比较好的诱导 iPSCs 的方式,可以通过药物的添加和去除控制基因的表达,尽管其基因也会整合入靶细胞的基因组中,但是这个系统对于重编程机制的分析还是颇有帮助,而且对于能够提高重编程效率化学和遗传性因子的筛选并且为优化 iPSCs 产生的条件提供了有力的工具。

用病毒系统产生 iPSCs 其临床应用的最大障碍是病毒的整合,基因组中外源基因的插入会改变基因的功能,并且转基因一旦被激活会使其产生嵌合小鼠的成瘤率增加。在对 iPSCs 进行病毒整合位点的分析表明:病毒的整合并没有共同的靶点和通路,这意味着基因的整合并不是重编程过程所必需的。用病毒载体获得 iPSCs 的效率较其他方式获得 iPSCs 的效率相比更为可观,仍是目前基础研究获得 iPSCs 的主要诱导方式。

Hochedlinger 等应用腺病毒携带 4 种转录因子重编程小鼠皮肤和肝细胞获得 iPSCs。因其不整合入基因组 DNA,避免了插入突变的形成,为建立新的安全性更高的基因导入方式的研究奠定了基础。应用腺病毒的另一优势是缩短重编程所需时间。但诱导 iPSCs 形成的低效率限制了其进一步的应用。

非病毒方式介导。①利用脂质体介导的方式。Okita 研究小组采用脂质体介导的转染方法诱导 iPSCs,但由于 iPSCs 的形成大约需要 10~12 天持续表达 Yamanaka 因子,因此这种方法要求反复转染细胞以保证 Yamanaka 因子在重编程前期持续表达,此方式诱导 iPSCs 的效率也很低。②利用小分子化合物替代转录因子。目前发现的小分子化合物,如 DNA 甲基化酶抑制剂(BIX-01294,5-aza)、组蛋白去乙酰化酶抑制剂(曲古抑菌素 A)、信号转导通路的激活剂和抑制剂、Wnt 通路激活剂(Wnt3a)、钙离子通路激活剂(BayK8644)、Ras-丝裂原激活的蛋白激酶通路抑制剂(PD0325901)和肝糖原合成激酶-3 通路抑制剂(CHIR99021)等,可以促进 iPSCs 的形成。通过使用这些小分子化合物,更少的外源基因导入即可高效率获得 iPSCs,这向制备无遗传修饰的 iPSCs 迈出了一大步。但目前还没有发现可以替代 Oct4 的小分子。③直接导入重编程因子的蛋白。在重编程因子蛋白上连接细胞穿膜肽(cell-penetrating peptide),此融合蛋白可穿透细胞膜进入细胞内部,发挥其重编程功能。用此种方式已成功获得小鼠和人的 iPSCs,但蛋白容易失活且其仍然存在重编程效率低的问题,但从临床应用的安全角度来看,这种方式不会涉及任何的遗传修饰,比较安全。④使用 mRNA 介导的方式。David Givol 研究小组采用与 Oct4、Sox2、Lin28 和 Nanog 相应的 mRNA 分子,转染人包皮成纤维细胞,成功地将其重编程为 iPSCs,这种方式虽然避免了 DNA 的整合,但比较繁琐,需要反复进行转染。

2008 年,Yamanaka 研究团队报道了用质粒携带外源基因的方法成功地重编程小鼠细胞。他们通过两个质粒作为载体携带重编程因子,其中一个质粒表达 c-Myc,而另外一个表达其他 3 个因子。虽然质粒的应用避免了病毒的插入,但是质粒整合入基因组所造成的插入性突变同样难以避免,而且重编程过程仍需促癌因子的参与,并且重编程效率也远低于逆转录病毒。为了寻求更为高效且无毒的方法,近年来科学家把目光投向了 piggyBac 转座子系统,该系统能够将外源基因引入后重新切除,从而避免了插入性突变的发生。

2009 年 Blelloch 团队研究报道了胚胎干细胞特异性 miRNA(miR-291、miR-294、miR-295)能够通过调控下游 c-Myc 基因而增强重编程效率。两年后 Morrisey 团队报道了另外一条应用 miRNA 提高重编程效率的方法。他们假设 miRNA 可能阻断了 Yamanaka 转录因子受体的表达。miRNA 如何诱导重编程机制尚需深入的研究证实。

3. 靶细胞类型的选择 在进行诱导 iPSCs 实验的尝试中,无论是对小鼠还是人都首先选择了成纤维细胞作为诱导的靶细胞。有报道表明在进行小鼠的核移植实验以及在小鼠和人的体细胞与 ESCs 进行细胞融合的实验中,成纤维细胞更容易被重编程,而且成纤维细胞的获得在技术上比较简单。此外,ESCs 的培养需要有成纤维细胞作为饲养层来进行营养支持,使其成为起始重编程工作的首选细胞。

继成纤维细胞重编程成功之后,小鼠、人以及其他物种的多种细胞成功重编程诱导获得 iPSCs。不同的细胞类型对重编程过程有不同的影响,表现在重编程的效率,动力学过程以及多能性因子导入的难易程度不同。例如,在重编程小鼠胃细胞和肝细胞的过程中,激活 ESCs 特异基因 Fbx15 的速度要比重编程成纤维细胞快很多,而且病毒整合位点

很少;人的角朊细胞也要比人的成纤维细胞重编程更快且具有更高的重编程效率;用腺病毒重编程小鼠成纤维细胞比重编程小鼠肝细胞需要更高的 MOI。因此,在选择重编程的靶细胞时需要考虑以下因素:细胞容易获取,重编程因子易于导入,程度避免可能的基因畸变等,使其成为后续临床应用的储备细胞成为可能。

4. iPSCs 筛选、扩增及鉴定 不同组合多能性因子向体细胞导入会产生不同的细胞命运,因此,有必要使用一种筛选系统使激活 ESCs 特异性基因表达的细胞才能存活。第一个小鼠 iPSCs 的产生使用了 ESCs 特异的,但非必需的基因 Fbx15 进行筛选,尽管该克隆具有一定的多能性,但不能嵌合入胚胎产生嵌合小鼠,且其基因表达谱与 DNA 甲基化状态与 ESCs 不同,用其筛选出的 iPSCs 不能代表真正的 iPSCs,而是一种发生了部分重编程的克隆。之后又采用了更为严格的筛选标记即 ESCs 必需的特异基因 Nanog 和 Oct4 进行筛选,得到了与 ESCs 更为相似的 iPSCs。

通过细胞形态学特点进行 iPSCs 的挑选即能辨识出与 ESCs 相似的细胞;从分子水平采用 ESCs 特异的表面标志物的表达和外源基因的沉默来识别 iPSCs。目前较为公认的确定体细胞是否发生了完全重编程的鉴定标准包括:①在形态学上,iPSCs 和 ESCs 形态一致。②生长特性:iPSCs 有丝分裂活跃,活跃的自我更新能力,与 ESCs 一致的增殖和分裂频率。③在分子水平上,iPSCs 必须具备和 ESCs 一样的基因和蛋白表达谱:人源性 iPSCs 表达 SSEA-3、SSEA-4、TRA-1-60、TRA-1-81、TRA-2-49/6E 及 Nanog;小鼠 iPSCs 则表达 SSEA-1,与 mESCs 类似,具有很高的端粒酶活性以及外源基因的沉默。④表观遗传学重编程:启动子去甲基化;iPSCs 启动子区多能性相关基因 Oct-3/4、Rex1 及 Nanog 去甲基化,证实其启动子区多能性基因的启动;DNA 甲基化:与 ESCs 相似的特征,胞嘧啶的广泛甲基化;组蛋白去甲基化:与 Oct-3/4、Sox2 及 Nanog 相关的 H3 去甲基化,提示上述基因的表达。⑤在功能上,iPSCs 具有向三个胚层组织细胞分化的能力。按照检测严格程度不断增强的顺序排列包括五个方面:体外分化:拟胚体的形成;体内分化:畸胎瘤实验;形成嵌合体;进行种系传递;四倍体互补实验,这是最直接的用 ESCs/iPSCs 直接产生子一代小鼠。

而在实验操作过程中,要完成以上实验进行多能性的检测是不可行的,以下几点是证明 iPSCs 的

最低标准:①形态属性;②表达内源性多能性基因并伴有其来源的谱系特异基因的下调;③外源基因的沉默;④根据种属选择最严格的分化实验来检测其多向分化能力。由于伦理学以及其他方面的因素,对人 iPSCs 来说体内形成畸胎瘤被认为是最严格的鉴定多向分化能力的检测。除了与多能性相关的检测外,要保证产生的 iPSCs 没有遗传畸变是非常重要的,细胞经过长期的传代培养会存在染色体不稳定,特别是 hESCs 易发生核型异常。因此,要周期性的检测 iPSCs 是否存在遗传畸变对维持一个健康的细胞系是必要的。

(三) iPSCs 在再生医学应用中的安全性问题

iPSCs 的问世为备受争议的 ESCs 的应用提出了新的解决方案,iPSCs 研究方面取得的重大成果为干细胞治疗带来了新的希望,但 iPSCs 能真正用于临床还面临着很多问题有待于解决。

1. iPSCs 的致瘤性 在验证 iPSCs 多能性时,其表现出了致瘤的特性。致瘤性这一难题成为 iPSCs 科学研究的障碍和临床应用的瓶颈。新近有研究报道显示,iPSCs 的致瘤性风险可能远远高于 ESCs。解决 iPSCs 的致瘤性,是将人类 iPSCs 安全应用到临床治疗中的前提。目前的观点认为 iPSCs 的致瘤性主要有三个方面的原因:①病毒的随机整合。通过病毒载体诱导产生的 iPSCs,其基因组中的病毒整合位点可达 40 个,这些整合的原病毒(proviruses)在 iPSCs 产生的过程中是沉默的,但这些病毒的转基因(例如:c-Myc、Klf4)在一定条件下有被重新激活的潜能。Yamanaka 的研究表明,在由逆转录病毒载体诱导形成的 iPSCs 产生的嵌合小鼠中,有一半由于发生 c-Myc 的再激活导致了肿瘤的形成。②在靶细胞中由于原病毒的插入改变了邻近基因的表达也是导致肿瘤产生的原因之一。③严格地讲,所有的转录因子都可视为癌基因,因此诱导过程导入细胞的癌基因不止 Myc 基因,因而不能仅通过去除 iPSCs 诱导因子中的 c-Myc 使其免于致瘤性,其他基因的致瘤性同样不容忽视。

2. iPSCs 诱导效率低 iPSCs 诱导的低效率是该项研究与应用必须跨越的另一大障碍。目前认为,iPSCs 获得的效率受到以下两方面影响:①靶细胞的发育阶段:发育上比较原始的细胞如神经干细胞其自身内源性高表达一些全能性相关的转录因子,更容易被重编程。②外源性引入的全能性相关转录因子的表达强度及时序可能影响重编程的效率:不同载体介导转录因子表达,进而启动靶细

胞生成 iPSCs 的效率不同,这可能与外源转录因子的表达强度有关;此外,这些转录因子发挥作用的时间及先后顺序可能也起到关键的作用,瞬时转染靶基因启动重编程的效率极低可能与靶基因不能较长时间、持续相当强度表达有关。目前,虽然围绕提高重编程效率的研究已取得系列成果,但对重编程过程中遗传调控、表观遗传调控和信号转导等机制缺乏深入了解是效率低的主要原因,因此提高重编程效率的关键是重编程分子机制研究。有研究显示,通过下调核小体重塑和去乙酰化酶复合物,可提高重编程效率。然而基因组中转录因子的整合限制了该方法的应用,原因是会导致靶细胞基因组插入突变的危险。避免基因组插入可选择应用其他载体,如质粒、腺病毒转位子载体等,而这些载体的应用同样面临低效率的问题。最近有研究显示,灭活或去除抑癌基因 TP53 可大大提高重编程的效率,然而却冒着肿瘤形成的巨大风险。由此可见,重编程效率和肿瘤形成之间形成了一个此消彼长的矛盾过程。

(四) iPSCs 研究的未来展望

iPSCs 从一经产生就引起了整个生命科学领域的轰动,最根本的原因在于其在理论上可以成为备受争议但却具有广阔研究前景 ESCs 完美的替代物,这意味着科学家们已克服了因伦理问题不能采用 ESCs 进行细胞治疗的瓶颈,使得再生医学离临床又近了一步,并且其可以产生个体或病症特异的多能干细胞,避免了免疫排斥的困扰,使应用干细胞的个体化治疗成为可能。尽管目前 iPSCs 研究存诸多问题,近期各研究组利用 iPSCs 进行的一些诱导分化与疾病治疗性研究工作的突破性进展依然值得关注,并为将来利用 iPSCs 进行治疗性研究以及大规模建立个体特异性 iPSCs 库提供了科学依据。这些研究为细胞替代治疗所需的供体细胞来源以及组织工程种子细胞来源提供了新的思路,必将促进细胞替代治疗在临床上的应用。

1. iPSCs 在药物筛选中的潜在应用价值 2012 年,由全球 10 家医药企业和 23 所大学联合发起了一个 StemBANCC 干细胞项目。该项目旨在建立来自 1500 位患者的 iPSCs 库,主要用于药物筛选和治疗学研究。

2. iPSCs 构建移植器官 将 iPSCs 用于构建人类器官目前已见报道。日本科学家报道了他们构建成功的人源性肝芽(liver buds),该肝芽(iPSC-LBs)由三种不同类型的干细胞混合而成:iPSCs 诱导分化获得肝细胞,内皮干细胞(被覆血管表面)来

自脐带血,以及间充质干细胞(形成结缔组织)。上述三类细胞自我组合形成复杂的器官,模拟了胎儿发育的过程。体外生长数日后,肝芽被移植到小鼠体内,"肝组织"在体内继续生长,并迅速与宿主血管建立连接。更重要的是,这些肝组织行使正常肝脏的功能,包括药物代谢、产生肝特异性蛋白等。移植肝组织在小鼠体内的存活时间,以及是否在体内成瘤等有待进一步观察证实。

3. iPSCs 临床治疗 2013 年,日本卫生部批准了首批应用人自体 iPSCs 进入临床试验阶段,并确定于 2014 年在日本神户进行。iPSCs 来自 6 例患有渗出性老年黄斑变性的皮肤细胞,这些细胞进一步被分化成视网膜色素上皮细胞,患者视网膜部位变性的色素上皮组织首先被切除,之后将细胞移植到病变视网膜。他们预测移植后的安全性问题以及患者视力恢复情况将需要 1~3 年的持续监测。而在理论上我们有理由预测,自体 iPSCs 的应用不但避免了 ESCs 应用的诸多障碍,而且不会导致排斥反应的发生。

(李 伟)

第二节 干细胞应用与再生医学

一、再生医学的概念和范畴

(一) 再生医学的概念

生物学上的再生指的是生物的组织或器官损伤后,剩余的部分长出与原来形态和功能相同或相似的结构,即生物体缺失部分的重建。再生被认为是生命的普遍现象,从无脊椎动物到人类,都具备再生的本领。因此如何启动促使细胞再生的开关,利用生命机体的再生潜能,发挥损伤修复,治愈疾病的目的,成为一直以来科学家关注的焦点。基于此,一门新兴的学科——再生医学应运而生,"再生医学"这一概念于 2001 年由美国科学家 Haseltine William 首次提出。

广义上讲,再生医学(regenerative medicine, RM)是一门研究如何促进创伤与组织器官缺损生理性修复以及如何进行组织器官再生与功能重建的新兴学科。其主要通过研究干细胞分化以及机体的正常组织创伤修复与再生等机制,寻找有效的生物治疗方法,促进机体自我修复与再生,或构建新的组织与器官以维持、修复、再生或改善损伤组织和器官功能。

近年来,再生医学成为在生命科学、材料科学、工程学、计算机技术等多学科的飞速发展和日益交融的基础上发展起来的一门新兴学科,再生医学研究涉及基础研究和临床应用,堪称人类医学发展的一次飞跃。再生医学的发展同时也带动了上述各学科向应用领域的发展以及交叉合作。

(二) 再生医学与各学科的交叉融合

1. 干细胞是再生医学的基础 干细胞是人体及其各种组织细胞的最初来源,具有高度自我复制能力和多向分化潜能、可植入性和重建能力等特征。干细胞具有再生各种组织器官的潜在功能,在生命体的胚胎发育、组织更新和修复过程中扮演着关键的角色,干细胞技术因而成为再生医学的基础。

再生医学的发展历程伴随着干细胞生物学三个具有里程碑意义的发展阶段:第一个阶段源于 1981 年小鼠 ESCs 系和胚胎生殖细胞系建系的成功,这项成果直接导致了基因敲除技术的产生,这是再生医学理论的诞生。第二个阶段始于 1998 年,美国科学家 Thomson 等成功培养出世界上第一株人类 ESCs 系,至此,科学家寄希望于将 ESCs 定向分化,构建一个丰富的健康组织库,用来替代疾病损伤及老化的组织或器官,以达到治疗与康复的目的,这是再生医学的真正开始。但由于获取 ESCs 所带来的伦理学等问题,针对 ESCs 的研究一直受到来自多方面的制约。第三个阶段是 2006 年日本京都大学 Yamanaka 和美国科学家 Thomson 两个研究组,分别在 *Cell* 与 *Science* 上报道的利用 4 种转录因子重编程体细胞成功诱导小鼠及人 iPSCs,这意味着科学家们已克服了因伦理而不能采用 ESCs 进行细胞治疗的瓶颈,使得再生医学离临床又近了一步。

1968 年,美国明尼苏达大学医学中心首次采用骨髓 HSCs 移植,成功治疗了一例先天性联合免疫缺陷患者,开启了干细胞治疗的先河。作为再生医学的重要组成部分,干细胞技术几乎涉及人体所有的重要组织和器官,也涉及人类面临的大多数医学难题,以干细胞为核心的替代或再生治疗给严重危害人类健康的各种慢性或退行性疾病的治疗与康复带来了希望;以干细胞为载体的基因治疗则给各种遗传缺陷性疾病的治疗带来了曙光。

2. 组织工程是再生医学的重要组成部分 组织工程学(tissue engineering,IE)是 20 世纪 80 年代后期提出的一个新概念,它是将细胞生物学与材料工程学相结合,采用各种种子细胞和生物材料进行体外或体内构建组织或器官的一门新型学科。目前,多种生物材料已经成功应用于人工骨和关节、人工晶状体、医用导管、人工心脏瓣膜以及血管支架;科学家也在致力于构建人造心脏、肺、肾和角膜等各种人工器官。

第一位提出"组织工程学"这一术语的是美籍华裔学者冯元桢教授,1987年美国国家科学基金会正式采用"组织工程学"术语来描述这一新兴的领域。目前国际再生医学基金会已经明确把组织工程定为再生医学的分支学科。组织工程最初是用来描述组织体外构建的有关理论和技术。现在其内涵不断扩大,凡是能引导组织再生的各种方法和技术均被列入到组织工程范畴内,并已广泛用于体内组织再生和体外的组织重建。组织工程学的基本原理是:从机体获取少量活组织的功能细胞,与可降解或吸收的三维支架材料按一定比例混合,植入人体内病损部位,最后形成所需要的组织或器官,以达到创伤修复和功能重建的目的。组织工程被认为是继细胞生物学和分子生物学之后,生命科学发展史上又一新的里程碑。其科学意义不仅在于提出了一个新的治疗手段,更主要的是提出了复制组织、器官的新理念,使再生医学步入了一个新的时代。

3. **基因工程技术是再生医学中必不可少的手段** 基因工程技术除在干细胞基因治疗中的应用外,iPSCs 的问世更完美地诠释了基因工程技术在再生医学领域的应用。人工器官中的种子细胞往往需要通过基因重新构建向特定方向分化。结合基因打靶技术以及干细胞克隆技术可以改变异种组织和器官的表型,使得异种移植成为可能。iPSCs 除可在体内激活、诱导分化,用于组织修复外,还成为体外实验的有效载体,比如进行药物毒性筛选,用来研究疾病发生发展的机制,例如针对遗传性疾病等的个体化治疗。首先从患病机体提取体细胞重编程获得疾病特异性 iPSCs,该细胞进而可通过两种方式应用于该患者的治疗。途径之一是:如果导致该疾病的基因突变是已知的,如家族性帕金森病,即可用基因打靶的方法进行体外基因修复,进而分化为健康细胞,重新定向移植入患者的脑内,达到从基因水平治愈疾病的目的。另一条途径是:应用此细胞可在体外定向诱导分化为变性的神经细胞类型,使疾病模型在体外复制,进而体外筛选获得疾病特异性靶向药物,用于该患者的治疗。

(三) 再生医学面临的问题

尽管再生医学为我们展现了美好的前景,但目前为止国内外真正可用于临床的再生医学产品寥寥无几,绝大部分再生医学研究都还处于基础研究与实验阶段。

1. **干细胞应用的安全性问题** 干细胞应用的致瘤性成为阻碍其临床应用的瓶颈。虽然目前干细胞移植治疗被证实在多种疾病中有显著的作用,但干细胞治疗本身是否会导致细胞的恶性转化目前也仍在探索之中。在验证 iPSCs 多能性时,其表现出了致瘤的特性。新近有研究报道显示,iPSCs 的致瘤性风险可能远远高于 ESCs。

生物安全性问题。无论是干细胞基础研究还是临床治疗,都必须经过实验室干细胞分离、培养、定向诱导分化甚至基因操作,体内研究还涉及细胞的移植和体内示踪等较为复杂和耗时的过程,在干细胞实验室操作中,存在来自干细胞的内源性和操作过程中外源性生物危害的风险。内源性污染指的是细胞自身所携带传染性疾病以及遗传性疾病的问题;外源性污染则包括细菌、支原体、真菌和病毒等外源性微生物的污染。因此,只有解决了干细胞产品临床应用的有效性、安全性和可控性评价等方面问题,干细胞产品才能真正为患者所用。

2. **种子细胞的获取** 再生医学研究中的一个关键的技术问题是种子细胞的获得。ESCs 的来源困难、面临的伦理学争议以及移植排斥反应等问题极大地限制了其临床应用。ASCs 虽然拥有取材于自体组织、规避排斥反应等诸多优点,但操作费时,对于急症手术的组织修复或恶性肿瘤切除后修复并不适用。iPSCs 的成功似乎给上述困难找到了一条两全其美的理想方案,然而 iPSCs 诱导的低效率以及应用上的安全性问题仍然是目前亟待解决的两大难题。因此,研究自体细胞简易培养、扩增技术,使其能在短时间内获得足够数量和功能强大的种子细胞,并能降低成本将会在临床上具有更大的应用价值。

二、干细胞在再生医学中的应用举例

长期以来,临床上很多疾病如糖尿病、心血管疾病、神经退行性疾病和癌症等,尚没有明确的治愈方法,而这些重大疾病的发病率却不断增加,使现有的以药物和手术为主体的医疗手段面临巨大挑战。目前,以干细胞技术为核心的再生医学已成为大势所趋。截止到目前为止,真正成熟并能够大规模应用于疾病治疗的只有 HSCs 移植技术,其余均处于研究阶段。即便如此,基于干细胞的再生医学治疗仍然为人类攻克这些疾病带来了前所未有的希望,蕴含着巨大的医学应用前景。

以干细胞为基础的再生医学涵盖的研究领域主要包括以下三个方面:①干细胞移植,即将干细胞或前体细胞移植于组织损伤处。②组织工程学方面,即利用干细胞在体内或体外重新构建组织或器官,用于人体组织或器官移植,干细胞组织工程学被认为可以解决长期困扰临床的器官不足和免疫排斥的难题,实现人类用人工培养的组织和器官替代或更换疾病组织和器官的目标。③药物/基因疗法,指通过抑制因子的抑制作用或能刺激再生的支持因子的作用诱导再生;也包括与基因工程技术相结合,利用外源基因、基因定点缺失或突变等进行基因治疗。由此可见,再生医学涵盖了组织工程、细胞工程和基因工程的内容,成为生物医学工程的重要组成部分。以下就干细胞在糖尿病、心血管疾病、神经变性性疾病以及恶性肿瘤等领域中的应用予以简述。

(一) 干细胞与糖尿病治疗

糖尿病是威胁人类健康的主要疾病之一,目前全世界约 1.5 亿人患糖尿病。不论是 1 型糖尿病还是 2 型糖尿病,其共同特征是胰岛 B 细胞缺陷或缺失导致胰岛素分泌绝对或相对不足,造成糖、脂、蛋白质以及水、电解质代谢紊乱。药物治疗和长期注射外源性胰岛素是目前糖尿病的主要治疗措施,但这些方法并不能从根本上解决糖尿病患者对胰岛素的依赖问题,也不能阻止糖尿病并发症的发生。胰岛移植是治疗糖尿病的有效方法,然而供体来源不足成为限制胰岛细胞移植广泛临床应用的瓶颈,而具有高度增殖和多向分化潜能的干细胞成为解决这一问题的希望。

1. 干细胞技术治疗糖尿病的主要策略及潜在机制 目前应用干细胞治疗糖尿病主要有两种思路:一是在体外将干细胞诱导分化为胰岛样细胞后再移植至体内;二是直接移植干细胞。利用干细胞技术治疗糖尿病的主要理论依据是利用干细胞强大的增殖能力和向胰岛素分泌细胞分化的潜能,为机体补充胰岛 B 细胞数量,重建内源性胰岛素分泌功能。此外,干细胞技术在研究胰腺的胚胎发育、糖尿病的发病机制、药物筛选、基因治疗等方面也具有潜在的应用价值,因此成为糖尿病治疗学研究的有力工具。

2. 干细胞定向分化为胰岛样细胞的研究进展
ESCs 定向分化为胰岛样细胞:在体外诱导分化为胰岛素分泌细胞的研究中,ESCs 是目前研究最为深入的干细胞类型。2001 年,Assady 等首次报道了

hESCs 所形成的拟胚体中有 1% ~ 3% 细胞呈胰岛素阳性染色,证实 hESCs 可自发分化为胰岛素分泌细胞。Lumelsky 等也证明了 ESCs 能分化形成分泌胰岛素和其他胰岛内分泌物质的胰岛细胞,并形成胰岛样结构。

ASCs 定向分化为胰岛样细胞:在 2006 年国际干细胞研究年会上,Fernandez 等报道了应用自体骨髓 MSCs(CD34$^+$,CD38$^-$)经脾动脉移植治疗糖尿病的初步临床研究结果,自体 MSCs 移植治疗不论对 1 型还是 2 型糖尿病都具有显著的疗效。采用患者自体的骨髓干细胞进行移植不但克服了免疫排斥问题,MSCs 移植治疗可能还存在其他的作用机制,例如 MSCs 移植可纠正胰岛内的免疫损伤,重建胰岛局部的免疫平衡,从而达到治疗 1 型糖尿病的作用;MSCs 还可释放各种细胞生长因子,促进胰岛 B 细胞的增殖和(或)胰腺干细胞的分化。

胰腺干细胞在特定条件下优先分化为胰腺组织的细胞类型,因此诱导胰腺干细胞定向分化是获得胰岛 B 细胞较为直接的途径。Zulewski 等将大鼠胰岛中巢蛋白阳性的胰腺干细胞诱导形成胰腺内分泌和外分泌细胞。Zou 等在国际上首次从灵长类糖尿病动物模型的胰腺中分离和培养了胰腺前体细胞,并成功在体外将这些前体细胞进行扩增和诱导分化为功能性胰岛细胞。理论上讲可从糖尿病患者的胰腺中获取胰腺干细胞,并在体外进行扩增培养、诱导分化形成新的胰岛样细胞,进而将这些细胞移植入患者体内。然而迄今为止有关胰腺干细胞的存在部位和分子标志物尚无一致意见。

iPSCs 定向分化为胰岛样细胞:基于 iPSCs 与ESCs 极大的相似性以及 ESCs 定向分化研究中深厚的技术积淀,iPSCs 的应用基础研究得以迅速开展。Alipio 等将小鼠皮肤成纤维细胞制备的 iPSCs诱导分化为胰岛素分泌细胞,将这些细胞经肝脏门静脉注入 1 型和 2 型糖尿病小鼠体内,可提高胰岛素释放水平,改善小鼠的高血糖状态,糖化血红蛋白(HbA1c)水平亦趋于正常。上述结果表明,iPSCs 治疗糖尿病已经在动物模型中取得成功。2008 年,Tateishi 等报道将人类 iPSCs 成功诱导分化为胰岛素分泌细胞,其与 hESCs 细胞来源的胰岛素分泌细胞在细胞形态、基因和蛋白表达谱、葡萄糖刺激的胰岛素释放反应等方面相似。Zhang 等同样也成功将人类 iPS 细胞诱导分化为胰岛素分泌细胞,胰岛素阳性染色细胞比例高达 25%。2009 年,Maehr 等将 1 型糖尿病患者特异性的 iPSCs 成功诱导分化为胰岛素分泌细胞。iPSCs 不仅可以解

决胰岛移植治疗存在的供体组织来源不足和免疫排斥问题，而且提供了很好的疾病研究模型，有助于对糖尿病的病因学和发病机制进行探索，还可在抗糖尿病新药研发中作为药物筛选的工具。因此，iPSCs在糖尿病领域的应用基础研究中已显示了良好的前景，但距离最终的临床应用还有很多问题有待解决。

脐带血源性多能干细胞（CB-SCs）的免疫调节作用：新近有研究显示利用CB-SCs的免疫调节作用恢复自身免疫型1型糖尿病的免疫功能。首先将CB-SCs与淋巴细胞在体外共培养，继而将淋巴细胞回输到1型糖尿病患者血液循环，临床试验显示，经CB-SCs修饰的淋巴细胞回输治疗能逆转1型糖尿病的自身免疫功能，使机体重新产生胰岛B细胞，患者临床症状明显改善。该项研究的重要贡献是，为临床难治的自身免疫性疾病的治疗提供了一条安全有效的新方法。

（二）干细胞与心肌细胞损伤性疾病的治疗

严重心脏疾病如心肌梗死等，由于心肌缺血坏死、纤维化及瘢痕的形成，造成心室重构，心功能急剧下降。阻止这一进程发生的最好办法是通过增加梗死相关动脉的血供，减轻心肌损伤，同时能使损伤的心肌获得修复或再生。世界上多个实验室研究的结果证明，通过冠状动脉输入或在受损心肌周边注射干/祖细胞能增加心脏血供、减少瘢痕形成及纤维化，提高心肌梗死后心脏功能。除此之外，也有研究者成功尝试了经心内膜或心外膜注射作为缺血性心脏病细胞治疗的途径。迄今为止文献报道的干细胞可能的作用机制包括：①分化为心肌细胞或者与宿主心肌细胞融合参与宿主心肌的同步收缩，提高局部室壁运动能力，改善心功能；②分化为血管内皮细胞，参与血管壁的组成，分泌促血管生成因子，促进血管生成，增加心肌灌注，阻止细胞凋亡；③"营养作用"，即MSCs移植进入心脏组织后，能分泌一些促进心脏功能修复的营养因子，从而不断改善心脏功能；促进心脏神经的再生等；④减少胶原沉积，抑制梗死心肌纤维化，阻止梗死壁变薄和左室腔扩大，减少不利的心室重构；⑤通过旁分泌作用募集心脏本身的干/祖细胞至梗死区而发挥作用，也可能通过激活或促进其他细胞向心脏归巢，再生为心肌细胞而发挥作用。

目前，绝大多数干细胞治疗心肌梗死主要采用自体骨髓MSCs。Jiang等将预先标记的骨髓MSCs经静脉注入急性心肌缺血模型的大鼠体内，术后在心肌缺血组织中发现了骨髓MSCs分化的心肌细胞，说明植入的骨髓MSCs归巢（homing）至受损部位并分化为心肌细胞。2001年，德国杜塞尔多夫大学医学院报道将自体骨髓MSCs直接注射到6例心肌梗死患者的冠状动脉内，术后10周患者心肌梗死面积缩小近1/3，心功能得到了改善。2004年Wollert等选取60例急性心肌梗死后ST段抬高的患者，随机分为对照组30例（接受常规梗死治疗）及自体骨髓MSCs移植组30例。以MRI检测左室功能，随访6个月观察，骨髓MSCs移植组与对照组比较心功能明显改善，左心室梗死区附近心肌收缩功能增强，且随访期间治疗组临床心血管事件（支架再狭窄、心律失常等）发生率并未增加。最近，Schachinger等报道的REPAIR-AMI研究是首个评价干细胞移植治疗缺血性心脏病临床疗效的随机、双盲、安慰剂对照、大样本、多中心研究，共纳入204例心肌梗死患者，随访发现骨髓MSCs移植组患者治疗后1年内不良事件（死亡、心肌梗死再发、心脏重构）发生率明显低于安慰剂对照组，表明骨髓MSCs治疗心肌梗死是有效的。

2012年8月首次报道了成功将ESCs转变成心肌细胞的实验。科学家应用几内亚猪作为动物模型，将人的ESCs移植入心脏病发作的猪体内，四周后检测心肌的收缩强度。结果显示，移植细胞与原有心肌细胞呈同步收缩。

应iPSCs诱导心肌细胞及制备心脏病模型的研究。近期日本研究人员宣称以iPSCs为靶细胞，开发出一种高效安全地制作心肌细胞的新技术，转化率最高可达98%。研究小组首先从约1万种化合物中遴选出一种促分化效果较好的化合物，在此基础上开发出新的名为"KYO2111"的化合物。他们首先利用iPSCs先培育出可发育为心肌细胞的中间细胞，然后加入这种化合物培养。8至10天后，中间细胞发育成了心肌细胞，约20天后，培养出成熟的接近成人的心肌细胞。近期Nature上报道了美国桑福德-伯纳姆医学研究所和约翰·霍普金斯大学的研究人员合作，用一种遗传性心脏病患者自身的皮肤细胞经重编程获得iPSCs，进而在体外培育出心肌细胞，并在培养皿中诱导出心脏病模型，再现了该病发作时的主要特征。上述研究不但有望为心脏病治疗提供理想的细胞来源，同时也为遗传性心脏病的发病机制研究、药物筛选的等提供有利的研究模型。

（三）干细胞与神经损伤和变性性疾病的治疗

中枢神经系统的损伤如脑挫裂伤、脑干损伤或脊髓横断性损伤等常常导致患者瘫痪或死亡，神经损伤的修复一直是医学界研究的热点和难点。神经变性性疾病,如帕金森病和阿尔茨海默病目前仍然是医学界面临的一大难题。干细胞治疗为神经损伤和变性疾病的治疗带来了希望。

1. MSCs 在神经损伤修复中的作用　近年来大量动物实验研究发现,MSCs 移植对于多种原因造成的中枢神经损伤具有促进修复和改善神经功能的作用。骨髓 MSCs 在体内外可以分化为神经细胞和星形胶质细胞,并且在植入体内后能够延缓神经鞘磷脂酶缺乏小鼠的神经病变发展。大鼠脊髓半切损伤后在损伤部位移植未经基因修饰的人骨髓 MSCs,移植细胞可长期存活并良好整合入脊髓组织中,而且可见轴突在移植物中生长。其可能的机制有:①MSCs 能够分化为神经元及胶质细胞,补充损坏的细胞结构;②MSCs 能作为细胞桥的作用填充损伤区,提供化学或机械的引导,刺激脊髓神经生长,引导损伤神经再生通过损伤区;③通过产生有益于宿主脊髓的营养因子,这些因子能够促进神经再生。

2. NSCs 在神经损伤和变性性疾病中的应用研究进展　1992 年,Reynolds 等首次提出成年哺乳动物的脑中存在 NSCs。1997 年,Mckay 将其定义为具有分化成神经元、星形胶质细胞和少突胶质细胞的能力,能自我更新并足以提供大量脑组织细胞的细胞群落。脑卒中和外伤性的脑损伤导致脑细胞死亡,脑内神经元细胞和少突胶质细胞丢失。研究显示,健康成人脑组织中含有 NSCs,这些细胞分裂以维持干细胞数量,或转变成前体细胞。在健康人体内,这些前体细胞在脑内迁移,以维持嗅觉神经元的数量和功能。在妊娠或神经元损伤后,这一系统将被生长因子重新调控,加快新的脑实质形成的速率。尽管损伤后这一修复过程即迅速启动,由于脑组织缺乏稳固性,后续的神经组织及其功能恢复很难完成。因此,目前应用 NSCs 来治疗脊髓损伤的机制主要包括两个方面:①激活内源性 NSCs;②干细胞移植。目前 NSCs 移植实验研究主要致力于提高轴突再生能力、替代细胞成分、阻止脱髓鞘和使髓鞘再生等,从而修复损伤的脊髓,促进感觉及运动功能的恢复。

研究者应用成人大鼠神经病变模型,通过 STAT3 酪氨酸残基的磷酸化,进而促进 HER3 表达的增加(STAT3-Ser/HER3 信号轴),激活内源性 NSCs/神经前体细胞,诱导了大鼠神经保护作用的形成以及大鼠生物学行为的恢复。2005 年,威斯康星大学的研究人员将人囊胚干细胞分化成 NSCs,进而诱导为运动神经元前体,最终诱导成脊髓运动神经元。这些细胞在体内能够将神经信号从大脑传到脊髓,进而调节末梢神经运动功能。该项研究的专家将这一过程描述为"教会囊胚 NSCs 一步一步转变,每一步都有不同的条件及严格的时间控制窗"。如何使干细胞转变成运动神经元一度困扰研究者数十年。Zhang 等的研究给 NSCs 治疗研究引入了新的航程。然而移植的 NSCs 在体内如何与周围细胞建立新的联系尚未可知。美国加利福尼亚大学 Irvine 分校的研究报告显示,将胎儿源性人多潜能 NSCs 移植给瘫痪的小鼠,数月后这些小鼠运动功能明显改进。移植的 NSCs 在小鼠脑内分化成新的神经元和少突胶质细胞,后者进而在中枢神经轴突的周围形成髓鞘,恢复了脑内神经信号的传导。

3. 成体细胞可通过重编程转分化为 NSCs　基于 iPSCs 诱导成功的理论和实验基础,近年来相继有将成体细胞经重编程直接转分化为 NSCs 的报道,该项研究可有效避免应用 iPSCs 所致的成瘤风险性问题,为解决 NSCs 来源问题提供了新思路。2012 年,Karow 等收集了来自癫痫手术患者移除区域的 30 份脑组织样品,进行培养获得周细胞。利用两种转录因子 Mash1 和 Sox2 将周细胞重编程为神经元。这些新生神经元呈现正确神经元形态,表达神经元特异性蛋白 β-Ⅲ-tubulin,释放电脉冲,并生成神经递质 GABA。2013 年,Xue 等在 Cell 上发表的新成果称,抑制普通成纤维细胞的单个蛋白,即足以直接将细胞转化为功能性神经元。这种蛋白被称为 PTB,是一种 RNA 结合蛋白,miR-124 在大脑发育过程中特异地调控了 PTB 的水平。研究人员发现,当不同细胞类型中的 PTB 耗尽时,它们会变成神经元样细胞,甚至是功能性神经元。因此在细胞中人为操纵 PTB 的水平,即可诱导细胞变成神经元。该项研究为科学家们寻找各种神经退行性疾病的新疗法提供了诱人的可能性。而美国哈佛大学干细胞生物学家近期通过活体小鼠实验证明,脑中的神经元也能改变"身份",通过直接谱系重编程,一种已经分化了的神经元能被转化成另一种神经元。研究人员指出,这一发现表明脑细胞并非像人们过去认为的那样是不可改变的,这有可能改变神经生物学的发展方向,并对治疗神经退行性疾病具有深远的影响。

干细胞移植治疗神经损伤性疾病虽有大量的报道,但仍处于起步阶段,尚需更深入的基础和临床研究加以验证。在干细胞移植治疗方面还需要进一步研究的方向有:损伤的神经细胞之间的信号传递和基因调控机制；干细胞移植前的定向分化调控；对多种细胞移植的效果进行比较，挑选疗效最佳的细胞类型及细胞移植的时机和途径的选择等。

（四）皮肤组织工程学研究进展

皮肤作为人体最大的器官组织，机体与外界环境接触的屏障，具有保护、分泌、代谢和感觉等重要的功能。皮肤缺损的修复成为至关重要的治疗方法，而目前的自体皮肤移植、同种异体皮肤移植和异种皮肤移植存在着供体不足、免疫排斥和传播疾病等缺陷。因此人们一直在寻找一种理想的皮肤替代物用于烧伤、创伤或糖尿病溃疡等引起的皮肤缺损治疗。组织工程皮肤应运而生，并首当其冲成为组织工程中进展最快的学科。近年来已经有许多产品问世并初步应用于临床治疗烧伤创面和慢性溃疡、白癜风等的治疗，但多数只是暂时的皮肤组织替代物。由于组织工程皮肤缺乏正常皮肤的毛囊、血管、汗腺以及黑色素细胞等成分，不仅其所具有的外形、韧性和机械性能等明显低于天然皮肤，而且在功能上，如皮肤的屏障功能、免疫功能、物质交换及能量交换等方面仍距正常皮肤有较大的差距。因此开发与正常皮肤结构和功能相近的组织工程皮肤成为亟待解决的问题。

在成人，创伤组织以瘢痕的形式修复，表现为皮肤形成胶质瘢痕，毛乳头和血管结构破坏等。近年来有研究者发现受损的胎儿组织能够完美修复，其原因可能为干细胞刺激局部组织的生长。因此研究者试图寻找皮肤组织再生的内在机制。他们将 ASCs 作为种子细胞种植于组织床上，移植到创面，促使干细胞刺激组织床内的细胞分化。该方法模拟了胎儿创伤修复的再生反应，而解决该问题的关键是寻找最适合的"土壤"，以利于再生的完成。

（五）干细胞在视网膜黄斑变性中的应用

视网膜黄斑变性是一种累及视网膜黄斑的变性眼疾，以黄斑区出现退行变为特征。黄斑变性是中老年人致盲的一大主因，被称为"致盲杀手"，在美国及欧洲一些国家，黄斑变性导致的盲人比青光眼、白内障和糖尿病视网膜病变这三种常见眼病致盲人数的总和还要多，致盲率位居首位。截至 2012 年，医学界对黄斑变性的病因尚不完全清楚，临床无特效治疗手段。于是科学家把目标瞄向了再生医学治疗。2010 年 11 月，美国加利福尼亚大学洛杉矶分校的眼科研究所首次将人 ESCs 源性视网膜细胞应用于临床治疗研究。接受治疗的是 1 例 77 岁老年性黄斑变性和 1 例 27 岁遗传性的视网膜黄斑变性患者。随着 iPSCs 的诞生，以自体来源的 iP-SCs 为靶细胞可能成为更安全有效的治疗手段。2013 年，日本理化学研究所再生科学研究团队宣称将使用 iPSCs，为 6 名视网膜老化导致的视网膜黄斑病变患者移植新的视网膜细胞，他们使用患者自身细胞重编程产生的 iPSCs，制作新视网膜细胞薄膜并移植回患者体内。这将是世界首例 iPSCs 技术的临床应用。

（六）干细胞治疗恶性肿瘤

应用干细胞移植治疗造血系统肿瘤的研究和应用近年来发展迅速，成为干细胞治疗学的典范；应用自体 ASCs 携带治疗性基因的靶向治疗也取得了一定进展。随着干细胞技术的飞速发展，再生医学在人类攻克癌症上也必将大显身手。

1. NSCs 移植治疗颅内肿瘤　脑肿瘤因播散迅速，传统的治疗手段不能取得理想的治疗效果。有研究者将人 NSCs 移植入啮齿类动物的脑组织中治疗颅内肿瘤，在数天内，这些细胞迁移进入肿瘤区域内，并产生酪氨酸脱氨基酶，这些酶能将非毒性药物前体转变成化疗药物。观察的结果显示，这些药物使肿瘤体积缩减 81%，而移植进入的干细胞既没有分化也没有转变成肿瘤。

2. iPSCs 在恶性肿瘤治疗中的潜在应用领域　应用 iPSCs 治疗恶性肿瘤目前主要集中在以下三个方面：①iPSCs 介导的再生医学治疗：应用取自肿瘤患者自身健康细胞（不携带致肿瘤突变基因）的体细胞重编程获得 iPSCs，经诱导获得健康组织体内移植取代或修复由于手术切除、放疗及化疗破坏的组织；②癌症特异性 iPSCs 重建肿瘤免疫治疗：肿瘤患者 T 细胞来源的 iPSCs 保留了固有的 T 细胞受体基因，这些 iPSCs 因而可被诱导分化为功能性 T 细胞，这些 T 细胞可能携带某些特异性的肿瘤抗原，进而将重编程获得的活性 T 细胞重新回输到患者体内使患者获得抗肿瘤免疫能力；③新药筛选：提取肿瘤患者癌细胞重编程获得 iPSCs，这些 iPSCs 携带导致肿瘤发生的异常基因，进而将这些由肿瘤特异性 iPSCs 分化获得的细胞可作为理想的体外模型，用于检测候选抗癌药物的疗效及毒性。

3. CSCs 成为恶性肿瘤治疗的新希望　CSCs 概念的提出为肿瘤的治疗带来了新的思路和希望。靶向性或选择性杀伤 CSCs，是根治肿瘤、防止肿瘤复发和转移的关键。研究 CSCs 特异性的生物学特点，对肿瘤的发生、发展和转归的理论以及肿瘤的诊断、预防和治疗均有重要意义。

（七）iPSCs 推动了个性化医疗的发展

iPSCs 的产生带动了干细胞领域以前所未有的

步伐向前迈进,掀开了医学个性化治疗的新篇章。iPSCs 的巨大优势是,从成人体细胞获得 iPSCs,分化为需要的任意细胞类型,在体外培养的细胞中再现疾病变异基因。近年来得到迅速发展的通过建立先天遗传性疾病患者体细胞来源 iPSCs,随后将 iPSC 定向诱导分化,获得与疾病相对应的具有缺陷的体细胞,利用这样一个体外模型,科研工作者可以有针对性地研究遗传性疾病的发生机制,并利用体外分化获得的有缺陷的体细胞,进行治疗药物筛选。由于靶向性强,大大提高了药物研发的速度。例如利用 iPSCs 技术来研究孤独症,就是一个很好的范例,科学家将来源于孤独症患者的体细胞转变成 iPSCs,然后再将 iPSC 分化获得神经细胞,在体外模拟孤独症的神经细胞病变,并且成功地利用该平台测试药物的治疗效果。目前已经应用动物模型进行 iPSCs 个性化治疗研究,修复某些难治性疾病的基因突变。研究者将重编程技术与基因重组结合,治愈了镰刀细胞贫血症小鼠,他们将携带致病基因(*Hb* 基因突变)的小鼠成纤维细胞重编程为 iPSCs,继而在体外将这些细胞中的 *Hb* 突变通过同源重组修正,然后将 iPSCs 诱导分化为血液前体细胞,回输到患病小鼠体内。令人意想不到的是,患病小鼠的贫血被完全治愈。目前已有更准确高效的基因修复方法,如类转录激活因子效应物核酸酶(TALEN)介导的基因组定点修饰技术,可高效应用于人类治疗性疾病模型病变基因的修复。

(八)干细胞在其他系统疾病治疗中的应用

除前述的干细胞与再生医学基础研究与临床应用领域外,干细胞在再生医学研究热点还有:干细胞与软骨、骨的再生(如股骨头坏死、半月板损伤、骨不连等);肝组织工程学研究(肝损伤、肝纤维化替代治疗);干细胞与尿道括约肌的再生(压力性尿失禁);干细胞造血作用(血细胞形成)以及牙齿再生等。相信随着医学技术的进步干细胞还会涉及更多的医学领域。

综上所述,机体损伤和疾病康复过程中受损组织和器官的修复与重建,仍然是生物学和临床医学面临的重大难题。再生医学的核心和终极目标是修复或再生各种组织和器官,解决因疾病、创伤、衰老或遗传因素造成的组织器官缺损和功能障碍。它是继基因工程之后现代生物技术中又一新兴的前沿技术领域,必将成为 21 世纪具有巨大潜力的高科技产业之一。

虽然干细胞的应用前景非常美妙,但是真正应用于临床还需要一个过程。目前针对干细胞研究亟待解决的问题包括:①iPSCs 技术仍然是未来干细胞技术发展的重点;②临床级干细胞的获得与大规模扩增;③干细胞定向诱导分化获得功能细胞与组织;④干细胞再生医学治疗的有效性和安全性评估;⑤建立有效的动物模型用于干细胞替代治疗和重现再生机制。

(李 伟)

附:干细胞研究时间表

—1908 年,俄国组织学家 Alexander Maksimov 在柏林的血液学大会上提出将"干细胞"应用于科学研究,并假设造血干细胞的存在。

—20 世纪 60 年代,Joseph Altman 和 Gopal Das 提出成体组织内神经再生证据,即成体脑组织内存在干细胞;他们的报告向 Cajal 的"神经元不具备再生能力"的理论提出挑战,因此一度被搁置。

—1963 年,McCulloch 和 Till 证实小鼠骨髓中具有自我更新能力细胞的存在。

—1968 年,两兄妹间骨髓移植治疗重症联合免疫缺陷获得成功。

—1978 年,人脐带血中发现造血干细胞。

—1981 年,Martin Evans、Matthew Kaufman 和 Gail R Martin 从小鼠内细胞团获得胚胎干细胞;Gail R Martin 因创造"Embryonic Stem Cell"这一术语而闻名。

—1992 年,神经干细胞在体外培养以"神经球"的方式生长。

—1995 年,BG Matapurka 医生首开成体干细胞临床应用先河,他在 2001 年获得美国专利局批准的国际专利,成体干细胞在首批 60 例患者体内的应用获得认证。

—1997 年,白血病被证实起源于造血干细胞,成为第一个癌干细胞的直接证据。

—1998 年,Wisconsin-Madison 大学的 James Thomson 研究组首次获得人胚胎干细胞系。

—1998 年,Johns Hopkins 大学的 John Gearhart 分离胎儿性腺组织(原始生殖细胞),在它们发育成多能干细胞系之前从中提取生殖细胞。

—21 世纪初,多篇成体干细胞可塑性论文发表。

—2001 年,先进细胞技术中心的科学家首次克隆成功早期人类胚胎(4～6 个细胞阶段),用于产生胚胎干细胞。

—2003 年,Songtao Shi 医生在儿童乳牙中证实成体干细胞的新来源。

—2004—2005 年,韩国学者 Hwang Woo-Suk 宣称从未受精的人类卵母细胞中获得胚胎干细胞系,后来被证实为伪造。

—2005 年,英国 Kingston 大学的研究者宣布发现第三类干细胞,被称为脐带血源性胚胎样干细胞(CBEs),他们认为这些细胞具有比其他成体干细胞更强的向更多的细胞类型分化的能力。

—2005 年,Reeve-Irvine 研究中心宣布应用人神经干细胞注射治疗脊髓损伤所致瘫痪大鼠,可部分恢复大鼠的行走能力。

—2006 年 4 月,芝加哥 Illinois 大学从脐带血中发现新的干细胞,兼具胚胎和造血干细胞特性。

—2006 年 8 月,Shinya Yamanaka 的小鼠诱导性多能干细胞(iPSCs)问世,研究结果发表在 Cell 杂志上。

—2006 年 12 月,Newcastle 大学的科学家应用脐带血干细胞首次创造出人造肝细胞。

—2007 年 1 月,Wake Forest 大学和 Harvard 大学联合报道了在羊水中发现了一种新的干细胞,这一发现为胚胎干细胞寻找替代物用于研究和治疗提供了新的细胞来源。

—2007 年 6 月,来自三个不同的研究团队的报道显示正常小鼠皮肤细胞能够重编程为胚胎样细胞;同月,Shoukhrat Mitalipov 报道了通过成体核移植技术首次成功获取灵长类干细胞系。

—2007 年 10 月,Mario Capecchi、Martin Evans、Oliver Smithies 获得 2007 年诺贝尔生理学或医学奖,他们的贡献是利用小鼠胚胎干细胞,通过基因打靶策略产生基因工程小鼠用于基因研究。

—2007 年 11 月,人类诱导性多能干细胞(hiP-SCs)问世。两篇相似的论文分别在 Cell 和 Science 上发表,Kazutoshi Takahashi 和 Shinya Yamanaka 的 "Induction of pluripotent stem cells from adult human fibroblasts by defined factors" 发表在 Cell 上,James Thomson 研究团队 Junying Yu 的 "Induced pluripotent stem cell lines derived from human somatic cells" 发表在 Science 上。他们的研究让不使用胚胎从人体内的任何细胞获得干细胞成为可能,虽然由于 c-Myc 基因以及病毒基因的插入仍然冒着成瘤的风险。

—2008 年 1 月,先进细胞技术公司和 UCSF 的 Robert Lanza 研究团队,在不破坏胚胎的前提下产生了首个人类胚胎干细胞。

—2008 年 1 月,应用体细胞核移植技术从成纤维细胞获得人类克隆性囊胚成功。

—2008 年 2 月,从成年小鼠的肝和胃获得 iPSCs,这些 iPSCs 更接近于 ESCs,并且因为外源基因插入而无成瘤风险,使无病毒重编程技术得以发展。

—2008 年 3 月,自体成体间充质干细胞应用于人膝盖软骨再生首次获得成功,研究成果发表于 Regenerative Sciences。

—2008 年 10 月,德国科学家通过在体外培养条件下添加白血病抑制因子(LIF),从成人睾丸的精原细胞获得 iPSCs。

—2008 年 10 月 30 日,从单个人类毛发获得胚胎样干细胞。

—2009 年 1 月,Yong Zhao 研究团队通过动物实验证实,脐带血多能干细胞(CB-SCs)可有效逆转自身免疫性 1 型糖尿病。

—2009 年 3 月,Andras Nagy、Keisuke Kaji 等报道了一种从正常成体细胞获得胚胎样干细胞的新方法,即应用电穿孔将外源基因导入细胞内,避免了使用病毒的风险。

—2009 年 5 月,Kim 等宣称他们设计了一种新的方法,可以操纵皮肤细胞产生病患特异的 iPSCs,声称其为"干细胞的终极解决方案"。

—2010 年 10 月 11 日,ESCs 首次临床治疗实验。

—2010 年 10 月 25 日,Ishikawa 等在 Experimental Medicine 发表文章证实,包含宿主核 DNA 的移植细胞仍然难以逃脱免疫排斥,由于其外源性线粒体 DNA 的存在。

—2012 年 1 月,脐带血来源的多能干细胞(CB-SCs)治疗自身免疫性 1 型糖尿病的临床实验取得新进展。

—2012 年,Katsuhiko Hayashi 应用小鼠皮肤细胞获得干细胞,继而应用这些干细胞产生小鼠卵细胞。这些卵细胞受精后能够产生健康的后代。

主要参考文献

[1] Ariff Bongso, Eng Hin Lee. Stem cells: their definition, classification and sources//Ariff Bongso, Eng Hin Lee. Stem cells: from benchtop to bedside. World Scientific Publishing Co. Pte. Ltd, 2005.

［2］ Levicar Natasa，Habib Nagy A，Gordon Myrtle Y. Stem cell repair and regeneration. Volume 3. Imperial College Press，2008.

［3］ Thomson JA，Odorico JS. Human embryonic stem cell and emryonic germ cell lines. Trends Biotechnol，2000，18(2):53-57.

［4］ Sibel Yildirim. Springerbriefs in stem cells:induced pluripotent stem cells. Springer-Verlag New York Inc，2012.

［5］ Nimet Maherali，Konrad Hochedlinger. Guidelines and techniques for the generation of induced pluripotent stem cells. Cell Stem Cell，2008，3:595-605.

［6］ Mason C，Dunnill P. A brief definition of regenerative medicine. Regenerative Medicine，2008，3（1）:1-5.

［7］ Mitalipov S，Wolf D. Totipotency，pluripotency and nuclear reprogramming. Adv Biochem Eng Biotechnol，2009，114:185-199.

［8］ International Stem Cell Initiative，Adewumi O，Aflatoonian B，et al. Characterization of human embryonic stem cell lines by the International Stem Cell Initiative. Nat. Biotechnol，2007，25（7）:803-816.

［9］ Wu DC，Boyd AS，Wood KJ. Embryonic stem cell transplantation:potential applicability in cell replacement therapy and regenerative medicine. Front Biosci，2007，12（8-12）:4525-4535.

［10］ Gardner RL. Stem cells:potency，plasticity and public perception. Journal of Anatomy，2002，200（3）:277-282.

［11］ Gurtner GC，Callaghan MJ，Longaker MT. Progress and potential for regenerative medicine. Annu Rev Med，2007，58（1）:299-312.

［12］ Takahashi K，Yamanaka S. Induction of pluripotent stem cells from mouse embryonic and adult fibroblast cultures by defined factors. Cell，2006，126（4）:663-676.

［13］ Weissman IL. Stem cells:units of development，units of regeneration，and units in evolution. Cell，2000，100（1）:157-168.

［14］ Singec I，Jandial R，Crain A，et al. The leading edge of stem cell therapeutics. Annu Rev Med，2007，58:313-328.

［15］ 萨莉·摩根. 从显微镜到干细胞研究:探索再生医学. 宋涛，译. 上海:上海科学技术文献出版社，2010.

［16］ Chapman AR，Frankel MS，Garfinkel MS. Stem cell research and application:monitoring the frontiers of biomedical research. American Association for the advancement of science and institute for civil society，1999:1-7，11-15.

第七章　感染的病理学

第一节　感染与宿主反应

引起炎症的原因是多种多样的,任何对机体有害的因素都可以成为炎症的诱因,如病原微生物和组织损伤等。不同的炎症反应引发不同的生理学变化及不同的病理学后果,严重的炎症可危及生命。

机体每天、每时都在接触大量的病原微生物,但实际上只是偶尔才引起机体的感染。绝大多数侵入机体的病原微生物,在几小时内即被宿主非特异的自然免疫防御机制所排除或杀灭。当病原微生物通过这第一道防线,即可诱导机体产生特异性免疫应答,即产生抗原特异性体液免疫与细胞免疫应答,特异性地清除和杀伤病原体,并产生免疫记忆细胞,以阻止病原体的再次感染。感染性疾病的恢复与恶化,取决于病原体与宿主的相互作用及其作用结果。感染与抗感染免疫贯穿于整个感染的发生、发展及其不同转归的全过程。

病原体在宿主体内和定居,都面临类似的生态问题。它必须黏附或侵入机体,获取营养,维持本身的生长、繁殖,逃避宿主的各种防御机制而生存下来。因此,病原体在宿主体内的存活和致病性,取决于它们抵抗和逃避宿主防御机制的能力与对策。病原体产生的毒素、酶产物等致病因子,能干扰、损伤和破坏不同宿主细胞的结构与功能,使其发生生理、生化功能等不同方面的病理改变,由此而发生炎症或感染性疾病。同时,机体的神经、内分泌、免疫调节网络调控的特异性与非特异性免疫防御机制,将炎症造成的功能紊乱与损伤降低到最小范围、最低程度,并局限于感染局部,直至终止感染过程,使疾病得以消除。此外,感染可直接抑制、干扰和损伤免疫系统及免疫细胞,使机体的免疫功能发生紊乱或低下,最终加重炎症反应,引起重度感染及更为严重的疾病,如 AIDS 和肿瘤。

炎症通常可按其病程分为急性炎症和慢性炎症。急性炎症起病急骤,持续时间几天至 1 个月,有害刺激一旦去除,炎症也就随之消失,以血浆渗出和中性粒细胞浸润为主要特征。慢性炎症可持续数月至数年,以淋巴细胞和单核/巨噬细胞浸润以及微/小血管和结缔组织增生为主要病理学特征。

一、参与炎症应答的细胞

炎症反应是多细胞和多因子共同参与的过程。参与炎症反应的细胞主要包括单核-吞噬细胞系统、中性粒细胞、嗜酸性粒细胞、嗜碱性粒细胞、肥大细胞、淋巴细胞、血小板、树突细胞及内皮细胞等。

1. 单核细胞和巨噬细胞　巨噬细胞是从血液中的单核细胞分化而来,分布于不同组织中,寿命长,形体大,富含细胞器,是抗感染免疫的关键细胞,对固有和获得性免疫都十分重要。巨噬细胞表达 MHC-Ⅰ/Ⅱ类分子、FcγR、CRⅠ、多种细胞因子受体和多种黏附分子。其在炎症中主要生物学功能有:吞噬杀伤及清除炎症病原微生物;通过其表面的甘露糖受体、葡聚糖受体或磷脂受体识别并结合病原体表面相应糖类或磷脂配体;通过表面黏附分子整合素家族成员 CD11c/CD18(CR4)、CD11b/CD18(CR3)识别并结合细菌内毒素;通过 CD14 分子识别并结合病原菌脂多糖;通过 FcγR 识别并结合 IgG 与特异抗原相关病原体免疫复合物;通过 C3b 受体识别并结合被 C3b 包被的病原体。巨噬细胞识别并结合入侵的外源病原微生物,被识别的微生物及其产物通过内化被摄入细胞内,形成吞噬体,吞噬体继而与溶酶体结合形成吞噬溶酶体,微生物通过氧依赖或非氧依赖途径被杀伤。被激活的巨噬细胞同时分泌大量的促炎因子和趋化因子,如白介素-1β(IL-1β)、肿瘤坏死因子(TNF)、白介素-6(IL-6)、白介素-8(IL-8)和白介素-1(IL-1)等,这些细胞因子可发挥多种非特异性效应,包括致炎、致热、趋化炎症细胞、激活免疫细胞、抑制病毒复制、细胞毒作用等。

2. 中性粒细胞　存在于外周血中,寿命短,仅在血循环中存活数小时,更新快,数量多,是参与控制细胞外细菌及真菌感染的主要效应细胞。其溶酶体中含有溶菌酶、弹性蛋白酶、磷酸酶、脂酶、髓过氧化物酶、过氧化物酶、阳离子蛋白和白介素等,其表面表达多种黏附分子,如IgG Fc 受体(FcγR Ⅰ、FcγR Ⅱ、FcγR Ⅲ)、C3bR和多种细胞因子受体,但无特异抗原受体。中性粒细胞具有强大的非特异性吞噬杀菌作用,当受体与相应配体结合后,活化的中性粒细胞在急性炎症中表现出重要功能,如趋化活性、吞噬杀伤效应、抗感染和应激作用,从而在炎症组织损伤修复中发挥重要作用。

3. 肥大细胞、嗜碱性粒细胞　均来自髓样干细胞前体,表面具有高亲和性的IgE Fc 受体(FcεR Ⅰ),胞质内含有类似的嗜碱性颗粒,内含组胺、肝素、TNF-α 及其他炎症介质、超氧化物歧化酶、过氧化物酶和许多酸性水解酶等。两种细胞激活后,释放的生物介质也大体相同。肥大细胞和嗜碱性粒细胞都是IgE介导炎症的主要效应细胞,通过FcεR Ⅰ结合IgE分子。当与变应原结合后细胞活化,释放颗粒与炎症介质,参与急性炎症应答,主要是Ⅰ型超敏反应。

4. 嗜酸性粒细胞　主要分布于呼吸道、消化道和泌尿生殖道黏膜组织中,在血循环中仅有少量分布。其胞质富含嗜酸性颗粒,内含多种酶类如过氧化物酶、酸性磷酸酶、组胺酶、磷酸酶D、血纤溶酶及碱性组蛋白等。嗜酸性粒细胞表面表达IgE Fc 受体(FcεR Ⅱ)、IgG Fc 受体(FcγR Ⅱ、FcγR Ⅲ)、补体受体(CR),但不表达高亲和性FcεR Ⅰ。但当嗜酸性粒细胞被细胞因子如GM-CSF、IL-1、IL-3、IL-5和TNF-α等激活后,可表达高亲和性FcεR Ⅰ,并使CR Ⅰ和FcγR等表达增加,导致嗜酸性粒细胞脱颗粒临界值降低,引起脱颗粒,释放一系列生物活性物质。

5. 树突细胞(dendritic cells,DC)　DC既源自髓系前体细胞,也源自淋巴系前体细胞。它有两个不同的功能阶段:未成熟阶段和成熟阶段。未成熟的细胞存在于大多数组织中,能够摄取和加工抗原;而成熟细胞则失去了这个能力,但在迁移到淋巴器官后获得了向初始T细胞提呈抗原的能力。向淋巴细胞提呈抗原使之活化后,DC便凋亡。DC在向成熟转变中受到微生物、微生物代谢产物及炎症性细胞因子的刺激,也产生很多趋化因子以吸引包括巨噬细胞、中性粒细胞、NK细胞及未成熟DC等其他免疫细胞。DC只在不成熟的抗原加工阶段能吞噬微生物,成熟后吞噬能力即下调。因此,DC

在抗感染免疫中的主要作用是作为诱导免疫应答的辅助细胞,俘获并提呈抗原,以启动获得性免疫应答,并吸引其他免疫细胞到感染的部位。

NK细胞也是参与炎症反应的重要细胞,其在多种细胞因子的刺激下被激活,主要杀伤细胞内寄生微生物并产生细胞因子,这些细胞因子进一步促进炎症细胞发挥作用而产生级联放大效应。此外,γδT细胞、B1细胞、上皮细胞等在一定范围内也参与炎症反应。

二、急性炎症应答的血管变化

炎症反应是以血管系统改变为中心的一系列局部反应,有利于清除致病因子。炎症介质引起血流加速、平滑肌收缩及血管内皮细胞附着部位改变,即通透性增强,导致血管内液体渗出,组织水肿。血管内液体的渗出可稀释毒素,搬运坏死组织有利于再生和修复,使致病因子局限在炎症部位而不致蔓延全身。炎症介质还可引起血管内皮的快速更新并导致细胞黏附分子表达增强,促进血液中的白细胞进入坏死组织,杀伤病原微生物并帮助修复损伤。因此,炎症是机体的防御反应。如果没有炎症反应,人类将不能长期生存于这个充满致炎因子的自然环境中。

当急性炎症反应进入中期后,IL-1、TNF-α 引起ICAM-1和VCAM-1黏附分子表达增强,这些黏附分子表达于内皮细胞表面,通过其配体与白细胞相互作用(例如ICAM-1与LFA-1结合,VCAM-1与VLA-4结合),这对于白细胞从血中进入损伤部位,细胞的激活、趋化、游走和渗出是重要的。肥大细胞在上述过程中起核心作用,它们的产物包括多种炎症因子前体、IL-1、TNF-α、血管胺类、PAF和氮氧化物(NO)。其中有些介质可引起血管扩张和水肿,促进中性粒细胞和单核细胞对内皮细胞的黏附作用。由于神经系统释放神经肽γ和NGF,促进了肥大细胞脱颗粒作用,而补体裂解产物C3a、C4a和C5a也可引起肥大细胞脱颗粒,释放组胺,导致血管改变并引起水肿。此外,C3a、C4a和C5a也能增强中性粒细胞和单核细胞对内皮细胞的黏附作用。尽管启动急性炎症应答的炎症介质不同,但这些介质都能引起肥大细胞脱颗粒,因而具有同样的炎症过程。另外,细菌内毒素和巨噬细胞产生的TNF-α和IL-1对增强血管通透性也有重要意义。

三、炎症应答造成的损伤和慢性炎症

如上所述,有效的炎症应答可以清除病原体,使得炎症消退以及组织修复到正常状态，这主要是由组织内固有的和招募来的巨噬细胞和中性粒细胞来完成的。脂类调节物质从促炎的前列腺素类物质转化成抗炎的脂氧素类（lipoxin）物质，对炎症的消退有极其重要的作用。Lipoxin 可以抑制中性粒细胞在病灶部位的募集，而促进单核细胞的募集，从而清除坏死细胞和引发组织重塑过程。另外，炎症对机体也有潜在危害性，过激和长期的炎症可造成组织损伤，甚至危及患者的生命。例如，类风湿关节炎就是通过细胞免疫产生的细胞因子（如 IL-1、IL-2、IL-6、IL-8、TNF 等），促进骨膜增殖和炎症反应，引起骨和软骨的破坏。炎症反应失控是严重急性呼吸综合征（severe acute respiratory syndrome，SARS）、手足口病、高致病性禽流感等患者死亡的主要原因。

如果急性的炎症应答不能完全清除病原体，那么炎症过程就会持续，并展现出一些新的特征。如果这些细胞的联合作用仍然不能清除病原体，那么接踵而来的就是慢性炎症。除了持续的病原体感染之外，自身免疫导致的组织损伤也可以导致慢性炎症的发生。巨噬细胞最终没能吞噬清除病原体，就会一层层地包裹在病原体周围，形成肉芽肿，以此来保护宿主，如结核肉芽肿、血吸虫肉芽肿等。

宿主的抗感染免疫反应也可损伤宿主机体，如产生的抗原-抗体（Ag-Ab）免疫复合物在不同组织沉积，造成组织功能与结构的损伤；病原体与宿主成分存在交叉抗原，导致机体产生抗自身抗原抗体、抗受体抗体及抗细胞因子抗体，使得感染可参与自身免疫性疾病的发生与发展。

四、感染对机体免疫功能状态的影响

机体感染病原微生物后，可对机体免疫功能产生多方面的影响：感染可增强机体免疫功能，免疫接种即建立在此理论基础之上；感染也可使机体免疫功能降低，免疫调节紊乱，或导致其他传染病、自身免疫病以及超敏反应性疾病的发生。

研究发现，感染可降低机体的免疫功能，例如：麻疹患儿常并发肺炎，其结核菌素反应消失，外周血淋巴细胞对植物血凝素（phytohaemagglutinin，PHA）的增殖反应降低；流感患者有并发细菌性肺炎的倾向；患风疹、水痘、流行性腮腺炎、脊髓灰质炎、巨细胞病毒感染或接种某些活疫苗后，可使体液免疫和细胞免疫功能下降，并易继发其他感染。

感染导致免疫功能抑制的机制可能为：①病毒在某些免疫细胞内增殖，导致免疫功能受损，例如单纯疱疹病毒能在 T 细胞（而非 B 细胞）内复制，巨细胞病毒、EB 病毒能在 B 细胞中复制；②某些病毒感染可引起抑制性 T 细胞的活化；③巨细胞病毒感染时可出现抑制性巨噬细胞。HIV 感染 CD4+T 细胞，可导致细胞免疫功能下降，继而体液免疫功能下降，终至整体免疫功能崩溃，并易继发肿瘤、结核和各种机会致病菌的感染。

（冯振卿）

第二节　感染控制与免疫调节

一、感染过程天然免疫的免疫调节

因为大多数微生物的增殖速度远大于宿主能够产生特异性抗微生物应答的速度，所以固有免疫系统必须在获得性免疫应答启动前迅速识别并控制入侵者，这通过进化出一组胚系编码的蛋白而实现，这组蛋白称作模式识别受体（pattern-recognition receptors，PRRs）。它能够识别病原体表面的一些分子特征，即病原相关分子模式（pathogen-associated molecular patterns，PAMPs）。PRRs 是进化保守的免疫防御受体，具广谱细菌特异性，表达于易与细菌接触的巨噬细胞、DC 以及上皮细胞等。PRRs 识别的 PAMPs 往往不具备特定的分子结构，而是一种简并性的分子模式。PAMPs 主要包括脂多糖（LPS）、磷壁酸（TCA）、肽聚糖（PG）和细菌 DNA（未甲基化 CpG）等为细菌生存必需的、不易发生突变的、多细菌共有的保守结构物质。PAMPs 与 PRRs 是机体可诱导天然免疫的重要机制。

近年来关于 Toll 样受体（Toll-like receptors，TLRs）的研究表明，TLRs 作为重要的 PRRs，通过识别病原体中的 PAMPs 来介导免疫应答的产生及相关细胞因子的分泌。TLRs 家族是在进化中由昆虫到人类均保守的 PRRs，现已确认了 9 个不同的 TLRs，每一个可能主要与某一特定病原体相互作用。例如，TLR2 识别革兰阳性菌和酵母菌，而 TLR4 则识别革兰阴性菌表面的脂多糖（LPS）。天然免疫细胞，如肥大细胞、巨噬细胞、自然杀伤细胞和树突细胞识别 LPS 等 PAMPs 后，可诱导多种炎症介质如 IL-1、TNF-α、IL-6、Ⅰ型 IFNs、趋化因子和免疫效应因子如 IL-4、IL-5、IL-10、IL-12、TGF-β、IFN-γ 等，其活性分子不仅执行天然免疫功能，同时具有激活获得性免疫、调节获得性免疫类型向 TH1/Th2 发展和招募获得性免疫效应细胞的重要作用。

这些细胞因子、趋化因子等炎性因子造成局部

的炎性细胞渗出,血浆中的白蛋白和白细胞(主要是中性粒细胞)从血管内穿过血管壁进入感染部位或损伤部位。在渗出过程中,血管内皮细胞可以选择性地让中性粒细胞渗透到血管外,而阻止红细胞的通过。这种选择性是由内皮细胞上的选择素和白细胞表面的整合素以及趋化因子受体介导的。到达病灶部位后,中性粒细胞可以直接与病原体相互作用,或者被组织内固有细胞释放的细胞因子活化。活化后的中性粒细胞可以向感染部位释放毒性颗粒,颗粒中含有活性氧物质、活性氮物质、蛋白水解酶3、组织蛋白酶G和弹性蛋白酶等,以此来杀伤病原体。但是这种强大的杀伤效应不能区分外来微生物和自身成分,所以不可避免地也会造成自身的损伤。一般来说,炎症消退后,感染部位的组织可以被修复,重新恢复到稳态。因此,炎症是一个损伤性的过程,但也是一个必需的免疫应答。炎症反应过度和失控,才会导致严重的疾病发生。

炎症过程中出现的最常见的炎症细胞为单核细胞和中性粒细胞,一方面,渗出的单核细胞和中性粒细胞在炎症局部聚集,吞噬和降解病原体、坏死组织碎片,构成炎症反应最重要的防御环节和基本特征。另一方面,聚集在炎症局部的白细胞释放蛋白水解酶、化学介质和毒性氧自由基,进一步造成组织损伤,而促进炎症反应的持续加重。

1. 单核细胞 天然免疫细胞通过 PRRs 结合病原体后,启动胞内的信号转导,激活经典的 NF-κB 通路,产生细胞因子和趋化因子,诱导免疫应答。通常病原体感染可激活组织内固有的巨噬细胞释放细胞因子,引起局部血管扩张及血管壁内皮细胞通透性的改变。这些改变导致白细胞(如单核细胞和中性粒细胞)的迁移,在活化的巨噬细胞释放的趋化因子的作用下,穿过血管壁进入感染部位。进而,血管壁通透性增加,血浆蛋白和液体渗透到组织中,导致感染部位的红、肿、热、痛等炎症改变。

单核细胞渗出血管是一个复杂的过程,涉及多种蛋白之间的相互作用。在血液循环中的单核细胞识别炎症部位的血管壁,渗出血管,向感染和炎症部位迁移。单核细胞膜上表达趋化因子受体和一些黏附分子,随血液流动到感染部位,识别感染部位血管壁上的变化,它们可以捕获血液中流动的单核细胞,使其吸附在血管内皮。在趋化因子介导下单核细胞穿过血管壁迁移到血管外的组织中。随后单核细胞分化为巨噬细胞,在趋化因子的梯度引导下迁移至感染部位。

2. 中性粒细胞 是天然免疫反应的关键效应细胞,也经历和单核细胞一样的过程,识别炎症部位的血管壁,渗出血管,在趋化因子作用下迅速从血管中渗出进入感染部位。中性粒细胞到达感染部位后,发生活化,启动防御级联反应。中性粒细胞通过噬菌作用识别和吞入病原体,通过产生和释放活性氧物质(过氧化物、过氧化氢、次氯酸等)以及抗微生物的裂解颗粒蛋白来杀死和降解微生物。这些裂解颗粒蛋白被运送到吞噬小体以及细胞外发挥作用。中性粒细胞能很快执行这一过程,因为颗粒蛋白并不是在中性粒细胞到达感染部位后才新合成的,而是在中性粒细胞分化期间合成,并被储存在嗜苯胺蓝颗粒的小体内。活化的中性粒细胞还通过合成并分泌趋化因子和细胞因子,招募更多其他的效应细胞到达感染部位(包括巨噬细胞、T细胞以及中性粒细胞),进一步增强杀伤效应,并调节炎症反应。在炎症消退阶段,活化的中性粒细胞开始发生凋亡,阻止坏死细胞裂解物和胞内细胞毒性蛋白及活性氧物质释放到细胞外而导致组织损伤,凋亡有利于炎的消退。随后,巨噬细胞吞噬凋亡的中性粒细胞,参与组织重塑。同时,释放一些细胞因子,抑制免疫细胞向炎症部位的募集,最终达到炎症消退的目的。

中性粒细胞的凋亡对免疫系统稳态的维持是必需的,对炎症的消退来说也是必需的。中性粒细胞的凋亡是受内在和外在凋亡通路的双重作用,最后凋亡的中性粒细胞被巨噬细胞清除。中性粒细胞与微生物相互作用的结果决定了疾病进程。以中性粒细胞和细菌相互作用为例,一般会有两种结果:其一,如前所述,吞噬和杀伤作用导致中性粒细胞凋亡,然后被巨噬细胞清除,炎症消退,机体康复;其二,如肺炎衣原体、酿脓链球菌和金黄色葡萄球菌等微生物反而抑制中性粒细胞的凋亡或裂解,最终导致病原体存活,炎症反应加剧和组织损伤。

此外,中性粒细胞还通过一种双向的方式与其他免疫细胞发生相互作用,在免疫应答中发挥更为广泛的作用。通过细胞-细胞接触和(或)分泌细胞因子的方式,中性粒细胞招募和激活单核细胞、树突细胞和淋巴细胞。而且,单核细胞、树突细胞和T淋巴细胞也可通过分泌的细胞因子(如 TNF)进一步活化中性粒细胞。在炎症消退阶段,巨噬细胞吞噬凋亡的中性粒细胞后,IL-23 的表达被抑制,导致 T 细胞在二级淋巴组织中分泌 IL-17 减少,后者则能诱导骨髓基质细胞产生粒细胞集落刺激因子。因此,通过这样的反馈性抑制,中性粒细胞前体细胞的增殖和成熟中性粒细胞进入循环骤减。

3. **嗜酸性粒细胞和嗜碱性粒细胞** 最近研究发现,CXC 趋化因子受体 3(CXCR3)可在嗜酸性粒细胞上表达,而 IL-2 和 IL-10 分别可以上调和下调这一表达。CXCR3-5rIP-10、Mig 受体与配体以及 IL-2、IL-10 对 CXCR3 表达的调节作用在急性炎症免疫应答过程的细胞因子/趋化因子环境中起着极为重要的作用。在嗜碱性粒细胞方面,已经证实人类外周血中的嗜碱性粒细胞表达 CXCR4,其配体为 SDF-1α,当 SDF-1α 与嗜碱性粒细胞膜上的 CXCR4 结合后,引起细胞内游离 Ca^{2+} 增加,使之产生趋化移动和组胺释放。

二、感染过程适应性免疫的免疫调节

天然免疫作为机体抵御微生物入侵的第一道防线,在启动和促进炎症反应中的作用毋庸置疑,但多数情况下机体并不能只靠天然免疫彻底清除病原,这时机体会启动更为精确的针对病原体的特异性免疫。激活的 T 细胞和 B 细胞分别发挥病原体特异性细胞免疫和体液免疫作用,共同消灭病原体,以使机体达到新的生理稳态。

(一)促炎性的 Th17 调节机制

炎症的发生和发展是一个复杂而有序的过程,除了天然免疫扮演着重要角色外,适应性免疫系统也起着重要作用。适应性免疫系统参与炎症主要是通过细胞因子等影响天然免疫系统来发挥作用的。下面主要讨论一下辅助性 T 细胞 17(helper T cell 17,Th17)在炎症中的作用。

未致敏的 CD4$^+$ 淋巴细胞,一旦激活,就可以分化成为多种亚群的辅助 T 细胞、效应细胞。每种亚群都有其独特的功能,其中,Th17 在清除特定病原体和诱导自身免疫性炎症方面扮演着重要角色。Th17 细胞可以产生 IL-17、IL-17F、IL-22 等细胞因子,这些细胞因子反过来又可诱导促炎因子和趋化因子的表达,如 TNF、IL-1β、IL-6、CXCL1(CXC-chemokine ligand 1)、CXCL2、G-CSF 等,来调节中性粒细胞和其他炎性细胞的募集以及组织病理和损伤。以肺部炎症为例,有研究表明,与野生型小鼠相比,IL-17R 缺失的小鼠在肺部感染后表现出更高的死亡率。肺部细菌和真菌感染可以触发 Th1 细胞、Th17 细胞、γδT 细胞和 NK T 细胞的分化产生,伴随产生一系列促炎因子。Th17 和相关的细胞因子可以直接和上皮细胞、呼吸道成纤维细胞以及平滑肌细胞相互作用,诱导产生招募中性粒细胞的细胞因子,介导中性粒细胞的迁移和活化。除此之外,

Th17 和 TNF 还可以强烈地刺激肺细胞产生 IL-6,对中性粒细胞的存活和活化有重要作用。IL-22 也可以刺激中性粒细胞释放活性氧物质,清除病原体。然而,IL-17 的大量产生以及 TNF-α 可以刺激肺部细胞产生大量的 IL-8、CXCL1 等细胞因子和趋化因子,招募中性粒细胞等,中性粒细胞释放的一系列物质,包括金属蛋白酶、弹性蛋白酶、活性氧物质等,对宿主有害,并且可以产生严重的肺部炎症。

关于 Th17 细胞的产生、分化及存活维持,目前大量集中于 IL-23 的研究。IL-23 与 IL-12 有很高的同源性,它由 IL-12 p40 亚基和独特的 p19 亚单位组成,实验证实 IL-23 缺乏不影响 Th17 细胞的正常产生,却使其不能分化和存活。由于 IL-23 仅在炎症刺激时分泌,这进一步提示 Th17 细胞长期存活有赖于机体慢性炎症刺激。更为重要的是,研究发现 Th17 细胞与 Th1、Treg 的诱导分化之间存在微妙的调节关系。Th1 分泌的 IFN-γ 或 Th2 分泌的 IL-4 均可通过 PKC-θ 信号途径来抑制 Th17 细胞的分化,减少 IL-17 的分泌。TGF-β 也是影响 Th17 细胞分化的关键细胞因子,同时也是 Treg 功能的重要调节因子,因此可以推测这两个细胞亚群的分化和功能调节存在密切的联系。低浓度的 TGF-β 和 IL-6 的协同作用能诱导 RORγt 的产生,而高浓度的 TGF-β 能够上调 Foxp3 的表达,因此细胞因子调节的 RORγt/Foxp3 平衡决定了初始 T 细胞受抗原刺激后向 Th17 细胞或向 Treg 方向分化。

(二)抑炎性的 T 细胞调节机制

天然免疫细胞及其分泌的炎症因子不仅参与特异免疫应答的启动,并可指导特异性应答的强度、类型、免疫记忆的形成和维持等。特异性免疫细胞在细胞因子的趋化下,到达炎症部位,进一步成熟为效应性细胞,特异性清除抗原。目前对于特异性免疫细胞如何调节自身免疫病、移植排斥反应、免疫耐受状态下(肿瘤、慢性感染)炎症反应的机制了解得相当清楚,但对特异性免疫细胞是否参与病原体感染早期炎症反应还知之甚少。

传统的免疫学理论认为天然免疫反应启动获得性免疫,而获得性免疫随后进一步放大天然免疫效应,两者的合作与平衡才能清除入侵的病原体,起到免疫保护作用。先天性免疫应答导致主要组织相容性复合体-Ⅰ(MHC-Ⅰ)和 MHC-Ⅱ 以及共刺激分子的表达上调,炎性细胞因子分泌增加,这样可更有效地活化 T 细胞和 B 细胞,清除病原体,并形成对入侵病原体的较长时间记忆。活化的 T 淋巴细胞及 B 淋巴细胞又进一步激活和指导天然免

疫增强抗病原体的作用。例如,Th1 通过细胞间相互作用和 IFN-γ 的分泌激活巨噬细胞;Th2 细胞通过分泌细胞因子激活嗜酸性粒细胞;B 细胞通过分泌抗体激活补体蛋白的级联反应、吞噬细胞、NK 细胞以及肥大细胞等。

近来研究结果表明,原先关于区分天然免疫和获得性免疫的界限可能并不那么清楚,T 细胞其实也参与天然免疫细胞的早期炎症反应并维持其稳态,T 细胞极可能也是天然免疫系统的组成部分,因为 T 细胞抑制天然免疫炎症反应时不需要具备抗原特异性。对 T 细胞缺陷小鼠以及野生型小鼠注射非致死量的鼠肝炎病毒株 A59,T 细胞缺陷的小鼠的死亡率远高于野生型小鼠。这些小鼠的死亡不是由于 T 细胞缺陷导致病原体的过度繁殖,因为死亡小鼠体内的病毒数量并不比野生型小鼠高,而是病毒感染引起的组织病理损伤,因为死亡小鼠的炎性细胞因子"风暴",例如,IFN-γ、TNF、IL-6 以及单核细胞趋化因子-1 (monocyte chemoattractant protein-1,MCP-1) 等急剧上升,引起严重的病理损伤,是导致小鼠高死亡率的直接和关键诱因。在野生型小鼠,适应性免疫中的初始化 T 细胞能够通过 MHC Ⅱ 介导的细胞-细胞相互作用途径抑制天然免疫细胞产生炎性细胞因子,Treg 细胞也能够通过类似的方式抑制天然免疫反应中炎性因子的产生。将 T 细胞回输到免疫缺陷小鼠后,免疫重建的小鼠重新存活,炎性因子水平也相应下降。

越来越多的证据表明,调节性 T 细胞 (Treg,CD4$^+$CD25$^+$Foxp3$^+$) 不仅能够调节效应性 T 细胞的功能,而且能够抑制天然免疫细胞。早期的研究主要是集中在 Treg 细胞抑制天然免疫是否为了限制后期的病原特异性免疫,从而使组织损伤现象降低到最低值这一问题上。CD4$^+$CD25$^+$细胞抑制天然免疫炎症反应有很多机制,研究结果表明,Treg 细胞是通过 TGF-β 来直接抑制 NK 细胞在体内外的肿瘤杀伤作用,另外的研究结果表明,IL-10 和 TGF-β 都参与抑制天然免疫反应。Treg 细胞和经典的 T 细胞在体外都能有效地抑制天然免疫细胞产生的炎性细胞因子。淋巴组织内外有许多天然免疫细胞,这就需要足够的 T 细胞在任何时候都能进行有效的抑制,少量的 Treg 在炎症风暴时可能就只能"望洋兴叹"了。Treg 细胞与常规 T 细胞抑制天然免疫的机制是否相同还不太清楚。

天然免疫反应的抑制需要天然免疫细胞表达 MHC 分子,因为 MHC Ⅱ 基因敲除小鼠天然免疫细胞的炎症反应无法被 T 细胞所抑制。但 T 细胞受体(TCR)是不需要的,因为转基因置换了 TCR 后的 T 细胞,无论是 CD4 TCR(OT Ⅱ)还是 CD8 TCR(OT Ⅰ),都可以抑制天然免疫炎症反应。研究发现一些共抑制因子,例如,细胞毒性 T 淋巴细胞抗原 (cytotoxic T lymphocyte antigen-4,CTLA-4)、程序性死亡细胞 1 (programmed cell death 1,PD-1) 以及 B 淋巴细胞和 T 淋巴细胞衰减因子 (B and T lymphocyte attenuator,BTLA),在维持免疫反应以及免疫细胞的平衡方面是必不可少的。BTLA 与其配体疱疹病毒进入介导物 (herpes virus entry mediator,HVEM) 的相互作用抑制抗原特异性 T 细胞的增殖以及细胞因子的产生。这些共抑制分子是否在控制天然免疫方面起作用还有待研究。

天然免疫细胞,包括巨噬细胞以及树突细胞 (DC) 是通过释放细胞因子来引起天然免疫以及适应性免疫应答的。另外,天然免疫细胞之间的 cross-talk 是进一步放大天然免疫的一个重要机制。例如,poly I:C (poly-inosinic:polycytidylic acid) 能够直接刺激巨噬细胞产生细胞因子,也能刺激树突细胞产生少量的细胞因子,但是对 NK 细胞或是 T 细胞没有作用。然而,在体外把 NK 细胞和巨噬细胞共同孵育可以增加巨噬细胞对 poly I:C 刺激的反应,提高细胞因子的分泌。在体内,清除掉 NK 细胞后,poly I:C 或病毒通过 TLRs 直接刺激巨噬细胞或者树突细胞,可以显著降低其产生的炎症反应。因此,在炎症反应的后期,这些天然免疫细胞激活 NK 细胞,以此提高 TNF 的水平。

入侵的病原体通过 Toll 样受体直接作用于巨噬细胞或者树突细胞 (DC),在免疫激活的后期,这些巨噬细胞或树突细胞激活其他的天然免疫细胞,如 NK 细胞,从而提高细胞因子的分泌,而 NK 细胞反过来又会刺激巨噬细胞分泌更多的 TNF 及其他炎症细胞因子,这就有可能导致免疫病理现象。T 细胞与抗原提呈细胞 (antigen-presenting cells,APC) 通过 MHC 或者其他的膜配体与受体结合而相互作用,从而在清除病原体的同时抑制早期的天然免疫炎症反应。事实上,在 NK 细胞缺陷小鼠中,炎性细胞因子下降,小鼠存活率提高,这些都表明 NK 细胞能够增强"细胞因子风暴"。进一步的体外与体内实验证明,T 细胞通过 NK 细胞抑制巨噬细胞产生 TNF 而抑制天然免疫细胞介导的致死性炎症反应,而且这种抑制性作用需要 T 细胞与天然免疫细胞的直接接触。另外,这种抑制性作用并不限于已知的 Treg,其他 CD4$^+$CD25$^-$以及 CD8$^+$T 细胞都可以发挥类似的抑制作用。因此,这一发现揭示了参与天然免疫调控的细胞不仅包括 DC、巨噬细胞和 NK 细胞等天然免疫细胞，还包括了之前认为只在特异性免疫阶段(感染 4~7 天后)起作用的 T 细胞，从而极大地丰富了人们关于特异性免疫细胞调节炎症反应机制的认识。

三、细菌逃避免疫清除的机制

细菌感染机体后，免疫系统可通过先天性免疫和获得性免疫清除感染的细菌。同时，细菌也可逃脱免疫系统的攻击。某些严重致病菌因为逃避了机体的免疫清除，致使感染后相当一部分人不能有效地产生抗细菌免疫或免疫效力低下，结果导致细菌的慢性感染。细菌逃避免疫清除的机制有多种，不同的细菌采用不同的方式克服宿主的免疫攻击。

1. 分泌可溶性抗原　菌体抗原所诱生的免疫活性物质或致敏淋巴细胞可作用于这些菌体抗原，从而清除细菌的感染。然而，某些细菌如肺炎球菌、脑膜炎球菌等在全身感染时，以可溶性形式释放抗原，目前尚不清楚这些可溶性抗原的生物学意义，但它们可通过消耗抗体或灭活 T、B 细胞而增强细菌的致病能力。

2. 抗原表位变构逃避免疫识别　免疫应答发生的前提是免疫识别，而免疫识别的基础是免疫细胞 TCR/BCR 对细菌抗原表位的特异识别。若细菌改变其抗原表位编码基因的碱基序列从而改变多肽分子的一级结构或空间构象，则有可能被免疫细胞所忽视。

3. 细菌分泌蛋白主动抑制免疫应答　某些细菌可针对宿主的免疫防御机制，合成若干活性蛋白质，干扰、拮抗宿主免疫应答。研究表明，细菌蛋白的干扰机制包括：干扰补体系统、分解抗体、抗吞噬、介导黏附或侵入宿主细胞、干扰抗原处理呈递、干扰宿主细胞因子、诱导宿主细胞凋亡等。如通过分泌特殊物质以物理屏障机制逃避识别，阻止吞噬。肺炎链球菌的多糖荚膜和金黄色葡萄球菌分泌凝固酶形成的纤维素外壳，均可有效地遮蔽自身抗原表位及 PAMPs，躲避被吞噬细胞的吞噬。

4. 隐匿细胞内逃避免疫清除　细胞免疫是消灭病原菌的重要手段。很多致病菌采用不同方式入侵非吞噬细胞；有些细菌甚至入侵免疫细胞并在细胞内生存；不少胞内菌可入侵巨噬细胞。虽然巨噬细胞具有强有力的抗菌作用，但不少细菌确实能够在巨噬细胞中生活。如结核分枝杆菌、嗜肺军团菌等可以生活在相对未激活的巨噬细胞内。

5. 无效抗体的免疫干扰作用　细菌感染机体诱生的特异性抗体，有的可中和细菌及其毒素，起到抗感染的作用。然而有些抗体虽然可与细菌特异性结合，但却不能中和细菌，对机体无免疫保护作用，这些抗体称为无效抗体。它们可与细菌表面特异性抗原结合，以空间阻碍的方式阻断有效抗体对细菌的中和作用。结合有无效抗体的细菌可抵抗有效抗体和补体的杀菌作用，导致细菌的全身弥漫性感染。

四、抗感染免疫的免疫记忆

特异性免疫应答的一个重要特性是免疫记忆性，这种快速的回忆反应既能完全防止感染的发生，也能在很大程度上减轻临床症状的严重性。免疫系统的记忆特性对于机体抗细菌多次感染至关重要，也是预防接种的免疫学基础。

研究表明 T 细胞免疫记忆是长久甚至是终身的。记忆 T 细胞(memory T cell, mT cell)的来源目前尚不清楚，可能来源于某些特定的效应 T 细胞，或某些效应 T 细胞受了不同的局部微环境影响分化而成，也可能是一随机过程。记忆 T 细胞的产生不需要 T 细胞所分泌的细胞因子，但其他信号如能使 T 细胞逃避细胞凋亡则对记忆 T 细胞的产生和维持均有作用。$CD8^+$ T 记忆细胞的维持也不像 $CD8^+$T 细胞的激活那样需要 $CD4^+$T 细胞的辅助。淋巴细胞脉络丛脑膜炎病毒(LCMV)特异性 $CD8^+$T 记忆细胞的研究结果提示，B 细胞在维持 T 细胞记忆中并不发挥主导作用，但 $CD8^+$T 记忆细胞的维持像 T 细胞在胸腺中发育那样，需要与 MHC-Ⅰ类分子的相互接触，不同的是记忆细胞的维持并不需要特异性的 MHC-Ⅰ类分子的存在。CD28/CD80 的持续作用和 IFN-Ⅰ及 IL-15 等细胞因子在维持 $CD8^+$T 记忆细胞中扮演重要角色。

抗原特异性的记忆 B 细胞(memory B cell, mB cell)在质和量上有别于初始 B 细胞。记忆 B 细胞在抗原刺激以后可增加 10~100 倍，所产生的抗体平均亲和力也高于未致敏的 B 细胞，并出现抗体类型转换。记忆 B 细胞表达膜 IgG、IgA 或 IgE，MHC-Ⅱ类分子水平也比初始 B 细胞高。增高的抗体亲和力和 MHC-Ⅱ类分子水平有利于感染性抗原的摄取和呈递，使得记忆 B 细胞在较低浓度抗原的条件下，就能与辅助 T 细胞作用。

记忆 B 细胞的产生与特异性抗原的刺激有关，其维持也有赖于抗原的作用。当 B 细胞接受抗原刺激后，会进入淋巴滤泡生发中心形成中心母细胞，其中有些 B 细胞能进一步分化为分泌抗体的浆细胞,有些则经过分化,迁徙到滤泡内,成为生发中心 B 细胞。分泌的抗体与抗原结合可固着于滤泡树突细胞(FDC)表面。B 细胞被 FDC 表面的抗原刺激后,将再次增生。抗原抗体复合物能够在 FDC 表面存在很长时间,它们很可能是维持 B 细胞免疫记忆的重要分子基础。

关于对感染的免疫记忆目前虽然已取得了很大进展,但还有很多问题没有得到解答,例如:记忆 T 细胞的分子界定是什么?存在记忆的特异基因吗?这些细胞发生了怎样的变化而如此不同于初始的细胞?是什么控制记忆 T 细胞和 B 细胞的动态平衡?随着年龄的增长和多种感染的接触,宿主可以容纳多少记忆细胞?对这些问题的回答,将有助于阐明免疫记忆的细胞和分子基础。

(冯振卿)

第三节 新发传染病

新发传染病(emerging infectious diseases,EID)是指近 30 年来造成地区性或国际性公共卫生问题的新识别或以往未知的传染病。近 30 年来,几乎每年都发生新发传染病,全世界大约有 40 种新发传染病。部分新发现病原体及其疾病见表 7-1。这些新发传染病 75% 为动物源性,50% 是病毒的新种或新型病原微生物所引起,如 AIDS、SARS、禽流感、疯牛病、O193 霍乱、埃博拉出血热等,其中 SARS 和高致病性禽流感是近年来造成最大威胁的新发传染病。由于人类对新发传染病缺乏足够认识,人群无天然免疫力,没有足够的预防、诊断和治疗措施等,所以,新发传染病的传播快,波及广,严重影响社会稳定和经济发展,已成为世界性的重大公共卫生问题。

新发传染病多发原因可能是:由于病原微生物经过基因突变、重组而发生的适应性变异和遗传进化、物种进化,使一些不致病或弱病株变为强毒株或演化形成新的病原微生物,而导致新传染病(如 AIDS、O139 霍乱、SARS、人禽流感等);近年才被发现或鉴定为传染病(如丙型或戊型病毒性肝炎、莱姆病等);由于近年新病原体的发现,原早已存在的疾病(如消化性溃疡、T 细胞白血病等),才被认识为传染病;由于原传染病良好控制后又重新流行的传染病(如结核病、性传播疾病、疟疾、狂犬病等)等。

表 7-1　近 30 年来部分新发现病原体及其疾病

年份	病　原	疾　病
1982	伯氏包柔螺旋体	莱姆病
1983	人类免疫缺陷病毒(HIV-1、HIV-2)	艾滋病(AIDS)
1983	大肠杆菌 O157:H7	出血性肠炎、溶血尿毒综合征
1988	人类疱疹病毒-6(HHV-6)	幼儿急疹(婴儿玫瑰疹)
1989	丙型肝炎病毒	肠道外传播非甲非乙型肝炎
1990	戊型肝炎病毒	肠道外传播非甲非乙型肝炎
1992	霍乱弧菌 O139:H7	新型霍乱
1992	巴尔通体	猫抓病、细菌性血管瘤
1993	Sin Nombre 病毒	汉坦病毒肺综合征
1993	庚型肝炎病毒	非 A-C 肝炎
1996	朊粒(朊毒体)	新变异型克-雅病等
1997	A 型流感病毒(H5N1)	人感染高致病性禽流感
1999	西尼罗病毒	脑炎
2003	SARS 病毒	SARS
2005	马尔堡病毒	马尔堡出血热
2008	EV71 病毒	手足口病
2009	A 型流感病毒(H1N1)	甲型 H1N1 流感
2010	布尼亚病毒科病毒	发热伴血小板减少综合征
2011	肠出血性大肠杆菌 O104:H4	出血性肠炎
2013	H7N9 禽流感病毒	H7N9 型禽流感

新发传染病的生物学因素目前仍不十分清楚。主要是现代科技迅速发展，促进了新传染病的发现和确认。研究发现SARS病毒基因序列在果子狸同人SARS病毒同源性高达99.8%。猿免疫缺陷病毒（SIV）与HIV-1、HIV-2具有高度同源性。不同流感病毒在鸡、猪、马等动物体内进行重组，再以新的病毒感染，导致禽流感。

新传染病发生及传播的社会因素有人口流动剧增，大量人口涌入城市、群聚机会大增等导致密切接触增加；人类不安全行为，如色情服务、多性伴侣、吸毒、大量使用糖皮质激素和其他免疫抑制剂等；现代工业化程度不断增加，如肉食品大规模加工可能导致大肠杆菌O157:H7污染，出现出血性肠炎、溶血尿毒综合征；空调冷却塔可传播军团菌病；饲养宠物人数增多等，多可导致新的传染病发生。生态环境的改变，如美国东北部荒芜农田植树后，出现Lyne病；非洲Volta河水坝建成后，发现疟疾等传染病增加；流感大流行与生产方式有关等。

新发传染病是现代人类所面临的最大威胁与挑战之一，不仅严重危害人类健康，而且可能给一个国家和地区造成巨大的经济损失和社会不稳定。如被列为"世纪瘟疫"的艾滋病；与疯牛病相关、高死亡率的人类新型克-雅病；具有"死亡天使"之称的埃博拉出血热；已遍及5大洲70多个国家的莱姆病；曾在一些国家和地区发生较大规模暴发或流行的军团菌病、禽流感等，可能触发全球性危机，举世震撼。随着我国改革开放的不断深入、社会环境和自然环境的巨大变化，艾滋病、SARS、禽流感等一些新发传染病已在我国造成流行，并且包括埃博拉病毒、西尼罗病毒、尼帕病毒等引起的其他新发传染病有可能传入我国，所以，我们必须提高对新发传染病及其危害的认识，重视和加强对新发传染病的预防和控制。

发现并确认新发传染病最重要的途径是，依靠临床医生、研究人员和疾病监测系统发现病因不明的疾病，并针对其建立专门的疾病监测体系和流行病学调查研究。发现新的病原体的有效手段是，传统微生物学技术与现代分子生物学方法相结合。发现、确定新传染病最为关键的环节是，现场流行病学调查研究与实验室研究相结合确定病原体及阐明流行病学规律。

我国近年的新发传染病主要有严重急性呼吸综合征（SARS）、艾滋病（AIDS）、禽流感、O157:H7肠炎、O139霍乱、猪链球菌病、猫抓病、新型肝炎、空肠弯曲菌肠炎、军团病、莱姆病、汉坦病毒感染等10多种。目前有些新发病毒性传染病在我国尚未发现，如新变异型克-雅病（人类疯牛病）、西尼罗

（West Nile）病毒性脑炎、马尔堡出血热（Marburg hemorrhagic fever, MHF）、裂谷热（Rift Valley fever）等，但要引起重视。新发传染病各专著均有较全面的阐述，艾滋病（AIDS）将在免疫性疾病阐述。本节主要就我国近年来常见、流行趋势较明显的严重急性呼吸综合征（SARS）、人禽流感、朊粒病加以介绍。

一、严重急性呼吸综合征

严重急性呼吸综合征（severe acute respiratory syndrome, SARS）是一种由新型冠状病毒引起的以呼吸道传播为主的急性传染病，病情进展迅速，死亡率高。WHO资料显示，其死亡率为9.56%。我国死亡率低于5%。本病于2002年11月16日在我国广东省首先发现，疫情波及29个国家，我国为主要发病国。SARS以近距离空气飞沫传播为主，直接接触患者的粪便、尿液和血液等也可被感染，与患者接触的医务人员为高发人群，发病有家庭和医院聚集现象，传染性极强。本病以肺（肺泡和肺间质）急性炎症性损伤为主，可合并心、脑、肾等脏器损害。临床起病急，常以发热为首发症状，体温一般高于38℃，可伴头痛、肌肉和关节痛；干咳，少痰，严重者出现呼吸困难等表现。X线检查，肺部常有不同程度的斑片状浸润性阴影。

（一）病因及发病机制

1. 病因 现已确定SARS的病原体为一种新的冠状病毒（coronavirus, CV），命名为SARS冠状病毒，是一种RNA病毒，具有4种结构蛋白（S蛋白、E蛋白、N蛋白和M蛋白），病毒壳表面为冠状排列的毒粒。

2. 发病机制 SARS的发病机制尚未阐明。现研究提示，SARS病毒致病主要通过两种方式对宿主造成影响：①SARS病毒进入靶细胞诱导细胞凋亡。研究表明，CD13是CV的特异性受体，该受体又称氨基肽酶N（aminopeptidase N, APN），是一种150~160kDa糖蛋白类金属蛋白酶。CD13主要存在于单核细胞、小静脉内皮细胞、呼吸道上皮细胞、肾小管上皮细胞、肠刷状缘细胞、成纤维细胞、骨髓基质细胞、破骨细胞等及中枢神经系统的突触包膜上。SARS病毒先将其S蛋白与受体即CD13抗原结合，然后S蛋白诱导病毒包膜与细胞膜融合，从而导致病毒进入靶细胞。在细胞内繁殖并释放毒粒，作用于靶细胞，引起肺泡上皮损伤、血管内皮凋亡以及单核细胞浸润等效应。②SARS病毒进入体内诱导机体产生免疫反应。SARS病毒的4个结构蛋白和5个未知的蛋白刺激机体发生超敏反应，主要发生在肺、全身小血管及免疫器官，导致相

应组织器官的损伤。此外,SARS 患者早期外周血
CD4$^+$和 CD8$^+$淋巴细胞数量显著减少,提示患者 T
细胞免疫功能遭受到严重破坏。

（二）病理变化

现有 SARS 死亡病例尸检报告显示 SARS 病毒作
用的主要靶器官是肺、免疫器官及全身小静脉。SARS
的病理变化可归纳为肺部病变、免疫器官损伤、全身性
血管炎、全身中毒性改变及继发感染等方面。

1. 肺部病变 肉眼观,肺组织明显肿胀,广泛
性实变,表面血管扩张充血,切面可见点片状坏死
及出血性梗死灶(图 7-1),肺动脉内可见血栓形成,
有暗红色液体溢出。

镜下,以弥漫性肺泡损伤为主,肺组织重度充
血、出血和肺水肿,可见广泛透明膜形成,肺泡腔内
充满大量脱落和增生的肺泡上皮细胞及渗出的单
核细胞、淋巴细胞和浆细胞。肺内支气管上皮脱
落,部分小支气管壁坏死。部分肺泡上皮细胞胞质
内可见典型的病毒包含体(图 7-2),多呈球形,约红
细胞大小,嗜酸性,周围可见透明晕,病毒包含体染

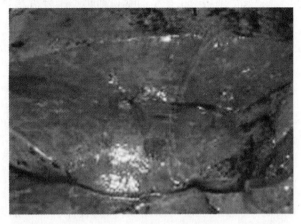

图 7-1 SARS 肺部病变
肺组织明显肿胀,颜色暗红,广泛实变

色阳性,电镜证实为病毒颗粒。部分病例肺泡腔内
渗出物出现机化,呈肾小球样机化性肺炎改变。肺
小血管呈血管炎改变,部分血管壁发生纤维素样坏
死伴血栓形成,微血管内可见透明血栓。

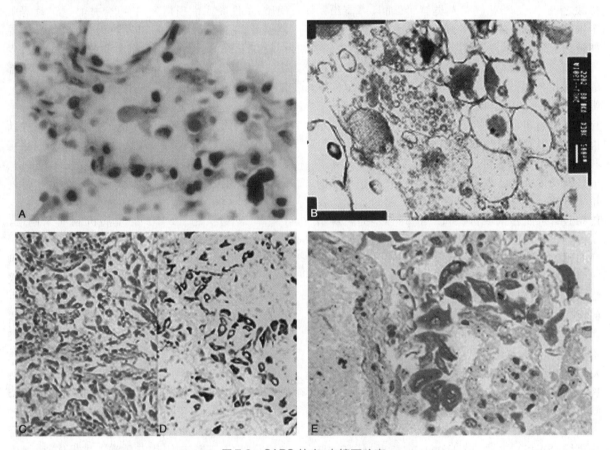

图 7-2 SARS 的光、电镜下改变

A. 细胞核内病毒包含体;B. 电镜图片——病毒颗粒;C. 肺泡腔内大量脱落和增生的肺泡上皮细胞及渗出的炎
症细胞;D、E. 免疫组化染色 CK 阳性(D. DAB 显色;E. APE 显色)

电镜观察,肺泡上皮明显肿胀,内质网及线粒体肿胀、空泡变性。部分肺泡上皮细胞可见凋亡小体。粗面内质网及滑面内质网扩张,部分扩张的滑面内质网内可见群集的、大小较一致的病毒颗粒,表面有细小的花冠状微粒,病毒颗粒大小为 70 ~ 90nm。间质血管内皮细胞肿胀及空泡变性,并可见凋亡小体。

2. 免疫器官病变　病变主要表现在脾脏、淋巴结和骨髓。脾脏体积略缩小,质软。镜下见白髓和被膜下淋巴组织广泛灶状出血、坏死,白髓缩小,动脉周围淋巴鞘内淋巴细胞减少,红髓内淋巴细胞稀疏。淋巴结内血管高度扩张充血,皮髓质分界不清,皮质区淋巴细胞数量明显减少,淋巴滤泡萎缩或消失,淋巴窦内可见多量单核细胞,淋巴组织呈灶性坏死,部分淋巴细胞凋亡。骨髓组织造血面积减少,粒细胞系及巨核细胞系相对抑制。

3. 全身性小血管炎　肺、心、肝、肾、脑、肾上腺、横纹肌肌间小静脉血管壁水肿,血管内皮细胞肿胀、脱落,部分血管壁发生纤维素样坏死,可见单核细胞、淋巴细胞、浆细胞及中性粒细胞等炎症细胞浸润。

4. 全身中毒性改变及继发感染　心、脑、肝、肾、肾上腺、骨骼肌等器官有不同程度变性、坏死和出血等改变。心肌纤维肿胀,局部可见肌溶小灶形成。脑组织出现不同程度的水肿,局部神经纤维出现脱髓鞘现象,少数神经细胞尼氏体消失。肝、肾出现灶性或片状坏死,坏死灶内可见单核细胞、淋巴细胞、浆细胞及少量中性粒细胞浸润。尸检发现部分病例有继发真菌感染。骨骼肌可见局部淋巴细胞浸润,可伴有肌纤维变性、坏死。

SARS 若及时发现并积极治疗大多可治愈;不足 5% 的病例可因呼吸衰竭而死亡。并发症及后遗症有待进一步观察研究。

二、人禽流感

人禽流感(human avian influenza)是由禽甲型流感病毒某些亚型中的一些毒株引起的急性呼吸道传染病。主要病变特征是严重的肺部病变、免疫器官和其他脏器中毒性改变及继发感染。临床表现为起病急,进展快,发病 1 周内病情可能迅速进展、恶化,以至发生急性肺损伤、急性呼吸窘迫综合征(acute respiratory distress syndrome, ARDS)、肺出血、胸腔积液、全血细胞减少、多器官功能衰竭、休克、继发细菌感染及败血症等多种并发症而死亡。1981 年美国即有禽流感病毒 H7N7 感染人类引起

结膜炎的报道。近年来,荷兰、越南、泰国、柬埔寨、印尼及我国相继出现了人禽流感病例。尽管目前人禽流感只是在局部地区出现,但是,由于人类对禽流感病毒普遍缺乏免疫力,以及可能出现的病毒变异等,WHO 认为该疾病可能是对人类存在潜在威胁最大的疾病之一。

(一) 病因及发病机制

1. 病因　本病由禽甲型流感病毒所引起,禽流感病毒属正黏病毒科,甲型流感病毒属,它是一种有包膜、单股负链、分节段的 RNA 病毒。由于 RNA 聚合酶缺乏自我校读的能力,流感病毒的基因突变率很高。依据其外膜血凝素(hemagglutinin, HA)和神经氨酸酶(neuraminidase, NA)蛋白抗原性的不同,目前可分为 16 个 H 亚型(H1 ~ H16)和 9 个 N 亚型(N1 ~ N9),依据流感病毒特征可分为 H× N×共 135 种亚型。到目前为止,已证实感染人的禽流感病毒亚型为 H5N1、H9N2、H7N7、H7N2、H7N3、H7N9 等。其中,感染 H5N1 的患者病情重,病死率高。H7N9 亚型禽流感病毒是甲型流感中的一种新亚型,为新型重配病毒,其内部基因来自于 H9N2 禽流感病毒,该病毒既往仅在禽间发现,但从 2013 年 3 月底在上海、安徽两地率先发现可传染人,截至 2013 年 5 月,全国内地共报告人感染 H7N9 禽流感确诊病例已达 130 例。

禽流感禽尸体和病禽是本病的主要传染源,禽流感病毒可存在于其分泌物和排泄物、组织器官和禽蛋中,尤其粪便中含有病毒量最大,是禽流感传播的主要媒介。人禽流感主要经呼吸道传播,也可通过密切接触感染的家禽分泌物和排泄物、受病毒污染的物品和水等被感染,直接接触病毒毒株也可被感染。接触禽流感患者可能会致病或增加感染机会,但具体感染途径有待进一步研究。

2. 发病机制　其发病机制复杂,主要包括以下几个方面:

(1) 人禽流感病毒感染的宿主因素:流感病毒通过其表面的 HA 与细胞表面唾液酸寡糖受体结合侵袭感染宿主细胞,禽流感病毒倾向识别 NeuAc-α2,3Gal 型受体,而人流感病毒倾向识别 NeuAc-α2,6Gal 型受体,流感病毒的宿主限制性使禽流感病毒不能跨越种属直接传播给人,但其可以通过基因突变或重组,使其受体结合位点的 HA1 蛋白编码序列发生改变,以获得与 NeuAc-α2,6Gal 型受体结合的能力。这种受体结合特征的改变是禽流感病毒感染人体细胞的关键步骤。

(2) 禽流感病毒的感染及复制:目前主要认为

禽流感病毒外膜上的 HA 在禽流感病毒致病机制中发挥着关键作用。HA 是构成流感病毒囊膜纤突(fiber)的主要成分,其在感染过程中可被宿主细胞内蛋白水解酶切割成 HA1 和 HA2 两条肽链,前者可与宿主细胞受体结合,后者可介导病毒与宿主细胞膜融合,促进病毒核糖核蛋白(ribonucleoprotein, RNP)的释放。因此,禽流感病毒是否能够被人体细胞内相应的蛋白水解酶识别并切割,是决定其是否感染人体细胞的关键因素。人禽流感病毒的复制和转录过程均在宿主细胞核内进行,依赖于自身 RNA 聚合酶的作用,复制的引物取自宿主细胞的 mRNA。

(3)对宿主细胞的影响及免疫损伤作用:禽流感病毒可破坏宿主细胞 pre-mRNA,抑制细胞 mRNA 的翻译,导致细胞溶解或细胞凋亡。对人禽流感患者的血浆细胞因子进行观察发现,患者发病后 3~8 天,IFN 诱导蛋白、单核细胞趋化因子-1 以及单核细胞因子等血浆细胞因子的水平均明显升高,可能介导了重症患者的全身炎症反应综合征、ARDS 和多器官功能衰竭,使用激素可能延迟或减弱这些反应。提示免疫损伤作用可能参与了人禽流感的发病机制。

(二)病理变化

病变可归纳为严重的肺部病变、免疫器官和其他脏器的中毒性改变及继发感染三个方面。

1. 严重的肺部病变 大体上,可见双肺明显肿胀,呈暗红色,明显实变,以肺下叶更明显,重量增加。切面有淡红色泡沫状血性液体溢出。光镜下,①早期(病程数天),以双肺急性弥漫渗出性改变为主,如肺水肿,部分肺泡腔内可见出血、纤维素、透明膜形成及脱落的肺泡上皮,肺泡及肺泡间隔可见淋巴细胞、单核细胞、浆细胞及巨噬细胞为主的炎症细胞浸润,肺泡间隔轻度增宽,血管扩张充血。②中期(病程 10 余天),呈增殖期改变,如反应性肺泡上皮增生,在早期病变基础上,肺泡腔内可有机化。间质血管充血,反应性成纤维细胞增生,少许淋巴细胞浸润。③晚期(病程超过 3 周),呈纤维化改变。在早、中期基础上,肺泡腔内可见鳞状上皮化生及机化,上皮细胞内无病毒包含体。部分肺泡萎陷或代偿性气肿。肺间质纤维化,偶见淋巴细胞、浆细胞及反应性嗜血细胞。肺间质毛细血管内透明血栓形成,可见肺出血及继发感染。

2. 免疫器官及其他器官的中毒性改变 ①免疫器官(淋巴结、脾脏及骨髓):可见组织细胞增生伴有吞噬红细胞现象;淋巴结淋巴细胞数目减少、散在,淋巴窦扩张,可有灶性坏死;脾脏淤血水肿,白髓萎缩,红髓扩大,白髓周边可见不典型淋巴细胞。②其他器官(脑、心脏、肝脏、肾脏等):各器官淤血水肿,实质细胞变性、坏死。如脑表面血管淤血,脑回稍增宽,见小血管周隙扩大;心肌细胞空泡变性,心肌细胞肿胀、横纹消失,部分心肌细胞固缩;肝细胞轻度水样变性及脂肪变性,肝小叶中心性坏死;肾小球毛细血管扩张、淤血,可见肾小管坏死,肾间质血栓形成。

3. 继发感染 人禽流感可继发细菌性肺炎和真菌感染。细菌性肺炎可见中性粒细胞浸润。曲霉菌可见于部分人禽流感肺组织中。继发感染可引起败血症。

(三)临床病理联系

人禽流感潜伏期一般为 1~3 天,通常在 7 天以内,但最长可达 21 天。本病可发生在不同年龄组,以儿童和青少年多见。冬春季节为好发季节。

1. 发热 几乎所有禽流感患者均有发热,体温大多在 38℃ 以上,热型多样,但以稽留热、弛张热、不规则热多见。

2. 全身中毒症状 发病早期全身中毒症状较重,出现如头痛、乏力、全身肌肉酸痛和全身不适等症状。

3. 各系统症状 以呼吸系统症状最明显,患者常有流涕、鼻塞等上呼吸道卡他症状,部分患者出现咽痛。发病 3 天左右发生剧烈的阵发性咳嗽和咳痰,多为白色或黄白色黏液痰,一般发病后 5 天出现混合性呼吸困难,进而可以出现发绀、ARDS、肺出血、胸腔积液等。部分患者可出现消化系统、循环系统、神经系统症状。

4. 多器官功能衰竭 部分重型禽流感患者可发生多器官功能衰竭,这也是禽流感患者的主要死亡原因。急性肺损伤或 ARDS 时,肺及体内各器官的炎性介质被激活,在肺及肺外其他器官引起广泛的微循环损害,并继发系统性急性炎症反应综合征,最常受累的器官为肾、肝、心、胃肠、血液系统及脑神经系统等,最终导致多器官功能衰竭的发生。

三、朊粒病

朊粒(prion)所致的疾病称朊粒病(prion diseases)。朊粒也称朊病毒,是 1982 年美国学者 Stanley B. Prusiner 最先证实羊瘙痒的致病因子,为一种具有传染性的蛋白颗粒并称为"prion",为此获得 1997 年诺贝尔生理学或医学奖。朊粒并非真正的病毒或类病毒,而是一种由宿主细胞基因编码的、构象异常的蛋白质,即朊蛋白(prion protein, PrP),其不含核酸,但具有自我复制的能力和传染性,是传染性海绵状脑病(transmissible spongiform encephalopathy, TSE)的病原体。TSE 是一组人和动物致死性中枢神经系统的慢性退行性疾病,包括库鲁病(Kuru disease)、克罗伊茨费尔特-雅各布病(克-雅病, Creutzfeld-Jakob disease, CJD)、格斯特曼综合征(Grestmann-Straussler syndrome, GSS)、致死性家族失眠症(fatal familial insomnia, FFI)和克-雅病变种(variant CJD, v-CJD)及动物的羊瘙痒病、水貂传染性脑病、鹿慢性消瘦症、猫海绵状脑病、牛海绵状脑病等。

人和多种哺乳动物的染色体中存在编码朊蛋白的基因,产生细胞朊蛋白(cellular prion protein, PrP^C)。PrP^C 为糖基化膜蛋白,高度保守,在多种组织和细胞中表达,特别是在中枢神经系统的神经元及神经胶质细胞中高表达,其生物学功能目前尚不清楚,近年来发现 PrP^C 具有促进神经细胞生长、拮抗 Bax 诱导的细胞凋亡及参与多种细胞信号转导等生理功能。可被机体降解,无致病性。

通过不同的接种途径,如静脉内注射、颅内注射、皮下注射及口服等接种 Prion,均能够建立朊病毒感染动物模型,提示朊粒病的感染途径是多样性的。大量的研究表明,朊粒病的传播途径主要为消化道传播、血液循环传播及外周神经传播。研究最多且比较清楚的是消化道传播,其次是血液传播,而认为是最有可能的直接途径外周神经传播途径则了解较少。消化道传播包括了入侵、复制,沉淀和传送三个阶段,当致病因子通过受损皮肤、黏膜等进入机体后,在病变附近淋巴结增生繁殖,转运至脾、阑尾等淋巴组织中逐渐累积,最后通过神经到达中枢神经系统产生毒素,引起神经系统病变。而其他传播途径的细节及分子机制尚不清楚。

朊粒病的发病机制目前尚不清楚,普遍认为朊粒是不含核酸的蛋白质,在一定条件下,PrP^C 发生错误折叠等构象变化时,由 α-螺旋转变为 β-折叠,即变为具有致病性的羊瘙痒病朊蛋白(scrapie prion protein, PrP^{SC}),由于富含 β-折叠结构,不可被蛋白酶或去污剂降解。有研究表明,PrP^C 转变为 PrP^{SC} 后,其结合铜离子的功能丧失,致使铜离子游离,产生细胞毒性作用。对于 PrP^C 如何转变为 PrP^{SC} 的机制,通过大量的研究,已经具有了一定理论基础,产生了"模板学说","核聚集学说"等,但确切机制尚需进一步研究。prion 蛋白致病作用分为 3 个阶段,首先是 PrP^{SC} 的形成和蓄积。PrP^{SC} 通过外源性朊病毒入侵、体内 PrP 基因突变以及自发性 PrP^C 异常折叠三种途径进入机体而在细胞表面蓄积。其次是透过膜蛋白的形成,其机制尚不清楚,可能是由新生的朊蛋白或是突变生成。最后透过膜蛋白透过细胞内质膜间隙,侵犯神经系统。

朊粒病为中枢神经系统的慢性退行性疾病,根据病因的不同,可分为传染性、遗传性和散发性三种。该病在病理上的共同特点主要表现为大脑萎缩。病变主要累及大脑皮质,呈灶状分布。镜下,见神经元胞质内出现多量空泡,可伴有神经元的凋亡、缺失,星型胶质细胞增生及淀粉样斑块形成,但无炎症细胞浸润。

克-雅病变种(variant CJD, v-CJD)是 1996 年新发现的人传染性海绵状脑病。该病的发病年龄、临床表现等均与 CJD 有明显的不同。现有的研究表明,v-CJD 病变组织中提取的 PrP^C 与疯牛病的 PrP^C 基本相同,且病理变化也基本相似,提示 v-CJD 的发生与疯牛病有关。目前认为 v-CJD 的发生与患病疯牛接触或食用患疯牛病的牛肉有关,这种跨越"种间屏障"的机制有待进一步研究。

人的朊粒病潜伏期长者可达 30 年以上。临床可表现为行动失调、感觉异常、痴呆、震颤等。症状出现后,多在数月内死亡,无治愈或痊愈者。

由于朊粒的免疫原性较低,无法产生特异性的免疫应答,因此,目前无疫苗可预防,也无特异性的药物治疗,目前防控主要是针对传播途径进行。对朊粒病的诊断,临床主要根据流行病学、临床表现、病理活检以及脑脊液检查等。但是,对朊粒病的确诊最可靠的方法是通过免疫组织化学技术检测病变组织中的 PrP^{SC}。

朊粒病的发现是继逆转录病毒发现后对"中心法则"的有力挑战,将更加丰富人类对生命本质的探索。朊粒病是当前医学研究的热点,虽然已取得很大的进展,但是在 PrP^C 的生理功能、PrP^C 转变为 PrP^{SC} 的机制、PrP^{SC} 如何产生细胞毒性、朊粒病药物研发等方面有待进一步研究。

(龙汉安 杨成万)

主要参考文献

［1］ Medzhitov R. Origin and physiological roles of inflammation. Nature,2008,454(24):428-435.

［2］ Barton GA. A calculated response:control of inflammation by the innate immune system. J Clin Invest,2008,188:413-420.

［3］ Kennedy AD,DeLeo FR. Neutrophil apoptosis and the resolution of infection. Immunol Res,2009,43:25-61.

［4］ Awasthi A,Kuchroo VK. Th17 cells:from precursors to players in inflammation and infection. International Immunology,2009,21(5):489-498.

［5］ Zhou L,Lopes JE,Chong MM,et al. TGF-β- induced Foxp3 inhibits T_H17 cell differentiation by antagonizing RORγt function. Nature,2008,453(7192):236-240.

［6］ Littman DR,Rudensky AY. Th17 and regulatory T cells in mediating and restraining inflammation. Cell,2010,140(6):845-858.

［7］ 王永怡,李军,张玲霞. 关注新发传染病,攻坚 H7N9. 传染病信息,2013,26(02):68.

［8］ 周伯平,黎毅敏,陆普选. 人禽流感. 北京:科学技术出版社,2007.

重要网址：

http://mbio.asm.org/

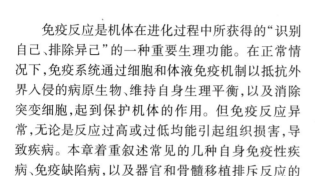

第八章 免疫性疾病

免疫反应是机体在进化过程中所获得的"识别自己、排除异己"的一种重要生理功能。在正常情况下,免疫系统通过细胞和体液免疫机制以抵抗外界入侵的病原生物、维持自身生理平衡,以及消除突变细胞,起到保护机体的作用。但免疫反应异常,无论是反应过高或过低均能引起组织损害,导致疾病。本章着重叙述常见的几种自身免疫性疾病、免疫缺陷病,以及器官和骨髓移植排斥反应的发生机制及病理变化。

第一节 免疫反应的基础

20 世纪 70 年代随着分子生物学技术的出现,人们发现免疫反应受基因产物水平的表达决定了机体对特定抗原是否发生发应;T 细胞必须在抗原和主要组织相容性复合体(major histocompatibility complex,MHC)分子的共同作用下才能被活化;参与免疫细胞活化的细胞表面抗原受体及辅助性表面活性分子和效应性免疫球蛋白均由相应的基因所编码,编码基因通过重排、转录和剪接等步骤完成整个编码过程。在此过程中任一功能基因的异常,都可能导致机体出现免疫反应过度或不足,造成组织损伤和功能紊乱,导致疾病。

一、免疫球蛋白

(一)免疫球蛋白的结构

免疫球蛋白(immunoglobulin,Ig)分子的基本结构是由 1 对重链(H)和 1 对轻链(L)通过链间二硫键连接形成的 Y 字型 4 肽链结构。免疫球蛋白重链的分子量约为 50~75kDa,由 450~550 个氨基酸残基组成。轻链分子量约为 25kDa,由 214 个氨基酸残基构成,与 H 链的 Y 字型分支以 S-S 键相连。每一个链由可变区(variable region,V 区)和恒定区(constant region,C 区)构成。人类 Ig 重链编码基因位于 14 号染色体,κ 链基因位于 2 号染色体,λ 链基因位于 22 号染色体。

Ig 占血浆蛋白的 20%,根据 Ig 重链恒定区氨基酸的组成和排列顺序不同,其抗原性也不同的特点,将 Ig 分为 IgG、IgM、IgA、IgD 和 IgE 5 类或同种型(isotype)。Ig 轻链只分为 κ 和 λ 两种类型。

Ig 由 V 区和 C 区构成,重链和轻链的 V 区共同组成与抗原结合的抗原结合区,而 C 区则与效应功能有关。重链和轻链靠近 N 端的 1/4 和 1/2 区域,氨基酸的序列变化很大,称为可变区,其中各有 3 个区域的氨基酸组成和排列顺序特别易变化,称为高变区(hypervariable region,HVR)。高变区决定了抗体的特异性,其空间结构与抗原决定基(motif)形成互补的表面,可与抗原特异性结合。Ig 上的 V_H 和 V_L 两个可变区,由易弯曲的铰链区(hinge region)连接在一起,可与不同距离的抗原表位结合。

Ig 的 H 链和 L 链约由 110 个氨基酸折叠形成球形的功能区或结构域。L 链由 C_L 和 V_L 构成,H 链由 CH1、CH2、CH3 和 VH 构成。

(二)免疫球蛋白多样性的机制

免疫球蛋白 H 链由 V、D、J 和 C 基因编码,L 链由 V、J 和 C 基因编码。在个体发育过程中,功能性基因之间的非编码 DNA 被切除,基因进行重排和重组后,编码蛋白质。L 链基因重排首先发生在 κ 位点,若 κ 重排是功能性的,则 λ 链的重排将被阻断,否则发生 λ 链的置换重组。正常人血清免疫球蛋白 κ:λ 约为2:1,在小鼠为 20:1,二者比例异常可能反映免疫系统的异常。

Ig 多样性形成的机制,包括:第一,组合的多样性(combinational diversification),H 链 V、D、J 和 L 链的 V、J 基因片段组合连接,使 V_H 和 V_L 基因总数可达 $5×10^7$ 种;第二,连接的多样性(junctional diversification),V、D 和 J 基因片段重组时,在各片段连接处的抗原受体互补决定区(CDR3 区)核苷酸的数目变化较大,增加了 CDR3 的多样性,从而增加了抗原识别受体多样性的数目;第三,V 基因的点突变,该突变发生在 V、D 和 J 重组后,在高变区最多。当 B 细胞受抗原刺激后,突变频繁发生,可增强抗体与抗原的亲和力。此高频率的突变,又称为体细胞高突变(somatic hypermutation),是记忆 B 细

145

胞产生的重要机制。

抗体的多样性不只是由于基因的重组,也与独特型抗原的存在有关。不同 IgH 和 L 链蛋白质的组合也有助于多样性的产生,因为每一链的 V 区都参与抗原识别过程。

二、免疫细胞

参与免疫反应的细胞主要有 T 细胞、B 细胞、NK 细胞、K 细胞、巨噬细胞、树突细胞和浆细胞等,分别通过产生细胞因子、抗体和行使抗原呈递功能等作用完成免疫反应过程。

(一) T 细胞

来源于骨髓淋巴样干细胞的 T 细胞,在胸腺内发育成熟后进入外周淋巴结。T 细胞在机体的细胞免疫和诱导体液免疫中发挥重要作用。

T 细胞表面的抗原识别受体(T cell receptor, TCR)是 T 细胞特有的表面标志,是由 α、β、γ 和 δ 4 种肽链形成的两种异源二聚体,有 TCRαβ 和 TCRγδ 两种类型。TCRαβ 约占成熟 T 细胞的 95%。α 和 β 链分别由 V、J 和 C 基因片段和 V、D、J 和 C 基因片段编码,两条肽链通过二硫键形成异源二聚体,每条肽链均含 V 区和 C 区,结构类似免疫球蛋白。人类编码 α 和 δ 链的基因位于 14 号染色体,β 和 γ 链基因位于 7 号染色体。由于两条肽链基因重排后可形成千万种不同的 TCR 分子,故 T 细胞能特异性和多样性地识别抗原。1 个 T 细胞克隆仅表达 1 种受体。

CD3 是 T 细胞的重要分子,与 TCR 以非共价键结合形成的 TCR-CD3 复合物,是 T 细胞识别抗原和转导信号的主要单位。TCR 特异性识别由 MHC 分子呈递的抗原肽,而 CD3 则通过其胞内免疫受体酪氨酸活化基序(immunoreceptor tyrosine-based activation motif, ITAM)转导 T 细胞活化的第一信号。

T 细胞的活化尚需 T 细胞表面的 CD28 分子和主要表达于抗原提呈细胞(antigen-presenting cells, APC)表面的 CD80(B7.1)配体结合转导的第二信号,以及由淋巴细胞功能相关抗原-1(leucocyte function associated antigen-1, LFA-1)和细胞间黏附分子(intracellular adhesion molecule, ICAM)及 LFA-2 与 LFA-3 等提供的辅助信号共同作用。免疫细胞的活化需 2 个信号刺激。当 B7 分子缺乏时,免疫细胞不能活化。

外周成熟的 T 细胞按分化抗原簇(cluster of differentiation, CD)分子的不同,分为 CD4$^+$ 和 CD8$^+$ 两大亚群;按功能分为辅助性 T 细胞(helper T cell,

Th)、抑制性 T 细胞(suppressor T cell, Ts)和细胞毒性 T 细胞(cytotoxic T cell, CTL)。CD4$^+$T 细胞主要是 Th 细胞,也有部分是 Ts 细胞和 CTL 细胞。CD8$^+$ T 细胞包括 Ts 和 CTL。T 细胞两大亚群均为 MHC 限制性,两者的主要区别在于:CD4$^+$T 细胞识别 MHC-II 类分子;CD8$^+$T 细胞识别 MHC-I 类分子。

CD4$^+$T 和 CD8$^+$T 细胞只表达 TCRαβ。CD4 和 CD8 分子是限制性 T 细胞活化的辅助受体(co-receptor)。CD4 分子细胞外区第一和第二结构域及 CD8 分子 α 链的 V 样区,分别与 MHC-II 类分子的 β2 和 MHC-I 类分子的 α3 功能区结合,一方面可增强 T 细胞与 APC 和靶细胞之间的作用;另一方面可通过 T 细胞中的原癌基因 lck 编码的酪氨酸蛋白激酶或 p56^{lck} 介导直接进行信号转导,也可参与 TCR-CD3 的第一信号转导。

T 细胞功能主要表现在两方面,一是介导迟发型超敏反应(delayed type hypersensitivity, DTH)和直接杀死靶细胞;二是辅助其他免疫细胞分化和调节免疫应答。Th 细胞具有辅助 B 细胞生成抗体、增强细胞毒性 T 细胞(cytotoxic T cell, CTL)和抑制性 T 细胞(suppressor T cell, Ts)功能活性的作用。根据分泌的细胞因子不同,Th 细胞分为 Th0、Th1 和 Th2 3 种亚型。受到抗原刺激后,Th0 可以在细胞因子和激素等影响下,分化成 Th1 或 Th2 细胞。Th1 可以分泌白介素-2(interleukin-2, IL-2)和 γ-干扰素(interferon-γ, IFN-γ)等,促进 T$_{DTH}$细胞和 CTL 细胞的增殖、成熟和抗体产生,增强抗体介导的免疫应答。

效应性 CTL 细胞可以通过分泌穿孔素(perforin, Pf)和颗粒酶(granzyme, Gz)直接杀死靶细胞;也可通过 CTL 活化后表达的 Fas 配体(Fas ligand, FasL)与靶细胞表面的 Fas 分子结合,特异地诱导靶细胞凋亡。

Ts 细胞分为 CD4$^+$ 和 CD8$^+$ 两个亚型,作用的靶细胞是 Th 细胞。CD4$^+$Th2 细胞通过分泌 IL-10 和转化生长因子 β(transforming growth factor-β, TGF-β),抑制 Th1 介导的细胞免疫应答。IFN-γ 可抑制 Th0 向 Th2 分化,CD4$^+$Th2 细胞则可通过抑制 Th1 释放 IFN-γ 来影响体液免疫反应。

新近发现一种 NK1.1$^+$T 细胞,它只表达 NKR.P1C(NK1.1)的 TCR-CD3,广泛分布于骨髓、肝、脾、胸腺和淋巴结中,在皮肤黏膜和外周血中也有少量存在。NK1.1$^+$T 细胞绝大多数为 TCRαβ,多数不表达 CD4 和 CD8 分子。NK1.1$^+$T 细胞通过 TCR 识别 APC 或胃肠道黏膜上皮细胞表面 CD1 分子所呈递的抗原而被激活。活化的 NK1.1⁺T 细胞有两种功能:一是与 CTL 相同的细胞毒作用。二是免疫调节作用,包括:①在寄生虫感染等情况下,NK1.1⁺T 细胞分泌大量 IL-4,诱导 Th0 细胞分化为Th2 细胞,参与体液免疫应答或诱导 B 细胞发生 Ig类别转换(class switch),产生特异性 IgE;②在病毒感染情况下,可产生 IFN-γ,与 IL-12 共同作用,促使Th0 向 Th1 细胞转化,增强免疫应答。

(二) B 细胞

来源于骨髓淋巴样干细胞并在骨髓内发育成熟,进入周围组织,是体液免疫的主要细胞,能产生与特异性抗原结合的抗体。

成熟 B 细胞表面识别抗原的受体(B cell receptor,BCR)是由 2 条重链和 2 条轻链以二硫键共价相连而成的 B 细胞膜表面 Ig(membrane immunoglobulin,mIg)。BCR 和两对异源二聚体 Igα(CD79a)/Igβ(CD79b)跨膜多肽结合形成 BCR 复合物,其中 mIg 的作用是转导第一活化信号,但也参与 mIg 的表达与转运。

B 细胞表面的 CD19 与 CD21 分子非共价结合,并与 CD81 和 Leu13 相连,形成 B 细胞特异的多分子活化辅助受体,增强第一信号的转导。B 细胞表面表达的分化抗原 CD40 分子与活化 Th 细胞表面的 CD40L 结合,为 B 细胞激活提供必不可少的第二信号转导。B 细胞被激活后分化成浆细胞,产生特异性抗体。1 个 B 细胞克隆只表达 1 种 BCR,只分泌 1 种抗体。

B 细胞的主要功能是产生抗体、呈递抗原和分泌细胞因子,参与免疫调节。在抗体应答过程中,抗原激活 B 细胞后,细胞膜上表达和分泌的 Ig 可发生类别转换,由最早的 IgM 转换成 IgG、IgA 和IgE。发生类别转换的原因主要是由于重链 C 区内的一段重复性 DNA 序列(也称为转换区,switch region)发生重组,使 Ig 亚类发生转化。类别转换受Th1 和 Th2 细胞分泌的细胞因子的调节。

抗体以 3 种方式参与免疫反应:①中和作用:抗体与病毒和胞内细菌结合,阻止了病原体与靶细胞的结合。②调理作用:主要见于胞外细菌感染。抗体与细菌表面结合的同时,其 Fc 片段又与吞噬细胞表面的 Fc 受体结合,使细菌易被吞噬细胞吞噬。③抗体也可通过激活补体,形成抗原-抗体-补体复合物,补体再与吞噬细胞表面的补体受体结合,使细菌被吞噬细胞吞噬。

成熟和活化的 B 细胞尚有抗原呈递功能。B细胞可通过 BCR 结合可溶性抗原,内饮加工后,以抗原肽-MHC 分子复合物形式呈递给 T 细胞。因细菌和病毒抗原多呈颗粒状,故该途径在机体自然免疫应答中的作用有限。而活化的 B 细胞具有很强的抗原呈递能力,通常表达协同刺激分子 CD80(B7-1)和 CD86(B7-2),与 T 细胞表面的 CD28 分子或 CTLA-4(cytotoxic T lymphocyte antigen-4)分子结合,辅助激活 T 细胞。活化的 B 细胞能产生大量的淋巴因子,参与免疫调节、炎症反应和造血过程。

(三) 巨噬细胞

巨噬细胞(macrophage,MΦ)来自于骨髓的单核细胞,经血流到达全身各脏器发育成熟。MΦ 是体内功能最活跃的细胞之一,在炎症反应、抗原呈递和免疫调节等方面发挥重要作用,其活跃的功能是由于表面存在多种抗原及受体。

绝大多数 MΦ 表面表达 MHC-I 类和 MHC-II类分子,从而具备处理和呈递抗原的功能,是识别抗原和诱发免疫应答所不可缺少的。MΦ 对各种刺激的反应能力依赖于其表面受体的表达。MΦ表面的 Fc 受体和补体 C3b 和 C3d 受体使 MΦ 能有效地与受到抗体和补体调理作用的颗粒或细菌结合,增强细胞的吞噬作用(调理作用);趋化多肽受体则能刺激 MΦ 进入炎症部位。总之,MΦ 受体在捕捉异物、加速内吞作用、识别和呈递抗原、连接抗体和补体以发挥抗体依赖性细胞介导的细胞毒作用(antibody-dependent cell-mediated cytotoxicity,ADCC)等方面均起重要作用。

MΦ 也是一种分泌细胞,活化的 MΦ 能分泌多种细胞因子,如 IL-1 和 IL-12 等、补体成分 C1-5、B因子及多种凝血因子等,产生反应性氧代谢中间产物、溶酶体酶、溶菌酶、髓过氧化物酶、核苷酸酶等,杀灭、消化、溶解吞入细胞内的异物。

(四) 树突细胞

树突细胞(dendritic cell,DC)分为髓系来源的DC(myeloid DC)和淋巴系来源的 DC(lymphoid DC)两大类,前者起源于骨髓造血干细胞的单核和粒细胞系的共同祖细胞,后者起源于骨髓造血干细胞的 T 细胞和 NK 细胞的共同前体细胞。DC 随血流分布到脑以外的全身各脏器,但数量极少。

DC 是体内功能最强的 APC,能诱导各种性质的原发性和继发性免疫应答。与 MΦ 和 B 细胞不同的是,它能够显著刺激初始 T 细胞(naive T cell)增殖,是免疫应答的始动者。DC 还有免疫佐剂作用。

DC 包括胸腺髓质和淋巴结 T 细胞区的指状突细胞(interdigitating cell,IDC)、脾脏边缘区 DC、皮肤表皮内的朗格汉斯细胞（Langerhans cell, LC）、非淋巴组织中的间质性 DC 和体液中的隐蔽细胞（veiled cell）。IDC 高表达 MHC-Ⅰ类分子和 MHC-Ⅱ类分子，不表达 Fc 受体和补体受体，主要发挥免疫激活作用。LC 是位于表皮和胃肠道上皮部位的未成熟 DC，高表达 Fc 受体和补体受体、MHC-Ⅰ类分子和 MHC-Ⅱ类分子，具有较强的摄取和加工处理抗原的能力，但免疫激活能力较弱。

DC 主要的表面特异性标志是 CD1a、CD11c 和 CD83。DC 高表达 MHC-Ⅱ类分子，具有捕捉和保留低浓度抗原配体的能力，当抗原含量极低时，T 细胞也可发生原发性免疫应答。DC 对抗原的处理途径包括：吞饮抗原，FcγRⅡ受体介导的内吞作用和对较大颗粒抗原的吞噬作用。外来抗原被摄入 DC 内后降解成抗原肽，与 MHC-Ⅱ类分子结合，呈递给 CD4+T 细胞，可强烈激发相应 CD4+T 细胞的克隆性增殖，也可通过 MHC-Ⅰ类分子呈递给 CD8+T 细胞。

DC 可直接或间接激活 T 细胞和 B 细胞。DC 表达的 ICAM-1 等黏附分子，有利于 DC 与 T 细胞的黏附。DC 表达高水平的辅助刺激分子 CD80 和 CD86、黏附分子 CD40 等，为淋巴细胞激活提供第二信号。DC 可诱导 Ig 类别的转换，通过释放某些可溶性因子等直接调节 B 细胞的增殖和分化。与 MΦ 一样，DC 可通过表达特异性结合病原体的受体与 Fc 受体，或产生多种细胞因子参与机体的免疫调节。

DC 可诱导免疫耐受。胸腺内的 DC 通过排除自身应答性克隆，参与中枢免疫耐受的诱导，成为胸腺内对 T 细胞进行阴性选择的最重要细胞。

（五）自然杀伤细胞

自然杀伤细胞（natural killer, NK）来源于骨髓的淋巴样干细胞，在骨髓内发育成熟，主要分布于人的外周血和脾脏。骨髓中很少，胸腺中无 NK 细胞。NK 细胞是一类具有自然细胞毒活性的细胞，属于先天性免疫，不具有免疫记忆功能，以非 MHC 限制形式杀伤各种靶细胞。具有抗肿瘤、抗感染和免疫调节作用。

NK 细胞表面表达 CD16（FcγRⅢ）和 CD2 分子，诱发非特异性免疫，可直接溶解病毒感染细胞和肿瘤细胞。在高浓度 IL-2 存在的条件下，NK 细胞可分化成淋巴因子激活的杀伤细胞（lymphokine activated killer cell, LAK 细胞），杀伤多种肿瘤细胞和正常细胞。

（李一雷）

第二节　自身免疫性疾病

自身免疫性疾病（autoimmune disease）是指由机体自身产生的抗体或致敏淋巴细胞破坏、损伤自身的组织和细胞成分，导致组织损害和器官功能障碍的原发性免疫性疾病。值得提出的是，自身抗体的存在与自身免疫性疾病并非两个等同的概念，自身抗体可存在于无自身免疫性疾病的正常人特别是老年人，如抗甲状腺球蛋白、抗胃壁细胞、抗细胞核 DNA 等抗体。此外，受损或抗原性发生变化的组织可激发自身抗体的产生，如心肌梗死后，机体能产生相应的抗心肌自身抗体，但此抗体并无致病作用，是一种继发性自身免疫反应。因此，要确定自身免疫性疾病的存在一般需要根据：①有自身免疫反应的存在；②排除继发性免疫反应的可能；③排除其他病因的存在。

一、自身免疫性疾病的发病机制

免疫耐受性的终止和破坏是自身免疫病发生的根本机制。确切原因尚未完全阐明，可能与下列因素有关。

（一）免疫耐受（immune tolerance）的丢失及隐蔽抗原的暴露

通常机体对自身抗原是耐受的，即自身耐受（self tolerance）状态。免疫耐受的机制十分复杂，根据 T、B 细胞的成熟程度不同，接触的自身抗原量不同，可通过下述不同机制获得耐受状态：①克隆消除（clonal deletion），未成熟或成熟的 T、B 细胞在中枢或外周免疫器官中接触自身抗原，诱导自身反应性细胞克隆死亡并被除去；②克隆无变应性（clonal anergy），在某些情况下，T、B 细胞虽然仍有与抗原反应的 T 细胞受体或膜免疫球蛋白表达，但对该抗原递呈功能上呈无应答或低应答状态；③T 细胞外周抑制（peripheral suppression by T cell），抑制性 T 细胞抑制其他自身反应性 T 细胞的功能。下列情况可导致失耐受。

1. 回避 Th 细胞的耐受　许多自身抗原属于一种半抗原和载体的复合体，其中 B 细胞识别的是半抗原的决定簇，T 细胞识别的是载体的决定簇，引起免疫应答时两种信号缺一不可，机体对这类抗原的耐受往往出现在相应 Th 细胞处于克隆消除或克隆无变应状态。下述情况可导致免疫应答的发生：①分子修饰。如果自身抗原被 T 细胞识别的载体部分经过修饰，改变其构造，则可被相应 Th 细胞克隆作为外来抗原识别,而具有对该抗原发生反应潜能的 B 细胞一旦获得 Th 细胞的信号,就会分化、增殖,产生大量的自身抗体。这种情况可发生在药物或微生物作用下,如使用某些药物所导致的自身免疫性溶血性贫血(autoimmune hemolytic anemia)。②协同刺激分子(costimulatory molecule)表达。抗原特异性 T 细胞的激活需同时识别表达于抗原呈递细胞的二类分子,即 MHC 分子和协同刺激分子(如 B7-1 和 B7-2)。当 T 细胞暴露于只表达自身抗原的体细胞时,表现为无反应状态。感染等可激活巨噬细胞表达协同刺激分子,同时呈递自身抗原,从而导致自身反应性 T 细胞活化。

2. 交叉免疫反应　与机体某些组织抗原成分相同的外来抗原称为共同抗原。由共同抗原刺激机体产生的共同抗体,可与相应组织发生交叉免疫反应,引起免疫损伤。例如 A 组 B 型溶血性链球菌细胞壁的 M 蛋白与人体心肌纤维的肌膜有共同抗原,链球菌感染后,抗链球菌抗体可与心肌纤维发生交叉反应,引起损害,导致风湿性心肌炎。

3. Ts 细胞和 Th 细胞功能失衡　Ts 细胞和 Th 细胞对自身反应性 B 细胞的调控作用十分重要,当 Ts 细胞功能过低或 Th 细胞功能过度时,则可有多量自身抗体形成。系统性红斑狼疮(systemic lupus erythematosus,SLE)小鼠模型的研究验证了这一结论。

4. 隐蔽抗原(sequestered antigen)释放　有些器官组织的抗原成分从胚胎期开始就与免疫系统隔离,成为隐蔽抗原,机体对这些组织、细胞的抗原成分无免疫耐受性。一旦由于外伤、感染或其他原因使隐蔽抗原释放,则可发生自身免疫反应。例如一侧眼球外伤后,可导致双侧眼球发生交感性眼炎(sympathetic ophthalmitis)。

（二）遗传因素

自身免疫性疾病的易感性与遗传因素密切相关,下列事实可说明这一情况:①一些自身免疫病如系统性红斑狼疮、自身免疫性溶血性贫血、自身免疫性甲状腺炎等均具有家族史。②有些自身免疫病与人 MHC 抗原,特别是 Ⅱ 类抗原相关。例如系统性红斑狼疮与 DR2、DR3,类风湿关节炎与 DR1、DR4,自身免疫性甲状腺炎与 DR3 有关。③在转基因大鼠可诱发自身免疫病。例如人类强直性脊柱炎(ankylosing spondylitis)与 HLA-B_{27} 关系密切,将 *HLA-B_{27}* 基因转至大鼠,可导致转基因大鼠发生强直性脊柱炎。HLA 基因在自身免疫中的确切作用尚未完全清楚。其机制可能是 HLA-Ⅱ 类基因影响自身抗原向 T 细胞的呈递过程。值得提出的是,HLA 以外的基因也与自身免疫病的易感性有关,其机制尚不清楚。

（三）微生物因素

各种微生物,包括细菌、支原体和病毒可导致自身免疫病的发生。其方式包括:①在微生物作用下,自身抗原决定簇发生改变,或微生物抗原与组织的抗原结合形成复合抗原,从而回避了 Th 细胞的耐受;②某些病毒(如 EB 病毒)和细菌产物可激活非特异性多克隆 B 细胞,从而产生自身抗体;③导致 Ts 细胞功能丧失;④存在自身抗原。

此外,自身免疫性疾病多见于女性,提示女性激素可能对某些自身免疫性疾病有促发作用。

二、自身免疫性疾病的类型

自身免疫性疾病可分为器官或细胞特异性和系统性自身免疫性疾病两种类型(表 8-1)。前者的病理损害和功能障碍仅限于抗体或致敏淋巴细胞所针对的某一器官或某一类细胞。后者的自身抗原为多器官、组织的共有成分,例如细胞核、线粒体等,故能引起多器官组织的损害。因其病变主要出现在多种器官的结缔组织或血管内,又称之为胶原病或结缔组织病。本节简述几种常见的系统性自身免疫病,其他参见有关章节相应的内容。

表 8-1　自身免疫性疾病的类型

细胞特异性自身免疫性疾病	系统性自身免疫性疾病
慢性淋巴细胞性甲状腺炎(Hashimoto thyroiditis)	系统性红斑狼疮(systemic lupus erythematosus)
自身免疫性溶血性贫血(autoimmune hemolytic anemia)	类风湿关节炎(rheumatoid arthritis)
恶性贫血伴自身免疫性萎缩性胃炎(autoimmune atrophic gastritis of pernicious anemia)	口眼干燥综合征(Sjögren syndrome)
自身免疫性脑脊髓炎(autoimmune encephalomyelitis)	炎性肌病(inflammatory myopathy)
自身免疫性睾丸炎(autoimmune orchitis)	系统性硬化(systemic sclerosis)

细胞特异性自身免疫性疾病	系统性自身免疫性疾病
肺出血肾炎综合征（Goodpasture syndrome）	结节性多动脉炎（polyarteritis nodosa）
自身免疫性血小板减少症（autoimmune thrombocytopenia）	
胰岛素依赖型糖尿病（insulin-dependent diabetes mellitus）	
重症肌无力（myasthenia gravis）	
格雷夫斯病（毒性弥漫性甲状腺肿）（Graves disease）	
原发性胆汁性肝硬化（primary biliary cirrhosis）	
自身免疫性肝炎（autoimmune hepatitis）	
溃疡性结肠炎（ulcerative colitis）	
膜性肾小球肾炎（membranous glomerulonephritis）	

（一）系统性红斑狼疮

系统性红斑狼疮是一种比较常见的全身性自身免疫病，由抗核抗体为主的多种自身抗体引起。多见于年轻女性，男女之比接近 1∶10。临床表现复杂多样，主要有发热及皮肤、肾、关节、心、肝、浆膜等损害，病程迁延反复，预后不良。

1. 病因及发病机制 免疫耐受的终止和破坏导致大量自身抗体产生是本病发生的根本原因。抗核抗体（antinuclear antibody）是其中最主要的自身抗体，可分为四类：①抗 DNA 抗体；②抗组蛋白抗体；③抗 RNA-非组蛋白性蛋白抗体；④抗核仁抗原抗体。临床上常用间接免疫荧光法检测患者血清中抗核抗体的类型，其中抗双股 DNA 和抗核糖核蛋白（Smith 抗原）抗体具有相对特异性，阳性率分别为 40% ~ 70% 和 15% ~ 30%。此外，许多患者血清中还存在抗血细胞，包括红细胞、血小板和淋巴细胞的自身抗体。本病发病机制不明，目前的研究主要集中在以下三个方面。

（1）遗传因素：遗传因素与本病的关系表现为：①在纯合子双胞胎中有很高（30%）的一致性。②SLE 患者家族成员中发病的风险明显增加。③北美白种人中 SLE 与人类白细胞共同抗原（human leucocyte antigen，HLA）DR2、DR3 有关。这可能是由于位于 HLA D 区的免疫反应基因（Ir）对抗原（包括自身抗原）所激发的免疫反应的程度有调节作用的缘故。④有些患者（6%）表现为补体成分的遗传缺陷。补体成分的缺乏可能导致循环中的免疫复合物清除障碍，从而使其在组织内沉积并引起组织损伤。

（2）免疫因素：患者体内有多种自身抗体形成，提示 B 细胞活动亢进是本病的发病基础，其原因尚未完全清楚。理论上，B 细胞克隆本身的缺陷、Th 细胞的过度刺激或 Ts 细胞功能过低皆可导致 B 细胞活动亢进。目前的研究提示，CD4+Th 细胞可能在这一过程中发挥重要作用。可以肯定的是，导致免疫功能紊乱的原因是多方面的，包括遗传因素和环境因素的作用。

（3）其他：非遗传因素在启动自身免疫反应中亦发挥一定作用。这些因素包括：①药物，采用盐酸肼屈嗪（hydralazine）和普鲁卡因胺治疗超过六个月的患者大部分可出现抗核抗体，约 15% ~ 20% 的患者可出现 SLE 样反应；②性激素对 SLE 的发生有重要影响，雄激素似有保护作用，而雌激素则有助长作用，故患者以女性为多；③紫外线照射，紫外线可通过损伤 DNA 启动 DNA-抗-DNA 免疫复合物形成。

2. 组织损伤机制 SLE 的组织损伤与自身抗体的存在有关，多数内脏病变为免疫复合物所介导（Ⅲ型变态反应），其中主要为 DNA-抗 DNA 复合物所致的血管和肾小球病变；其次为特异性抗红细胞、粒细胞、血小板自身抗体，经Ⅱ型变态反应导致相应血细胞的损伤和溶解，引起全血细胞减少（pancytopenia）。抗核抗体并无细胞毒性，但能攻击变性或胞膜受损的细胞，一旦它与细胞核接触，即可使细胞核肿胀，呈均质一片，并被挤出胞体，形成狼疮小体（苏木素小体），为诊断 SLE 的特征性依据。狼疮小体对中性粒细胞和巨噬细胞有趋化作用，在补体存在时可促进细胞的吞噬作用。吞噬了狼疮小体的细胞称狼疮细胞。

3. 病理变化 SLE 的病变多种多样，然而其中除狼疮细胞外，并无其他特异性改变。急性坏死性小动脉、细动脉炎是本病的基本病变，几乎存在于所有患者并累及全身各器官。活动期病变以纤维素样坏死为主。慢性期血管壁纤维化明显,管腔狭窄,血管周围有淋巴细胞浸润伴水肿及基质增加。

（1）皮肤:约80%的SLE患者有不同程度的皮肤损害,以面部蝶形红斑最为典型,亦可累及躯干和四肢。镜下,表皮常有萎缩、角化过度、毛囊角质栓形成、基底细胞液化,表皮和真皮交界处水肿,基底膜、小动脉壁和真皮的胶原纤维可发生纤维素样坏死,血管周围常有淋巴细胞浸润,免疫荧光证实真皮与表皮交界处有IgG、IgM及C3的沉积,形成颗粒或团块状的荧光带即"狼疮带",对本病有诊断意义。

（2）肾:约60%的SLE患者出现以狼疮性肾炎为主要表现的肾损害。原发性肾小球肾炎的各种组织学类型在狼疮性肾炎时均可出现,但以系膜增生型（10%～15%）、局灶型（10%～15%）、膜型（10%～20%）和弥漫增生型（40%～50%）常见,晚期可发展为硬化性肾小球肾炎。其中弥漫增生型狼疮性肾炎中内皮下大量免疫复合物的沉积,是SLE急性期的特征性病变。苏木素小体的出现有明确的诊断意义。肾衰竭是SLE患者的主要死亡原因。

（3）心:约半数病例有心脏受累,心瓣膜非细菌性疣赘性心内膜炎（nonbacterial verrucous endocarditis）最为典型,赘生物常累及二尖瓣或三尖瓣。

（4）关节:95%的病例有不同程度的关节受累。表现为滑膜充血水肿,单核细胞、淋巴细胞浸润,紧接上皮处浅表部位的结缔组织内可出现灶性纤维素样坏死。

（5）脾:体积略增大,滤泡增生常见。红髓中出现多量浆细胞。最突出的变化是小动脉周围纤维化,形成洋葱皮样结构。

此外,可出现肺纤维化和肝汇管区非特异性炎症。

（二）类风湿关节炎

类风湿关节炎（rheumatoid arthritis）是以多发性和对称性增生性滑膜炎为主要表现的慢性全身性自身免疫性疾病。由于炎症的加剧和缓解反复交替进行,引起关节软骨和关节囊的破坏,最终导致关节强直畸形。本病发病年龄多在25～55岁之间,也可见于儿童。女性发病率比男性高3～5倍。绝大多数患者血浆中有类风湿因子（rheumatoid factor,RF）及其免疫复合物存在。

1. 病理变化

（1）关节病变:最常发生病变的关节是手、足小关节,其次肘、腕、膝、踝、髋及脊椎等也可被累及,多为多发性及对称性。组织学上,受累关节表现为慢性滑膜炎:①滑膜细胞增生肥大,呈多层,有时可形成绒毛状突起;②滑膜下结缔组织多量淋巴细胞、浆细胞和巨噬细胞浸润,常形成淋巴滤泡;③血管新生明显,其内皮细胞可表达高水平黏附分子;④处于高度血管化、炎症细胞浸润、增生状态的滑膜覆盖于关节软骨表面形成血管翳（pannus）。随着血管翳逐渐向心性伸展和覆盖整个关节软骨表面,关节软骨严重破坏,最终血管翳充满关节腔,发生纤维化和钙化,引起永久性关节强直。

（2）关节以外的病变:由于类风湿关节炎是一种全身性疾病,因此多种器官组织可被累及。类风湿小结（rheumatoid nodule）主要发生于皮肤,其次为肺、脾、心包、大动脉和心瓣膜,具有一定特征性。镜下,小结中央为大片纤维素样坏死,周围有细胞核呈栅状或放射状排列的上皮样细胞,在外围为肉芽组织。有1/4患者可出现类风湿皮下结节。动脉可发生急性坏死性动脉炎。累及浆膜可导致胸膜炎或心包炎。

2. 病因及发病机制 本病的病因及发病机制尚不清楚,可能与遗传因素、免疫因素及感染因素有关。研究结果表明,滑膜病变中浸润的淋巴细胞大部分是活化的CD4$^+$Th细胞。而CD4$^+$Th细胞可分泌多种细胞因子和生长因子,从而激活其他免疫细胞（B细胞,其他T细胞）和巨噬细胞,后者可分泌一些炎症介质和组织降解因子。此外,IL-1和TGF-β可引起滑膜细胞和成纤维细胞增殖,刺激滑膜细胞和软骨细胞分泌蛋白水解酶和基质降解酶,导致滑膜和关节软骨的破坏。

虽然细胞免疫在类风湿关节炎中发挥主要作用,但有许多证据表明体液免疫也参与其病变的发生。近80%患者存在IgG分子Fc片段的自身抗体,即RF,存在于血清或滑膜液中。血清中RF最主要的成分是IgM,亦有IgG、IgA和IgE等。RF的出现及滴度高低与疾病的严重程度一致,因而可作为临床诊断及预后判断的重要指标。血循环中的RF在本病发生中的意义尚不确定,但存在于关节的RF被认为是导致炎症反应的原因。滑膜液中IgG型RF（IgG-抗IgG）可形成免疫复合物,固定并激活补体,吸引中性粒细胞和单核细胞游出,通过Ⅲ型变态反应引起组织损伤。导致T细胞激活或RF形成的原因尚不清楚,推测的感染因子包括EB病毒、支原体、小DNA病毒和分枝杆菌等,但尚无确切研究结果证实。

（三）口眼干燥综合征

口眼干燥综合征（Sjögren syndrome）临床上表现为眼干、口干等特征，乃唾液腺、泪腺受免疫损伤所致。本病可单独存在，也可与其他自身免疫病同时存在，后者最常见的是类风湿关节炎、SLE 等。

1. 病理变化 病变主要累及唾液腺和泪腺，其他外分泌腺包括鼻、咽、喉、气管、支气管及阴道腺体也可受累。受累腺体主要表现为大量淋巴细胞和浆细胞浸润，有时可形成淋巴滤泡并有生发中心形成，伴腺体结构破坏。泪腺结构破坏可导致角膜上皮干燥、炎症及溃疡形成（干燥性角膜结膜炎）。唾液腺的破坏可引起口腔黏膜干裂及溃疡形成。呼吸道受累可导致相应的鼻炎、喉炎、支气管炎和肺炎。近 25% 患者（尤其是抗 SS-A 抗体阳性的患者）可累及中枢神经系统、皮肤、肾和肌肉。肾脏病变主要表现为间质性肾炎伴肾小管运输障碍，与 SLE 不同，极少发生肾小球肾炎。

2. 发病机制 本病发病机制不明。研究结果提示，口眼干燥综合征是以腺管上皮为靶器官的自身免疫性疾病。高 γ-球蛋白血症和抗核抗体及 RF 的存在表明 B 细胞功能过度，其原因可能是 T_h 细胞的作用。近年来发现两种特征性抗核糖核蛋白成分的自身抗体，分别命名为抗 SS-A 和抗 SS-B，对本病的诊断有参考价值。原发患者 HLA-DR3 出现频率增加，而伴有类风湿关节炎的患者与 HLA-DR4 相关，提示原发及继发性干燥综合征的发病机制不同。

（四）炎性肌病

本病不常见，分为三种：皮肌炎、多发性肌炎及包含体肌炎。以上三种类型可单独发生，也可与其他类型的自身免疫性疾病伴发，如系统性硬化。

1. 皮肌炎 病变累及皮肤及肌肉，特点是皮肤出现典型的红疹及对称性缓慢进行性肌无力。最初累及近端肌肉，远端肌肉受累及运动障碍发生较晚。1/3 的患者由于口咽及食管肌肉受累造成吞咽困难。有些患者可以出现肌肉以外的表现包括间质性肺病、血管炎和心肌炎。皮肌炎有较高内脏恶性肿瘤的发生率。病理变化：在小血管周围及周围结缔组织有炎症细胞浸润。典型的是在肌束的周边有少量萎缩的肌纤维。即使炎症轻微或没有炎症细胞浸润，这种肌束周边的肌萎缩的存在仍可以诊断。血管内皮损伤及纤维化导致肌肉内血管减少。肌束周边的肌萎缩可能与这一区域血流减少有关。另外，可有肌纤维坏死、再生。

2. 多发性肌炎 是以肌肉损伤和炎症反应为特征的自身免疫病。临床表现主要为肌肉无力，常为双侧对称，往往起始于躯干、颈部和四肢的肌肉。组织学上，主要表现为淋巴细胞浸润及肌纤维的变性和再生。本病的发生可能是由细胞毒性 T 细胞所介导。大多数患者有抗核抗体存在，其中抗 t-RNA 合成酶的 Jo-1 抗体具有特异性。

3. 包含体肌炎 近来才发现的一种炎性肌病。开始累及远端肌肉。特别是膝部伸肌及腕和手指的屈肌。肌肉无力可以是不对称的。这是一种隐匿发展性疾病，患者多在 50 岁以上。病理改变：包含体肌炎的特点为围绕血管周围的炎症细胞浸润，肌细胞内有空泡，周围有嗜碱性颗粒。另外，空泡状的肌纤维含有淀粉样沉积物，刚果红染色阳性。电镜下，胞质及核内有丝管状包含体。浸润的炎症细胞与多发性肌炎相似。

（五）系统性硬化

系统性硬化以全身多个器官间质纤维化和炎症性改变为特征，主要累及皮肤，以往称为硬皮病（scleroderma）。胃肠道、肾脏、心脏、肌肉及肺也常常受累。本病可发生于任何年龄，以 30～50 岁多见，男女之比为 1：3。临床上，系统性硬化分为两类：①弥漫性：特点是在发病时皮肤广泛受累伴快速进展，早期即有内脏受累；②局限性：相对局限性的皮肤受累，如手指、前臂、面部及其他部位，内脏受累较晚，预后相对较好。

1. 病因及发病机制 本病病因不明。纤维化是本病的特征性病变，其启动可能与免疫系统激活、血管损伤及成纤维细胞活化有关。但三者之间的关系及相互作用机制尚不清楚，其过程可能是：识别某一与本病相关的 CD4+T 细胞在皮肤内积聚并释放细胞因子，从而激活肥大细胞和巨噬细胞，后者活化后可释放能激活纤维细胞的细胞因子和生长因子，如 IL-1、PDGF 和 FGF 等，最终导致纤维化。

高丙种球蛋白血症和抗核抗体的出现表明 B 细胞活化过度，两种自身抗体对本病具有相对特异性，一为抗 DNA 拓扑异构酶-1（DNA topoisomerase 1）抗体（Sc1-70），存在于 70%～75% 弥漫性硬皮病患者，而其他胶原病患者此抗体阳性率低于 1%；另一为抗着丝点抗体，存在于 60%～80% 限制性硬皮病患者。但也有学者认为，B 细胞的活化与纤维化无关。

硬皮病早期即可出现小血管病变。临床观察发现，100% 的硬皮病患者指小动脉出现纤维化，可能由于内皮损伤的反复发生伴血小板凝集导致血小板源性生长因子的释放（如 PDGF、TGF-β），引起管壁纤维化。其结果可造成管腔狭窄，从而导致组织缺氧而引起纤维化。

2. 病理变化

（1）皮肤：病变由指端开始，向心性发展，累及前臂、肩、颈、面部。镜下，疾病早期仅表现为真皮水肿，血管周围 CD4+T 细胞浸润。随着病变的发展，真皮中胶原纤维明显增加，表皮萎缩变平，附属器萎缩消失，真皮内小血管壁增厚、玻璃样变。有时可出现局灶性或弥漫性皮下组织钙化，尤其是限制性硬皮病患者更易发生钙化（calcification），并可出现雷诺现象（Raynaud phenomenon）、食管蠕动障碍（esophageal dysmotility）、手指硬皮病（sclerodactyly）和毛细血管扩张（telangiectasia），即 CREST 综合征。晚期手指细而呈爪状，关节活动受限，有时指端坏死甚至脱落。面部无表情呈假面具状。

（2）消化道：约 80% 患者消化道受累，主要表现为管壁进行性萎缩和纤维化，伴血管周围淋巴细胞浸润，小血管壁进行性增厚。

（3）肾：叶间小动脉病变最为突出，表现为内膜黏液样变性，伴内皮细胞增生及随后的管壁纤维化，引起管腔明显狭窄，部分病例伴有细动脉纤维素样坏死。约 50% 患者死于肾衰竭。

（4）肺：可出现弥漫性间质纤维化，肺泡扩张、肺泡间隔断裂，形成囊样空腔，本病是造成蜂窝肺的重要原因之一。

此外，关节和骨骼肌也可受累，导致关节周围结缔组织硬化和肌肉萎缩。

（李一雷）

第三节　免疫缺陷病

免疫缺陷病（immunodeficiency disease）是一组由于免疫系统发育不全或遭受损害所致的免疫功能缺陷而引发的疾病。有两种类型：①原发性免疫缺陷病，又称先天性免疫缺陷病，与遗传有关，多发生在婴幼儿；②继发性免疫缺陷病，又称获得性免疫缺陷病，可发生在任何年龄，多因严重感染，尤其是直接侵犯免疫系统的感染、恶性肿瘤、应用免疫抑制剂、放射治疗和化疗等原因引起。

免疫缺陷病的临床表现因其性质不同而异，体液免疫缺陷的患者产生抗体的能力低下，因而发生连绵不断的细菌感染。淋巴组织内无生发中心，也无浆细胞存在。血清免疫球蛋白定量测定有助于这类疾病的诊断。细胞免疫缺陷在临床上可表现

为严重的病毒、真菌、胞内寄生菌（如结核分枝杆菌等）及某些原虫的感染。患者的淋巴结、脾及扁桃体等淋巴样组织发育不良或萎缩，胸腺依赖区和周围血中淋巴细胞减少，功能下降，迟发性变态反应微弱或缺如。免疫缺陷患者除表现难以控制的机会性感染（opportunistic infection）外，自身免疫性疾病及恶性肿瘤的发病率也明显增高。

一、原发性免疫缺陷病

原发性免疫缺陷病是一组少见病，与遗传相关，常发生在婴幼儿，出现反复感染，严重威胁生命。按免疫缺陷性质的不同，可分为体液免疫缺陷为主、细胞免疫缺陷为主以及两者兼有的联合性免疫缺陷三大类。此外，补体缺陷、吞噬细胞功能缺陷等非特异性免疫缺陷也属于此类（表 8-2）。

表 8-2　原发性免疫缺陷病的常见类型

体液免疫缺陷为主	联合性免疫缺陷病
原发性丙种球蛋白缺乏症	重症联合性免疫缺陷病
孤立性 IgA 缺乏症	Wiscott-Aldrich 综合征
普通易变免疫缺陷病	毛细血管扩张性共济失调症
细胞免疫缺陷为主	腺苷酸脱氢酶缺乏症
DiGeorge 综合征	吞噬细胞功能障碍
Nezelof 综合征	补体缺陷
黏膜皮肤念珠菌病	

二、继发性免疫缺陷病

继发性免疫缺陷病较原发性者更为常见。许多疾病可伴发继发性免疫缺陷病，包括感染（风疹、麻疹、巨细胞病毒感染、结核病等）、恶性肿瘤（霍奇金淋巴瘤、白血病、骨髓瘤等）、自身免疫病（SLE、类风湿关节炎等）、免疫球蛋白丧失（肾病综合征）、免疫球蛋白合成不足（营养缺乏）、淋巴细胞丧失（药物、系统感染等）和免疫抑制剂治疗等。

继发性免疫缺陷病可因机会性感染引起严重后果，因此及时的诊断和治疗十分重要。本节仅叙述发病率日增而死亡率极高的获得性免疫缺陷综合征（acquired immunodeficiency syndrome，AIDS），即艾滋病。

获得性免疫缺陷综合征乃由一种逆转录病毒即人类免疫缺陷病毒（human immunodeficiency

virus,HIV)感染引起,其特征为免疫功能缺陷伴机会性感染和(或)继发性肿瘤。临床表现为发热、乏力、体重下降、全身淋巴结肿大及神经系统症状。本病 1981 年首先由美国疾病控制中心报道,目前已遍布全球。艾滋病在我国的传播分为三个阶段:第一阶段为传入期,1985—1989 年以国外传入为主;第二阶段为播散期,自 1989 年后,国内感染急剧上升;第三阶段为流行期,即 HIV 已在普通人群中存在。因此,艾滋病的防治工作已经成为医疗卫生工作者当前面临的严峻课题。

(一) 病因及发病机制

1. 病因　本病由 HIV 感染所引起,HIV 属逆转录病毒科,慢病毒亚科,为单链 RNA 病毒。已知 HIV 分为 HIV-1 和 HIV-2 两个亚型,分别发现于 1983 年和 1985 年。世界各地的 AIDS 主要由 HIV-1 所引起,HIV-2 在西非地区呈地方性流行。按世界卫生组织和美国国立卫生研究所沿用的亚型分类标准,HIV-1 又被分为 A 至 H 及 O 共 9 个亚型。1999 年分子流行病学调查证实我国已有 HIV-2 型病毒存在,并首次从基因水平上确认我国存在 HIV-1 和 HIV-2 的混合感染。迄今为止我国已有 2 个病毒类型(HIV-1 和 HIV-2)及其 8 种亚型存在。

HIV-1 病毒结构已清楚,为圆形或椭圆形,病毒核心由两条 RNA 链(病毒基因组)、逆转录酶和核心蛋白 p17 及 p24 构成,并由来自宿主细胞的脂质膜包被,膜上嵌有由病毒编码的糖蛋白即外膜蛋白 gp120 和跨膜蛋白 gp41(图 8-1),在感染宿主细胞过程中发挥重要作用。HIV-1 基因组包括 9 个基因,其中 gag、pol 和 env 基因分别编码核心蛋白、逆转录酶和嵌于膜上的糖蛋白。env 基因在各病毒株间变异甚大。此外,尚有 3 个具有调控病毒复制功能的基因,包括 tat、rev 和 nef 基因。其余 vif、vpr 和 vpu 基因的功能尚不清楚。最近发现一些通过血液途径感染缺乏 nef 基因的 HIV 的患者并未发展为 AIDS,提示可将病毒调控蛋白(如 nef 基因编码的蛋白)作为抗 AIDS 药物的靶点,或采用缺乏关键调控蛋白的 HIV 突变体作为疫苗。

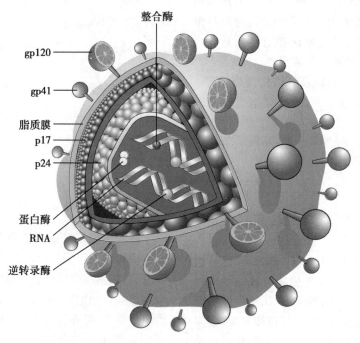

图 8-1　HIV-1 结构模式图

患者和无症状病毒携带者是本病的传染源。HIV 主要存在于宿主血液、精液、子宫和阴道分泌物和乳汁中。其他体液如唾液、尿液或眼泪中偶尔可分离出病毒,但迄今为止尚无证据表明能够传播本病。AIDS 的传播途径包括:①性接触传播,同性恋或双性恋男性曾是高危人群,占报告病例的 60% 以上。但目前经异性性传播已成为世界 HIV 流行的普遍规律。据世界卫生组织估计,目前全球 HIV 感染者中 3/4 是通过异性性接触感染。②应用污染的针头作静脉注射。③输血和血制品的应用。④母体病毒经胎盘感染胎儿或通过哺乳、黏膜接触等方式感染婴儿。⑤医务人员职业性传播,少见。

2. 发病机制 其发病机制包括以下两个方面（图8-2）。

（1）HIV感染CD4⁺T细胞：CD4分子是HIV的主要受体，故CD4⁺T细胞在HIV直接和间接作用下，细胞功能受损和大量细胞被破坏，导致细胞免疫缺陷。由于其他免疫细胞均不同程度受损，因而促进各种严重的机会性感染和肿瘤发生。

当HIV进入人体后，嵌于病毒包膜上的gp120与CD4⁺T细胞膜上CD4受体结合，同时，HIV又以趋化因子受体CXCR4和CCR5作为共受体（coreceptor）进行识别，即HIV必须同时与CD4受体和共受体结合后才能进入细胞内。CXCR4为HIV附着淋巴细胞所必需，而CCR5则促进HIV进入巨噬细胞。进入细胞后，病毒RNA链经逆转录酶的作用在细胞内合成反义链DNA，然后被运送至细胞核，在核内经聚和酶作用复制为双股DNA，经整合酶的作用，与宿主基因组整合。整合后的环状病毒DNA称前病毒（provirus），此时病毒处于潜伏状态。经数月至数年的临床潜伏期，前病毒可被某些因子所激活（如肿瘤坏死因子、IL-6等）而开始不断复制，在细胞膜上装配成新病毒并以芽生方式释放入血，释出后的病毒再侵犯其他靶细胞。病毒复制的同时可直接导致受感染CD4⁺T细胞破坏、溶解。因CD4⁺T细胞在免疫应答中起核心作用，CD4⁺T细胞的消减可导致：①淋巴因子产生减少；②CD8⁺T细胞的细胞毒活性下降；③巨噬细胞溶解肿瘤细胞、杀灭胞内寄生菌、原虫的功能减弱；④NK细胞功能降低；⑤B细胞在特异性抗原刺激下不产生正常的抗体反应，而原因不明的激活和分化引起高丙种球蛋白血症；⑥作用于骨髓中造血干细胞，影响造血细胞的分化。

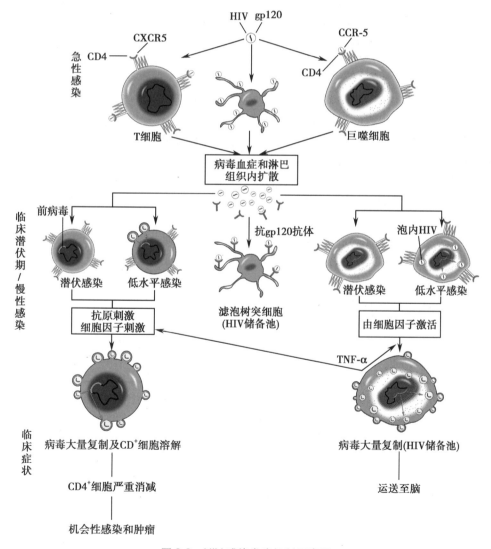

图8-2 HIV感染发病机制示意图

（2）HIV 感染组织中单核巨噬细胞：存在于脑、淋巴结和肺等器官组织中的单核巨噬细胞可有 10%～50% 被感染，其感染过程与 CD4$^+$T 细胞存在不同之处，具体表现在：①因巨噬细胞表达低水平 CD4，所以 HIV 一方面可通过 gp120 与 CD4 结合的方式感染巨噬细胞；另一方面也可通过细胞的吞噬作用进入细胞或经 Fc 受体介导的胞饮作用而使由抗体包被的 HIV 进入细胞。②病毒可在巨噬细胞内大量复制，但通常储存于胞质内，不像 CD4$^+$T 细胞那样在胞膜上大量出芽。单核巨噬细胞能抵抗 HIV 的致细胞病变作用，因而不会迅速死亡，反可成为 HIV 的储存场所，并在病毒扩散中起重要作用。它们可携带病毒通过血脑屏障，从而引起中枢神经系统感染。

近来的研究结果表明，淋巴结生发中心的滤泡树突细胞也可受到 HIV 的感染并成为 HIV 的"储备池"。其树突可表达 IgG 的 Fc 受体，从而与由 IgG 型抗体包被的 HIV 结合，使病毒进入细胞内（图 8-2）。综合以上后果，导致严重免疫缺陷，构成了 AIDS 发病的中心环节。

（二）病理变化

病变可归纳为全身淋巴组织的变化、机会性感染和恶性肿瘤三个方面。

1. **淋巴组织的变化** 早期，淋巴结肿大。镜下，最初有淋巴滤泡明显增生，生发中心活跃，髓质内出现较多浆细胞。电镜下或通过原位杂交法检测，HIV 分子位于生发中心内，主要集中于滤泡树突细胞，也可出现于巨噬细胞及 CD4$^+$细胞。随后滤泡外层淋巴细胞减少或消失，小血管增生，生发中心被零落分割。副皮质区的 CD4$^+$细胞进行性减少，代之以浆细胞浸润。晚期的淋巴结病变，往往在尸检时才能看到，呈现一片荒芜，淋巴细胞几乎消失殆尽，仅有一些巨噬细胞和浆细胞残留。有时特殊染色可显现大量分枝杆菌、真菌等病原微生物，却很少见到肉芽肿形成等细胞免疫反应性病变。

脾、胸腺也表现为淋巴细胞减少。

2. **继发性感染** 多发性机会感染是本病另一特点，感染范围广泛，可累及各器官，其中以中枢神经系统、肺、消化道受累最为常见。由于严重的免疫缺陷，感染所致的炎症反应往往轻而不典型。如肺部结核分枝杆菌感染很少形成典型的肉芽肿性病变，而病灶中的结核分枝杆菌却甚多。

70%～80% 的患者可经历一次或多次肺孢菌（pneumocystis）感染，在艾滋病因机会感染而死亡的病例中，约一半死于肺孢菌感染，因而对诊断本病有一定参考价值。

约 70% 的病例有中枢神经系统受累，其中继发性机会感染有弓形虫（toxoplasma）或新型隐球菌（Cryptococcus neoformans）感染所致的脑炎或脑膜炎；巨细胞病毒（cytomegalovirus）和乳头状瘤空泡病毒（papovavirus）所致的进行性多灶性白质脑病等。由 HIV 直接引起的疾病有脑膜炎、亚急性脑病、痴呆等。这一情况提示，除淋巴细胞、巨噬细胞外，神经系统也是 HIV 感染的靶组织。

3. **恶性肿瘤** 约有 30% 的患者可发生 Kaposi 肉瘤。其他常见的伴发肿瘤为淋巴瘤。

（三）临床病理联系

本病潜伏期较长，一般认为经数月至 10 年或更长才发展为 AIDS。近年世界卫生组织和美国疾病控制中心修订了 HIV 感染的临床分类，将其分为三大类：①A 类，包括急性感染、无症状感染和持续性全身淋巴结肿大综合征；②B 类，包括免疫功能低下时出现的 AIDS 相关综合征、继发细菌及病毒感染和发生淋巴瘤等；③C 类，患者已有严重免疫缺陷，出现各种机会性感染、继发性肿瘤以及神经系统症状等 AIDS 表现。

而 AIDS 按病程可分为三个阶段：①早期或称急性期，感染 HIV3～6 周后可出现咽痛、发热、肌肉酸痛等一些非特异性表现。病毒在体内复制，但由于患者尚有较好的免疫反应能力，2～3 周后这种症状可自行缓解。②中期或称慢性期，机体的免疫功能与病毒之间处于相互抗衡阶段，在某些病例此期可长达数年或不再进入末期。此期病毒复制持续处于低水平，临床可以无明显症状或出现明显的全身淋巴结肿大，常伴发热、乏力、皮疹等。③后期或称危险期，机体免疫功能全面崩溃，患者有持续发热、乏力、消瘦、腹泻，并出现神经系统症状，明显的机会性感染及恶性肿瘤，血液化验可见淋巴细胞明显减少，CD4$^+$细胞减少尤为显著，细胞免疫反应丧失殆尽（图 8-3）。

本病的预后差，目前抗 HIV 治疗主要采用逆转录酶抑制剂和蛋白酶抑制剂。现主张联合用药，如齐多夫定、拉米夫定和 IDV 联合应用，称高效抗逆转录病毒疗法，可使 AIDS 的机会性感染和继发性肿瘤发病率平均下降 80%～90%，血浆病毒量降低至 50copy/ml 以下。艾滋病疫苗的研究已经取得一些进展，并开始试用于人类，但其前景不宜过分乐观，存在进一步开发安全和具免疫持久性的免疫原、选择接种对象等基本问题。当前，采取有效预防措施仍是防止 AIDS 流行的关键。

（李一雷）

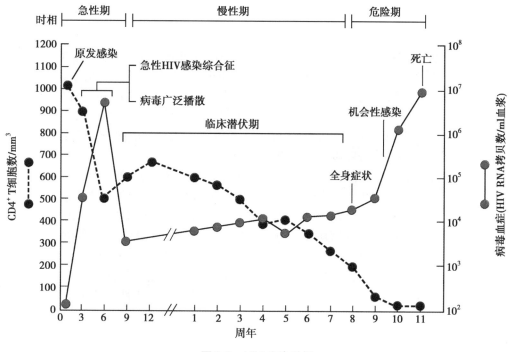

图 8-3 HIV 感染时相

第四节 器官和骨髓移植

机体的某种细胞、组织或器官因某些病变或疾病的损伤而导致不可复性结构及功能损害时,采用相应健康细胞、组织或器官植入机体的过程称之为细胞、组织或器官移植,统称移植(transplantation),是临床重要治疗手段之一。根据供体的来源可将移植分为:①自体移植(autoplastic transplantation);②同种异体移植(allotransplantation);③异种移植(heterotransplantation)。移植成败的关键,即移植物能否长期存活并发挥功能取决于供体的移植物能否适应新的受体环境而为受体所容纳和接受,本质上也就是移植免疫的问题。本节着重介绍移植排斥反应及其机制、实体器官移植及骨髓移植时排斥反应的类型和病理变化。

一、移植排斥反应及机制

在同种异体细胞、组织和器官移植时,受者的免疫系统常对移植物产生移植排斥反应(transplant rejection),这是一个十分复杂的免疫学现象,涉及细胞和抗体介导的多种免疫损伤机制,这些机制均针对移植物中的人类白细胞抗原(human leukocyte antigen,HLA),供者与受者 HLA 的差异程度决定了排斥反应的轻或重。

(一) 单向移植排斥理论

同种异体移植物排斥反应的方式与受体(recipient)或宿主的免疫反应状况、移植物的性质有密切关系。在免疫功能正常的个体,接受异体移植物后,若不经任何免疫抑制处理,将立即发生宿主免疫系统对移植物的排斥反应,即宿主抗移植物反应(host versus graft reaction,HVGR),导致移植物被排斥,其过程既有细胞介导的免疫反应又有抗体介导的免疫反应参与。

1. T 细胞介导的排斥反应 在人体和实验性移植中证实,T 细胞介导的迟发性超敏反应与细胞毒作用对移植物的排斥起着重要作用。移植物中供体的淋巴细胞(过路细胞)、树突细胞等具有丰富的 HLA-Ⅰ、Ⅱ,是主要的致敏原。它们一旦被宿主的淋巴细胞识别,即可使 CD8+细胞分化,成为成熟的 CD8+细胞毒性 T 细胞,溶解破坏移植物。同时,使 CD4+细胞活化,启动经典的迟发型超敏反应。此外,与迟发型超敏反应相伴随的微血管损害、组织缺血及巨噬细胞介导的破坏作用,也是移植物损毁的重要机制。

2. 抗体介导的排斥反应 T 细胞在移植排斥反应中无疑起着主要作用,但抗体也能介导排斥反应,其形式有两种:①过敏排斥反应,发生在移植前循环中已有 HLA 抗体(循环抗体)存在的受者。该抗体可来源于既往多次妊娠、接受输血、或某些表面抗原与供者 HLA 有交叉反应的细菌或病毒感染。在这种情况下,循环抗体固定于移植物的血管内皮,固定并激活补体,引起血管内皮受损,导致血管壁的炎症、血栓形成和组织坏死,可立即发生移植排斥反应。②在原来并未致敏的个体中,随着 T 细胞介导的排斥反应的形成,可同时有抗 HLA 抗体形成,造成移植物损害。

此外,在机体的免疫功能缺陷,而移植物又具有大量的免疫活性细胞(如骨髓、胸腺移植)的情况下,宿主无力排斥植入的组织器官,而移植物中的供体免疫活性细胞可被宿主的 HLA 所活化,产生针对宿主组织细胞的免疫应答,即移植物抗宿主反应(graft versus host reaction,GVHR),可导致宿主全身性的组织损伤,称移植物抗宿主病(graft versus host disease,GVHD)。

(二) 双向移植排斥理论

单向移植排斥理论反映了自然状态下移植排斥规律,但在临床器官移植的条件下,即受者由于终身使用免疫抑制药物,移植排斥的方式和特点可能与自然状态不同。20 世纪 90 年代中期,一系列临床发现使移植排斥理论框架发生重大改变。双向移植排斥理论的主要观点如下。

1. 具有血管的器官移植一旦血流接通后,即发生细胞迁移,移植物中的过路细胞(主要为各种具有免疫功能的细胞)可移出移植物进入受体体内并分布于全身各组织;而受者的白细胞可进入移植物内。在强有力的免疫抑制的情况下,宿主往往不能完全清除过路细胞。因此,在实体器官移植和骨髓移植中,可同时发生宿主抗移植物反应(HVGR)和移植物抗宿主反应(GVHR)。只是在不同的移植类型中二者的强度不同,但皆形成二者共存现象。

2. 在持续的免疫抑制剂作用下,这种相互免疫应答可因诱导各种免疫调节机制而逐渐减弱,最终达到一种无反应状态,形成供、受体白细胞共存的微嵌合现象(microchimerism)。

3. 微嵌合状态长期存在可导致受者对供者器官的移植耐受。具有过路细胞越多的器官,越易形成移植耐受。

4. 不成熟树突细胞在微嵌合体形成的移植耐受中发挥关键作用。树突细胞存在于非淋巴组织如肝、肾、皮肤和血液等。不成熟的树突细胞表达低水平 MHC 分子,不表达 B7 分子,具有极强的摄取、处理和一定的呈递抗原的能力,但由于缺乏 B7 协同刺激分子,所以不能活化 T 细胞,反而引起 T

细胞凋亡,导致移植耐受。

微嵌合现象的发现及双向移植排斥理论的提出是移植免疫学发展史上的一个重要的理论突破,并开始逐渐被接受。尽管其尚需在进一步研究中不断修正和逐步完善。目前争论较多的是微嵌合状态与移植耐受的关系,而移植排斥的规律性变化及其机制尚未完全清楚。

(三) 参与移植排斥反应的相关分子与细胞因子

1. Fas 和 Fas 配体系统　Fas 又名 Apo-1,现被称为 CD95 分子,为 I 型跨膜蛋白,属肿瘤坏死因子受体超家族(TNFR)成员。其主要以膜受体的形式存在,但在转录水平的不同剪接可产生可溶性分子。Fas 配体(Fas ligand,FasL)为 Ⅱ 型跨膜蛋白,与 TNF 家族有较大的同源性。FasL 也可分泌或脱落至细胞外,成为可溶性分子发挥旁分泌或自分泌功能。Fas 在组织中的分布较广泛,尤其在外周 T、B 淋巴细胞、NK 细胞、单核细胞以及成纤维细胞、内皮细胞和上皮细胞表达水平较高。而 FasL 在体内的表达较局限,仅见于活化的 T 淋巴细胞、巨噬细胞以及眼部组织。Fas 的主要功能是引起细胞凋亡。当 Fas 结合了 Fas 抗体、表达有 FasL 的细胞或 FasL 分子结合后,则可以启动该细胞的凋亡。Fas-FasL 系统的这一作用主要介导细胞毒性 T 淋巴细胞(CTL)对靶细胞的杀伤作用,即 CTL 识别靶细胞后,立即诱导自身表达 FasL,后者与靶细胞表面的 Fas 结合,活化靶细胞的自杀程序从而产生细胞毒性。Fas-FasL 已被用于移植治疗实验研究中以提高移植物的存活率。Lau 等将表达 FasL 的成肌细胞与胰岛共移植,发现移植胰岛细胞的存活时间明显延长,肯定了 Fas-FasL 在同种异体移植中对移植物的免疫保护作用。之后,Fas-FasL 的这一作用在肾、肝、胰岛等器官移植以及骨髓移植的研究中得到充分证实。但是近年来,有实验表明 FasL 的异常表达对移植物不但起不到免疫保护的作用,反而导致中性粒细胞聚集而引起炎症反应,破坏移植物中 FasL$^+$ 细胞及宿主细胞。研究表明过表达的 FasL 是通过激活巨噬细胞,使其分泌炎症前细胞因子(IL-1B),从而诱导巨噬细胞炎性蛋白等炎性细胞趋化因子的分泌,最终导致中性粒细胞聚集。因而研究人员认为,防止此类炎性反应是使 Fas-FasL 正常发挥免疫保护作用首要问题。

2. 细胞因子　细胞因子(cytokines)是淋巴细胞、单核细胞等免疫细胞和内皮细胞、上皮细胞及成纤维细胞等非免疫细胞经刺激后分泌的生物活性物质,参与体内免疫应答及炎症反应、刺激骨髓造血等功能,包括白介素(interleukin,IL)、转化生长因子(transforming growth factor,TGF)、干扰素(interferon,IFN)等。TGF-β1 是一种可溶性的免疫抑制性细胞因子,它能抑制细胞毒性 T 细胞的产生,改变 T 淋巴细胞表面受体的表达,发挥多种免疫抑制效应。IL-10 和 IL-4 是 Th2 源性的细胞因子,具有抗炎和免疫隔离作用。研究发现 IL-10 是通过减少 INFC 的产生,增加 TGF-β 的分泌而改变了白细胞的正常功能状态,从而起到抗炎和免疫隔离的作用。IL-4 是一种 B 细胞增殖和分化因子,可促进免疫提呈。将上述分子直接表达于同种异体移植物上可以延长其存活时间。

3. 共刺激因子 T 淋巴细胞活化需要抗原呈递细胞提供的共刺激因子(costimulating factors)来实现。B7 蛋白是免疫球蛋白超家族中的一种跨膜糖蛋白,是目前人们所知的最有潜力的共刺激分子。这一免疫球蛋白超家族是通过与其在 T 细胞表面的 CD28、CTLA-4 受体起到共刺激作用的。B7-1(CD80,B7PBB1)表达于树突细胞、活化的 B 细胞、T 细胞和巨噬细胞表面。B7-2(CD86,B70)与 B7-1 位于同一染色体上,表达模式相同,但其表达于其他单核细胞上,且表达时间早于 B7-1。CTL 细胞抗原4 免疫球蛋白(CTLA-4 Ig)是一种能高效地与 B7-1 配体结合的融合免疫球蛋白,从而阻断其与 CD28 和 CTLA4 的相互作用。

二、实体器官移植排斥反应的病理改变

实体器官移植排斥反应按形态变化及发病机制的不同有超急性排斥反应、急性排斥反应和慢性排斥反应三类。兹以肾移植中各类排斥反应的病理变化为例加以说明。类似的变化亦可见于其他组织、器官的移植。

(一)超急性排斥反应

一般于移植后数分钟至数小时出现。本型反应的发生与受者血循环中已有供体特异性 HLA 抗体存在,或受者、供者 ABO 血型不符有关。本质上属Ⅲ型变态反应,以广泛分布的急性小动脉炎、血栓形成和由此引起的组织缺血性坏死为特征。现因术前已广泛采用了组织交叉配型,故本型已属少见。

移植肾肉眼观表现为色泽迅速由粉红色转变为暗红色,伴出血或梗死,出现花斑状外观。镜下表现为广泛的急性小动脉炎伴血栓形成及缺血性坏死。

(二)急性排斥反应

较常见,在未经治疗者此反应可发生在移植后数天内;而经免疫抑制治疗者,可在数月或数年后突然发生。此种排斥反应可以细胞免疫为主,主要表现为间质内单个核细胞浸润;也可以体液免疫为主,以血管炎为特征;有时两种病变可同时看到。

1. 细胞型排斥反应 常发生在移植后数月,临床上表现为骤然发生的移植肾衰竭。镜下,可见肾间质明显水肿伴以 CD4⁺ 和 CD8⁺T 细胞为主的单个核细胞浸润。肾小球及肾小管周围毛细血管中有大量单个核细胞,可侵袭肾小管壁,引起局部肾小管坏死。

2. 血管型排斥反应 主要为抗体介导的排斥反应。抗体及补体的沉积引起血管损伤,随后出现血栓形成及相应部位的梗死。此型更常出现的是亚急性血管炎,表现为成纤维细胞、平滑肌细胞和泡沫状巨噬细胞增生所引起的内膜增厚,常导致管腔狭窄或闭塞。

(三)慢性排斥反应

慢性排斥反应乃由急性排斥反应延续发展而成,常表现为慢性进行性的移植器官损害,其突出病变是血管内膜纤维化,引起管腔严重狭窄,从而导致肾缺血,其形态表现为肾小球毛细血管襻萎缩、纤维化、玻璃样变,肾小管萎缩,间质除纤维化外尚有单核细胞、淋巴细胞及浆细胞浸润。

三、骨髓移植排斥反应的病理改变

骨髓移植可纠正受者造血系统及免疫系统的不可逆损伤,目前已应用于造血系统肿瘤、再生障碍性贫血、免疫缺陷病和某些非造血系统肿瘤等严重疾病。骨髓移植所面临的两个主要问题是移植物抗宿主病(GVHD)和移植排斥反应。

GVHD 可发生于具有免疫活性细胞或其前体细胞的骨髓移植入由于原发性疾病或因采用药物、放射线照射而导致免疫功能缺陷的受者体内。当其接受骨髓移植后,来自于供者骨髓的免疫活性细胞可识别受者组织并产生免疫应答,使 CD4⁺ 和 CD8⁺T 细胞活化,导致受者组织损害。GVHD 可分为急性、慢性两种。急性 GVHD 一般在移植后 3 个月内发生,可引起肝、皮肤和肠道上皮细胞坏死。肝小胆管破坏可导致黄疸;肠道黏膜溃疡可导致血性腹泻;皮肤损害主要表现为局部或全身性斑丘疹。慢性 GVHD 可以是急性 GVHD 的延续或在移植后 3 个月自然发生,其皮肤病变类似于硬皮病。

GVHD 为致死性并发症,虽可在移植前通过 HLA 配型降低其排斥反应的强度,但不能彻底根除。可能的解决途径为去除供者骨髓中的 T 细胞,临床观察发现,此途径虽可降低 GVHD 的发生率,却使移植失败和白血病复发的几率增加。看来多功能 T 细胞不仅可介导 GVHD,也为移植物的存活及去除白血病细胞所必需。

同种异体骨髓移植的排斥反应由宿主的 T 细胞和 NK 细胞介导。T 细胞介导的排斥反应机制与实体器官的排斥反应机制相同,而供体骨髓细胞因为不能与表达于 NK 细胞表面的宿主自身 HLA-1 分子特异性的抑制性受体结合,而被 NK 细胞直接破坏。

(李一雷)

主要参考文献

[1] Kumar V, Abbas AK, Fausto N, et al. Robbins and Cotran pathologic basis of disease. 8th ed. Philadelphia: Saunders, 2010.

[2] Kumar V, Abbas AK, Aster JC. Robbins basic pathology. 9th ed. Elsevier Saunders, 2012.

[3] 李留洋,姜松,姜汉英. 临床排斥反应 // 夏穗生,于立新,夏求明. 器官移植学. 上海:上海科学技术出版社,2009:57-99.

[4] Yamate J, Kuribayashi M, Kuwamura M, et al. Differential immunoexpressions of cytoskeletons in renal epithelial and interstitial cells in rat and canine fibrotic kidneys, and in kidney-related cell lines under fibrogenic stimuli. Exp Toxicol Pathol, 2005, 57(2):135-147.

重要网址:
1. http://www.aai.org
2. http://www.idealibrary.com
3. http://www.blacwell-science.com/imm
4. http://elsevier.com/locate/contentsdirect

第九章　间质病理学

正常情况下,间质与实质共同构成完整的组织或器官结构,支持实质细胞履行正常功能。但在病理状态下,间质都有不同程度的变化。间质的改变不仅可以使组织或器官的形态发生改变,功能出现异常,而且还能影响疾病的进展。近年来,间质在正常生理和病理状态下的作用已受到高度关注,但还没有搞清楚相关作用机制。本章扼要介绍间质的概念、实质和间质的相互作用、间质变化在疾病发生发展中的作用。重点介绍肝、肺、肾纤维化的病理特征和发生机制。

第一节　实质和间质的相互作用

一、实质和间质的基本概念

机体的任何组织都是由实质和间质两部分构成。文献所指的实质就是指构成组织或器官的实质细胞。实质细胞是指一个组织或器官内承担该组织或器官主要功能的细胞,例如心脏的实质细胞是心肌细胞,肝脏的实质细胞是肝细胞,这些脏器只有一种实质细胞;又如胰腺的实质细胞有腺泡细胞、导管上皮细胞和胰岛细胞,胰岛细胞又细分为不同的类型,这些细胞行使不同的功能;肾单位是肾脏的基本功能单位,肾单位由多种细胞构成,如肾小管上皮细胞、球旁细胞和肾小体的各种细胞,所以胰腺和肾脏的实质细胞就有多种。因此,实质细胞的种类依组织或器官不同而不同,这些都是由其执行的功能所决定的。

除了实质以外的其他成分就是间质,间质包括纤维结缔组织、血管、脂肪组织和各种细胞成分。以前一直认为间质主要起辅助作用,支撑实质细胞发挥特异组织或器官的功能。现代研究发现间质也具有重要的作用,如血管还承载提供营养和带走代谢产物的功能,肿瘤的间质可促进肿瘤细胞的侵袭、转移等。

实质和间质按特定的结构形成执行特定功能的组织或器官。这一系列结构的形成过程都是在胚胎发育过程中完成的。

还有一点必须明确,实质和间质的概念是相对的。如纤维细胞、内皮细胞、脂肪细胞、神经纤维等,在癌组织中属于间质,但在纤维瘤、血管瘤、脂肪瘤和神经纤维瘤中则是实质。

二、间质的组成、结构及功能

间质包括细胞成分和非细胞成分。间质中的细胞有纤维细胞和成纤维细胞、炎症细胞(淋巴细胞、单核/巨噬细胞、粒细胞、肥大细胞)、血管细胞(内皮细胞和周细胞)、脂肪细胞等。非细胞成分是指各种纤维(胶原纤维、弹力纤维和网状纤维)及细胞外基质成分。间质中有多种细胞因子,通过自分泌和旁分泌机制发挥作用。在间质中还有一些原始间充质细胞,这些祖细胞、前体细胞和干细胞群体肯定在实质与间质相互作用中发挥影响。间质中是否有神经?回答应该是有的,只不过目前还没有更多的关注。如果不经过特殊染色,细小的神经纤维很难鉴定,所以不为大家所重视。神经纤维和传递的相关物质肯定在调节局部细胞和功能中发挥重要的作用。

(一)纤维结缔组织

纤维结缔组织是由纤维细胞和成纤维细胞及其合成的纤维和细胞外基质构成的,是广泛存在于机体的连接实质细胞的最常见而重要的结构。纤维结缔组织的发育起源于中胚层,随着胚胎发育器官分化的需要,纤维细胞和成纤维细胞由纤维结缔组织中具有多向分化潜能的未分化间充质细胞发育并分布到机体各部分的结缔组织中。由于纤维结缔组织是我们机体中存在最广泛的组织,因此作为其主要成分的纤维细胞和成纤维细胞也是我们机体中数量最多的细胞。纤维细胞体积小,呈细长梭形,胞质不丰富,电镜下粗面内质网较少,高尔基复合体不发达,核纤细。成纤维细胞体积较大,呈星形或梭形,有突起,胞质丰富,弱嗜碱性,胞核较大,呈椭圆形,染色质疏松着色浅,核仁明显(图9-

1）。电镜下胞质可见丰富的粗面内质网、游离核糖体和发达的高尔基复合体，表明它具有合成和分泌蛋白质的功能。成纤维细胞可合成和分泌胶原纤维、弹性纤维、网状纤维及基质成分，免疫标记 vimentin、fibronectin 等阳性。

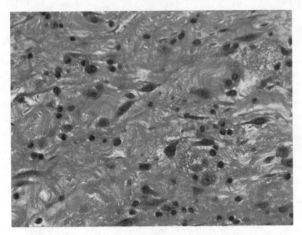

图 9-1　结缔组织中纤维细胞和成纤维细胞

纤维细胞和成纤维细胞是处于不同功能状态的同一种细胞，且具有器官或组织特异性。在组织损伤修复过程中，纤维细胞可转为功能活跃的成纤维细胞。成纤维细胞在多种病理情况下可以进一步分化，表达平滑肌肌动蛋白（smooth muscle actin，SMA），此时兼具有成纤维细胞和平滑肌细胞特征的细胞称为肌成纤维细胞（myofibroblast）。肌成纤维细胞在许多病理情况下非常活跃，如创伤修复、肿瘤浸润和转移等过程中。尽管这些年来，科学家对此细胞开展了广泛的研究，但与其他细胞的相互作用机制还不清楚。可以肯定，肌成纤维细胞作用的阐明可以为疾病的干预提供新的途径。

（二）血管

血管是履行血液循环功能的一系列管道系统，内衬一薄层血管内皮细胞。在胚胎发育上起源于内胚层。内皮细胞的功能包括屏障功能、凝血功能、炎症时参与炎性渗出的形成、调节血管平滑肌功能、新生血管的形成等。血管周细胞由于分类复杂，研究得比较少。周细胞具有收缩功能，可以调节局部的血流和营养供应。周细胞也可以分泌一些因子调节其他细胞的功能。

（三）炎症细胞

炎症是一类改变的总称，形态学上主要表现为局部炎症细胞和液体的渗出。炎症细胞可以是非特异性防御反应，也可以参与机体的局部和全身的免疫应答。参与免疫应答的炎症细胞又称为免疫细胞，包括淋巴细胞、树突细胞、单核/巨噬细胞、粒细胞、肥大细胞等。我们知道这些炎症细胞的经典功能，如 T 和 B 淋巴细胞分别参与细胞和体液免疫，树突细胞参与抗原递呈，单核/巨噬细胞和中性粒细胞吞噬细菌和异物，嗜酸性粒细胞与寄生虫感染有关，嗜碱性粒细胞和肥大细胞参与过敏反应等等。但是我们对这些细胞功能的认识还不完全，其功能要比我们认识的复杂得多。

（四）脂肪组织

脂肪组织主要有大量群集的脂肪细胞构成，聚集成团的脂肪细胞有薄层疏松结缔组织分隔为小叶。在组织或器官的间质中可以有脂肪组织，也可以没有。以前我们认识的脂肪组织的功能是贮备能量，并可以起到"垫子"的作用保护器官。近年来，大量研究证明脂肪细胞可以分泌多种细胞因子，又称脂肪因子，这些因子发挥重要的调节作用。它们可以影响胰岛素的敏感性、血压水平、内皮功能、纤溶活性及炎症反应，参与多种重要的病理生理过程。

三、实质与间质相互作用

实质与间质具有非常复杂的相互作用，正如人生活在一个复杂的生态系统中，人会与自然相互作用。目前总体对实质与间质相互作用的认识还很肤浅，对肿瘤细胞与肿瘤间质相互作用的研究做了一些工作。

肿瘤细胞（肿瘤实质）与间质的相互作用构成肿瘤微环境（tumor microenvironment）。肿瘤微环境是高度异质性的，也是随着肿瘤发展而不断进化的生态系统。肿瘤细胞与间质中的各种细胞成分和非细胞成分进行着密切的相互作用，作用结果最终决定着肿瘤的"命运"。由于肿瘤细胞与间质的作用还不清楚，这里扼要介绍肿瘤细胞与成纤维细胞、肿瘤细胞与血管内皮细胞以及肿瘤细胞与巨噬细胞间的相互作用。

1. 肿瘤细胞与成纤维细胞的相互作用　肿瘤细胞本身可改变周围的间质以形成一个允许并支持其进展的环境，形态学上称这种反应性肿瘤间质为促纤维结缔组织增生现象，英文称之为 desmoplasia（图 9-2）。在临床病理诊断中，我们常常观察到癌组织中有广泛或局灶性促纤维结缔组织增生现象，这是肿瘤细胞与成纤维细胞相互作用最直接的证据。在临床活检中，有时病理医生仅凭很小的组织不能完全确定是否是明确的恶性肿瘤时,如能见到局灶性促纤维结缔组织增生就高度怀疑是恶性肿瘤。这种反应性肿瘤间质包含特异性细胞外基质成分、成纤维细胞、炎症细胞或免疫细胞。事实上,在过去的二十年中,癌间质中的成纤维细胞已经引起了相当大的关注。虽然大多数学者已经接受成纤维细胞在肿瘤发生和进展过程中的重要作用,但其所涉及的机制非常复杂,至今仍是迷雾重重。肿瘤间质成纤维细胞在肿瘤中到底扮演着哪种角色——它们是"朋友"还是"敌人"？肿瘤与非肿瘤中的成纤维细胞一样吗？

肿瘤中的成纤维细胞是否获得了基因改变以及有多少种信号通路参与了肿瘤-间质相互作用？肿瘤中成纤维细胞活化的结果是什么——衰老、死亡还是回复成一个像纤维细胞这样最初的细胞？这些问题需要进一步研究。肿瘤间质中所谓的癌周成纤维细胞、反应性间质成纤维细胞、肌成纤维细胞、肿瘤相关成纤维细胞(cancer associated fibroblasts,CAF),从这些术语的多样性就可以反映出成纤维细胞在肿瘤发生发展过程中的复杂性。

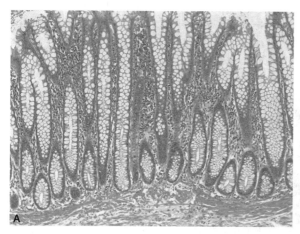 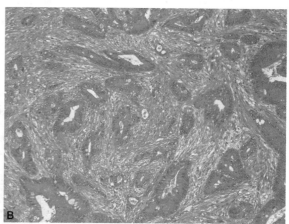

图 9-2　结肠癌组织中的促纤维结缔组织增生(desmoplasia)
A. 正常结肠黏膜,腺体与间质排列有序、规则;B. 结肠癌组织中癌巢与间质排列紊乱,间质纤维组织增生

(1)间质成纤维细胞是"朋友"还是"敌人":在肿瘤发生、发展过程中,通常认为成纤维细胞从肿瘤抑制转变成肿瘤促进作用。正常组织中的成纤维细胞可能通过自身产生并接收外来生长因子来抑制肿瘤发生,这些生长因子相互作用,保持上皮细胞和间质细胞间的内稳态。相互作用也调控组织中上皮和内皮结构的形态变化,因此成纤维细胞在组织的发育、分化和修复中起着至关重要的作用。报道称小鼠乳腺间质成纤维细胞通过 PTEN 作用抑制乳腺肿瘤的发生、发展及恶性表型转化。正常成纤维细胞可将前列腺和皮肤组织中的恶性上皮细胞逆转为形态学上良性的上皮,而活化间质则诱导正常肺和乳腺上皮细胞产生恶性转化。

研究表明,人乳腺肿瘤在大鼠体内的异种移植模型的建立取决于肿瘤相关成纤维细胞;人前列腺癌的肿瘤相关成纤维细胞能促进非致瘤性上皮细胞发展为肿瘤,而正常成纤维细胞则不能,这揭示肿瘤相关成纤维细胞对肿瘤发生是必需的。研究表明,改变成纤维细胞的生物学行为也可能会增加癌症发生的概率。肌成纤维细胞过表达趋化因子

CXCL12,其与上皮细胞的受体结合,可导致上皮细胞增殖和侵袭能力增强。经辐射的成纤维细胞和老化的成纤维细胞也有助于上皮细胞转化和侵袭能力增强。缺乏小窝蛋白 1 的肿瘤相关成纤维细胞可上调糖酵解酶,诱导有氧糖酵解过程,直接为癌细胞提供养分,从而促进肿瘤生长和血管生成。

肿瘤相关成纤维细胞也可通过调节肿瘤的免疫微环境来促进肿瘤。肿瘤相关成纤维细胞可分泌 CXCL1、CXCL2 和 CXCL5 等促炎因子,招募巨噬细胞,以调节炎症发生和血管再生。抑制成纤维细胞的 NF-κB 通路可降低该作用。例如,消除体内肿瘤相关成纤维细胞,使免疫微环境从 Th2 转变为Th1,可抑制肿瘤相关巨噬细胞的招募过程。肿瘤相关巨噬细胞可调节炎症发生和适应性免疫,促进细胞增殖、血管生成、组织重建与修复,从而促进肿瘤。

(2)肿瘤相关成纤维细胞和炎症性成纤维细胞的异同:成纤维细胞在正在愈合的伤口、纤维化组织或者肿瘤中都可以获得活化表型,即表达 α-平滑肌肌动蛋白(α-smooth muscle actin,α-SMA),分

泌高水平的生长因子、细胞外基质(extracellular matrix)降解蛋白酶和免疫应答调节剂。在伤口愈合过程中,一旦这种活化刺激减弱,成纤维细胞的活化也会反转,但是在组织纤维化中,它们一直维持着活化状态,直至器官衰亡。在体外,CAFs 通过几种方式维持它们的活化表型。α-SMA、波形蛋白(vimentin)和成纤维细胞活化蛋白(fibroblast activation protein,FAP)被用来识别 CAFs。科学家通过实验证明正常人间质成纤维细胞可以转化为 CAFs,并表明先已存在的正常的成纤维细胞能在肿瘤进展过程中获得表型,变成 CAFs。随后,肿瘤细胞采取一种选择性的方式,促进成纤维细胞亚群的出现,比如缺乏 TP53 的亚群。所有这些证据表明,CAFs 需要获得一些独特的特征来区别于良性的成纤维细胞。

(3) 癌症中成纤维细胞基因表达的改变:目前已知 CAFs 表现出一些与伤口愈合相关成纤维细胞相似的表型(图 9-3),主要表现为其改变了自身的长梭形,获得活化表型,即表达大量的 α-SMA。特别是,它们获得了一种高分泌潜能,表现出细胞外基质沉积增加,包括 I 型胶原、拥有特长结构域的生腱蛋白 C 和纤连蛋白;此外,产生 MMPs 和生长因子,比如 TGF-β、HGF、VEGF、EGF、FGF2 和 SDF-1/CXCL12。这些生长因子能以一种自分泌或旁分泌的方式来维持成纤维细胞自身的表型,以及支持肿瘤的生存。尽管目前尚不清楚成纤维细胞表型的改变是否由于其基因或表遗传的变化所致,但以下三种可能性变化已受到大家关注。

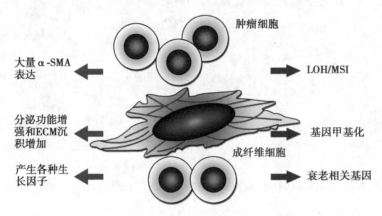

图 9-3　癌间质中的成纤维细胞
左:成纤维细胞的表型改变;右:成纤维细胞的基因改变

1) 间质细胞的杂合性缺失/微卫星不稳定性(loss of heterozygosity/microsatellite instability,LOH/MSI):在肿瘤边缘的前驱病变中可以发现杂合性的缺失/微卫星不稳定性,这些病变在形态学上是正常的。乳腺癌间质细胞 LOH/MSI 改变与其临床病理学特征是相符合的,肿瘤间质染色体不稳定性的聚集与癌变上皮细胞是一致的。但在尿路上皮癌中,间质细胞的 LOH 的高频率出现与邻近肿瘤细胞没有明显的一致性,这表明尿路上皮癌间质可能在膀胱癌形成中扮演重要角色,可能机制与乳腺癌不同。结直肠癌形成早期的 LOH/MSI 表明,间质遗传不稳定性可能有助于散发性和溃疡性结肠炎相关腺癌的形成。

2) 间质细胞 DNA 甲基化:已经发现 DNA 甲基化不仅存在于癌细胞中,也存在于肿瘤间质中。来自 143 例人类乳腺癌的 DNA 甲基化图谱也已产生,并且引起 DNA 甲基化的 3 个基因(PGR、HSD17B4 和 CDH13)在肿瘤和间质细胞中均已发现。这些数据证明肿瘤间质和癌细胞的获得性改变是癌症发生的特征。另外三个基因(GSTP1、RARβ2 和 CD44)在肿瘤实质、肿瘤间质、正常上皮和正常间质中应用定量甲基化敏感聚合酶链反应也被检测到,这三个基因在前列腺癌的发生中十分重要。以 5 个前列腺癌患者为实验对象,结果发现 GSTP1 和 RARβ2 在所有样本的肿瘤上皮中均被甲基化,在肿瘤相关的间质甲基化有 4 例。CD44 的甲基化也在 4 例患者的肿瘤上皮中出现,但未出现在肿瘤间质中。从良性前列腺增生样本的上皮或间质中均未发现这三个基因的甲基化。在结肠癌中,低甲基化和甲基化分别出现在核心蛋白多糖基因的 3′ 和 5′ 区域,这种基因在间质中会升高,可以编码小的蛋白多糖调节间质形成和细胞增殖。另外一个基因 ADAMTS12 在肿瘤细胞中高甲基化而沉默,但在间质中则被激活,该基因对肿瘤细胞有抑制效应。因此,甲基化改变在肿瘤间质中较为常见。

3）间质细胞衰老相关的基因改变：大多数学者认为，细胞衰老依赖于 Ras 的活化或者通过 TP53 依赖途径丢失了抑癌基因，RB 蛋白的激活或许也参与了这一过程。衰老的成纤维细胞促进突变的上皮细胞生长以及肿瘤形成，或许可通过癌症和老化的密切联系来解释。研究发现，小鼠乳腺中成纤维细胞的抑癌基因（PTEN）失活可以加速乳腺上皮性肿瘤的发生、发展和恶性转变。乳腺间质细胞的全基因表达图谱拥有抑癌基因特异性特点，它广泛出现在乳腺癌患者肿瘤间质中。肿瘤全基因 RNA 干扰图已经证明有 17 种基因对于激活 BRAF 致癌基因是必需的，其中这种致癌基因可以调控细胞衰老和凋亡，而 IGFBP7 在其中起了主要作用。现已报道，发生基因改变的衰老成纤维细胞和 MMPs 有可能是产生致瘤环境的重要组成部分。

（4）肿瘤相关成纤维细胞的起源和结局：活化间质中 CAFs 来源有以下几种可能性：①局部静息成纤维细胞活化而来，生长因子如 TGF-β、PDGF 和 bFGF 可以激活局部静息的成纤维细胞向肿瘤组织聚集；②上皮-间质转化（EMT）和内皮-间质转化（endothelial-mesenchymal transition，EndMT）而来，上皮细胞转变成间质细胞表型，获得快速的迁徙能力、侵袭能力和表达细胞外基质蛋白的能力；③骨髓来源，造血干细胞和骨髓间充质细胞可能是活化成纤维细胞的又一个来源。此外，也可来源于血管周细胞、平滑肌细胞等。由于其来源的多样性，CAFs 的结局也具有了不确定性。在正常的伤口愈合中，肉芽组织最终转变成瘢痕组织，成纤维细胞凋亡消失。但是在癌组织中，成纤维细胞是否可以逆转成静息表型或是经历凋亡，目前尚不知晓。现已证明，在微环境的作用下，成纤维细胞可以自发地进行表型改变。

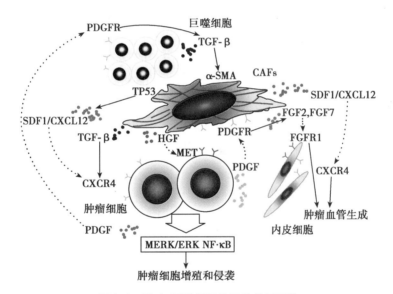

图 9-4 肿瘤-间质相互作用的信号通路

①肿瘤-间质相互作用过程中，成纤维细胞通过分泌 SDF-1 招募表达 CXCR4 的祖细胞样内皮细胞，从而促进肿瘤血管生成。SDF-1 结合肿瘤细胞的 CXCR4 促进肿瘤迁移和侵袭。TP53 可以抑制成纤维细胞表达 SDF-1，TGF-β 可上调肿瘤细胞中 CXCR4 的表达。SDF-1 依赖 MEK/ERK 信号和激活 NF-κB 促进肿瘤细胞表达 CXCR4。②肿瘤细胞产生 PDGF，与巨噬细胞和成纤维细胞上的 PDGFR 结合。PDGF 与巨噬细胞上的 PDGFR 结合，使其分泌 TGF-β，TGF-β 继而刺激成纤维细胞转变为表达 α-SMA 的肌成纤维细胞。PDGF 可以诱导成纤维细胞表达 FGF2 和 FGF7，这些生长因子可以与内皮细胞上的 FGFR 结合，促使新生血管形成。③许多细胞包括肿瘤细胞、CAFs 或 TAMs 都可分泌 TGF-β，若 TGF-β 表达缺失，则会促进肿瘤细胞的迁移和侵袭。④HGF 也是一种重要的表皮源性生长因子，它通过激活其受体 Met 影响肿瘤细胞的增殖和迁移。实线表示促进或抑制效应。虚线表示生长因子结合其受体

细胞衰老是限制人成纤维细胞增生的一个过程,并且正常成纤维细胞衰老的最普遍特征就是线粒体 DNA 缺失,端粒变短。衰老的成纤维细胞可以分泌生长因子、细胞因子、细胞外基质和降解酶,它们可以改变组织微环境,影响邻近上皮细胞。CAFs 并不是永生的,当它们与癌组织分离后就会逐渐走向死亡。如果活化的成纤维细胞拥有短的细胞周期,细胞增生能力增强,这也会加速它的凋亡,毕竟其增殖能力是有限的。目前为止,还没有人知道为什么成纤维细胞在癌组织中会引起促纤维结缔组织增生,而不是限制肿瘤的进展。

（5）肿瘤-间质相互作用过程中所涉及的信号通路:有许多通路参与了肿瘤-间质细胞的相互作用。肿瘤细胞可以产生一系列生长因子和细胞因子来调控微环境,与此同时,间质细胞也会产生许多可溶性的旁分泌因子和细胞外基质成分来影响肿瘤细胞的生长,促进血管生成,从而保证上皮细胞转化所需的营养。虽然参与这一过程的特异性旁分泌因子和信号路径还未搞清楚,但是许多经典路径确实在这一过程中起作用(图 9-4)。

1）TGF-β 在肿瘤-间质相互作用过程中是最有效的生长因子:肿瘤细胞和成纤维细胞均可分泌,它可以调控癌组织的发生、发展和迁移。在肿瘤发生发展的早期,TGF-β 是肿瘤抑制物;但是晚期它却是促进肿瘤的。目前认为 TGF-β 是促进还是抑制肿瘤与细胞环境有关。现已知道 TGF-β 可以活化成纤维细胞,促进其 α-SMA 的表达。早期研究证明,转基因小鼠中 TGF-β 信号途径活化可以抑制肿瘤增生,促进肿瘤迁移。但是,其他实验证明,在异种移植小鼠乳腺癌模型中,肿瘤-成纤维细胞间相互作用可以通过 TGF-β 信号通路增强肿瘤细胞的恶性程度和迁移潜能。在转基因小鼠模型中,敲除表达 TGF-β 的基因可以增强细胞增殖和转移。这一过程中所参与的机制就是,成纤维细胞缺失 TGF-β 信号可以促使肝细胞生长因子(HGF)的表达,通过引发原癌基因 c-Myc,抑制细胞周期蛋白-依赖酶抑制剂 p27 和 p21,上调 HGF 调控的细胞周期循环。

2）PDGF 是癌细胞和角质形成细胞分泌的另一种生长因子:由于许多癌细胞都不表达 PDGF 受体,因此假设 PDGF 主要经过旁分泌机制行使功能。在裸鼠中,先前弱致瘤性(黑色素瘤细胞)或非致瘤性(角质形成细胞)的细胞如果表达了 PDGF-B,就会获得形成皮下肿瘤的能力。这些肿瘤中的成纤维细胞聚集增生,形成活化的间质,这些结果证明 PDGF 可以通过促纤维结缔组织增生反应促进肿瘤发展。这也得到其他实验的验证,例如乳腺癌细胞分泌 PDGF 减少,就会引起肿瘤缺乏纤维结缔组织增生。现已假设,PDGF 诱导促纤维结缔组织增生很有可能是通过招募巨噬细胞,使其分泌 TGF-β1 来活化间质。阻滞 CAFs 的 PDGF 受体 α 和 β 信号可以抑制成纤维细胞生长因子 2(FGF2)的表达,其中 FGF2 是主要的促血管生成分子。由于内皮细胞表达 FGFR1,因此这可反过来抑制肿瘤细胞的血管生成。

3）SDF-1/CXCR4:间质细胞衍生因子-1(stromal cell-derived factor-1,SDF-1)是体内的趋化因子,又被称为 CXCL12。在缺血性损伤中,内皮细胞和成纤维细胞产生的高浓度 SDF-1 可以招募表达 CXCR4 的祖细胞到伤口部位,主要包括造血祖细胞(HPCs)、内皮祖细胞(endothelial progenitor cells,EPCs)和一些组织祖细胞。在侵袭性的乳腺癌中,成纤维细胞主要通过分泌 SDF-1 来促进肿瘤发展。高表达 CXCR4 的人类肿瘤细胞在临床上都有一个较差的预后。在小鼠的异种移植模型中,乳腺癌细胞高表达 CXCR4 可促进乳腺癌生长,CXCR4 基因沉默则会抑制其生长。

一些实验已经证明,TGF-β、rhTGFβ-1 或重组载体编码的 TGFβRⅡ-Fc 可以充分上调上皮细胞表面 CXCR4 的浓度,并且发现它们也是上皮细胞持续表达 CXCR4 不可或缺的。现已证明间质细胞分泌的 SDF-1 结合上皮细胞的 CXCR4 可以激活 AKT 通路,此种通路可以增加细胞的侵袭性,抑制 Smad3 和 p21 的核内定位,使得细胞获得抵制 TGF-β 生长抑制效应的能力。相反,肿瘤抑制因子 TP53 可以抑制来源于人类和小鼠的成纤维细胞产生 SDF-1。其他数据也证明,前列腺癌细胞中 SDF-1 促使 CXCR4 的表达依赖于 MEK/ERK 信号通路和 NF-κB 的激活。

4）肝细胞生长因子/散射因子(hepatocyte growth factor/scatter factor,HGF/SF)通过激活其受体 Met 来影响肿瘤细胞的生长和迁移。Busch 和同事们从 HGF 诱导的原始人类角质形成细胞迁移中,推断出 DNA 微阵列序列的基因调控网络,发现 HGF 可使基因拥有塑造和产生分泌蛋白的功能。他们的结果也证明 HGF 可以通过自身的 Met 受体和下游信号例如 MAPK 通路促使细胞迁移。又有证据表明 TGF-β 可以抑制 HGF 的表达。Cheng 和同事应用 STAT3 和 MAPK 信号路径增强其上游的

HGF/c-Met 和 HGF/Ron 的信号,来促进乳腺癌细胞侵袭。另外,乳腺癌细胞中 HGF 诱导 CXCR4 表达可以促使细胞侵袭。尽管现已接受 HGF 对于其受体 Met 发挥了重要作用,但是也有证据表明了 HGF 可以通过 Met 非依赖性途径调控前列腺癌细胞的黏附。

5) ECM 信号通路:成纤维细胞主要负责细胞外基质的沉积,但是在肿瘤-间质相互作用的过程中,它仍然可以对上皮细胞的基因表达发挥作用。细胞外的配体黏附整合素形成细胞表面黏着斑,可以直接与细胞内物质尤其细胞骨架发生联系。它们直接或间接地激活信号转导通路,调控组织特异性基因表达。这些信号通路包括一些酪氨酸激酶,它们出现在黏着斑中,例如黏着斑激酶(focal adhesion kinase,FAK)、整合素连接激酶(integrin linked kinase,ILK)、Src 激酶家族成员,以及 Abl 家族的丝氨酸/苏氨酸激酶,或者包括与生长因子依赖信号相联系的 EGF、PDGF、VEGF 和 MAPK。异常表达 MMPs 可以降解基底膜,并且与肿瘤血管生成、侵袭和转移有关。MMPs 过程以很多方式参与了癌症的进展。例如,MMP-3 可以产生 EMT,引起细胞凋亡,导致基因不稳定,诱导反应性纤维化基质产生,最终肿瘤形成。尽管已经接受 MMPs 可以促进肿瘤发展,但是 MMP 的抑制剂在临床上的应用效果仍不明显。

2. 肿瘤细胞与内皮细胞的相互作用　生理性血管形成在正常情况下很少出现,只有在组织生长、损伤修复、生殖过程中见到。而在肿瘤形成过程中,肿瘤细胞通过自身新生血管形成,促进肿瘤生长、演进。1971 年,Folkmann 等人发现,当肿瘤细胞群长到 $1mm^3$ 时,就会有新生血管长入。这一著名的 Folkmann 的肿瘤新生血管形成(tumor angiogenesis)理论诞生了肿瘤血管阻断疗法,即是通过血管新生抑制剂,抑制肿瘤 VEGF 产生,诱发血管内皮细胞凋亡,破坏肿瘤新生血管网形成的一种抗肿瘤治疗方法。该方法已在临床得到广泛应用。

3. 肿瘤细胞与巨噬细胞的相互作用　从慢性肝炎到肝癌,从炎症性肠病到结直肠癌,从皮肤慢性溃疡到皮肤鳞状细胞癌,这一系列的现象表明肿瘤与炎症有着密切的关系。科学家们通过大量研究证实炎症对肿瘤具有促进作用,反过来,肿瘤细胞通过诱导免疫细胞到达肿瘤生长局部而使肿瘤局部有炎症过程存在。其中肿瘤相关巨噬细胞(tumor associated macrophages,TAMs)起着重要的作用,它是连接炎症与肿瘤的"桥梁"。TAMs 与正常巨噬细胞具有相似形态,却具有不同功能。它不具有细胞毒性,被肿瘤细胞招募到肿瘤部位,通过分泌各种因子,促进肿瘤生长。例如:通过分泌白介素 10 帮助肿瘤细胞躲避机体免疫反应;通过分泌 VEGF 和一氧化氮合酶帮助肿瘤新生血管形成;通过分泌表皮生长因子和重塑间质,促进肿瘤生长。肿瘤中 TAMs 数量越多,其预后越差。TAMs 有望成为肿瘤治疗靶点。

（邓　红）

第二节　器官纤维化

纤维化(fibrosis)是组织、器官炎症损伤后的常见病理转归。纤维化疾病是以细胞外基质(extracellular matrix,ECM)的过度沉积为主要特征,可涉及多种器官和组织,轻至皮肤瘢痕形成,腹膜后纤维化,重至威胁生命的疾病,如肝纤维化/硬化、肺纤维化、肾小球硬化/肾间质纤维化、心脑血管或动脉硬化、胰腺和胃肠道纤维化、骨髓纤维化等。目前有关纤维化的形成机制尚不清楚,临床上更是缺乏有效的早期诊断方法和治疗手段。

本节主要叙述肝纤维化/硬化、肺纤维化、肾小球硬化/肾间质纤维化的三大器官纤维化疾病。

一、肝纤维化/肝硬化

肝纤维化(liver fibrosis,LF)是一个可逆的创伤修复反应,其特征是 ECM 的积累,也就是"瘢痕组织形成",它是在慢性、非自限性肝脏疾病之后发生。不管纤维化的潜在原因是什么,纤维化肝组织内的 ECM 的成分都是相似的。现在逐渐明确的是,不仅 LF 可逆,而且肝硬化(liver cirrhosis,LC)可能也是可逆的,然而,精确到 LF 或硬化的哪个阶段将不再可逆,目前还不清楚。基本上 LF 导致 LC,病理形态是以结节形成和肝脏收缩为其特征。

（一）LF/LC 的病因

纤维化原因很多,有先天性、代谢性、炎症性和中毒性等肝脏疾病,见表9-1。

表9-1　LF/LC 的病因

1. 窦前纤维化	遗传性缺血性毛细血管扩张症
血吸虫病	代谢/遗传性疾病
特发性门脉性 LF	肝豆状核变性
2. 实质纤维化	遗传性血色素沉着病

续表

药物和毒素	α_1-抗胰蛋白酶缺乏症
酒精	脂质代谢紊乱
甲氨蝶呤	尿素循环紊乱
异烟肼	卟啉病
维生素 A	氨基酸代谢紊乱
胺碘酮	胆汁酸异常
马兰酸盐	胆道梗阻
α-甲基多巴	原发性胆道梗阻
酚丁	继发性胆道梗阻
感染	囊性纤维化
慢性乙型、丙型肝炎	胆道闭锁/新生儿肝炎
布鲁菌病	先天性胆道囊肿
棘球蚴病	特发性/混合性
先天性或三期梅毒	非酒精性脂肪肝炎
自身免疫性疾病	印度儿童肝硬化
自身免疫性肝炎	肉芽肿性肝脏疾病
血管畸形	3. 窦后纤维化
慢性被动充血	肝静脉闭塞病

在上述引起 LF 和（或）硬化的病因当中，简单介绍几种关系比较密切的致病原因。

1. 病毒（virus）　病毒性肝炎作为一种危害大、感染率高的疾病，一直危害着人类的健康。根据肝炎病毒的病原学分类，已将病毒性肝炎分为甲、乙、丙、丁和戊型肝炎，甲型和戊型肝炎一般不发展为 LF。易发展为慢性肝病及导致 LF 的常见病毒有：

（1）乙型肝炎病毒（hepatitis B virus，HBV）：流行病学资料表明，在中国每年有 50 万～100 万新发乙型肝炎病例，而且在全世界约 3 亿慢性 HBV 携带者中，中国约占 80%。急性乙型肝炎病程短，无严重后果。而慢性乙型肝炎或无症状 HBV 携带者往往能导致慢性肝损害，最终发展成 LF、LC 或肝癌。

（2）丙型肝炎病毒（hepatitis C virus，HCV）：自 1989 年建立抗 HCV 抗体检测方法及用逆转录 PCR 方法检测 HCV-RNA 以来，已证明 HCV 感染是一个严重的公共健康问题，是输血后肝炎的主要原因，占 80%～90%。虽然在世界范围内 HCV 感染不如 HBV 感染常见，但 HCV 更易引起慢性化，40%～60% 患者平均 5 年后会发展为慢性肝炎，其中 20% 左右患者在平均 20 年后发展为 LC，甚至肝癌。在中国，HBsAg 阳性的 LC 患者 HCV 抗体的阳性率为 10%～20%，而人群抗 HCV 抗体阳性率为 2%～3%。

（3）丁型肝炎病毒（hepatitis D virus，HDV）：HDV 是一种缺陷 RNA 病毒，其复制需要 HBV 存在。因此，HDV 大多数是在慢性 HBV 感染的基础上形成重叠感染（super-infection），其结果是使原有慢性肝病加重，进一步缩短发展至 LC 或肝癌的病程。然而，HBV 和 HDV 同时感染（co-infection）是极其罕见的。我国 HDV 血清学标记物在慢性乙型肝炎及 LC 患者中分别占 13.7% 及 15.9%，说明 HDV 感染在中国仍很重要，与肝炎病因有关。

2. 酒精（alcohol）　酒精性 LC 是西方国家及地区 LC 的常见原因。20 世纪 80 年代以来，随着我国国民经济的发展，人均酒精耗量大幅度上升，酒精性 LC 发生率亦在逐渐增多。尽管目前尚无长期大量饮酒而致肝损害的流行病学调查资料，但慢性酒精中毒仍为肝硬化的常见病因之一，其病理特征为大小基本一致的小结节型 LC。酒精所致的肝损害有几种类型：①酒精性脂肪肝；②酒精性脂肪性肝炎；③酒精性 LF/LC。值得注意的是，酒精性肝病患者对肝炎病毒特别是乙型或丙型肝炎病毒易感，故易合并肝炎病毒感染，更易导致 LC 或肝癌。

3. 血吸虫（blood fluke）　在我国流行的为日本血吸虫病，主要分布在长江流域，是由皮肤接触含尾蚴的疫水而感染。主要病变为肝脏与结肠虫卵引起的肉芽肿。由于虫卵及其毒性物质的刺激引起汇管区周围结缔组织增生，导致 LF 和门静脉高压症。因此，晚期肝吸虫病表现为以巨脾为特征的 LC 门静脉高压症。

4. 代谢和遗传性疾病

（1）血色病（hemachromatosis）：又称"铁血色病"。目前认为，血色病与 HLA-A3 有关，是一种较常见的属于常染色体隐性遗传疾病。该病主要原因是由于肠道黏膜缺陷导致肠道吸收食物中的铁增加，引起肝细胞内弥漫性过度铁沉积伴组织损伤，如不及时治疗，进行性肝损害可导致 LC。

（2）肝豆状核变性（hepatolenticular degeneration）：此病是一种染色体隐性遗传性铜代谢障碍性疾病，其主要原因是的 13 号染色体 q 位点突变所致。由于血浆铜蓝蛋白含量减少，血清中铜含量低下,尿铜含量增加,铜过度沉积于肝脏致肝损伤。

（3）α₁-抗胰蛋白酶缺乏症（alpha 1-antitrypsin deficiency,AATD）:α₁-抗胰蛋白酶是一种急性时相反应的蛋白酶抑制物。正常情况下,当有大量炎症反应和使用雄激素时,其血清水平可以升高。有报道,婴幼儿肝脏疾病中15%~20%可能由α₁-抗胰蛋白酶缺乏所致,而成人α₁-抗胰蛋白酶缺乏常表现为无症状性LC。

（4）糖原贮积症Ⅳ型（glycogen storage disease type Ⅳ,GSD-Ⅳ）:又称Anderson病,因分支酶缺陷所致。正常肝脏含糖原1%~5%。控制不佳的糖尿病患者和青春型糖尿病患者,糖原可在肝细胞内聚集引起肝大,而酮症酸中毒和大剂量胰岛素治疗可进一步加重脾脏肿大和肝脏糖原贮积。其GSD-Ⅳ常伴有糖原结构异常并发LC。

5. 胆汁淤积（cholestasis）　原发性胆汁LC,主要病理改变为肝内胆管分支阻塞或节段性非化脓性炎症,造成小叶间胆管胆汁淤积。继发性胆汁LC,又分为肝实质细胞间淤胆和慢性肝外胆管阻塞。前者指肝实质细胞间淤胆,主要病因有病毒性肝炎、药物性肝病、酒精性肝病及一些代谢性肝病引起的慢性长期高胆红素血症。后者在成人最常见的阻塞原因是胆结石、手术后胆道狭窄、反复发作感染性胆管炎、慢性十二指肠乳头炎、慢性胰腺炎或胆管周围炎。

（二）LF病理学

1. LF大体所见　正常肝脏的肝内纤维主要以肝包膜及包膜下的Glison束为中心,延伸入汇管区及肝间质中。LF时,依据其形成增加的ECM的生物影响及小叶结构的改变,大体上可分为两个类别。

（1）间质性LF:发生在Glison束及其延伸的汇管区和肝间质中,早期主要为可溶性Ⅲ型胶原增加,后期则以不溶性Ⅰ型胶原和弹力纤维增加为主,小叶结构可能紊乱,但仍保存,称为纤维增加性肝病。临床上这类患者易出现肝大、脾大及门静脉高压,但肝功能损害较轻。

（2）肝实质纤维化:发生在肝窦周,小叶中央静脉区及细小胆管周围,ECM改变主要为Ⅲ型、Ⅳ型和Ⅴ型胶原伴不同程度的Ⅰ型胶原增加。肝窦毛细血管化早期形成,肝小叶结构可破坏,但未消失,常伴小叶周围区坏死和炎症反应,此型为临床上常见的慢性肝炎,有25%~40%患者最终发展为LC。

LF是一个动态过程,由多种不同病因所致的慢性肝炎,可视为是一组临床和病理综合征。同一病因可出现不同类型的病理改变,而不同病因可表现为形态学近似的病理类型。详见表9-2。

表9-2　LF的病理类型与常见病因

类型	常见病因
弥漫性非实质性LF	慢性血吸虫病、特发性门静脉高压、先天性LF、多囊肾
汇管区纤维化或间隔纤维化	病毒性肝炎、肉芽肿病、非酒精性脂肪性肝炎、胆道感染、炎症性肠病或肠道感染、砷或聚氯乙烯中毒
小叶中央纤维化或小叶透明体硬化	酒精性肝病、中毒性肝炎、脂肪肝、淤血肝
窦周纤维化或胆小管周围纤维化	病毒性肝炎、自身免疫性肝炎、酒精性肝炎、药物性肝炎、非酒精性脂肪性肝炎、原发性或继发性胆汁淤积、炎症性肠病或肠旁路术后、血色病、肝豆状核变性、α₁-抗胰蛋白酶缺乏症、单核吞噬细胞系统疾病、离子辐射病、脏器移植后

2. LF基本病变　不同病因引起的肝内病变不同,但在各种病变过程所引起的LF基本病变主要有以下几种:

（1）汇管区纤维化:指汇管区内纤维组织增多,汇管区可呈不同程度扩大,但纤维组织未延伸入周围肝实质。

（2）汇管区周围纤维化:主要继发于具有汇管区炎症及汇管区周围炎症的病变,如慢性肝炎的汇管周围碎片坏死,即界面炎或汇管区周围细胆管增生,均能激活局部肝星状细胞,致汇管区周围胶原沉积,汇管区扩大,常形成星芒状或不规则细小间隔伸向小叶周围（图9-5）。

（3）窦周纤维化及肝窦毛细血管化:慢性肝炎、LC均可见窦周肝星状细胞增殖,ECM合成增多,肝窦内皮下出现基底膜,内皮细胞窗孔消失,内皮表型改变,使肝窦呈毛细血管样,同时窦周胶原沉积,肝细胞表面微绒毛减少,这些改变不同程度的干扰肝细胞和血窦间的物质交换。随胶原沉积增多,被环绕的肝细胞成片萎缩、坏死、消失以致纤维间隔形成（图9-6）。

（4）静脉周围纤维化:主要指终末肝静脉壁及其周围纤维增生,多见于酒精性肝病,重者致静脉闭塞,腺泡三个区带广泛纤维化。

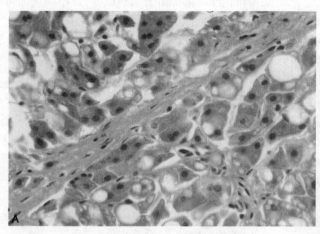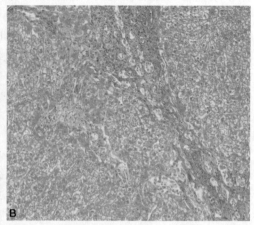

图9-5 汇管区周围纤维化

A. 纤维结缔组织增生向肝小叶内蔓延;B. 肝小叶内的纤维结缔组织染成蓝色(Masson染色)

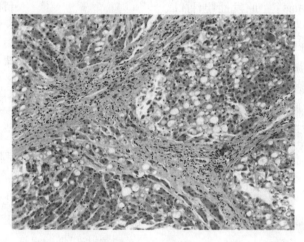

图9-6 汇管区胶原沉积增多,肝细胞萎缩、坏死,纤维间隔形成

(5)纤维间隔:是指小叶内连接贯穿于两个汇管区之间的纤维化,又称桥接纤维化。纤维间隔形成主要由三个途径:①汇管区周围的界面炎,随病变进展,纤维沉积沿Ⅰ区带形成汇管区-汇管区桥接纤维间隔;②小叶内的坏死炎症,肝星状细胞增殖,沿3区带坏死,融合,胶原纤维沉积形成中央-中央或中央-汇管区桥接纤维间隔;③多腺泡坏死,特别是多次发作后形成窦带纤维瘢痕。

(6)早期LF:肝实质广泛破坏,弥漫性纤维增生,被分隔的肝细胞团呈不同程度的再生及假小叶形成(图9-7)。

3. LF分期 LF根据胶原纤维沉积部位、范围、对肝结构破坏程度和对肝微循环的影响大小分1~4期(S1~S4)。

(1)S1:包括汇管区、汇管区周围纤维化及局限窦周围纤维化或小叶内纤维瘢痕,以上纤维化形成范围小,不足以影响小叶结构的完整性或微循环。

(2)S2:小叶内有纤维间隔形成,可见到多条纤维间隔,但小叶结构大致保留。

(3)S3:大量纤维间隔分隔并破坏肝小叶,致小叶间隔紊乱,但尚无纤维化,此期一部分患者可出现门静脉高压、食管静脉曲张。

(4)S4:早期纤维化,与经典LC的区别点是后者纤维间隔包绕于假小叶周围,间隔内胶原及弹力纤维改建,多环绕假小叶成平行排列。

(三)LF的病理生理学

LF是肝损伤持续存在,组织发生修复反应时因ECM合成、降解与沉积不平衡而引起的病理过程,是涉及复杂的细胞及分子机制的动态过程。LF

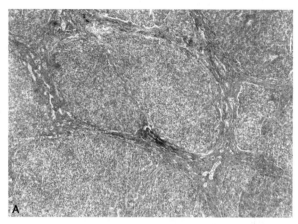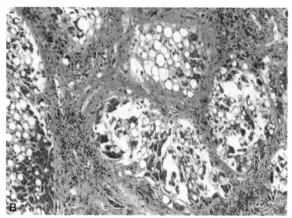

图 9-7 早期 LF

A. 纤维组织分割原来的肝小叶并包绕成大小不等的圆形或类圆形的肝细胞团,形成假小叶;B. 纤维结缔组织染呈蓝色(Masson 染色)

病理生理改变:①LF 使有功能的肝细胞数量减少,由于大量纤维包裹肝细胞,影响其营养的获取。②正常肝窦并无基底膜,由于窦周间隙内毛细血管化,大大减少肝细胞与血液直接接触,影响物质交换。③窦周间隙的纤维化和肝内压的增高密切相关。主要因肝星状细胞活化表达内皮素-1(endothelin,ET-1)受体接受 ET-1 等缩血管物质刺激而发生收缩反应,使肝窦及纤维间隔收缩,对门静脉高压的发生有重要影响。④纤维间隔的血管交通使高压的肝动脉血进入低压的门静脉,还能使进出肝脏的血供相交通,导致门静脉高压和微循环紊乱。⑤胆管周围纤维及胆汁淤积加重了小叶周围的机械压力,而小叶中心的纤维化阻碍血流进入肝静脉,均可使肝功能损害及肝内循环障碍。

(四)LF 的细胞学基础

肝脏细胞包括:窦周的肝细胞、肝星状细胞、内皮细胞、库普弗细胞、肝间质的成纤维细胞、胆管细胞、平滑肌细胞、由血循环移入的淋巴细胞、单核细胞、中性粒细胞及肥大细胞,均参与 LF 的发生和发展。

1. 肝细胞(hepatocyte) 是组成肝脏的主要成分,是肝内数量最多、体积密度最大的细胞群,其数量和体积均占肝脏实质的 90% 左右。肝细胞呈多面体形,有三种不同的接触面,即相邻肝细胞的接触-侧面、肝细胞与胆小管的邻接-毛细血管面、肝细胞与血窦的邻接-肝窦面。微绒毛延伸至窦周围间隙面,有时呈皱褶状或圆嘴状开口,代表细胞的吞饮作用。在窦周间隙之间为组织间隙,肝与血液的物质交换是通过特化的细胞膜功能进行的。窦周间隙内有 I 型、Ⅲ型和Ⅳ型胶原。毛细血管在病毒性肝炎、药物性肝炎时可见管腔扩大,微绒毛减少,胆汁淤积及汇管区增宽。

2. 肝星状细胞(liver stellate cell,LSC) 又称贮脂细胞(fat storing cell)、Ito 细胞、维生素 A 贮存细胞等,是目前公认的 LF 形成中主要产生 ECM 的细胞。LSC 是肝脏的一种间质细胞,兼有成纤维细胞、脂肪细胞和肌细胞的特征。在 LF 形成初期被激活转化为肌成纤维细胞(myofibroblast,MF),产生多种 ECM 组分,通过接受多种细胞因子的旁分泌及自分泌作用,调节其在 LF 形成中的生物学效应。

3. 库普弗细胞(Kupffer cell,KC) 是体内固定型巨噬细胞中最大的细胞群体,约占该类细胞总数的 80%。KC 位于血窦内,形态不规则,有许多板状或丝状伪足附着在内皮细胞上,或穿过内皮窗孔或细胞间隙伸入窦周间隙内。

KC 主要功能是清除和分解异物、衰退的内源性颗粒物或脂蛋白、糖蛋白等大分子物质。KC 由单核细胞分化发育而来。正常情况下,KC 分裂率很低(0.06%),被认为是长寿细胞。KC 的内吞功能很强,不断的内吞血液中的多种物质,在清除衰老变性的血细胞时起到重要作用。KC 还可摄取脂质体和少量乳糜颗粒,参与调节免疫应答,并具有识别肿瘤细胞特异抗原及抑制、杀伤肿瘤细胞作用等。

4. 肝窦内皮细胞 内皮细胞(endothelial cell,EC)是构成肝血窦壁的主要边界成分,形状扁平而薄。EC 之间连接松散,有许多窗孔,构成肝筛(liver sieve),这些肝筛对维持正常肝脏代谢功能十分重要。当肝功能失调时,EC 可通过调节筛孔的数量和大小发挥代偿作用。当 LF 时,肝窦出现 EC 持续去窗孔化和基底膜形成的现象称为肝窦毛细血管化。肝窦毛细血管化的发生阻碍了肝细胞与血浆成分的自由交换,从而引起许多病理生理学改变,导致肝细胞功能受损,加快 LF 的进程。

5. **肝脏陷窝细胞** 自然杀伤(NK)细胞无需预先致敏即具有杀灭特定肿瘤细胞和病毒感染细胞的功能。肝脏特异性 NK 细胞称为陷窝细胞,是定位于肝窦的独特亚型。陷窝细胞来源于血液,但它却能在肝内增生。陷窝细胞具有抗肝脏肿瘤作用以及溶解病毒感染的作用,是高度活化的肝脏特异性的 NK 细胞,推测陷窝细胞在 LF 的发生发展中的作用是继发于抗病毒效应,其机制值得进一步研究。

6. **肝干细胞** ①肝细胞:当肝实质丢失后,肝细胞一般由 G_0 期重新快速进入细胞周期产生大量的子细胞,出现显著的克隆、扩增。②胆管细胞:在肝脏受到严重损伤后肝再生功能受到抑制时,定位于肝内胆管树最小分支潜活性的肝干细胞/祖细胞(肝卵圆细胞)出现增殖。卵圆细胞的数量随肝脏损伤严重程度而增加。③骨髓/血液干细胞:有学者研究提出,肝细胞可能起源于骨髓,源于 $CD34^+$ Lin^- 骨髓细胞。骨髓细胞向肝细胞转化可在严重急性肝损伤、肝细胞缺如的情况下发生。④胰腺细胞:肝脏和胰腺有着相似的组织结构和胚胎起源。

(五) LF 的生物学基础

1. **一般原理** ①LF 是一个创伤修复反应,此时损伤区域被 ECM 或瘢痕所包裹;②无论何种病因,引起 LF 的细胞均来源于被激活的 LSC,是引起肝脏瘢痕的最关键细胞;③LF 发生于慢性非自限性肝损伤之后,例如幸存下来的急性重症肝炎的患者,尽管有丰富的纤维原性刺激,除非发生慢性肝损伤,否则不会形成肝脏瘢痕化;④纤维化最早发生在损伤最严重区域,尤其在酒精过量或病毒感染所致的慢性炎性肝脏疾病。

2. **ECM**

(1) 正常肝脏和肝瘢痕组织内的 ECM 成分:胶原、非胶原糖蛋白、基质结合生长因子、黏多糖、蛋白多糖、基质细胞蛋白。迄今为止,在 20 种胶原中,肝脏内发现有 10 种。

(2) 肝内 ECM 的生物活性:ECM 是细胞功能的动态调节器。由于内膜下基质的早期积累导致内膜下 Disse 间隙毛细血管化是一个关键。肝损伤时,在损伤区域内首先出现的基质改变时细胞纤连蛋白的增加。这种变化导致 LSC 的激活和纤维化

加速。ECM 也能通过释放可溶性生长因子,如血小板源性生长因子(PDGF)、肝细胞生长因子(HGF)、结缔组织生长因子(connective tissue growth factor,CTGF)、肿瘤坏死因子-α(TNF-α)、碱性成纤维细胞生长因子(bFGF)和血管内皮生长因子(VEGF)等而间接的影响细胞功能。

(3) 正常和纤维化肝脏 ECM 的细胞来源:LSC 是正常和纤维化肝脏 ECM 的基本来源,而门脉成纤维细胞也可能是其中一小部分。LSC 是肝细胞、窦 EC 之间的内皮下间隙非游走的窦旁细胞。SC 代表了一组具有细胞骨架表型、含有维生素 A 以及分布固定的间叶细胞,它们是肝内生成纤维成分的关键细胞类型。

(4) ECM 的降解:ECM 的降解是 LF 的一个关键组成部分,因为:①在基质金属蛋白酶的作用下,正常肝脏的早期破坏加速了正常基质被瘢痕基质替代的过程,从而对细胞的功能产生有害的影响;②患有慢性肝病或已确认 LF 的患者,剩余受损基质的吸收对终止和逆转肝功能不全或门脉高压是很有必要的。

3. **LSC 的活化** LSC 的活化是 LF 的中心事件。其活化有两个主要时相,即启动阶段(炎症前阶段)和持续阶段。前者代表基因表达和细胞表型的早期改变,后者是刺激所产生的维持活化表型和促进纤维化的效应。

(六) LF 临床表现

LF 是一种病理状态,又是一组临床和病理的综合征。

1. **肝功能代偿期** 肝脏具有很强的代偿功能,在代偿期患者一般无症状,只是在体检时、或因其他疾病进行剖腹手术时,或尸检时才发现 LC。

2. **肝功能失代偿期** ①肝功能减退的临床表现:全身症状,如乏力、不规则发热;消化道症状,如食欲缺乏、腹泻、腹痛、腹胀、呕血、便血;出血倾向及贫血;黄疸;内分泌功能失调;面色黝黑或灰暗伴色素沉着以及肝掌和蜘蛛痣。②门静脉高压症的临床表现:脾大、侧支循环建立或开放(腹壁静脉曲张、食管胃底静脉曲张及痔静脉丛曲张)、腹水、胸腔积液、门静脉高压性胃病。③LC 并发症:上消化道出血、腹水、感染、肝性脑病、肝肾综合征。

(七) 常用的动物造模方法

LF 是许多肝脏疾病的一个中间发展环节,而 LF 改变后若得不到有效治疗,最终会发展为 LC,甚至导致患者死亡。因而,治疗 LF 已成为肝病治疗的一个重要环节。为了筛选有效治疗 LF 的药物,

研究药物的作用机制,建立一个与人类疾病相似的动物模型极为重要。

目前,常用的 LF 模型有:化学性损伤模型(如四氯化碳、二甲基亚硝胺、金属离子摄入、硫代乙酰胺、D 氨基半乳糖胺);免疫性模型;生物学模型;酒精性模型;营养性模型等等。

二、肺纤维化

(一)肺纤维化的病因及发病机制

肺纤维化(pulmonary fibrosis,PF)通常是因弥漫性间质性肺疾病引起,是以弥漫性肺泡单位慢性炎症和间质纤维化为主要病理特征的一大组疾病。肺间质损害形式上只涉及肺泡壁的部位,不包括肺泡细胞和毛细血管内皮细胞(endothelial cell,EC),但是,间质性病变往往影响肺泡壁的所有成分,包括肺泡细胞、EC、间质内的细胞和非细胞成分。

肺间质病理解剖学已明确,肺间质性病变侵犯的是整个肺泡单位(肺泡壁和肺泡腔)和肺泡周围组织,病变不仅位于肺泡,也可波及终末细支气管,因而,肺间质性病变从某种意义上应将其理解为弥漫性(包括肺实质)的病变,最终导致 PF。PF 的病因不十分明确,但国内外学者倾向于将其分为病因已明确和病因未明确的两大类。

1. 按病因分类的肺纤维化

(1)病因明确的间质性 PF

1)肺尘埃沉着病(pneumoconiosis):简称尘肺,是由吸入无机粉尘所致的肺部疾病。无机粉尘可分为:①纤维性矿物质,如石棉、滑石和纤维玻璃等;②非纤维性矿物质,如硅类和炭类;③金属类,如铁、铍和铝等。

2)过敏性肺炎(hypersensitivity pneumonia,HP):又称外源性变态反应性肺泡炎,是因吸入有机粉尘或吸入单纯的化学物质所引起。已知能引起 HP 的特异性物质很多,主要为微生物或体外的动物和植物蛋白质。

3)放射性肺炎(radiation pneumonia):一些肿瘤(胸部肿瘤、食管癌、纵隔肿瘤和乳腺癌)多采用斗篷野等照射,可引起放射性肺损害。

4)药物(drug):许多药物,如抗癌药、抗生素、镇痛药和安眠药;滥用鸦片或抗精神病药物,都可引起弥漫性肺疾病,继而引起 PF。

5)感染性疾病(infectious disease):如细菌、病毒、真菌、支原体和寄生虫等的感染。

(2)原因未明的间质性 PF:主要包括:特发性肺纤维化(idiopathic pulmonary fibrosis,IPF)、脱屑性间质性肺炎、淋巴细胞性间质性肺炎、伴发于胶原-血管性疾病、慢性间质性疾病、结节病、肺出血肾炎综合征、淀粉样变性、淋巴管疾病、肺泡蛋白沉着病和 Wegener 肉芽肿等。

2. 发病机制

虽然不同病因或不同类型的间质性肺疾病的发病机制不完全一致,但是,这些疾病都经历着一个共同的变化,即肺实质的损伤,肺基质细胞增生,异常的 ECM 沉积,最终导致 PF。PF 的确切机制还不十分清楚,目前认为不论在间质性肺疾病的发生过程中是否有炎症反应,PF 形成最终是肺脏损伤与修复反应平衡的结果,所以,PF 是由慢性炎症性组织损伤和修复共同作用的结果。

(1)肺损伤机制:肺组织纤维增生反应与肺泡急/慢性损伤有关。损伤的肺部发生炎症反应、纤维组织形成、组织重建,此时是正常的修复过程。如果这些损伤严重或持续时间较长,炎症或组织修复过程会延长,最终导致 PF 和肺功能异常。纤维化是成纤维细胞在组织聚集,以后转变为纤维细胞,分泌大量基质而致局部纤维组织增生,导致正常组织结构消失。病理生理学研究发现,来源于白细胞的氧化剂和蛋白酶,在 PF 反应中可能是具有非常重要的作用。正常情况下,由于上皮细胞的抗氧化作用,氧化剂刺激可引发上皮细胞的凋亡,避免坏死性死亡引起炎症前反应和炎症反应,同时氧化剂也抑制了细胞损伤后机体代偿性修复所致的纤维化。而蛋白酶主要影响 ECM 形成和代谢。在肺内,多种 MMPs(基质金属蛋白酶)来源于肺泡巨噬细胞,这些酶是以酶原形式释放的,直接影响 ECM 的代谢。

(2)肺纤维增生的生物学:肺泡损伤在解剖结构上通常包含肺泡三个主要的部位,即气肺界面、间质组织和微循环,这些损伤在修复中可伴随着纤维增生。炎症过程使肺泡壁破坏,纤维增生反应明显,也引起间质细胞和其他一系列结构功能的很多变化,最终导致肺泡腔部分或全部消失。在进展性纤维化疾病中,纤维增生反应导致肺泡机化,包括胶原沉着、肌成纤维细胞收缩、肺泡萎陷、闭合和通气功能丧失。

PF 增生的机制是间质细胞和肺泡组织功能及表型发生变化。在肺泡细胞丢失后,肌成纤维细胞(含有平滑肌肌动蛋白和纽带蛋白的间质细胞)就会向这一区域的肺泡腔转移,此时的肌成纤维细胞就会对一系列正性增殖信号发生反应,这些信号包括纤连蛋白(fibronectin,FN)、PDGF、TGF-β(转化生长因子-β）和 bFGF 等。生长因子来自凝血、炎症、实质细胞的自分泌或旁分泌产生。生长因子的出现和功能状态与正常、病理纤维增生事件密切相关。

（3）炎症反应：不管何种原因引起的纤维化性肺疾病，其共同的机制是炎症损伤肺，刺激 ECM 过度形成导致肺组织重建和纤维化。炎症反应确实是一些间质性肺病（interstitial lung disease，ILD）的早期病理改变，不论是已知原因的 ILD（如过敏性肺炎、药物性肺炎），还是未知的 ILD（如结节病、脱屑性间质性肺炎），都是以肺脏明显的炎症细胞聚集和炎症介质产生为特征。

（4）肺泡上皮损伤与异常修复

1）肺泡上皮损伤：正常情况下肺泡上皮损伤后，通过上皮细胞移行、增生和分化，是裸露区的上皮迅速再生并恢复上皮屏障的完整性。肺泡损伤后，一方面启动上皮细胞移行、增生和分化反应过程；另一方面刺激成纤维细胞移行、增生并转化成肌成纤维细胞，同时，促进肌成纤维细胞凋亡。然而，在进展性 PF，肺泡上皮细胞凋亡增加，而成纤维细胞和肌成纤维细胞凋亡减少。另外，TGF-β 也可通过受体激活 Smad 信号途径诱导肺泡上皮细胞凋亡。

2）肺泡上皮细胞的纤维源性作用：①凝血纤溶失衡，肺组织损伤导致血管扩张或破坏，血浆蛋白漏出到间质和肺泡腔，一方面启动凝血瀑布反应，进一步促进纤维蛋白沉积；另一方面纤维蛋白沉积构成了临时基质和促进间质细胞渗出和 ECM 产生的微环境，刺激成纤维细胞移行到临时基质处，合成 ECM。②纤维源性细胞因子，肺泡上皮损伤后启动修复反应，在移行、增生和变形过程中被激活。激活的上皮细胞表达多种纤维化性细胞因子和生长因子，如 TNF-α、PDGF，TGF-β、IGF-1、IL-4、内皮缩血管肽-1（endothelin-1，ET-1）和 CTGF 等。这些生长因子启动上皮细胞和成纤维细胞的交叉反应，促进成纤维细胞移行到损伤处，并增生和转化为肌成纤维细胞，形成成纤维细胞灶和产生大量的 ECM。

3）成纤维细胞：肺泡上皮损伤后刺激了肺泡上皮转化为成纤维细胞/肌成纤维细胞，骨髓来源的循环纤维细胞移行到肺脏，转化为成纤维细胞/肌成纤维细胞。这些转化为成纤维细胞/肌成纤维细胞组成的成纤维细胞灶常位于肺泡壁内，破坏基底膜，刺激和产生 ECM，最终导致肺实质结构和纤维化。

4）ECM 聚集和组织重建：成纤维细胞/肌成纤维细胞在胞外基质的合成、沉积和组织重建中起着中心作用。过量的基质沉积，涉及 MMPs 的蛋白溶解作用与基质金属蛋白酶抑制剂（tissue inhibitor of metalloproteinases，TIMPs）的抑制作用不平衡。MMP-1 具有降解胶原组织，促进肺泡上皮移行的作用，TIMP-1、2 表达明显增强，并广泛分布于损伤的纤维化肺组织。总之，PF 机制非常复杂，现总结于图 9-8。

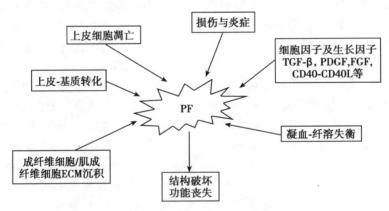

图 9-8 PF 形成机制模式图

（二）病理变化及分型

PF 是指弥漫性的肺间质纤维组织增生。组织增多可以是由于肺泡腔内炎性渗出物不能吸收，而肉芽组织长入机化，也可因为一些致纤维化因子的作用下，肺泡细胞和毛细血管 EC 损伤，肺泡间隔和细支气管周炎症，纤维组织增生，间质增宽。简单介绍几种类型及病理变化。

1. IPF 是一种独特的、不明原因的慢性纤维化性间质性肺炎的类型　病理表现肺结构破坏，常伴有蜂窝状纤维化和散在于腺泡或小叶周围的成纤维细胞灶（图 9-9），肺泡间隔有炎症细胞浸润，II 型肺泡细胞增殖。

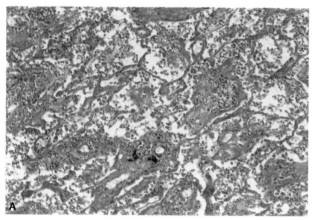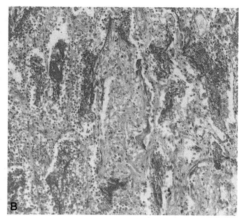

图 9-9　IPF 病理表现

A. 肺泡内纤维素渗出物由纤维结缔组织取代;B. 肺泡腔内的纤维组织染成蓝色(Masson 染色)

2. 非特异性间质性肺炎(nonspecific interstitial pneumonia,NSIP)　表现为不同程度的肺泡型炎症和纤维化。NSIP 又分炎症为主型、炎症与纤维共存型和纤维为主型(图 9-10)。

3. 隐源性机化性肺炎(cryptogenic organizing pneumonia,COP)　机化性肺炎是指肺泡管和肺泡内的机化,细支气管可以受累,也可不受累。COP 的病变部位主要在气腔内,表现为肺泡和肺泡腔内肉芽组织长入和纤维化,可以累及细支气管。病灶呈斑块状,多位于细支气管周围。增生的结缔组织形态较一致,并伴有轻度间质炎症细胞浸润,Ⅱ型肺泡细胞增殖和肺泡巨噬细胞渗出,部分巨噬细胞呈泡沫状(图 9-11)。

4. 急性间质性肺炎(acute interstitial pneumonia,AIP)　是一种迅速进展的间质性肺炎,表现为弥漫性肺泡损害、基底膜破坏、肺泡间隔等间质水肿和肺泡腔内有明显的纤维蛋白渗出,并可见透明膜形成。

5. 呼吸性细支气管炎伴间质性肺疾病(respiratory bronchiolitis-interstitial lung disease,RB-ILD)　是一种呼吸性支气管炎和间质性肺病的临床表现,病因多与吸烟有关。组织学表现为Ⅰ级和Ⅱ级呼吸性细支气管腔内有含色素的巨噬细胞,通常无症状,有轻度小气道功能障碍。光镜下,呼吸性细支气管、肺泡道和肺泡腔中有成簇状的尘细胞,并伴淋巴细胞和组织细胞浸润(图 9-12)。

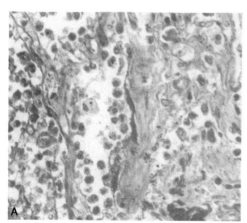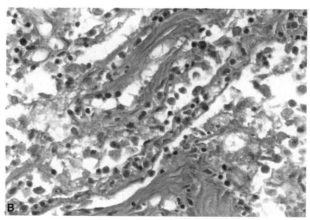

图 9-10　肺泡间纤维组织和炎症细胞共存

A. H.E. 染色;B. Masson 染色

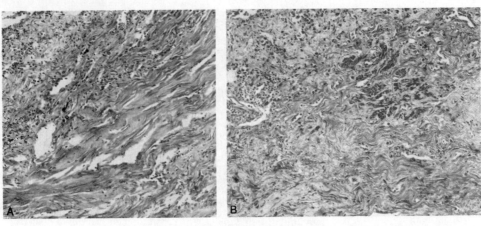

图 9-11 隐源性机化性肺炎
A. 纤维结缔组织呈片状增生;B. 纤维结缔组织染成深蓝色(Masson 染色)

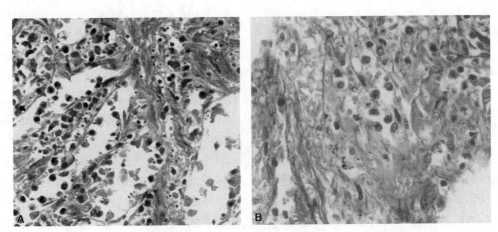

图 9-12 肺泡间质和肺泡壁纤维组织增生,伴淋巴细胞和巨噬细胞浸润
A. H. E. 染色;B. Masson 染色

（三）PF 的细胞学基础

许多研究表明,PF 的肺泡内有许多细胞成分浸润,虽然这些炎症细胞的确切作用尚未明确,但这些细胞的数量和活性变化常是肺部疾病的特征性标志。

在 PF 过程中,肺内炎症细胞(主要为单核/巨噬细胞和中性粒细胞)、肺泡细胞、肥大细胞、EC 和非间质细胞(如成纤维细胞/肌成纤维细胞)等通过分泌细胞因子和炎症介质等生物活性物质,直接和间接发挥作用。PF 的病理变化可见 II 型肺泡细胞、成纤维细胞、巨噬细胞及肥大细胞彼此间紧密接触,因此,推断参与 PF 的多种细胞共同构成了一个复杂的肺细胞网络,相互作用,相互影响。

1. 单核/巨噬细胞　肺泡巨噬细胞是肺泡液中最丰富的细胞类型之一。在 PF 时,肺泡巨噬细胞不仅在数量上和活性上增加,细胞表面抗原的表达亦增加。这些细胞能合成和释放大量具有多种生物活性的细胞因子、前炎症介质、趋化因子及蛋白酶类,在肺炎症和 PF 发生发展过程中发挥重要作用。

肺泡巨噬细胞除了对炎症细胞的影响外,也可分泌各种细胞因子,如 PDGF、和 TGF-β 等,调控成纤维细胞在损伤区聚集、活化或增殖,促进 ECM 的合成。

2. 中性粒细胞　其内含氢氧化物合成酶和氮化酪氨酸酶,只是在 PF 的早期可见,提示中性粒细胞可能通过氧化基团的产生导致细胞的损伤。

3. 嗜酸性粒细胞　PF 患者中,嗜酸性粒细胞的数目增多,产生几种主要的纤维生长因子,如 TNF-α 和 TGF-β,提示这些细胞在纤维化的早期起关键作用。

4. T 细胞　PF 患者中,CD4+、CD8+ T 细胞升

高,T 细胞比例和它们所分泌的细胞因子的改变对 PF 的进展具有一定的影响。

5. 成纤维细胞/肌成纤维细胞和纤维细胞　成纤维细胞是肺间质中一种主要的细胞类型,成纤维细胞不仅在 ECM 和结缔组织成分的产生和转换中起积极作用,而且也调节其他细胞类型,尤其是 Ⅱ 型肺泡细胞和炎症细胞的功能。成纤维细胞是 IL-8 的主要来源,因此,在 PF 时,该细胞是白细胞迁移和血管生成的重要调节因子。

6. 肺泡细胞　PF 过程起于肺泡、肺泡上皮损伤、肺泡炎及巨噬细胞数量增多发生在疾病的早期。在正常肺泡、Ⅰ 型和 Ⅱ 型肺泡细胞存在的数量是相等的。但是前者占肺泡面积的 95%,在增殖的上皮细胞中,Ⅱ 型肺泡细胞超过了正常的 10 倍,再生能力很强。

7. 肺间质细胞　是 PF 过程中合成和分泌 ECM 的主要效应细胞。通过受体配体结合的信号转导,促进肺间质细胞增殖、分化,进一步促进 FN 和胶原等 ECM 合成和分泌。

(四) PF 的调节因子

在肺炎/PF 过程中,其病变部位的各种细胞能释放一些参与局部损伤和炎症反应(TNF-α、IL-1、IL-8、MCP-1)、参与组织修复和纤维化进展(TGF-β、PDGF、IGF-1、bFGF、MMPs/TIMPs)以及促进受损上皮和血管内皮的修复,具有抗损伤和抑制纤维化作用(KGF、HGF、IFN-γ、TGF-α)的一大类细胞因子或生长因子、前炎症介质、趋化因子和蛋白酶等,这些生物活性分子可由 PF 中激活的炎症细胞(巨噬细胞、淋巴细胞)合成、分泌,也可由肺结构细胞如上皮细胞、内皮细胞及间质细胞表达。

1. TGF-β　主要分布在细支气管、支气管黏膜上皮、支气管腺体、支气管和血管平滑肌和肺泡巨噬细胞中。在 PF 病变的早期,TGF-β 表达增多。TGF-β 是一个重要的免疫调节剂,在一定条件下既能增强也能抑制单核细胞功能,也能抑制 T、B 细胞增殖,对不同细胞功能与 IFN-γ 有着相互拮抗作用。TGF-β 是 ECM 蛋白(胶原、糖蛋白和 FN)产生的最重要的刺激因子之一,它亦能促进成纤维细胞的增殖。

2. 黏附分子　是一类介导细胞-细胞,细胞-间质之间相互作用的膜表面糖蛋白,它们在胚胎发育和分化,正常组织结构的维持、炎症与免疫应答、伤口修复、凝血与血小板形成、肿瘤浸润和转移等多种生理病理过程中均具有重要作用。在 PF 过程中,黏附分子主要介导的黏附作用是:①细胞通过其表面的黏附分子与 ECM 相互作用,这些相互作用受严格的调节,它决定细胞移动及细胞伸展对外形的改变。②黏附分子介导同种细胞间黏附。例如肺泡上皮的完整性依赖于相邻细胞间的黏附,往往是一个细胞上的黏附分子与另外一个细胞上相同的黏附分子结合,这种相互作用对上皮细胞屏障功能及细胞间信号转导起重要作用。③黏附分子介导白细胞与其他细胞的相互作用,影响白细胞的聚集、活化及效应功能。包括白细胞与 EC、白细胞与上皮细胞、T 细胞与抗原呈递细胞的相互作用。

3. CD40-CD40L　该系统是成纤维细胞和其他结构细胞的重要激活剂。CD40 是 TNF-α 受体超家族的一个成员,是 Ⅰ 型跨膜蛋白。最初描述它存在于 B 细胞表面,可刺激 B 细胞分化为浆细胞。现发现存在于多种细胞,参与介导 T 细胞与 B 细胞的相互作用,调节炎症介质。CD40L 也是肿瘤坏死因子超家族成员,是一种膜蛋白。CD40L 多为诱导表达,其生物学功能多在与 CD40 相互作用后产生。在急性损伤后,血小板和炎症细胞的浸润能通过 CD40-CD40L 系统激活大量局部结构细胞,包括成纤维细胞。

4. ECM 成分　进展性慢性肺病的一个突出特点是大量 ECM 成分,如 Ⅰ,Ⅱ,Ⅳ 型胶原、血管紧张素、血小板反应素和 FN 等聚集在肺实质。肺内成纤维细胞调节结缔组织合成和降解的平衡。一旦 ECM 合成和降解平衡被打破,可引起肺结缔组织和 ECM 急剧增高,肺功能受损。

5. 凝固(血)成分　凝血反应链由两条途径组成,即内源性和外源性。这些途径的主要功能是防止出血。短暂辅助炎症细胞和成纤维细胞迁移和浸润,它们对宿主的防御、治疗和修复过程至关重要。凝血酶是一个潜在的成纤维细胞丝裂原,通过诱导 PDGF 直接刺激肺成纤维细胞和 SMC 原胶原的产生,并能够增加肺成纤维细胞和上皮细胞 IL-6 的产生,影响成纤维细胞的生长和基质的产生。

6. NK-κB　即核转录因子,它参与许多炎症分子基因的调控,同时也参与细胞凋亡的调节。在 PF 发生过程中,当细胞信号作用于肺细胞,可能通过激活细胞质中多种细胞信号转导通路激活 NK-κB,调控多种与纤维化相关基因的表达,形成瀑布效应。

(五) PF 的临床表现

PF 是一组由多种病因引起的破坏性疾病,临床表现缺乏特征性。在 PF 诊断过程中必须除外各种类似于间质性 PF 的其他疾病,如药物、病毒或器官移植后引起的免疫缺陷患者伴发的机化性感染，易诊断为 PF。

PF 的临床症状表现为进行性呼吸困难、干咳、活动后明显，常伴有咯血、心悸、关节疼痛和皮肤和肾脏的损害等。PF 的主要临床体征是：杵状指（趾）、双肺下叶可闻及啰音、晚期发绀、肺动脉高压、肺源性心脏病、右心功能不全等。

（六）常用的动物造模方法

肺间质弥漫性纤维化，是由于进行性纤维组织增生，最后导致弥漫性纤维化的疾病。建立肺间质纤维化的动物模型，对深入研究其发病机制，探讨有效的防治方法具有明显的实际意义。

现已发现能引起动物 PF 的物质有放射性物质、高浓度氧、化学物质（如四氯化碳，百草枯）、药物（如博来霉素，丁基羟甲苯，胺碘酮）、颗粒性物质（如硅尘，石棉）、有毒气体、免疫制剂（如抗肺抗体，牛血清白蛋白）等。其中博来霉素诱发的非间质性纤维化，由于其发生过程、病理形态和对肺功能的影响均与人类 IPF 相似，因此，应用的比较多。

三、肾脏纤维化

肾脏纤维化（kidney fibrosis，KF）是所有慢性肾脏疾病（chronic renal disease，CKD）包括原发性、继发性肾小球疾病、肾小管、间质及血管疾病以及肾脏移植慢性排斥性病变发展至终末期肾脏病的最后共同通路。KF 主要病理改变为正常肾单位的丢失，取而代之以大量成纤维细胞及肌成纤维细胞的增生，ECM 堆积而导致肾小球硬化、肾间质纤维化、最终肾功能丧失。

（一）KF 的病因

各种原因引起的 CKD，尽管其进展速度不同，但最终结果都是进展为终末期肾衰竭，其实质是肾脏纤维化，导致有效肾单位减少、丧失和肾功能进行性下降。在原发性肾脏病中，最常见的是慢性肾小球肾炎，其次是肾小管-间质性肾炎。在继发性肾脏病中，常常是糖尿病和高血压肾病。

1. 慢性缺血性肾病（chronic ischemic renal disease，CIRD） 肾脏缺血导致损害的机制，以往常认为因急性肾功能损害所致，然而，慢性损害的机制可能和急性损害有明显的不同。CIRD 是指因肾动脉狭窄或阻塞（≥60%），肾血流动力学呈显著变化而肾小球滤过率降低，肾功能不全的 CKD。必须指出，虽然 CIRD 与肾动脉狭窄或肾血管性高血压关系密切，但 CIRD 并不等于肾动脉狭窄或肾血管性高血压。

2. 药物性间质性肾炎（drug induced interstitial nephritis，DIIN） 急性间质性肾炎通常由药物引起，主要见于 β 内酰胺类抗生素，非甾体抗炎药及利尿剂。

3. 血管炎（vasculitis） 如 Wegener 肉芽肿和多动脉炎。

4. 梗阻性肾病（obstructive nephropathy，ON） 如肾积水、肾功能损害，最终发展至肾纤维化。

（二）KF 进展和恶化机制

1. 肾间质病变 长期以来，人们一直认为肾小球损伤是肾脏疾病进展的原因。近年来，肾小管-间质损害已得到重视，提出肾衰竭的进展速度（血肌酐水平升高）与间质病变的关系较与肾小球损伤的关系更加密切。

2. 肾小球血流动力学改变 研究已证实，残存肾单位的肾小球存在高滤过（肾小球滤过率增高），高灌注（血浆流量增高）和高跨膜压（毛细血管跨膜压高）的"三高"现象。这种三高现象产生的机制一般认为，入球动脉的扩张与扩血管物质前列腺素有关，而对血管紧张素Ⅱ不敏感。出球动脉对血管紧张素Ⅱ较敏感，导致残存肾单位入球动脉扩张较出球动脉扩张显著。肾小球血流动力学的改变又引起残存肾单位的进一步损害，使肾单位进一步损害、减少，形成恶性循环，最终导致肾小球硬化（glomerular sclerosis，GS）和肾功能丧失。

3. 高血压（hypertension） 高血压既是肾脏疾病的结果，也是肾脏疾病进展的重要因素。所以被认为是肾脏疾病预后不良的指标。高血压引起或加重肾损害的作用机制目前还不是很清楚。高血压可进一步损伤肾小球的滤过屏障，增加蛋白尿的排泄，大量尿蛋白导致肾小管蛋白质过度的重吸收，进而引起近端小管溶酶体损伤。促进胶原形成的胰岛素样生长因子-1（insulin-like gorwth factor-1，IGF-1）通过损伤的肾小球滤过屏障与结合蛋白分离，进而在新的环境中被激活，引起肾小管-间质损害。蛋白尿可以激活多种血管活性物质和细胞因子，这些血管活性物质和细胞因子将促进间质炎症和 ECM 的合成，进而导致 KF、硬化的发生和发展。

4. 蛋白尿（proteinuria） 是肾脏病变程度的标志。蛋白尿在慢性肾衰竭（chronic renal failure，CRF）发生发展中具有促进作用，蛋白尿与 CRF 进展速度密切相关，因为蛋白尿可导致氨的生成增加和肾小管-间质缺氧加重。

5. 脂质代谢紊乱 高脂血症,尤其是持续性高脂血症对肾脏带来的损害已为人们所关注,它起到了加重和促进 GS 的作用,其机制为:①系膜细胞(mesangial cells,MC)增殖和 ECM 增多;②*ApoE* 基因多态性所致的脂蛋白肾病;③EC 损伤;④纤溶系统改变、高凝和高黏状态。

（三）KF 的病理分型

包括 GS 和肾间质纤维化(renal interstitium fibrosis,RIF),两者有所区别,但又互有联系,互为因果。

1. GS 是各种原因所致的肾小球损伤和病变的共同最终结局,也是导致肾衰竭的主要病理基础。GS 的主要病理改变是肾小球结构萎陷和 ECM 沉积。ECM 成分主要为Ⅳ型胶原、粘连性糖蛋白[层粘连蛋白(laminin,LN)、纤连蛋白(fibronectin,FN)、血小板反应蛋白、骨桥蛋白等)]、糖胺多糖(硫酸乙酰肝素 AA)、弹性蛋白、生腱蛋白、富含半胱氨酸的酸性分泌蛋白(secreted protein acidic and rich in cysteine,SPARC)和蛋白多糖(修饰蛋白)。GS 时,沉积的 ECM 主要为Ⅳ型胶原、LN 和 FN 等,肾小球与肾小囊粘连处含有较多的Ⅲ型胶原(图 9-13)。

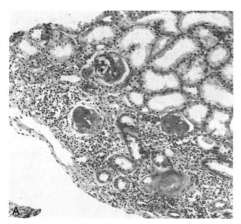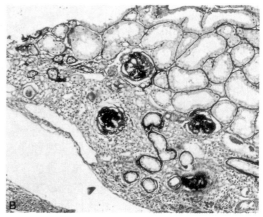

图 9-13 肾小球硬化

A. 肾小球纤维化、硬化,周围肾小管萎缩,大量的炎症细胞浸润;B. 纤维化组织染成黑色(PASM 染色)

肾小球疾病常伴有肾小管-间质病变,后者也可以对 GS 起促进作用。当肾小囊壁断裂时,肾小球周围存在显著的白细胞积聚,间质中成纤维细胞进入肾小囊并分泌间质胶原(Ⅰ型和Ⅲ型胶原),或间质胶原直接进入,使细胞性新月体变成纤维细胞性新月体或纤维性新月体,肾小球出现硬化改变。

2. RIF 肾间质包括肾血管外及肾小管之间的组织,由间质细胞和 ECM 成分构成。肾间质细胞主要含有成纤维细胞、周细胞(pericytes)和单个核细胞,其中成纤维细胞是间质中的主要细胞。RIF 是肾脏对各类损伤的非特异性反应而造成的大量成纤维细胞、纤维细胞和胶原纤维增生所致(图 9-14)。各种肾小球疾病晚期、慢性间质性肾炎和移植肾明显排斥反应均可见间质纤维化。引起 RIF 的主要原因之一是 ECM 在肾间质大量沉积,后者主要与 ECM 合成增多和(或)分解减少密切相关。成纤维细胞是产生 ECM 的主要细胞,此外,巨噬细胞、EC、外膜细胞和肾小管上皮细胞等均能产生 ECM 并在间质中沉积。

（四）KF 的细胞学基础

近年来研究揭示,炎症细胞浸润和肾脏固有细胞在生长因子和炎症因子作用下发生表型改变是 KF 形成的重要机制。

1. KF/硬化的细胞学基础

（1）GS:①肾小球毛细血管 EC 损害是 GS 的重要始动因素。正常情况下 EC 不仅是维持毛细血管结构完整的屏障,而且还可以通过自分泌或(和)旁分泌方式产生一系列的体液因子,如内皮缩血管肽(ET)、一氧化氮(NO)、前列环素(PGI2)等,调节局部血流动力学及凝血过程。EC 受损后,其抗凝活性下降,或促进血小板的黏附与集聚,毛细血管微血栓形成。损伤和激活的 EC 通过释放细胞因子,进一步吸引炎症细胞至肾小球。②MC 在 GS 中的作用。MC 是肾小球内平滑肌样细胞,它可以合成和释放致炎症细胞、趋化因子(如 MCP-1 等)及 PDGF,MC 对损伤的反应是增殖和发生表型改变并产生 ECM。

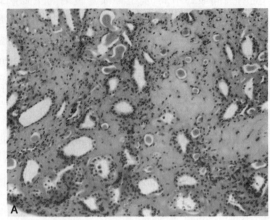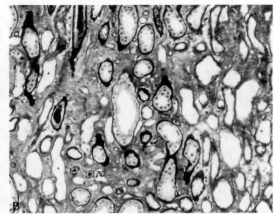

图 9-14 肾间质纤维化

A. 肾间质纤维化,肾小管萎缩,较多管型;B. 肾间质大量的嗜银纤维成分堆积(PASM 染色)

（2）肾小管-间质纤维化（tubular-interstitial fibrosis，TIF）：是肾脏硬化的一个重要特征。无论肾脏原发病变在肾小球、肾小管还是血管,大多数进展性肾病均可见到 TIF,而 TIF 的出现又往往预示着肾脏病变预后不好。在 TIF 过程中涉及多种肾脏细胞,如:①成纤维细胞:是间质内主要的肾脏固有细胞之一,是肾间质纤维化过程中最主要的 ECM 分泌细胞。在肾间质纤维化过程中,其特性可发生改变,表达 α-平滑肌肌动蛋白（α-Smooth muscle actin，α-SMA）,ECM 表达增加。②肾小管上皮细胞:与成纤维细胞相互作用在肾脏发育、正常细胞的自稳定和纤维化中具有重要的作用。在纤维化过程中间质结构的改变可能导致肾小管上皮迁移进入肾间质,并在损伤部位转化为成纤维细胞,参与肾间质纤维化的发生和发展。③淋巴细胞:T 细胞合成和分泌重要的促纤维产生的细胞因子。④巨噬细胞:可促进间质基质蛋白增多,并在肾间质纤维化过程中起促进作用。

（3）肾内血管纤维化和硬化:其产生的机制:①全身性高血压一方面引起入球小动脉扩张、肾小球毛细血管内压增高和肾小球肥大;另一方面引起出球小动脉扩张,继而引起管周毛细血管内压增高和 EC 受损。②毛细血管内压力的改变,可刺激血小板源性生长因子、血管紧张素Ⅱ和 ET 等释放,后者进一步刺激管壁平滑肌细胞和间质成纤维细胞增殖,导致管腔狭窄。小血管硬化造成局部缺血、缺氧和肾小管细胞萎缩,从而促进肾小球、肾小管和间质的纤维化。

2. 与 KF/硬化相关的细胞调节因子 在纤维化过程中,器官内的浸润细胞和固有细胞在炎症和损伤因素的刺激下分泌各种体液分子,刺激组织内其他细胞产生过量的 ECM,如Ⅰ型、Ⅲ型、Ⅳ型胶原、FN 和 PG 等。基质的这种过度表达导致正常组织的结构和功能永久性丧失。在纤维化的早期,进入器官的炎症介质主要为 CD4[+]T 细胞和巨噬细胞。许多细胞因子和趋化因子也参与早期纤维化,如 TGF-β 和 PDGF 等可引起细胞增殖和肥大,并促进 ECM 合成和分泌。此外,黏附分子如整合素、选择素和骨桥蛋白等也参与早期纤维化。

刺激生长因子高度表达机制包括:①慢性肾脏缺氧,缺氧对基因表达的强调节刺激,包括编码生长因子,如 VEGF 和 ET 的基因;②机械性牵拉挤压,剪切应力和延伸应力可诱导 EC 和平滑肌细胞的生长因子过度表达,刺激 TGF-β 合成;③肾小管蛋白超负荷,近端小管蛋白的超负荷可刺激许多基因的转录,包括编码 ET 的基因。生长因子参与许多病理过程,包括细胞增殖或肥大的控制,基质合成和降解的调节,免疫炎症反应的刺激等。生长因子过度表达引起肾脏损害的机制有多方面。

（1）TGF-β 与 KF/硬化:TGF-β 是 ECM 沉积、纤维化进展的重要调节因子。TGF-β 一方面直接刺激 ECM 成分如胶原、FN 与 PG 的形成,同时,抑制 ECM 降解酶和促进 TIMPs,纤溶酶原活化剂抑制物（plasminogen activator inhibitor，PAI）表达,进而抑制 ECM 降解;另一方面,调节基质受体整合素表达,促进细胞与基质黏附剂基质沉积。

（2）TNF-α 与 KF/硬化:TNF-α 是一种主要由单核/巨噬细胞、淋巴细胞产生的细胞因子,参与机体炎症和免疫应答的调节。多种肾脏疾病患者血、尿及肾组织中 TNF-α 水平明显高于正常人,说明

TNF-α 在肾脏疾病中有重要作用。

（3）PDGF 与 KF/硬化：PDGF 是由多种细胞产生的肽类生长因子，它在细胞修复、胚胎发育、免疫及多种常见疾病中起重要作用。大量研究肾小球肾炎和肾间质疾病中介导和调节了肾脏损害和修复的病理过程。

（4）肾素-血管紧张素系统（renin-angiotensin-system，RAS）与 KF/硬化：RAS 激活、血管紧张素Ⅱ增加，促进 TGF-β 分泌，在 GS 和 RIF 的形成、发展中起着重要的作用。血管紧张素Ⅱ对肾小球的影响表现：①对血流动力学的影响；②促进 MC 增殖与肥大；③对 ECM 的合成增加。血管紧张素Ⅱ在 RIF 中的作用，通过刺激肾间质细胞表达 α-SMA、单核/巨噬细胞浸润间质，ECM 增多和基质纤维化。

（5）MMPs/TIMPs 与 KF/硬化：ECM 的堆积由 ECM 产生增多和（或）降解减少所致。尤其是 MMPs/TIMPs 功能紊乱和 ECM 过多堆积关系密切。肾小球 MC、EC、上皮细胞、肾小囊壁上皮细胞、肾小管上皮细胞、浸润的巨噬细胞和中性粒细胞等不同程度的表达多种 MMPs，而 TIMPs 能特异性与 MMPs 催化活性中心的 Zn^{2+} 结合，封闭其催化活性。多种生长因子和细胞因子能调节 MMPs 和 TIMPs 的转录。当某种刺激因子激活某些细胞，使其产生生长因子和细胞因子，介导细胞增殖和 ECM 合成的同时，也诱导和上调 MMPs 和 TIMPs 的表达。

（6）CTGF 与 KF/硬化：CTGF 是一个新发现的细胞因子，在 TGF-β 诱导下，可由成纤维细胞分泌，并介导 TGF-β 发挥促细胞增殖和 ECM 合成等作用。

3. 肾小管上皮细胞-肌成纤维细胞转分化　肾小管-间质纤维化是肾脏疾病发展到终末期肾脏病的共有病理改变。这一过程包括了肾小管缺失和 ECM 蛋白，如胶原（Ⅰ型、Ⅲ型、Ⅳ型、Ⅴ型和Ⅶ型）、FN 和 LN 等的堆积，表达 α-SMA 的肌成纤维细胞不仅是 ECM 的主要来源，而且它也是肾脏疾病进展过程中的重要标记。研究表明，在肾脏损伤病理过程中，肾小管上皮细胞可以转化为成纤维细胞/肌成纤维细胞，这一过程被称为肾小管上皮细胞-肌成纤维细胞（间充质细胞）转分化，即上皮-间质转化（EMT）。肾小管上皮细胞可在 TGFβ 的刺激下丧失 E-cadherin，而出现 α-SMA 的表达，发生 EMT。

（五）KF 的临床表现

肾脏出现纤维化后，其功能大部分或全部丧失，主要表现为慢性肾衰竭，出现一系列症状和代谢紊乱组成的临床综合征。

1. 水、电解质失衡　①水代谢，慢性肾衰竭患者可出现腹水，也可出现水潴留；②钾代谢；③钙、磷代谢等。

2. 酸中毒　当肾小球滤过率下降至 20ml/min 时，出现代谢性酸中毒。

3. 消化系统　食欲缺乏、恶心、呕吐为最常见的症状。

4. 血液系统　肾性贫血、血小板功能障碍和凝血功能异常等。

5. 心血管系统　高血压、心包炎（尿毒症性）、心肌病（尿毒症性）、冠心病及心功能不全等。

6. 神经系统　尿毒症性脑病及周围神经病变。

7. 肾性骨病　因维生素 D_3 缺乏、甲状旁腺亢进、铝积聚等所致。

（六）常用动物造模方法

如何延缓和预防慢性肾衰竭的进展，是肾脏病理学研究中的重要方向，而动物模型对于前者又是必不可少的。

1. 肾小球肾炎及 GS 的动物模型　①抗 Thy-1 肾炎模型；②减少肾单位模型；③氨基核苷肾病模型；④多柔比星肾病模型；⑤柔红霉素肾病模型。

2. 肾间质纤维化动物模型　①单侧输尿管梗阻模型；②嘌呤霉素氨基核苷模型间质性肾炎模型；③慢性马兜铃肾病动物模型。

（金晓明）

主要参考文献

[1] Eyden B, Banerjee SS, Shenjere P, et al. The myofibroblast and its tumours. J Clin Pathol, 2009, 62: 236-249.

[2] Kalluri R, Zeisberg M. Fibroblasts in cancer. Nature, 2006, 6: 392-401.

[3] Folkmann J. Tumor angiogenesis: therapeutic implica-tions. New Engl J Med, 1971, 285(21): 1182-1186.

[4] Liu M, Xu JJ, Deng H. Tangled fibroblasts in tumor-stroma interactions. Int J Cancer, 2011, 129: 1795-1805.

[5] Delort L, Lequeux C, Dubois V, et al. Reciprocal inter-actions between breast tumor and its adipose microenvi-

ronment based on a 3D adipose equivalent model. Plos One,2013,8(6):1-11.

[6] Magnon C,Hall SJ,Lin J,et al. Autonomic nerve development contributes to prostate cancer progression. Science,2013,341(6142):1236361.

[7] 高春芳,陆伦根. 纤维化疾病的基础与临床. 上海:上海科学技术出版社,2004.

[8] Eugene R Schiff,Michael F Sorrell,Willis C Maddrey. 希夫肝脏病学. 黄志强,主译. 北京:化学工业出版社,2006.

[9] 吴孟超,李梦东. 实用肝病学. 北京:人民卫生出版社,2011.

[10] 刘又宁. 实用临床呼吸病学. 北京:科学技术文献出版社,2007.

[11] 钟南山. 呼吸病学. 第2版. 北京:人民卫生出版社,2009.

[12] 王海燕. 肾脏病学. 第3版. 北京:人民卫生出版社,2008.

[13] 关广聚. 继发性肾脏病学. 北京:人民卫生出版社,2013.

[14] 陈孝文. 慢性肾衰竭. 北京:中国医药科技出版社,2006.

第十章　环境与营养病理学

环境病理学（environmental pathology）研究的是不良外界环境因素对机体健康产生的影响。几乎所有疾病都与环境因素有关，即便是遗传性疾病，也在不同程度上受环境因素影响。广义而言，环境病理学必须研究环境中一切有害因素对人体的作用，包括由于接触环境中有害因素所致的疾病。

环境病理学的任务主要包括两个方面：一是通过人体（更着重于人群）观察或动物模型、体内或体外实验，研究描述环境疾病的病理表现和演变过程、形态改变与功能变化的联系、诊断与鉴别诊断指标及阐明病因与发病机制。其次，在于环境因素对人体作用的危害与安全分析。例如许多环境化学物的存在对人体生命系统或正常生活是完全必需的，但过量或缺乏，则会导致对人体的危害。

在现今的信息工业化时代里，人类不仅面临的环境与过去有很大改变，且在营养的摄入方面也发生了显著的变化。如：能量摄入增加的同时消耗却减少；饱和脂肪酸和反式脂肪酸摄入增加，而膳食纤维摄入却减少。环境（营养）与基因间存在相互作用，共同决定了个体的表型与发育。

第一节　环境致病因子及其机制

一、环境疾病的危害

在医学上，一般以人体作为环境的主体。故人体的内在空间称为内环境（internal milieu）。人们赖以生存的外在空间，包括自然环境和社会环境，总称为外环境（environment）。环境病理学中"环境"一词，通常指外环境。外环境按范围的大小可划分为三环：

（1）微环境（microenvironment）：即与个体最直接相关的环境，如家庭、车间或其他职业环境。

（2）中间环境（intermediate environment）：介于大小环境之间，如城市、地区、国家。

（3）大环境：为中间环境以外的无限空间。

生物圈是指地球海平面上下约10km为界限的环境范围，为地球上生命活动的主要场所。

环境系统内一切物理因素、化学因素、生物因素、社会因素以及维持生态平衡的各种综合因素与人体之间的相互作用，也同样处于某种动态平衡之间。在一定条件下，一旦此种动态平衡遭受破坏，人体不能适应环境中有害因素的作用所引起的疾病，即所谓环境疾病，简称"环境病"（environmental disease）。

当前，世界范围内环境疾病明显增多，已经或正在成为人类疾病构型的主体。据统计，人类肿瘤的80%～90%与环境因素相关。我国研究表明，许多常见病、中毒性疾病、地方病和癌症与环境因素关系密切。鉴于环境污染对人类危害的广泛性和严重性，以及长期微量理化因素致病效应早期检出极其困难，迫切需要环境病理学这一新兴学科的迅速发展。

二、环境化学因素与疾病

环境化学物是指外环境中的一切化学性物质，包括天然的和人造的，无机的和有机的。任何化学物在一定条件下都可能是有毒或有害的，而在另一些条件下对人体的健康则可能是安全无害的，甚至是必需的。

（一）有毒化学物与机体相互作用的一般规律

有毒化学物（简称毒物）与机体相互作用的中毒病理过程可分为毒物吸收、体内分布和排出等几个环节。在临床病理上表现为相应的潜伏期、发病（器官损伤）期、痊愈或结局期等阶段。当某种附加因素参入，也可出现相应的伴发病。其整个病理过程可短（呈急性）可长（呈慢性），其间也可出现多个因果交替等比较复杂的发病学环节。

（二） 毒物的吸收与进入部位的损伤

毒物主要经呼吸道、皮肤或消化道进入机体，并通过一系列细胞和膜性屏障被吸收进入血液。多数毒物在进入部位一般不引起明显的病变，但少数腐蚀性（如强酸、强碱）和激惹性（如刺激性气体）毒物在进入部位能引起损伤，表现为变性、坏死、出血、炎症、糜烂或溃疡等。毒物的吸收是毒物连续通过层层生物膜（细胞膜和基底膜）的过程。

（三） 毒物在体内的分布、靶器官和蓄积库

毒物吸收进入血液后在体内的最初分布，原则上是全身性和相对均等的，此过程相对较为短暂。此后，由于各器官或组织血管网的丰富程度和解剖生理特点不同，以及体内各种屏障结构，特别是细胞成分及其相应的生物膜结构与功能存在差异；并且由于各种毒物的理化性质和代谢转化特点的复杂多样性，这就决定了毒物在体内必然存在一个再分布的过程。其结果，往往是毒物的不均等分布，导致全身各器官或组织的毒物含量可有很大差别。

有些毒物对某些器官（肝、肾、骨、神经和脂肪组织）具有特殊的亲和力或选择性，这与这些器官组织的结构功能、代谢特点和毒物本身的理化性质有关，例如，铅吸收后立即分布于红细胞、肝及肾内，两小时后50%在肝内，一个月后体内铅量的90%蓄积于骨内。另一些毒物较易透过血脑屏障进入脑内，或透过胎盘屏障进入胎儿体内，引起损伤，此主要归结于该类毒物的脂溶性质。

（四） 毒物在体内的生物转化

外源性化学物进入体内后，在体内微环境进行的化学变化过程称为生物转化（biotransformation），或体内代谢过程。此过程依赖许多酶系统的连续作用，使化学毒物发生一系列的改变和转化，增强其极性和水溶性，有利于排出体外，从而失活和解毒。但有时却完全相反，生物转化过程中产生比原化学物毒性更强的中间代谢产物，称为活化或毒化。

哺乳动物体内生物转化过程的主要场所是肝脏，其次是肾、肠、肺、神经、皮肤、脾、骨髓、淋巴组织、内分泌腺和胎盘等。

毒物在体内的生物转化过程，首先决定于毒物本身的性质和剂量，以及上述不同时相和不同类型酶促反应的特点；其次，生物转化的快慢和强度，还与多因素有关，其中如动物种属、遗传因素、性别、年龄、营养状态、排泄功能、外环境的变化以及某些附加因素（如混合功能氧化酶的诱导剂）等，都能直接或间接地影响毒物代谢质量的差异，从而产生明显不同的毒性作用。

（五） 毒物所致靶器官损伤的作用机制及基本病变

靶器官的概念是相对的，任何毒物一旦进入血液循环，其毒性作用原则上是多器官或系统的全身性作用，仅个别器官或组织的损伤相对更为严重。近年来尤其引人关注的还在于其致畸性、致突变性和致癌性。

病变的主要类型主要有如下几种：

（1）实质细胞的变性、坏死。

（2）血液循环障碍：表现为充血、出血、水肿、血栓形成、弥散性血管内凝血（disseminated intravascular coagulation，DIC），其中以中毒性肺水肿、肺透明膜病和中毒性脑水肿具有重要的临床意义。

（3）炎症反应：可原发于毒物的直接损害（如化学性肺炎），也常继发于组织坏死或继发感染。某些毒物和药物即使小量，也能引起强烈的变态反应性炎症，或对遗传特异质（idiosyncrasy）的个体引起严重的变态反应性炎性损伤。

（4）纤维化和硬化：常见于肝、肾、肺等器官，多在慢性中毒之后。常伴有相应器官的功能严重障碍或衰竭。

（5）诱发肿瘤。

须特别指出，上述中毒性靶器官的基本病变均非特异性。因此，在作出毒理病理学诊断时，必须在器官组织病变的基础上，结合接触史，特别是毒物检测结果，才能作出正确判断。

三、环境污染

（一） 空气污染

空气是指包围在地球周围的气体，对人类及生物生存起重要作用的是距地面12km以内的空气层（对流层）。清洁的空气是由氮（78.06%）、氧（20.95%）、氩气（0.93%）等气体组成的，这三种气体约占空气总量99.94%。造成空气污染的污染物有：烟尘、总悬浮颗粒物、可吸入悬浮颗粒物、二氧化氮、二氧化硫、一氧化碳、臭氧、挥发性有机化合物等。

空气中可自然沉降的颗粒物称降尘,而悬浮在空气中的粒径小于100μm的颗粒物统称总悬浮颗粒物(TSP),其中粒径小于10μm的称可吸入颗粒物(PM10),粒径小于5μm的多滞留在上呼吸道。滞留在鼻咽部和气管的颗粒物,与进入人体的二氧化硫(SO_2)等有害气体产生刺激和腐蚀黏膜的联合作用,损伤黏膜、纤毛,引起炎症和增加气道阻力,长期作用会导致慢性鼻咽炎及慢性气管炎。

PM2.5是指大气中直径小于或等于2.5μm的颗粒物,也称为可入肺颗粒物。被吸入人体后会直接进入肺组织,干扰肺部的气体交换,引发包括哮喘、支气管炎和心血管病等方面的疾病。世界卫生组织(WHO)2005年版的《空气质量准则》对大气中可吸入颗粒物的浓度限值制定了严格的标准。规定PM2.5年平均浓度为10μg/m^3,24小时平均浓度为25μg/m^3。

1. 室外空气污染　室外空气污染主要来自工业、交通、生活等方面(图10-1,图10-2)。

(1)在工业生产过程中,排放到大气中的各种物质,例如烟尘、硫的氧化物、氮的氧化物、有机化合物、卤化物、碳化合物等,都对大气构成了污染(表10-1)。

(2)当代主要运输工具,如汽车、火车、飞机、轮船、摩托等,尤其是城市大量汽车所排放的尾气是大城市空气的主要污染源之一,会对人体的呼吸器官造成损害。

(3)北方城市居民多使用煤炭生活炉灶或采暖,煤炭在燃烧过程中释放出大量的灰尘、二氧化硫、一氧化碳等,均可污染大气。

2. 室内空气污染　随着现代家居装修越来越追求美观豪华,室内的潜在污染也随之增加。最常

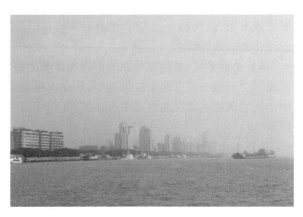

图10-1　海滨雾霾
(赵淑坤提供)

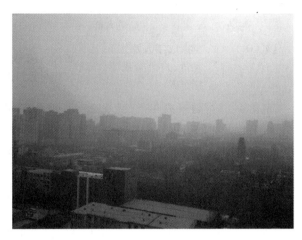

图10-2　大都市雾霾
(李想提供)

见的室内污染物为甲醛、氡气、一氧化碳、二氧化氮、石棉等。

甲醛的主要来源是室内装修用到的材料、家具和涂料,尤其是木制地板及胶粘剂。胶粘剂中的甲醛释放期长,可长达十余年。甲醛已经被世界卫生组织确定为一类致癌物和致畸形物质。长期接触低剂量甲醛可引起慢性呼吸道疾病,并可引起月经紊乱、鼻咽癌、结肠癌、脑肿瘤、白血病及DNA基因损伤与突变。所有接触者中,儿童和孕妇对甲醛尤为敏感,危害也就更大。

氡气是自然界唯一的天然放射性气体,常见于天然大理石以及砂石中。氡气的最主要危害是致癌,可诱发肺癌。

家居装修使用的油漆中含有大量苯。苯是一种无色的液体,长期吸入会导致再生障碍性贫血,还可损伤生殖系统,引起流产和畸胎。

吸烟是室内空气污染的另一个重要因素。

(二)重金属污染

重金属污染指由重金属或其化合物造成的环境污染。主要由采矿、废气排放、污水灌溉和使用重金属制品等所致。其危害程度取决于重金属在环境、食品和生物体中存在的浓度和化学形态。重金属污染主要表现在水污染(图10-3)。

常见金属毒物中毒如下。

1. 铅　高浓度铅接触主要是铅冶炼厂、蓄电池厂等的工人吸入生产过程中的铅烟雾和氧化铅粉尘,也有误服含铅药物、长期用锡壶饮酒,有啃食习惯的儿童常因啃食油漆玩具而造成儿童铅中毒。

表 10-1　主要的室外空气污染物

污染物	高危人群	来源	不利影响
臭氧(O_3)	健康成年人及儿童、运动员、户外劳动者、气喘患者	各种污染物如氮、硫、烃的氧化物与氧气相互作用	具有高反应性并能氧化多不饱和脂类,使其变成刺激物,诱导炎症介质的释放,从而影响所有气道直至支气管肺泡的功能
二氧化氮	健康成年人、气喘患者、儿童	燃烧化石燃料如煤、汽油、木柴	溶解于气管分泌物中,形成硝酸、亚硝酸盐,从而刺激并损伤呼吸道上皮
二氧化硫	健康成年人、慢性肺病患者、气喘患者	燃烧化石燃料如煤、汽油、木柴	产生硫酸、重硫酸盐、硫酸盐,刺激并损伤呼吸道上皮。并与硝酸一起产生酸雨
一氧化碳		不完全燃烧汽油、石油、木柴、天然气	结合到血红蛋白上,取代氧合血红蛋白从而导致全身性缺氧(见后)
铅		详见下文重金属污染	
微粒	儿童、慢性肺病或心脏病患者、气喘患者	种类不同的微细污染物(通过空气散布)包括从相对无毒的泥灰尘到高毒性的石棉尘	主要形成烟雾,也是呼吸道疾病的一个主要原因,参见第九章肺纤维化内容

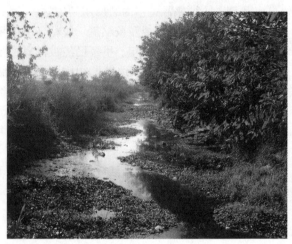
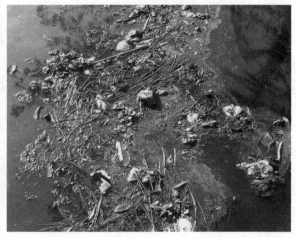

图 10-3　河流污染

（1）中毒机制:铅的毒性作用主要是与蛋白分子中的巯基结合而抑制多种酶系的活性。卟啉代谢紊乱是铅中毒机制中重要的和较早的变化之一,导致血红蛋白前身血红素合成障碍。

（2）病理表现

1）神经系统:急性重度铅中毒尸检病例中可见脑水肿,神经细胞弥漫性变性。死于铅中毒脑病的儿童,病变主要局限于小脑,周围神经以桡神经损伤较为突出。

2）肌肉损害:是严重铅中毒的典型表现之一。受累较多的肌群有受桡神经支配的腕和手指的伸肌;受腓深神经支配的足、趾的伸肌,以及手的小肌群、三角肌、肱二头肌、肱桡肌、肱肌、眼外展肌等。严重者有肌纤维萎缩等改变。

3）肾脏:急性损害以肾近曲小管上皮细胞为主,病理上可见核内包含体。慢性铅中毒多表现为肾功能不全,病理特点是肾小管萎缩和扩张,肾动脉硬化和间质纤维化。

4）造血系统:贫血是早期铅中毒的症状之一。贫血常为低血红蛋白性正红细胞型,并在周围血象中出现嗜碱性点彩红细胞及网织红细胞(代偿增生所致)。

5）心血管系统:可见心肌纤维的变性、间质水肿和炎症细胞浸润等病理改变。

有些病例在牙龈和颊黏膜可见蓝色细颗粒状或不规则斑块状"铅线",为铅与硫化氢作用后形成的硫化铅颗粒。

2. 汞及其化合物　汞(mercury,Hg)常态为银白色液态金属,俗称水银。易挥发,其蒸气不溶于水,可溶于脂质。常见的无机汞化合物有氯化亚汞(Hg_2Cl_2)和氯化汞($HgCl_2$);有机汞化合物种类很多,如甲基汞、氯化乙基汞、醋酸苯汞、磷酸乙基汞等。

(1) 中毒机制:①无机汞:金属汞中毒一般见于吸入大量汞蒸气时,常发生在接触汞的生产部门。氯化汞(mercuric chloride, $HgCl_2$,升汞)是消毒剂。②有机汞:有机汞化合物主要用作农业杀菌剂。工业废水中的金属汞和无机汞在无氧环境中,经细菌作用可被转化为有机汞(甲基汞),在鱼、贝体内蓄积,人长期误食后亦可中毒。1953年日本熊本县水俣湾渔民集体中毒,即为典型的例子,称为"水俣病"(Minamata disease)。

(2) 病理改变

1) 金属汞:其蒸气吸入致急性中毒者,主要出现腐蚀性气管炎、支气管炎和细支气管炎、间质性肺炎、中毒性肺水肿及灶性坏死。急性中毒病程迁延和慢性中毒者,可见口腔黏膜糜烂、舌坏死性蜂窝织炎、牙龈显现蓝黑色汞线、皮疹、肝小叶中央区脂肪变性和坏死、中毒性肾病及中毒性脑水肿。还可表现为非特异性神经细胞变性坏死、灶状出血和胶质细胞增生。慢性汞中毒可致脑萎缩,尤以小脑萎缩较显著,镜下可见小脑颗粒细胞数目明显减少。

升汞误服急性中毒常引起严重吐泻而失水,1～2日内死于循环衰竭。亦可诱发假膜性肠炎,尤以结肠明显;并导致中毒性肾病,表现为肾脏肿大,皮质肿胀、色苍白、髓质充血。近曲小管上皮细胞广泛变性、坏死,髓质肾小管内可见较多蛋白和细胞管型,数天后可见上皮细胞再生和钙盐沉着。

2) 有机汞:氯化乙基汞(烷基汞类)中毒时,神经系统和心脏受累较突出;而醋酸苯汞(苯基汞类)中毒时,多出现急性皮炎和肝损害。中毒性脑病或脑脊髓病是有机汞化合物中毒时突出的病变,尤以甲基汞中毒最显著。急性和亚急性中毒者病变以枕叶纹状区、基底节和颞上回较明显,可因此出现向心性视野缩小和听力障碍。小脑浦肯野细胞和脊髓前角细胞变性、颗粒细胞减少。周围神经纤维肿胀和脱髓鞘改变。慢性中毒者大小脑均明显萎缩。间质性心肌炎、中毒性肝病和中毒性肾病可见于亚急性中毒时,严重者可致死。此外,皮肤红斑、水疱和皮疹等也较常见。

水俣病(即甲基汞中毒)的病变主要累及中枢神经系统。急性和亚急性中毒时,脑有程度不等的水肿和散在点状出血;慢性中毒时,脑实质明显萎缩,甲基汞对成人脑的损害具有选择性,以小脑、距状回和中央前后回等部位病变最显著,小儿则病变范围较广,胎儿可全脑受损。病程在6年以上的病例,大脑白质亦有弥漫性变性。周围感觉神经后根神经纤维明显减少。其他脏器可见肝细胞和肾小管上皮细胞脂肪变性,部分病例胃肠黏膜出现溃疡和卡他性炎。

3. 砷 元素砷的毒性很低,土壤、水、空气、植物和人体都含有微量的砷,对人体不会构成危害。而砷的化合物则有剧毒,三价砷化合物比其他砷化合物毒性更强,主要通过各种杀虫剂、杀鼠剂、砷酸盐药物、化肥、皮革、农药、采矿、冶金途径污染水源等,通过消化道、呼吸道和皮肤接触进入人体。主要蓄积于人体的毛发、指甲、肝、肾、肺、子宫、胎盘、骨骼、肌肉等部位,与细胞中的酶系统结合,使酶的生物作用受到抑制、失去活性,引起慢性中毒,潜伏期可长达几十年。可引起中枢神经系统紊乱,并有致癌(诱发皮肤基底细胞癌与鳞状细胞癌,并增加肺癌发病风险)、致畸作用。大剂量急性中毒可导致消化系统、心血管系统与中枢神经系统紊乱,甚至导致患者死亡。

4. 镉 镉污染主要存在于废旧电池,电镀、化学工业等污染水源,进而污染谷物、水果、蔬菜与奶制品,尤其是蘑菇。镉的毒性很大,可在人体内积蓄。主要积蓄在肾脏,引起泌尿系统的功能变化;镉能够取代骨中钙,使骨骼严重软化,引起骨痛病;干扰人体和生物体内含锌的酶系统,导致高血压。

电子垃圾指的是被废弃的电气或电子设备,例如旧电脑、手机、电视、冰箱、空调、洗衣机等家用电器以及医疗科研电器等的淘汰品。电子垃圾包含多种有害化学物质(如砷、铅等),若处置不当,会对环境及人体造成巨大的危害。当电子废弃物被填埋或焚烧时,其中含有的重金属会渗入土壤,造成河流及地下水的污染;而且在焚烧时会释放出大量有害气体,也会对自然环境及人体造成危害。

在民间电子垃圾回收分解集中的地区,人们对废旧电器进行拆解回收贵重金属,并焚烧无法回收的部分。电子垃圾在拆解及焚烧过程中产生的有害重金属及有机化合物,使当地的空气、水体及土壤都遭到了严重的污染(图10-4)。

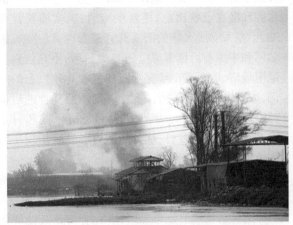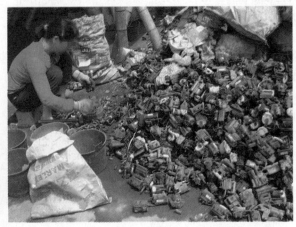

图 10-4　电子垃圾污染

（霍霞提供）

（三）工业、农业污染

大地涵藏万物，孕育生命，被誉为人类的母亲。但是近些年伴随我国工业化的快速发展，大地不断遭到各种污染的危害。目前我国大地污染现状严峻，工业生产过程中产生的各种废水、废气以及固体排放物，都对环境造成了巨大的污染，呈现有毒化工、重金属污染由城区向农村转移、由地表向地下转移、由上游向下游转移、由水土污染向食品链转移的趋势，逐步积累的污染不仅危害现代人体健康，甚至可影响我们的子孙后代。

1. 农药　农药可以用来杀灭昆虫、真菌和其他危害作物生长的生物，包括杀虫剂、除草剂和灭鼠剂，在农业生产中广泛而大量使用。但农药若使用不当，流失到环境中，将会造成严重的环境污染：如蒸发至大气中随风扩散，造成大气的污染；或流入水中，造成水资源的污染，并对人畜及水生生物造成危害等。长期食用受到农药污染的蔬果也会对人体造成严重的伤害，也是引发各种癌症的重要诱因。

（1）有机磷杀虫剂中毒：有机磷杀虫剂是一类最常用的农用杀虫剂，按其毒性可分为：①剧毒类（$LD_{50} <$ 10mg/kg）：1～2滴原液足以致死，如3911、1059、E605等；②高毒类（$LD_{50} < 10 \sim 100$mg/kg）：硫特普、甲基对硫磷、敌敌畏等；③一般毒性类（$LD_{50} < 100 \sim 1000$mg/kg）：美曲膦酯（敌百虫）、乐果、马拉硫磷等。

1）中毒发病机制：有机磷经皮肤、呼吸道、消化道侵入人体，抑制体内胆碱酯酶，使组织中乙酰胆碱过量蓄积，使神经处于过度兴奋状态，最后转入抑制和衰竭。

2）病变特点：①急性中毒死者尸斑显著，呈暗紫红色，尸僵甚强，瞳孔缩小，腓肠肌、肱三头肌明显萎缩。②肺水肿，灶状肺气肿区和肺萎缩区同时存在，细小支气管痉挛收缩。③胃肠道黏膜弥漫性充血与密集的点状出血；敌敌畏原液中毒时，常见胃底部黏膜呈大片灰白色腐蚀性改变；肠壁肌层有明显收缩波出现。④心腔轻度扩张；肝、肾淤血水肿；脑高度淤血水肿。

（2）有机氯杀虫剂中毒：有机氯类杀虫剂是以碳氢化合物为基本架构，并有氯原子连接在碳原子上，同时又有杀虫效果的有机化合物。常见的有机氯杀虫剂有滴滴涕（DDT）、六六六（六氯环己烷）、虫必死、阿特灵、地特灵、安特灵、安杀番、氯丹、飞布达、毒杀芬、灭蚁乐等，其中DDT、六六六是最广为人知的杀虫剂，其高效、便宜、持久。DDT、六六六的中毒量分别为10mg/kg与30～40mg/kg。大多数有机氯杀虫剂具有生产成本低廉，在动植物体内及环境中长期残留的特性，也因此成为世界上最常见的环境污染物之一。DDT已于1973年在美国被禁止使用，但超过半数的美国居民，包括出生于DDT被禁之后的新生儿，仍被测出在其血清中含有DDT代谢物。

1）中毒发病机制：进入血循环中有机氯分子（氯化烃）与基质中氧活性原子作用而发生去氯的链式反应，产生不稳定的含氧化合物，后者缓慢分解，形成新的活化中心，强烈作用于周围组织，引起严重的病理损害。

2）病变特点：主要累及神经系统、肝、肾及心脏。对神经系统毒害的主要作用部位为大脑运动中枢及小脑，使其兴奋性增高。对肝、肾、心脏等器官，则可促使发生营养不良性病变。对皮肤及黏膜也有刺激作用。大部分的有机氯为内分泌干扰素，对动物具有抗雌激素及抗雄激素作用。

3）临床表现：有机氯农药的中毒一般在接触后数小时发生，开始表现为头痛和眩晕，出现忧虑烦恼、恐惧感，并可能情绪激动。出现呕吐、四肢软弱无力，双手震颤、癫痫样发作，患者可能失去时间和空间的定向，随后可能有阵发痉挛，严重者死亡。

（3）灭鼠剂毒鼠强中毒：毒鼠强又名四亚甲基二砜四氨，是一种无味、无臭、有剧毒的粉状物，其毒性极强。其毒性比氰化钾强 100 倍，人口服致死量为 7 ~ 10mg，且尚未有确认的解毒剂。

1）中毒发病机制：它是一种 γ-氨基丁酸（GA-BA）的拮抗物，与神经元 GABA 受体形成不可逆转的结合，使氯通道和神经元丧失功能。

2）临床表现与病变特点：毒鼠强是一种神经毒素，能引起致命性的抽搐。多数中毒案例为口服中毒，多在进食后 10 分钟至半小时突然发病，患者可出现头晕、头痛、恶心、酒醉感、四肢抽搐、惊厥、昏迷。多因强直性惊厥导致呼吸衰竭而死亡。毒鼠强中毒至今尚无特效解毒剂。血、尿、呕吐物、胃液中测得毒鼠强有助于诊断。尸检可见全身脏器多灶性出血，肝细胞微囊性肝脂变。

（4）除草剂百草枯中毒：百草枯是一种强烈的杀灭杂草的除莠剂，对人、畜毒性作用强。人口服致死量为 3.0g（约 10ml），属中等毒性药。急性中毒者，血浆中百草枯水平与生存率有一定关系，若在摄入后 6、8、24 小时血液中除莠剂浓度超过 2mg/L、1.2mg/L 和 0.2mg/L，则难以存活。国外报道本病死亡率约 33% ~ 50%。

1）中毒发病机制：高浓度百草枯可破坏细胞的防御机制，导致"活性氧"增多引起细胞死亡及组织损伤，所以百草枯中毒后切不可吸氧。

2）临床表现与病变特点：可经消化道、皮肤和呼吸道中毒致死。可发生接触性皮炎、色素沉着、眼结膜、角膜灼伤。呼吸系统可呈现咳嗽、咳痰、呼吸困难、少数可见肺水肿。该药具有较强的致肺纤维化能力，一些患者在急性中毒症状控制后，病情进一步发展，严重者可因成人呼吸窘迫综合征死亡。消化系统表现为恶心、呕吐、腹痛、腹泻。口服可见口腔、舌、食管的溃烂，甚至出现肠麻痹、消化道出血。肝损害常在第 1 ~ 3 天，严重者可致急性肝萎缩。少数可发生心肌损害。肾损害常发生于第 1 ~ 3 天，甚至急性肾衰竭。神经系统可表现为头痛、头晕、抽搐、幻觉等，亦有部分患者神志较清楚。

2. 有机溶剂　有机溶剂是一类由有机物为介质的溶剂，按其化学结构可分为：①芳香烃类：苯、甲苯、二甲苯等；②脂肪烃类：戊烷、己烷、辛烷等；③脂环烃类：环己烷、环己酮、甲苯环己酮等；④卤化烃类：氯苯、二氯苯、二氯甲烷等；⑤醇类：甲醇、乙醇、异丙醇等；⑥醚类：乙醚、环氧丙烷等；⑦酯类：醋酸甲酯、醋酸乙酯、醋酸丙酯等；⑧酮类：丙酮、甲基丁酮、甲基异丁酮等；⑨二醇衍生物：乙二醇单甲醚、乙二醇单乙醚、乙二醇单丁醚等；⑩其他：乙腈、吡啶、苯酚等。

急性暴露于高剂量有机溶剂气化物中可导致头晕眼花及意识模糊，引起中枢性神经系统抑郁症甚至昏迷。低剂量暴露则会对肝脏及肾脏产生毒性。橡胶种植园工人职业性暴露于苯及 1,3-丁二烯溶剂中，则会增加其罹患白血病的风险。苯通过肝细胞色素 CYP2E1（酶系统 P450 的一部分）氧化为环氧化物。这种环氧化物和其他代谢物扰乱骨髓祖细胞分化，导致骨髓发育不全及骨髓性白血病。

3. 多环芳烃　含有两个以上苯环的碳氢化合物称为多环芳烃。煤炭、石油、木材、有机高分子化合物、烟草和许多碳氢化合物在不完全燃烧时都能生成多环芳烃；焦油及烟尘中也会含有多环芳烃（Pott 于 1775 年确认：烟尘导致了扫烟囱工人罹患阴囊肿瘤）。多环芳烃是强效致癌物之一，长时间多环芳烃环境下的职业暴露可能会导致肺癌及膀胱癌。

4. 二噁英　又称二氧杂䓬，是一种无色无味、毒性严重的脂溶性物质。二噁英是二噁英类一个简称，是结构和性质很相似、包含众多同类物或异构体的有机化合物，是焚烧废物过程中产生的一类有毒化学品，亦是化学品和生产过程中的副产品，是最具毒性和持久性的污染物之一。万分之一甚至亿分之一克的二噁英就会给健康带来严重的危害。以 2,3,7,8-四氯-二苯并-对-二噁英的毒性最强，相当于氰化钾的 1000 倍。这类物质非常稳定，熔点较高，极难溶于水，可以溶于大部分有机溶剂，是无色无味的脂溶性物质，所以非常容易在生物体内蓄积。

大气环境中的二噁英 90% 来源于城市和工业垃圾焚烧。二噁英类聚积最严重的地方是在土壤、沉淀物和食品，特别是乳制品、肉类、鱼类和贝壳类食品中。

二噁英类属于一级致癌物，还具有生殖毒性和遗传毒性，可危害子孙后代的健康。

5. 丙二酚（bisphenol A，BPA）　存在于超市收款机开出的收据小票以及几乎所有的环氧树脂食物容器及罐头的合成之中。因此，可以说在人们日常生活中无处不在。BPA 一直被认为是一种内分泌干扰素。一些大型的回顾性研究将成年人尿液中的 BPA 水平升高与心脏疾病联系起来。此外,使用含有 BPA 成分奶瓶的婴儿会对其内分泌干扰作用尤为敏感。2010 年,加拿大成为第一个将 BPA 列入有毒物质的国家,其最大的婴儿奶瓶和吸管杯生产商也停止了在生产过程中 BPA 的使用。最新研究证实,常接触丙二酚类物质会让男人失去性欲或阳痿,女生则早熟。

6. 氯乙烯 一种应用于高分子化工的重要的单体,可由乙烯或乙炔制得。为无色、易液化气体。氯乙烯是有毒物质,暴露于聚乙烯醇树脂合成过程中所使用的氯乙烯中将诱发一种罕见的肝脏肿瘤——肝脏血管肉瘤。

7. 多氯联苯 是一种人工合成无色或淡黄色的黏稠液体。在工业上用作热载体、电力电容器、变压器绝缘油和润滑油等。多氯联苯是一氯联苯、二氯联苯、三氯联苯等的混合物,含氯原子愈多,愈易在人和动物体内的脂肪组织和器官中蓄积,愈不易排泄,毒性就愈大。其毒性主要表现为:影响皮肤、神经、肝脏,破坏钙的代谢,导致骨骼、牙齿的损害,并有慢性致癌和致遗传变异等的可能性。

8. 粉尘 粉尘是指悬浮在空气中的固体微粒。国际上将粒径小于 $75\mu m$ 的固体悬浮物定义为粉尘。土壤和岩石风化、火山爆发等,都会产生粉尘,现代工业及交通运输也会产生大量粉尘。生产活动过程中产生的粉尘被称之为生产性粉尘。生产性粉尘可分为无机性粉尘(例如金属性粉尘、石棉、矿物粉尘、水泥、玻璃纤维等)与有机性粉尘(例如植物性粉尘、

畜毛等动物性粉尘等)。不同的粉尘可对人体产生不同的损害,例如引起中毒(有毒粉尘)、导致角膜损伤(硬质粉尘)、引发粉刺等各类皮肤病(堵塞皮腺)等。粉尘对人体产生影响最大的是呼吸系统损害。因引入矿尘而导致的慢性肺纤维化称之为肺尘埃沉着病。最常见的肺尘埃沉着病是由暴露于各种矿尘所导致的硅沉着病、煤工肺尘埃沉着病、石棉沉着病等,并且患癌风险增高。

9. 三聚氰胺中毒 2007 年,来源于中国的宠物食品在美国造成猫、狗中毒死亡,原因为添加了三聚氰胺所致。2008 年 9 月我国发生的问题奶粉事件的主要原因为在婴幼儿奶粉中非法添加三聚氰胺。因此,三聚氰胺污染食品及饲料,已引起全球对食品安全性的极大关注。

三聚氰胺(melamine)是一种三嗪类含氮杂环有机化合物及重要的氮杂环有机化工原料。广泛运用于木材、塑料、涂料、造纸、纺织、皮革、电气、医药等行业。由于其含氮量为 60%,被不法分子作为食品或饲料添加剂,以提升食品或饲料检测蛋白含量。流行病学调查及动物实验研究表明,食品或饲料中非法添加三聚氰胺可导致人和动物泌尿系统损伤,严重者死于肾衰。患儿临床表现首先出现排尿困难或排尿时哭闹,其次是恶心、腹痛等消化道症状和少尿、尿色异常等。

(四) 职业伤害

职业病是由于工作场所和环境中的有害物质进入人体后引起的疾病(表 10-2,表 10-3)。职业暴露与环境污染不同,职业暴露仅作用于有关人群。

表 10-2　与职业相关的毒性及致癌性金属

金属	疾病	职业
铅	肾毒性 贫血、腹绞痛 周围神经病变 失眠、疲劳 认知缺陷	电池和弹药工,铸造工,喷绘工,雷达修理工
汞	肾毒性 肌肉震颤、痴呆、大脑性麻痹、 智力迟钝	氯碱工业工人
砷	皮肤癌、肝癌、肺癌	矿工,冶炼工,炼油工,农民
铍	急性肺炎、慢性肺部过敏	炼铍工,航空工业,制陶
钴和碳化钨	肺纤维化 哮喘	工具制造,磨工,钻石打磨工
镉	肾毒性,前列腺癌	电池工,冶炼工,电焊工
铬	肺癌,鼻腔癌	染色工,冶炼工,炼钢工
镍	肺癌,鼻窦癌	冶炼工,炼钢工,电镀工

表 10-3　与职业暴露相关的人类疾病

靶器官/系统	后果	毒物
心血管系统	心脏病	一氧化碳、铅、有机溶剂、钴、镉
呼吸系统	鼻癌	异丙醇,木类尘粒
	肺癌	氡、石棉、硅、二氯甲醚、镍、砷、铬、芥子气
	慢性阻塞性肺病	谷物粉尘、煤尘、镉
	过敏性疾病	铍、异氰酸盐
	炎症	铵、硫氧化物、甲醛
	纤维化	硅、石棉、钴
神经系统	周围神经病变	溶剂、丙烯酰胺、氯甲烷、汞、铅、砷、DDT
	共济失调步态	氯丹、甲苯、丙烯酰胺、汞
	中枢性抑郁	酒精、酮、醛、溶剂
	白内障	紫外线辐射
泌尿系统	毒性作用	汞、铅、乙二醇酯、溶剂
	膀胱癌	萘胺、4-氨基联苯、对二氨基联苯、橡胶产品
生殖系统	男性不育	铅、邻苯二甲酸盐增塑剂
	女性不育	镉、铅
	致畸	汞、多氯联苯
造血系统	白血病	苯、氡、铀
皮肤	毛囊炎、痤疮等皮肤病	多氯联苯、二氧(杂)芑、除草剂
	皮肤癌	紫外线辐射
胃肠道	肝血管肉瘤	氯乙烯

肺尘埃沉着病(pneumoconiosis)简称尘肺,在生产活动中长期吸入生产性有害粉尘并沉积于肺,引起以肺组织弥漫性纤维化为主的全身性疾病。

肺尘埃沉着病根据吸入粉尘的种类不同,分为无机粉尘所致的无机肺尘埃沉着病和有机粉尘所致的有机肺尘埃沉着病(表 10-4)。

表 10-4　矿物粉尘所致的肺病

矿物质	疾病	职业暴露
煤尘	单纯煤工肺尘埃沉着病:斑块、结节 复杂煤工肺尘埃沉着病:PMF、Caplan 综合征	采煤业
硅石	急性硅沉着病、慢性硅沉着病PMF、Caplan 综合征	喷沙、采石、采矿、割石、铸造业、陶瓷业
石棉	肺石棉沉着病、Caplan 综合征、胸腔积液、胸膜斑块、弥散性肺纤维化、间皮瘤、肺癌、喉癌、胃癌、结肠癌	采矿、磨粉、石料锻造、装卸绝缘材料
铍	急性铍中毒、铍肉芽肿	核能和飞机制造业

注:PMF:进行性大块纤维化;Caplan 综合征:类风湿关节炎合并肺尘埃沉着病,肺结节病变进展快速

四、环境物理性伤害

（一）机械性损伤

机械性损伤（mechanical injury）是指人体与致伤物在机械运动过程中相互作用导致人体损伤。常见的致伤物如锐器、钝器、火器等。

1. 擦伤（abrasion） 人体表皮受物体机械摩擦并与真皮分离的状态（图10-5）。

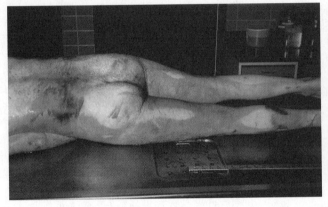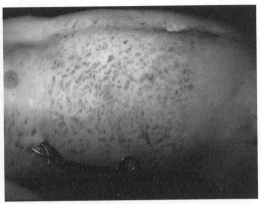

图 10-5 擦伤
（黄尚文提供）

2. 挫伤（contusion） 身体受钝器或重物打击所引起的皮下或深部软组织形成非开放性的损伤。

3. 撕裂伤（laceration） 皮肤被暴力牵拽所致，常损伤严重。创伤口可出现丝状物，常伴污染较严重。

4. 切开伤（incised wound） 为刃器划割造成破损裂伤，创口边缘整齐，出血较多。

5. 刺伤（pricking wound） 细小尖锐的致伤物刺入人体所致的损伤。伤口较小而深，长度不一，可伤体腔、内脏，易并发感染。

6. 枪击伤（gunshot wound） 发射的弹头击中人体所致的损伤。分贯通伤（由射入口、射创管和射出口组成）和非贯通伤（无射出口，弹头残留在体内）。

（二）放射性损伤

放射性损伤（radiation injury）是机体在一定剂量的电离辐射作用下发生的损伤。在人类生活环境中一直存在着各种电离辐射源，主要是由天然存在的或人工污染的一些放射性物质构成。

1. 电离辐射的种类

（1）电磁辐射（electromagnetic radiation）：主要有 x 射线或 γ 射线。

（2）粒子辐射（particle radiation）：主要有 α 粒子、β 粒子、中子流、质子流。

x 射线、γ 射线、中子流贯穿能力很强，可穿透整个机体，引起全身组织的损伤；α 粒子、β 粒子贯穿能力很弱，但 α 粒子、质子流、中子流电离能力比较大，相对生物效应较强。

2. 机体对电离辐射的敏感性 不同种属、不同个体、不同组织和细胞对电离辐射的敏感性不同。

（1）个体差异：①胚胎期较出生后敏感，胚胎早期较胚胎晚期敏感，幼年较成年敏感，男性较女性敏感；②营养缺乏、过劳能增加敏感性，缺氧可降低敏感性；③中枢神经兴奋时敏感性较大，处于麻醉或抑制状态敏感性较小。

（2）组织、器官差异：①分裂旺盛的细胞最敏感，代谢高的较代谢低的敏感，未成熟的较成熟的敏感。②以细胞坏死为指标分类，高度敏感细胞有：淋巴造血组织、精原细胞、卵细胞、小肠隐窝细胞；中度敏感细胞有：成纤维细胞、皮脂腺细胞、毛囊细胞、汗腺细胞、晶状体细胞、软骨细胞、成骨细胞、血管内皮细胞；不敏感细胞有：肝细胞、肾小管上皮细胞、肺泡上皮细胞、神经细胞、神经胶质细胞、肌细胞、多数内分泌细胞、消化腺上皮细胞、结缔组织细胞和骨细胞。

3. 影响电离辐射生物学效应的因素

（1）剂量：照射剂量愈大，死亡率愈高，生存时间愈短。

（2）若总剂量相等，分次越多，间隔时间越久，则损伤效应越低。

（3）照射面积：若照射总量相等，随着照射面积增大，生物损伤效应也随之增加。

（4）照射部位：机体各部分对放射敏感性不

同,其敏感顺序大致为:头部>腹部>盆腔>胸部>四肢。

4. 损伤机制

(1) 电离辐射原发作用的基本方式:①直接作用:引起生物大分子产生电离和激发,使组织大分子发生改变而导致细胞损伤;②间接作用:首先作用于组织中的水分子,使水分子电离和激发,产生大量自由基和过氧化物,对生物组织有高度毒性,进而引起生物大分子损伤。

(2) 生物大分子损伤效应:体内最重要的大分子是核酸,对电离辐射极为敏感,可造成DNA结构变化,包括DNA解聚和DNA合成受抑制。此外许多酶,尤其是带巯基的酶对辐射很敏感,较小剂量就可将其灭活;不饱和脂肪酸在自由基的作用下被氧化并形成自由基。脂类是细胞膜系统的结构成分,脂类的异常改变必然导致膜的损伤。

(3) 细胞的损伤效应:①染色体畸变及基因突变;②细胞分裂延缓或中止;③细胞变性坏死。电离辐射引起细胞的死亡有两种:间期死亡(interphase death),即受辐射后第一次细胞分裂前就死亡;繁殖死亡(reproductive death),即细胞受到一定剂量辐射后,在进行一次或数次分裂后因丧失繁殖能力而死亡。

5. 辐射损伤的病理变化

(1) 基本病理变化:①组织细胞变性坏死,炎症反应轻微甚至缺如,再生修复能力差;②血管扩张→内皮细胞肿胀、崩解→血管壁坏死→出血;③感染,各种致病菌感染,感染病灶炎性反应很弱。放射病病程中的常见感染和血管病变交互存在,互相加重。

(2) 主要系统、器官病变(表10-5)

表10-5 不同剂量辐射对组织器官的影响

组织器官	剂量(SV)	临床表现
睾丸	0.15	短时不育
骨髓	0.5	造血抑制
皮肤	1.0~2.0	可治的皮肤反应(如红斑)
卵巢	2.5~6.0	终身不育
皮肤	3.0~5.0	短时性脱发
睾丸	3.5	终身不育
眼	5	白内障

1) 造血系统:对电离辐射极为敏感,受损失后严重影响造血功能,引起全身广泛出血,并使机体非特异性防御功能降低。

各系造血细胞对辐射的敏感顺序为:淋巴系统>幼红细胞>幼单核细胞>幼粒细胞>巨核细胞,而网状细胞最不敏感。

2) 消化系统:对辐射的敏感性依次为:十二指肠>空肠>回肠>胃>结肠>直肠。

3) 神经系统:从形态变化角度看,神经系统对辐射的敏感性低,然而从功能变化角度看,神经系统对辐射敏感性很高。表现为:兴奋性增强,但鉴别反应减弱→一天内转为超限抑制→一周开始恢复。

4) 生殖系统:最敏感的是精原细胞、卵泡。

5) 呼吸系统:肺出现充血、水肿、出血、感染。

6) 皮肤:红斑、脱毛、水疱、坏死溃疡形成。

7) 神经内分泌系统:对辐射耐受性较大。初期兴奋,数天后转入功能减退。

8) 晶状体:半年至数年后出现晶状体混浊。

9) 骨:成熟骨对射线不敏感,但易破坏正在生长的骺板软骨。

(3) 辐射远期效应的病变:①加速老化和缩短寿命;②对胎儿的影响:胎儿受辐射后可引起死胎及各种畸形,尤以小头畸形与智力障碍多见;③肿瘤发生:尤以白血病、淋巴瘤、甲状腺癌发病率升高为著。

五、不良生活习惯

(一) 吸烟

烟草在燃烧过程中释放出来的化学物质,对人类身体健康具有不利影响,有些甚至具有致命的危害。现代研究证明,吸烟是导致肺癌的最主要的危险因素(表10-6)。

表 10-6 烟草不同成分对健康的影响

物质	不利影响
焦油	致癌
多环芳烃	致癌
尼古丁	刺激神经节、抑郁症、促癌
苯酚	促癌、致炎
苯并芘	致癌
一氧化碳	降低氧运输和利用
甲醛	对纤毛的毒性、致炎
氮氧化物	对纤毛的毒性、致炎
亚硝胺	致癌

（二）酒精

1. **酒精中毒（alcoholism）** 因摄入过多含酒精（乙醇）饮料引起急性或慢性的机体中毒。

（1）急性酒精中毒：主要影响中枢神经系统，作用于大脑皮层，引起皮层运动与智力障碍；还可导致肝脏损伤与急性胃炎及溃疡形成。交通事故死亡人数中约 40% 是因为酒精所致。较大剂量可引起中枢神经系统的抑制，进入昏睡状态诱发意外死亡（图 10-6）。

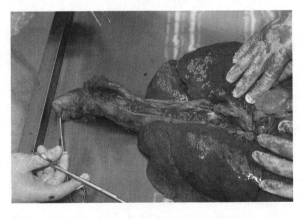

图 10-6 酒精中毒，呕吐物吸入气管窒息

（2）慢性酒精中毒：由于长期饮酒，可影响机体多脏器。以心、肝、神经系统为明显，最常见的是酒精性肝硬化，周围神经病变和癫痫性发作，充血性心肌病。增加了冠心病、高血压、胰腺炎、胃炎和胃溃疡等的发病风险，孕妇酒精中毒可导致婴儿智能发育障碍。

2. **甲醇（假酒）中毒** 甲醇（methyl alcohol）又称木醇，是工业酒精的主要成分之一。可造成中枢神经系统抑制（有软化灶形成，多见于壳核与内囊）、酸中毒、失明、死亡。

3. **乙二醇中毒** 乙二醇（ethylene glycol，抗冷冻剂）可造成中枢神经系统抑制及急性肾小管坏死。

（三）药物滥用

药物滥用（drug abuse）是指背离了公认的医疗用途、社会规范和法律规定地使用任何一种药物，可导致成瘾性、精神混乱和其他行为异常。

1. **阿片类（opioid）** 包括原生植物罂粟未成熟蒴果的浆汁（鸦片，opium）、提取的纯品（吗啡，morphine）和人工合成的海洛因（heroin）。过量可抑制呼吸，引起心律失常，心脏骤停，造成猝死。还可造成中度或重度肺水肿、肺脓肿、脓毒败血症、机会感染、异物肉芽肿和全身感染，尤其是皮肤、皮下组织、心瓣膜、肝、肺及皮肤损害，肾淀粉样变性和局灶性肾小球硬化。

2. **可卡因（cocaine）** 古柯叶提取一种生物碱。可兴奋交感神经，引起瞳孔扩大、血管收缩、动脉血压升高、心动过速、心律失常、心肌梗死、小脑梗死、内囊出血、横纹肌溶解，导致肾衰。

3. **大麻（marijuana）** 人类应用最古老的药物之一。属于低毒性镇静镇痛药。可引起时间、速度、距离判断障碍，咽喉炎、气管炎、咳嗽、声嘶、哮喘、增加心率、升高血压、诱发心绞痛、造成体细胞与生殖细胞染色体畸变。很少引起急性中毒死亡，死亡多由于慢性中毒造成的意外事故。

4. **苯丙胺类（amphetamines）** 一类人工合成的非儿茶酚胺拟交感神经药。其典型代表有甲基苯丙胺（methamphetamine），又称"冰毒"。混合型苯丙胺类亦称"摇头丸"、"快乐丸"。急性中毒与可卡因相似，可因高血压危象、循环衰竭死亡。

（苏 敏）

第二节 营养缺乏病

机体在生长发育过程中，需要适当的从外界摄取适当数量和质量的营养物质，以保证正常生命活动的进行。机体所需六大类营养素包括水、蛋白质、脂肪、碳水化合物、维生素和矿物质。如长期摄入不足或营养不均衡会导致营养性疾病的发生。广义上营养不良包括营养低下和营养过剩。机体长期缺乏一种或多种营养素可导致营养低下。严重营养低下并出现相关临床表现或病症者，则为营养缺乏病，包括蛋白质-能量营养不良和特定的营养素缺乏。

一、蛋白质-能量营养不良

（一）蛋白质、碳水化合物和脂肪的生理功能

蛋白质、碳水化合物、脂肪被称为三大产热营养素，其中碳水化合物和脂肪最主要的作用即为供应热能。

蛋白质有着广泛的生理作用，多种生命活动必需的肽类、酶、激素和免疫物质等，以及许多营养素的载体都是蛋白质或与蛋白质相关。饥饿数小时后，蛋白质即分解产生氨基酸供糖原异生、产生能量。碳水化合物包括多糖、双糖及单糖等结构不同的同类物质，其代谢主要是通过胰岛素和其他有相反作用的激素，如胰高血糖素等。生理状态下，血液中的葡萄糖是刺激胰岛素分泌的主要因素，胰岛素是体内唯一能降低血糖的激素。膳食纤维中的纤维素、果胶等也属于碳水化合物，但不易被人体消化液消化。膳食纤维可以延缓胃排空，减慢糖及氨基酸的吸收等，对胃肠道的正常运转有重要作用。脂肪除了供能之外，还可以提供必需脂肪酸、作为脂溶性维生素载体、以及作为细胞成分等发挥功效。

（二）蛋白质-能量营养不良

蛋白质-能量营养不良（protein-calorie malnutrition）是指食物中蛋白质和（或）能量供给不足，或由于某些疾病等因素而引起的一种营养不良，依据原因可分为原发性和继发性。临床上可表现为消瘦型（marasmus）、水肿型（kwashiorkor）及混合型（marasmus-kwashiorkor）三种。

1. 消瘦型（营养不良性消瘦） 多由于热量摄入严重不足所致，患者表现以消瘦为主要特征。体重明显下降，皮下脂肪减少或消失，腹部凹陷，肌肉萎缩，皮肤干燥松弛多皱纹，面孔瘦削如猴（猴子样面容），头发稀疏无光泽，可有缓脉、低血压、低体温。儿童生长发育迟缓，易哭闹。大部分脏器镜下可见脂褐素沉着，尤其是心脏和肝脏。患者抵抗力低下，极易感染，死亡率很高。

2. 水肿型（恶性营养不良） 多由于蛋白质摄入严重不足所致。常见于以碳水化合物喂养为主、缺乏蛋白质摄入的婴儿和儿童。患者表现以全身水肿为主要特征，轻者水肿出现于下肢、足背，重者还出现于腰背部、外生殖器及面部。由于碳水化合物摄入足够，患者皮下脂肪厚度虽正常，但可出现生长停滞和肌肉萎缩。还表现为肝脾大、皮肤色素沉着；面部、肢体和会阴部皮肤成片地出现干燥和角化过度。特别严重者可出现特征性的头发线状色素缺失。患者还可以出现肝脂肪变、贫血、腹水、易感染等，而且可出现表情淡漠、易激惹和任性等精神和智力发育异常。

3. 混合型 临床表现介于消瘦型和水肿型之间，患者体重低于标准体重的60%，并伴有水肿。

2002年第四次营养调查发现，我国5岁以下儿童生长迟缓率仍高达14.3%，其中农村儿童更是高达20.9%。除了贫困地区存在食物供应不足导致营养不良之外，城市原发性营养不良的一个主要原因是忽视日常饮食的营养搭配，儿童则还与挑食有关。另外，老年人、各种急慢性疾病患者、酗酒者和自我限制饮食者也容易出现营养不良。预防营养不良重点在于加强宣传、进行营养指导，宣传合理喂养和饮食知识等。

二、维生素和矿物质缺乏症

维生素和矿物质在人体的需要量极少，所以又称为微量营养素，它们参与人体生长、活动、发育、免疫及生殖等生理过程，在维持人体的正常生理功能中发挥着重要作用。

（一）维生素缺乏症

人体所需的维生素有13种，其中维生素A、维生素D、维生素E和维生素K是脂溶性，其余为水溶性。维生素除了个别可由机体合成少量之外，主要依赖于膳食摄入。原发性维生素缺乏症由摄入不足或体内需要增加所致，继发性维生素缺乏症由肠道吸收、血液转运、组织储存和代谢转换失调引起。各种维生素的主要功能及缺乏后症状（表10-7）。

表 10-7 各种维生素的主要功能和缺乏症

维生素	主要功能	缺乏症
维生素 A	视觉色素成分	夜盲症
	保持上皮细胞完整	干眼症、皮肤黏膜角化过度
维生素 B_1（硫胺素）	脱羧辅酶的主要成分	神经症状（周围神经炎、Wernicke-korsakoff 综合征）、心血管症状（心动过速、心包积液等）

续表

维生素	主要功能	缺乏症
维生素 B₂（核黄素）	脱氧酶的主要成分	唇炎、舌炎、脂溢性皮炎、角膜血管增生等
维生素 B₆（吡哆辛）	氨基酸代谢的重要辅酶	脂溢性及脱屑性皮炎、舌炎、精神及神经系统症状
维生素 B₁₂	叶酸正常代谢、维持脊髓的髓鞘形成	巨幼细胞性贫血、脊髓后外侧束脱髓鞘变性
维生素 C	参与胶原羟化及氧化还原反应	坏血病
维生素 D	调节钙磷吸收及代谢	佝偻病（儿童）、骨软化症（成人）
维生素 E	保护细胞结构、抗氧化	神经系统发育畸形和损害
维生素 K	刺激各种凝血酶原形成	凝血功能障碍
维生素 H（生物素）	羧化辅酶的主要成分	皮炎、脱发、精神神经症状
维生素 PP（烟酸、尼克酸）	呼吸链辅酶Ⅰ和辅酶Ⅱ的重要成分	糙皮病、对称性皮炎、腹泻、痴呆
叶酸	参与一碳基团的转运和利用	巨幼细胞性贫血、神经管缺失
泛酸	辅酶 A 的主要成分	食欲降低、舌炎、皮炎、记忆衰退

适当地补充维生素可预防成人慢性疾病的发生,但需特别指出的是,如果片面强调补充维生素,过多摄入脂溶性维生素会引起中毒表现。如幼儿长期服用大量维生素 A 引起维生素 A 过多症,可表现为肝脾大、红细胞和白细胞减少、长骨疼痛等症状。

（二）矿物质缺乏症

矿物质约占成人体重的 4% 左右,参与机体组成及各种生理活动,如钙和磷参与构成骨骼和牙齿,钾和钠参与维持机体渗透压和酸碱平衡等。人体所需的矿物质包括常量元素和微量元素,如机体由于摄入不足、吸收不良、或由于疾病或药物的原因引起丢失过多或影响吸收,可造成矿物质不足,各种矿物质不足导致的临床表现各不相同,表 10-8 中列举了一些常见矿物质的功能及缺乏时可能导致的症状。

表 10-8　常见矿物质的主要功能和缺乏症

矿物质	主要功能	缺乏症
钙	构成骨骼和牙齿、参与酶的活化等	骨骼、牙齿生长不良,精神、神经症状（易疲乏、应激性增加等）
铁	血红蛋白、肌红蛋白、各种含铁氧化酶的重要成分	缺铁性贫血
锌	含锌金属酶的重要成分	发育迟缓、食欲缺乏、异食癖
硒	谷胱甘肽过氧化物酶的成分	克山病、大骨节病
碘	甲状腺素的重要成分	地方性甲状腺肿、克汀病

（徐芳英）

第三节　营养改变和慢性疾病

健康或者疾病是机体和内、外环境复杂的相互作用的结果,并不是单纯由基因决定的。随着社会经济卫生水平的提高,我国疾病谱已发生改变,慢性疾病的防治已成为当务之急,了解营养在这些疾病发生、发展中的作用可以提供有益的帮助。

一、肥胖与代谢综合征

在我国,依据一项上海市 1999—2001 年的流行病学调查结果,成人代谢综合征（metabolic syndrome）的患病率为 17.14%。1988 年 Reaven 将胰岛素抵抗、高胰岛素血症、糖耐量异常、高甘油三酯血症和高血压统称为"X 综合征"。1998 年,WHO 的一个专家委员会针对"四高一低"现象,即高血压、高血糖或糖耐量异常、高胰岛素血症、高甘油三酯血症、高密度脂蛋白降低，建议以"代谢综合征"来命名。代谢综合征的诊断标准仍在不断完善和修订中，表10-9列举了不同机构的诊断标准。

表 10-9　代谢综合征诊断标准比较

指标	WHO (1998)	AACE (2003)	CDS (2004)	AHA/NHLBI (2004)	IDF (2005)	Consensus definition (2009)
初选人群	高血糖及 IR 人群中	糖耐量受损者	全人群中	全人群中	全人群中	全人群中
组成成分数	初选人群中至少 2 项	至少 2 项	具备 3 项或全部者	具备 3 项	中心性肥胖伴以下至少 2 项	具备 3 项
肥胖						
BMI（kg/m²）	>30 和（或）	≥25（kg/m²）	超重和（或）肥胖 ≥ 25（kg/m²）	–	–	–
腰围（cm）	–	–	–	>102（男）>88（女）	美国>102（男），>88（女）；欧洲>94（男），>80（女）；亚洲>90（男），>80（女）	增大的 WC（根据人群及国家的具体定义判断）
腰臀比（WHR）	>0.9（男）>0.85（女）	–	–	–	–	–
血脂紊乱						
TG（mmol/L）	≥1.70 和（或）	≥1.70 和（或）	≥1.70 和（或）	≥1.70	≥1.70，或已接受治疗	≥1.70
HDL-C（mmol/L）	<0.9（男）<1.0（女）	<1.04（男）<1.30（女）	<0.9（男）<1.0（女）	<1.04（男）<1.30（女）	<1.03（男）<1.30（女）或已接受治疗	<1.04（男）<1.30（女）
高血压（mmHg）	≥ 140/90 和（或）已确认为高血压并治疗者	≥130/85	≥ 140/90 和（或）已确认为高血压并治疗者	≥130/85	SBP≥130 或 DBP≥85，或已接受相应治疗，或此前已诊断高血压	≥130/85
高血糖						
FPG（mmol/L）	≥6.1	–	≥6.1，2hPG ≥7.8，和（或）已确诊糖尿病并治疗者	≥6.1	≥5.6 或已接受相应治疗，或此前已诊断 2 型糖尿病	≥6.1
2hPG（mmol/L）	≥7.8	–	–	–	若 FPG ≥5.6mol/L，则强烈推荐进行 OGTT	–
胰岛素抵抗	高胰岛素正葡萄糖钳夹试验的 M 值上四分位数	–	–	–	–	–
微量白蛋白尿					–	–
白蛋白（µg/min）	≥20	–	–	–		
白蛋白/肌酐（mg/g）	≥30	–	–	–		

注：WHO（World Health Organization，世界卫生组织）；AACE（American Association of Clinical Endocrinology，美国临床内分泌协会）；CDS（Chinese Diabetes Society，中国糖尿病学会）；AHA/NHLBI（American Heart Association/National Heart, Lung, and Blood Institute，美国心脏病学会/美国心、肺和血液研究所）；IDF（International Diabetes Federation，国际糖尿病联盟）；Consensus definition（incorporating IDF and AHA/NHLBI definitions，IDF 和 AHA/NHLBI 共识）

(一) 代谢综合征的关键——胰岛素抵抗

多个研究表明,胰岛素抵抗(insulin resistance)在代谢综合征的发生中起着关键作用。胰岛素是机体内非常重要的一种激素,具有多种生理作用。胰岛素抵抗是指机体组织或靶细胞(如骨骼肌、脂肪及肝脏)对内源性或外源性胰岛素的敏感性和(或)反应性降低,因而正常量的胰岛素会产生低于正常的生理效应,或需要超正常量的胰岛素才能达到正常的生理效应。胰岛素抵抗的发病机制非常复杂,从胰岛素合成、分泌、细胞表面胰岛素受体表达,以及胰岛素最终生理效应实现过程中的每一个环节发生异常均可导致胰岛素抵抗。依据发生的环节,胰岛素抵抗可分为受体前水平、受体水平和受体后水平,依据其作用的靶器官又可分为肌肉、脂肪组织和肝脏等胰岛素抵抗。

胰岛素抵抗的受体前因素包括胰岛素基因突变、内源性或外源性胰岛素抗体形成、胰岛素受体抗体形成、胰岛素拮抗激素过多、胰淀粉样多肽过多和游离脂肪酸过多等。胰岛素受体缺陷包括受体功能与结构的异常,如胰岛素受体数目减少或亲和力下降,导致胰岛素与其受体结合减少;另外胰岛素受体基因突变可引起胰岛素受体合成障碍、亲和力下降、降解加速等,影响受体功能。胰岛素和受体结合后的信号转导过程也可发生多种异常,如葡萄糖转运蛋白异常、细胞内葡萄糖磷酸化障碍、线粒体氧化磷酸化障碍、胰岛素受体底物-1(IRS-1)基因突变等。胰岛素抵抗的发生涉及多个环节,其复杂的机制还未能完全阐明,目前的研究主要关注的是受体后缺陷所致胰岛素抵抗。

胰岛素抵抗及其引发的高胰岛素血症,可导致一系列的代谢紊乱和心血管疾病。

(二) 肥胖与代谢综合征

肥胖(obesity)是胰岛素抵抗最主要的影响因素,其他因素还包括遗传因素、体力活动少、饮食结构不合理、衰老和激素等。另外,低出生体重、吸烟、血管内皮功能失调与胰岛素抵抗也存在密切的关系。

肥胖是指人体摄入的热量超过机体所消耗的热量,热量以脂肪形式储存于体内,脂肪积聚过多而使体重过度增加的营养失衡性疾病。肥胖程度的确定依据体重指数(body mass index, BMI),体重指数可表示为体重(以 kg 为单位)除以身高(以 m 为单位)的平方,即 BMI = 体重(kg)/身高(m²)。WHO(2004)年制定的国际标准如下:BMI 在 18.50 ~ 24.99kg/m² 为正常,≥25.00kg/m² 定义为超重,≥30.00kg/m² 定义为肥胖。这一判断标准的研究资料主要来源于欧美,并不完全适用于中国人群,中国人群在较欧美人低的 BMI 时便出现代谢性疾病,并且更易出现腹部脂肪堆积。因此 WHO 针对亚洲人修订了标准:正常 BMI 为 18.50 ~ 22.99kg/m²,≥23.00kg/m² 为超重,≥25.00kg/m² 为肥胖。除了 BMI 之外,腰围和腰臀比可以反映腹内脂肪的变化。我国人群的肥胖以向心性肥胖为主,即以腹部脂肪聚集为特征。

肥胖患者除了体态异常,还会出现怕热多汗、动作迟缓、易倦乏力,甚至影响患者的精神和心理状态。病理学上表现为:体脂过多或分布异常,脂肪细胞数量增加,体积增大;细胞内脂质含量增加。糖尿病患者的体脂分布特异地表现为腹内脂肪增加及股部皮下脂肪减少,在糖尿病合并血脂紊乱和高血压时这种体脂变化会更明显。诊断原发性肥胖还需与继发性肥胖进行鉴别,肥胖可以继发于皮质醇增多症、甲状腺功能减退等疾病。

肥胖的发病机制非常复杂,与饮食、代谢、中枢神经系统、内分泌激素及遗传等多种因素有关,其中遗传易感性决定着个体在特定环境中的肥胖潜在倾向,遗传和环境存在相互作用。肥胖与长期的能量摄入超过能量消耗密切相关。每日能量消耗包括静止能量消耗、代谢食物所需能量和活动产生的能量消耗。过多能量摄入后,大部分能量以甘油三酯的形式储存于脂肪库内。一系列具有正负反馈作用的神经肽类激素调节着能量代谢和体重的稳定。体重调节体系由三个部分构成:①传入系统:胰岛素、胃产生的食欲刺激素(ghrelin)和脂肪组织产生的瘦蛋白(leptin)作为体液信号入血并通过血脑屏障,进入下丘脑,下丘脑是调节摄食行为和能量代谢平衡的中枢;②与弓状核上的相应受体结合,兴奋位于下丘脑的神经元,整合传入信号并发出次级调节信号;③效应系统:第二级神经元再通过它们的神经联系和神经递质的作用,最终形成调节低位脑干中的孤束核的信号,形成饱感,调节进食和能量消耗的行为。在此调节环路中起核心作用的是瘦蛋白及其受体。

瘦蛋白是由 obese(ob)基因编码的由 167 个氨基酸残基组成的蛋白质类激素。瘦蛋白主要在白色脂肪组织中表达,且在不同部位脂肪组织中的表达量各不相同,皮下脂肪的分泌量约为内脏脂肪分泌量的 2 ~ 3 倍。瘦蛋白具有广泛的生物学效应,介导着脂肪细胞与下丘脑的食欲与能量消耗中枢,引起食欲降低、能量消耗增加、抑制脂肪合成,从而减轻体重,保持体脂相对稳定。当机体以脂肪形式储备的能量充足时,脂肪细胞分泌瘦蛋白增多,反之则分泌减少。不仅 ob 基因突变导致血浆中瘦蛋白水平下降会导致肥胖,瘦蛋白升高但存在瘦蛋白抵抗更是导致肥胖的主要原因。正常情况下,瘦蛋白可抑制胰岛素分泌,肥胖者由于存在瘦蛋白抵抗,瘦蛋白抑制胰岛素分泌的能力下降,导致高胰岛素血症或胰岛素抵抗,因此肥胖者常合并有糖尿病。

瘦蛋白通过靶细胞膜上的受体及相应的信号转导系统发挥作用。瘦蛋白受体是单跨膜分子,包括细胞外结构域、跨膜结构域和细胞内结构域,有多种亚型(a、b、c、d、e、f 等亚型),依据细胞内位点的不同,可分为长型受体和短型受体。两型受体的胞外长度一致,胞内区的长度及氨基酸序列不一致,不同亚型受体的分布不一、功能不一。目前认为瘦蛋白信号主要通过 Janus 激酶(JAK)信号转导及转录活化因子(signal transducer and activator of transcription,STAT)途径转导,调控核内瘦蛋白效应基因的转录活性。

肥胖导致胰岛素抵抗还有可能与肥胖者血浆游离脂肪酸(FFA)浓度增高有关。血浆 FFA 升高可抑制胰岛素介导的全身各组织对葡萄糖的摄取和细胞内葡萄糖的利用、抑制肌糖原合成、促进糖异生。

肥胖是代谢综合征的重要临床表现之一,与代谢综合征有关联的临床表现还包括碳水化合物代谢、脂代谢、血流动力学和凝血系统功能异常等,具体可表现为向心性肥胖、糖尿病、高甘油三酯血症、冠心病、高血压和高纤维蛋白原血症等。

国内目前代谢综合征发病率迅速上升与肥胖和体力活动少密切相关,因此预防代谢综合征要做到从胎儿开始、合理饮食、坚持锻炼、避免超重。

二、营养和癌症

癌症是多因素引起的,包括遗传、生活方式等,其中膳食因素对癌症发生的影响不可忽视。癌症的存在也会导致机体出现各种代谢的异常。了解营养和癌症之间的关系将有利于癌症的预防和治疗。

(一)营养与癌症的发生

1. 能量和体型 肥胖不仅是心血管疾病和糖尿病的危险因素,还有越来越多的流行病学证据表明肥胖与癌症相关。肥胖会增加结肠癌、乳腺癌(绝经后女性)、子宫内膜癌、肾细胞癌、食管腺癌、胃贲门癌、胰腺癌、前列腺癌、胆囊癌和肝癌的发病率。其中肥胖与乳腺癌的关系较复杂,与患者是否绝经有关。绝经后女性 BMI 较高时,乳腺癌风险增加;但绝经前女性 BMI 较高时乳腺癌风险反而较低。动物实验观察发现限制能量摄入可降低癌症发生概率,当摄入能量限制为机体需要量的 30% 时,乳腺癌的发生可减少 90%。体重的超标与腹部脂肪的增加可以参与机体性激素(如雄激素、雌激素和孕激素)的代谢,以及胰岛素和胰岛素样生长因子-1(IGF1)的调控。性激素可以调节细胞分化、增殖和凋亡之间的平衡,胰岛素和 IGF1 可以诱导细胞增殖、抑制凋亡并促进血管生成。

肥胖与癌症的发生涉及多条信号通路,包括 IGF/insulin/AKT 信号通路、leptin/JAKS/STAT 信号通路、以及一些炎症相关的通路。如高血糖可激活 NF-κB,脂肪细胞产生的一些细胞因子,如 leptin、TNF 和 IL-1 等,也都可以激活 NF-κB。

2. 脂肪 机体所需热量的 30% 由脂肪提供是比较合适的。关于脂肪与癌症发生的关系目前仍有争议,动物性脂肪,特别是红肉中的脂肪,摄入过量时可增加绝经前女性的乳腺癌发病风险。更年期女性摄入大量高脂肪食物,可引起肠道内胆汁类固醇增加,在厌氧菌作用下,雌醇、雌二醇、17-甲氧基雌二醇含量增高,使得绝经后患乳腺癌风险增加。鱼油中的二十碳五烯酸(EPA)和二十二碳六烯酸(DHA)为 ω-3 系脂肪酸,可延迟和减少由化学致癌剂引起的乳腺癌、结肠癌和前列腺癌等肿瘤的发生。EPA 可与花生四烯酸竞争环加氧酶和脂氧化酶,抑制花生四烯酸合成前列腺素 E2,PGE2 可抑制自然杀伤细胞的活性、降低机体抗癌能力,而且 EPA 和 DHA 可合成 PGE3,抑制过度的炎症反应。

3. 碳水化合物 机体大部分能量是由碳水化合物提供的,其与癌症的关系目前还没有定论。但精加工谷类摄入过多易引起肥胖,导致高脂血症、高血糖及高胰岛素血症,增加结肠癌发病风险。食用较多精加工谷类时,血糖快速上升,刺激体内胰岛素大量释放,接着血糖迅速下降,这种血糖的快速升降可致进食者肥胖、体内脂肪含量增加、胆固醇积聚,并促进胰岛素样生长因子(IGF)分泌,IGF 可活化相关信号通路,诱发癌症。

与精加工谷类不同,碳水化合物中的膳食纤维可预防癌症的发生。膳食纤维在肠道内经细菌发酵可产生大量短链脂肪酸,其中丁酸盐可与肿瘤细胞膜上变异的 G 蛋白竞争性结合,使其失活,从而抑制肿瘤细胞生长;膳食纤维与肠道中的胆汁酸结合、稀释致癌物的浓度,缓解它们对肠道黏膜的损伤;膳食纤维还可以加速排便,减少致癌物在肠道的停留时间,因此高膳食纤维饮食可降低癌症发病风险,特别是结肠癌。

4. 蛋白质 蛋白质的摄入量和来源均与癌症的发生有关。膳食中的蛋白质过低会增加食管癌、胃癌和肝癌的风险,动物蛋白和总蛋白过高则会增加乳腺癌、结直肠癌、胰腺癌与子宫内膜癌的风险。而大豆类蛋白质却有利于减少癌症的发生。红肉类(畜类)蛋白质是癌症的危险因素,白肉类(鱼、禽类)蛋白质则相对安全。

5. 维生素和矿物质 水果和蔬菜是维生素(维生素 D 除外)的主要来源。尽管目前对维生素的抗癌作用还有争论,但越来越多的研究认为维生素具有抗癌活性,特别是维生素 C 和维生素 D。维生素 C 具有抗氧化活性,可抑制炎症,细胞间的缝隙连接,可减少胃癌、口腔癌和食管癌等肿瘤的发病风险。维生素 D 可作为转录因子调节细胞生长、分化、凋亡及其他与肿瘤发生有关的环节,抑制肿瘤发生。

(二) 营养和恶病质(cachexia)

在恶性肿瘤治疗过程中,部分患者会对化学治疗及放射治疗等发生不良反应,影响食欲,另外精神因素等也会导致厌食症状,从而改变了患者的代谢状态,机体内营养物质大量消耗、组织分解代谢加速。随着恶性肿瘤的发展,患者可出现一组以脂肪和瘦体组织丢失为特征、进行性营养状况恶化的症候群,表现为厌食、进行性体重下降、脂肪和肌肉组织的持续消耗,以及饥饿导致的异常脂肪消耗;消耗与进食量下降不成比例,而且常规营养支持治疗无效等,称之为癌性恶病质。由欧洲姑息治疗研究协会(European Palliative Care Research Collaborative,EPCRC)等多家单位联合于 2011 年提出的恶病质诊断标准为:①6 个月内无感觉体重下降达5%;或②BMI<20kg/m²,且进行性体重下降>2%;或③四肢骨骼肌指数男性<7.26kg/m²、女性<5.45kg/m²,且进行性体重下降>2%。恶病质多见于胃癌、胰腺癌、食管癌、肺癌等,但在乳腺癌和前列腺癌中少见。目前对癌性恶病质的发生机制还未完全明确,但大多由肿瘤产物和促炎因子引起,营养摄取和机体消耗间平衡被打破是其主要的发生机制。

1. 能量代谢异常 恶性肿瘤状态下的能量代谢与慢性饥饿时不同。慢性饥饿时,机体为适应生存需要,通过降低基础代谢率来维持机体基本成分。恶性肿瘤时,初发病短期内会促进营养物质向肝脏转移并促进合成三大产热营养素,以维持机体应答;长期带瘤状态下,机体乳酸循环活性增加及蛋白质转化率升高,机体的静息能量消耗(resting energy expenditure,REE)出现异常。肿瘤患者的REE 可以较健康者明显升高,表现为高代谢状态(静息能量消耗/能量消耗估算值>110%)。食管癌、胃癌、胰腺癌、肺癌等患者出现 REE 升高者较多,而结直肠癌患者往往不升高,有些肿瘤患者也可出现 REE 下降。

(1) 碳水化合物代谢异常:1920 年,生化学家Otto Warburg 发现,在有氧条件下肿瘤细胞大量摄取葡萄糖,并产生乳酸的现象,即"Warburg 效应"。与大多数正常组织不同,肿瘤组织即使在有氧状态下也主要以无氧糖酵解获取能量。正常情况下,乳酸循环(Cori 循环)仅占葡萄糖转化的 20%,而在癌性恶病质患者中达到 50%。Cori 循环时,骨骼肌细胞通过糖酵解分解葡萄糖时仅产生 2mol ATP,而乳酸再经过糖异生,重新生成葡萄糖需消耗 6mol ATP,即一个循环需净消耗 4mol ATP。因此,Cori 循环增强的结果是显著增加了机体的能量消耗,是患者消瘦的一个原因。肿瘤细胞糖酵解的三大关键酶是己糖激酶 Ⅱ、ATP 柠檬酸水解酶和丙酮酸脱氢酶激酶,它们协同作用使得肿瘤细胞采用糖酵解的方式获取能量。

恶性肿瘤患者的糖代谢异常还表现为胰岛素受体信号转导障碍,机体出现胰岛素抵抗,导致葡萄糖储存减少,外周组织对葡萄糖的氧化显著减少、氧化底物部分从葡萄糖转化为脂肪酸。

(2) 脂肪代谢异常:很多研究认为,恶性肿瘤患者体重下降主要是由于脂肪丢失。肿瘤患者的脂肪代谢改变主要包括内源性脂肪动员和脂肪氧化增加、脂肪合成减少、甘油三酯转化率增加和高甘油三酯血症。

脂肪酸是恶性肿瘤患者主要的能量物质,即使给予外源性葡萄糖和脂肪,也不能抑制体内脂肪的持续分解和氧化。肾上腺素、去甲肾上腺素和利钠肽等可激活激素敏感脂肪酶(hormone-sensitive lipase,HSL),促进脂肪分解。HSL 是脂肪细胞内使甘油三酯水解为甘油和游离脂肪酸的限速酶。恶性肿瘤患者的脂肪细胞中 HSL 表达水平增加,选择性抑制这类酶可抑制肿瘤患者的脂肪减少。体内调节脂肪代谢的另一个酶是脂蛋白脂肪酶(lipoprotein lipase,LPL),LPL 活性下降可引起患者体质量丢失。细胞因子如 TNF-α、INF-α 等可抑制 LPL,从而抑制脂肪细胞从血浆脂蛋白中摄取脂肪酸作储备,导致高甘油三酯血症。

（3）蛋白质代谢异常:主要表现为肌肉蛋白质合成减少和分解增加、蛋白质转化率升高、低蛋白血症、血浆氨基酸谱异常和负氮平衡等。内源性氮的丢失首先出现在骨骼肌部分,当体质量下降30%时,75%的骨骼肌蛋白储存流失,但非肌肉类蛋白较稳定,结构和内脏蛋白保存相对较好。骨骼肌萎缩不仅与蛋白质合成减少有关,还与蛋白质分解增加有关。骨骼肌蛋白质分解与溶酶体蛋白酶途径、钙依赖的蛋白酶途径,以及 ATP-泛素-蛋白酶体途径等通路有关。在骨骼肌蛋白总体合成减少的同时,恶性肿瘤患者体内肝脏蛋白合成反而增加,特别是急性期蛋白和纤维蛋白原。白蛋白的合成也未减少,但血浆中白蛋白却逐渐减少,这可能与血管通透性增加等引起的蛋白质流失有关。

由于肿瘤组织对葡萄糖的需求增加,脯氨酸、丝氨酸和苏氨酸等生糖氨基酸在肿瘤组织中含量会增加;肿瘤细胞核酸代谢活跃,丝氨酸、甘氨酸和组氨酸等合成嘌呤和嘧啶的前体会被肿瘤细胞大量摄取;肿瘤组织中的支链氨基酸(亮氨酸、异亮氨酸、缬氨酸)水平也升高,在蛋白质合成和能量循环等环节中发挥重要作用。

2. 细胞因子的代谢效应　肿瘤细胞本身或者宿主免疫应答可产生各种细胞因子,如肿瘤坏死因子(TNF-α)、白介素-1(IL-1)、白介素-6(IL-6)和 γ-干扰素(IFN-γ),这些细胞因子可作用于多条代谢通路,引起恶病质。放、化疗或细胞因子治疗等也可引起细胞因子的产生和释放。TNF-α 是最早发现的能导致恶病质的细胞因子,进入血液循环的 TNF-α 可与广泛分布在各种组织表面的受体结合,抑制或促进某些基因的转录,引起靶细胞结构特征和代谢过程的改变。动物实验证明,TNF-α 可以将线粒体呼吸链和能量代谢过程解偶联,减少 ATP 的生成。越来越多的证据表明,TNF-α、IL-1、IL-6 和 IFN-γ 可以活化 ATP-泛素-蛋白酶体通路,加速肌肉蛋白质的分解。TNF-α、IL-1β 和 IFN-γ 可以活化诱导型一氧化氮合酶(iNOS)表达,使得体内的 NO 水平升高,抑制氧化磷酸化过程的关键酶。这些细胞因子还会单独或共同作用于下丘脑调控能量摄入的多处神经信号通路,抑制食欲,引起厌食。正是由于各种细胞因子诱导的代谢改变,使得恶病质患者无法通过饮食调节和肠外营养获得改善,预后很差。

欧洲姑息治疗研究协作组将恶病质分为三个连续的临床阶段:①前恶病质期,表现为早期临床和代谢症状,体重下降≤5%;②恶病质期;③难治性恶病质期,表现为终末期癌症(死亡前的)或进展迅速,抗癌治疗无效。对其的治疗除了抗肿瘤治疗、抗恶病质药物治疗之外,还需采取营养支持、运动、社会心理干预和情绪支持等多种方法。

（徐芳英）

主要参考文献

［1］Kumar V, Abbas AK, Aster JC. Robbins basic pathology. 9th ed. 北京:北京大学医学出版社,2013.

［2］Kumar V, Cotran RS, Robbins SL. Robbinsbasic pathology. 7th ed. 北京:北京大学医学出版社,2003.

［3］郑志仁,王丙森,蒋学之,等. 环境病理学. 济南:山东科学技术出版社,1990.

［4］Su Min, William Orr. Textbook of graphic general pathology (in English). 北京:人民卫生出版社,2009.

［5］黄光照,陈远耀,杨相林,等. 理化因素引起的疾病 // 武忠弼. 病理学. 第 2 版. 北京:人民卫生出版社,1984.

［6］徐英含. 环境病理学. 北京:世界图书出版公司,1994.

［7］周志俊. 基础毒理学. 上海:复旦大学出版社,2008.

［8］Zhao L, Xu Y, Hou H, et al. Source identification and health risk assessment of metals in urban soils around the Tanggu chemical industrial district, Tianjin, China. Sci Total Environ, 2013, 468-469, 654-662.

［9］Li G, Hu B, Bi J, et al. Heavy metals distribution and contamination in surface sediments of the coastal Shandong Peninsula. Mar Pollut Bull, 2013, 76 (1-2): 420-426.

［10］Chen T, Jia G, Wei Y, et al. Beijing ambient particle exposure accelerates atherosclerosis in ApoE knockout mice. Toxicol Lett, 2013, 223 (2): 146-153.

［11］Mo J, Wang L, Au William, et al. Prevalence of coal workers' pneumoconiosis in China: a systematic analysis of 2001-2011 studies. Int J Hyg Environ Health, 2014, 217 (1): 46-51.

［12］晁斌,谭爱军,黄利群,等. 珠海地区三聚氰胺所致泌尿系统病例流行病学调查. 实用预防医学,2011, 18(9): 1641-1643.

[13] Zhang Y, Su M, Tian DP. Tetramine poisoning: a case report and review of the literature. Forensic Sci Int, 2011, 204(1-3): e24-27.

[14] Van CL, Vanreusel A, Mees J, et al. Microplastic pollution in deep-sea sediments. Environ Pollut, 2013, 182: 495-499.

[15] 张建, 华琦. 代谢综合征. 北京: 人民卫生出版社, 2003.

[16] Anand P, Kunnumakara AB, Sundaram C, et al. Cancer is a preventable disease that requires major lifestyle changes. Pharmaceutical Research, 2008, 25 (9): 2097-2116.

[17] Fearon K, Strasser F, Anker SD, et al. Definition and classification of cancer cachexia: and international consensus. Lancet Oncol, 2011, 12(5): 489-495.

[18] Suzuki H, Asakawa A, Amitani H, et al. Cancer cachexia-pathophysiology and management. J Gastroenterol, 2013, 48(5): 574-594.

第十一章 心血管疾病

心血管系统是全身两大循环系统之一,正常情况下,心血管系统通过血液循环维持着全身各系统的正常工作,特别是在血氧供给、营养物质的运输以及维持自身新陈代谢的稳定等方面起着重要作用。但心血管系统的异常,无论是心脏还是外周血管均能引起组织和脏器的急慢性损害,导致各种疾病。本章着重叙述常见的几种心血管系统疾病及其病因、发生机制及相关病理变化。

第一节 动脉粥样硬化发病机制

动脉硬化是一组血管病变的统称,主要特征是动脉壁增厚变硬并伴有弹性减退。包括三种主要类型:①动脉粥样硬化(atherosclerosis);②动脉中膜钙化(Monckeberg's arteriosclerosis);③细动脉硬化(arteriolosclerosis)。

动脉粥样硬化疾病已成为全球人口死亡的主要原因,且发病呈年轻化趋势。病变特点主要为动脉壁内膜及内膜下脂质沉着(主要是胆固醇及胆固醇酯),同时伴有中层平滑肌细胞移行至内膜下增生,使内膜增厚,并可见黄色或灰黄色粥样物质的斑块。主要累及大中动脉并导致严重的并发症。

动脉粥样硬化的具体病因目前并不清楚,但它是一类慢性多因素疾病,多种因素作用于发病的不同环节,这些因素称之为危险因素。目前针对动脉粥样硬化危险因素的研究较为深入和广泛,分类方法很多,本节中将这些危险因素大致分为三类:体质性危险因素、可改变的危险因素和其他危险因素。有研究表明,动脉粥样硬化危险因素之间具有协同作用,两个危险因素相加可以增加大约4倍的风险,而三个危险因素叠加则会增加7倍的风险。

(一)危险因素

1. 体质性危险因素

(1)年龄:动脉粥样硬化是进行性疾病,一般在中老年时期出现明显的临床症状,并且随着年龄的增长,病变程度也随之增加。

(2)性别:在排除其他危险因素的情况下,女性在绝经期之前动脉粥样硬化的发病率低于同年龄组男性。绝经期后,女性动脉粥样硬化相关疾病的发病率增加,在高龄人群组中甚至高于男性。这可能与雌激素的影响有关,但仍需进一步研究证实。

(3)遗传因素:家族史是较重要的独立危险因素。家族性高胆固醇血症和家族性脂蛋白酶缺乏症等患者动脉粥样硬化的发病率显著高于对照组。但是由遗传因素导致的患者在动脉粥样硬化的病例总数中只占很小一部分,而且多伴有其他的一些危险因素。近来的研究发现和冠状动脉硬化性心脏病和心肌梗死相关的一些危险等位基因位于9p21.3和10q11.21。

2. 可改变的危险因素

(1)高脂血症:高脂血症(更特异的可以说是高胆固醇血症)是动脉粥样硬化的主要危险因素。动物实验研究表明,长期高脂饮食可有效地建立动脉粥样硬化动物模型。血脂依靠脂蛋白在血液循环中转运,高脂血症实际上是高脂蛋白血症。与动脉粥样硬化发病密切相关的是低密度脂蛋白(low density lipoprotein,LDL)胆固醇,相反的,高密度脂蛋白(high density lipoprotein,HDL)胆固醇具有抗动脉粥样硬化的作用。此外,脂蛋白(a)是LDL的一种变异体,核心部分为中性脂质和apo B-100分子,其外围包绕着亲水性的apo A。即便在总胆固醇或LDL水平不升高的情况下,脂蛋白(a)的水平和动脉粥样硬化的发病率也呈正相关。

(2)高血压:是另一个动脉粥样硬化的高危因素。高血压可以增加血管内皮损伤几率,导致脂蛋白渗入增多、血小板及炎性细胞黏附、中膜平滑肌增殖迁移,促进动脉粥样硬化的发生发展。同时,高血压是导致左心室肥大的最重要原因,而这一病变和动脉粥样硬化的发生发展亦相关。

(3)吸烟:是动脉粥样硬化明确的危险因素之一,亦是冠心病的主要独立危险因子。长时间大量吸烟可以倍增动脉粥样硬化的发生率和死亡率,相反,戒烟可以显著降低发病的风险。这可能和香烟烟雾中大量自由基、过氧化物促进机体氧化应激,导致 LDL 脂质过氧化有关。

（4）糖尿病:可以诱发高胆固醇血症,同时高血糖状态可以诱导氧化应激和低水平炎症反应,加上终末糖化蛋白的作用,动员单核细胞聚集并分泌大量炎症因子,增加动脉粥样硬化的发生几率。

3. 其他危险因素

（1）炎症:炎症可以出现在动脉粥样硬化的每一个阶段,并和动脉粥样硬化斑块的形成和破裂密切相关。血液循环中一些炎症标志物和动脉粥样硬化的发生发展及预后有直接联系,包括有调节白细胞活性的细胞因子、炎症急性期反应产物、内皮细胞激活和白细胞黏附标志物、氧化应激标志物、金属蛋白酶类、血小板激活和聚集标志物等。其中 C 反应蛋白（C-reactive protein, CRP）是最易于检测并且最敏感的。C 反应蛋白可以激活内皮细胞,增加其对于白细胞的黏附性;同时 C 反应蛋白可以限制内皮 NO 合成酶（eNOS）mRNA 的表达而减少 NO 的合成。

（2）高同型半胱氨酸血症:临床和流行病学研究证实血清同型半胱氨酸水平和冠状动脉疾病、外周血管疾病、脑卒中和静脉血栓的发生密切相关。同型半胱氨酸尿症是一种少见的代谢异常遗传疾病,患儿血液中同型半胱氨酸水平升高,较早即会出现血管疾病。

（3）代谢综合征:代谢综合征是一系列的机体异常,通常伴有胰岛素抵抗。患者通常患有高血压和向心性肥胖,异常的脂肪组织信号参与了综合征的发生。继发于代谢综合征的氧化应激、炎症因子的释放会促进动脉粥样硬化的发生发展。

（4）肠道菌群:肠道菌群在维持营养代谢和人体免疫反应中起到重要作用。近期研究表明,日常饮食中脂类磷脂酰胆碱和它的代谢物胆碱、甜菜碱和氧化三甲胺（trimetlylamine oxide, TMAO）是心血管疾病的危险因素,并受到肠道菌群活性的调节。

（5）其他因素:高纤维蛋白原、高尿酸、感染、肥胖、缺少锻炼、生活压力大等。

（二）发病机制

人类认识动脉粥样硬化并研究其发病机制已有 100 余年的历史。有关学说很多,从不同层面反映了动脉粥样硬化的发病基础。较早的有脂质浸润学说、血栓源学说、血流动力学学说、中层平滑肌细胞增生学说、内膜损伤学说及受体学说。近年来,随着有关学科及研究手段的不断发展,动脉粥

样硬化的发病机制有了更加深入的了解。从感染、炎性反应及免疫等多个角度对动脉粥样硬化的发病机制进行阐述,产生了多个新的学说。动脉粥样硬化的发生发展可能是异常的脂质代谢、不良的免疫反应和动脉壁慢性炎症共同作用的结果。

Russell Ross 于 1976 年提出损伤应答学说,并于 1986 年加以修改。这一学说认为:各种原因导致的内皮损伤或功能障碍,使之分泌各种细胞因子,吸引单核细胞黏附并迁移入内皮下间隙,摄取脂质,形成脂纹,并释放血小板源性生长因子（PDGF）,同时内皮细胞脱落引起血小板黏附。在生长因子的作用下,中膜平滑肌细胞迁移并增殖,释放细胞外基质参与动脉粥样硬化的形成。1999年,Russel Ross 教授进一步丰富了该学说,指出损伤应答学说的应答主要是一种炎症性反应,认为动脉粥样硬化是一种炎症性疾病。不幸的是,在提出这一观点后不久,Ross 教授就因为肿瘤治疗并发症离世。近来,在炎症学说的基础上,拓展出现免疫学说,进一步拓宽了动脉粥样硬化发病机制的研究领域,深入了对炎症机制的探索。

除此之外,Williams KJ 和 Tabas I 教授于 1995 年提出了动脉粥样硬化发病早期的内皮下脂蛋白滞留-应答模式（response-to-retention）,并于 2007 年正式提出"内皮下脂蛋白滞留-应答学说",也逐渐被广泛接受。该学说认为:LDL 在各种因素介导下滞留于血管内皮下层,在细胞外基质分子的作用下发生氧化修饰,刺激血液循环中的单核细胞转换为巨噬细胞,后者吞噬修饰后的 LDL 转化为泡沫细胞,启动血管局部非适应性炎症反应。LDL、巨噬细胞和炎症介质共同作用,参与动脉粥样硬化的形成。

1. 炎症的作用　炎症机制贯穿动脉粥样硬化发生发展的全过程,以往的损伤应答学说实际上也是一种炎症观点。随着近年来研究工作的不断深入,炎症在动脉粥样硬化发病中的作用越来越受到重视。

（1）趋化因子的作用:在趋化因子的作用下,白细胞在内皮细胞表面滚动、黏附、迁移并进入内膜参与动脉粥样硬化的发生发展。这些白细胞包括中性粒细胞、单核细胞、T 细胞、B 细胞、树突细胞和肥大细胞。可溶性趋化因子可以直接诱导白细胞的募集,在活化内皮细胞表面的趋化因子可以通过黏多糖与白细胞的 G 蛋白偶联受体结合而激发白细胞的募集。动物实验显示,在动脉粥样硬化发生的不同阶段,不同的趋化因子参与不同白细胞的

募集。例如,在动脉粥样硬化的起始阶段,主要为CCL5、CXCR3;在动脉粥样硬化早期,主要为CCL2、CCR5;而在进展期,主要为CCR2、CX3CR1/CX3CL1。且不同的趋化因子之间有协同作用,例如CCL5、CXCL4可以协同增加对单核细胞的趋化作用。除此之外,还有一些趋化因子有维持白细胞稳态的作用,例如CX3CR1/CX3CL1可以维持单核细胞的稳态,CCL17可以维持调节性T细胞的稳态,但是目前还不清楚这一作用是否是通过介导白细胞从内膜重新进入血循环而实现。针对趋化因子的研究为动脉粥样硬化的治疗提供了新的治疗靶点。

(2)中性粒细胞的作用:中性粒细胞在动脉粥样硬化的发生发展中起到了关键作用。高脂血症可以增加血液循环中的中性粒细胞数量,增加中性粒细胞和活化内皮细胞黏附的几率,同时凋亡细胞所释放的DNA可以激发针对中性粒细胞趋化因子的表达。氧化型LDL(ox-LDL)可以诱导中性粒细胞进入内膜,并释放炎性活性氧类(reactive oxygen species,ROS)和颗粒蛋白,这可以促进单核细胞的募集。同时,凋亡的中性粒细胞可以通过多种"find-me"和"eat-me"机制维持单核细胞的募集。而且中性粒细胞可能是慢性炎症的激发因素,起到促进动脉粥样硬化发生的作用。

(3)树突细胞的作用:树突细胞在固有免疫和获得免疫的交流中起到了关键作用,它可以将一些引起固有免疫的损伤信号(例如,ox-LDL)递呈给获得性免疫途径。通过CX3CR1相关机制,在健康血管易于发生动脉粥样硬化的区域可出现CD11c$^+$树突细胞,在动脉粥样硬化的发生和进展过程中,CD11c$^+$树突细胞的数目增多。树突细胞同样可以吞噬脂质形成泡沫细胞,释放炎症前细胞因子,同时树突细胞可以激活CD4$^+$T细胞、导致Th1细胞极性化。在进展期斑块中,CCL17$^+$树突细胞可以限制调节性T细胞的扩增,除此之外,树突细胞可以产生INF-α,起到调控细胞毒性T细胞的作用。

2. 脂质的作用 高血脂作为动脉粥样硬化的始动因素一直是研究的热点,脂质修饰后形成的氧化型低密度脂蛋白(ox-LDL)在动脉粥样硬化发病过程中发挥的作用尤为重要。ox-LDL可以和CD36结合,诱导巨噬细胞内CD36-TLR4-TLR6三聚体形成,从而激发NF-κB和趋化因子的表达。同时,脂质颗粒可以通过CD36-TLR2-TLR6信号途径激活NADPH氧化酶活性,导致持续性氧化爆发和胆固醇过载泡沫细胞的凋亡。此外,细胞内游离胆固醇

过多可以调节细胞表面受体的表达和信号途径,例如在造血干细胞中,可以通过增强IL-3和粒细胞-巨噬细胞集落刺激(granulocyte-macrophage colony stimulating factor,GM-CSF)信号的作用,导致髓系细胞的增殖。另外,细胞内胆固醇结晶可以通过NLRP3炎性体刺激巨噬细胞表达IL-1β,起到促进动脉粥样硬化发展的作用。最后,脂质颗粒可以直接影响内皮细胞的功能,可以激发内皮细胞分泌和表达CXCL1,利于单核细胞的黏附。

3. 血管内皮的作用 血管不是一个简单的解剖学管道,而是有着复杂功能的器官。正常血管内皮是一道非黏附性屏障,是人体最大的分泌器官和效应器官,内皮功能的损伤是动脉粥样硬化发病的必备条件。多种因素均可以造成内皮细胞的损伤,其中最重要的是血流动力学的改变和高胆固醇血症。内皮功能损伤后,会增加内皮细胞的通透性、增强白细胞的黏附并改变相关基因的表达。近年来,内皮细胞表达的血管细胞黏附分子-1(VCAM-1)及细胞间黏附分子-1(intercellular adhesion molecule-1,ICAM-1)是值得深入探讨的课题。此外,成熟的内皮细胞还具有转分化为平滑肌细胞的能力。

4. 平滑肌细胞的作用 动脉粥样硬化早期病变主要涉及内皮功能改变、内皮下脂质沉积以及白细胞的募集,动脉粥样硬化进展至复杂斑块时则有平滑肌细胞的参与。以往认为粥样硬化病变部位的平滑肌细胞主要是从中膜迁移而来,近来的研究提示,可能一部分平滑肌细胞来源于血液循环中的前体细胞。多种细胞因子参与了平滑肌细胞的增殖和分泌,包括血小板源性生长因子(PDGF)、成纤维细胞生长因子(FGF)、转化生长因子(TGF-α)和平滑肌源性趋化因子。迁移或增生的平滑肌细胞由收缩型演变为合成型,分泌大量的细胞外基质(主要是胶原),参与纤维帽的形成。此外,这类平滑肌细胞表面也有LDL受体,可以吞噬脂质形成泡沫细胞。粥样斑块处的平滑肌细胞的数量对于维持纤维帽的稳定性非常重要,一些生长因子可以促进平滑肌细胞的增殖,而许多炎症因子及T淋巴细胞可以诱导平滑肌细胞的死亡,平滑肌细胞增殖和死亡的动态过程影响了动脉粥样硬化斑块的发生和发展。

5. 干细胞及前体细胞的作用 愈来愈多的研究显示,动员和募集的血循环中或者组织内的前体细胞可以分化为内皮细胞和平滑肌细胞,并参与动脉粥样硬化的发病过程。这些细胞包括血管内前体细胞、骨髓来源的血管前体细胞、其他组织来源

的血管前体细胞等。已经有研究证实,内皮前体细胞确实存在,并能够在生理条件下修复动脉内皮细胞,维持稳态;在特定的病理条件下,这类前体细胞可以通过影响进展期斑块的稳定性来参与动脉粥样硬化病变的形成。同时,平滑肌前体细胞可以促进再狭窄时斑块的形成,但是也可以通过分泌细胞外基质起到维持斑块稳定性的作用。所以,在动脉粥样硬化的发病过程中内皮前体细胞和平滑肌前体细胞具有双刃剑的作用。此外,还有研究显示,血源性 CD34[+] 前体细胞可以形成泡沫细胞、内皮细胞和平滑肌细胞;胚胎干细胞源性的 Flk-1[+] 和 Sca-1[+] 前体细胞可以在不同细胞因子的刺激下分化为内皮细胞和平滑肌细胞;间充质干细胞具有分化为平滑肌细胞和内皮细胞的能力;血管前体细胞还可以在不同的细胞因子作用下分化为收缩型(VEGF 刺激)或者分泌型(PDGF-BB 刺激)平滑肌细胞。因此,了解这些调节网络在干细胞、前体细胞参与动脉粥样硬化中的发病机制,以及提供新的治疗靶点是目前研究的另一个热点。

综上,随着研究的深入,动脉粥样硬化作为一种慢性炎症性疾病的观点越来越受到重视。高脂血症及内皮功能损伤导致大量以 LDL 为主的脂质颗粒沉积于内皮下,经过修饰激活内皮细胞,表达相应的趋化因子募集血液循环中的白细胞迁移至内皮下,参与脂质的吞噬并形成泡沫细胞,泡沫细胞死亡后聚集形成脂质池并吸引中膜平滑肌细胞(部分可来源于前体细胞)迁移并增殖,平滑肌细胞从收缩型演变为合成型,分泌大量细胞外基质,参与动脉粥样硬化典型斑块病变的形成。

(况东　王国平)

第二节　心肌梗死及其修复

一、心肌梗死的定义及临床分型

(一)心肌梗死的定义

心肌梗死是指冠状动脉供血急剧减少或中断,使相应的心肌严重而持续性缺血所致的心肌缺血性坏死。发生急性心肌梗死的多为老年患者,临床上常有持久的、硝酸甘油无法缓解的胸骨后剧烈疼痛、胃肠道症状、急性循环功能障碍、心律失常、心功能衰竭、发热、白细胞计数和血清心肌损伤标记酶的升高以及心肌急性损伤与坏死的心电图进行性演变。2/3 的患者在发病前数天有先兆症状,常见为心绞痛,其次为上腹疼痛、胸闷、上肢麻木、头晕、心慌、气急、烦躁、心前区钝痛,钝痛有时向手臂或颈部放射,伴有恶心、呕吐、气促及出冷汗等。如能发现先兆,给予积极治疗,部分患者可以避免发生心肌梗死。

2012 年,欧洲心脏病学会(European Society of Cardiology,ESC)、美国心脏病学会基金会(American Association for Thoracic Surgery,ACCF)、美国心脏协会(American Heart Association,AHA)和世界心脏联盟(World Heart Federation,WHF)共同制定的"心肌梗死通用定义"强调了心脏肌钙蛋白 I 或 T(cardiac troponin I,cTnI 或者 cardiac troponin T,cTnT)在心肌梗死诊断中的重要价值,并定义心肌梗死的基本诊断标准为:血清心肌标志物(主要是肌钙蛋白,cTnT)升高和(或)下降,至少有一个检测值超过参考值上限第 99 百分位,且至少具备下列条件之一:①缺血症状;②新出现或怀疑为新出现的明显的心电图 ST-T 或新出现的左束支传导阻滞(left bundle-branch block,LBBB);③心电图病理性 Q 波形成;④影像学证据显示有新的心肌活性丧失或新发的局部室壁运动异常;⑤冠脉造影或尸检证实冠状动脉内有血栓。

定义中,cTn 因其高度的临床敏感性和心肌组织特异性而成为首选的生物学标记物。cTn 虽然在一些非缺血性心肌损伤如心力衰竭、肾衰竭、心肌炎、心律失常、肺栓塞等也可检出,但仅表现为 cTn 水平的慢性升高,不同于心肌梗死患者 cTn 水平的急性变化,因此,cTn 水平应该在初诊 3～6 小时内重复检测以发现上述变化特征。

(二)心肌梗死的临床分型

心肌梗死的发生部位与堵塞冠状动脉的供血区域是一致的。心肌梗死多发生于左心室,约 40%～50% 发生在左冠状动脉前降支供血区,即左心室前壁、心尖部及室间隔前 2/3;约 30%～40% 发生在右冠状动脉供血区,即左心室后壁、室间隔后 1/3 及右心室大部分;少部分发生于左冠状动脉旋支供血的左心室侧壁。

依据梗死灶占心室壁的厚度,急性心肌梗死(acute myocardial infarction,AMI)可分为透壁性心肌梗死和心内膜下心肌梗死两类。当冠状动脉完全闭合时,闭塞的冠状动脉分支供血区的心室壁发展到完全或几乎完全坏死,称为透壁性心肌梗死,是较为常见的心肌梗死。心电图的典型表现为 ST 段抬高,常有病理性 Q 波出现,临床上也称为 ST 段抬高型心肌梗死(ST elevation myocardial infarction,STEMI)。心内膜下心肌梗死是指坏死主要累及心室壁内侧 1/3 的心肌,并可波及肉柱和乳头肌,是一种多发性、小灶状的坏死。病情严重时,坏死可呈片状或环状。此型心肌梗死发生的基础是严重弥漫的冠状动脉狭窄的基础上出现加重的冠状动脉供血不足,造成冠状动脉末梢区域(心内膜下心肌)缺氧,侧支循环不能改善其血供,导致多发性小灶状坏死。其心电图表现为 ST 段正常或压低等非特征性改变,常无病理性 Q 波,临床上也称为非 ST 段抬高型心肌梗死(non-ST elevation myocardial infarction,NSTEMI)。

除以上分类以外,基于病理、临床和预后方面的差异,新定义将心肌梗死分为 5 型。

1 型:由冠状动脉粥样硬化斑块破裂、裂隙或夹层引起冠脉内血栓形成,从而导致自发性心肌梗死。冠状动脉粥样硬化不稳定粥样斑块破裂和糜烂,继而出血和管腔内血栓形成造成冠脉血管部分或完全急性闭塞,而侧支循环未充分建立,冠脉相应供血部位心肌严重而持久地急性缺血达 20~30 分钟以上,即可发生心肌梗死。这是心肌梗死发生最常见的原因,大约 70% 的致死性事件都是由斑块破裂引起血栓形成所致,需要进行溶栓、抗栓和抗血小板等积极治疗;此型心肌梗死一般发生在:①晨起 6 时至 12 时交感神经活动增加,机体应激反应性增强,心肌收缩力、心率、血压增高,冠状动脉张力增高等;②在饱餐特别是进食多量脂肪后,血脂增高,血液黏稠度增高;③重体力活动、情绪过分激动、血压剧升或用力大便时,致左心室负荷明显加重;④休克、脱水、出血、外科手术或严重心律失常,致心排血量骤降,冠状动脉灌流量锐减。

2 型:继发于心肌氧供需失衡(如冠脉痉挛、心律失常、贫血、呼衰、高血压或低血压)导致缺血的心肌梗死;此型心肌梗死没有血栓形成,扩张冠状动脉和改善心肌供氧是治疗的主要措施。

3 型:疑似为心肌缺血的突发心源性死亡,或怀疑为新发生的心电图缺血变化或新的 LBBB 的心源性死亡。由于死亡已经发生,患者来不及采集血样进行心肌损伤标记酶测定。

4 型:分为 4a 和 4b 型。4a 型为经皮冠状动脉介入术(percutaneous coronary intervention,PCI)相关的心肌梗死;而 4b 型为尸检或冠脉造影证实与支架血栓相关的心肌梗死。

5 型:与冠脉搭桥术(coronary artery bypass grafting,CABG)相关的心肌梗死。

心肌梗死的分型中不包括 CABG 中由于机械损伤所致的心肌细胞死亡,也不包括其他因素造成

的心肌坏死,如肾衰竭、心力衰竭、电复律、电生理消融、脓毒症、心肌炎及心脏毒性药物等。在病情进展过程中,有时患者可能同时或先后出现一种以上类型的心肌梗死。

(三)心肌梗死的并发症

心肌梗死,尤其是透壁性心肌梗死,常合并以下病变。

1. 乳头肌功能失调或断裂 二尖瓣乳头肌因缺血坏死出现收缩功能障碍,造成二尖瓣脱垂或关闭不全,最后导致心力衰竭。

2. 心脏破裂 多为心室游离壁破裂,心包积血,引起心脏压塞而猝死。多在心肌梗死后一周左右出现,是 15%~20% 的心肌梗死患者的致死原因。偶见室间隔破裂引起左心室血液向右心室分流,导致急性右心功能不全。

3. 室壁瘤 梗死心肌或瘢痕组织可在心室内压力的作用下形成局限性的外向隆起,称为室壁瘤。发病率为 5%~20%,常发生在心肌梗死愈合期。室壁瘤可继发附壁血栓、乳头肌功能不全、心律失常、左心衰或室壁瘤破裂。

4. 附壁血栓形成 心内膜受损或室壁瘤等病变可引起附壁血栓,血栓可以机化,也可以脱落引起栓塞。

5. 急性梗死后综合征 发病率为 10%。可能是机体对坏死物质的过敏反应。表现为心包炎、胸膜炎或肺炎。

此外,大面积心肌梗死可引起心源性休克;心肌梗死引起传导系统受累可导致心律失常;心肌梗死引起心脏舒缩功能下降可引起急性左心室衰竭。

二、心肌梗死后的心肌修复/心室重构

从心肌损伤开始到组织坏死和修复,心肌经历了一个完整的损伤修复的病理过程。目前认为心肌细胞的增殖能力有限,组织缺损区的修复是一种纤维性修复,经历坏死组织酶解吸收、肉芽组织新生和重塑以及瘢痕结构的形成等病理生理过程。这种纤维性修复并不能完全恢复梗死心肌的结构和功能。研究者新近发现,自体心脏干细胞的迁移、再生在小鼠心肌梗死后修复过程中起重要作用。而人体自身心脏干细胞是否为梗死后修复过程中的基本病理生理过程之一并起重要作用,尚待进一步证实。

心肌梗死修复的过程也是一个心脏结构和功能发生改变的过程,修复完成以后,心脏结构功能的改变仍然持续。我们把心肌损伤后,基因表达变化导致心脏梗死区和非梗死区一系列复杂的分子、

细胞和细胞间质的改变,进而导致心脏大小、形状结构和功能重塑改建的过程称为心室重构。由于左心室在心功能中起主要的作用,故目前心室重构狭义上就是指左室重构。心室重构在组织学水平包括心肌实质重构和心肌间质重构,前者主要指心肌细胞的死亡和肥大,而后者又包括成纤维细胞增生、纤维化及血管结构改变,这些组织学水平的变化导致心腔扩张和心脏重量增加,功能上表现为心脏收缩及舒张功能的下降。基因表达改变所致的心肌细胞死亡、表型的改变及心肌间质胶原网的量和组成的改变是心室重构的机制。心室重构贯穿于整个病程的始终,与 AMI 早期的心脏破裂、室壁瘤形成等并发症有关,是梗死后慢性心力衰竭的主要病理基础。心室重构是影响 AMI 近、晚期预后的重要因素。

(一) AMI 后心肌修复/重构的形态结构和功能变化

心肌梗死及梗死后的形态变化是一个动态的过程。梗死后 4 小时内,基本无肉眼可见的变化,光镜下,梗死灶边缘的心肌纤维呈波浪状和肌质不均。梗死后 4～12 小时,坏死区有时可见暗斑;光镜下,心肌纤维开始发生凝固性坏死,间质水肿,漏出性出血。梗死后 12～24 小时,梗死区出现明显的暗斑;光镜下,梗死心肌细胞核固缩,肌质均质红染,间质胶原纤维降解,梗死灶边缘出现中性粒细胞浸润。1～3 天时,梗死灶呈黄褐色,外周出现充血出血带;光镜下,梗死进一步发展,心肌细胞核固缩、碎裂及溶解,横纹消失。除坏死外,梗死区及其边缘也可见到大量心肌细胞凋亡-即心肌细胞的程序性死亡,间质胶原纤维进一步降解,大量中性粒细胞梗死灶内浸润。3～7 天时,梗死区仍呈黄褐色,边缘有充血带,梗死灶中心开始变软,薄弱的梗死区组织被牵拉而出现室壁变薄、扩张,称为梗死区膨展,但不伴有更多坏死的发生。光镜下,心肌纤维开始断裂,中性粒细胞出现坏死,巨噬细胞开始吞噬坏死心肌细胞。7～10 天时,梗死灶中心处最软,单核-巨噬细胞吞噬作用增强,肉芽组织在梗死灶边缘形成。在随后的一个月左右,肉芽组织逐渐成熟,细胞密度降低,胶原沉积,主要为 III 型胶原蛋白。梗死区由灰红色变为灰白色。这期间,成熟瘢痕组织尚未形成,梗死区可继续受压扩展。2 个月后,致密的胶原瘢痕形成,梗死区不再进一步扩张,但左心室壁僵硬度也相应增加,导致舒张功能障碍,进一步促

进后期未梗死区的心肌重构。通常我们将梗死区膨展这一阶段的心室重构称为"早期重构"。此期常并发心室破裂或室壁瘤的形成,左室收缩功能下降及舒张末期压增高。

心肌梗死区修复以后,在血流动力学、神经内分泌因子及炎症细胞因子等的作用下,非梗死区心肌组织进一步重构,表现为进行性的非梗死区心肌细胞肥大、表型转化、凋亡及成纤维细胞增生、正常间质胶原降解、胶原沉积和间质纤维化,最终导致心室整体扩张和球样变。在这个过程中,室壁张力逐步增加、心室收缩末期和舒张末期容积进行性增加,而心室收缩能力降低,此阶段称为"晚期心室重构"。

(二) 心室重构的机制及刺激因素

梗死后心室重构是一个非常复杂的过程,其确切机制虽还不是完全明了,但目前已知有多种因素参与作用,包括血流动力学因素、神经内分泌系统的激活、炎性细胞因子的活化等。这些因素的刺激导致心肌及细胞外基质的结构和成分的改变。以下我们将从心肌及心肌外基质的变化方面探讨心室重构的细胞机制及其相关的刺激因素。

1. 心肌细胞的重塑

(1) 心肌肥大:心肌梗死后的心肌肥大类似于心室容量负荷增加(如瓣膜反流、心内分流等)引起的心肌肥大。舒张期室内压升高引起肌小节串联性增生、心肌细胞长度增加,使心腔容积增大,而此变化又使收缩期室壁应力增加,使室壁增厚,是一种离心性肥大,特征为室壁厚度与心腔半径之比基本保持不变。肥大的细胞上调胚胎期心脏基因的表达,如 β-肌球蛋白重链(β-myosin heavy chain,β-MHC)、α-骨骼肌肌动蛋白(α-skeletal actin),下调成人的心脏基因的表达,如钙依赖腺苷三磷酸酯酶(Ca^{2+} dependent adenosine triphosphatase,ATPase,SERCA2)、内质网 Ca^{2+} 释放通道(calcium release channel,CRC)及 α-肌球蛋白重链(α-myosin heavy chain,α-MHC),以上分子水平的变化均导致 Ca^{2+} 释放减少及重摄取障碍而影响心肌舒缩功能。

(2) 心肌细胞死亡:心肌重构时心肌细胞的死亡主要通过坏死、凋亡两种方式实现。心肌梗死时,心肌细胞氧气或能量供应不足,导致细胞膜完整性的破坏,细胞肿胀、破裂或崩解而坏死。另外,重构的心肌细胞毛细血管密度和冠脉储备降低,容

易引起弥漫性缺血,以心内膜下为重。缺血进一步导致心肌细胞死亡并发生纤维化,破坏收缩和舒张功能,加速心衰发展。

与坏死相反,心肌细胞凋亡即程序性细胞死亡是依赖能量的细胞内死亡程序活化而致的细胞自我清除。多种因素,包括机械应力、神经激素系统、炎症细胞因子、氧化物、一氧化氮等都能诱导心肌细胞发生程序性死亡即凋亡。凋亡广泛存在于梗死区、非梗死区,心肌凋亡不仅在急性心肌梗死时扩大心肌梗死范围,亦参与了早期心室重构。梗死区大量心肌细胞坏死、凋亡,心肌细胞数量大量减少,心肌细胞间失去正常的紧密连接,局部室壁变薄,在内压作用下引起心肌细胞束间的侧向滑移,从而导致梗死区膨出。之后,各种因素导致非梗死区心肌细胞持续凋亡,心肌细胞产生侧滑移,导致左心室进行性离心性肥厚、扩张,非梗死区心肌细胞凋亡与晚期重塑互为因果,促进心功能不断恶化。研究发现无论是梗死区还是非梗死区,其心肌细胞凋亡指数都与进行性的左室重构指数呈显著正相关。近年的研究认为细胞凋亡是心脏由代偿性变化向病理性变化发展的细胞学基础。

2. **细胞外基质重塑** 胶原纤维将心脏各个组分紧密联系在一起,在维持心室形态、大小和功能方面起到了重要作用。胶原类型比例、胶原之间的交联强度及胶原含量的变化,对心肌组织尤其是左心室造成明显的影响。位于心肌组织中的胶原纤维主要有直径较粗、交联度较高的Ⅰ型和直径相对较细、交联度低的Ⅲ型。在正常组织中,心室胶原平均含量约为2%~4%,其中Ⅰ型和Ⅲ型胶原大约各占胶原总量的50%及10%~45%。在心室重塑后期常以Ⅰ型胶原为主。

胶原的降解将明显导致心室扩张及心室硬度的下降,相反,胶原密度的增加,及胶原交联的增加,将导致心室硬度加大,顺应性降低,舒张功能不全。心肌胶原代谢失衡是心室重构的重要环节,心肌的胶原代谢受基质金属蛋白酶(matrix metalloproteinases,MMPs)和基质金属蛋白酶组织抑制剂(tissue inhibitor of metalloproteinases,TIMPs)调控。TIMPs是MMPs的天然抑制物,MMPs选择性地消化分解细胞外基质的各成分,而TIMPs则起抑制作用,二者共同调节细胞外基质中胶原的生成代谢和更新。MMPs/TIMPs比例升高时,促进胶原降解,导致细胞与细胞之间的偶联度降低,心肌细胞易滑动,心室扩张;MMPs/TIMPs比例下降时,胶原降解减少,心肌组织纤维化程度增高,室壁增厚,硬度变

大,毛细血管-心肌细胞之间距离加大,血管顺应性下降,导致心肌供血障碍,心肌坏死后胶原纤维替代性增生,进一步加重心室重构。心肌梗死后局部浓度依赖性的生物活性分子(如肾素-血管紧张素-醛固酮系统及TNF-α、PDGF、EGF、TGF-α等细胞因子)的释放可以引起MMPs/TIMPs比值升高,正常的胶原蛋白被升高的MMPs降解,并被缺乏特异性连接的胶原间质所取代,从而参与心室重构的始终。因此,防止胶原网络的改建或使已改建的网络重建就能有效地防止心力衰竭。

3. **心室重构的刺激因素**

(1) **血流动力学因素**:由于AMI后心肌损伤程度不同,心脏各部位舒缩不协调造成室壁应力的不均一性即异质性增高,必将降低心室的收缩功能,导致心输出量下降,左室舒张末压升高,整体的心室扩张和扭曲,进一步影响心脏的舒张和收缩功能,加重血流动力学障碍。

(2) **β-肾上腺能系统激活**:心肌梗死后,β-肾上腺受体激活是最快速最早期的代偿机制之一,引起心血管一系列反应,包括心率加快,心肌收缩力增强,外周血管收缩,借以维持一定的心输出量和组织器官的血流灌注。但长时间儿茶酚胺浓度增高是心室重构和病情恶化的重要促进因子。正常生理条件下,$β_1$、$β_2$受体激活能增加心率和收缩力,以$β_1$的作用为主。当循环中儿茶酚胺水平持续高水平,β-肾上腺受体密度会降低及脱敏,$β_1$-肾上腺受体减少,而$β_2$-肾上腺受体相对增多,对心肌细胞的正性调控作用增强。心肌重构时,$β_1$受体信号途径的激活可直接作用于心肌,通过Ca^{2+}/钙调蛋白依赖式激酶Ⅱ(CaMKⅡ)诱导心肌细胞肥大和凋亡。而$β_2$受体信号途径的激活却可以与抑制性G蛋白(Gi)偶联,保护心肌细胞,对抗凋亡,减轻心室的重构。由于此时$β_2$受体与兴奋性G蛋白(Gs)偶联减少,引起心肌收缩力下降,则出现心率代偿性加快,心肌耗氧量增加,加重心肌缺氧。加之心肌射血时间缩短,心排血量降低,心室的残血量增加,导致左室末压升高,心功能恶化。

(3) **肾素-血管紧张素-醛固酮(renin-angiotensin-aldosterone system,RAAS)系统激活**:RAAS系统激活是引起心室重构的重要原因。除肾脏血流灌注减少激活全身性RAAS系统外,心肌组织机械伸展可引起局部心肌细胞RAAS激活,通过旁分泌和(或)自分泌方式作用于邻近的心肌细胞。RAAS的效应激素是血管紧张素Ⅱ(angiotensin-Ⅱ,AngⅡ)和醛固酮(aldoste-

rone,ALD)。Ang Ⅱ主要通过激活血管紧张素Ⅱ的1型受体(angiotensin type-1,AT-1)引起多重效应,包括心肌细胞肥大、成纤维细胞增生、基质降解、胶原的合成及醛固酮的释放。醛固酮能够促进成纤维细胞增生和胶原降解,在心肌纤维化形成和钠钾平衡中起重要作用。AT-2受体的激活有相反的作用,但是心肌梗死的患者往往有较高的AT-1受体密度。Ang Ⅱ还可刺激内皮素(endothelin,ET)、心房钠尿肽(atrial natriuretic peptide,ANP)、肿瘤坏死因子-α(tumor necrosis factor-α,TNF-α)、白介素(interleukin,IL)21、IL-22等激素及炎症细胞因子的释放,这些活性物质增加可促进心肌细胞肥大和间质细胞增殖,共同参与心室重构的过程。

(4)炎性细胞因子的作用:近年来,炎症反应和其细胞因子在心室重构中作用越来越受到重视。正常心脏组织中,一些促炎性细胞因子,如TNF-α、IL-1β、IL-6有少量持续的表达。发生急性心肌梗死后,通过机械应力、外源性应激、反应性活性氧、细胞因子的自我放大途径等机制,机体在短期内产生大量炎性细胞因子,这些因子的效应贯穿于心肌梗死整个病程的始终。在急性期,TNF-α、IL-1β、IL-6、TGF家族炎性细胞因子可诱导心肌细胞存活、肥大或凋亡,降低心肌的收缩能力和募集更多的炎症细胞到受损的心肌区域。这些细胞因子和炎症细胞参与了心肌重构,也启动了损伤修复程序,包括巨噬细胞吞噬坏死心肌、心肌细胞的存活和肥大、成纤维细胞的增生和血管生成。因此在急性期,以牺牲心脏的收缩能力为代价,适当的炎性细胞因子的激活有利于梗死灶的修复和细胞的存活,对心脏是起保护作用的。当梗死面积大或其他心脏应激因素持续存在时,细胞因子可持续升高或出现第二浓度高峰。这些炎性因子主要作用于非梗死区心肌细胞,继续引起心肌细胞的肥大、凋亡及炎症细胞的浸润。除作用于心肌细胞外,TNF-α和IL-6还可通过上调并激活基质金属蛋白酶,促进正常胶原的降解。TNF-α、IL-1β、IL-6、TGF-β等都与Ⅰ型和Ⅲ型胶原的沉积有关,尤其是TGF-β3、骨桥蛋白在晚期胶原的沉积中起重要的作用。此外,TNF-α还能独立通过上调血管紧张素Ⅱ-1型受体(AT-1)而增强Ang Ⅱ介导的纤维化效应。

(三)干细胞与心肌的再生和修复

急性心肌梗死治疗原则是保护和维持心脏功能,挽救濒死的心肌,防止梗死扩大,缩小心肌缺血范围,及时处理严重心律失常、急性泵衰竭和各种并发症,防止猝死以及限制或逆转心肌梗死后的心室重构以预防晚期心力衰竭。限制或逆转心室重构的方法主要在于减少心肌梗死面积,减轻左室负荷及抑制激活的神经内分泌系统。为尽可能挽救心肌组织,及早再灌注是治疗的关键,临床上可采取溶栓及机械性血管重建等治疗方式。机械性血管重建包括经皮血管内冠状动脉成形术和冠状动脉旁路移植术。梗死相关血管晚期再通也可挽救心外膜心肌,缩小梗死面积。血管紧张素转换酶抑制剂、血管紧张素受体阻滞剂(angiotensin Ⅱ receptor antagonist,ARB)及β受体阻滞剂的应用能明显限制和逆转心室重构,预防晚期心力衰竭的发生。目前,这些药物和介入治疗方法已广泛应用于临床。炎症因子在心室重构中起极为重要的作用,但是目前抗炎治疗临床试验并没有取得理想的效果。研究者认为可能针对心衰的不同类型和时期设计抗炎方式极为重要。

虽然随着心脏介入手术和冠状动脉旁路移植术(coronary artery bypass grafting,CABG)的深入开展以及冠心病药物使用的日益规范化,患者的近期和远期生存率有了明显的提高,但心肌梗死仍然是心血管疾病患者死亡的主要原因之一。对于心肌梗死后坏死组织由瘢痕组织代替和心室重构所导致的左心功能不可逆性降低来说,治疗手段仍然有限。近年来,干细胞学、组织工程学研究发现,干细胞具有良好的增殖和分化能力,部分干细胞能分化为心肌细胞,从根本上改变传统治疗方法不能增加心肌细胞总数以弥补坏死或失去功能的心肌这一缺点。目前干细胞移植治疗心肌梗死已成为有潜力的治疗方式,是该领域的研究热点。依据细胞是否来自自身,干细胞移植可分为自体干细胞移植和异体干细胞移植。前者的细胞来源主要包括骨髓干细胞(bone marrow stem cells,BMCs)、造血干细胞(hematopoietic stem cells,HSCs)、骨骼肌干细胞(skeletal myoblast)和心脏干细胞(cardiac stem cells,CSCs)等;后者主要包括胚胎干细胞来源的细胞移植。过去二十多年里,大量的研究显示,干细胞主要是通过再生心肌细胞、增加缺氧组织中的血管形成和(或)刺激缺氧组织中的细胞大量分泌生长因子的方式来减少细胞的凋亡,改善心功能。研究的最终目的旨在寻找干细胞治疗心肌梗死最为安全、有效的方法。

1. 自体干细胞移植

(1)骨髓干细胞:骨髓干细胞(BMCs)主要包括造血干细胞、骨髓间质干细胞、基质细胞和多能成体祖干细胞。2012 年，Jeevanantham V 等检索数据库，发现了 50 项骨髓干细胞移植临床研究，共 2625 名患者，他们对这些研究的左心室射血分数、梗死面积、左心室收缩和舒张末期容积等参数进行整合分析，结果表明，与标准治疗相比骨髓源干细胞移植能提高缺血心脏疾病患者的左心室射血分数，缩小梗死面积，减轻心室重构。长期随访显示患者持续受益，且具有较好的安全性。此外，BMCs 移植还可以减少猝死和再次梗死的发生，以及防止支架内血栓形成。目前，这一极具希望的治疗方式仍需大规模的随机临床试验评估 BMCs 移植的临床受益。研究认为，骨髓间质干细胞移植修复受损心肌，改善心脏功能，其作用机制可能涉及以下几个方面：①旁分泌作用：较多的研究者认为移植的 BMCs 能分泌促血管生长的细胞因子，如血管内皮生长因子（VEGF）和碱性成纤维细胞生长因子（bFGF），促进侧支循环建立，刺激宿主心肌组织分泌 VEGF，促进原血管系统再生。②细胞分化：部分研究者认为，移植的干细胞能在体内分化成心肌样细胞，改善心室功能；还能分化为血管内皮细胞和血管平滑肌细胞，直接形成新的血管来恢复缺血心肌的血液供应，拯救濒临凋亡的心肌细胞。③细胞融合：部分研究者认为，移植的骨髓干细胞体内并不能分化为心肌样细胞，而是与宿主心肌细胞或其他心脏细胞融合，参与宿主心脏收缩。④抑制心肌细胞凋亡：BMCs 移植后，心肌细胞凋亡减轻，这可能与侧支循环建立，存活心肌的营养物质及氧供改善有关。此外，VEGF 不仅可此刺激内皮细胞迁移、增殖，还可以抑制心肌细胞凋亡，从而减轻心室重构，改善心功能。

（2）骨骼肌干细胞：由于骨骼肌细胞与心肌细胞在收缩功能方面的相似性，一些研究者尝试用骨骼肌干细胞移植进行心肌的修复。骨骼肌干细胞因能自体获得、体外容易扩增、耐受缺氧、低致瘤风险及肌源性分化使其成为较为理想的心肌梗死后细胞移植治疗的供体。大量的动物实验及临床前期试验显示，心肌梗死动物或患者接受自体骨骼肌干细胞移植后，心脏功能均有不同程度的改善。然而，由于骨骼肌干细胞分化的肌细胞电生理特性不同，容易导致心律失常，而且分化的细胞没有闰盘，不能与心肌细胞形成很好的电耦联。这些问题对于骨骼肌干细胞的临床应用来说仍然是一个大的挑战。

（3）心脏干细胞：近年来的研究发现，在正常成年人和鼠心脏内含有原始的未分化的 Lin（－）、c-KIT（＋）干细胞，并被认为是心脏干细胞（CSCs），它主要分布在心房和房室交界处。体内、外研究显示，从成年鼠心脏中分离出的心脏干细胞是一种多潜能细胞，具有自我更新和克隆能力，并可分化为心肌细胞、平滑肌细胞和血管内皮细胞，从而构建心肌组织，修复梗死的心肌组织，改善了心功能。最新的 CSCs 移植的临床一期随机试验（SCIPIO trial）募集了 33 名符合要求的心肌缺血心脏病患者，研究发现 CABG 手术时，获取部分右心耳组织，分离获取 CSCs，对手术过程及术后患者的恢复没有明显影响。CSCs 的移植后患者随访 1 年，磁共振结果显示 CSCs 的移植能显著改善心室射血分数、缩减梗死面积、挽救濒死心肌。这一极具希望的治疗方式有待大样本随机临床试验的进一步证实。

除获取自体 CSCs，体外扩增后进行 CSCs 自体移植外，存在于心房和房室交界处的心脏干细胞能否迁移到受损区（也称为干细胞归巢），增殖、分化再生为心肌组织进行修复是心脏干细胞研究的另一个热点。王国平等发现大鼠心肌梗死区的缺血再灌注损伤后能激活 NF-κB 信号，使梗死区域大量表达干细胞因子（stem cell factor，SCF），SCF 能与心肌干细胞表面的 c-KIT 受体结合，激活 p38 MAPK 信号因子，诱导细胞迁移至梗死区域，从而可能起到修复作用。Georgina M Ellison 等进一步研究发现，以心肌梗死后急性心衰的鼠为动物模型，内源性 CSCs 能迁移至心肌坏死区，分化为心肌细胞，再生的心肌细胞对心脏起到极为重要的修复作用，选择性地去除 CSCs 后，无心肌细胞再生，心肌修复受到显著的影响。如果这一结论在人体得到证实，心肌梗死的修复将不仅仅是纤维性修复，心脏干细胞的迁移、分化为再生心肌细胞也将是心肌梗死后修复的一个基本病理生理过程。

2. 异体干细胞移植　胚胎干细胞是来源于内细胞团的多能干细胞。胚胎干细胞较早就被用于细胞移植治疗心肌梗死的动物实验，因直接胚胎干细胞移植肿瘤发生率极高，研究者多将胚胎干细胞分化的心肌或心肌前体细胞用于细胞移植的动物实验。移植后的心脏显示心功能的改善，但胚胎干细胞应用的伦理、免疫排斥问题及体外长期培养存在的基因突变问题阻碍了 ESC 的临床应用。后来，研究者通过将转录因子引入体细胞，诱导其转化为多潜能的干细胞，称为诱导多能干细胞。这种细胞在形态、基因和蛋白表达、表观遗传修饰状态、细胞倍增能力、类胚体和畸胎瘤生成能力、分化能力等方面都与胚胎干细胞极为相似。诱导多能干细胞的成功避开了胚胎干细胞应用的伦理问题,但是诱导多能干细胞潜在的致癌性是应用中需要克服的关键问题。

总之,各种来源的干细胞在心肌修复中的作用已获得较多的基础及临床研究成果。我们在进一步深入研究的同时,应进行严格对照、多中心、随机双盲、前瞻性的大样本临床试验,深入评价干细胞移植在心肌修复中的临床意义。

(段亚琦 王国平)

第三节 高血压研究进展

高血压(hypertension)是以全身细小动脉硬化引起体循环动脉血压持续升高的疾病,并伴有全身代谢异常,晚期常引起心、脑、肾以及眼底等部位病变,从而引起一系列的临床表现。脑卒中、心肌梗死、心力衰竭和肾衰竭为其主要致死原因,也是全球患者死亡的主要危险因素,研究证实,降低患者血压能明显降低上述疾病的发病率和死亡率。高血压分为原发性和继发性,其中原发性高血压简称高血压,约占90%以上,继发性高血压为继发于其他疾病引起的过度血压升高,占高血压的10%以下。成人收缩压 ≥ 140mmHg 和(或)舒张压 ≥ 90mmHg 即可诊断为高血压,根据2013年欧洲高血压学会(European Society of Hypertension,ESH)和欧洲心脏病学会(European Society of Cardiology,ESC)对高血压的定义和血压水平分类见表11-1。下面主要就原发性高血压的病因和发病机制研究进展做简要叙述。

表 11-1 血压水平定义和分类(2013ESH/ESC)

分类	收缩压(mmHg)		舒张压(mmHg)
理想血压	<120	和	<80
正常血压	120~129	和(或)	80~84
正常高值	130~139	和(或)	85~89
一级高血压	140~159	和(或)	90~99
二级高血压	160~179	和(或)	100~109
三级高血压	≥180	和(或)	≥110
单纯收缩高压	≥140	和	<90

一、高血压病因

近年随着生物医学研究的高速发展,高血压的流行病学和分子机制研究取得了较大进展,但其病因和发病机制仍未完全研究透彻。目前主流还是认为高血压为多基因遗传参与,多环境因素作用造成动脉血压持续失衡而致病。

1. 遗传因素 流行病学研究发现原发性高血压约75%的患者常有明显的遗传倾向,常伴有一种或多种与血压调节功能相关的基因异常,特别是父母一方或双方有高血压。目前明确为单基因高血压的至少有6种:糖皮质激素可治疗性醛固酮增多症(glucocorticoid-remediable aldosteronism,GRA)、Liddle综合征、类盐皮质激素增多征(apparent mineralocorticoid excess,AME)、盐皮质激素受体活性突变(MR mutations)、Gordon综合征(也称为假性低醛固酮血症Ⅱ型)、高血压伴短指畸形(也称Bil-ginturan综合征)。上述的Liddle综合征是一种以血压升高、盐敏感性、代谢性碱中毒、低钾血症、低肾素和低醛固酮水平等引起血压调节障碍而导致的高血压,呈常染色体显性遗传,符合孟德尔遗传定律。多基因遗传如目前发现的肾素-血管紧张素Ⅱ的Ⅰ型受体位点多态性。多研究机构共同通过全基因组的研究分析发现总共有29个单核苷酸多态性与收缩压和(或)舒张压相关,可能对高血压亚临床靶器官损害(subclinical organ demage,OD)风险评分有参考作用。

2. 膳食因素 主要为摄入钠盐过多引起高血压,合理限制食盐的摄入能预防高血压的发生,并作为一个独立因素与血压控制密切相关。有学者将摄入食盐后血压至少变化5%~10%定义为盐敏感性。近些年通过基因组技术发现了多个盐敏感基因与高血压人群种族的发病率和病死率相关,不同的种族人群有着不同的易感基因,有研究分析了1090名中国汉族人,发现rs250567这个SNP位点可能与汉族人盐敏感性有关。另外,有研究显示钾盐和钙的摄入与血压呈负相关,K⁺摄入过少会促进高血压的发生,高钙饮食也能降低高血压的发病率,但这些研究尚存争议,未用于临床指导。同时,高脂饮食和肥胖也是高血压发生发展的重要危险因素,三分之一以上的高血压患者存在肥胖问题。随着生活水平的不断提升,儿童肥胖问题越来越突出,有国内研究发现腹型肥胖儿童高血压发病率是正常儿童的 2~3 倍。

3. 社会心理应激因素 随着社会工作和生活压力的不断升高,长期或反复精神紧张的职业会增加高血压发病率。另外,情绪如暴怒、惊恐、忧伤等,以及机体的应激反应均可导致和促进高血压的发生、发展,其主要机制还是与体内激素水平的失衡有关,引起机体代谢异常,进而促进高血压的发生、发展。

4. 其他因素 如吸烟、饮酒、缺乏体力锻炼、年龄增长造成血管弹性变差等均为高血压发生的相关危险因素。

二、高血压发病机制

高血压的发生、发展是遗传、环境、神经内分泌以及体液等多因素相互作用的结果,目前尚未有学说能完全解释清楚其发病机制。目前研究显示主要是与交感神经系统以及肾素-血管紧张素-醛固酮系统(RAAS)相关,此外也可能与血管内皮功能失调、氧化应激过强、血管壁重塑和张力过高等密切相关。在全身脏器中,肾脏在维持血压平衡中发挥着极其重要的作用。

(一)功能性血管收缩

细小动脉未出现明显结构和器质上的变化,主要是血管平滑肌受某些激素影响持续收缩,造成血管管腔变小,导致外周血管阻力增加,血压上升。这些能引起血管收缩的激素主要是肾素、儿茶酚胺、内皮素等。交感神经系统主要与儿茶酚胺相关,特别是精神或心理上受到某些刺激,引起交感神经节后纤维分泌过量儿茶酚胺类激素—去甲肾上腺素,与细小动脉平滑肌 α 受体结合,引起血管收缩,致使血压升高;另外间接也同时引起肾脏缺血,刺激球旁装置 ε 细胞分泌肾素,从而通过肾素-血管紧张素系统引起细小动脉收缩,进一步促使血压升高。白大衣高血压是一种典型的精神因素引起的高血压,患者在未服用降压药的情况下,持续出现诊室高血压,而动态血压正常。此外神经内分泌的缩血管与舒血管物质相互作用,参与血压调节。降钙素基因相关肽是已知舒血管神经分泌

的最强舒血管物质,与内皮素作用相反,相互保持动态平衡,稳定血压,避免其过高或过低,一旦失衡也将引起血压升高。血管紧张素Ⅱ除本身的缩血管作用,还能刺激肾上腺分泌醛固酮,造成水钠潴留,血容量增多,进一步造成血压升高。此外,一些因素或物质可以增加血管平滑肌细胞对缩血管物质的敏感性,如细胞内 Ca²⁺过多也会使血压升高,目前离子通道在高血压发生、发展中的作用也是研究热点之一。

(二)水钠潴留

其机制主要为各因素引起的体内水钠潴留,造成血容量增加,心输出量增加,血压升高。前述的遗传因素中,如肾素-血管紧张素系统基因多态性或上皮细胞 Na⁺通道蛋白单基因突变等,均能造成肾脏对 Na⁺的调节失衡而水钠潴留,引起高血压;膳食因素中,盐敏感人群摄入过多钠盐,主要就是通过水钠潴留途径引起高血压。

(三)结构性血管壁增厚、硬化

主要是指外周细小动脉出现了结构性改变,其改变主要为血管平滑肌细胞增生、肥大,造成管壁增厚,管腔狭小,引起外周血压升高。此外,血管内皮功能障碍在心血管疾病的发生和发展中起着关键的作用,在高血压患者中,血管内皮功能障碍的特点是通过降低血管舒张因子的释放,促进高血压的发生、发展。另外有研究显示,调节性 T 细胞参与的免疫系统失衡可引发炎症和心血管稳态的失衡,造成血管功能障碍,降低血管舒张因子的释放,促进血压升高。我国高血压患者 75% 伴有高同型半胱氨酸(homocysteine,Hcy)血症,血浆中高 Hcy能引起血管内皮细胞功能障碍和血管平滑肌细胞过度增殖,参与高血压的形成。

总之,高血压的发生、发展极为复杂,为多因素共同作用结果,随着研究的深入,越来越多的发病机制被阐明,为高血压的临床防治提供了大量理论依据。

(陈耀兵 王国平)

第四节 心肌病和心肌炎

一、心肌病

心肌病早在 19 世纪后叶即被医学家发现,1980 年世界卫生组织和国际心脏病学会联合会(World Health Organization/International Society and Federafion of Cardiology,WHO/ISFC)首次发表关于

心肌病的定义和分类报告。随着病因学和发病学研究的不断深入,WHO/ISFC、美国心脏协会(AHA)以及欧洲心脏病学会(ESC)分别先后于1995年、2006年以及2007年对心肌病重新定义和分类。心肌病是指除外心脏瓣膜病、先天性心脏病、冠状动脉性心脏病、体循环或肺循环高血压所致的心脏增大,由多种病因(遗传因素多见)引起的一组不同质的累及心肌的疾病,可导致心肌机械或(和)心电功能异常,常表现为不恰当的心室肥厚或心腔扩张,最终能引起进行性心力衰竭及心血管原因死亡。

根据其病理学改变以及功能表型,将心肌病分为五型,即肥厚型心肌病、扩张型心肌病、致心律失常性右心室心肌病、限制型心肌病和未分型心肌病。其中,每一型都包含遗传性/家族性和非遗传性/非家族性,病因明确和未明确的亚类。

（一）肥厚型心肌病

肥厚型心肌病(hypertrophic cardiomyopathy,HCM)为最常见的心肌病,以心肌肥大,室间隔非对称性肥厚,舒张期充盈异常及左心室流出道受阻为特征,并以流出道梗阻是否明显分为梗阻性和非梗阻性两型。

目前HCM分子机制研究相对透彻,家族性HCM呈常染色体显性遗传,可由编码心肌肌节收缩蛋白的基因发生不同的突变,产生异常蛋白,造成舒张期肌丝的松弛所致。现已发现,有11个基因、400多种突变与HCM有关:最常见的是β-肌球蛋白重链(最先被确认)和肌球蛋白结合蛋白C。其他9种基因分别是肌钙蛋白T和I、调节和基本肌球蛋白轻链、连接蛋白、α-原肌球蛋白、α-肌动蛋白、α-肌球蛋白轻链以及肌肉LIM蛋白。致病基因突变的多样性导致了HCM表型的多样性。无疑还有其他多种可通过破坏肌节和代谢而导致心肌肥厚的基因突变有待被发现和确认。此外,其他可致HCM的还包括线粒体疾病、糖原储积病、脂肪酸代谢病等。

HCM心脏体积重量增加,两侧心室肌肥厚,以室间隔非对称性肥厚尤为突出。光镜下见心肌细胞普遍高度肥大,排列紊乱,间质可见不同程度的纤维化。患者可出现心悸、心绞痛、心律失常、呼吸困难以及心衰;部分可发生一过性晕厥甚至猝死。

（二）扩张型心肌病

扩张型心肌病(dilated cardiomyopathy,DCM)往往以心腔,主要为左心室和(或)右心室扩大、心脏收缩功能障碍为特征,各种年龄均可发病,青年最多。

研究表明约1/3的DCM患者呈家族性发病,超过20个位点或基因与之有关,多数呈常染色体显性遗传,少数为X-连锁的常染色体隐性遗传或线粒体遗传。几种导致常染色体显性遗传性DCM的基因包括α-心脏肌动蛋白、α-原肌球蛋白、肌钙蛋白T/I/C、β-及α-肌球蛋白重链、以及肌球蛋白结合蛋白C。其他一些编码细胞骨架/肌纤维膜、核包膜、肌原纤维节、及转录辅激活蛋白的基因以及心脏钠通道基因突变也可导致DCM。X-连锁的DCM由Duchenne营养不良基因所致。散发的DCM与病原体感染、长期过量饮酒、化疗药物、自身免疫病、代谢性疾病、营养障碍等有关。

DCM心脏体积重量增加,各心腔均明显扩张,心室壁正常或略增厚,心尖部肌壁变薄呈钝圆形,常见附壁性血栓形成。光镜下见心肌细胞形态不整,胞质可发生空泡变性、嗜碱性变等。间质可见多数小瘢痕。其临床表现以进行性心力衰竭、心律失常、栓塞甚或猝死为基本特征。

（三）致心律失常性右心室心肌病

致心律失常性右心室心肌病(arrhythmogenic right ventricular cardiomyopathy,ARVC)是以右心室局部或整体心肌被脂肪组织或纤维脂肪组织进行性替代而继发室性心律失常为主要特征的心肌病,多见于年轻人和运动员,可发生心力衰竭和心源性猝死。该病在1977年首被报道,于1996年被WHO归类为心肌病范畴。

ARVC家族性发病常见,可呈常染色体显性或隐性遗传。已经发现编码桥粒斑蛋白、盘状球蛋白、plakophilin、桥粒核心糖蛋白和桥粒糖蛋白的基因突变。右心室的变薄、扩张为桥粒断裂、细胞损伤和纤维脂肪组织替代的结果。除遗传因素外,ARVC还可能与心肌的退行性变、发育异常、炎症及细胞凋亡等因素有关。

右心室纤维脂肪变通常从心外膜下开始,进展至心内膜下,不仅局限于右室,还可迁延至室间隔和左室游离壁。心脏可表现为右室扩大、右心室室壁瘤、局限性或整体室壁运动障碍。这种组织学改变构成电活动紊乱的基础,引起传导阻滞和折返,发生心律失常及进行性心力衰竭,预后不良。

（四）限制型心肌病

限制型心肌病(restrictive cardiomyopathy,RCM)是以心室壁顺应性降低,舒张期心室充盈受限为特征的心肌病。该型少见。

呈家族性发病的RCM患者现检出包括肌钙蛋白I和基础肌球蛋白轻链的肌原纤维基因突变。

在散发 RCM,已证实淀粉样变性、硬皮病、药物、放射等与其有关。

RCM 心室大小正常或轻度增大,心室内膜质硬。两侧心房通常扩张。镜下见局灶斑片状或弥漫性间质纤维化,有时可见与心肌病相关的淀粉样变性等。临床主要表现为心力衰竭和栓塞,少数可发生猝死。

(五)未分型心肌病

类型众多,其中家族性未分型心肌病包括心室肌致密化不全,Barth 综合征等;而 1990 年始被发现的应激性心肌病(Tako Tsubo 心肌病)则被列为非家族性未分型心肌病。

二、心肌炎

心肌炎(myocarditis)指因病原微生物感染或自身免疫及物理化学因素引起的心肌局灶或弥漫性炎症。少见但可危及生命,是导致扩张型心肌病、慢性心功能不全及青壮年猝死的主要原因之一。其发病包括最初的炎症过程和最终的心肌重塑及纤维化。其中,病毒性心肌炎较为常见;而近年来,非病毒感染性心肌炎亦受到重视,分别简述如下。

(一)病毒性心肌炎

目前已知病毒性心肌炎(viral myocarditis,VMC)发病机制主要集中在 4 个方面,即病毒的直接作用、宿主的遗传背景、免疫反应、氧化作用。其中病毒对心肌细胞直接损害和触发机体自身免疫反应最为重要。引起心肌炎的病毒主要为肠道病毒,特别是柯萨奇病毒 B 组(coxsackie virus B,CVB)最为常见。CVB 可能通过多种受体结合感染心肌细胞,已证实人类心脏表达有多种病毒受体,如 Toll 样受体、柯萨奇-腺病毒受体等。VMC 初期可见心肌细胞变性坏死及间质中性粒细胞浸润,后代之淋巴细胞、浆细胞和巨噬细胞浸润。VMC 晚期可见心肌间质纤维化,这是 VMC 重要的病理改变,基质金属蛋白酶/组织金属蛋白酶抑制物(MMPs/TIMPs)的平衡关系是决定心肌基质改变的重要因素。心肌纤维化的发生受一系列的调控因素调节,Ang Ⅱ、TNF-α、IL、TGF-β1 等多种炎症因子参与了心肌纤维化。病变因范围(局灶或弥漫)及程度不同而致临床表现轻重不等:多出现心律失常,一般预后较好,病变严重者可引发心衰等并发症。

(二)非病毒感染性心肌炎

非病毒感染性心肌炎(non-viral myocarditis,NVMC)病因众多,包括细菌、真菌及寄生虫感染、自身免疫疾病(如皮肌炎)或系统性疾病(结节病)累及心脏、中毒、药物反应等。其中,细菌性心肌炎的发生大部分与肺炎或肠炎密切相关;药物诱发的心肌炎以嗜酸性心肌炎(以嗜酸性粒细胞增多和浸润心肌)为主;几种罕见且特殊的类型还包括与众多炎症、自身免疫疾病和毒性药剂有关的肉芽肿性心肌炎以及病因不明的巨细胞性心肌炎。心内膜心肌活检对诊断上述特殊类型具有重要意义。

(杨琴 王国平)

主要参考文献

[1] Weber C, Noels H. Atherosclerosis: current pathogenesis and therapeutic options. Nat Med, 2011, 17 (11): 1410-1422.

[2] Kumar V, Abbas AK, Fausto N, et al. Robbins and Cotran pathologic basis of disease. 8th ed. New York: Saunders, 2010: 496-502.

[3] Lippy P. Inflammation inatherosclerosis. Nature, 2002, 420(6917): 868-874.

[4] Ross R. Atherosclerosis-an inflammatory disease. N Engl J Med, 1999, 340(2): 115-126.

[5] Kumar V, Cotran RS, Robbins SL. Robbins basic pathology. 8th ed. Philadelphia: Saunders, 2007.

[6] Jeevanantham V, Butler M, Saad A, et al. Adult bone marrow cell therapy improves survival and induces long-term improvement in cardiac parameters: a systematic review and meta-analysis. Circulation, 2012, 126 (5): 551-568.

[7] Durrani S, Konoplyannikov M, Ashraf M, et al. Skeletal myoblasts for cardiac repair. J Am Coll Cardiol, 2008, 52(23): 1881-1883.

[8] Ehret GB, Munroe PB, Rice KM, et al. Genetic variants in novel pathways influence blood pressure and cardiovascular disease risk. Nature, 2011, 478: 103-109.

[9] Xu H, Hu X, Zhang Q, et al. The association of hypertension with obesity and metabolic abnormalities among Chinese children. Int J Hypertens, 2011, 2011: 987159.

[10] Mancia G, Facchetti R, Bombelli M, et al. Long-term risk of mortality associated with selective and combined elevation in office, home and ambulatory blood pressure. Hypertension, 2006, 47: 846-853.

[11] Richardson P, McKenna W, Bristow M, et al. Report of the 1995 World Health Organization/International So-

ciety and Federation of Cardiology Task Force on the Definition and Classification of cardiomyopathies. Circulation, 1996, 93(5):841-842.

[12] Maron BJ, Towbin JA, Thiene G, et al. Contemporary definitions and classification of the cardiomyopathies: an American Heart Association Scientific Statement from the Council on Clinical Cardiology, Heart Failure and Transplantation Committee; Quality of Care and Outcomes Research and Functional Genomics and Translational Biology Interdisciplinary Working Groups; and Council on Epidemiology and Prevention. Circulation, 2006, 113 (14):1807-1816.

[13] Elliott P, Andersson B, Arbustini E, et al. Classification of the cardiomyopathies: a position statement from the European Society of Cardiology Working Group on Myocardial and Pericardial Diseases. Eur Heart J, 2008, 29 (2): 270-276.

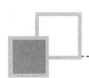

第十二章　肺疾病

呼吸系统由呼吸道、肺和胸腔构成，临床上常以环状软骨为界将上呼吸道中的鼻、咽和喉的疾病归为耳鼻咽喉科进行诊治，而将气管、支气管、肺和胸膜的疾病归为呼吸内科或胸部外科进行诊治。支气管由肺门进入两侧肺内并逐级分支形成支气管树，其直径<1mm、壁内无软骨及黏膜下腺体时称为细支气管（bronchiole），细支气管的末段称为终末细支气管（terminal bronchiole），当其管壁上有肺泡开口时，则称为呼吸细支气管（respiratory bronchiole）。呼吸细支气管继续分支为肺泡管（alveolar duct）和肺泡（alveoli）。3～5个终末细支气管连同它的各级分支及分支末端的肺泡组成肺小叶（lobule），肺小叶呈大小不等的锥体形，其间由小叶间肺静脉、淋巴管及薄层结缔组织相隔。呼吸细支气管及其远端所属的肺组织称为肺腺泡（pulmorary acinus），是肺的基本功能单位。每个肺小叶约有15～25个肺腺泡。从鼻腔到终末细支气管构成气体出入的传导部分，从呼吸性细支气管到末端的肺泡，是气体交换的场所，构成肺的呼吸部分。气管、支气管及细支气管均被覆假复层或单层纤毛柱状上皮或柱状上皮，肺泡表面覆盖两种肺泡上皮细胞。Ⅰ型肺泡上皮细胞呈扁平状，覆盖肺泡表面的90%以上。Ⅰ型肺泡上皮细胞、基底膜和肺泡壁毛细血管内皮细胞共同组成气血屏障，是气体交换必须经过的结构。Ⅱ型肺泡上皮细胞呈立方形，数量少，镶嵌于Ⅰ型肺泡上皮细胞之间，胞质内含有嗜锇板层小体，能分泌肺表面活性物质。肺表面活性物质为一种磷脂蛋白，具有降低肺表面张力、维持肺泡直径及小气道通畅、防止肺萎陷的功能。肺泡壁上的肺泡间孔（Cohn孔）是肺泡内气体、渗出液或细菌向邻近肺泡扩散的通道。

由于呼吸道与外界相通，空气中的有害气体、粉尘颗粒、病原微生物等，可随空气通过气道进入肺，引起气管、支气管及肺等各种疾病的发生，因此，呼吸系统是人体内最易罹患各种疾病的系统之一。本章主要介绍特发性间质性肺炎及肺癌。

第一节　肺炎概述

肺炎（pneumonia）是指在各种致炎因素的作用下引起肺组织内出现的急性渗出性炎症，是呼吸系统的常见病和多发病。肺炎可以是原发性和独立性的疾病，也可作为其他疾病的常见并发症而出现。由于致病因子和机体的反应性的不同，肺炎的病变性质和累及的范围亦不尽相同，从而形成了病理和临床上不同类型的肺炎。常见的肺炎分类有三种，一是根据病变累及的部位和范围将肺炎分成大叶性肺炎、小叶性肺炎、间质性肺炎；二是根据病因分为细菌性、病毒性、支原体性、真菌性、寄生虫性、过敏性及理化因子引起的肺炎等；三是根据病变性质可分为浆液性、纤维素性、化脓性、出血性、干酪性、肉芽肿性肺炎等。以病因学进行肺炎的分类是最为理想的分类方法，有利于诊治和防控。然而临床上在诊断肺炎的当时往往做不到这一点，常常是根据病变累及的部位和患者出现的症状和体征等作出一个初步性的混合性分类的诊断。如大叶性肺炎常常是细菌性肺炎，除具有并发症外还是一种过敏性急性纤维素渗出性炎症；小叶性肺炎常是细菌性化脓性炎症。

病毒性肺炎则为急性间质性肺炎，肺组织因充血水肿而体积轻度增大外，镜下可见支气管、细支气管壁及其周围组织和小叶间隔等肺间质充血水肿，淋巴细胞、单核细胞浸润，致使肺泡间隔明显增宽，肺泡腔内无渗出物或仅见少量浆液。严重的病例可波及肺泡腔，肺泡腔内可见多少不等的浆液、纤维素，单核细胞、巨噬细胞等，渗出明显者，浆液纤维素性渗出物浓缩在肺泡腔面形成一层均匀红染的膜状物，即透明膜。甚至出现支气管、肺泡壁组织的变性坏死。病毒性肺炎患者，由于病毒血症的存在常常出现发热、头痛、全身酸痛、倦怠等症状，炎症的刺激也会使患者出现剧烈的咳嗽，但往往无痰（因支气管壁和肺泡腔内常无渗出）。另外，由于病毒性肺炎是以间质内炎性渗出为主,患者会出现明显的缺氧、呼吸困难和发绀等症状。X线检查肺部可见斑点状、片状或均匀的阴影。无并发症的病毒性肺炎预后较好。

（王恩华）

第二节 特发性间质性肺炎

间质性肺疾病(interstitial lung disease,ILD)是指致肺纤维化的一大组肺疾病的统称,表现为不同类型的间质性肺炎和纤维化。我们将已知某种病因或疾病而导致的ILD称之为病因明确的ILD,或称之为继发性肺纤维化,习惯上将其归属于各原发疾病(如:支气管扩张症、肺结核、硅沉着病等引起的肺纤维化)。而将那些原因不明的ILD称之为特发性肺间质病(如肺结节病、特发性间质性肺炎等)。

特发性间质性肺炎(idiopathic interstitial pneumonia,IIP)是一组原因不明的以弥漫性肺泡炎和肺泡结构紊乱并最终导致肺纤维化为特征的进行性下呼吸道疾病。IIP的分类经历了一个不断修订的过程,随着高分辨CT等技术的应用,特别是电视胸腔镜/开胸肺活检的展开,从病理组织学上对本病有了明确的认识。2002年美国胸科学会(American Thoracic Society,ATS)和欧洲呼吸学会(European Respiratory Society,ERS)发表了IIP的ATS/ERS分类和诊断标准的国际共识,将其分为普通型间质性肺炎、非特异性间质性肺炎、脱屑性间质性肺炎、呼吸性细支气管炎伴间质性肺病、急性间质性肺炎、淋巴细胞性间质性肺炎和隐源性机化性肺炎7个亚型。强调IIP的诊断和分类必须要与临床和影像学密切结合,即进行临床-影像-病理诊断(clinico-radiologic pathologic diagnosis,CRP诊断)。

特发性间质性肺炎因其广泛的肺纤维化导致肺动脉高压、肺源性心脏病和右心衰竭,半数以上因呼吸衰竭而死亡。目前,其病因和发病机制尚不十分清楚,临床上也无特效治疗方法,严重威胁着人们的健康,已成为呼吸病理研究的热点问题之一。

1. 普通型间质性肺炎(usual interstitial pneumonia,UIP) 是特发性间质性肺炎中最常见的一个亚型,约占IIP的65%。近年来该病的发病率有所增加,男性多于女性,多发于50岁以上的成年人。以隐袭性进行性呼吸困难为其突出症状,伴有干咳、杵状指、发绀,偶有血痰,部分患者可有盗汗、食欲缺乏、无力等症状。患者肺活量下降,肺功能降低。临床多呈慢性经过,持续进展,预后不良,目前无有效药物治疗,对糖皮质激素反应差,常因呼吸衰竭和心力衰竭而死亡,5年生存率不足50%。部分患者血清抗核抗体(antinuclear antibody,ANA)和抗风湿因子(rhiumatoid factor,RF)阳性。该病病因不清,目前多数学者认为本病为自身免疫性疾病,可能有遗传因素参与。

病理变化:肉眼见病变双肺体积缩小,重量增加,质地较硬,脏层胸膜有局灶性瘢痕形成,可见肺气肿甚至肺大疱形成。切面呈双肺弥漫性实变区,轻重不一,严重受累处形成多房囊性结构,呈蜂窝状,即蜂窝肺。低倍镜下:病变呈斑片状分布,主要累及胸膜下及肺实质,间质炎症、纤维化和蜂窝肺改变。其特点为病变轻重不一,新旧病变交杂分布,病变间可见正常肺组织。镜下改变为早期肺泡间隔增宽、充血,淋巴细胞、浆细胞、组织细胞和散在的中性粒细胞浸润,伴有Ⅱ型肺泡上皮和细支气管上皮的增生,部分肺泡内可见巨噬细胞。纤维化区内炎症细胞相对较少,肺泡间隔毛细血管床减少或消失,其间可见Ⅱ型肺泡上皮增生形成的假腺样结构。蜂窝改变区域是由大小不等的囊性纤维气腔所组成,被覆有细支气管上皮细胞(图12-1)。在纤维化区和蜂窝肺区可见有呼吸性细支气管、肺泡管,以及重建的囊壁内有大量增生之平滑肌束,形成所谓"肌硬化"。值得注意的是,除了上述提及的老病灶(胶原沉积的瘢痕灶)外,还有由成纤维细胞相对集中所构成的成纤维细胞灶(fibroblast foci),具有黏液基质的背景,位于肺间质内,常突向被覆呼吸上皮的腔面。总之,成纤维细胞灶、伴胶原沉积的瘢痕化、不同时相病变的共存和蜂窝病变是诊断UIP的重要病理依据,也是UIP与其他IIP类型相区别的要点。

UIP的胸片主要表现是在两肺基底部和周边部的网状阴影,常为双侧、不对称性,伴有肺容积减少。高清晰CT对UIP的诊断具有重要的意义,主要表现为两肺片状、以基底部为主的网状阴影,可有少量毛玻璃影。在纤维化严重的区域,常有牵引性支气管及细支气管扩张和(或)胸膜下的蜂窝样改变。

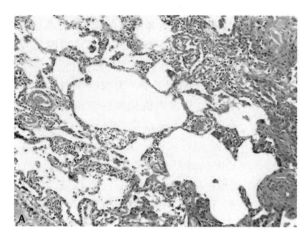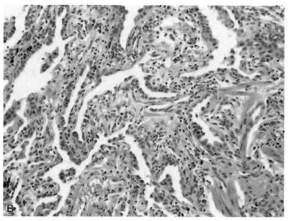

图 12-1 普通型间质性肺炎

A. 纤维组织小灶状增生和小囊状改变;B. 弥漫性纤维组织增生,肺泡减少、变形

2. 非特异性间质性肺炎(nonspecific interstitial pneumonia,NSIP) NSIP 发病以中老年为主,也可发生于儿童,平均年龄为 49 岁,起病隐匿或呈亚急性经过。虽其病因不清,但部分患者可能伴有某些潜在的结缔组织疾病、有机粉尘的吸入、某些药物反应以及急性肺损伤的缓解期等。临床主要表现为渐进性呼吸困难和咳嗽。高分辨 CT 显示双肺对称性毛玻璃影或双肺肺泡腔的实变影。与 UIP 相比,大部分 NSIP 患者对皮质激素有较好的反应和相对较好的预后,5 年内病死率为 15% ~ 20%。NSIP 主要的病理学特征可概括为:肺间质不同程度的炎症和纤维化。根据其间质炎症细胞的数量和纤维化的程度,可进一步分为:①富于细胞型(主要表现为间质的炎症细胞尤其是浆细胞的浸润)。②纤维化型,约占 10%,与富于细胞型明显不同的是在其肺间质内以沉积致密的胶原纤维为主,伴有轻微的炎症反应或者缺乏炎症。很少出现成纤维细胞灶(缺乏活动性纤维化表现),且病变一致。这是不同于 UIP 的重要鉴别要点。③混合型,约占 40%,间质有大量的慢性炎症细胞浸润和明显的胶原纤维沉着。此型与 UIP 不易鉴别,区别的要点是本病全肺的病变相对一致,无蜂窝肺,部分可见成纤维细胞灶,但数量很少。

3. 脱屑性间质性肺炎(desquamative interstitial pneumonia,DIP) 起初是以为肺泡腔内聚集的细胞是脱落的肺泡上皮细胞而命名,随后的研究才发现这些肺泡腔内聚集的细胞主要是巨噬细胞而不是肺泡上皮细胞。因此,“脱屑”这个概念是不准确的,但一直习惯沿用至今。DIP 的治疗和预后都较 UIP 为好,10 年生存率大约为 70%。临床上该类患者多见于有吸烟史者,平均发病年龄是 42 岁,男性发病几乎是女性的 2 倍。大多数患者为亚急性起病(数周至数月)或隐匿,临床表现与 UIP 类似,咳嗽和呼吸困难是最常见的症状,半数患者有杵状指。肺功能表现为限制性通气障碍,伴有弥散功能降低和低氧血症。一般实验室检查无特殊发现。20% 的患者胸片接近正常。大约 1/4 的患者胸片和高分辨 CT 扫描显示在中下肺野弥漫的毛玻璃样改变,后期也可出现线状、网状、结节状间质影像。肺活检显示弥漫性的肺泡内巨噬细胞聚集,均匀分布。这种变化在呼吸性细支气管周围尤为明显,并弥散到远端气腔甚至整个肺实质。除了肺泡壁轻至中度增厚外,无纤维化瘢痕、蜂窝肺,成纤维细胞灶缺如或不明显,增生的纤维组织显示在同一阶段。间质的炎症在范围和程度上都很轻,主要为淋巴细胞以及少量的浆细胞。

4. 呼吸性细支气管炎伴间质性肺病(respiratory bronchiolitis- interstitial lung disease,RBILD) 在呼吸性细支气管及其周围的气腔内有大量含色素的巨噬细胞聚集,与 DIP 极为相似。在发病患者群、治疗反应、病程和预后上也都与 DIP 不易区分。RBILD 发病年龄平均是 36 岁,男性稍多于女性,迄今报道的病例均有吸烟史。临床表现类似 DIP,杵状指(趾)少见,双肺有爆裂音。大约 2/3 的患者用高分辨 CT 扫描显示出网状结节影,缺乏毛玻璃样改变。与 UIP 相比,糖皮质激素治疗有明显的效果,预后较好。RBILD 的病理变化有明显的呼吸性细支气管炎,肺泡间隔增厚和上皮化生等类似于 DIP 的表现。不同点在于本病相对局限于呼吸性细支气管及其周围的气腔,其内有大量含色素的巨噬细胞聚集,远端气腔不受累。

5. 急性间质性肺炎(acute interstitial pneumonia,AIP) 是罕见的暴发性肺损伤,平均发病年龄为49岁,无明显性别差异。起病急剧(数日至数周内),表现为发热、咳嗽和气急,继之出现呼吸衰竭,常规实验室检查无特异性。X线胸片显示弥漫、双侧性肺阴影,CT扫描表现为双侧对称斑片状毛玻璃影。这种改变与急性呼吸窘迫综合征(ARDS)类似。AIP死亡率极高(>60%),多数在1~2个月内死亡,AIP的诊断需要具备特发性ARDS的临床表现。其病理形态为弥漫性肺泡损伤(diffuse alverolar damage,DAD)的机化期改变,表现为病变时相一致,肺泡间隔显著增宽,在增宽的肺泡隔内有卵圆到梭形的成纤维细胞和散在淋巴细胞、浆细胞浸润,肺泡Ⅱ型上皮增生,细支气管上皮可有鳞状上皮化生,在肺泡隔显著增宽区可见大小不等的肺泡腔隙。少数肺泡腔内有少量透明膜,这是与其他IIP鉴别的关键点。极少数患者经及时而正确的治疗可存活,肺脏可以恢复到正常,也可向终末期蜂窝纤维化发展。

6. 隐源性机化性肺炎(cryptogenic organizing pneumonia,COP) 是指原因不明的机化性肺炎,发病年龄以50~60岁为多,平均55岁,无性别差异,与吸烟无关。病程多在2~6个月以内,患者发病有类似流感的症状,如咳嗽、发热、周身不适、乏力和体重减轻等。常有吸气末的爆裂音。常规实验室检查无特异表现。肺功能主要表现为限制性通气障碍,静息和运动后的低氧血症是一个常见的特点。胸片表现为双侧弥漫性肺泡影,肺容积正常,复发性和游走性阴影常见,单侧肺泡阴影罕见。高分辨CT显示肺部斑片状肺泡腔内实变、毛玻璃影、小结节阴影和支气管壁的增厚和扩张,主要分布在肺周围,尤其是肺下野。2/3的患者对皮质激素有较好的反应。

主要病理变化是呼吸性细支气管及以下的小气道和肺泡腔内有机化性肺炎改变,病变表现单一,时相一致,呈斑片状和支气管周围分布,病变位于气腔内,肺结构没有破坏,增生的成纤维细胞/肌成纤维细胞灶通过肺泡间孔从一个肺泡到邻近的肺泡形成蝴蝶样的结构,蜂窝肺不常见。

7. 淋巴细胞性间质性肺炎(lymphocytic interstitial pneumonia,LIP) LIP在HIV感染的人群及其他免疫缺陷或自身免疫性疾病患者中相对常见。X线胸片表现为实变和血管周围浸润影。病理学上主要表现为淋巴细胞、浆细胞和组织细胞在肺间质、特别是肺泡间隔内弥漫浸润,伴有Ⅱ型肺泡上皮的增生和肺泡腔内巨噬细胞的增加,沿淋巴管常可见具有生发中心的淋巴滤泡形成。有时可见肺泡结构改建和非坏死性的肉芽肿形成,但无坏死性肉芽肿形成和Dutcher小体(为细胞核内PAS阳性的球形包含物),肺泡内机化和巨噬细胞聚集少见或轻微。免疫球蛋白轻链染色显示B细胞为多克隆性。

总之,IIP的诊断和分类对病理医师是一个新的问题,病理医师必须仔细阅片,密切联系临床和影像学资料,才能作出正确的诊断。尽管各型IIP都表现为不同程度的间质炎症和纤维化,但每型都有各自的病变特点。在病变进程上,除UIP显示病变进展不一致外,其他各型都显示病变在同一个阶段。胸膜下的蜂窝肺主要见于UIP,其他各型不易见到或出现较晚。DIP主要表现为弥漫性的肺泡内巨噬细胞聚集。RBILD的病理变化与DIP类似,不同点在于病变相对局限在呼吸性细支气管及其周围的气腔,有明显的呼吸性细支气管炎。成纤维细胞灶主要见于UIP。AIP有透明膜形成,其他各型则无此变化。COP主要显示呼吸性细支气管及以下的小气道和肺泡腔内有机化性肺炎改变,其他各型的闭塞性细支气管炎机化性肺炎(bronchiolitis obliterans with organizing pneumonia,BOOP)样改变较局限或缺乏。

(王恩华)

第三节 肺癌的分类及分子病理新进展

肺癌的发病率和死亡率在逐年上升,已跃居恶性肿瘤之首。早期发现和早期治疗是提高其5年生存率的关键。近年来开展的个体化治疗方案及靶向治疗药物的问世,也为延长其生存期、提高治疗效果和改善生存质量起到了积极的作用。然而,这些新方案和方法的正确应用,在相当程度上依赖于正确的病理组织学分型和分子病理学分型。因此,了解和掌握新的肺癌组织学分型及进展意义重大。从临床治疗的角度出发,仍然将肺癌分为小细胞肺癌和非小细胞肺癌。小细胞肺癌从其发生、病理组织学改变到临床治疗上都有别于非小细胞肺癌。尽管依据非小细胞肺癌的组织学特点,仍然分为鳞癌、腺癌、大细胞癌和腺鳞癌,但腺癌的发生率上升得非常明显,总体上已经多于鳞癌。从治疗的角度出发,准确鉴别小细胞癌、腺癌和鳞癌,对于指导临床治疗非常重要。如能通过痰、胸水、支气管镜或 CT 引导下的经皮肺活检在术前作出小细胞癌的病理诊断,则会采取化疗和放疗,不会选择手术方式治疗。如果经过上述方法明确地作出了肺鳞癌的病理诊断,则临床上也不会应用贝伐珠单抗(人源化抗-VEGF 单克隆抗体)进行治疗,因为那样会有可能出现致命性的大出血。而如果经过上述方法明确地作出了肺腺癌的病理诊断,则用培美曲塞进行治疗会收到较好的疗效,也可以进一步检测其分子病理学方面的改变,对其进行靶向药物治疗。因此,肺癌的正确的组织学诊断和分型对于指导临床治疗有着极其重要的作用。以下仅对肺癌的分型、判定标准等的最新进展加以简介。

一、手术切除标本的肺癌分类及标准

1. 鳞状细胞癌(squamous cell carcinoma) 2003 年版 WHO 的分类中对于肺鳞癌在 HE 切片上的判定给出了明确的标准,即具有角化珠、细胞间桥和单个癌细胞的角化现象,三者具备之一且排除了混合性癌的情况下即可诊断为肺鳞癌。然而,鳞癌中的小细胞型鳞癌和基底细胞样鳞癌(被看作是低分化的癌)、大细胞癌中的基底细胞样大细胞癌亚型的诊断就遇到了较大的挑战,尤其是在非切除的小活检标本中困难就更大。这不仅仅是由于这 3 种亚型的细胞都较小,与小细胞癌很相像,且由于取材的局限很难找到细胞间桥、明确的单个角化细胞,更找不到角化珠。在癌细胞核的特点很难判定时,鳞癌与小细胞癌、基底细胞样大细胞癌的鉴别就更加困难。此时,就出现了免疫组化的诊断及鉴别诊断标准:鳞癌时 CK5/6、p63 强阳性,而 CD56、Syn 及 TTF-1 均为阴性;小细胞肺癌时即使标本被牵拉的比较严重,其 CK、CD56、Syn 及 TTF-1 也均为阳性(图 12-2)。基底细胞样大细胞癌仅表达 CK,神经内分泌标记和 TTF-1 均为阴性。因此,单纯依靠 HE 切片作出的肺癌分型诊断与结合免疫组化结果作出的诊断可能会有一定的不同,应在诊断上标明该诊断所采用的方法。

另外,鳞状细胞癌中的透明细胞亚型也同样缺少角化珠和细胞间桥(被看作是低分化的癌),需要与腺癌进行鉴别(见腺癌)。乳头状鳞状细胞癌亚型常发生在气管和支气管,虽其缺乏角化,但却存在明确的细胞间桥(高分化)。发生在该处的疣状癌也可被看作为乳头状鳞癌。乳头状鳞癌需要与乳头状瘤进行鉴别。最新鳞癌的分类更加依赖于免疫组化,分为角化型、非角化型和基底细胞样型。

2. 小细胞癌(small cell carcinoma) 小细胞癌是仅次于鳞癌的中央型肺癌的主要类型之一。其恶性程度高、预后很差,临床上以化疗和放疗为主。

典型的小细胞癌的组织结构表现出神经内分泌肿瘤的一些特点,如细胞大小相对一致,呈巢状、梁状、菊形团及周围呈栅栏状等排列,常伴有较重的坏死和高的病理性核分裂象(>11/10HPF),组织易被牵拉变形(尤其是经气管镜取材更加明显)。癌细胞的特点是:细胞小,胞质少,细胞界线不清,核质比例严重失调,染色质细且缺乏核仁。当在小细胞癌的组织结构中出现了腺癌、鳞癌或大细胞癌的成分且这些成分占 10% 以上时,则称之为复合性小细胞癌。

关于小细胞癌发生的细胞起源还不很清楚,猜测可能来源于多潜能的支气管前体细胞,由这一细胞分别向类癌、不典型类癌及小细胞癌分化。我们将限于基底膜内<2mm 增生的细胞小结节称之为弥漫性特发性肺神经内分泌细胞增生(diffuse idiopathic pulmonary neuroendocrine cell hyperplasia,DIPNECH)。当这种增生达到 2~5mm 时称为小瘤(tumorlet);当大于 5mm 时,即达到 10 个高倍视野的范围时,则可诊断为类癌(carcinoid)。典型类癌无坏死,核分裂<2/10HPF,但肺的类癌 ICD-O 编码仍然是 3,这与目前消化系统中的类癌编码截然不同。不典型类癌的瘤细胞会出现一定的异型性,核分裂 2~10/10HPF,可出现点状坏死。最新的分类倾向于将小细胞癌、类癌和大细胞神经内分泌癌归为神经内分泌肿瘤。

3. 腺癌(adenocarcinoma) 肺腺癌是大部分国家最常见的肺癌组织学类型,约占全部肺癌的一半。随着近年来分子生物学、影像学、肿瘤治疗学等研究的进展,已有的肺腺癌组织学分类已经无法适应这些学科快速发展的需要。2011 年国际肺癌研究协会(International Association for the Study of Lung Cancer,IASLC)/美国胸科学会(American Thoracic Society,ATS)/欧洲呼吸学会(European Respiratory Society,ERS)三个学会的国际性核心专家小组,对肺腺癌进行重新分类,新的分类中强调了下述问题:①停止使用术语"BAC",需要时称为"formerly BAC",因为以往 BAC 的概念虽很严格,但是实际使用时则很混乱;②尽可能少使用或不使用非小细胞肺癌(non-small-cell carcinoma,NSCLC),因为治疗上的需要,应明确是腺癌还是鳞癌;③旧称 BAC pattern 改称为"lepidic 生长方式"或"沿完好肺泡壁生长模式",或译为"贴壁样生长方式";④停止使用"混合型肺腺癌",改为"predominent",即"以什么为主型腺癌",但组织内存在的其他组织结构成分只要超过 5% 也要进行描述,而不是以往的 10%;⑤T 分期从测量肿瘤总体大小改为只测量病理学上的浸润部分或影像学上的实性结节部分的大小,认为病理组织学上病灶周边部的 lepidic 和影像学上的毛玻璃样区是非浸润的非典型腺瘤样增生或原位癌。

基底细胞样鳞癌 小细胞癌

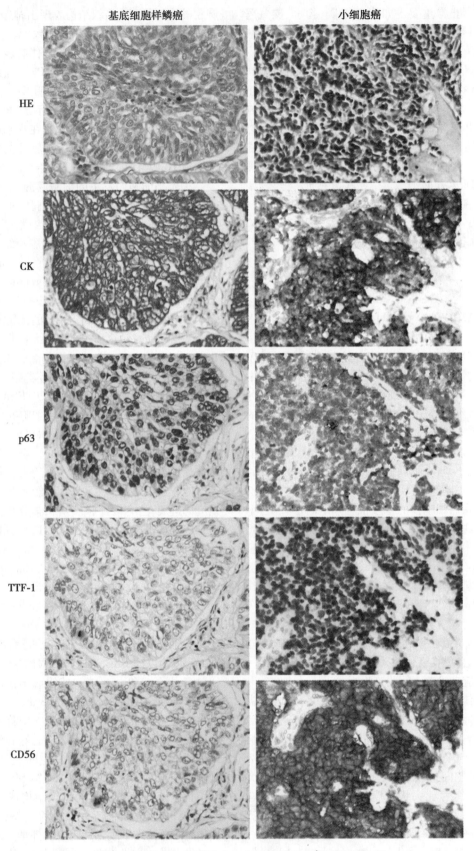

图 12-2 基底细胞样鳞癌和小细胞癌的免疫组化鉴别

基底细胞样鳞癌 CK 和 p63 阳性,而 TTF-1 和 CD56 阴性;小细胞癌 CK、TTF-1 和 CD56 均为阳性,而 p63 阴性

在手术切除标本的肺腺癌分类中,增加了原位腺癌、微浸润腺癌、肠型肺腺癌和微乳头为主型腺癌,部分肺腺癌被重新定义为 lepidic 为主型和浸润性黏液腺癌,保留了腺泡为主腺癌、乳头状为主腺癌、胶样癌(包括黏液性囊腺癌)和胚胎型腺癌,取消了混合型肺腺癌、印戒细胞癌和透明细胞腺癌的分型。

(1)浸润前病变

1)非典型腺瘤样增生(atypical adenomatous hyperplasia,AAH):通常是单发、小于 0.5cm 的 Ⅱ 型肺泡或 Clara 细胞不典型增生,增生的细胞间有间隙,细胞可为圆形、立方、矮柱状或鞋钉状。

2)原位腺癌(adenocarcinoma in situ,AIS):病灶是 ≤3cm 的小腺癌,沿肺泡壁生长,缺少乳头、微乳头和肺泡腔内瘤细胞,无间质、血管和胸膜的浸润,以非黏液型 AIS 为主,黏液性 AIS 极少见。诊断时应谨慎,即使病灶小于 3cm 也需排除外播散所致的可能。原位腺癌的术后 5 年无病生存率达 100%。

(2)浸润性腺癌

1)微浸润腺癌(minimally invasive adenocarcinoma,MIA):为单发 ≤3cm,以 lepidic 生长方式为主的腺癌,其任何切面的最大浸润深度总是 ≤5mm,经完全切除后,患者疾病特异性生存率接近 100%。与原位腺癌一样也分为黏液性和非黏液性 MIA 两种。当组织内出现了 lepidic 以外的组织学生长方式或亚型[腺泡样、乳头状、微乳头状和(或)实性生长]即可认为是出现了浸润性生长,表明瘤细胞已经浸润到含有肌成纤维细胞的基质中(图 12-3)。而当肿瘤细胞进入到淋巴管、血管或侵及胸膜或出现肿瘤性坏死时,即使肿瘤

≤3cm,浸润深度 ≤5mm,也不能诊断为 MIA,而应诊断为浸润性癌。

诊断 AIS 和 MIA 的前提是要切除的标本完整送检且病理取材非常充分,缺少的情况下是不能诊断的。因此,术中冷冻和小活检标本的诊断是不应该包括 AIS 和 MIA 的。另外,当肿瘤 >3cm,又没有充分取材时,即使没有发现任何浸润的存在,也不要诊断 AIS 或 MIA,最好诊断为"lepidic 样生长为主的腺癌,浸润不能除外"。

2)浸润性腺癌(invasive adenocarcinoma):为浸润深度超过 0.5mm 的腺癌。

A. 沿肺泡壁生长为主型腺癌(lepidic predominant adenocarcinoma,LPA):该型腺癌一定是非黏液性的腺癌,来源于中央气道上皮,癌细胞主要是沿着肺泡壁生长(图 12-4),TTF-1 为阳性表达,与 EGFR 突变密切相关,术后 5 年生存率 >75%。

B. 浸润性黏液腺癌(invasive mucinous adenocarcinoma):异型性很小或无的黏液样瘤细胞主要沿着肺泡壁生长,可呈多中心性(图 12-5),来源于末梢气道上皮,TTF-1 表达阴性,与 K-Ras 突变密切相关。

C. 微乳头为主型腺癌(micropapillary predominant adenocarcinoma):癌细胞呈簇状、微乳头状生长,缺乏纤维血管轴心,可与肺泡壁相连或分离,悬浮于肺泡腔内(图 12-6),常见脉管和间质浸润,砂粒体常见,预后很差,较早出现侵袭或转移。以往的研究对该型的划分使用了很低的门槛(1%~5%),应诊断为某型为主的腺癌伴微乳头成分。因为微乳头成分预示着预后不良,因此,即使达不到诊断微乳头为主型腺癌时,也要客观反映出其所占比例。

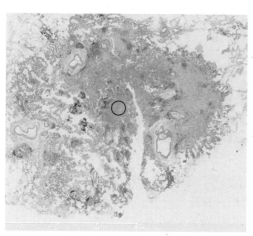
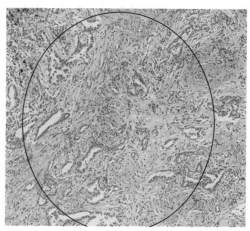

图 12-3　微浸润腺癌

肿瘤周围的癌细胞呈 Lepidic 样生长,中央瘢痕区内瘤细胞呈腺泡样结构,浸润性生长

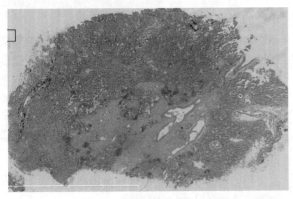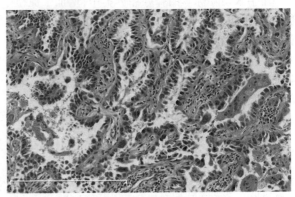

图 12-4　沿肺泡壁生长为主型肺腺癌

癌细胞的异型性较大,为非黏液性,主要沿着肺泡壁生长,肺泡壁增宽,间质有浸润

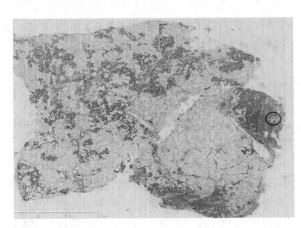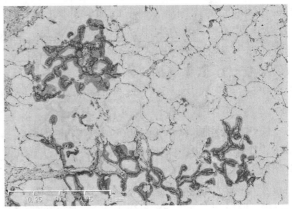

图 12-5　浸润性黏液腺癌

癌细胞为黏液型并沿着肺泡壁生长,细胞的异型性极小,可多中心生长,肺泡间隔一般不增宽,无炎症细胞反应

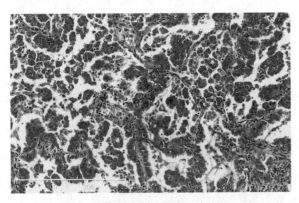

图 12-6　微乳头为主型腺癌

肿瘤内主要是瘤细胞构成的微乳头结构,瘤细胞呈簇状,中心无间质,塞满肺泡腔或悬挂在肺泡壁上,瘤细胞的异型性非常明显

D. 肠型腺癌(enteric predominant adenocarcinoma):肠型腺癌成分超过 50% 时可诊断此型,但非常少见,由立方或柱状上皮构成的背靠背腺腔样结构,因其形态和免疫组化特点与大肠癌相似(诊断时至少要有 CDX-2、CK20、MUC2 的其中一种肠上皮标记为阳性),故需要鉴别以除外转移的可能。Lepidic 生长方式、CK7 和 TTF-1 阳性有助于诊断为原发,但只有 50% 的肠型腺癌表现为阳性。

4. 大细胞癌(large cell carcinoma)　大细胞癌是指未分化的非小细胞肺癌中,那些缺乏小细胞癌、腺癌和鳞癌分化的细胞和结构特点的癌,换句话说大细胞癌的诊断是一个除外性诊断,细胞大小并不是作为大细胞癌的诊断指标。凡肺泡上皮或黏液标记阳性则归为腺癌,凡鳞状细胞标记阳性则归为鳞癌。

5. 腺鳞癌(adenosquamous carcinoma)　鳞癌和腺癌成分各占 10% 以上的癌,不管是以何种组织结构为主,均称为腺鳞癌。

6. 肉瘤样癌(sarcomatoid carcinoma)　是一种分化差的、含有肉瘤或肉瘤样分化的非小细胞癌,分为多形性癌、梭形细胞癌、巨细胞癌、癌肉瘤和肺母细胞瘤等亚型。

二、小活检标本和细胞学诊断原则

小活检或细胞学标本(痰或胸水)诊断的总体原则:当既有小活检又有细胞学标本时,应二者结合起来作出一个一致性的诊断。除非必要尽量少做免疫组化项目,使有限的组织能够用于分子检测以指导治疗。痰液和胸水中的脱落细胞学诊断阳性的病例,其沉渣最好进行石蜡包埋以用于分子生物学检测和指导治疗(图12-7)。由于肺癌组织学的异质性和小活检取材的局限性,在小活检或细胞学标本的病理诊断中就不可能作出 AIS、MIA、大细胞癌和多形性癌的诊断;当仅呈 lepidic 生长时也应标明"不除外存在浸润成分的可能"。当符合 WHO

2004 分类中的鳞癌、小细胞癌或其他肺癌的诊断标准时应诊断为相应的癌;小活检和细胞学的诊断应特别标明是仅靠光镜的 HE 诊断还是结合了免疫组化后的诊断;当不存在明确的腺癌生长方式,但 TTF-1 和(或)黏液染色阳性而 p63 阴性时,应诊断为 NSCLC-倾向腺癌;如肿瘤细胞 TTF-1 阳性,无论鳞癌标记物表达程度如何,均应诊断为 NSCLC-倾向腺癌;鳞癌标记和腺癌标记分别表达于不同的细胞群体时,则提示为腺鳞癌;对于大细胞癌、肉瘤样癌和形态学缺乏明确的鳞癌或腺癌特征,而免疫组化又很难判定时,应诊断为 NSCLC-NOS (not otherwise specified),可译为"非小细胞肺癌-分型困难"或"非小细胞肺癌组织学亚型不明确,或非小细胞肺癌非特指型"。共表达 p63 和 TTF-1 的肺癌实质上是腺癌,应诊断为 NSCLC-倾向腺癌。

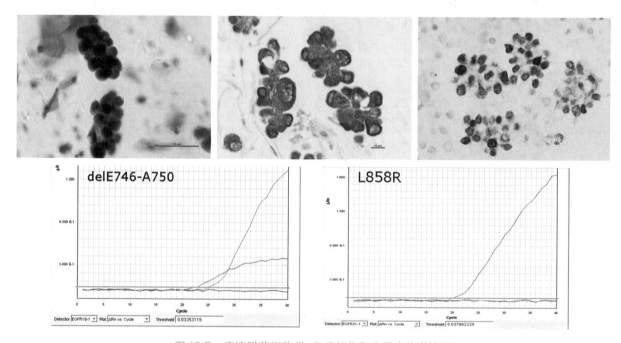

图 12-7　痰液脱落细胞学、免疫组化和分子生物学检测

左侧为痰液的液基细胞学并见两堆瘤细胞,中间和右侧为石蜡包埋后的免疫组化(中间为 CK7 阳性,右侧为 TTF-1 阳性)。下图为 TaqMan PCR assay 检测 EGFR 突变状态,19 号外显子内出现 2 条线,表明存在突变

三、分子检测与肺癌的个体化治疗

在过去的 20 多年来,随着对肺腺癌检测技术的快速发展,特别是对其驱动细胞增殖和转移的复杂分子机制的深入了解,认识到肺腺癌的分子异常不仅仅是其疾病的本质所在,也为治疗和干预提供了靶标,并有助于预测新型靶向药物的有效性。由于肺腺癌的发病率高,易于手术切除以及在分子病理研究方面的进展,对其相关重要通路的认识也比

其他类型的肺癌都要深入和全面,因此,对其靶向药物的开放、应用以及治疗效果等方面,都取得了令人兴奋的成绩。

1. *EGFR* 突变与肺癌的个体化治疗　　EGFR 阻断剂对于 *EGFR* 突变性肿瘤的治疗效果最好,因此目前肺癌中与临床最相关的基因突变就是 *EGFR* 的点突变和缺失。研究发现 EGFR 酪氨酸激酶结构域对应编码序列的 18 和 21 外显子出现了点突变,在 19 外显子出现了缺失。突变的结果增加了肿瘤细胞对小分子 EGFR 阻断剂（厄洛替尼和吉非替尼）的敏感性。但大量的研究表明，并不是所有 *EGFR* 的突变对生存期和药物敏感性的影响都相同，如存在外显子 19 缺失的肿瘤患者，用靶向药物治疗其平均生存期就要长于存在 *EGFR* 点突变的肿瘤患者。另外，有一半的病例在治疗过程中出现耐药的原因在于 *EGFR* 外显子 20 的突变（T790M），另有 20% 的病例则是因为 *c-Met* 基因的扩增。约 5% 未治疗的肿瘤中也存在 *c-Met* 基因的扩增。

之前一些报道发现，*EGFR* 突变和 *K-Ras* 突变存在互斥的关系，而目前的研究结果表明两者共存的病例虽不常见，但也不是绝对的互斥关系。然而，*K-Ras* 突变也同样是使酪氨酸激酶抑制剂（TKI）发生耐药的原因之一。由于 TKI 价值昂贵，人们希望把它用在最适合应用的患者身上并发挥最大的药效，故在用药前全面筛查 *EGFR*、*K-Ras*、*c-Met* 及 *BRAF* 等基因的突变状态是十分必要的。

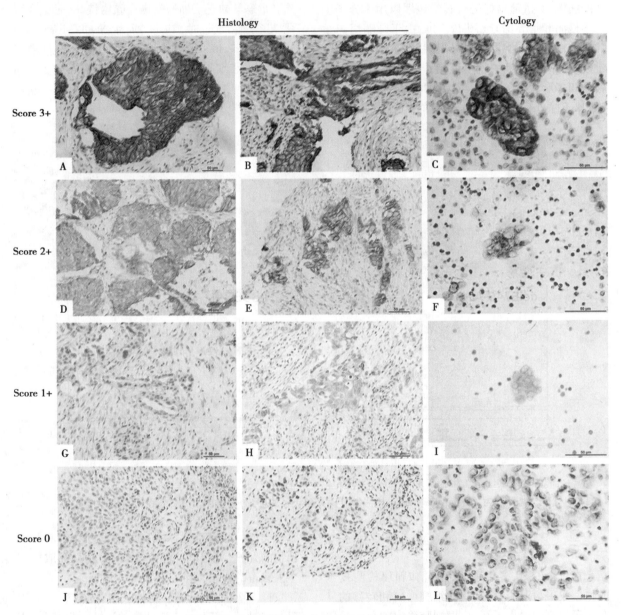

图 12-8 检测 EGFR 的免疫组化结果的判定标准

目前，检测 *EGFR* 突变的方法有很多，如直接测序、扩增阻滞突变系统（amplification refractory mutation system，ARMS）、TaqMan PCR assay 和高分辨率熔解曲线分析技术（high-resolution melting analysis，HRMA）等。这些方法的共同特点是敏感性好且准确率高，同时费用昂贵，对仪器设备、实验环境(条件)和操作人员的要求也同样高,不适合在基层医院开展相关的工作。而应用突变型特异性抗体的免疫组化方法,简单、实用,速度快,成本低,适用于基层医院开展筛选工作。缺点是阳性判定标准不统一,可能会出现假阳性或假阴性。最近的报道指出:以+++为阳性指标和以 0 分为阴性的判定标准时,其结果与 TaqMan PCR assay 方法所获得的结果几乎相同。研究采用了 E19(delE746-A750)和 E21(L858R)两种突变特异性抗体,对经 TaqMan PCR 检测后的 399 例 NSCLC 中突变型 *EGFR* 表达状态(399 例中有 162 例,40.6% 的病例存在 *EGFR* 的突变)进行了探讨。其中手术切除标本 145 例,穿刺标本 220 例,细胞学标本 34 例。免疫组化阳性结果判定标准:以肿瘤细胞的着色强度和范围来决定的,穿刺和细胞学标本则以 5 个以上肿瘤细胞组成的细胞团的着色情况为准。如图所示:0 分:完全无着色或淡黄染无明显颗粒状着色且范围小于 10%;+:淡黄染无明显颗粒状着色范围大于 10% 或黄染明显颗粒状着色但范围小于 10%;++:黄染明显、颗粒状着色范围大于 10% 或棕褐色颗粒状着色但范围小于 10%;+++:棕褐色颗粒状着色范围大于 10%(图 12-8)。

免疫组化染色后的结果为:0 分为 144 例(突变率 6.94%,10/144);+为 104 例(突变率 23.08%,24/104);++为 103 例(突变率 67.96%,70/103);+++为 48 例(突变率 100%,48/48)。以+++为阳性时筛选

EGFR 突变的特异性和 PPV(阳性预测率)均为 100%;以 0 分为阴性时筛选 *EGFR* 突变的 NPV(阴性预测率)为 93.06%;手术切除、肺穿刺活检和细胞学蜡块标本的免疫组化与 TaqMan PCR assay 检测对应结果见图 12-9、图 12-10 和图 12-11。在+的病例中有 76.92% 的概率无突变;而++的病例中有 67.96% 的概率存在突变。上述结果表明应用突变特异性抗体进行免疫组化染色,是基层医院开展筛选 *EGFR* 是否存在突变的经济实用的好方法。应该注意的是,对于免疫组化结果为阴性的病例,需要同时加染总的 EGFR 抗体,如果总的抗体为阳性说明确实不存在 *EGFR* 的突变。如果总的抗体也为阴性,则需要进一步进行分子检测,以排除假阴性。

事实上,并不是所有存在 *EGFR* 突变的病例都能从 TKI 抑制剂的治疗中获益,临床上约有 25% *EGFR* 突变的患者即使应用了 TKI 治疗也是无效的。研究表明,这些耐药的出现与 *T790M* 突变,EGFR 18~21 外显子内存在两个以上位点同时突变,伴有下游通路中因子突变如 *K-Ras*、*BRAF*(V600E)突变或 EML-ALK 阳性及 *c-Met* 扩增等有关。另外,有研究发现,无论是在肺癌组织中还是在肺癌细胞系中,EGFR 既可表达于癌细胞膜上,也可表达于细胞质中,并且这种膜或浆的定位表达与其是否存在突变无关(图 12-12)。但 EGFR 位于膜或细胞质内,是否影响 EGFR-TKI 的治疗效果尚需证实。

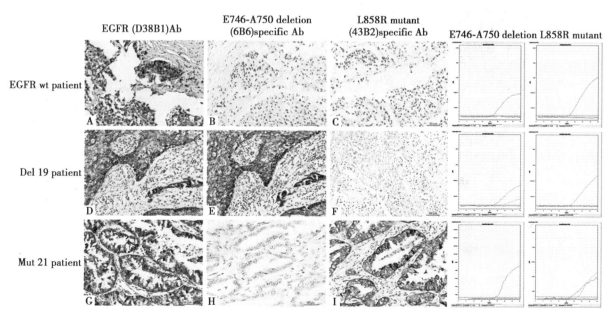

图 12-9 手术切除标本的免疫组化与 TaqMan PCR assay 检测结果

D38B1 为 EGFR 的总抗体,6B6 为 19 外显子缺失抗体,43B2 为 21 外显子突变抗体。右侧为 TaqMan PCR assay 结果,当出现两条线时则表明存在突变

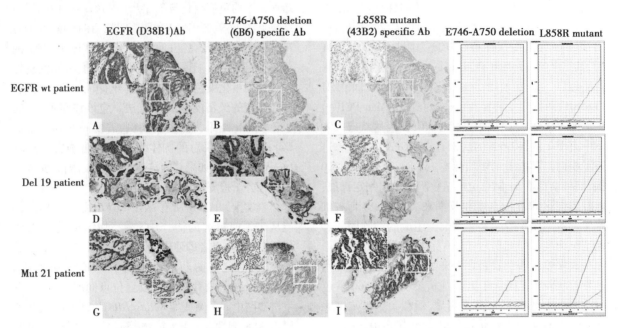

图 12-10　经皮穿刺小标本的免疫组化与 TaqMan PCR assay 检测结果

D38B1 为 EGFR 的总抗体,6B6 为 19 外显子缺失抗体,43B2 为 21 外显子突变抗体。右侧为 TaqMan PCR assay
结果,当出现两条线时则表明存在突变

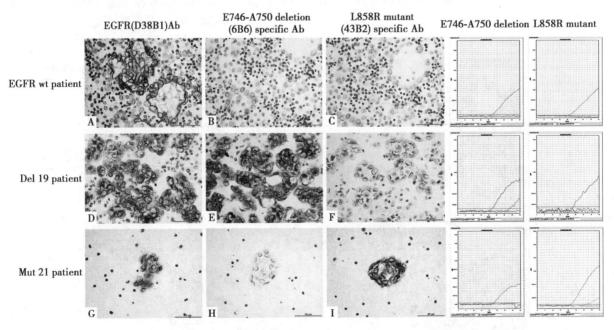

图 12-11　石蜡包埋标本的免疫组化与 TaqMan PCR assay 检测结果

D38B1 为 EGFR 的总抗体,6B6 为 19 外显子缺失抗体,43B2 为 21 外显子突变抗体。右侧为 TaqMan PCR assay
结果,当出现两条线时则表明存在突变

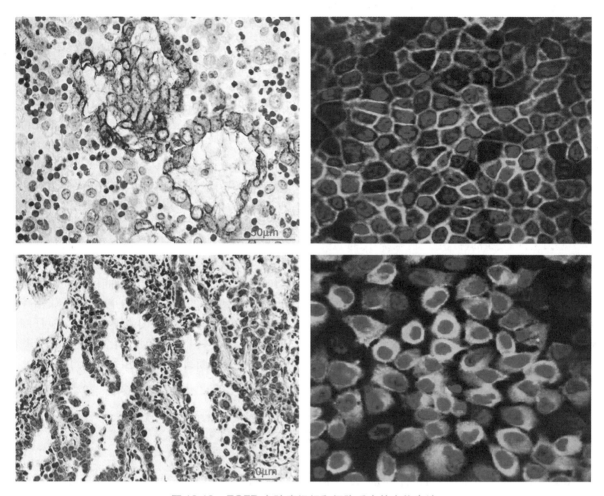

图 12-12 EGFR 在肺癌组织和细胞系中的定位表达

左侧为肺癌标本的免疫组化,右侧为培养的两种肺癌细胞系的激光共聚焦结果,发现无论是组织还是细胞系,其 EGFR 既可表达于细胞膜也可表达于细胞质

另外一个重要的问题是,在欧美等国家中肺鳞癌 *EGFR* 的突变率极低,仅 1% 左右,而在我国的肺鳞癌标本中存在较高的 *EGFR* 突变率(数据表明为 12% ~ 20%)。因此,检测肺鳞癌是否存在 *EGFR* 的突变同样具有重要意义,但是应用 TKI 治疗的效果是否与肺腺癌相同,尚需要病理与临床相结合来证实。

2. ALK 过表达与肺癌的个体化治疗 非小细胞肺癌治疗方面的另一进步是关于克唑替尼这一靶向药物的问世,克唑替尼可用于间变淋巴瘤激酶(anaplastic lymphoma kinase, ALK)和 c-Met 阳性的 NSCLC 的治疗中,并获得较好疗效。ALK 在除神经系统以外的正常组织中是无或低表达的,而在包括肺癌在内的部分恶性肿瘤病例中存在过表达,故检测 *ALK* 的表达具有指导治疗的意义。引起 *ALK* 过表达的原因有很多:*ALK* 基因的 2 号及 5 号染色体易位和倒置,棘皮动物微管结合蛋白(EML4)与

ALK 基因的融合(目前报道有 11 种方式,但种类还将增加),*KIF5B* 和 *TFG* 也可与 *ALK* 发生重排等。检测 *ALK* 过表达的方法有:FISH、PCR 和免疫组化方法。前两种方法是从引起 *ALK* 过表达的原因上做起,因此结果会更加准确和可靠,但在实际工作中很难用这两种方法在一个实验中做到完美,而且价格比较昂贵。免疫组化的方法是从结果做起,相对来说是一种更经济、简便的方法。

3. *ROS1* 重排与肺癌的个体化治疗 ROS1 是 58 个受体酪氨酸激酶之一,也是两个配体未知的孤儿受体酪氨酸激酶之一,在进化上与 ALK 相关。*ROS1* 重排是指 ROS1 受体酪氨酸激酶基因的染色体重排,于 1987 年首先在恶性胶质瘤中被发现,此后于 2007 年在非小细胞肺癌中也发现该基因重排现象的存在,之后的 2011 年在胆管癌中也发现此现象。尽管 *ROS1* 重排在恶性胶质瘤和胆管癌中的临床意义尚不清楚,但 *ROS1* 重排的非小细

胞肺癌患者的临床病理特征已经十分明确,并已经被定义为一种新的非小细胞肺癌分子亚型。

有研究使用 *ROS1* 荧光原位杂交(FISH)技术对 1073 例非小细胞肺癌患者进行了筛查,结果显示 18 例(1.7%)存在 *ROS1* 重排。与 *ROS1* 阴性对照组相比,*ROS1* 重排的患者年纪较轻,无吸烟史,且均为腺癌,但 *ROS1* 阳性和阴性组的总生存期无显著差异。尽管 ROS1 在激酶域的氨基酸序列只有 49% 与 ALK 同源,一些 ALK 抑制剂经体外试验证实对 ROS1 具有抑制活性。*CD74-ROS1* 基因重排的 HCC78 非小细胞肺癌细胞株对 crizotinib(多靶点 ALK/Met 激酶抑制剂)敏感。利用 crizotinib 对 *ROS1* 基因重排的患者进行治疗,肿瘤缩小,接近完全缓解。随着近期美国批准 crizotinib 用于治疗 *ALK* 重排的非小细胞肺癌,crizotinib 对 *ROS1* 重排的肿瘤(尤其是非小细胞肺癌)的疗效亦被有效关注。未来几年,利用现有 ALK 抑制剂进行 *ROS1* 重排肿瘤的临床研究方兴未艾。

近来,一个综合性的以分子和组织病理为基础的筛选系统在对 1529 例肺癌患者进行 *ALK* 融合基因和 *ROS1* 融合基因进行筛查的同时还发现了新的先前未经确认的融合基因(*KIF5B-RET* 融合和 *CCDC6-RET* 融合)。越来越多新的分子靶点逐渐被人们所认识,将使得更多的患者有望从分子靶向治疗中受益。

有研究者指出:肺腺癌经过 TKI 治疗后可使腺癌转变为小细胞癌。尽管这种说法在理论上是可能存在的,但首先应该明确的是:是否真的发生了表观遗传学上的转化。笔者认为:该"腺癌"的诊断很可能是基于小活检标本的诊断,而实际情况很可能该例为复合性小细胞癌,由于小活检的局限性,取出的材料中仅有肺腺癌的成分,故被诊断为腺癌。当经过一段的 TKI 药物治疗后,腺癌的成分被抑制或减少,而小细胞癌成分更加活跃和增多,致使再次活检时(或由于取材的部位不同)仅能取出小细胞癌成分。而对于切除的标本诊断为腺癌,经 TKI 治疗后复发并再次取材而诊断为小细胞肺癌者,应仔细复查原诊断,必要时应结合免疫组化而不应仅靠 HE 的图像,排除原诊断错误后,才能考虑转分化的可能。

(王恩华)

主要参考文献

[1] American Thoracic Society, European Respiratory Society. American Thoracic Society/European Respiratory Society International Multidisciplinary Consensus Classification of the Idiopathic Interstitial Pneumonias. This joint statement of the American Thoracic Society (ATS), and the European Respiratory Society (ERS) was adopted by the ATS board of directors, June 2001 and by the ERS Executive Committee, June 2001. Am J Respir Crit Care Med, 2002, 165(2):277-304.

[2] Travis WD, Brambilla E, Noguchi M, et al. International association for the study of lung cancer/american thoracic society/european respiratory society international multidisciplinary classification of lung adenocarcinoma. J Thorac Oncol, 2011, 6(2):244-285.

[3] Travis WD, Brambilla E, Müller-Hermelink HK, et al. World Health Organization classification of tumours-pathology and genetics of tumours of the lung, pleura, thymus and heart. Lyon: IARC Press, 2004.

第十三章 消化管疾病

消化管是机体消化系统的基本组成部分,包括口腔、咽、食管、胃、小肠和大肠,组成连续的管道系统。由于其特殊的生理功能和解剖特点,消化管是多种疾病,特别是炎症和肿瘤发生的常见部位。近几十年来,随着经济社会环境的发展和居民生活方式的变化,胃食管反流病和炎症性肠病出现明显增高趋势,上消化道恶性肿瘤的发生部位和组织学类型出现了一些新的变化,对胃肠道间质瘤和胃肠道遗传性息肉病的认识有了新的提高。本章就胃食管反流病、食管胃交界腺癌、炎症性肠病的病理学问题和胃癌、食管癌、大肠癌、胃肠道遗传性息肉病和胃肠道间质瘤临床病理认识的一些新进展作一简单介绍。

第一节 胃食管反流病

胃食管反流病(gastroesophageal reflux disease, GERD)是消化系统的常见病之一,各年龄人群包括儿童和婴儿均可发生。欧美国家发病率较高,美国成年人的发病率达到14%~20%。近几十年来,亚洲各国 GERD 的发病率具有明显增高的趋势,我国成人 GERD 的发生率为2.95%~6.2%。

一、胃食管反流病的定义和病因因素

GERD 是指胃内容物反流入食管,引起不适症状和(或)并发症的一种疾病,其特征性的症状为烧灼感和反流。此外,GERD 还可出现咳嗽、喉炎、哮喘等食管外症状。

值得注意的是胃内容物反流到食管是一种正常的生理事件,健康人也可发生反流。只有反流引起不适症状或引起食管黏膜损伤,或者两者都出现时才定义为 GERD。

引起 GERD 的原因包括食管胃交界功能障碍、食管本身蠕动障碍导致食管排空不全和胃酸清除障碍、胃排空延迟、胃内压升高(导致胃内压持续增高的因素,如妊娠、肥胖等)、酸袋(acid pocket)形成、食管酸过敏等等。但研究表明,幽门螺杆菌感染与 GERD 发生无明显关联。

二、胃食管反流病的病理基础和分型

从病理学的角度,酸性反流液及胃蛋白酶原对食管黏膜的损伤是 GERD 重要的病理基础。GERD 可分为糜烂性食管炎(erosive esophagitis,EE)、非糜烂性反流病(non-erosive reflux disease,NERD)和 Barrett 食管(Barrett esophagus,BE)三种类型。在 Barrett 食管的基础上可以发生食管腺癌。GERD 的三种类型相对独立,有学者认为其相互之间不转化或者少转化,但有些学者则认为这三者之间可能有相关性。

1. GERD 患者食管病理变化　GERD 患者食管的病理变化主要是反流液对食管黏膜的酸性损伤以及黏膜的愈复过程。食管黏膜活检可见食管黏膜上皮坏死、炎症细胞浸润、黏膜糜烂、溃疡、肠上皮化生等变化。

GERD 患者食管黏膜还可见基底细胞增生(basal cell hyperplasia)、上皮乳头延长(papilla elongation)、鳞状上皮内炎症细胞浸润和上皮细胞间隙扩张(dilation of intracellular spaces,DIS)等病理变化。由于非糜烂性反流病食管内镜检查没有明显异常,食管黏膜活检发现的病理变化对其诊断具有非常重要的意义。

(1) 基底细胞增生:在能够显示食管黏膜上皮全层、切面方向正确的情况下,正常食管鳞状上皮基底细胞层厚度不超过鳞状上皮全层厚度的15%,如果基底细胞层的厚度超过15%即为基底细胞增生。光镜下可根据基底细胞细胞核之间距离和细胞核直径来确定基底细胞增生,增生的基底细胞细胞核之间的距离小于细胞核的直径。应当特别注意的是,确定基底细胞层厚度时应当避开血管乳头处。

(2) 上皮乳头延长:正常食管黏膜上皮乳头的高度不超过上皮厚度的三分之二,如果超过三分之二即为上皮乳头延长。除上皮乳头延长外,乳头毛细血管扩张(有时称作血管湖,vascular lakes)和出

血也是 GERD 早期的非特异性的变化,这些变化是内镜检查时见到的食管黏膜红色条纹的组织学基础。

(3) 上皮内炎症细胞浸润:食管鳞状上皮内的炎症细胞浸润,是 GERD 的一个重要病理变化,浸润的炎症细胞主要为嗜酸性粒细胞、中性粒细胞和淋巴细胞。从 GERD 病理诊断角度,上皮内出现中性粒细胞浸润时需除外感染和药物性食管炎,而上皮内出现嗜酸性粒细胞浸润时需要与嗜酸细胞食管炎、感染和药物食管炎进行鉴别。GERD 食管黏膜上皮内浸润淋巴细胞数目常>6 个/高倍视野,浸润淋巴细胞核大而不规则,T 细胞标志阳性。

(4) 上皮细胞间隙扩张:透射电镜观察食管下段鳞状上皮细胞,特别是基底层细胞之间的间隙增宽,被认为是 NERD 食管黏膜损伤的标志。之后的研究发现,利用光镜观察糜烂性和非糜烂性食管炎食管黏膜切片,均可见食管鳞状上皮细胞间隙扩张改变,表现为鳞状上皮细胞之间的间隙不规则扩大,呈气泡状或梯状。

近年来,有学者尝试对食管鳞状上皮基底细胞增生、乳头延长、上皮内炎症细胞浸润和上皮细胞间隙扩张的严重程度进行分级评分,但其临床意义尚待进一步探讨。

除上述病变外,还有学者提出气球细胞(balloon cell)的概念,表现为细胞肿胀呈气球形,细胞核不规则深染或出现核碎裂。约三分之二的 GERD 病例可见气球细胞,常在围绕血管乳头周围的上皮中间带出现。

2. GERD 活检食管黏膜取材部位 食管黏膜不同活检部位提供的信息对组织学诊断的影响非常大,有研究发现 Z 线活检可明显增加诊断的敏感性,但降低其特异性。但如果在鳞状上皮和柱状上皮交界处以上 4cm 处活检,则对 GERD 诊断没有太大参考价值。

三、GERD 的临床诊断

GERD 的临床诊断缺乏"金标准"。从 GERD 定义也可以看出食管损伤性病变(糜烂、溃疡、肠上皮化生)并不是诊断 GERD 的必要条件。一般情况下,只要患者食管反流症状典型,对质子泵抑制剂诊断性治疗反应良好,不需要进行其他检查即可作出临床诊断。

GERD 的异质性特征是长期困扰 GERD 临床诊断的一个关键问题,有的患者反流症状典型,但内镜检查、pH 检测等均无阳性发现,而另一些患者

没有临床反流症状,但 GERD 的食管内镜检查和组织学特点却非常典型。如果以内镜检查发现作为参考标准,反流症状对 GERD 诊断的敏感性只有55%。临床上用于 GERD 诊断的不同诊断方法的检查结果往往相互矛盾,各种检查结果的关系不太固定。各种诊断方法都存在一定局限性,如内镜检查特异性高但敏感性低,质子泵抑制剂试验的特异性低,动态反流监测受到抑酸药物治疗的影响,组织学分析的敏感性和特异性均较低。因此 GERD 的诊断往往需要综合患者的症状、内镜检查、pH 监测以及组织学等各种检查结果综合判断。

2006—2007 年,中华医学会消化病学分会和消化病学分会动力学组根据 Montreal 定义,参考美国等国家和地区有关 GERD 的诊断、治疗共识,结合中国国情,讨论制定了中国 GERD 共识意见。中国共识中对 GERD 的诊断基本措施包括:症状群、内镜检查发现食管黏膜破损、质子泵抑制剂(proton pump inhibitors,PPI)的诊断性治疗、胃食管反流证据的检查、食管测压、食管胆汁反流测定和其他方法(超微结构、无线 pH 测定)。值得注意的是在中国共识中没有提及病理学检查及组织学发现的问题。

四、病理组织学变化在 GERD 诊断中的价值

从 20 世纪 60 年代开始,病理工作者已经发现了多种 GERD 相关食管黏膜的病理变化,如基底细胞增生、乳头延长、上皮内嗜酸性粒细胞和中性粒细胞浸润等。但在临床实践中,除非为了除外化生和肿瘤,组织学检查一直没有作为 GERD 诊断的主要手段。目前,病理组织学变化作为 GERD 诊断重要方法已经越来越得到学术界的认可。

五、Barrett 食管诊断的分歧与共识

Barrett 食管是指食管远端黏膜的鳞状上皮被化生的柱状上皮所替代的病理现象。有关 Barrett 食管的诊断标准存在很大的分歧。美国胃肠病学会的诊断标准是只有食管远端鳞状上皮被化生的肠上皮替代,即食管远端组织活检有肠化生柱状黏膜存在时(见到杯状细胞),方可诊断为 Barrett 食管,但很多学者不同意此诊断标准。2006 年,胃食管反流病(GERD)蒙特利尔会议共识意见对 Barrett 食管的定义为食管远端黏膜的鳞状上皮被化生的柱状上皮替代。国内林三仁等消化专家 2006 年形成的中国共识意见中对 Barrett 食管的诊断标准为

如果食管远端存在柱状上皮化生即可诊断,但必须详细说明柱状上皮化生的组织学类型、是否肠上皮化生。

1. Barrett 食管的常用分型 按化生柱状上皮的长度不同,分为长段、短段和超短段 Barrett 食管。长段 Barrett 食管(long segment Barrett esophagus,LSBE)是指受累黏膜长度≥3cm 者,短段 Barrett 食管(short segment Barrett esophagus,SSBE)为受累黏膜长度 1～3cm 者,<1cm 者为超短段 Barrett 食管(ultrashort segment Barrett esophagus,USSBE)。应当指出的是,很多学者不承认 USSBE 的存在。按内镜下形态分类,Barrett 食管可分为全周型(锯齿状)、舌型和岛状。

布拉格(Prague)C&M 分类法简单易学,重复性好,应用比较广泛。本方法分别记录 C(circumferential metaplasia,沿食管圆周段化生黏膜长度)和 M(maximal proximal extent of the metaplastic segment,化生黏膜在 EGJ 上方的最大长度)来评价 Barrett 食管的程度。如 C3-M5 表示食管圆周段柱状上皮为 3cm,非圆周段或舌状延伸段在 EGJ 上方 5cm;C0-M3 表示无全周段化生,舌状伸展为 EGJ 上方 3cm。

2. Barrett 食管的异型增生 Barrett 食管的异型增生从组织学类型上可以分为腺瘤样异型增生(adenomatous dysplasia)和小凹型异型增生(foveolar dysplasia,non adenomatous dysplasia)两种主要类型。腺瘤样异型增生的形态学特点与结直肠腺瘤的异型增生一致,由腺管或绒毛状结构组成,被覆高柱状细胞,细胞核复层、深染,细胞质红染。腺腔缘锐利,可见杯状细胞和帕内特细胞;免疫组化具有肠型上皮的特点,MUC2、CDX-2 和 Villin 多阳性表达。而小凹型异型增生的细胞呈立方或柱状,细胞质苍白透明或嗜酸性,细胞核圆形或卵圆形,部分细胞可见核仁;腺体趋向于比腺瘤性异型增生更小,关系更紧密,腺腔缘不太清楚。无杯状细胞和帕内特细胞。免疫组化 MUC2、CDX-2 和 Villin 均为阴性,MUC5AC 多为阳性。

从病变程度上 Barrett 食管异型增生可分为低级别异型增生和高级别异型增生。其分级方法与胃肠道黏膜异型增生的分级没有明显区别。

(张祥宏)

第二节 食管胃交界腺癌

食管胃交界腺癌(adenocarcinoma of esopha-gogastric junction,AEG)是指发生于食管胃交界区域(esophagogastric junction,EGJ or gastroesophageal junction,GEJ)的腺癌,又称作食管胃交界部位腺癌,从解剖学的角度包括了食管远端腺癌和胃贲门腺癌,两种腺癌发生部位接近、生物学行为相似、预后均比较差。多数学者认为 AEG 是一独特的临床病理类型。目前国内学术界对有关食管胃交界腺癌的研究日渐增多,但涉及食管胃交界腺癌的若干问题尚难以形成一致意见。

一、食管胃交界腺癌病因和发病因素

食管胃交界腺癌的发生有较明显的种族差异,中年白种人的发生率高,黑种人的发生率只有白种人的 30%。吸烟、肥胖、营养失衡等因素均与食管胃交界腺癌的发生有关。蔬菜水果摄入减少是食管胃交界腺癌的危险因素,而抗氧化剂(维生素 C、β 胡萝卜素)及食物中的纤维等可降低食管胃交界腺癌发生危险。但有关幽门螺杆菌(H. pylori,Hp)感染在食管胃交界腺癌发生中的作用存在较大争议。

食管远端腺癌的发生与胃食管反流性疾病及 Barrett 食管密切相关。Barrett 食管是食管远端腺癌的癌前病变。阿司匹林和非甾体抗炎药物可降低食管腺癌的发生率。

食管胃交界腺癌的发生可能有两条通路:Barrett 通路(即在 Barrett 食管的基础上发生的腺癌)和胃通路(近端胃发生的腺癌,大部分在萎缩性胃炎伴肠上皮化生的基础上发生)。

二、食管胃交界腺癌的分类

目前,有关 AEG 的分类主要有两种,一种是 Siewert 分类,另一种为 WHO 分类。两种分类均为解剖学分类,尚没有基于病因学、分子生物学特点的分类方法。

1. Siewert 分类 1987 年 Siewert 等将 EGJ 近侧和远侧 5cm 之内的腺癌称作食管胃交界腺癌,并提出了相应的局部解剖学分型。AEG Ⅰ型:为食管远端腺癌,来源于 Barrett 食管;AEG Ⅱ型:为真正的贲门腺癌,指肿瘤中心距 EGJ 近心侧 1cm 和远心侧 2cm 区域内的腺癌;AEG Ⅲ型:为贲门下腺癌。目前,此分型已在世界范围内得到广泛接受和应用。研究表明,Siewert Ⅰ型和Ⅱ型 AEG 在黏蛋白的类型、胃左动脉淋巴结转移阳性率、微卫星不稳定性杂合性丢失(LOH)等方面没有明显差异。但从淋巴扩散上,Ⅱ型胃小弯淋巴结转移多,而Ⅰ型多出现食管周围淋巴结转移。I型AEG COX-2表达增加,其表达水平是独立的生存因素,而II型COX-2减低,与生存无关。Siewert等认为其AEG的分型方法能够为外科治疗方案的选择奠定基础。

2. WHO分类 WHO分类中对食管胃交界区域腺癌分类方法比较简单,不管腺癌的主体在食管还是胃,如果穿过食管胃交界处则称作食管胃交界腺癌,如果腺癌完全位于食管胃交界上方且局限在其上方的腺癌应当看作是食管腺癌,而完全位于食管胃交界下方的腺癌应看作是原发于胃的腺癌。

3. 有关贲门腺癌的问题 讨论食管胃交界腺癌就不能回避贲门癌问题,WHO分类不主张使用模棱两可、常有误导作用的"胃贲门癌"这一术语,而主张根据肿瘤大小称为近端胃癌或胃体癌。国际抗癌联盟(Union for International Cancer Control, UICC)恶性肿瘤分类中没有将贲门癌与其他胃癌分开单列。而在国内学术界,情况恰恰相反,对食管胃交界腺癌这一诊断名词应用比较少,近年来在学术论文和会议资料中才开始逐渐出现,并被接受。近来日本学者通过对食管胃交界腺癌的临床病理资料分析,认为肿瘤中心点在食管胃交界1cm之内的AEG才是真正的贲门癌,而肿瘤中心离开食管胃交界1~2cm者与贲门下腺癌(不管是否伴有食管胃交界浸润)在临床病理特点上没有什么区别,应划归贲门下腺癌。

应当指出的是,由于食管胃交界腺癌位于胃和食管的交界部,此区域肿瘤的分类必然非常复杂。但无论从病理上还是临床特征上,贲门腺癌均与远端胃癌明显不同,而与食管远端腺癌却有许多相似之处,因此,学术界都倾向将其列为一独立类型的肿瘤。

三、有关食管胃交界腺癌分类争议的问题

一是贲门的定义问题,从解剖学上,胃贲门是胃的入口,是胃与食管末端接续的部位,但贲门的远端在何处却没有明确的解剖学标志。真正的胃贲门黏膜非常短(<0.4mm),典型的胃贲门腺体为纯黏液腺或黏液/泌酸混合腺,从组织学上难以与食管远端化生性的黏液柱状上皮区分。有关贲门的位置、范围乃至长度均有不少争议。胃贲门的起源也是争论的焦点问题之一,传统上一般认为贲门黏膜是胃固有的组成部分,然而,最近有些研究者认为贲门黏膜是胃食管反流性疾病引起的化生性改变。

二是如何确定EGJ的问题,解剖学家、生理学家、内镜医生和病理学家对EGJ定义各有不同。从解剖学上,食管开口于胃的部位即EGJ,位于His角水平,是管状的食管与囊状胃的结合部。从内镜大体观察,EGJ的标志是纵向胃皱襞的最近点。在正常个体,解剖学上的EGJ与食管鳞状上皮到胃柱状上皮的移行点对应,此移行点在内镜下为分隔珍珠灰色的食管鳞状上皮和红色的胃柱状上皮的Z线,易于辨认。但在病理情况下,Z线可以上移,从而影响EGJ的确定。有学者认为在内镜检查时,胃皱襞的出现处可作为EGJ的标志,但内镜下见到的胃皱襞部分可能为胃泌酸黏膜,也可能为被覆柱状上皮的食管,可伴有肠上皮化生甚至癌变,因此,只有通过组织学检查才能确定EGJ。

四、食管胃交界腺癌扩散与转移及临床病理分期

准确的术前临床病理分期对明确食管胃交界腺癌肿瘤浸润范围、选择合理的治疗方案均具有非常重要的意义。目前,虽然大多数学者承认食管胃交界腺癌是一独特的临床类型,但在食管胃交界腺癌的TNM分期上存在很大争议。由于食管胃交界腺癌位于体内两个重要体腔的交叉处,淋巴引流有两个不同方向,近心方向向纵隔引流,而远心方向向腹腔淋巴结引流。Siewert I 型食管胃交界腺癌除向腹腔转移外,更易于向纵隔淋巴结转移,而Siewert III型食管胃交界腺癌更倾向于向腹腔淋巴结转移。按现行TNM分期系统,Siewert I型可按食管癌进行分期,Siewert III型可按胃癌进行分期,但Siewert II型食管胃交界腺癌的肿瘤真正处在EGJ位置上,如何进行N和M分期还是一个有待进一步探讨的问题。

(张祥宏)

第三节 食 管 癌

食管癌是来源于食管黏膜上皮的恶性肿瘤,主要的组织学类型有鳞状细胞癌和腺癌,其中鳞状细胞癌是主要的组织学类型,但在澳大利亚、英国、美国及某些西欧国家,腺癌的发生率已经超过鳞癌,在一些亚洲国家如新加坡食管腺癌的发生率也在增加。

食管鳞癌的发生具有明显地域分布特点,不同地域肿瘤发生率变化很大,土耳其、伊朗北部、哈萨克斯坦和我国中部以及西北部构成的亚洲带食管

鳞癌的年均发病率超过 100/10 万人,非洲南部和东部食管鳞癌的发病率也很高。西欧和北美国家食管癌的发病率比较低。

在世界范围内,食管癌死亡率占癌症死亡的第六位。

一、食管癌的病因和发病

食管癌病因尚不完全清楚,但一般认为食管鳞癌的危险因素包括吸烟、饮酒、饮食中亚硝胺和真菌毒素暴露、营养元素(如维生素 B 族)缺乏、食管黏膜损伤和口腔卫生不良等。近年来,有关人乳头瘤病毒(human papilloma virus,HPV)感染在食管鳞癌发生中的可能作用引起了国内外学者的广泛关注,研究结果不尽相同,许多学者认为 HPV 感染是食管鳞癌发生的重要因素。

系统性胃食管反流病是食管腺癌发生的重要危险因素,肥胖与食管腺癌和 GERD 发生均相关,而肥胖和 GERD 相互作用进一步增加食管腺癌的发生风险。Barrett 食管与食管腺癌的发生密切相关,特别是 Barrett 食管出现高级别异型增生时食管腺癌的发生率明显增高。吸烟以及饮食中缺乏水果和蔬菜等也是食管腺癌发生的危险因素。有关 Hp 感染在食管腺癌发生中的可能作用是近年来争议比较多的问题,有人认为,有 Hp 感染史的患者可以降低食管癌的发生风险。另外,研究表明白色人种男性罹患食管腺癌的几率比其他人种更高。

二、食管癌的分期和大体类型

食管癌发生部位以中段最多见,约占一半左右,下段次之,上段最少。从临床病理角度可分为早期和中晚期两类。早期癌包括原位癌、黏膜内癌及浅表性或微小浸润性癌。黏膜内癌是指浸润不超出黏膜固有层的癌,浅表性或微小浸润性癌是指浸润不超出黏膜下层的癌,未侵犯肌层,无淋巴结转移。中晚期癌为浸润性癌,癌组织浸润肌层或穿破纤维膜向外侵犯邻近脏器或有局部或远处转移者。

WHO 肿瘤分类中提出浅表性食管癌的概念,即肿瘤仅局限于黏膜层和黏膜下层,不管有无淋巴结转移,这一概念显然有其不合理性,临床难以应用。

早期食管癌病变往往比较局限,可分为息肉样、斑块样、隐伏型及扁平型等类型,国内也有文献将其分为食管黏膜平坦、粗糙、疣状或息肉样和溃疡浸润型。传统上国内教科书中将中晚期食管癌

肉眼形态可分为髓质型、蕈伞型、溃疡型和缩窄型四种类型。事实上典型的髓质型大体形态很少,采用 WHO 描述的蕈伞型、溃疡型和浸润型进行大体分型可能更好一些。

三、食管癌的组织学类型

食管癌在组织学上有鳞状细胞癌、腺癌、神经内分泌肿瘤等类型,我国居民以鳞状细胞癌最多见,约占食管癌的 95% 以上,食管腺癌很少。

食管鳞状细胞癌除典型的鳞癌形态外,也可以出现小灶性腺癌分化。也可见疣状癌、梭形细胞癌和基底细胞样鳞状细胞癌等少见亚型。食管鳞状细胞癌传统上按细胞角化情况、核分裂及细胞核大小等进行分级。

放疗或化疗后鳞状细胞癌在组织学形态上常具有特征性改变,早期的变化可见异型细胞连接缺乏或松弛。以后,肿瘤细胞几乎完全消失,仅剩纤维区域,其中可见一些嗜伊红致密包含小体或核碎裂的细胞。围绕角化物可能存在外源性肉芽肿性反应。复发性癌可能呈未分化癌表现。

食管腺癌绝大部分发生于存在 Barrett 黏膜的食管下三分之一处。在 Barrett 食管处发生的腺癌多为典型高中分化腺癌,呈乳头状或管状腺癌结构。偶可见黏液腺癌、低分化腺癌、未分化癌。

食管的神经内分泌肿瘤中高级别神经内分泌肿瘤(类癌)很少见,占所有食管癌的 0.02%。神经内分泌癌-小细胞癌相对比较常见(0.05% ~ 7.6%),发病年龄主要在 60~70 岁年龄段,男性高于女性。预后非常差。

除鳞癌、腺癌及小细胞癌外,还可见腺鳞癌、黏液表皮样癌、腺样囊性癌等。

四、食管癌的扩散与转移

1. 直接浸润 癌组织穿透食管壁直接侵入邻近器官。食管上段癌可侵入喉部、气管和颈部软组织;中段癌多侵入支气管、肺;下段癌常侵入贲门、膈和心包等处。受浸润的器官可发生相应的并发症,如大出血、化脓性炎及脓肿、食管-支气管瘘等。侵入食管黏膜下层的癌细胞可通过淋巴管网在管壁内扩散,在远离原发灶的黏膜下形成微小转移癌灶。因此应仔细检查两侧切缘以确定手术切除范围。

2. 淋巴道转移 转移沿食管淋巴引流途径进行。上段癌常转移到食管旁、喉后、颈部及上纵隔淋巴结;中段癌多转移到食管旁及肺门淋巴结;下

段癌常转移到食管旁、贲门及腹腔淋巴结,有10%的病例也转移到颈深和上纵隔淋巴结。管壁内转移是食管鳞癌的一个特点,可见于11%~16%的食管切除标本,可能是管壁内淋巴管扩散的结果,提示肿瘤已经发展为进展期,患者生存时间将缩短。

3. 血道转移 主要见于晚期患者,以转移至肝及肺为最常见。

五、食管上皮的癌前病变

(一)鳞状上皮异型增生和原位癌

食管鳞状上皮的异型增生(dysplasia)或称作不典型增生(atypical hyperplasia),是指食管鳞状上皮增生出现一定程度的结构和细胞学异常,表现为增生的细胞层次增多,排列紊乱,极性消失。细胞大小不一,形态多样,细胞核增大且浓染,核质比例增大,核分裂象增加,但多属正常核分裂象。传统上根据食管鳞状上皮异型性程度和(或)累及范围将食管异型增生分为轻、中、重三级。轻度异型增生病变累及食管鳞状上皮下部1/3,中度异型增生累及下2/3,如果病变累及鳞状上皮2/3以上尚未达到上皮全层,则为重度异型增生。

原位癌(carcinoma in situ)指重度异型增生已经累及食管鳞状上皮全层,但尚未侵破基底膜而向下浸润者。

近年来,临床较广泛使用食管上皮内瘤变(esophageal intraepithelial neoplasia,EIN)的概念,将食管轻、中、重异型增生分别称作上皮内瘤变Ⅰ级、Ⅱ级和Ⅲ级。WHO将EIN分为低级别和高级别两级,食管重度异型增生和原位癌均包括在高级别上皮内瘤变内,说明两者具有相同的临床意义。

(二)基底细胞增生

表现为基底细胞层增厚,超过整个上皮层的15%,但未向固有层延伸。基底细胞增生多是食管炎患者食管上皮的一种反应性增生,常见于食管癌高危人群。

(三)鳞状细胞乳头状瘤

食管鳞状上皮乳头状瘤突向管腔,镜下可见许多指状或乳头样突起,被覆增生的鳞状上皮,鳞状上皮下有来源于浅表固有层的轴心,轴心为纤维血管组织。

(四)Barrett食管和Barrett食管上皮异型增生

Barrett食管是食管腺癌的癌前病变,特别是Barrett食管出现上皮异型增生时。近年来食管腺癌癌变的GERD-Barrett食管-食管腺癌序列受到广泛

关注,但还缺乏癌变及进展的特异性的分子标志。

(张祥宏)

第四节 胃癌研究进展

胃癌是胃黏膜呈腺样分化的一种恶性上皮肿瘤。在世界范围内胃癌是第四常见恶性肿瘤,占各种癌症死亡的第二位。胃癌的发病率有一定地理分布特征,东亚、南美的安第斯山区及东欧是胃癌高发区,北美、北欧及大部分非洲和东南亚国家的发生率较高。胃癌是我国最常见的恶性肿瘤之一,2005年我国胃癌死亡率列恶性肿瘤死亡的第3位。胃癌极少发生在30岁以下人群,多发生于40~60岁,男多于女。从胃癌的组织学类型上看,高发区主要为肠型腺癌,弥漫性腺癌在低发国家和年轻人群中更为常见。

应当指出的是,近几十年来胃癌的发病出现如下变化:一是在世界范围内胃癌的发生总体上有下降的趋势,二是胃癌发生部位出现变化,远端胃癌明显减少,而贲门及近端胃癌却快速增长,这在年龄小于40岁的患者中特别明显。国内研究资料也表明,我国太行山食管癌胃癌高发区居民胃癌发生部位也出现相似变化,胃近端已经成为胃癌发生的主要部位。

患者表现为上腹部疼痛、食欲缺乏、胃酸缺乏、贫血及上腹部肿块。

一、胃癌病因和发病学

胃癌的确切病因尚不明确,其较公认的危险因素有幽门螺杆菌感染,幽门螺杆菌是胃中的病原菌,是引起慢性胃炎的常见原因,幽门螺杆菌具有遗传异质性,其中Cag阳性和产生空泡性细胞毒素(vacuolating toxin gene A,Vac A)者与胃癌及癌前病变的发生密切相关。此外,高龄、男性、不良的饮食习惯(食用腌制、烟熏、霉变的食物)、某些胃病(如慢性萎缩性胃炎、胃黏膜肠化生、恶性贫血、胃息肉、Menetrier病等)、吸烟、胃癌家族史、家族性息肉病等也是胃癌的高危因素。

二、胃癌分期和大体类型

胃癌主要发生自胃腺颈部和胃小凹底部的干细胞,传统上一般好发于胃窦部,尤以小弯侧多见。近几十年来,胃癌发生部位发生了显著的变化,近端胃(包括贲门和胃底)胃癌的发病率明显升高,而远端(胃窦部)胃癌发生率呈下降趋势。

（一）胃癌分期

临床上一般将胃癌分为早期胃癌和进展期胃癌。

1. 早期胃癌 是指病变局限于胃黏膜层或黏膜下层的黏膜内癌或黏膜下癌，不论肿瘤面积大小，是否有淋巴结转移均称为早期胃癌。内镜下按胃癌的生长方式将早期胃癌可分为隆起型（Ⅰ型）、表浅型（Ⅱ型，又可分为Ⅱa-表面隆起型、Ⅱb-平坦型和Ⅱc-表面凹陷型三个亚型）和凹陷型（Ⅲ型）。早期胃癌预后好，术后五年生存率>90%。

2. 进展期胃癌 即中晚期胃癌，癌组织浸润超过黏膜下层，到达肌层甚至浸润胃壁全层，累及周围软组织。

（二）胃癌大体类型

在国内文献中，胃癌的大体类型一般分为三型：①息肉型或蕈伞型，肿瘤向黏膜表面生长，呈息肉状或蕈状，突入胃腔。②溃疡型，癌组织坏死脱落形成边缘不整的溃疡，溃疡型胃癌需与消化性胃溃疡鉴别。③浸润型，癌组织在胃壁内呈局限性或弥漫性浸润，致胃壁增厚变硬，胃腔缩小，黏膜皱襞大部消失。典型的弥漫浸润型胃癌其胃的形状似皮革制成的囊袋，称为革囊胃。

国外文献中多采用Borrmann分型，将进展期胃癌分为Ⅰ（息肉型）、Ⅱ（蕈伞型）、Ⅲ（溃疡型）和Ⅳ（浸润型）四个类型。

三、胃癌组织学类型

胃癌的分类方法很多，一般研究采用的Lauren分类和WHO分类，其中WHO分类是目前最为常用的胃癌组织学分型方法。

1. Lauren分类 Lauren分类对评估胃癌的自然史具有非常重要的意义，将胃癌分为肠型和弥漫型两种主要类型。

（1）肠型胃癌：肿瘤内腺体结构可以辨认，中高分化，典型者背景有肠上皮化生变化，黏液表型为肠型、胃型或胃肠型。

（2）弥漫型胃癌：癌细胞常呈小圆型或排列呈印戒细胞形态，或呈中断的花边状腺样或网状结构丛，类似于WHO分类中的印戒细胞癌。弥漫性浸润胃壁。

如果肠型和弥漫型肿瘤成分大致相同称作混合性癌。如果癌未分化不能明确分入肠型或弥漫型，则归为不确定类。

2. WHO分类 2010年版WHO将胃癌组织学分为腺癌、腺鳞癌、癌伴淋巴细胞间质（髓样癌）、肝样腺癌、鳞状细胞癌、未分化癌六大亚型，而把乳头状腺癌、管状腺癌、黏液腺癌、低黏附性癌（包括印戒细胞癌和其他类型）和混合性腺癌列为腺癌下的5个变型。

四、遗传性弥漫型胃癌

遗传性弥漫型胃癌（hereditary diffuse gastric cancer，HDGC）是一个与家族遗传相关的胃癌类型，以胃弥漫型印戒细胞癌和乳腺小叶癌为特征的常染色体显性的癌易感综合征。该综合征的遗传基础是E-cadherin（CDH1）基因生殖细胞突变。HDGC确切发病率尚不清楚。临床上有症状的弥漫型胃癌往往已经处于晚期，发病年龄常差异很大，14～85岁，而无症状基因突变携带者最大为75岁。因为病灶很小且位于正常黏膜下，胃镜对发现无症状CDH1突变携带者的隐匿病灶是很困难的。在普通内镜下病灶表现为肉眼可见的灰白区域，色素荧光内镜可以提高对T1a期病灶的发现能力，通过增加活检块数亦可以提高活检阳性率。

1. 病理改变 无症状CDH1突变携带者的胃，肉眼检查和触摸几乎都正常，切面显示几乎正常的黏膜增厚，不形成肉眼肿块。在福尔马林中浸泡过后，通过仔细观察可能会发现一些对应着黏膜内印戒细胞癌的白斑。晚期常表现为皮革胃，且病变累及全胃。在CDH1突变携带者中，早期HDGC以多灶浸润的弥漫型印戒细胞癌和无淋巴结转移为特征。肿瘤细胞有由下而上逐渐分化过程，即肿瘤细胞在下面时较小，而靠近表面黏膜时通常增大。癌灶大小和数目在同一家族内或不同家族间均存在很大差异，从1个到数百个不等。从贲门到幽门前区都可以发生，所有部位胃黏膜均可累及，所以病理检查手术标本须确保包括近端的完整的环状食管鳞状上皮黏膜和远端十二指肠黏膜。最大的或最密集的病灶多位于远端胃和胃体胃窦移行区。胃黏膜背景包括慢性轻度胃炎，有时候可表现淋巴细胞性胃炎的特点，偶尔在周边萎缩的腺体间可见炎性肉芽反应。小凹上皮增生、表面上皮簇状增生以及局灶球形异型增生现象也常可见到，某些区域表面上皮空泡化可以很明显。另外糜烂和囊肿在无肿瘤的黏膜中也能见到。

2. 免疫组化 癌细胞包括无症状CDH1基因突变携带者发生的弥漫型印戒细胞癌E-cadherin抗体阴性或弱阳性，临床上诊断HDGC的病例，须行基因检测。CDH1基因位于第16对染色体的长臂（16q22.1），共包含16个外显子，其转录产物为一条 4.5×10⁴ 的 mRNA，它编码 E-cadherin，*CDH1* 突变检出率约 30% ~ 40%。HDGC 家族女性乳腺癌大多数是小叶癌，其发病率在 HDGC 家族中明显增加，这些家族的女性其 80 岁乳腺小叶癌累积危险性是 60%。

3. 治疗和预后　*CDH1* 生殖细胞突变携带者的胃癌累积风险超过 80%，乳腺小叶癌的累积风险为 60%，具 *CDH1* 突变的年龄大于 20 岁的高危家族成员适合全胃切除。活检阳性者不论年龄大小均建议行全胃切除。孕妇可以在胎儿足月后再行预防性全胃切除。预防性全胃切除的病死率最高达 2%。如果 HDGC 患者的癌灶局限于胃黏膜，那么全胃切除的预后是非常好的。对 HDGC 的诊断，可以给携带 *CDH1* 突变的但还未发病的家族成员提早进行基因检测和预防性手术，同时也需要加强对乳腺小叶癌的检查。

五、胃癌的扩散与转移

胃癌可以直接扩张生长、转移或经腹膜扩散，其扩散与转移的主要方式如下。

1. 直接浸润　癌组织浸润到浆膜可直接扩散到邻近器官。

2. 淋巴转移　癌细胞经淋巴道转移至局部淋巴结和远处淋巴结，以胃小弯与幽门下淋巴结最常见，进一步可转移至腹主动脉旁、肝门淋巴结、大网膜淋巴结乃至左锁骨上淋巴结。

3. 血道转移　癌细胞经血道转移至肝、肺、骨和脑等。

4. 种植转移　癌细胞侵透胃壁浆膜层，脱落后经腹腔种植转移到大网膜、直肠膀胱陷窝及盆腔器官的腹膜上，形成转移瘤。胃黏液癌种植转移至卵巢，形成转移性黏液癌，称为 Krukenberg 瘤。

胃癌的组织学类型与转移方式有关，除淋巴结转移外，肠型胃癌常先通过血行转移到肝，而弥漫型胃癌常先转移至腹膜表面。

六、胃癌的癌前病变

1. 慢性萎缩性胃炎和肠上皮化生　幽门螺杆菌引起的慢性胃炎是最常见的胃部慢性感染性病变，病变进展可发展慢性萎缩性胃炎，出现肠上皮化生，从而启动一系列变化并可能导致癌变，特别是肠型胃癌。

2. 胃黏膜上皮内肿瘤　胃黏膜上皮的异型增生，可以来源于胃上皮，也可来源于肠上皮化生，又称作上皮内肿瘤，是胃癌重要的癌前病变。根据病变程度，将上皮内瘤变分为低级别和高级别两种，有研究表明，80% 以上上皮内肿瘤可以进展为浸润性癌。

卫生部 2011 年推出胃黏膜上皮内肿瘤的诊断标准是：

（1）低级别上皮内肿瘤：黏膜内腺体结构及细胞学形态呈轻度异型性，与周围正常腺体比较，腺体排列密集，腺管细胞出现假复层，无或有极少黏液，细胞核染色浓重，出现核分裂象。

（2）高级别上皮内肿瘤：黏膜内腺体结构及细胞学形态呈重度异型性（腺上皮原位癌），与周围正常腺体比较，腺管密集，腺管细胞排列和极性显著紊乱，在低级别上皮内肿瘤的基础上进一步出现共壁甚至筛状结构，缺乏黏液分泌，核分裂象活跃，可见灶状坏死，但无间质浸润。

3. 胃腺瘤和胃息肉　胃腺瘤是来源于胃黏膜的良性肿瘤，由管状和（或）绒毛状结构组成，肿瘤 >2cm 易发生癌变。胃增生性息肉和胃底腺息肉一般不癌变，少数病例出现异型增生也可发展为癌。

七、胃癌的分子靶向治疗及靶分子检测

胃癌的发生发展是一系列多步骤的过程，多种癌基因和抑癌基因在胃癌的发生发展中发挥着重要作用。研究表明约 7% ~34% 胃癌和食管胃交界腺癌中存在 *HER2* 过表达。近年来，随着分子靶向治疗的进展，针对 *HER2* 基因的分子靶向治疗已经成为进展期胃癌和食管胃交界腺癌患者重要的临床治疗方案。因而，胃癌分子靶向治疗靶分子 HER2 的检测需求日益增多，HER2 的检查方法以免疫组化和 FISH 方法为主，其中 FISH 被认为是 *HER2* 检测的"金标准"。值得注意的是，食管胃交界腺癌和胃癌中 *HER2* 扩增有明显的异质性，评定标准与乳腺癌有所不同。

（张祥宏）

第五节　结直肠癌研究进展

结直肠癌（colorectal cancer，CRC）是最常见的恶性肿瘤之一，随着人们生活条件改善和生活方式及饮食习惯的改变，结直肠癌发病率在逐年上升，死亡率在恶性肿瘤中位居第 3 位。结直肠癌的发生发展是一个复杂的多因素作用的过程，与不良生活方式、环境因素、遗传易感因素、慢性炎症性肠道疾病等密切相关。

一、结直肠癌的流行病学

（一）结直肠癌发病特点

结直肠癌在不同地区、种族发病率不同。结直肠癌流行病学调查资料显示,其发病呈现明显的地区分布差异,即在北美、西欧、澳大利亚等经济发达地区高发,而在经济不发达地区发病率相对较低,如亚洲、非洲等的大部分地区为结直肠癌低发地区。在我国,长江中下游及东南沿海的浙江、江苏、上海、福建、广东等地区结直肠癌发病率及病死率较内陆各省明显增高。最新数据显示,全球一年要新增120万例结直肠癌患者,而在我国发病率出现了更明显的上升趋势,每年发病递增速度接近世界平均数的两倍。在所有癌症的发病率中,结直肠癌发病率上升最快,由10年前的第五位上升到第二位,死亡率在10年间从第五位升到第三位,均高于国际平均水平,接近欧美等发达国家。全国癌症登记结果显示,我国结直肠癌发病率由2003年的25/10万人上升到2008年的31/10万人。广州居民结直肠癌发病率突破45/10万人,在全国31个肿瘤登记点中发病率位居第一。

近年来的流行病学研究显示,结直肠癌的人种差异并不显著,这是因为除种族的遗传因素外,饮食习惯与生活方式等更是结直肠癌的重要诱因。

（二）结直肠癌流行病学因素和高危因素

1. 生活方式 研究表明,高体重指数[体重(kg)/身高(m)²]为结直肠癌的危险因素,肥胖的程度和结直肠癌有直接关系,越是肥胖,患癌机会越高。体力活动则是结直肠癌的保护因素。适度的体力劳动可促进有效肠蠕动,减少肠黏膜与粪便中致癌物的接触。

2. 饮食因素 饮食与营养习惯是结直肠癌起决定性作用的重要因素,流行病学研究表明,结直肠癌的病因中,饮食、环境因素的重要性大于遗传、种族等因素。

（1）高脂、高蛋白饮食:结直肠癌与高脂、高蛋白饮食的发生呈正相关,摄入量越多,结直肠癌发生危险性越高。其促癌机制为:①改变结肠黏膜细胞形态及动力学特点,在促进正常结肠细胞增生的同时也促进癌细胞增生;②DNA损伤直接干扰DNA代谢;③提高结肠黏膜细胞鸟氨酸脱羧酶活性;④抑制肠黏膜固有层淋巴细胞增生,降低肠道免疫功能。研究表明,腊肠、腌肉、高温烧烤和油炸食品与结直肠癌发病有重要联系,这可能与腌制食品中含致癌的亚硝胺类化合物和高蛋白食物经高温或油炸后产生的有明显致突变作用的热裂解产物-杂环胺类有关。

（2）膳食纤维:纤维的保护作用是由于纤维素有吸收水分、增加粪便量、稀释肠内致癌物浓度的作用,纤维素还可使肠蠕动加快,缩短粪便通过大肠的时间。因此,增加膳食纤维的摄入可降低患结直肠癌的风险。

（3）微量元素和维生素:维生素等是维持机体生命活动所必需的微量营养素。研究表明,以适量、适宜的比例摄入维生素和其他营养素能减少结直肠癌的发生。其中维生素A、C、D、E,β胡萝卜素,叶酸和钙等是预防结直肠癌的有益因素。

1）维生素A:维生素A和视黄酸有抗人类结肠癌的作用,其可能机制为:①维生素A有抑制上皮细胞分化的作用;②维生素A具有使已向癌细胞分化的细胞恢复正常的作用;③维生素A可调节细胞的分化、增殖、凋亡及抗氧化功能。

2）维生素D:1,25-(OH)$_2$D$_3$通过调节基因转录,调节细胞的分化、增殖和生长,抑制肿瘤的增殖。

3）其他维生素:维生素C、E等抗氧化性维生素具有拮抗结直肠肿瘤发生的作用,其可能机制是可以清除和阻止某些致癌物的形成,并可通过影响能量代谢,直接抑制癌细胞的生长。研究证明,结肠腺瘤患者结肠黏膜组织中的维生素C、E等浓度远低于正常人结肠黏膜组织中的浓度,表明结肠癌患者体内有较高的自由基活性。

4）钙:钙可与肠道中的胆酸、脂肪酸结合,成为不可吸收的钙盐,从而减少致癌的机会。动物实验证实,高钙饮食可以有效预防致癌剂诱导的小鼠结直肠癌的发生。

5）硒:血中硒浓度低者,其结直肠癌的发生率为血中硒浓度高者的5倍。结直肠癌患者的血液和头发中,硒的含量也较正常人低。研究发现,饮用加氯处理后的自来水,可能会增加结直肠癌的罹患率,因为水中加氯会干扰硒元素的吸收。

3. 遗传因素 研究发现,结肠癌具有家族聚集现象,有家族遗传危险性的患者发生结直肠癌的危险率是普通人群的4~5倍。遗传型结直肠癌有两种主要形式:家族性腺瘤性息肉病(familial adenomatous polyposis,FAP)和遗传性非息肉病性结直肠癌(hereditary nonpolyposis colorectal cancer,HNPCC)。这些疾病均具有特定的基因型,其中以HNPCC为多见,占结直肠癌的5%~15%。

4. 慢性炎症及腺瘤 肠道疾病如溃疡性结肠

炎、Crohn病及腺瘤等与结直肠癌的发生也有较为密切的关系。腺瘤是由腺上皮发生的良性肿瘤,其上皮具有一定的异型性,存在较大的癌变危险。腺瘤的大小与癌变率呈正相关,腺瘤直径小于1cm者癌变率为0.3%~1.3%,大于1cm而小于2cm者癌变率为3.6%~9.5%;大于2cm者癌变率为6.8%~46%。炎症性肠病患者结直肠癌的发生率为正常人近10倍,炎症性肠病从发病发展为癌变平均需17年,有报道显示,溃疡性结肠炎病程在10年内的癌变率小于1%,而超过30年以上,癌变率上升为15%~20%。

5. 精神、心理和社会因素 随着医学模式的转变,心理社会因素对恶性肿瘤的影响,逐渐受到人们的关注。长期精神压抑、不能自我调节、紧张及焦虑等不良情绪会引起儿茶酚胺类激素分泌增

加,造成胃肠蠕动减慢,使得致癌物质被吸收增加而导致结肠癌。

二、结直肠癌基础研究进展

(一) 发生机制

1. 结直肠癌癌变的分子途径 肿瘤细胞的增殖和转移是一个多步骤、多阶段的复杂过程,每一阶段都受多种基因/蛋白质的调控。但是,在分子遗传学水平,目前尚未发现一个单独的、直接负责调控肿瘤细胞增殖或转移的基因。目前认为,除遗传性结直肠癌外,从息肉到散发性结直肠癌过程中有几种重要的分子机制,分别是染色体不稳定(chromosomal instability,CIN)、微卫星不稳定(microsatellite instability,MSI)及表观遗传学(epigenetics)变化等(图13-1)。

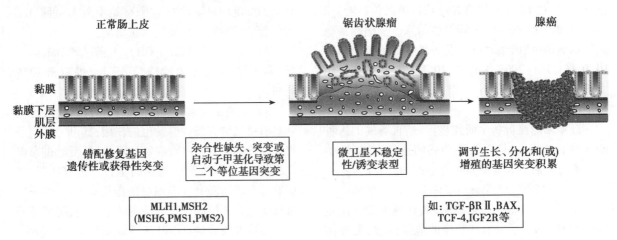

正常肠上皮　　　锯齿状腺瘤　　　腺癌

黏膜
黏膜下层
肌层
外膜

错配修复基因遗传性或获得性突变

杂合性缺失、突变或启动子甲基化导致第二个等位基因突变

微卫星不稳定性/诱变表型

调节生长、分化和(或)增殖的基因突变积累

MLH1,MSH2
(MSH6,PMS1,PMS2)

如:TGF-βRⅡ,BAX,
TCF-4,IGF2R等

图13-1 错配修复引起结直肠癌发生的分子机制

(1) 染色体不稳定:大部分结直肠癌是通过CIN途径发生的,此途径多表现为染色体数目广泛失调及杂合性缺失。

散发性结肠癌的发生是细胞中多个体细胞基因突变的累积效应:①结直肠癌的发生是癌基因(如Ras、c-Myc、c-erbB-2等)激活突变或抑癌基因(如TP53、APC等)失活突变的结果;②单个细胞至少需45个基因的体细胞突变才能发展到癌;③在决定肿瘤生物学行为上,多种基因突变的累积作用比突变的序列意义更大。

1) 癌基因:结直肠癌的癌基因种类繁多,如c-erbB-2、Ras、Myc、Myb、pokemon、c-Met、SNC6(U17714)、SNCl9(U20428)、CyclinD1、Fas-Fasl、MDM2等,它们的激活与突变与结直肠癌的发生发展密切相关。癌基因Ras位于12号染色体,编码一种结合蛋白,通过传递细胞外的生长信号到细胞核来调节细胞

的信号转导。该基因通过翻译后修饰,即法尼基化(farnesylation)来激活。在散发性结直肠癌以及大的结直肠息肉中,有50%能检测到Ras基因突变。持续激活的Ras基因导致细胞获得持续过久的生长信号刺激,而这正是癌发生的基础。癌基因Src编码一种转化蛋白,能够修饰细胞骨架结构。

2) 抑癌基因:常见的结直肠癌的抑癌基因有TP53、APC、MCC、DCC、P16、P21WAF1、β-catenin、PTEN、Netrin-1、UNC5C等,它们的突变在结直肠癌发生发展中也发挥着重要的作用。抑癌基因腺瘤样结肠息肉(adenomatous polyposis coli,APC)基因作为结直肠癌的"看门基因"(gatekeepers),负责结直肠上皮细胞的自稳定,成为结直肠癌发生的限速因子。APC基因、β-联蛋白(β-catenin)基因的突变均可导致胞质β-catenin水平上升,通过与Tcf4的结合而影响核内下游靶基因的转录,最终导致结直

肠癌发生。*APC* 基因突变是散发性结直肠癌发生的早期事件,同时 *APC* 基因又与家族性结肠癌的发生有关。在抑癌基因中,*TP53* 突变最常发生,75% 的散发性结直肠癌中存在 *TP53* 基因失活。检测 *TP53* 基因对结直肠癌患者的预后有重要意义。结直肠癌丢失基因(deleted in colorectal carcinoma, DCC)是重要的抑癌基因,与细胞黏附因子受体有关,在肿瘤的发生、发展中起重要作用,约 70% 结直肠癌患者存在 18 号染色体长臂的 *DCC* 基因突变。

在染色体不稳定肿瘤中观察到典型核型畸形与一组特殊抑癌基因和癌基因特征突变的累积同时存在,是结直肠癌发生、发展的关键途径。1990 年,Fearon 和 Vogelstein 提出的 *APC*、*MCC* 基因突变、*MMR* 基因失活、*K-Ras* 基因突变、抑癌基因 *DCC* 缺失、抑癌基因 *TP53* 的突变与缺失等系列改变的分子遗传学模式是结直肠癌发生的经典模式。

(2)微卫星不稳定:错配修复基因(mismatch repair gene, MMR)对结直肠癌发生也起着重要作用。*MMR*(*hMSH2*、*hMSH3*、*hMSH6*、*hMLH1*、*hPMS1*、*hPMS2*)被认为是"看护基因"(caretakers),负责基因组的稳定性;该系统基因突变即可导致所有基因包括 APC 基因的突变率增高,最终导致直肠癌发生。这些基因的突变所导致的微卫星序列改变被称作微卫星不稳定,MSI 是由于 DNA 错配修复缺失引起的高突变表型。除 HNPCC 外,10% ~ 20% 的散发性结肠癌中也存在 MSI 现象。

(3)表观遗传学变化:在结直肠癌发生的早期,其发生不仅仅与遗传的改变有关,还与表观遗传变化密切相关。表观遗传学主要指基因序列不发生改变,而基因表达却发生了可遗传的变化。表观遗传主要影响细胞生长,在基因、环境与疾病的关系之间起着至关重要的作用。结直肠癌的表观遗传学改变主要包括基因组 DNA 甲基化、组蛋白转录后修饰、染色质重塑(chromatin remodeling)以及非编码 RNAs 的调控。

约有一半人类基因组的基因启动子,嵌入在称为 CpG 岛的胞嘧啶-鸟嘌呤残基簇中,这个区的胞嘧啶是通过 DNA 甲基转移酶发生甲基化。在结直肠癌中发现出现 DNA 甲基化异常的基因主要有 DNA 错配修复基因 *hMLH1*、*hMSH2*、*p14*、*p16* 和 *E-cadherin* 等。有研究表明,MSI 相关散发性结直肠癌的形成过程常涉及 CpG 岛甲基化。这些基因甲基化可导致相应基因表达减少或完全丢失,使其不能正常地发挥其生理功能,导致 MSI⁺ 结直肠癌的发生。

结直肠癌另一个重要的表观遗传学改变是组蛋白的共价修饰,包括乙酰化、甲基化、磷酸化和泛素化。研究表明,癌基因 *Ras* 途径影响组蛋白共价修饰,从而调节靶基因(如 *CylinD1*、*E-cadherin* 等)的表达,同时去组蛋白修饰的酶亦是调节细胞增殖的关键。有研究指出,PRL-3-JMJD1/2B-组蛋白 H3K9 甲基化明显影响结直肠癌的发生和发展。

染色质重塑指染色质位置和结构的变化。这个过程不涉及组蛋白的化学改变,而是能量(ATP 酶)依赖的过程,决定着组蛋白和 DNA 之间的联系。染色质重塑对基因调控有着重要的作用,研究表明,BRG1 和 SNF5/INI1 染色质重塑复合物在人类结肠癌细胞系中具有肿瘤抑制活性;大约 10% 的结直肠癌中检测到 ARID1A 的染色质重塑的变化。

对结直肠癌组织和正常组织之间 miRNAs 表达谱的比较研究发现,大部分 miRNAs 的表达在结直肠癌中存在广泛的改变。如:调节细胞周期的 miRNA-124a 与 CpG 岛的高甲基化以及压缩性的染色质结构有关。TP53 信号途径的 miRNA-34b、miRNA-34c 的启动子区 CpG 岛亦存在较高频率的过度甲基化。

(4)其他修饰基因(modifier genes):除了上述基因外,许多其他基因也在结直肠癌的发生中起重要作用。COX-2 是 COXs(环加氧酶)家族的 2 个成员之一,虽然 COX-1 是细胞的组成成分,但 COX-2 则是由结肠癌细胞诱导产生的,且可能与细胞的凋亡有关。过氧化物酶体增殖子激活受体(PPAR)也与结肠癌的发生有关,PPAR 作为转录因子,是核受体家族,可能与 APC 基因相关,并且参与 COX 作用途径。

2. 肿瘤干细胞(cancer stem cells, CSCs) 肿瘤干细胞是肿瘤组织中一小部分具备导致肿瘤发生发展以及复发的潜能的细胞,这些细胞被认为是肿瘤发生的根源。肿瘤干细胞以其自我更新、保证自身长时间的存活、保持在不对称分裂中产生各种分化细胞的能力为特征。尽管证据还不完整,但已证实 CSCs 在大多数肿瘤中是一个重要的组成部分。

实体瘤中 CSCs 的起源还未被证实,但在一些肿瘤中,正常组织干细胞可以作为肿瘤细胞的起源,通过致癌性转变产生 CSCs;在其他一些肿瘤中,部分分化过度-扩增细胞(又称之为祖细胞),可能在经历最初致癌性转化后产生干细胞样特征。一旦原发瘤形成,就会像正常细胞一样,可以自我更新并产生更多分化的子代细胞,在肿瘤性 CSCs 中,这些子代细胞可以形成更大的肿瘤团块。

正常胃肠道每个腺窝中有少量的正常干细胞。这些干细胞被保护在腺窝底部的干细胞巢中,缓慢而不对称地分裂,产生一些转变-扩增细胞并向腺窝上方迁移、扩散,并且逐渐分化。曾有研究提出 APC 的首次突变在肠道干细胞,产生突变的干细胞,以后,其他干细胞巢逐渐被 APC 突变细胞所占据,称为单克隆转换。一旦第二次 APC 等位基因丢失出现,细胞巢演替再次发生,腺窝中均为 APC 突变细胞,形成单腺窝腺瘤。随后的抑癌基因如 K-Ras、TP53 等突变积累,导致肿瘤发生。

越来越多的证据表明,各种肿瘤中具有 CSCs 特征的细胞更易对一般的化疗产生耐药性。它们的存在有助于解释人类实体瘤通过放射和各种形式的化疗被成功清除后,却几乎所有都不可避免地复发的这一现象。因此,CSCs 可能代表双重危险,一方面他们耐受杀伤,同时一旦治疗停止又会赋予肿瘤细胞复发的能力。

3. 慢性炎症与结直肠癌 慢性炎症是结直肠癌发生的高危因素,如溃疡性结肠炎(ulcerative colitis,UC)就是明确的癌前病变。世界胃肠病组织(WGO)2010 炎症性肠病诊疗指南指出,UC 病程 8 年以上者患结肠癌的风险将显著增加。炎症与结直肠癌关系的研究是近年来全球研究的一个热点,目前认为,可能是长期的炎症刺激通过氧化应激损伤引起细胞增殖调控的相关基因突变和表观遗传改变、胃肠道微生态与免疫反应异常以及细胞因子的参与等,最终导致结肠上皮细胞增殖和转运加速,进而发生异型增生和癌变。有研究显示,IL-6 和 TNF-α 等细胞因子的释放能够促进肿瘤生长,而 TGF-β 和 IL-10 等免疫抑制细胞因子的低表达则可以加速这一过程。

(二)结直肠癌的侵袭和转移机制研究

肿瘤转移意味着病情恶化,它是影响肿瘤患者生存期的首要因素。结直肠癌的侵袭和转移的机制十分复杂,涉及癌细胞和宿主两方面一系列、多步骤的复杂过程。

1. 结直肠癌转移过程 肿瘤转移大概分为以下几个过程:①原发肿瘤细胞的生长增殖;②黏附分子介导癌细胞与细胞外基质(extracellular matrix,ECM)黏附;③癌细胞释放多种蛋白水解酶水解胞外基质、基膜(basement membrane,BM);④癌细胞通过分泌水解酶破坏组织间隙向局部浸润或经血管和淋巴管向远处转移;⑤肿瘤组织新生微血管形成;⑥癌细胞逃避免疫系统的攻击而在新的微环境中生长、增殖。

(1)癌细胞与周围细胞及组织的黏附:黏附分子是一类介导细胞与细胞间、细胞与基质间黏附的糖蛋白,它们参与细胞间识别、黏附、信号转导、细胞迁移定位等方面的功能,与肿瘤的侵袭转移密切相关。肿瘤细胞侵袭转移首先必须从黏附的原发灶脱离,再借助黏附作用逐步迁移,在连续黏附与脱黏附过程中获得移动的能力。目前发现 E-钙黏蛋白(E-cadherin)、整合素家族(intergrins)、选择素家族、免疫球蛋白基因超家族等参与了结直肠癌细胞侵袭转移。E-cadherin 介导同类肿瘤细胞间紧密黏附,抑制细胞脱离原发灶进入淋巴管或血管。细胞黏附调节剂(cell adhesion regulator,CAR)是整合素家族的重要调节分子,其表达水平与结直肠癌的恶性程度、侵袭、转移有关。细胞间黏附分子(cellular adhesion molecule,CAM)是免疫球蛋白基因超家族的一员,癌细胞 CAM 的异常表达促进癌细胞的离散、游走。研究发现,在结直肠癌发病早期即可检测到低水平的 CAM,而 CAM 的高表达则与结直肠癌晚期转移显著相关。

(2)水解酶对细胞外基质的降解:在肿瘤侵袭转移过程中,肿瘤细胞能分泌多种蛋白水解酶,降解由 ECM 和 BM 组成的组织屏障,从而利于癌细胞迁移。目前了解的几种破坏基质的酶有:金属蛋白酶类(明胶酶、胶原酶),组织蛋白酶 B、D、L,天冬氨酸蛋白酶,丝氨酸蛋白酶(纤溶酶原激活剂及纤溶酶)等。其中与肿瘤转移关系最密切的是纤溶酶原激活物(urinary plasminogen activator,UPA)及其受体(UPAR)。UPA 是一种特异性丝氨酸蛋白水解酶,它可以激活纤溶酶原成为纤溶酶,后者可催化一系列的蛋白质降解,包括纤维蛋白、纤连蛋白、层粘连蛋白等,还可直接或间接激活基质金属蛋白酶。有研究发现 UPAR 与血管内皮生长因子(VEGF)对肿瘤的侵袭、转移具有协同作用。

(3)癌细胞的运动迁移:癌细胞的运动能力影响其侵袭和发生远处转移,其中运动因子起着重要作用。运动因子一方面趋化、活化免疫细胞或抑制血管增生而起抗肿瘤作用;另一方面则通过刺激癌细胞生长,增加癌细胞运动、趋化能力等直接作用,或通过促进血管增生、细胞外基质破坏的间接作用来促进肿瘤生长、转移。目前发现的运动因子有 20 多种,按其功能分为 3 类:①刺激癌细胞运动和侵袭的因子:包括运动刺激因子、单核细胞系的分散因子、神经胶质细胞来源的运动因子和自分泌运动因子等;②刺激癌细胞生长和运动的因子:包括肝细胞生长因子、表皮生长因子(EGF)、IL-1、IL-3、

IL-6 等;③促进运动但抑制生长的因子:包括转化生长因子和干扰素等。

（4）肿瘤新生血管的形成:肿瘤生长和转移是一个依赖血管生成的过程,肿瘤长到 2～3mm 时便有新生血管长入。肿瘤血管形成是由肿瘤细胞和肿瘤浸润炎性细胞产生的促血管形成因子所诱导的。已知有多种生长因子参与诱导肿瘤新生血管形成,如表皮生长因子/转运生长因子(ECF/TGF)、血小板源性生长因子(PDGF)、碱性成纤维细胞生长因子(bFGF)、血管源性生长因子(VEGF)等 10 多种,以 VEGF 最具代表性。VEGF 是一种促内皮细胞有丝分裂原,通过自分泌或旁分泌与内皮细胞上的相应受体(VEGFR)结合,促进内皮细胞分化、增殖、迁移,增加毛细血管通透性,从而刺激肿瘤新生血管的生成。新生血管越多,癌细胞进入循环发生转移的机会越大,而且血管形成本身就具有侵袭性。研究表明,肿瘤组织中 VEGF 含量和微血管密度(microvessel density,MVD)已成为判断结直肠癌转移和预后的两个重要指标。

（5）癌细胞的免疫逃逸:肿瘤侵袭转移的一个重要因素在于癌细胞能够逃逸免疫系统的杀伤而得以幸存。癌细胞免疫逃逸的机制主要有两方面:①癌细胞免疫原性低,并具有抗原调变能力;癌细胞组织相容性抗原(histocompatibility antigen,MHC)分子表达异常;癌细胞缺乏共刺激分子的表达,缺

乏 T 细胞活化的第二信号系统,使 T 细胞对肿瘤抗原不能识别;②宿主的抗原提呈细胞(antigen-presenting cells,APC),如树突细胞(dendritic cells,DC)功能缺陷,使其无法有效提呈肿瘤抗原、激活 T 细胞识别和杀伤肿瘤细胞。有研究表明,肿瘤细胞表面的 MHC 分子明显减弱,而转移瘤细胞则更弱或消失。结直肠癌 HLA-I 类分子等位基因 HLA-A2 缺失可导致癌细胞逃逸 CTL 细胞和 NK 细胞的杀伤。Fas 及其配体(FasL)系统所介导的细胞凋亡过程在免疫逃逸中也起着重要作用,癌细胞表达的 FasL 与 CTL 表面的 Fas 作用可导致 CTL 细胞凋亡,而多种癌细胞均表达高水平的 FasL。研究表明,FasL 阳性的肿瘤细胞更易发生转移,原因可能在于 Fas 阴性的肿瘤细胞转移后更易受到已致敏的 T 淋巴细胞的攻击,而 FasL 表达阳性的肿瘤细胞则可逃逸淋巴细胞的攻击,形成转移灶。另外,某些黏附分子的表达缺陷,会促使癌细胞快速扩散,不能及时、有效地被宿主免疫细胞捕捉杀伤也是癌细胞免疫逃逸的机制之一。

（6）肿瘤微环境:肿瘤微环境是在肿瘤生长过程中,由肿瘤细胞、基质细胞(包括成纤维细胞、脂肪细胞、平滑肌细胞、免疫和炎性细胞,以及血管内皮细胞等)和细胞外基质等共同构成的局部稳态环境,为肿瘤的发生、发展、侵袭、转移提供了必要的物质基础(图 13-2)。研究表明,肿瘤细胞可以通过

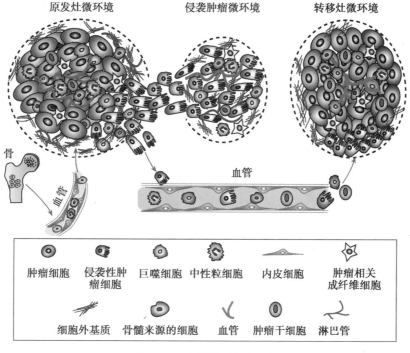

图 13-2 肿瘤微环境的组成

自分泌和旁分泌的方式改变和维持自身生存、发展的条件,促进肿瘤的生长、发展;全身和局部组织亦可通过代谢、分泌、结构和功能的改变,限制和影响肿瘤的发生和发展。肿瘤与环境,两者既是相互依存、相互促进,又是相互拮抗、相互斗争的,它是现代肿瘤生物学的一个关键和核心的问题。

近年的研究发现,肿瘤微环境中的基质细胞对肿瘤侵袭和转移的形成起着重要的促进作用。首先,基质细胞可以通过产生趋化因子、生长因子以及基质降解酶等促进血管生成和基底膜破坏,增强肿瘤的侵袭能力;此外,在肿瘤的转移过程中,宿主骨髓来源的相关细胞向肿瘤原发部位和预转移部位定向流动。这些细胞一部分留在原发瘤中,在肿瘤微环境中发育为相关基质细胞,促进肿瘤细胞的增殖和侵袭;另一部分在远处预转移部位形成特殊的肿瘤预转移微环境,为肿瘤细胞的定向转移提供适宜存活和增殖的微环境,当肿瘤微环境中的间质细胞被肿瘤细胞转化(transformation)时,主要通过诱生新生血管、抑制免疫反应和孕育肿瘤干细胞而促进肿瘤的发生和发展。由于肿瘤微环境对肿瘤的重要支持和促进作用,改变肿瘤微环境,寻找阻止肿瘤细胞活性的抗肿瘤方法可能是未来肿瘤治疗的方向之一。

(7) 上皮-间质转化(EMT)与肿瘤侵袭和转移:EMT 是肿瘤进展中的一个重要过程,在结直肠癌转移中具有重要作用,研究发现尽管基底膜蛋白在肿瘤组织块中大部分区域仍有表达,但在肿瘤的侵袭性前缘却通常存在基底膜丢失的现象,这种丢失不仅与蛋白水解作用相关,也与其合成的下调相关。这种基底膜表达的一过性丢失与 EMT 样分化丢失相关,其关键的转录调控因子 Snail、Slug、Twist 和 Zeb1/2 不仅在肿瘤组织的侵袭性前缘中呈过表达状态,而且还通过抑制抑癌基因 Lgl2,促进结直肠癌等多种肿瘤的转移。此外,Snail 转录因子家族的 Slug 基因通过抑制 E-cadherin 等多种黏附分子在 EMT 的调控中发挥重要的作用,凡是 Slug 表达阳性并且伴有 E-cadherin 表达降低的结直肠癌患者,均预后不佳。

2. **肿瘤转移的模式** 认识肿瘤演进模式具有重要的意义,可以指导临床前的研究,并帮助设计临床治疗方案。目前关于肿瘤转移模式的假说主要有两种。

(1) 晚期转移模式:即克隆进化转移模式。此模型的主要观点是正常细胞、潜在肿瘤细胞和肿瘤细胞是一个渐进的进化过程,通过自然选择逐渐演变,转移是肿瘤进展的最终阶段,少部分细胞最终具备了完全的转移能力,转移低效率的原因主要是因为仅有少数细胞具备完全转移能力。目前临床上应用的根据原发肿瘤分子生物学性质预测散播肿瘤细胞对治疗的反应、肿瘤的 TNM 分期等都是以此模式为理论根据。由于转移灶与原发灶肿瘤细胞基因谱相似,因此在临床对原发灶的治疗同样适用于转移灶。

(2) 早期转移模式:即平行进化转移模式。该模型的主要观点是肿瘤细胞在肿瘤演进的早期阶段,由于癌基因或肿瘤相关通路(如结直肠癌中 Wnt 信号通路)的激活,使得一部分肿瘤细胞早期就脱离原发灶,并在新的部位发生明显的基因谱变化,最终演进出有转移能力的克隆。由于原发灶与转移灶肿瘤细胞基因表达谱不同,因此靶向原发灶肿瘤的治疗对转移灶无效。

3. **结直肠癌转移相关标志物研究进展** 转移是结直肠癌患者死亡的主要原因,而转移相关标志物与肿瘤的发生、发展密切相关,因此寻找理想的结直肠癌转移早期预警标志物对结直肠癌转移的早期诊断与预测均具有重要意义。

(1) 结直肠癌转移的基因组学研究:结直肠癌转移相关分子是一类在结直肠癌转移中起重要识别作用的基因,这些基因在转移与非转移肿瘤组织中表达差异明显。结直肠癌转移密切相关的基因主要包括 TP53、p16、Bcl-2、Ras、PTEN、RB、c-Myc、TIAM1、HOXB7、PRL-3 等。随着基因组学新一代深度测序和生物信息技术的发展,筛选出一批结直肠癌转移相关的特征性分子标签,如 LYN、SDCBP、MAP4K4、MIDI 和 DKK1 五个基因共同组成的整体分子标签可作为结直肠癌转移与预后的新的分子标记物;HOXB7 的过表达可明显促进结直肠癌细胞的增殖和侵袭能力。因此筛选出更具有高度敏感度和特异度的肿瘤分子标记物,并有效地应用于临床是结直肠癌新的研究方向之一。

(2) 结直肠癌转移的蛋白组学研究:肿瘤的发生是多基因参与的复杂过程,其发生发展与一些特定蛋白质的变化及其相关细胞信号通路的改变有关。研究发现,有淋巴结转移的结直肠癌存在众多高表达的差异蛋白,如:GST、HSP27、COX-2、E-cadherin、β-catenin、磷酸丙糖异构酶等。而结直肠癌肝转移过程中,也出现一些特异蛋白质的差异表达,包括 FoF1-ATP 合酶、核基质蛋白(PMF)、精氨酸酶、GST-A3、LASP1 等。其中 PMF、精氨酸酶、GST-A3 等蛋白质仅在结直肠癌肝转移灶中特异表达,可以作为结直肠癌肝转移早期诊断或结直肠癌预后判断的参考指标。

（3）结直肠癌转移的表观遗传学研究:异常的表观遗传修饰不仅可导致肿瘤的发生,同时可促进肿瘤的转移。转移具有复杂的基因标记特征,这些标记有可能反映转移的潜能;而表观遗传学模式的改变可调控部分转移相关基因的表达,这种调控可能是由于表观遗传学修饰直接或间接地影响染色质的结构从而改变基因转录水平。基因组 DNA 甲基化、组蛋白转录后修饰以及非编码 RNAs 的调控是常见的表观遗传学改变。

DNA 低甲基化可以通过几种不同的机制调控肿瘤转移。DNA 甲基化的减少有利于有丝分裂重组,导致某些基因缺失和转位,诱导染色体重排。DNA 中富含 CG 重组序列长散布核元件(long inter-spersed nuclear elements, LINE-1)和 Alu 重复序列(Alu recombinogenic sequence)被激活后,可转录或转位至其他基因组区域并扰乱基因组。LINE-1 和 Alu 元件内较高程度的低甲基化与肿瘤淋巴结转移相关,而重复序列的甲基化缺失则与某些肿瘤的演进密切相关。

miRNA 是近年来研究不断增多的肿瘤表观遗传学标志。CpG 岛的高甲基化是 miRNA 沉默的机制之一,miRNA 总体下调是结直肠癌普遍特征。miRNA 是某些细胞进程(包括增殖、分化、凋亡和发育)的重要调节因子。miRNA 表达谱发生改变,可促进或抑制肿瘤演变进程。结直肠腺瘤 miR-137 的甲基化沉默提示,它是结直肠癌发生的早期事件,有早期诊断的价值。将 Mir-R137 前体转染进结直肠癌细胞,显著抑制细胞增殖,具有抑癌基因的作用。miR-137 可在 HMGA1D 的转录调控下,通过靶基因 FMNL2 抑制结直肠癌侵袭和转移。

三、结直肠癌筛查的研究进展

早期结直肠癌的术后五年生存率可达到 90% 以上,而中晚期则不到 40%,因此开展无症状人群的筛查,发现早期癌及癌前病变并进行干预治疗,是降低结直肠癌发病率和提高患者生存率的关键。

目前筛查的方法主要有:粪便潜血检测、粪便脱落细胞及其基因检测、乙状结肠镜检查、结肠镜检查、CT 仿真肠镜、结肠气钡双重造影以及结肠胶囊内镜等,其中结肠镜检查是目前最重要和有效的筛查方法。

近年来不少研究采用粪便 DNA 检测表观遗传学标志,用于结直肠癌的早期诊断。已有工作表明,在结直肠癌活检标本中检测癌相关基因启动子的甲基化,能鉴定大部分的结直肠癌;进一步有作者应用甲基化特异性熔解曲线分析(methylation-specific melting curve analysis, MS-MCA),检测粪便 DNA 中 4 个癌相关基因(*RARβ2*、*p16INK4a*、*MGMT* 和 *APC*)在健康人、结直肠炎症、腺瘤和结直肠癌患者中的改变,结果表明,结直肠癌检出率为 16/26 (62%),腺瘤为 40%;在健康人未见到 4 个基因有明显的甲基化改变,但在炎症组 *RARβ2* 标志 2/15 (13%)为阳性。上述结果提示,应用 MS-MCA 分析粪便 DNA 的甲基化标志,是结直肠癌较好的、无创性检测的方法,有望用于大肠癌的早期诊断和筛查。

重视结肠癌癌前病变的筛查,减少筛查漏诊率也是结肠癌防治的重点之一。例如:由结肠锯齿状息肉(图 13-3)作为癌前病变恶变产生的结直肠癌被称为"锯齿状癌",约占结直肠癌总发生率的 15% ~ 20%。近期研究发现,这类癌的临床表现、形态学和分子机制都与传统的结直肠癌不同,可能是筛查漏诊癌或散发性结直肠癌的主要原因。研究显示,结肠镜筛查检出近端非异型增生锯齿状息肉的患者同时存在进展期肿瘤的风险是未检出者的近 2 倍。特别是锯齿状腺瘤(traditional serrated adenoma, TSA)于 2000 年被 WHO 正式独立命名的一种疾病,与传统腺瘤(traditional adenoma, TA)相比有其独特的性质。TSA 作为结直肠锯齿状上皮源性肿瘤,与 MSI 散发性结直肠癌关系密切。

四、结直肠癌的病理学进展

结直肠癌发病率在增高,虽然肿瘤大多发生在乙状结肠和直肠,但肿瘤的分子生物学改变和部位有关:高频微卫星不稳定(MSI-H)和 CpG 岛甲基化微卫星稳定的肿瘤常见于盲肠、升结肠和横结肠,单一 CpG 岛甲基化微卫星稳定的肿瘤可见于左右结肠,而微卫星稳定无 CpG 岛甲基化的肿瘤主要发生在左半结肠。

1. **组织学分型** 结直肠癌分腺癌、腺鳞癌、梭形细胞癌、鳞状细胞癌、未分化癌五个亚型,其中腺癌又包括筛状粉刺型腺癌、髓样癌、微乳头癌、黏液腺癌、锯齿状腺癌、印戒细胞癌六个变型。锯齿状腺癌由锯齿样腺体组成,类似广基锯齿样息肉结构,常伴有黏液、筛状、带状以及小梁状区域,肿瘤细胞核质比低;这型肿瘤可为高微卫星不稳定(MSI-H)或低微卫星不稳定(MSI-L), *BRAF* 突变和 CpG 岛高甲基化。筛状粉刺型腺癌特征为广泛而

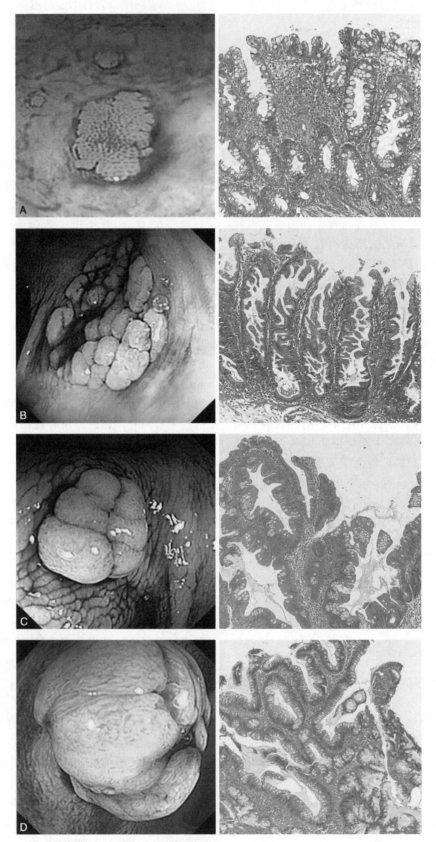

图 13-3　锯齿状腺瘤的大体（染色内镜）及组织学表现

A. 增生性息肉；B. 无蒂的锯齿状腺瘤；C. 传统的锯齿状腺瘤；D. 混合型锯齿状腺瘤

大的筛状腺体伴中央坏死,类似于乳腺的筛状粉刺型腺癌,常常为微卫星稳定和CpG岛高甲基化。微乳头癌是一种少见变型,特征为小片肿瘤细胞浸润间质形成明显的主、间质分离的空隙样结构,类似微乳头状或血管样腔隙,以前报道多见于乳腺和膀胱,也可为结直肠癌的成分,免疫组化显示为MUC1表型。梭形细胞癌亚型为双相分化的癌伴有梭形细胞肉瘤样成分,肿瘤至少局灶性表达角蛋白。

2. **组织学分级** 结直肠癌组织学分级仅针对非特殊类型腺癌,而其他的形态学变型具有自身特别的进展意义。分级依据腺样结构形成的比例,一般分为3个级别(高、中、低分化或1级、2级、3级)或2个级别(低级别、高级别),腺样结构超过肿瘤95%为高分化/1级/低级别,腺样结构占肿瘤50%~95%为中分化/2级/低级别,腺样结构占肿瘤0%~49%为低分化/3级/高级别。但是要注意两点:其一,肿瘤浸润前缘的小灶低分化成分,即肿瘤芽(单个细胞或少于5个的细胞团)不作为分级依据,但肿瘤芽的出现与侵袭性有关,有肿瘤芽的癌较没有肿瘤芽的癌预后差,并与其数量有关。其二,高频微卫星不稳定肿瘤虽然具有不同分化但也归入低级别,如当肿瘤具有上皮样形态特征但无明显腺管形成、黏液产生,或鳞状分化、神经内分泌分化和肉瘤样分化时一般归入未分化癌,其中部分亦是高微卫星不稳定(MSI-H),生物学行为上应属于低级别。因此,只要分子病理学上是高频微卫星不稳定性,不管其组织学类型是什么,都归入低级别,因为其预后较微卫星稳定的好。

3. **神经内分泌肿瘤分型** 同消化道其他部位及胰腺神经内分泌肿瘤一样分为5个亚型,即神经内分泌肿瘤1级(NETG1,即类癌)、神经内分泌肿瘤2级(NETG2)、神经内分泌癌(NEC)又分为大细胞神经内分泌癌和小细胞神经内分泌癌,混合性腺癌-神经内分泌癌和产生特异激素的神经内分泌肿瘤[EC细胞-生成5羟色胺的神经内分泌肿瘤(L细胞)-生成胰岛素样肽和生成PP/PYY的神经内分泌肿瘤]。

五、结直肠癌的治疗进展

目前,结直肠癌的主要治疗方式除了传统的手术、放化疗之外,还有生物治疗、靶向治疗、中医治疗等,特别是内镜技术及治疗的引入、全直肠系膜切除术手术方式的确立、新型化疗和靶向药物的问世以及新辅助治疗理念的发展,使结直肠癌诊治领域的进展日新月异。

(一) 开腹治疗

随着患者对治疗后生活质量要求的提高,尽管对结直肠癌的治疗方法已有很大改进,但外科手术仍是首选治疗,也是根治结直肠癌的唯一手段。根治性手术主要是对整块的癌灶病变肠段和淋巴引流的区域进行整体的切除,在支配切除肠段血管的根部进行结扎,并清除根部血管周围的淋巴结。

(二) 腹腔镜下手术治疗

随着诊断技术的发展,越来越多的早期结直肠癌和癌前疾病被发现。在内镜技术发展以前,只能选择外科手术治疗,但由于破坏了原本正常的解剖结构、手术创伤大,造成患者痛苦大、恢复慢。内镜技术的发展和在临床的广泛应用使早期结直肠癌和癌前疾病的诊治进展迅速,其以术野清晰、创伤小、出血量少、患者疼痛轻、止血迅速,加之术后患者胃肠功能恢复快、对机体免疫功能影响小、美观等众多优点而被越来越多医生和患者接受。

(三) 化学药物治疗

化疗是治疗结肠癌常用的有效方法,其目的是提高患者生存率和生活质量。结直肠癌的全身化疗分为术前化疗和术后化疗。术前化疗也称新辅助化疗(neoadjuvant chemotherapy),可以减小术前原发瘤或转移病灶的体积,降低肿瘤分期,使潜在不易切除的肿瘤变成可以切除,提高治愈性手术切除率及肝转移灶的切除率。手术切除结合术后化疗,是提高手术疗效的重要手段,一方面可以降低术后复发,提高临床疗效,另一方面还可以降低转移率,尽可能挽救和延长患者生命。目前常用的化疗药物有5-氟尿嘧啶(5-FU)、奥沙利铂、希罗达、依立替康等。近年来,结直肠癌辅助治疗已经获得了极大的进展,以5-FU+甲酰四氢叶酸(folinic acid/leucovorin,LV)为基础的化疗方案作为治疗结直肠癌的经典方案,已成为国际上公认的标准疗法。有研究表明,术后应用5-FU可以明显降低结肠癌复发率。第三代铂类抗肿瘤药物奥沙利铂(oxaliplatin,L-OHP)与5-FU有协同作用,目前也已成为临床治疗结直肠癌的一线药物。一项关于结直肠癌患者治疗的回顾性分析表明,Ⅲ期结直肠癌患者术后早期化疗和适当的持续化疗,能够根除隐蔽性肿瘤,进而提高患者长期生存率。

(四) 生物治疗

肿瘤生物治疗是通过激发和增强机体的免疫功能或以生物制剂的作用调节机体的免疫反应,从而达到治疗肿瘤的目的,主要包括肿瘤的免疫治疗、基因治疗和免疫基因治疗。目前临床上应用最多的是免疫治疗。它是运用生物技术和生物制剂对从患者体内采集的免疫细胞进行体外培养和扩增后回输到患者体内的方法，是继手术、放疗和化疗之后的第四大肿瘤治疗技术。生物治疗从操作模式分为非细胞治疗和细胞治疗。非细胞治疗包括抗体、多肽（或蛋白质）疫苗、基因疫苗、基因治疗等，细胞治疗主要分为过继性细胞免疫治疗、肿瘤细胞疫苗、树突细胞疫苗和造血干细胞移植等。针对结直肠癌的生物治疗，包括癌基因及抑癌基因的治疗、自杀基因治疗和免疫基因治疗。TP53 基因突变是结直肠癌发生的早期事件，因此通过导入野生型 TP53 基因可以替代突变的基因以及利用 TP53 基因激活因子或核酶逆转 TP53 基因突变。结直肠癌基因治疗中应用最广泛的自杀基因有：单纯疱疹病毒胸苷激酶（herpes simplex virus-thymidine kinase，HSV-TK）基因、胞嘧啶脱氨酶（cytosine deaminase，CD）基因、尿嘧啶磷酸核糖基转移酶（uracil phosphoribosyltransferase，UPRT）基因等。以 DC 为载体的肿瘤治疗性疫苗研究颇受重视，DC 始动并调节特异性 $CD4^+/CD8^+$ T 细胞免疫应答，以肿瘤相关抗原多肽、核酸抗原、肿瘤细胞等为靶抗原制备的治疗性 DC 结直肠癌疫苗在临床前研究中已取得较好的效果。

（五）靶向治疗

靶向治疗是在细胞分子水平上，针对已经明确的致癌位点（该位点可以是肿瘤细胞内部的一个蛋白分子，也可以是一个基因片段）来设计相应的治疗药物，药物进入体内可特异地选择致癌位点来相结合发生作用，使肿瘤细胞特异性死亡，而不波及肿瘤周围的正常组织细胞，所以分子靶向治疗又被称为"生物导弹"。靶向治疗在结直肠癌治疗领域也取得了重大的突破。根据作用的靶点不同可分为：①以表皮生长因子受体（epidermal growth factor receptor，EGFR）为靶向的药物：包括单克隆抗体和酪氨酸激酶抑制剂（tyrosine kinase inhibitor，TKI）。单抗主要有西妥昔单抗（cetuximab）和帕尼单抗（panitumumab）。蛋白酪氨酸激酶（protein tyrosine kinase，PTK）系统的过度激活与肿瘤细胞无限制增殖密切相关，其结果可以促进细胞的恶性转化、增殖和转移。目前常用于治疗结直肠癌的、作用于 EGFR 的酪氨酸激酶抑制剂有吉非替尼、厄洛替尼。②作用于肿瘤血管的靶向治疗药物：贝伐珠单抗（bevacizumab）是作用于 VEGF 的人源化、人鼠嵌合单抗，它可以和 VEGF 特异性结合，从而阻断 VEGR 受体的过度活化，抑制肿瘤区域新生血管的形成，

延缓肿瘤的生长和转移。③环加氧酶-2（cyclooxygenase-2，COX-2）抑制剂：COX-2 在结直肠癌中高表达，其表达水平与结直肠癌的分期、淋巴结转移有关，目前应用较为广泛的有选择性 COX-2 抑制剂赛来昔布和罗非昔布以及非选择性的阿司匹林。此外，研究表明，COX-2 抑制剂对传统抗肿瘤药物和针对新靶点的药物有协同作用。

（六）介入治疗

对于不适宜手术的患者，介入治疗与其他方法并用可以明显提高患者的生活质量。用于结直肠癌的介入治疗包括经动脉灌注化疗、选择性动脉栓塞治疗、肿瘤直接穿刺注药治疗、经淋巴管灌注化疗等。

（七）中医治疗

中医治疗是我国特色，有很好的辅助作用，可以明显提高患者生活质量和术后生存率。中药在减轻放化疗、术后不良反应等方面有着独特的优势。临床现常使用中成药制剂，如艾迪注射液、复方苦参注射液、参麦注射液、复方丹参滴丸、中药扶正胶等，联合放、化疗治疗结肠癌，已取得了初步成效。

（丁彦青）

第六节　炎症性肠病

炎症性肠病（inflammatory bowel disease，IBD）是病因尚不十分清楚的慢性非特异性肠道炎症性疾病。可能为宿主与肠道菌群的免疫反应引起的特发性自身免疫性疾病。IBD 的主要类型是溃疡性结肠炎（ulcerative colitis，UC）和克罗恩病（Crohn disease，CD）。前者仅限于在结肠，后者可累及从口腔到肛门的胃肠道任何部分，病变呈节段性和透壁性。有遗传易感性的 IBD 患者，更容易进展为恶性。IBD 在欧美的白种人常见，但我国近十多年来发患者数逐步增加，已成为消化系统的常见疾病和慢性腹泻的主要病因。

一、IBD 的流行病学

（一）地理和种族分布

西方发达国家的白种人 IBD 发病率高，在美国、加拿大、英国和斯堪的那维亚的发病率最高。而在发展中国家和地区的有色人种发病率低。气候寒冷地区和城市地区 IBD 的发病率高于气候温暖地区和农村地区。欧洲和美国北部相比南部的发病率更高。在国际上，UC 发病率是大约每年

(0.5~24.5)/10万人。CD为每年(0.1~16)/10万人。

时间趋势分析显示炎症性肠病的发生率在北美和欧洲趋于稳定,而在发展中国家随着时间的推移有统计学意义的增加。

中国IBD协作组对1990年至2003年的3100例UC和515例CD的回顾分析推测我国的UC发病率约为每年11.6/10万人,CD的发病约为每年1.4/10万人。

(二) 性别和年龄分布

西方研究表明,UC男性对女性比率约为1:1,无显著差异,而CD患者中女性稍多。我国的研究表明UC患者男女比例为1.34:1。CD患者男女之比约为(1.50~1.67):1,均显示男性多于女性。

二、IBD的病因学、遗传易感性和发病机制

炎症性肠病的病因学和发病机制至今尚未能确定。环境因素、遗传易感性、肠道菌群与宿主的相互作用和肠道黏膜先天性免疫紊乱与IBD的发病有肯定的关系。但目前对于IBD中免疫系统反应的激活的机制尚不完全清楚。可能相关的因素包括:至今尚不清楚的致病微生物或不恰当的反应(如对抗原的炎症反应下调失败,屏障功能的故障)。在这些情况下不恰当的免疫系统的激活,导致肠道内的急性炎症(中性粒细胞)和慢性炎症(淋巴细胞和组织细胞)持续存在。造成慢性持续性,反复活动性的炎症,最后引起肠道功能和结构的改变。

(一) 环境因素

与IBD有关环境危险因素的研究结果不一致。目前最一致的为吸烟增加了CD的风险,非甾体抗炎药的使用似乎也与IBD的发病有关。饮食因素中,高纤维摄入量和高摄入水果和蔬菜可减少患IBD的风险。E3N前瞻性研究发现高动物蛋白摄入量(肉或鱼)可增加患IBD的风险。

(二) 遗传易感性

IBD患者的一级亲属有患病风险增加5到20倍。父母为IBD患者的其子女有5%的发病率。孪生研究显示同卵双胞胎的发病率大约为70%,非同卵双胞胎仅为5%~10%。估计IBD的患者的直系亲属中10%~25%有这种疾病。

1. **CD的遗传学** 采用全基因组扫描和易感基因筛查技术,目前发现至少有9个易感基因。其中 *NOD2* 基因(现称为 *CARD15*)突变是白种人CD发病的重要易感基因。正常情况下 *NOD2* 表达在肠上皮细胞、帕内特细胞和黏膜内的巨噬细胞、树突细胞和中性粒细胞。*NOD2* 是第一个鉴定出来的CD易感基因,参与先天免疫系统的多态性,有超过60种的突变。*NOD2* 编码的蛋白实际上为细菌脂多糖的类型识别受体,正常人通过该受体与Toll样受体的相互作用和一系列细胞内的过程抑制,从而抑制炎症反应。而 *NOD2* 突变后,黏膜内巨噬细胞等不能识别细菌细胞壁的抗原细胞壁酰二肽(MDP),上述抑制NF-κB信号通道作用下降,分泌的细胞因子,如TNF、IL-6、IL-8、IL-10不足,使得NF-κB介导的炎症加强。

新发现的21新基因位点与CD的风险增加相关联,包括 *CCR6*、*IL12B*、*STAT3*、*JAK2*、*LRRK2*、*CD-KAL1* 和 *PTPN22*。这些基因多数参与免疫功能的信号转导。*IL-23* 基因的两种单核苷酸多态性也与CD发生相关。在染色体5p13.1有炎症性肠病易感基因。

2. **UC的遗传学** UC的遗传易感性比CD似乎较弱,但其遗传敏感性与CD有很大的重叠。一个全基因组关联研究发现一个以前未知的位于ECM1易感位点。

在染色体1p36和12q15发现有UC的其他易感基因位点。1p36的单核苷酸多态性在 *PLA2G2E* 基因附近,参与从膜磷脂合成的花生四烯酸的释放,导致其他炎性介质的生成。12q15的相关位点位于 *IFN-γ*、*IL-26* 和 *IL-22* 基因附近,这些基因在病原体的免疫应答以及组织炎症反应过程发挥作用。

(三) IBD的发病机制

IBD的发病机制现在还不十分清楚,近年来的研究进展,使人们除了对环境因素、遗传易感性有了深入认识外,对于肠道菌群与宿主的相互作用和肠道黏膜先天性免疫紊乱与IBD的关系有了更深入的认识。以下对肠道菌群与宿主的相互作用和肠道黏膜先天性免疫紊乱分别加以介绍。

1. **肠道菌群失调与IBD** 人体肠道内存在约500余种细菌。其数量约为人体细胞总数的10倍。正常肠道菌群中,10~20种细菌含量较高,如拟杆菌、乳酸杆菌、双歧杆菌、粪球菌、粪链球菌、梭状芽胞杆菌、梭形杆菌、大肠杆菌和奈瑟菌等。肠道正常菌群有很多重要的生理功能。如肠道内厌氧菌发酵未消化的食物纤维,产生丁酸盐和其他短链脂肪酸。这些短链脂肪酸是肠黏膜上皮细胞的主要营养物质,维持上皮细胞的新陈代谢。在人体出生后肠道即开始有正常菌群定居。这些菌群可分泌

一些能调节肠黏膜免疫系统功能的代谢产物和抗原物质。这些物质在肠黏膜免疫系统的发育过程中发挥重要的调节作用。

IBD患者存在肠道菌群失调,正常细菌数量减少,而致病菌、条件致病菌数量明显增多。

近年来,致病性大肠杆菌在IBD发病中的作用受到重视。有学者发现,65%CD患者手术切除的回肠黏膜中、36%CD患者术后炎症黏膜活检组织中、22%CD患者正常黏膜活检组织中检出致病性大肠杆菌。而仅3.7%正常人回肠黏膜活检组织检出致病性大肠杆菌。6%正常回肠手术切除标本黏膜检出阳性。正常情况下,致病性大肠杆菌能通过黏附、侵入途径移位到上皮细胞内,但移位的细菌能被黏膜内单核巨噬细胞吞噬并杀灭。然而,如果单核巨噬细胞杀灭细菌相关基因功能存在自噬功能缺陷,移位的细菌不能被单核—巨噬细胞杀灭,这些移位的细菌则诱导单核巨噬细胞分泌炎症分子,诱发炎症反应。

2. **肠黏膜屏障功能受损与IBD** 正常的肠黏膜屏障功能指肠道黏膜的完善的功能隔离带,防止肠道内的致病性抗原进入,如细菌、有毒物质、食物性抗原和致癌物等。屏障包括肠上皮细胞分泌的黏液,上皮细胞之间的细胞连接(如紧密连接),黏膜内的充分的血液供应和免疫细胞等。在IBD发生时,肠上皮细胞之间的紧密连接受损害,紧密连接蛋白(如claudin)、闭合蛋白(occludin)、连接黏附分子(junctional adhesion molecule,JAM)表达减少,黏膜通透性增加,使得微生物和食物抗原进入黏膜内,引起黏膜内T细胞的激活,以及B细胞、巨噬细胞和树突细胞的活化,产生大量炎性介质和细胞因子,引起肠黏膜免疫细胞对肠腔内抗原物质产生异常反应,从而损伤黏膜屏障。另外,肠上皮细胞内的淋巴细胞(intraepithelial lymphocyte,IEL)的激活,可以引发细胞毒性杀伤作用,加重黏膜上皮的损害。

3. **肠道的先天性免疫和适应性免疫的异常与IBD** 人体的先天性免疫和适应性免疫系统不断识别肠腔内的大量微生物抗原和食物性抗原,产生免疫耐受,持续性的监视着肠道的常驻菌群,维持肠道内环境的稳定。其中前述Toll样蛋白受体和NOD蛋白是重要的模式识别受体,在识别抗原后,激活细胞内信号传导系统,引起NF-κB活化,促使细胞因子释放,引起免疫应答。在IBD中先天性免疫和适应性免疫系统均出现异常,其中适应性免疫系统的异常尤为重要。巨噬细胞、分泌IgA和IgG的B细胞,

还有Th1、Th2、Th17等T细胞,构成复杂的免疫监视体系在IBD,尤其是CD时发生异常。如前述的巨噬细胞的自噬功能下降,引起炎性介质,如IL-1β、IL-6、TNF等的释放减少,不能有效清除入侵的微生物,导致T细胞介导的非干酪样肉芽肿形成。

4. **IBD发病机制的假说** 持续的肠道感染,肠道黏膜屏障的缺损,肠黏膜免疫调节异常,以及遗传和环境因素共同参与了IBD的发病。环境因素中,吸烟、阑尾摘除术、非甾体抗炎药等与IBD有关。遗传易感患者的肠道菌群与宿主的相互作用,导致黏膜免疫屏障的失调是IBD,尤其是CD发生的重要环节。对肠腔内微生物研究发现,IBD患者的肠道内菌群发生改变,益生菌减少而致病菌或"微致病菌"增加。细菌作为肠腔内的主要抗原,可能起一种抗原扳机作用。遗传易感患者肠黏膜免疫细胞对肠腔内抗原物质产生异常反应,从而损伤黏膜屏障,上皮细胞类型识别受体(pattern recognition receptors,PRR)与防御素等产生障碍,由于肠腔内的菌群、外来抗原和微环境的改变,导致免疫耐受的丧失,引起炎症。各种炎症介质和细胞因子活化后,引起获得性的免疫反应异常,黏膜内淋巴细胞,尤其是T细胞的活化和Th1、Th2反应的失衡,导致淋巴细胞和浆细胞的增生,使得炎症持续,反复,慢性化。

5. **CD的发病机制假说** 在现有CD研究结果基础上,有学者提出新的CD发病模式:首先是细菌来源的抗原促发肠黏膜的炎症,巨噬细胞等将抗原呈递给CD4+T细胞,使得T细胞活化并产生分化。IL-4可以促使T细胞分化为Th2细胞。巨噬细胞释放的IL-2等细胞因子促使T细胞分化为Th1细胞,Th1细胞产生IFN-γ可以刺激巨噬细胞进一步释放IL-2及TNF等促进炎症的细胞因子。同时,黏膜内的非免疫细胞,如成纤维细胞产生的IL-1及其他调节细胞因子,并通过神经元分泌P物质,刺激肥大细胞分泌组织胺,增加局部的血管通透性。通过白细胞表达的整合素和内皮细胞表达MAdCAM和ICAM-1,粒细胞和单核细胞被趋化至肠黏膜,释放前列腺素、白三烯、蛋白酶、活性氧自由基和一氧化氮等和细胞因子造成黏膜的进一步损伤。最后黏膜可以通过修复和重建而愈合,但原有结构已经不能复原。

三、IBD的临床表现、肠镜和影像学

(一)UC

UC最常发生在结肠,临床表现为持续性或反

复发作的腹泻、黏液脓血便伴有腹痛、里急后重和不同程度的全身症状，病程多在 4～6 周以上。可有皮肤、黏膜、关节、眼部和肝胆等肠外表现。黏液脓血便是 UC 的最常见症状。超过 6 周的腹泻病程可以与多数感染性肠炎鉴别。

结肠镜下 UC 的病变多数从直肠开始，呈连续性、弥漫性分布。大约 25% 的 UC 仅限于直肠，其余 UC 病例，病变从直肠连续向近端传播。全结肠炎见 10% 的患者。肠镜下表现为：黏膜血管纹理模糊、紊乱或消失、黏膜充血、水肿、质脆、自发或接触性出血。有脓性分泌物附着。也常见黏膜粗糙、呈细颗粒状。病变严重时，可见弥漫性、多数连续性糜烂或溃疡形成。还可见结肠袋变浅、变钝或消失以及假息肉、黏膜桥等。在称为倒灌性回肠炎的病例，远端回肠可出现浅表性炎症。病程长者可出现癌变。在钡灌肠的 X 线片，慢性 UC 的结肠变得缩短，缺乏结肠袋，呈铅管样外观。

（二）CD

CD 的临床表现呈多样化，包括消化道表现、全身性表现、肠道外表现及并发症。消化道表现主要为腹泻和腹痛、可有血便；全身表现主要有体重减轻、发热、食欲缺乏、疲劳和贫血等；青少年患者可出现发育迟缓；肠道外表现与 UC 相似；并发症常见的有瘘管形成、腹腔脓肿、肠狭窄和肠梗阻，以及肛周病变（包括肛周脓肿、瘘管、皮赘和肛裂等），较少见的并发症还有消化道大出血、急性穿孔。病程长者可出现癌变。

CD 累及回肠和结肠的占 35%，仅累及结肠的占 32%，仅累及小肠的为 28%，仅累及胃和十二指肠的占 5%。结肠镜检查应达末端回肠。肠镜下的特点为节段性炎症、肠道狭窄和瘘管形成。常常可见阿弗他溃疡（aphthous ulcer）、纵行裂沟样溃疡和深在的纵向溃疡与增生的正常黏膜相互间隔，造成黏膜呈鹅卵石样外观。直肠不受累是 CD 的典型的特点。虽然直肠不受累，但常见肛瘘和肛周脓肿。

CT 和磁共振肠道显像（CT/MR enterography）是评估小肠炎性病变的标准影像学检查。可评估肠壁的炎症范围，狭窄的存在和可能的性质，肠外并发症如瘘管形成、腹腔脓肿等。

四、IBD 的病理学诊断和鉴别诊断

IBD 的诊断涉及胃肠病学、影像学、病理学和胃肠外科等多学科方法（multidisciplinary approach）。可靠的诊断应建立在结合病史，临床评估，实验室检查，以及典型的内镜、组织学和影像学发现的基础上，需要胃肠病学家、影像学家、病理学家和胃肠外科学家等的团队合作。

（一）IBD 病理诊断的技术程序

对 IBD 的诊断，尤其是临床考虑为 CD 的诊断，多部位黏膜活检取材十分重要。推荐做至少五个部位（包括直肠和末段回肠在内），每个部位取不少于两个活检。内镜下未见异常的黏膜也应取活检。对于临床表现典型的位于左半结肠和直肠的怀疑 UC 的患者，活检的部位和数量可以适当减少。所有黏膜活检组织样本应立即用 4% 中性缓冲甲醛（即 10% 中性缓冲福尔马林）固定。样本的定向使用滤纸效果较好，即黏膜断面的一侧在固定前粘在滤纸上。不同部位的活检组织应当用不同的容器并且注明患者的信息和取材部位，以避免混淆。

与活检样本一起送病理科的病理申请单一定要有患者的临床信息，包括患者的年龄、性别、患病程期、内镜发现、治疗的种类和程期、并发症、旅行史和临床诊断等。

由于 IBD 的病变可能为局灶性，在组织包埋时，建议每个蜡块最多包埋 2 块组织。推荐对每个蜡块均做标本最大面的多个连续切片（6～10 片）并且采取措施确保切片方向垂直于黏膜。石蜡切片做 HE 染色即可满足常规诊断。特殊染色（包括抗酸染色）、免疫组织化学染色或 PCR 等其他技术在必要时使用。

外科标本应沿肠管的长轴剪开固定（除了在一侧有肿瘤时，可以将肿瘤的一段暂时不剪开就固定）。取材应包括淋巴结、末段回肠和阑尾。推荐在肉眼可见病变处和肉眼大致正常处进行多处取材。对于诊断有价值的肉眼改变，如透壁性改变、瘘管等要注意取材和记录。对于怀疑为肿瘤的病变更要注意取材和记录。

（二）主要与 UC 有关的镜下改变

UC 的组织病理学改变可分为隐窝结构异常，上皮异常和炎性浸润三部分，主要分布在黏膜内和黏膜下层。这些改变均不是特异性的，也可以见于 CD 和其他结肠炎。

1. 用于描述隐窝结构异常的病变 ①隐窝分支（crypt branching）：定义为在切片方向良好的切片上有两个或两个以上的分支状腺体或者分支状腺体大于 10%；②隐窝扭曲（crypt distortion）：隐窝（腺体）在大小、形状、极向和管腔尺寸等方面的不规则；③隐窝萎缩和隐窝密度减少：指隐窝数量减少，隐窝间距离大于一个隐窝直径以上以及隐窝底部与黏膜肌的距离增加；④表面不规则（绒毛状表

面,绒毛状黏膜):隐窝开口增宽,黏膜表面不平,严重时呈手指状改变。

2. 描述上皮异常的形态改变 ①帕内特细胞化生(Paneth cell metaplasia):正常情况下帕内特细胞在结肠脾曲以远极其少见。帕内特细胞化生定义为在远端结肠黏膜发现帕内特细胞。其出现可能与上皮的再生和修复有关。②黏液分泌减少:定义为杯状细胞减少或细胞内黏液减少。

3. 描述炎性浸润的形态学改变 ①固有膜内炎症细胞的分布可以描述为:局灶性(focal)、片状(patchy)和弥漫性(diffuse)。前两者有时也称为"不连续的"。弥漫性炎还可以分为黏膜浅层炎和黏膜全层炎。在多处黏膜活检的基础上评估炎症的分布比较客观可信。对于治疗后静止期的 UC 病例,可能见不到弥漫性的透黏膜性炎。在诊断时要引起注意。②隐窝炎(cryptitis)指中性粒细胞出现在隐窝上皮内和管腔中,形成隐窝破坏和隐窝脓肿(crypt abscesses)。中性粒细胞也可以出现在表面上皮内,其意义与隐窝炎相同。③基底部浆细胞增多:指浆细胞浸润主要位于固有膜的下 1/5 处或者出现在隐窝下方,沿着黏膜肌浸润或穿透黏膜肌,呈弥漫性或局灶性。④基底部淋巴细胞聚集:结节状的淋巴细胞聚集在隐窝基底和黏膜肌之间,无生发中心。至少两个以上的此种病变认为是异常。⑤间质改变:指黏膜肌的弥漫性增厚,或者出现两条黏膜肌。见于长期存在和静止期的 UC。

(三)主要与 CD 有关的镜下改变

CD 的许多形态改变,在 UC 和其他结肠炎也可以出现,造成诊断和鉴别诊断困难。

1. 隐窝结构异常 隐窝的不规则性即隐窝结构的异常:定义为大于 10% 的隐窝有异常。表现为隐窝的扭曲(非平行隐窝,隐窝的直径变化或隐窝扩张),隐窝分支和隐窝缩短。

2. 溃疡和炎性浸润 ①阿弗他溃疡:为肉眼或内镜下的阿弗它溃疡的镜下改变。形态上为浅表的小溃疡,表面为少量黏液,中性粒细胞,炎性坏死渗出物。在黏膜淋巴滤泡增生,肉芽肿形成基础上,发生坏死和表面破溃,形成早期的阿弗他溃疡。②深在口疮样、线状溃疡(deep aphthous, linear ulcer):为阿弗他溃疡进一步发展形成纵行的线状深在溃疡,可以到黏膜下层或者更深。③伴有刀切样裂隙的深在裂沟(deep fissures with knifelike clefts):溃疡深而窄,如刀切一样。有急性炎性渗出,中性粒细胞,组织细胞和肉芽组织。常穿入肠壁,深达黏膜下层,肌层,引起瘘管形成,穿孔,脓肿形成,粘

连和肠周炎性假瘤。④局灶性的慢性炎症:定义为不连续的固有膜内深在的淋巴细胞、浆细胞增多,不限于黏膜表浅区(上 1/3)。⑤非干酪样肉芽肿(non-caseous granuloma):为上皮样组织细胞(单核细胞/巨噬细胞)聚集构成,通常为圆形,一般没有 Langhans 多核巨细胞,但可见多核巨细胞,见不到坏死。常见于固有膜内和黏膜下层,也可以见于肌层和浆膜下,甚至淋巴结内。除了常见于 CD 外,非干酪样肉芽肿也可见于结节病和感染性结肠炎。非干酪样肉芽肿还应当与隐窝损伤引起的黏液性肉芽肿区别。⑥透壁性淋巴细胞增生:仅见于手术切除标本,尤其在远离溃疡处,散在分布在固有膜,黏膜下,肌层和浆膜下,可含有生发中心,并常有淋巴管扩张。⑦黏膜下层的淋巴细胞聚集和淋巴管扩张:为肠壁全层淋巴细胞增生的内镜活检下所见。

3. 上皮的异常 幽门腺化生(pyloric metaplasia)也称为假幽门腺化生或腺性黏液样化生,是慢性黏膜炎症的一个特点,与黏膜的溃疡和修复有关。幽门腺化生见于部分 CD 患者的回肠活检,在回肠切除标本中也常见。幽门腺化生在 UC 患者的倒灌性回肠炎切除标本中很少见。

4. 神经系统的异常 主要为神经节细胞的增多和神经节周围炎,见于黏膜下层和肌间,神经节细胞呈簇状分布,数量一般大于 4~5 个。周围有淋巴细胞浸润。黏膜下层和肌间神经纤维可见肥大和增生。

(四)UC 的病理学诊断与鉴别诊断

UC 缺乏诊断的"金标准",主要结合临床表现,内镜和病理组织学进行综合分析,在排除感染性结肠炎和其他非感染性结肠炎之后作出诊断。

1. 手术切除标本肉眼改变特点 UC 的手术切除标本肉眼检查显示弥漫性和连续性慢性炎症,无跳跃区,主要累及直肠并且向近端连续性分布,越靠近近端,炎症越轻。UC 累及黏膜与正常黏膜分界清楚(表 13-1)。黏膜呈颗粒状改变,有浅表的溃疡形成。重度病例溃疡可以破坏黏膜,形成黏膜表面的剥蚀或者向下穿过黏膜肌层。广泛的溃疡之间未累及的黏膜岛可形成炎性假息肉,多见于乙状结肠和降结肠,而在直肠少见。

2. 显微镜改变特点 UC 是几乎完全限于大肠肠壁浅表性炎症(例外为所谓"倒灌性回肠炎",此时盲肠的炎症可累及远端回肠)。只有在复杂情况下如演变成中毒性巨结肠时肠壁的炎症过程才会涉及的较深层。UC 病变主要局限在黏膜和黏膜

下层,以黏膜结构异常、隐窝脓肿和黏膜浅溃疡的形成为特点。

表 13-1 UC 和 CD 的大体特点比较

	UC	CD
累及范围	主要为结肠	整个消化道
回肠	可引起倒灌性回肠炎	常常受累
结肠	左半结肠多于右半结肠	右半结肠多于左半结肠
直肠	常常累及	典型病例直肠不受累
病变分布	弥漫性(连续性)	节段性(不连续性)
溃疡	浅表性溃疡	阿弗他溃疡,融合性深在线性溃疡
假息肉	常见	不常见
跳跃式病变	缺乏	存在
铺路石样模式	缺乏	存在
深在裂沟	缺乏,除非急性重度结肠炎	存在
瘘管	缺乏,除非急性重度结肠炎	存在
黏膜萎缩	明显	不明显
肠壁	正常	增厚
脂肪包绕	缺乏	存在
狭窄	不常见	存在

UC 是以局限在黏膜内的结构的扭曲和炎性浸润为特点的慢性过程。结构扭曲包括隐窝的分支、扭曲、萎缩和黏膜表面的不规则。上皮细胞的异常有黏液分泌减少和帕内特细胞化生。UC 的炎性浸润为全黏膜性,包括固有膜内炎症细胞增多,基底部浆细胞增多,基底部淋巴细胞增多和固有膜内嗜酸性粒细胞增多。在活动期,有中性粒细胞增多,形成广泛的隐窝炎和隐窝脓肿,以及浅表性溃疡,但缺乏裂沟。

结肠脾曲以远的帕内特细胞化生是特异性较低的指标,但有助于 UC 的诊断。黏液分泌的减少实际上是黏膜上皮损伤后的再生和修复的改变,也是非特异的指标。在 UC 患者的活检中一般见不到肉芽肿,但是在有异物、隐窝破裂和黏液溢出时可见到。

UC 的显微镜下诊断基于以下改变:广泛的隐窝结构异常(弥漫性隐窝不规则),重度的隐窝密度减少或者萎缩,黏膜表面不规则,弥漫性伴有基底浆细胞增多的全黏膜炎性浸润。这四个特点中,有两个或两个以上特点,同时缺乏肉芽肿,UC 诊断准确率达 75%。在 UC 活动期可见广泛的隐窝炎和隐窝脓肿,以及黏液分泌减少。

持续性 UC 的诊断基于广泛的隐窝结构扭曲和弥漫性的全黏膜的炎症细胞浸润。此时黏膜组织学可伴随某些不典型特点,如出现正常黏膜,不连续性的炎症和直肠赦免。意识到这些形态学特点对与 CD 的鉴别十分重要。

在静止期,UC 黏膜可出现与结构损害和愈合相关的组织学特点,如隐窝结构的扭曲(萎缩和分支)以及上皮的再生,基底部浆细胞增多可消失和黏膜内炎症细胞数量减少。通常见不到活动性的炎症。

静止期 UC 患者临床复发的组织学预测指标为基底部浆细胞增多,黏膜内炎症细胞增多,中性粒细胞和嗜酸性粒细胞增多,隐窝脓肿,黏液分泌的减少和表面上皮的损害。

在治疗后,隐窝和黏膜的萎缩可恢复。治疗可导致经典的越到结肠远端炎症越重的分布模式的变化。可出现炎症分布的斑片状、直肠不受累和黏膜正常化。这些治疗后改变在评估活检时应加以注意,以免误诊。

3. UC 的鉴别诊断

(1) UC 与感染性结肠炎的鉴别诊断:感染性结肠炎特点为主要位于黏膜上 1/3 的急性浅表性炎症和隐窝结构的存在。早期 UC 也可出现上述情况,因此在诊断时有一定困难。持续性 UC 的特点为固有膜内的淋巴细胞和浆细胞增多(包括基底部浆细胞增多),隐窝分支和隐窝炎,借此可与其他结肠炎鉴别。炎症导致的上皮黏液分泌减少和杯状细胞减少,可见于感染性结肠炎、UC 和 CD,因此诊断价值较小。但广泛的上皮黏液分泌减少对 UC 的诊断有一定价值。

(2) UC 与 CD 的鉴别诊断:见表 13-1 和表 13-2。

4. UC 与结直肠癌(colorectal cancer,CRC) UC 患者发生结直肠癌的几率约为 4/1000 人年,平均患病率 3.5%。CRC 危险与病程和病变范围有关。在全结肠炎 8 到 10 年后,发生 CRC 的几率每年增加 0.5% ~ 1%。危险度最高的为广泛性结肠炎,而溃疡性直肠炎或左半结肠疾病的危险度低或中等。

表 13-2 UC 和 CD 的镜下特点比较

	UC	CD
隐窝结构的不规则性	弥漫性（连续性）	局灶性（不连续性）
慢性炎症	弥漫性（连续性），近端炎症减轻	局灶性（不连续性），可变性
斑片状（patchiness）	不常见	常见
炎症分布	浅表，透黏膜性，有时可累及黏膜下层	透壁性炎症
浆膜炎	缺乏，除非急性重度结肠炎	存在
淋巴细胞聚集	常见于黏膜和黏膜下层	常常为透壁性
肉芽肿	缺乏，除非伴有隐窝破裂	存在
急性炎症	弥漫性（连续性）	局灶性（不连续性）
隐窝上皮内中性粒细胞	弥漫性（连续性）	局灶性（不连续性）
隐窝脓肿	常见	不常见
神经元细胞增多	罕见	常见
肌层肥大	缺乏	存在
帕内特细胞化生	存在	不常见
幽门腺化生	罕见	存在

异型增生（dysplasia）（即上皮内瘤变）是评估 UC 患者恶性变危险度的标记。结肠炎相关异型增生仅发生在慢性炎症区域，可分为 4 个形态学类型：无异型增生（再生上皮）、异型增生不确定（indefinite）、低级别异型增生（low grade dysplasia）和高级别异型增生（high grade dysplasia）。

（五）CD 的病理诊断和鉴别诊断

CD 可累及从口腔到肛门的胃肠道的任何部位。最常见为末端回肠，同时常有右半结肠累及。CD 累及大肠可为仅结肠受累（约为 20%，主要为右半结肠），或者为大肠加上其他部位。大约 75% 的大肠 CD 的患者在疾病过程中伴有肛门病变，如肛门瘘管、溃疡、裂沟、窦道、脓肿和狭窄等。肛周的病变可早于肠道的病变数年。

CD 缺乏诊断的"金标准"，诊断需要结合临床表现、内镜、影像学和病理组织学进行综合分析，在排除肠结核和其他非感染性结肠炎后作出诊断，并随访观察。

1. CD 的手术切除标本肉眼改变特点 典型 CD 病例的外科手术切除标本的大体检查可见不连续的炎症模式。病变肠段通常被无病变的正常肠段分隔开（"跳跃"病变，skip lesions）。累及与未累及肠段间通常无过渡。受累肠段黏膜表面充血，可见浆膜炎性渗出和（或）浆膜粘连。所谓"脂肪缠绕"（fat wrapping）特点为脂肪组织扩展到肠系膜对侧的浆膜表面。主要见于小肠 CD，在大肠 CD 不常见。脂肪缠绕对于 CD 的诊断很有价值。

肉眼可见的黏膜面的最早期的病变为小的阿弗他溃疡，典型的阿弗他溃疡发生在黏膜内的淋巴滤泡之上，相邻的黏膜肉眼检查是正常的。当阿弗他溃疡扩大时，可融合为大的深在的纵行线状溃疡，边缘黏膜水肿。深在的不连续的溃疡将水肿的非溃疡黏膜分隔呈岛状，形成典型的铺路石样改变。也可见到炎性息肉和假息肉。后者由点缀在溃疡区域之间的残存黏膜岛增生形成。愈合的溃疡可留下瘢痕。

瘘管形成在小肠 CD 常见，在结肠 CD 相对少见。主要见于累及回肠和（或）有回结肠炎的病例。结肠 CD 引起的穿孔很少见。肠道狭窄见于有纤维化和纤维肌性增生的透壁性炎症的部位。小肠肠壁可以增厚，僵硬。上述外科切除标本的大体特点可用于 CD 和 UC 的鉴别（见表 13-1）。

2. CD 的显微镜下特点

（1）外科切除标本：外科手术切除标本诊断 CD 的镜下特点见表 13-3。在缺乏非干酪样肉芽肿时，需要表内所列三个其他形态学特点才能考虑确诊 CD。而在肉芽肿存在时，仅再需要一个特点，就可考虑。但确诊 CD 前必须排除感染（如结核病）。

表 13-3 CD 外科切除标本的镜下诊断特点

透壁性炎*
聚集性炎症分布，透壁性淋巴细胞增生*
黏膜下层增厚（由于纤维化-纤维肌肉破坏和炎症造成）
裂沟（裂隙状溃疡，fissures）
非干酪样肉芽肿（包括淋巴结）*
肠道神经系统的异常（黏膜下神经纤维增生和神经节炎）*
相对比较正常的上皮-黏液分泌保存（杯状细胞通常正常）

*诊断 CD 的相对特异指标

（2）内镜活检的病理诊断

1）在有非干酪样肉芽肿时：局灶性的慢性炎症，局灶性隐窝结构异常和非干酪样肉芽肿是一般公认最重要的在结肠内镜活检标本上诊断 CD 的显微镜下特点。

非干酪样肉芽肿加上至少一个其他形态学特点（局灶性慢性炎症，或局灶性隐窝结构异常）就可以考虑确诊为 CD。但应在确诊 CD 前作抗酸染色或者结核杆菌 DNA 的 PCR 检测，并结合临床排除结核。

2）未见非干酪样肉芽肿时：内镜下诊断结肠 CD 的形态学指标包括非干酪性肉芽肿、局灶性（节段性或不连续性）隐窝结构异常、局灶性慢性炎症（包括黏膜下淋巴细胞聚集）、活动性炎症处的黏液分泌存在、阿弗他溃疡、刀切样深在裂隙、神经肥大和神经节细胞增多等。末段回肠活检还可见到绒毛结构的不规则和局灶性糜烂以及幽门腺化生。

如果活检组织中未见到非干酪样肉芽肿，至少有以上其他指标中的 3 项，在临床和内镜观察支持 CD 的情况下，排除结核后考虑 CD。

当多个活检可供评估时，回肠受累和炎症病灶的分布显示从近端到远端逐渐减轻的梯度是有价值的支持 CD 的依据。缺乏 UC 的特点，如弥漫性隐窝不规则性，隐窝数量减少和隐窝上皮内中性粒细胞浸润，也有助于 CD 的诊断。

在诊断困难的病例，食管、胃和十二指肠活检，如发现肉芽肿或局灶性活动性炎症，可帮助 CD 诊断的建立。

3. CD 的病理鉴别诊断

（1）CD 与 UC 的鉴别（见表 13-1 和表 13-2）：用于内镜活检标本鉴别 CD 和 UC 的组织学特点到目前为止尚未有"金标准"，在胃肠病理学家中对于二者的区别尚未达到高度的一致。国外专业胃肠病理学家对于初次诊断 CD 的一致性为 64%，而 UC 为 74%。因此，病理学家在诊断 CD 时要注意以下几方面：①多处结肠镜活检对于 CD 的诊断是必需的；②CD 不能只依靠单独直肠活检诊断；③内镜活检的 CD 总诊断准确率低于 UC；④病理学家进行诊断标准和指南的讨论可提高诊断准确率；⑤外科切除标本有助于诊断 CD 的特点，如透壁性炎，纤维化和瘘管形成等，在内镜活检上由于取材过浅而看不到，增大了病理诊断的难度；⑥UC 的大多数病变局限于黏膜层和黏膜下层，因此内镜标本更加适合诊断。

（2）回结肠型 CD 与肠结核的病理组织学鉴

别诊断：我国是结核病高发人群国家，诊断 CD 之前一定要排除肠结核。肠结核也最常累及回肠末段和回盲部。肠结核与回结肠型 CD 在临床表现、结肠镜下所见和组织病理学改变上有很多相似之处。两者均可见黏膜内或者黏膜下层的肉芽肿形成。在 CD 为非干酪样坏死性肉芽肿，肠结核为干酪样坏死性肉芽肿。但干酪样坏死性肉芽肿的检出率较低。因此，回结肠型 CD 与肠结核的鉴别常常相当困难。

大体观察支持肠结核的改变有：①溃疡型肠结核：回盲部位于黏膜表面的圆形小溃疡，进一步沿着肠壁淋巴管播散形成环形溃疡。呈灶性分布，溃疡之间黏膜正常。肠壁增厚不明显。②增生型肠结核：回盲部形成包块，肠壁增厚，黏膜面呈铺路石样或假息肉样。一般还可见肠系膜淋巴结肿大和干酪样坏死。

组织病理学上支持肠结核的改变有：溃疡一般浅表，无深在的裂沟。肉芽肿分布在黏膜内，黏膜下，可累及肌层和浆膜下层。肉芽肿中心常常可见干酪样坏死，肉芽肿的长径一般大于 $400\mu m$，可以相互融合，周围常常具有淋巴细胞套。在结核早期的肉芽肿中央，常常是中性粒细胞和核碎片，尚未出现干酪样坏死。有溃疡形成时可见活动性炎症。肠结核病灶周围黏膜大致正常，一般见不到隐窝结构的扭曲，肠壁增厚和纤维化。

在诊断 CD 时，首先要排除结核。在结合临床的基础上，推荐对于具有肉芽肿和活动性溃疡的肠道活检标本进行抗酸染色或者结核杆菌 DNA 的 PCR 检测，排除结核后再诊断 CD。表 13-4 是肠结核和回结肠型 CD 的临床和病理鉴别要点。

表 13-4　肠结核和回结肠型 CD 的
临床和病理鉴别诊断

	肠结核	回结肠型 CD
胸片	阳性	阴性
T-spot	阳性	阴性
影像学检查	肠系膜淋巴结肿大伴有坏死	肠系膜淋巴结可肿大无坏死
内镜见回盲部病变	短	长
大便培养阳性率	30%	阴性
溃疡肉眼观	呈椭圆形或者环形，与肠管的长轴垂直	呈线状，深在，纵行，与肠管的长轴平行

续表

	肠结核	回结肠型CD
瘘管形成	一般无	多见
肠管狭窄段	小于3cm	大于3cm
肉芽肿	干酪样肉芽肿,大,多,融合,有淋巴细胞围绕	黏膜内非干酪样肉芽肿,小,少,分散(30%~50%)
透壁性淋巴滤泡增生	无	常见
抗酸染色	阳性	阴性
结核分枝杆菌DNA-PCR检测	阳性	阴性
肛管病变	少见	常见

(李甘地)

第七节　胃肠道遗传性息肉病

胃肠道遗传性息肉病是一组具异质性的临床病理综合征,其共同点是具有家族遗传性及胃肠道出现多发性息肉或腺瘤。按病变性质分为两大类:一类为非肿瘤性即错构瘤性病变包括幼年性息肉病、Peutz-Jeghers综合征和Cowden综合征;另一类为肿瘤性病变包括家族性腺瘤性息肉病、Lynch综合征、锯齿状息肉病和MUTYH-相关性息肉病。

一、幼年性息肉病

幼年性息肉病(juvenile polyposis,JP)是一种以胃肠道出现多发性幼年性息肉为特征的常染色体遗传性疾病。JP发生率在西方国家只有家族性腺瘤性息肉病(familial adenomatous polyposis,FAP)的1/10,在我国可能是最常见的胃肠息肉病综合征,但往往没有足够重视并正确诊断,且一半左右的病例没有家族史。

(一)病因及发病机制

1. 病因　目前JP的病因仍不清楚,有错构瘤、炎症及过敏等假说,其中错构瘤学说被广泛接受。

2. 发病机制　肠细胞再生动力学受干扰可能是幼年性息肉发病机制的基础:包括息肉中鸟氨酸脱羧酶活性、基质金属蛋白酶(MMPs)均较正常结肠黏膜升高;β-catenin蛋白在细胞核内积聚。此外,分子遗传学研究还表明部分病例是由18q21.1上的Smad4/DPC4基因(deleted in pancreatic cancer,locus4)发生胚系突变所引起。

(二)JP诊断标准和临床特点

1. 诊断标准　具备下述三条中的一条即可:①结直肠5个以上幼年性息肉;或②整个胃肠道均存在幼年性息肉;或③有JP家族史,伴任何数量的幼年性息肉。

2. 临床特点　2/3的JP病例在20岁以前就已诊断,男女比例相当。常存在消化道出血,表现为便血、黑便、腹痛和贫血,有时可出现肠套叠症状和息肉脱垂甚至排出肛门。约10%的JP患者伴有先天异常,这些患者大多是散发病例,异常包括心脏、软组织、胃肠道和泌尿生殖系统。

(三)病理变化

JP息肉主要发生于结肠和直肠,在整个结肠的分布机会相当;在胃和小肠也可有息肉发生。肠息肉数量大多数在50~200个之间,大小为0.5~3.0cm,通常有蒂,头部圆形,表面糜烂;而胃息肉大多无蒂,呈弥漫性生长。息肉切面可见大小不一的囊腔,腔内充满灰白色黏液或灰黄色脓性液体。小的息肉与单发性幼年性息肉组织学上没有区别,表现为黏膜固有层间质增生、水肿,肉芽组织形成,微血管丰富伴炎症细胞浸润;腺体轻度到中度增生,腺上皮分化良好,富含杯状细胞,部分腺体扩张呈囊状,腺腔内充满黏液。大的息肉常分叶,囊性改变较少,腺体数量明显增多,分支状,部分上皮可出现腺瘤样改变。

(四)临床处理和监测

治疗原则是JP息肉一旦诊断即需内镜下摘除或外科手术切除息肉。此外,JP患者的息肉虽然归为错构瘤,但它们具有恶性潜能:30%~40%的病例有发生结直肠癌的危险,癌可发生于合并的腺瘤或经上皮异型增生恶变而来。除结直肠癌高发外,JP患者发生胃、十二指肠、胆道和胰腺癌的危险性也增加了,因此对这类患者进行肠镜和其他部位的检查是必要的。

二、Peutz-Jeghers综合征

Peutz-Jeghers综合征(Peutz-Jeghers syndrome,PJS)又称家族性黏膜皮肤色素沉着胃肠道息肉病,简称黑斑息肉综合征。PJS是一种常染色体显性遗传性疾病,其特点是患者出现不同程度的皮肤黏膜色素沉着和胃肠道多发性错构瘤性息肉。

(一)病因及发病机制

PJS是一种常染色体显性遗传性疾病,几乎存

在完全外显性。66%~94%的PJS患者存在丝氨酸/苏氨酸蛋白激酶11(serine/threonine protein kinase 11,STKll/LKBl)基因胚系突变失活,而散发性病例该基因突变率仅为16.7%。STKll/LKBl基因位于19p13.3,属抑癌基因,其功能还不完全清楚,所编码的蛋白定位于细胞核和细胞质中,是cAMP依赖性蛋白激酶的底物。PJS患者该基因突变方式多样,包括缺失、点突变或插入等,并以前两者为常见。但因部分PJS患者体内并未发现该基因的改变,提示该疾病还可能存在其他未知的致病基因。

当患者发生胚系STKll/LKBl基因突变可导致PJS,而体细胞同时出现突变可增加多种癌的易感性,其机制可能是通过直接或间接激活TP53的方式来激活靶基因p21/WAFl的表达,从而导致PJS伴发的恶性肿瘤的概率显著提高。

(二)PJS诊断标准和临床特点

具备下述四项的任何一项即可诊断为PJS:①三个或三个以上组织学上证实的PJ息肉;②PJ综合征家族史,有任何数量的PJ息肉;③特征性、明显的皮肤黏膜色素沉着,有PJ综合征家族史;④任何数量的PJ息肉,有特征性明显的皮肤黏膜色素沉着。当既无黏膜皮肤色素沉着,又无家族史的单个PJ息肉,则称之为孤立性或散发性PJ息肉,这是一种不同于PJS的独立的临床疾病实体。

临床上PJS患者男女比例相当,一般2~20岁出现症状,表现为皮肤和黏膜的色素沉着斑,最典型的为口腔黏膜雀斑样斑点且持续存在;当息肉引起肠套叠和肠梗阻时出现腹痛和腹泻;也可因息肉表面的溃疡及坏死引起消化道出血及继发性缺铁性贫血;有时直肠的息肉可引起直肠黏膜脱垂。

易伴发多器官、多系统肿瘤是PJS的另一个重要特点,PJS患者一生中患癌的危险性较一般人群高10~18倍,癌的发生率为37%~93%。最常见的是结肠癌,其次是乳腺、小肠、胃和胰腺肿瘤,此外还可出现卵巢、子宫和睾丸等器官的肿瘤。罕见情况下,PJS患者可同时或异时伴发上述多种肿瘤。

(三)病理变化

PJS息肉可发生于除口腔外的消化道任何部位,最常见位于小肠,尤其空肠,结肠次之,胃及直肠也常见,十二指肠及食管较少见,此外,罕见于鼻咽部、尿道、肾盂、膀胱、支气管和子宫。

胃息肉多为广基,肠息肉多为带蒂或亚蒂。息肉0.5~5.0cm大小,发生在结直肠者数目少,相对较小。小者息肉表面光滑,大者大多分叶状,有深凹的裂沟。

组织学上,典型的PJS息肉是错构瘤性息肉,表现为息肉内平滑肌增生呈树枝状,表面覆以与该肠段相同的正常黏膜腺体并形成绒毛状结构,上述腺上皮分化成熟。发生在小肠的PJS息肉约10%的腺体可伸入肠壁肌层,如浸润状,甚至在侵入的肌层内形成黏液湖,上述病变易被误诊为腺癌。PJS息肉也可因发生继发性缺血坏死而造成诊断困难。此外,PJS患者胃肠道还可同时出现腺瘤、炎症性息肉、增生性息肉和幼年性息肉等,且有时多种类型的息肉上皮同时出现在同一息肉内,即构成混合性腺瘤/息肉。PJS胃肠道息肉癌变率为3%~48%,其癌变可能是错构瘤本身发生腺瘤变后(即混合性腺瘤/息肉)进而发展为癌,或者是由于与错构瘤并存的腺瘤发生了癌变。

目前尚未发现PJS患者伴发的其他器官的肿瘤在组织学上有其特殊性。

(四)临床处理和监测

虽然PJ息肉本身癌变的概率并不高,但为了降低未来急诊外科手术率并改善患者生存期,有必要对所有胃肠PJS息肉进行内镜下或外科手术逐个清扫切除。同时,基于PJS具有肿瘤易感性,需要对这类患者进行随访监测以早期发现癌变并进行干预治疗,推荐的监测内容有:每年行血红蛋白、大便潜血、盆腔和腹腔超声检查,每两年进行胃肠镜及小肠胶囊内镜检查,每3年(51岁以上每年进行)行宫颈涂片及乳房X线检查。

三、Cowden综合征

Cowden综合征(Cowden syndrome)又称多发性错构瘤综合征,是一种常染色体显性遗传性疾病,以累及所有三个胚层器官的多发性错构瘤为特征,其中皮肤和胃肠道是最常见的发生部位。

(一)病因及发病机制

目前Cowden综合征的病因和发病机制未完全明了,遗传学检测证实约80%的病例存在PTEN基因的突变。抑癌基因PTEN位于染色体10q23,含有9个外显子,编码一种负性调节PI3K/PTEN/AKT途径的磷酸酶。PTEN失活可促进细胞生长和增殖。

(二)诊断标准

国际Cowden合作组织的诊断标准见表13-5。

(三)病理变化

Cowden综合征患者在胃肠道任何部位都可以发生错构瘤性息肉,在结直肠的息肉通常为0.3cm~1cm,有时可达2cm。镜下形态多样,有的

表 13-5　Cowden 综合征诊断标准

诊断标准	个体患者的诊断	已有 Cowden 病家族的诊断
病理诊断意义的标准 　皮肤黏膜病变 　面部毛鞘瘤 　肢端角化病 　乳头状瘤样丘疹 　黏膜病变 **主要标准** 　乳腺癌 　甲状腺癌特别是滤泡性癌 　巨头(≥97%百分位) 　Lhermitte-Duclos 病 **次要标准** 　另外的甲状腺病变 　(腺瘤、多结节性甲状腺肿) 　智力低下(IQ≤75) 　胃肠错构瘤 　乳腺纤维囊性变 　脂肪瘤 　纤维瘤 　泌尿生殖系肿瘤 　(如子宫纤维瘤)或畸形	1. 皮肤黏膜病变(四者之一) 　a. 6 个或以上面部丘疹,其中 3 个是毛鞘瘤 　b. 皮肤面部丘疹和口腔黏膜乳头状瘤病 　c. 口腔黏膜乳头状瘤病和肢端角化病 　d. 掌跖角化病,6 个或以上 2. 两个主要标准,但一个必须是巨头或者 LDD 3. 一个主要,三个次要标准 4. 四个次要标准	1. 至少一个病理诊断意义的标准 2. 任何一个主要标准,有或没有次要标准 3. 两个次要标准

病变类似幼年性息肉,腺体扩张、扭曲,固有层纤维组织过度增生;有的息肉形态似脂肪瘤样和神经节神经瘤样病变。

(四) 临床处理和监测

Cowden 综合征患者需要对特定器官(包括乳腺、甲状腺、直肠、肾脏和子宫)定期进行肿瘤监测,对已发生肿瘤行手术治疗。此外,患者家族其他成员也应进行相关检查。

四、家族性腺瘤性息肉病

家族性腺瘤性息肉病(familial adenomatous polyposis,FAP)又称家族性腺瘤病(familial adenomatosis),是 APC 基因突变引起的一种常染色体显性遗传病,特征是结肠和直肠存在大量的腺瘤,这些腺瘤不经治疗 100% 进展为癌。

(一) 病因及发病机制

约80%的 FAP 患者有家族史和生殖细胞 APC 基因的突变,10% ~30%的患者是由自然突变引起的。APC 基因位于 5q21,是一种抑癌基因,它的主要功能之一是识别并结合 β-catenin,通过 β-catenin 下调与结直肠癌有关的 Wingless/Wnt 信号通路,或通过影响 β-catenin 影响其下游转录因子 TCF 的作用。目前报道的 APC 基因在体细胞或胚系中突变

位点超过 1400 个,其中第 15 外显子的 5′-端存在一个突变密集区,有 40% ~77%的突变集中于这一区域。几乎所有的突变都造成 APC 基因终止密码子的提前出现,从而形成无功能的截短蛋白。FAP 除了与 APC 基因突变相关外,也与其他基因的改变存在着相关性,如碱基剪切修复(base excisionrepair,BER)基因 MYH(MutY human homologue)、组 ⅣA 细胞质基质磷脂酶 A2(cPLA2ct)基因改变,这些可能是 FAP 潜在的疾病修饰基因。

(二) 诊断标准和临床特点

1. **FAP 的诊断标准**　①≥100 个腺瘤;②APC 基因生殖细胞突变;③FAP 家族史和至少一个以上下列病变:表皮样囊肿、骨瘤和硬纤维瘤。具备上述三项的任何一项即可诊断为 FAP。

FAP 有多个变异型:如结直肠的腺瘤少于 100 个则称为衰减型 FAP(attenuated FAP);结直肠腺瘤伴有表皮样囊肿、骨瘤、牙齿异常和硬纤维瘤者则称为 Gardner 综合征;如结直肠腺瘤伴有小脑髓母细胞瘤则称为 Turcot 综合征。这些变异型与 APC 基因不同的突变类型有关。

2. **临床特点**　FAP 患者在出生时并无结直肠息肉,多数在 15 岁前后出现息肉,初起时息肉为数不多,随着年龄增长而增多。因家族史普查检出腺

瘤的患者平均年龄约 23 岁,患者出现症状的平均年龄约 36 岁,发展成肠癌的平均年龄约为 40 岁。腺瘤导致的症状主要为直肠出血、腹泻、黏液便和腹痛,呈渐进性。

(三) 病理变化

腺瘤数目自数百至数千个不等,弥漫分布,其中在直肠和乙状结肠最多。除了结直肠外,FAP 腺瘤还可发生在胃、小肠。

大体上息肉大小不一,大多无蒂、球形或小叶状,偶有散在有蒂的大息肉。不同家族腺瘤的数目不一,但往往都超过 100 个,甚至达上千个。部分患者一个或数个大腺瘤可发生癌变,表现为隆起型或溃疡型肿块,后者是因肿瘤浸润肠壁深层,表面反复坏死溃疡而形成的。镜下,FAP 腺瘤与一般腺瘤相同,多数为管状腺瘤,约 3/4 病例伴有少数绒毛状腺瘤或管状绒毛状腺瘤,少数病例可伴有锯齿状腺瘤、增生性息肉、幼年性息肉、淋巴样息肉及炎性息肉。此外,肉眼观正常的黏膜在低倍镜下常可发现有很多微小扁平的腺瘤灶,可以是单腺体腺瘤或多腺体腺瘤,这也是 FAP 的组织学特点。腺癌镜下同散发性肠腺癌,且多处取材都能发现周边残留的腺瘤成分,提示为腺瘤癌变所致。

发生在小肠的 FAP 腺瘤多位于十二指肠乳头附近,特征是多发性、呈簇状生长,体积较小,一般不超过 0.5cm,多呈息肉状突起,部分腺瘤也可表现为扁平或略凹陷的红色斑块状微小病灶。和结直肠一样,小肠的 FAP 腺瘤也易发生癌变。

发生在胃的病变除了一般的腺瘤外,最常见的是多发性胃底腺息肉,这是一种非肿瘤性黏液潴留型息肉,一般不会发展为腺癌。

FAP 患者也可出现胃肠外其他器官的病变:①家族内人员肝母细胞瘤、胆道和胆囊的腺癌危险性增加;②软组织可发生硬纤维瘤,常见于后腹膜组织或腹壁,特别是该部位在外伤或外科手术后更易发生;③骨的病变包括骨瘤和牙齿异常,前者以下颌骨为多见;④皮肤为表皮样囊肿,多见于面部且常多发;⑤内分泌系统,包括甲状腺癌、垂体、胰岛及肾上腺皮质肿瘤;甲状腺癌以女性常见,低分化癌为主;⑥眼,先天性视网膜色素上皮肥大,见于 75%～80% 的病例。

(四) 临床处理和监测

因 FAP 腺瘤若不经治疗 100% 进展为腺癌,因此对有 FAP 家族史的人群进行肠镜检查是必要的,也是一种合适的筛选方式。建议从 10～15 岁起每次隔 1～2 年做一次肠镜,若期间未查出腺瘤,要一

直检查至 40 岁。对已证实存在突变的家族也可进行 APC 基因突变的检测以取代肠镜的检查。当检测到有 *APC* 基因突变、同时发现结直肠腺瘤的患者最迟在 20～25 岁行预防性结肠或结直肠切除术。此外,患者每隔 2～5 年需行胃镜检查,以排除胃和十二指肠的病变;对 FAP 相关的其余病变部位如肝、脑、胰腺和甲状腺等也需定期检查。

五、Lynch 综合征

Lynch 综合征(Lynch syndrome)是一种常染色体显性遗传病,其外显率高达 70%～80%,又称遗传性非息肉病性结直肠癌(hereditary nonpolyposis colorectal cancer, HNPCC),约占总的结直肠癌的 5%～15%。Lynch 综合征分子学基础主要是错配修复(mismatch repair, MMR)基因的突变,其重要表型为微卫星不稳定(microsatellite instability, MSI),因此也称为 MSI 性结直肠癌。

(一) 病因、发病机制

人体正常情况下 *MMR* 基因编码的蛋白质组成 MMR 复合体,识别和修复错配的核苷酸及由 DNA 聚合酶滑动引起的插入或缺失环。Lynch 综合征患者发生 *MMR* 基因生殖系突变,导致相关蛋白的截短或表达低下,继而引起 MMR 复合体功能异常,使 DNA 复制时错配概率增加,进而出现基因组 DNA 微卫星序列发生延长或缩短等变化,即出现 MSI;DNA 复制错误因无法修复而长期累积,最终导致肿瘤的发生。因此 *MMR* 基因发生生殖系突变是 Lynch 综合征的始动因素及根本原因,涉及的基因包括:*hMLH1*、*hMSH2*、*hMSH6*、*hPSM1*、*hPSM2* 和 *hMSH3*,其中 *hMLH1* 和 *hMSH2* 突变约占 80%,*hMSH6* 约 10%。此外,由于 *TACSTD1* 基因突变导致的 *hMSH2* 失活和 *hMLH1* 启动子 GpC 岛甲基化的患者也属于 Lynch 综合征,启动子的甲基化有时可仅发生在体细胞水平,而胚系基因无异常。当然,Lynch 综合征相关的恶性肿瘤的发展、侵袭和转移是一个复杂的过程,可能有众多的 *MMR* 基因的下游靶基因和产物、细胞因子以及信号转导通路因子的参与。

(二) 诊断标准和临床特点

1. 诊断标准 Lynch 综合征诊断"金标准"为:经分子遗传学检测在 *MMR* 基因中发现致病性种系突变。Lynch 综合征的临床标准为阿姆斯特丹标准(Amsterdam criteria),又被称为"3-2-1-0 标准",即至少 3 个家系成员有 Lynch 综合征相关肿瘤(结直肠癌、子宫内膜癌、小肠癌、输尿管癌或肾盂癌),其

中 1 人应为其他 2 人的一级亲属;至少连续 2 代受累;至少 1 人诊断年龄低于 50 岁;应除外家族性腺瘤性息肉病(FAP);肿瘤需经组织病理学证实。2010 年消化系统肿瘤 WHO 分类中采用的是 2004 年美国国家癌症研究院修正版 Bethesda 标准:①结直肠癌的患者诊断年龄小于 50 岁;②不论年龄,存在同时的,异时的结直肠癌或其他与 Lynch 综合征相关的肿瘤(包括结直肠、子宫内膜、胃、卵巢、胰腺、尿道、肾盂及脑肿瘤,皮脂腺腺瘤,角化棘皮瘤和小肠癌等);③诊断年龄小于 60 岁的结直肠癌患者具有 MSI-H 表型;④结直肠癌患者一级亲属具有 Lynch 综合征相关的肿瘤,其中一种肿瘤的诊断年龄在 50 岁之前;⑤结直肠癌患者两个或两个以上的一级或者二级亲属患有 Lynch 综合征相关的肿瘤,而不管发病年龄。Lynch 综合征如伴有皮脂腺肿瘤称 Muir-Torre 综合征,如伴有胶质母细胞瘤也称 Turcot 综合征,其分子背景与 FAP 变异型的 Turcot 综合征遗传学具有重叠。

2. **临床特点** Lynch 综合征家族中的易感人群一生中都具有发展为癌的危险性,其中结直肠癌(80%)、子宫内膜癌(女性 20% ~ 60%),以及其他恶性肿瘤如卵巢癌、胃癌、小肠癌、肝胆管癌、上泌尿道癌、脑癌和皮肤癌的危险性也增加了。患者肿瘤发病年龄早,平均发病年龄 40 ~ 45 岁。

(三)病理变化

Lynch 综合征患者结直肠早年有腺瘤存在,并具有特征性:体积较小,多发,但没有 FAP 那么多,组织学上多为绒毛状腺瘤伴高级别上皮内瘤变,因此易较早恶变为癌。大约 2/3 的癌位于右半结肠,且常为黏液腺癌或髓样癌,间质常有显著的淋巴细胞浸润和 Crohn 样反应,并见淋巴细胞浸润至肿瘤细胞巢内;1/3 的患者存在同时或异时的结肠癌。虽然肿瘤分化较差,但具有 MSI-H 表型,仍归于低级别腺瘤,患者预后较好。

(四)临床处理、监测和基因突变检测方法

1. **临床处理和监测** 患者一旦确诊为 Lynch 综合征(即发现 MMR 基因突变),则其亲属也需要对同一基因进行检测,以判断是否也携带有基因突变。对已经确诊为结肠癌的 Lynch 综合征患者,建议行全结肠切除术及回肠直肠吻合术。对未发生结肠癌的基因突变携带者,应从 20 ~ 25 岁起(或在家族中最早确诊结肠癌者诊断年龄前 10 年)进行结肠镜检查,每 1 ~ 2 年 1 次,35 岁后每年 1 次,并切除检查中发现的结肠腺瘤,可有效地预防结直肠癌的发生。Lynch 综合征通常不推荐预防性结肠切

除。女性基因突变携带者建议每年接受一次妇科检查、经阴道超声检查和血清 CA125 水平测定,以预防子宫内膜癌和卵巢癌;如果绝经后或生育后可考虑预防性子宫及双附件切除术。此外,由于我国 Lynch 综合征相关肠外肿瘤中胃癌的发生率较高,对胃癌的监测也十分重要;同时尿液细胞学检测能早期诊断相关的泌尿道癌,一般建议从 25 岁 ~ 35 岁开始进行。

2. **基因突变检测方法** 用来确定是否发生 MMR 基因突变常见的检测方法包括免疫组织化学方法、MSI 检测和基因测序。免疫组织化学方法检测的是蛋白水平,主要包括 hMLH1 和 hMSH2 蛋白,必要时也可以检测 hMSH6、hPSM1 和 hPSM2 蛋白。免疫组织化学法经济且简单易行,可以作为肠镜活检等小块肿瘤组织早期初筛 Lynch 综合征的方法。MSI 作为 MMR 基因突变的重要表型特征,其检测相对简单有效。MSI 的判定标准目前推荐检测 BAT-26、BAT-25、D2S123、D5S346 和 D17S250 五个位点,当其中 2 个或 2 个以上微卫星位点突变称为高频率微卫星不稳定性(microsatellite instability-high frequency,MSI-H),一个位点则为低频率微卫星不稳定性(microsatellite instability-low frequency,MSI-L)。90% 以上的 Lynch 综合征患者能检测到 MSI-H。MMR 基因突变检测的方法多种,其中以 DNA 测序法最为直接,可具体显示其基因突变的位置和类型,但操作相对复杂、费用较昂贵。

当临床怀疑 Lynch 综合征时,首先联合免疫组织化学染色和 MSI 检测,当两者均为阴性,不需要进一步基因检测;当检测到其中之一阳性时需行 hMLH1 和 hMSH2 基因突变检测。对免疫组织化学染色和 MSI 两者之一阳性而基因检测阴性者,需再行 hMSH61 和 hPSM2 基因、大片段缺失和(或)启动子甲基化的检测。

六、锯齿状息肉病

锯齿状息肉病(serrated polyposis)旧称增生性息肉病(hyperplastic polyposis),以结直肠黏膜出现多发性锯齿性息肉为特征,其患者结直肠癌的发生率增高并有家族聚集现象。

(一)病因及发病机制

锯齿状息肉病组织学存在两型,其发病机制也有所不同:①80% 以上的广基锯齿状腺瘤/息肉(sessile serrated polyposis/adenoma,SSA/SSP)(1 型)有 BRAF 突变及 DNA 甲基化,但 APC 或 K-Ras 和 TP53 基因突变概率很低;当出现异型增生

或癌时可出现 MSI。此外,较大或伴异型增生的病变尤其是发生于左半结肠者,也可出现 DNA 修复基因 hMLHl、hMSH2 或 MGMT（O-6-甲基嘌呤-DNA甲基转移酶）的缺失表达。息肉一旦出现异型增生,则很快进展为癌。②2 型锯齿状息肉病多具有 K-Ras 突变,进展为癌的风险适当增加。

（二）诊断标准

①近端至乙状结肠内至少可见 5 枚锯齿状息肉,直径>1cm 的息肉≥2 个；②一级亲属患有锯齿状息肉病,且近端至乙状结肠内可见任何数量的锯齿状息肉；③锯齿状息肉>20 枚,任何大小,分布在大肠各个部位。具备上述三项的任何一项即可诊断。

（三）病理变化

在锯齿状息肉病中,息肉包括传统型锯齿状腺瘤、增生性息肉（hyperplastic polyp, HP）、SSA/SSP和经典型腺瘤。根据组成息肉不同,组织学上分两种亚型：1 型为多发性 SSA/SSP,多发生于近端结肠,体积较大；镜下特征是整个隐窝呈锯齿状,出现水平、T 型或 L 型隐窝甚至隐窝倒置；细胞核异型性常轻微,出现泡状核,核仁明显,分裂象可在隐窝任何部位出现。2 型为多发性 HP,直径常<0.5cm,分布于结肠各部位,常为微囊性增生性息肉（microvesicular hyperplastic polyp, MVHP）；镜下特征是息肉腺管增生延长,管腔扩张,隐窝的上 1/3 ~ 1/2上皮增生呈乳头状内褶,从而出现纵切面呈锯齿状,横断面呈星芒状结构,腺上皮细胞核无异型性。

（四）临床处理和监测

结直肠锯齿状息肉病患者根据息肉数量建议每 1 ~ 3 年进行 1 次肠镜检查和息肉摘除术,直径<0.4cm 的息肉可每年进行随访观察,较大息肉应摘除。如果内镜治疗困难或无效,则采取结肠切除和回肠-直肠吻合术,随后若直肠新出现息肉则应摘除。近端结肠如果出现多发、体积较大的锯齿状息肉,也采取外科切除术。此外,对患者的一级亲属也需要进行结肠镜检查,尤其是>40 岁者。

七、MUTYH-相关性息肉病

结直肠 MUTYH-相关性息肉病（colorectal MU-TYH-associated polyposis, MAP）是一种常染色体隐性遗传病,因生殖细胞系 MUTYH 双等位基因突变引起结直肠多发性的息肉、腺瘤和腺癌。

（一）病因及发病机制

MAP 系 MUTYH 生殖细胞系双等位基因突变所致,该基因位于染色体 1p34.1,包含 16 个外显子

1650bp,编码 1 个高度保守的 DNA 转葡萄糖激酶。该酶负责去除腺嘌呤（8-oxoG）错配残余,不易修复的 DNA 损伤产物是由活性氧类（reactive oxygen species, ROS）造成的,累积的 ROS 可攻击 DNA,造成核内、线粒体 DNA 损伤。当 MUTYH 基因突变、蛋白失活时,DNA 损伤的碱基切除修复系统功能缺陷,导致体细胞系抑癌基因和癌基因 G:C→A:T 的颠换无法正常修复,尤其是在 2 个 APC 基因上,可以导致对 TAA 终止密码子的选择,这是一个高发事件,其发生的原因尚不清楚。此外,FAP 中存在 K-Ras 第 12 密码子 34G>T 为特点的甘氨酸-半胱氨酸置换突变（c. 34G>T, p. G12C）,这种突变在一系列连续发展的散发型结直肠癌中是罕见的,因此可以用这种突变来确诊 MAP。结直肠肿瘤的发生还涉及另外一些基因的改变,如 TP53 和 Smad4,但比其他类型的突变发生率要低,这提示 MUTYH 突变可能主要作用在癌变早期。

目前已发现有 100 个以上不同的双等位组合的 MUTYH 突变,主要的突变类型（50%）是错义突变,并常见于外显子 Y179C 和外显子 G396D。

（二）临床特点

MAP 与其他遗传性综合征表型区别困难,大部分患者有不同类型、数量不等的息肉并具有进展为恶性的倾向。一般而言,MAP 息肉发现的年龄较家族性腺瘤性息肉病（FAP）者晚,平均约 45 岁。60% 的患者出现症状时已诊断为结直肠癌。MAP也可出现结肠外表现,其肠外肿瘤恶性病变率是普通人群的 2 倍,其肿瘤谱与 Lynch 综合征有相似及重叠,尤其是皮脂腺肿瘤,此外还包括小肠（主要为十二指肠）和胃息肉,先天性视网膜色素上皮肥大；伴有甲状腺乳头状癌、乳腺癌、胃癌和骨肉瘤等亦有报道。

（三）病理变化

MAP 息肉分布于全结肠,也可以位于小肠和胃。息肉数目一般大于 10 个少于 100 个,少数患者息肉数大于 100 个,但并非像 FAP 样的铺地毯式分布,且息肉癌变率高。镜下 MAP 肠息肉的主要类型是低级别腺瘤,各类型锯齿状息肉/腺瘤；胃内病变多数为胃底腺息肉,仅少数表现为胃腺瘤。需要注意的是,约 1/3 的 MUTYH 双等位基因突变的结直肠癌（MAP 癌）患者缺乏多发性息肉。

MAP 癌同样可位于全结肠,组织学类型和 FAP的癌及散发性结直肠癌没有明显不同。有报告认为,MAP 癌与微卫星不稳定性癌相似,多位于近端结肠,常为黏液型,淋巴细胞或肿瘤上皮内有淋巴

细胞浸润。少量 MAP 癌伴有 MSI-H,一般认为是 *hMLH1* 超甲基化所致。

(四)临床处理和监测

由于 MAP 是常染色体隐性遗传病,临床筛选较为困难,遗传学检测成为确定 MAP 及 MUTYH 突变携带者的唯一可靠方法。对有突变的患者从 20 岁开始每 2 年进行全结直肠内镜检查或进行预防性结直肠切除,这对于防止结直肠癌的发生非常重要。本病常常伴胃和十二指肠息肉,所以胃和十二指肠内镜检查也应列入常规。此外,由于患者同胞有 25% 患病风险,所以对其家族尤其是一级亲属应进行预防性基因检测。

(李 君)

第八节 胃肠道间质肿瘤

胃肠道间质肿瘤(gastrointestinal stromal tumors,GIST)是来源于幼稚间质细胞向卡哈尔(Cajal)细胞分化的一类胃肠道最常见的间叶源性肿瘤,组织学上可表现为富于梭形细胞、上皮样细胞或多形性细胞,呈束状、弥漫状排列,同时免疫表型上表达 c-KIT 蛋白(CD117)、巢蛋白(nestin)以及功能未知蛋白(discovered on gastrointestinal tumor-1,DOG1),遗传学上存在频发性 *c-KIT* 基因以或血小板源性生长因子受体 α(platelet-derived growth factor receptor alpha,PDGFRα)基因突变。这类肿瘤主要发生在胃肠道,少数可发生在胃肠道外,具有广谱的生物学行为。

(一)临床特点和临床亚型

1. 临床特点 GIST 多发于中老年患者,40 岁以下患者少见,男女发病率无明显差异。临床症状与肿瘤大小、发生部位、肿瘤与消化道壁的关系及肿瘤的良恶性有关,但缺乏特异性的表现,其中 11% ~47% 患者在诊断时已发生转移。肿瘤小于 2cm 时一般无症状,大多在肿瘤普查、体检或其他手术时无意中发现。大者肿瘤最常见的症状是上腹部不适、腹部肿块(50% ~70%)和消化道出血(20% ~50%)。此外较大的食管 GIST 可出现吞咽困难,肠 GIST 可出现肠梗阻症状。部分胃肠道外 GIST(extragastrointestinal stromal tumor,EGIST)可缓慢生长至体积巨大而无明显症状。

2. 临床亚型 除了发生在胃肠道及胃肠外的经典型 GIST 外,临床还存在以下几种亚型。

(1)家族性 GIST:是一种非常罕见的综合征,与散发性 GIST 不同的是肿瘤数量多、体积较小、胃

肠道存在 Cajal 间质细胞(interstitial cells of Cajal,ICC)增生的基础病变。其他伴发的疾病有皮肤色素加深,色素性荨麻疹、系统性肥大细胞疾病和食管失弛缓样狭窄症。在遗传学上,家族性 GIST 的特点是出现胚系 *c-KIT* 或 *PDGFRα* 基因突变。这种基因突变可能是导致 ICC 增生的始动因子,但肿瘤的发生还需要体细胞水平其他基因的改变。

(2)神经纤维瘤病Ⅰ型(neurofibromatosis type Ⅰ,NF-Ⅰ)伴发的 GIST:NF-Ⅰ 患者往往伴发多发性的 GISTs(3 ~ 30 个不等),这不同于散发性 GIST 的单个病灶。全部病例均呈 CD117 和琥珀酸脱氢酶亚单位 B(succinate dehydrogenase subunit B,SDHB)阳性表达,但绝大多数病例为野生型,即无 *c-KIT* 和 *PDGFRα* 基因突变。

(3)Carney 三联征 GISTs:Carney 三联征是指胃 GIST 同时或异时伴发肺软骨瘤和功能性肾上腺外副神经节瘤。在我国极其罕见。病变好发于年轻女性,其 GISTs 一般无侵袭性但仍会转移。病例 CD117 过表达而 SDHB 阴性,遗传学上亦为野生型。

(4)儿童 GIST:是指发生在 16 岁或以下的 GIST,较为少见,占 GISTs 的 1% 以下。女性占大多数,好发于胃窦部,以上皮型为主,遗传学上呈野生型,提示儿童 GIST 在发病机制上与成人 GIST 不同,且其预后较后者更难预测。少数儿童 GIST 可表现为 Carney 三联征。

最新研究表明,上述几种亚型大多数属于琥珀酸脱氢酶缺陷型 GIST。

(5)微小型 GIST:这类 GIST 往往是在其他疾病的手术标本或尸体解剖时被发现。其诊断标准尚未统一,从 0.2mm 到 1cm 不等。组织学以梭形细胞为主,可伴有纤维化。*c-KIT* 基因突变检出率为 25% ~46%,而 *PDGFRα* 基因突变检出率仅为 4%。微小型 GIST 可能是 GIST 的临床前增生性病变,是一种良性的病变,大多数可以发生纤维化或钙化,甚至退行性变而消失。是什么原因使其保持非增殖状态,而又是什么因素激活或加速其生长,这些还有待进一步的研究。

此外,GIST 可伴发原发器官或其他器官的恶性肿瘤,发病率 4.5% ~33%。约一半的病例两者是同时性的。GIST 类型多样,伴发的恶性肿瘤大多是单发的,少数是多发或多源性的。这些伴发的恶性肿瘤 44% 发生于胃肠道,且主要是结直肠癌,占 47%;其次是胃癌为 42%;在胃肠道外伴发的恶性肿瘤包括前列腺癌、乳腺癌、淋巴造血系统肿瘤、

肺癌和肾细胞癌等。

(二) 病理变化

1. 大体检查　GIST 可发生在消化道的任何部位,其中食管 GIST 仅占 1%～2%,多见于食管下端,一般肿瘤较小。胃 GIST 是最常见的类型,占总 GIST 的 60% 以上,以胃体部最为多见,大小悬殊,以大于 2cm 至小于 5cm 的肿块较为常见。大体形态亦多样,小肿瘤可位于黏膜下、肌壁间或浆膜下,以内生性或息肉状较常见;大肿瘤多位于胃壁外层,呈外生性生长,可发生中央坏死形成溃疡或囊性变。小肠 GIST(25%)的发生率仅次于胃,多见于空肠,平均为 7cm 大小;以外生性凸向腹腔结节为主,呈哑铃状或囊性肿块,甚至形成窦道呈憩室样。结直肠 GIST 较为少见,约占 5%,多见于左半结肠和直肠。胃肠道 GIST 绝大多数是单发性的。EGIST 较为罕见,占 1% 以下,除了大网膜、肠系膜和后腹膜外,少数发生在胆囊、前列腺、子宫等部位。EGIST 肿块往往较大,一般呈圆形或不规则结节状,界线清楚,单发性或多发性,大小 5～23cm 不等。诊断 EGIST 时,须首先排除转移性 GIST。

GIST 切面灰白或灰红色,质地不等,大者可有局灶性出血、坏死及部分或广泛囊性变。

2. 镜下检查　根据细胞组成不同 GIST 分为梭形细胞为主型(70%)、上皮样细胞为主型(20%)和混合细胞型(10%),此外,极少数表现为多种形态的细胞。

在梭形细胞为主型中,瘤细胞核大多细长形,部分胖梭形,呈条索状、弥漫性排列,部分可呈栅栏状排列;少数病例梭形细胞可呈器官样、漩涡状、车辐状或古钱币样排列甚至肉瘤样改变;偶尔出现脂肪肉瘤、软骨肉瘤和横纹肌肉瘤的分化。肿瘤间质薄壁血管丰富,胶原纤维不定,其中肠 GIST 石棉样纤维常见。

在上皮样细胞为主型中,瘤细胞大小较为一致,界线清楚,胞质丰富淡染或呈浅嗜酸性颗粒状,核圆形或卵圆形,染色质细而均一,有小核仁。少数病例瘤细胞呈灶性多形性,并伴有明显的嗜酸性核仁,核分裂象数目不定。间质纤维成分较少。

在混合细胞型中,梭形细胞和上皮样细胞的比例不定,可以是瘤内两种细胞成分的混合,也可以是两种成分同时存在不同的肿瘤中。

GIST 可出现凝固性或液化性坏死,前者多见于肿瘤较大或富于核分裂象的肿瘤。其他少见的间质改变包括钙化、骨化或血管周围的玻璃样变。

在长期应用伊马替尼治疗的患者和极少数未经靶向药物治疗的患者可出现 GIST 的去分化(dedifferentiation in GIST)表现为肿瘤由两种形态各异的成分组成,典型的 GIST 为梭形细胞成分,去分化的为多形性成分,出现多核瘤巨细胞、高核分裂象和坏死,甚至表现为异源性成分。

3. 免疫表型　CD117 是 c-KIT 的基因产物,属酪氨酸激酶跨膜受体蛋白,其表达是 GIST 重要的特征之一,可见于所有组织学类型,并可见于不同部位的 GIST,表现为全胞质和细胞膜阳性。其中胃 GIST 的 CD117 阳性率达 95%,少数上皮样型表达可阴性;小肠 GIST 的 CD117 阳性率为 100%。DOG1 蛋白选择性地表达于 GIST,对各种亚型包括上皮样胃 GIST、PDGFRα 突变 GIST、EGIST、转移性 GIST 以及儿童 GIST 均有很高的敏感性及特异性,阳性表达率为 87%～94%。对于 GIST 鉴别,CD117 与 DOG1 敏感性几乎相同;CD117 阴性者,DOG1 检测更加有益。大部分 GIST 表达 CD34,其中胃 GIST 近 80% 表达,小肠型约 50%,食管和直肠型 95% 表达;恶性 GIST CD34 的阳性率低于良性。另外 PDGFRα、蛋白激酶 C 在 GIST 的阳性率分别为 93.6%～96.7% 和 85%～100%。S-100 蛋白在部分 GIST 中亦可表达:其中胃 GIST<1%,小肠 GIST 为 14%～50% 不等。SMA 在胃和肠 GIST 中的阳性率分别为 20% 和 35%。Desmin 在胃和 GIST 表达阳性率分别为 5% 和<1%。经典型 GIST 表达 SDH,但琥珀酸脱氢酶缺陷型不表达 SDH。当 GIST 去分化时表现为 CD117 和 CD34 表达的丢失,但表达 CK 和(或)desmin。

(三) 分子遗传学检测及与临床治疗的相关性

GIST 的基因型分析对其诊断和酪氨酸激酶抑制剂治疗评估具有重要的意义。

在人 GIST 组织中 c-KIT 和 PDGFRα 基因突变率为 80%～90%。研究发现 c-KIT 基因突变不仅发生在 GISTs 细胞中,而且瘤旁 ICC 中也发现同样的 c-KIT 基因突变,但在胃癌癌旁的 ICC 并不存在此类突变,提示 ICC 的 c-KIT 基因发生突变可能是 GISTs 发病过程中的早期始动事件,这些有此突变的 ICC 可能是潜在的 GIST 瘤前病变。

c-KIT 基因位于 4q,有 21 个外显子。在 GISTs,c-KIT 基因突变是一种功能获得性突变。突变位点主要位于外显子 9、11、13 和 17,其中 11 外显子突变最为常见,约占 60%～70%,而且突变形式呈相当的异质性,在不同区域有不同类型的突变群集(mutation cluster)现象。c-KIT 基因突变形式以缺失最为常见,其次是点突变、复制、插入和复合性突变。

PDGFRa 基因定位于人染色体 11q3，是具有 8 个跨膜区段的膜蛋白，属钙离子激活的氯离子通道，其突变可发生在第 12、14 和 18 外显子，其中以 18 外显子突变多见，且主要为 D842V 点突变；其次分别是缺失、复制和插入。

GIST 中 *c-KIT* 基因和 *PDGFRa* 基因不同的突变，与肿瘤的发生部位、组织学形态、生物学行为和靶向药物治疗有密切联系；而且两者的突变相互排斥，即如果出现 *c-KIT* 基因突变，则 *PDGFRa* 为野生型，反之亦然。在胃 GIST 中，*c-KIT* 基因 11 外显子出现缺失型改变虽然与其侵袭性强有关，但肿瘤对伊马替尼治疗反应敏感。第 9 外显子突变较少见，常常提示预后不良，主要发生在小肠 GIST 中，与伊马替尼原发耐药相关。EGIST 的 *c-KIT* 基因突变发生率要低于胃肠型，且突变的形式也存在不同。*PDGFRα* 基因突变往往见于胃、上皮样或恶性程度较低的 GIST，其 18 外显子 D842V 突变可引起伊马替尼的原发耐药，而非 D842V 突变者可从伊马替尼治疗中获益。此外，SDHB 阴性的 GIST 对伊马替尼的反应差，而 SDHB 阳性者结果与之相反。

此外，10%～15% 散发性 GIST 的基因型为野生型，野生型 GIST 指的是未检测到 *c-KIT* 和 *PDGFRα* 基因等已知热点基因的突变，却高表达 c-KIT 并表现出与 GIST 一致的临床特征的一类特殊类型的 GIST。这些肿瘤可能存在其他的基因突变，如 BRAF V600E 插入，*H-Ras* 和 *N-Ras* 基因突变及琥珀酸脱氢酶复合物（succinate dehydrogenase，SDH）的缺陷等。其中 SDH 表达缺失的 GIST 又称为琥珀酸脱氢酶缺陷型 GIST（SDH-deficient GIST），这是一种独特的野生型 GIST 亚组，临床上常伴有 Carney 三联征（GIST、副神经节瘤和肺软骨瘤）或 Carney-Stratakis 综合征（家族性 GIST 和副神经节瘤）。好发于胃，女性为主，较年轻，常转移至淋巴结。在组织学上也具独特性：以上皮样细胞为主，丛状或多结节状结构，多灶性或异时性疾病。免疫组化上和经典的 GIST 一样过表达 CD117、CD34 和 DOG-1，但不表达 SDH。难以经肿瘤大小和分裂象预见预后，病程缓慢、稳定。此型 GIST 对伊马替尼的治疗反应差。

在靶向药物伊马替尼治疗过程中，GIST 会产生耐药和出现基因的二次突变，主要为继发性 c-KIT 基因外显子 13、14 和 17 的突变，其中 13 和 14 外显子突变的 GIST 对新的靶向药物舒尼替尼（sunitinib）有效。为了有效防止耐药的发生，各种"鸡尾酒"疗法已经提出并尝试，包括联合应用多种激酶抑制剂、应用其他治疗方法增强激酶抑制剂疗效等治疗方案。此外，通过免疫治疗可能增加 GIST 对伊马替尼的敏感性甚至逆转耐药。但这些都需要进一步理论研究和临床验证。

（四）预后及生物学行为评估

GIST 恶性程度与肿瘤部位有一定关系：胃肠道 GIST 以小肠型恶性程度和淋巴结转移率最高，而食管 GISTs 恶性程度低；EGIST 亦恶性度高，预后不良。此外有无腹腔内播散或远处转移是判断 GIST 生物学行为的重要标志，其播散或转移与发生的部位、肿瘤大小、核分裂象数目及肿瘤有无破裂明显相关。较常见的播散部位是腹腔内，包括大网膜、肠系膜、后腹膜和肾上腺旁；常见的转移器官是肝脏，少数可发生骨、脑，肺等转移。一般文献认为 GIST 极少通过淋巴结转移，发生淋巴结转移的个体不超过 3.4%，但也有文献报道有近 20% 的 GIST 发生淋巴结转移，尤其是 40 岁及以下者。

应用软组织肿瘤的组织学分级和生物学行为诊断标准来判断 GIST 并不完全适用。Amin 首次应用肿瘤大小（5cm）、核分裂象数（5/50HPF）作为 GIST 预后判断的核心指标。2002 年美国国立卫生研究院（NIH）召开 GIST 的工作小组会议，重新定义了 GIST 的侵袭风险程度的评估分类标准，评估的核心指标仍然是肿瘤最大径的大小和核分裂象（5/50HPF）。把 GIST 的临床侵袭风险程度分为四级：很低（very low）、低（low）、中等（intermediate）和高（high），详细的评判标准见表 13-6。NIH 的 GIST 预后评估系统避免了使用良性和恶性的诊断，并具有临床预后的意义。Joensuu 等对 NIH 的预后分类评估体系进行修改，在核心评估指标中，除了肿瘤大小和核分裂象指数以外，增加了原发肿瘤的部位及有无肿瘤破裂作为侵袭性行为评估的重要指标（表 13-7）。

表 13-6 原发性 GIST 临床侵袭危险性
分类标准（NIH 会议）

危险程度	肿瘤最大径	核分裂象数（50/HPF）
很低度	<2cm	<5
低度	2～5cm	<5
中度	<5cm	6～10
	5～10cm	<5
高度	>5cm	>5
	>10cm	>10

表 13-7　原发性 GIST 切除术后危险度分级标准

危险程度	肿瘤大小（cm）	核分裂象数（50/HPF）	原发肿瘤部位
很低度	<2.0	≤5	任何
低度	2.1~5.0	≤5	任何
中度	2.1~5.0	>5	胃
	<5.0	6~10	任何
	5.1~10.0	≤5	胃
高度	任何	任何	破裂
	>10.0	任何	任何
	任何	>10	任何
	>5.0	>5	任何
	2.1~5.0	>5	胃以外部位
	5.1~10.0	≤5	胃以外部位

NIH 协商方案和 Miettinen 的系统这些分级方法目前十分流行,但仍然存在不少缺陷,如一些体积小、核分裂象少的 GIST,NIH 方案将其归为低危,但临床上表现为恶性生物学行为;而少数体积大的 GIST 按 NIH 方案将其定为危险度较高者,但经随访并没有出现复发和转移。因此该分级方法存在评估不足和过度评估的问题。2010 年,国际抗癌联盟出版了新的 TNM 癌症分期,参考了 AFIP 软组织肿瘤组织学分类分级方案,根据 GIST 肿瘤大小分为 T_1、T_2、T_3、T_4 期,并结合核分裂象指数和肿瘤部位进行分期,另将存在淋巴结转移和(或)远处转移的患者归为Ⅳ期。也有学者采用 12 项临床和病理指标建立分级和分期系统:首先根据有无肉眼播散(包括肝转移和腹膜播散)分为恶性 GIST 临床Ⅱ期和Ⅰ期,无肉眼播散临床Ⅰ期者可再依据镜下恶性指标数来分级,而临床Ⅱ期 GIST 预后差,预后与恶性指标数无关,不再分级。镜下恶性指标包括 5 项

显微镜下播散指标(淋巴结转移、脉管、脂肪、神经和黏膜浸润)和 5 项组织形态学指标(核分裂象≥10/50HPF、肌层浸润、肿瘤性坏死、围绕血管呈簇状排列和明显异型)。文献显示,采用这套分级和分期系统能较好的预测预后,但这仍需要更多的病理和临床验证。

（五）临床处理和监测

目前外科手术和分子靶向药物的治疗是 GIST 主要的治疗手段。当 GIST 表现为局限性时,最佳的手术方式是包括肿瘤组织和周围部分正常组织在内的整块切除,不提倡广泛切除肿瘤周围组织,可缩小淋巴结清扫范围,或只进行局部淋巴结的清除。如有周围组织或脏器受累,应一并切除。

原发可切除的 GIST 术前使用伊马替尼新辅助治疗可使肿瘤降期、降低手术风险,提高手术切除率,其适应证为:①估计难以获得阴性切缘;②估计需要多脏器联合切除;③估计术后会严重影响相关脏器功能(如需行人工肛门手术)。对于完整切除的非恶性 GIST,术后仅需随访不必急于进一步治疗;而对于恶性 GIST,术后需积极推荐并且坚持长期伊马替尼的辅助治疗,这同样适用于不可完整切除的和术后转移性 GIST 患者。

对于随访,2011 年 NCCN 指南建议,对于有高危 EUS 特征(超声边界不规整、囊腔、溃疡、强回声和性质不均匀)的 GIST 患者,行彻底切除术后 3~5 年内,每 3~6 个月复查 1 次 CT,之后每年复查 1 次。无高危 EUS 特征的患者可 3~6 个月复查 1 次 EUS。GIST 的内镜治疗、腹腔镜治疗或者双镜联合治疗还处在研究阶段,鉴于可能更容易引起肿瘤破裂,不推荐常规应用。

（李　君）

主要参考文献

[1] Bredenoord AJ, Pandolfino JE, Smout AJ. Gastro-oeso-phageal reflux disease. Lancet, 2013, 381 (9881): 1933-1942.

[2] Estores D, Velanovich V. Barrett esophagus: epidemiology, pathogenesis, diagnosis, and management. Curr Probl Surg, 2013, 50 (5): 192-226.

[3] Jankowski JA, Satsangi J. Barrett's esophagus: evolutionary insights from genomics. Gastroenterology, 2013, 144 (4): 667-669.

[4] Illig R, Klieser E, Kiesslich T, et al. GERD-Barrett-Ad-enocarcinoma: Do we have suitable prognostic and predictive molecular markers? Gastroenterol Res Pract, 2013, 2013: 643084.

[5] Pennathur A, Gibson MK, Jobe BA, et al. Oesophageal carcinoma. Lancet, 2013, 381 (9864): 400-412.

[6] Bosman FT, Cameiro F, Hruban RH, et al. World Health Organization classification of tumours of the digestive system. Lyon: IARC Press, 2010: 1-155.

[7] Fujita T. Targeted therapy for gastric cancer. Lancet Oncol, 2013, 14 (6): 440-442.

[8] Wang K, Grivennikov SI, Karin M. Implications of anti-cytokine therapy in colorectal cancer and autoimmune diseases. Ann Rheum Dis, 2013, 72 (Supple 2): ii100-103.

[9] 代珍,郑荣寿,邹小农,等. 中国结直肠癌发病趋势分析及预测. 中华预防医学杂志, 2012, 46(7): 598-603.

[10] Hanahan D, Weinberg RA. Hallmarks of cancer: the next generation. Cell, 2011, 144(5): 646-667.

[11] Garcia-Solano J, Conesa-Zamora P, Carbonell P, et al. Microsatellite pathologic score does not efficiently identify high microsatellite instability in colorectal serrated adenocarcinoma. Hum Pathol, 2013, 44 (5): 759-765.

[12] 吴又明,丁彦青,李纳,等. 锯齿状腺瘤中端粒酶、p53 表达与锯齿状腺癌的关系. 临床与实验病理学杂志, 2013, 29(7): 750-752.

[13] 中华医学会消化病学分会炎症性肠病学组. 炎症性肠病诊断与治疗的共识意见(2012 年广州). 中华内科学杂志, 2012, 51: 818-831.

[14] Molodecky NA, Soon IS, Rabi DM, et al. Increasing incidence and prevalence of the inflammatory bowel diseases with time, based on systematic review. Gastroen-terology, 2012, 142: 46-54.

[15] Barrett JC, Hansoul S, Nicolae DL, et al. Genome-wide association defines more than 30 distinct susceptibility loci for Crohn's disease. Nat Genet, 2008, 40: 955-962.

[16] Hederson P, van Limberger JE, Schwarze J, et al. Function of the intestinal epithelium and its dysregula-ton in inflammatory bowel disease. Infalmm Bowel Dis, 2011, 17: 382-395.

[17] Maloy KJ, Powrie F. Intestinal homeostasis and its breakdown in inflammatory bowel disease. Nature, 2011, 474: 298-306.

[18] Magro F, Langner C, Driessen A, et al. European Consensus on the histopathology of inflammatory bowel disease. JCC, 2013, 7: 827-851.

[19] Geboes K, Desreumaux P, Jouret A, et al. Histopatho-logic diagnosis of the activity of chronic inflammatory bowel disease. Evaluation of the effect of drug treat-ment. Use of histological scores. Gastroenterol Clin Bi-ol, 1999, 23(10): 1062-1073.

[20] 胃肠道间质瘤中国专家组. 胃肠道间质瘤诊断与治疗中国专家共识. 中华胃肠外科杂志, 2009, 12 (5): 536-553.

第十四章 肝脏和胆道疾病

因肝细胞的发育、生长和分化具有特殊性,与炎症的损伤、肿瘤的发生发展均有密切关系,故在此章把肝发育与再生一并讨论。

第一节 肝发育与再生

一、肝发育

胚胎发育第 4 周初,前肠末端腹侧壁内胚层上皮增生,形成一囊状突起即肝憩室,是肝和胆囊的原基组织。随着胚胎生长,肝憩室迅速增大,很快长入心脏与卵黄蒂之间的间充质即原始横膈内。肝憩室末端膨大,分出头、尾两支。头支较大并且生长迅速,上皮细胞增殖形成许多分支并相互吻合成网状的细胞索,即肝索组织。肝索逐步分化为肝板、界板及肝内各级胆管。穿行于原始横膈内的卵黄静脉和脐静脉也反复分支并相互吻合,在肝索间形成毛细血管网,即肝血窦。肝板最初由 2~3 层肝细胞构成,至胎儿后期变成单层肝细胞;大约第 6 周,肝细胞间出现胆小管;第 9~10 周形成肝小叶。肝内结缔组织和肝被膜则由原始横膈中的间充质分化而来。第 6 周时,造血干细胞从卵黄囊壁迁入肝,在肝血窦内外形成大量造血组织并开始造血,肝脏体积因此而迅速增大,第 10 周时,肝脏已占据腹腔大部。肝脏主要产生红细胞,也产生少量粒细胞和巨核细胞。肝脏造血功能在第 6 个月之后逐渐降低,至出生时基本停止。胚胎肝的功能十分活跃,胚胎早期就开始合成并分泌多种血浆蛋白和甲胎蛋白(α-fetoprotein,αFP)。大约第 5~6 个月,几乎所有肝细胞都能合成 αFP。此后,肝脏 αFP 合成功能逐渐减弱,出生后不久即停止。第 3 个月,肝细胞开始分泌胆汁并行使解毒功能。

二、肝再生和肝脏干细胞

正常成体的肝细胞是一种长命细胞,极少见核分裂,但在肝受损后,尤其在肝部分切除后,残余肝细胞迅速出现快速活跃的分裂增殖,并呈现明显的规律性。如大鼠肝被切除 3/4 后 15~18 小时,即以四倍体肝细胞为主启动增殖周期,术后 24 小时出现 S 期和 G_2 期高峰,术后 36 小时出现分裂高峰。术后 2 天内大多数肝细胞均至少分裂一次,此后肝细胞继续分裂增殖,直至术后 5~7 天肝恢复正常体积,肝细胞分裂也停止。肝病患者施行大部或部分肝切除后也有再生能力,但因病变情况而异,一般可在半年内恢复正常肝体积。肝具有如此强大的再生能力,其机制研究主要集中于肝脏干细胞及其调控因子等方面。一般认为肝细胞再生进程是一个多步骤、多因子参与,涉及多种信号相互作用的精确而有序的调节过程,依赖于肝脏干细胞、间质细胞和细胞外基质及细胞因子通过自分泌、旁分泌和内分泌的协同作用,最终通过调控基因的表达和细胞生理、生化、代谢过程实现。一般将这个由多种调控因子协同调控的肝再生过程分为:①启动阶段:G_0 期~G_1 期;②增殖阶段:G_1 期~S 期;③终止阶段:G_1 期~G_0 期。但确切机制迄今还不完全清楚。

(一)肝脏干细胞

肝脏干细胞的基本特征包括两点:第一,具有双向分化能力,属于前体细胞,即可向肝细胞和胆管细胞分化;第二,具有自我更新能力。依据肝脏干细胞的起源不同,可分为肝源性肝干细胞和非肝源性肝干细胞两大类。前者主要包括肝细胞、卵圆细胞及小肝细胞等,后者主要包括胚胎干细胞、骨髓干细胞及胰腺导管上皮细胞等。

1. **肝源性肝干细胞** ①肝细胞:在正常肝脏中,大部分肝细胞处于静止状态,只有 1/3000~1/2000 分化的肝细胞分裂来维持生理肝组织质量。但相关研究表明:肝脏组织被切除 2/3 后,剩余的肝细胞经过 1~3 次分裂就可以恢复足够的肝细胞数量和肝脏体积,这说明肝细胞具有在特定条件下再生的能力。有研究表明,在肝脏受损时或给予恰当刺激,肝细胞能被激活,通过增殖、分化和再生,完成肝脏结构修复和功能重建。②肝卵圆细胞(hepatic oval cells,HOCs):依据其细胞体积小、胞质少、胞核大呈卵圆形,故命名其为卵圆细胞。常态下,HOCs 表现为静止状态,在肝脏受损、肝细胞再生受抑不能满足肝脏修复的情况下可被激活、增殖,参与肝脏结构与功能的重建。近年来相关研究表明,HOCs 具有分化为肝细胞和胆管细胞的能力,其表达胆管上皮细胞角质蛋白 OV6、CK7 和 CK8 等多个表面标志物,也表达骨髓干细胞标志物 CD34、CD117 和造血干细胞标志物 CD45 等。目前根据肝卵圆细胞的形态和分布情况,认为其可能有 4 种类型:0 型:肝干细胞,位于汇管区及肝内胆管系统,具有典型的干细胞的形态特征;Ⅰ型:原始细胞,呈卵圆形,与邻近肝细胞呈桥粒连接,位于肝血窦或门静脉周边肝细胞肝索内;Ⅱ型:胆管样细胞,出现于胆管样结构中,与其他胆管样细胞相互交错排列;Ⅲ型:肝细胞样细胞,位于肝窦中,与其他肝细胞紧密连接。③小肝细胞:是一类体积较小的小单核细胞,形态与肝细胞类似,具有增殖潜能,能双向分化为肝细胞和胆管上皮细胞,其能表达 CK8、CK18、清蛋白和转铁蛋白等肝细胞标志物,体外进一步分化后可表达胆管上皮细胞标志物。小肝细胞是肝前体细胞分化成熟为肝细胞过程中的一种中间细胞,有研究认为它可能是肝细胞的专能祖细胞。

2. 非肝源性肝干细胞 ①胚胎干细胞:是指存在于早期胚胎中,具有多分化潜能的细胞,它在体外可无限扩增且保持未分化状态,具有分化为多种细胞的潜能,属于全能干细胞。②骨髓干细胞:具有多向分化潜能,可以分化为多种组织细胞,如可在鼠肝内分化为肝卵圆细胞及肝细胞。多项研究表明,骨髓干细胞体内、体外均可分化为肝细胞,在肝脏损伤时,对肝脏的修复和功能重建有重要作用。③胰腺导管上皮细胞:肝脏与胰腺具有相似的胚胎起源和组织结构,均由胚胎前肠内胚层细胞发育而来。有实验证明,在适当的环境下,胰腺导管上皮细胞可定向分化为肝细胞。从胰腺分离的胰岛前体细胞可以在体外培养条件下分化为肝上皮细胞等。因此,肝干细胞的起源是多源性的,甚至存在着跨胚层分化现象。

(二) 干细胞在肝再生过程中作用

肝脏是一个具有强大再生能力的器官,当发生不同类型、不同程度的损伤后,会有三种形式的肝细胞参与肝组织重建性增殖反应。第一,在正常组织更新、轻微肝损伤及部分肝切除的时候,大量"专一性"的、单潜能的成熟肝细胞被激活,迅速分裂增生,直至损伤的肝组织完全修复,但其增殖周期相对有限;第二,当成熟肝细胞增殖能力受阻,肝脏遭

受广泛、慢性的损伤或某些致癌物的损伤时,具有双分化潜能的肝干细胞 HOCs 被激活,进一步分化成肝细胞或胆管上皮细胞,修复损伤的肝组织;第三,酒精性肝损伤或辐射损伤后,外源性肝干细胞如骨髓源性肝干细胞被激活,经循环或 HOCs 介导途径进入肝脏,主要在汇管区完成肝组织的正常更新和损伤修复。有研究发现,肝损伤后最先出现的 HOCs 就是 0、Ⅰ型细胞,随后可见 Ⅱ、Ⅲ型细胞延伸进入肝小叶,推测肝脏中存在原始干细胞,可直接分化成Ⅰ型细胞;然后分化成Ⅱ型或Ⅲ型细胞;Ⅱ型细胞分化成胆管细胞,Ⅲ型细胞分化成肝细胞。啮齿类动物模型的研究表明,含 HOCs 的多能干细胞池的激活,是肝实质损伤后得以修复的重要机制。

(三) 肝干细胞参与肝再生的机制和调控

1. 肝干细胞参与肝再生的机制 目前存在几种学说:①"肝干细胞起源地"学说:即认为肝干细胞有可能位于小胆管或赫令管部位。最近的研究进一步提出,肝内的干细胞壁龛位于赫令管周围,而肝外的干细胞壁龛位于胆管壁深层的腺体。②"肝干细胞迁移"学说:肝细胞从汇管区附近产生并沿肝板从汇管区周围向小叶中央迁移,缓慢地进行肝细胞的生理性更新,提示肝内存在肝干细胞并参与肝脏实质细胞的动态更新。然而在单纯肝切除和化学毒剂诱发急性肝损伤的模型中,成熟肝细胞在肝再生中发挥关键作用,但肝干细胞并未出现显著增生现象对这个假说提出了挑战。③"干细胞池"学说:即认为各种器官特异性成体干细胞均来源于器官外的干细胞池,这些细胞为多能干细胞,能通过血循环巡游全身,根据需要及时进入相应的组织器官并进一步分化增生以补充局部细胞,在组织器官特异性微环境的诱导下转变为器官特异性干细胞,并分化增生以补充局部细胞。④"肝流域"学说:肝内成体干细胞存在于汇管区小胆管附近,是肝内主质细胞的源头。在生理情况下,能有序地自我复制并逐级产生不同分化程度的子代,途经肝板汇向中央静脉,形成该流域干流,由血循环路过的外源性干细胞在干流不同的部位分裂增殖,部分转分化为肝系细胞如成熟肝脏细胞,作为支流汇入干流。当肝部分切除或发生其他肝损伤时,随着再生信号的增强,干流和支流中的细胞增生、分化速度也进一步增强,从而补充肝细胞。肝细胞更新与损伤后再生是肝流域中肝内源和肝外源肝干细胞及成熟肝细胞共同作用的结果,这一学说合理地解释了在急性肝损伤中成熟肝细胞的增生,成为目前

普遍公认的学术观点。

2. **肝干细胞参与肝再生的调控**　肝干细胞参与肝再生的调控机制尚未清楚,一般认为存在几个方面,包括氧化应激反应途径、神经系统反应和细胞因子的调节。氧化应激在脂肪肝的发生发展过程中起关键性作用,通过对卵圆细胞的影响发生作用。脂肪肝动物模型中,卵圆细胞增殖程度与损伤的病因无关系,而是受模型组肝细胞产生的大量过氧化氢所诱导。在脂肪肝病患者的肝组织中,可见卵圆细胞向中间型肝细胞样细胞分化,两种细胞数目随纤维化程度加重而增加。脂肪变性的肝细胞DNA氧化损伤,再生能力明显减弱,此时卵圆细胞代偿性增生修复损伤,限制了损伤的扩大。神经系统对卵圆细胞的影响表现在交感神经激活可促进肝纤维化,抑制肝再生。交感神经系统可能是直接与卵圆细胞上的肾上腺素受体结合从而发挥抑制作用。抑制交感神经系统后,肝内卵圆细胞增生积聚,肝细胞坏死和脂肪变性程度减轻,血清转氨酶降低,肝脏体积增大及重量增加。

细胞因子对肝细胞再生的调控是近年来研究的热点,肝再生过程中产生的各种细胞因子对干细胞的生物学特性具有重要的调控作用。肿瘤坏死因子(TNF)在大鼠卵圆细胞增殖中具有正调节作用,同时卵圆细胞本身也表达TNF。白细胞介素-6家族则通过激活STAT3磷酸化起作用,对卵圆细胞有促进有丝分裂作用。干扰素参与卵圆细胞而非肝细胞介导的肝再生。生长因子包括HGF、EGF、TGFα和α-FGF均可通过自分泌或旁分泌的方式激活卵圆细胞,刺激其增殖。转化生长因子-β1是肝细胞生长的负性调节因子,能促进卵圆细胞凋亡。此外,多种趋化因子在肝卵圆细胞迁移中具有重要作用。

(滕晓东)

第二节　病毒性肝炎

病毒性肝炎是指由甲型、乙型、丙型、丁型、戊型、己型及庚型等多型肝炎病毒,即所谓的嗜肝性病毒引起的肝炎。病毒性肝炎具有传染性较强、传播途径复杂、流行面广泛、发病率较高等特点,部分乙型和非甲非乙型肝炎患者可演变成慢性,对人民健康危害甚大。我国甲型、乙型及丙型肝炎的发病率都很高,其中HBsAg无症状携带者约为1亿人以上,是肝炎患者的主要来源;丙型肝炎病毒的感染率在我国约为3.2%,虽远不如乙型高,但此型肝炎较乙型肝炎更易慢性化,而且容易演变为肝硬化和肝癌,已日益受到人们关注。病毒性肝炎的病原学或变异较多(表14-1),已知的前五种类型肝炎病毒的感染率在我国均较高,对人们健康的危害之大超过了任何一种感染性疾病。

表14-1　人类嗜肝病毒

病毒	类型/原名	疾病
甲型肝炎病毒(HAV)	RNA;肝病毒/感染肝炎因子	散发性或地方性;仅急性发作;粪-口传播
乙型肝炎病毒(HBV)	DNA;肝DNA病毒/血清肝炎因子	急性或慢性,包括肝细胞癌(HCC);肠外传播
丙型肝炎病毒(HCV)	RNA;B群黄病毒/输血相关非甲非乙肝炎病毒	急性,常为慢性,包括HCC;典型肠外传播,但也可散发
丁型肝炎病毒(HDV)	RNA;缺陷病毒/γ因子	复制依赖于乙型肝炎病毒的复制,并加重乙型肝炎病情
戊型肝炎病毒(HEV)	RNA病毒/肠道非甲非乙肝炎病毒	散发性或地方性;可能仅急性发作;粪-口传播
其他	RNA:黄病毒科(Flaviviridae),又名庚肝病毒	可能引起肝脏的轻微病变,少数报道认为不引起肝脏病变;常伴发乙型肝炎、丙型肝炎
	副黏病毒/合体巨细胞病毒	有报道与侵袭性肝炎有关,但尚有争议
	披膜病毒(Toga-virus)	可能与重型肝炎发病有关
	TT病毒(TT-virus)	与重型肝炎和输血后肝炎发生有关
	Parvovirus B19	与儿童再生障碍性贫血相关的重型肝炎有关

近年来,对病毒性肝炎尤其是慢性病毒性肝炎的病理学进展较快,病理诊断要求分期、分级,并写出可能的病因诊断。目前,在肝炎病理学分类中尚未按病毒感染类型进行分类,因为上述肝炎病毒所引起的病变大同小异,各种类型病毒诱发的肝脏病变虽有某些微小的差异,但仍无特征性病变。故目

前仍通用以临床表现和实验室检查为重要参考条件,以病理组织学改变为基础的组织学分类方法。

一、肝损伤的基本病理变化

肝脏在遭受到各种损伤以后所发生的基本病理变化类型相同,除了有肝细胞的变性、坏死以外,还伴有不同程度的炎症细胞浸润、肝细胞再生和纤维组织增生。

(一) 肝细胞变性

1. 肝细胞肿胀(亦称水样变性,hydropic change) 肝细胞水样变性常表现为肝细胞体积增大,胞质空淡,呈透明状。重度水肿时,肝细胞体积可增大为正常肝细胞的 2~4 倍,呈气球状,称之为气球样变性(ballooning degeneration)(图 14-1)。肝细胞胞质空淡,残留的颗粒状物向核旁聚积,或者呈丝缕状自核膜旁向外周辐射,形如羽毛,称为羽毛状变性(feathery degeneration),此类型水肿常伴胆汁淤滞区。

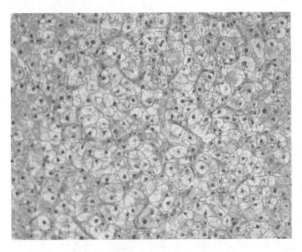

图 14-1 肝细胞水肿及气球样变性

透射电镜下观察,可见肝细胞线粒体集中、肿胀变圆、基质空淡、嵴缩短,粗面内质网呈明显脱颗粒现象,其膜上附着的多聚核糖体稀疏,内质网池扩张,光面内质网亦呈扩展状,糖原颗粒常减少。上述亚显微结构病变均显示胞质中水分增加。肝细胞水样变性的发生机制可能与肝细胞损伤后体液渗入有关,这种改变多属可逆性改变,病因解除后,肝细胞即恢复正常形态,但严重时可导致细胞膜的破裂从而发展到溶解性坏死。

2. 肝细胞嗜酸性变性(acidophilic degeneration) 肝细胞受损后,细胞内的水分减少或丧失,体积变小,嗜伊红染,糖原明显减少或消失。这种

改变是细胞死亡的前驱病变。

3. 肝细胞脂肪变性(steatosis) 系指肝细胞中出现类脂空泡(图 14-2)。一般见于慢性肝病,但在丙型肝炎急性期也可以观察到肝细胞的脂肪变性。根据肝细胞中脂肪空泡的大小分为大泡性脂肪变性和小泡性(或微泡性)脂肪变性。

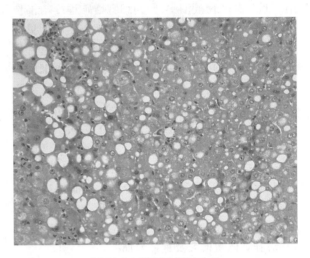

图 14-2 肝细胞脂肪变性

(二) 肝细胞坏死

根据肝细胞坏死的性质可以分为两大类:一类为溶解性坏死,即肝细胞坏死后不留下肝细胞的残骸。肝细胞受损后迅速溶解,组织切片中能见到的仅为支持肝细胞的网状支架及缺损的小叶结构,浸润性炎症细胞常常占据其中。另一类为凝固性坏死,这种肝细胞的坏死往往可以查见其过程,在肝细胞坏死后,其形骸尚可存在一段时间。此外,根据坏死范围大小又可将肝细胞坏死分为以下类型。

1. 单个肝细胞坏死 单个肝细胞坏死常常为凝固性坏死,多源于肝细胞的嗜酸性变。单个肝细胞的凝固性坏死又称嗜酸性小体(councilman body)或凋亡小体(apoptotic body)(图 14-3),但是除病毒病因以外的因素如缺氧、药物中毒或过敏也可出现嗜酸性小体。

2. 点状坏死(局灶性坏死,focal necrosis,FN) 点状坏死的范围仅涉及少数肝细胞,病变呈灶状,位于肝小叶内。由于这种坏死往往不见坏死的遗迹,而仅能看到正常的肝细胞索中断,其缺损区为单个核细胞聚集,故名为灶性炎。

3. 界面性肝炎(interface hepatitis) 又简称"界面炎",以前称之为"碎屑样坏死"(piecemeal necrosis,PN),为肝小叶周边的界面破坏导致界面呈虫蚀状缺损,常伴随不同程度的炎症和纤维化。

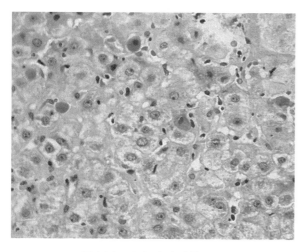

图 14-3 肝细胞嗜酸性小体

界面性肝炎通常是慢性病毒性肝炎活动期的重要特征。

4. 桥接坏死(bridging necrosis,BN) 桥接坏死乃范围较广的溶解性坏死,坏死带可出现于两个汇管区之间、两个小叶中央静脉之间或小叶中央静脉与汇管区之间(图 14-4)。坏死后伴有纤维组织增生及肝细胞不规则再生,后期可形成纤维间隔分割小叶。

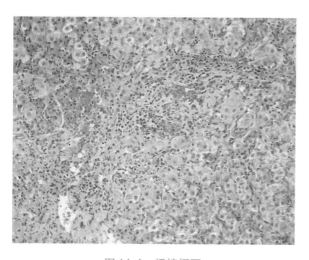

图 14-4 桥接坏死

5. 多小叶(腺泡)坏死(multilobular necrosis) 指相邻几个肝小叶全部或大部分的融合性坏死,是肝脏损伤后最严重的一种坏死。由于坏死范围广,正常的组织结构扭曲而不能辨认,常见汇管区的集中现象及炎症细胞浸润。

(三)炎症细胞浸润

肝损伤时在汇管区或小叶内常有程度不等的炎症细胞浸润。浸润的炎症细胞主要是淋巴细胞、单核细胞,有时见数量不等的浆细胞及粒细胞等。

(四)肝实质细胞再生及纤维化

1. 肝实质细胞再生 肝细胞坏死后邻近的肝细胞通过分裂而再生修复,在损伤修复期或疾病的慢性阶段尤为明显。再生的肝细胞体积较大,核大而深染,有的为双核。慢性肝病时在汇管区尚可见小胆管的增生。

2. 纤维化 肝损害后的炎性修复过程及慢性肝病过程常伴有纤维组织增生。在反复发生严重坏死的病例中,由于长期大量的纤维组织增生可导致肝纤维化及肝硬化。肝纤维化一般是肝损害后不可逆的一种反应结果。

二、急性病毒性肝炎

急性病毒性肝炎(acute viral hepatitis)最常见。临床上又分为黄疸型和无黄疸型两种,两者病变基本相同。无黄疸型肝炎多为乙型肝炎,一部分为丙型。黄疸型肝炎的病变略重,病程较短,多见于甲型、丁型、戊型肝炎。

急性病毒性肝炎常见广泛的肝细胞变性,以胞质疏松化和气球样变最为普遍。坏死轻微,肝小叶内可有散在的点状坏死及嗜酸性小体。由于坏死灶内的肝细胞索网状纤维支架保持完整而不塌陷,所以该处通过再生的肝细胞可完全恢复原来的结构和功能。汇管区及肝小叶内也有不同程度的炎症细胞浸润。黄疸型者坏死灶较多、较重,毛细胆管管腔中有胆栓形成。

由于肝细胞弥漫变性肿胀,使肝体积增大,被膜紧张,为临床上肝大、肝区疼痛或压痛的原因。由于肝细胞坏死,释出细胞内的酶类入血,故血清谷丙转氨酶(serum glutamic pyruvic transaminase,SGPT)等升高,同时还可引起多种肝功能异常。肝细胞坏死较多时,胆红质的摄取、结合和分泌发生障碍,加之毛细胆管受压或胆栓形成等则可引起黄疸。

急性肝炎大多在半年内可逐渐恢复。坏死的肝细胞可完全再生修复。一部分病例(多为乙型、丙型肝炎)恢复较慢,需半年到一年,有的病例可发展为慢性肝炎,其中乙型肝炎有 5% ~ 10%,丙型肝炎有 50% 可转变成慢性肝炎。

三、慢性病毒性肝炎

急性肝炎后,患者的临床表现(症状、体征及实验室的各项检查)半年后仍未能恢复正常者被称为慢性肝炎。但不少病例并无急性发病史,如经病原学鉴定的乙型肝炎病毒感染后的亚临床型或无症状携带者,就很难以初次发病时间来判定是否为慢性肝炎。

慢性病毒性肝炎(chronic viral hepatitis)由于其病程较长,不同的病理过程使肝脏的病理改变错综复杂。其基本病理改变与急性病毒性肝炎有许多相似之处,但增生性病变常较明显。小叶内除有不同程度的肝细胞变性和坏死外,汇管区及汇管区周围炎症常较明显,常伴不同程度的纤维化,主要病变为炎症坏死及纤维化。

慢性病毒性肝炎时可出现单个肝细胞坏死、点(灶)状坏死、界面炎(碎屑样坏死,图14-5)、桥接坏死和多小叶坏死,其中界面炎和桥接坏死与预后关系密切,是判断炎症活动度的重要形态学指标。

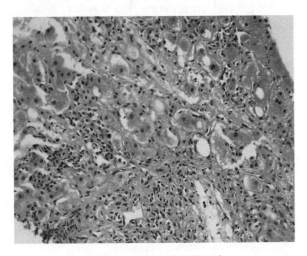

图 14-5　慢性肝炎时界面炎

多小叶坏死是病毒性肝炎的坏死炎症性病变中最为严重的一种病变,表现为多个肝小叶瞬间坏死而不留坏死后残骸,故属于溶解性融合性坏死,是重度慢性活动性肝炎及活动性肝硬化形态学诊断的重要依据。由于坏死范围较广,正常的组织结构扭曲而不能辨认,常见汇管区的集中现象及明显的单个核细胞浸润,且常见残留的肝细胞团块呈花结状、岛状或腺体样坠入坏死后塌陷的网状支架或疏松的纤维组织中,并向肝硬化转变,或已形成肝硬化。

对于慢性肝炎(包括慢性病毒性肝炎及其他病因引起的慢性肝炎),目前公认的是病原学为基础,根据组织学炎症坏死程度制定炎症活动度分级标准和根据肝纤维化程度制定分期标准,最后的诊断由病因、分级和分期三个方面组成。但对于分级、分期的标准,目前国际上尚未统一。

四、重型病毒性肝炎

(一)急性重型肝炎

急性重型肝炎(acute severe hepatitis, ASH)系急性肝炎伴大块性肝坏死。肝实质坏死,坏死面积不小于 2/3 时称之为大块性肝坏死,临床表现为重症肝炎,凝血酶原时间明显延长,出现Ⅱ度以上的脑病。肝性脑病是本病临床表现的一个重要特征。

急性重型肝炎时,肝脏显著缩小,尤以左叶为甚,重量显著减轻至 600~800g,肝脏质地非常柔软,包膜皱缩,边缘锐薄。肝脏切面呈斑剥状,黄褐色与红色相间,或以黄褐色为主。

组织学改变:肝细胞弥漫性大块性或亚大块性坏死(图14-6),病变主要见于中央带,小叶周边残存少量的肝细胞,其间散布着较多的吞噬细胞和炎症细胞,包括组织细胞、淋巴细胞、单核细胞和少数中性粒细胞及嗜酸性粒细胞。病变发展,变性坏死的肝细胞被吸收,肝窦扩张充血、出血,库普弗细胞增生并吞噬被破坏的物质、胆色素和脂褐素等,无肝细胞再生。超过 50% 的病例肝组织内可见淤胆现象。多数坏死区周围可出现胆管样或腺泡样肝细胞团,沿着无塌陷网架有序再生。病变极重者,几乎全部的肝细胞溶解而仅残存汇管区胆管。

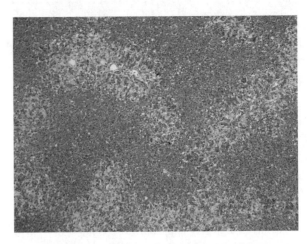

图 14-6　急性重型肝炎时大面积肝细胞坏死

急性重型肝炎时出现广泛的肝细胞坏死,显然是机体免疫反应过强及病毒的大量感染所致。多种嗜肝病毒可引起全小叶坏死,但是导致更大面积坏死的发生机制尚不清楚。可能的原因包括广泛的病毒感染、重叠感染和微循环衰竭,有些病例HBV 的变异参与了其发生。

(二)亚急性重型肝炎

亚急性重型肝炎(subacute severe hepatitis,

SSH)又名亚急性恶性肝炎、亚急性黄色肝萎缩、亚急性大块肝坏死。此型的特点是肝小叶广泛坏死，同时伴有明显的肝细胞再生。新旧复杂的非一致性肝坏死，伴较大量小胆管及胆管样肝细胞增生，肝窦早期充血，中期塌陷，晚期闭塞。亚急性重型肝炎的突出特点是坏死病变新旧并存、胆管增生、淤胆和明显的炎症反应。本型肝炎有的患者开始发病病程即较为缓和，有的为慢性肝炎重型发展而来，故病程长短不一。但大多于发病2周后至6个月内死亡，部分病例坏死与再生交替，进程缓慢，最后发展为肝炎后肝硬化。

五、各型病毒性肝炎临床病理特点

（一）甲型病毒性肝炎

甲型病毒性肝炎的诊断主要依靠血清学而非组织学的检测。急性感染时，血清中IgM抗体升高，感染期过后出现IgG的升高。甲型病毒性肝炎通过粪-口传播，传染期较短，无症状患者并不少见，发生于年轻人症状多较轻微。本型患者多能痊愈，极少发展为慢性者。少数患者可发展为重症肝炎。

病变特点为急性肝炎反应，汇管区周围炎症和坏死（界面炎）伴明显的浆细胞浸润，肝细胞淤胆或毛细胆管胆栓形成较常见，而肝细胞变性轻微，多呈小的点（灶）状坏死。部分患者则表现为经典的病毒性肝炎，即肝细胞气球样变、溶解性坏死等，极少数重型肝炎患者表现为全小叶坏死，肝细胞可呈多泡状肿胀变性。

（二）乙型病毒性肝炎

急性HBV感染表现为经典型急性肝炎，可见肝细胞变性、凋亡小体形成、点（灶）状坏死，部分严重病例可见桥接坏死及实质萎陷。慢性HBV感染时，在肝小叶中央区以溶解性坏死为主，易见肝细胞再生，汇管区淋巴细胞浸润及胆管增生。

较特征的改变是所谓的毛玻璃样肝细胞，HE染色时肝细胞胞质呈嗜酸性纤细颗粒状，呈毛玻璃状外观，故名，常见于乙型肝炎患者，尤其是乙型肝炎病毒携带者的肝细胞（图14-7）。此病变是由于乙型肝炎病毒引起肝细胞光面内质网大量增生所致。电镜下，增生的内质网管道内可见丝状HBsAg存在，免疫组化检测示HBsAg阳性。由于细胞核含有大量乙型肝炎病毒核心抗原积聚后形成的嗜伊红包含体，核内染色质被挤向一边形成所谓"砂粒样核"，免疫组化染色见肝细胞核内HBcAg阳性。

免疫组化常规检测已成为确诊乙型肝炎的依据。

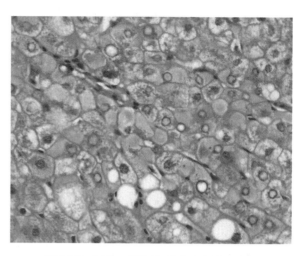

图 14-7　慢性乙型肝炎时毛玻璃样肝细胞

1. HBsAg　HBsAg的免疫表型有胞质型（最常见）和膜型（图14-8）。从免疫表型可推测病毒的复制状态。HBsAg胞膜强阳性常与核心抗原着色有关，并提示病毒的高复制状态。

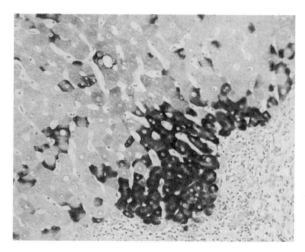

图 14-8　慢性乙型肝炎时肝细胞 HBsAg 阳性

2. HBcAg　根据HBcAg在肝细胞内的形状、分布可分为核型和浆膜型。①核型：阳性颗粒位于肝细胞核内，呈均质状分布，偶呈粗块状；②浆膜型：HBcAg在胞质内稀疏分布，着色较淡呈淡棕色，也有时因HBcAg量多而呈密集深棕色。细胞核阳性表明病毒处于活跃的复制状态。胞质阳性则与肝细胞再生密切相关。若肝细胞呈弥漫HBcAg强阳性，则显示病毒复制处于失控状态，见于免疫缺陷患者，如器官移植或HIV感染患者。

3. HBeAg　据报道，前C基因组与C基因组一起表达的大分子蛋白经降解后，产生较HBcAg小的蛋白分子称HBeAg，与HBcAg关系密切。

HBeAg 常仅见于 HBcAg 阳性的肝细胞。

4. HBxAg　HBV 基因组中 X 基因与其表达产物 X 蛋白(HBx)的多种生物学活性已引起肝病研究者的关注。HBx 在肝细胞内的分布与其表达水平相关。低水平表达的 HBx 主要分布于细胞核内,较高水平表达的 HBx 多聚集于细胞质内,与线粒体有重要联系,而与内质网、溶酶体等细胞器无关。免疫组化显示,HBxAg 较 HBsAg 和 HBcAg 阳性范围更广,因此是检测 HBV 感染的更为敏感的指标。

(三)丙型病毒性肝炎

此型肝炎较乙型肝炎更易慢性化。据不完全统计,急性乙型肝炎转变为慢性者不足 10%,而急性丙型肝炎转为慢性者高达 50% ~85%,甚至有报道达 90%,而且容易演变为肝硬化和肝癌。

肝脏病理学检查是评价丙型肝炎病情及其发展的"金标准"。急性期患者肝活检组织检查所见与一般急性病毒性肝炎基本相同,但常见脂肪变性;肝窦壁细胞明显活跃,特别是有明显的库普弗细胞的增生;汇管区淋巴细胞集结浸润,可有淋巴滤泡形成;小叶间胆管损伤,肝小叶和界面一般完整。慢性丙型肝炎的组织病理学特点与其他慢性肝炎难以区别,但多数病例仍具有类似于急性期丙型肝炎的特点。无症状患者甚至转氨酶正常者,肝组织也可有明显异常,部分也可发展为肝硬化。

免疫组化方法检测 HCV 虽然较为简易实用,但肝内 HCV 抗原含量甚微,常规石蜡切片不易检出。HCV 抗原既可位于肝细胞核中,也可位于肝细胞质内。在胞核中呈细颗粒状表达,在胞质内呈包含体样或均匀分布。

(四)丁型病毒性肝炎

HDV 感染有两种形式,HDV 与 HBV 同时感染或在慢性 HBV 感染基础上发生重叠感染。临床表现依 HDV 与 HBV 共感染或重叠感染的结果而异,前者往往呈急性(自限性肝炎),少数可并发重型肝炎或转为慢性肝炎;后者多数表现为慢性肝炎和肝硬化,也可合并重型肝炎。

丁型肝炎的病变与乙型、丙型肝炎难以区分,唯一的特征性改变为类似 HBV 的毛玻璃样肝细胞核。此外,小叶内常有显著的单核细胞浸润和肝细胞嗜酸性变。免疫组化为检测 HDV 感染的较为准确的手段。在感染的肝细胞核内 HDAg 呈强阳性,胞质阳性弱或无表达。

(五)戊型病毒性肝炎

戊型肝炎流行病学与甲型肝炎相似,呈流行性,通过粪-口传播,往往呈水源性暴发流行,也可通过密切接触、食物污染等方式传播。人体感染后可表现为临床型和亚临床型。成人临床型感染较为多见,儿童则多为亚临床型感染。临床表现与甲型肝炎相仿。

与其他肝炎病毒相比,关于戊型肝炎的组织学报道较少,戊型肝炎无慢性化。对散发性戊型肝炎的观察显示,戊型肝炎急性期组织学表现除具有急性病毒性肝炎的基本病变外,肝细胞水样变性中往往夹杂有肝细胞羽毛状变性,易见较明显的毛细胆管内胆栓和肝细胞内淤胆,易见双核、多核肝细胞,小叶内坏死炎症常较轻微,肝细胞凋亡小体易见。窦旁库普弗细胞增生活跃,汇管区扩大,易见淋巴细胞和浆细胞浸润。

六、慢性肝炎的分级分期

以往将慢性肝炎分为慢性迁延性肝炎(chronic prolonged hepatitis,CPH)和慢性活动性肝炎(chronic active hepatitis,CAH)。随着慢性肝炎的临床和基础研究的进一步发展,原来慢性肝炎的分类不能反映病变的进展程度和对治疗的反应,因而目前在慢性肝炎病理分类中废除了 CPH、CAH 的划分,而采用分级(grade)和分期(stage)系统。但目前国际上对于分级和分期系统尚未统一,比较常用的有 Knodell、Ishak、Scheuer 等系统。

1. Knodell 系统　该系统由 Knodell 等于 1981 年提出的(表 14-2),其中一个最突出的表现就是组织学活动指数(histological activity index,HAI)概念的提出。Knodell 系统最大的优点是其易于接受和重复性好。由于慢性肝炎治疗方法较多,为了评估这些治疗方法的效果,需要对疾病的临床表现、生化改变、病毒数量,尤其是组织学参数进行统计学分析,而 Knodell 系统提供了这种便于统计学分析的积分,因而被认为是慢性病毒性肝炎中最经典的分级分期系统。

2. Ishak 系统　该系统是 Ishak 等在 Knodell 系统基础上进行修改而成的,实际上为修改的 HAI(表 14-3,表 14-4)。该系统的最大优点就是描述详细,对进行临床病理研究和提醒病理医生注意病毒损伤的各个方面非常有用,且重复性较好。

3. Scheuer 系统　该系统由 Scheuer 等于 1991 年提出的。在该系统中对组成坏死炎症性活动的两个主要成分分别进行评价,且每个成分均划分为 0~4 五个级别,同时对纤维化的程度独立评价并分为 0~4 五个级别(表 14-5)。该系统的主要优点是非常简单,重复性大大提高,对坏死炎症性活动的主要成分实行连续的计分。

表 14-2　肝活检标本的 HAI 评分

Ⅰ. 门管区 +/− 桥接坏死	积分	Ⅱ. 小叶内变性和局灶性坏死	积分	Ⅲ. 门管区炎症	积分	Ⅳ. 纤维化	积分
A. 无	0	A. 无	0	A. 无	0	A. 无	0
B. 轻度碎片状坏死	1	B. 轻度（嗜酸性小体、气球样变性和/或 <1/3 肝小叶内散在的肝细胞坏死灶或结节）	1	B. 轻度（<1/3 门管区有炎症细胞散在浸润）	1	B. 纤维化的门管区扩大	1
C. 中度碎片状坏死（累及多数门管区中 <50% 周边）	3	C. 中度（累及 1/3~2/3 小叶或结节）	3	C. 中度（1/3~2/3 门管区有炎症细胞浸润）	3	C. 桥接纤维化（门管区-门管区或中央静脉-门管区连接）	3
D. 明显的碎片状坏死（累及多数门管区中 >50% 周边）	4	D. 明显（累及 >2/3 小叶或结节）	4	D. 明显（>2/3 门管区有炎症细胞致密浸润）	4	D. 肝硬化 c	4
E. 中度碎片状坏死 +桥接坏死	5						
F. 明显的碎片状坏死+桥接坏死	6						
G. 多小叶性坏死	10						

表 14-3　慢性肝炎坏死炎症性活动的 HAI 的 Ishak 修改分级

修改的 HAI 分级	积分	修改的 HAI 分级	积分
A. 门管区周围或间隔周围界板性肝炎（碎片状坏死）		C. 灶性（点状）溶解性坏死、凋亡和灶性炎症	
无	0	无	0
轻度（灶性，少数门管区）	1	≤1 个病灶/10 倍物镜	1
轻/中度（灶性，多数门管区）	2	2~4 个病灶/10 倍物镜	2
中度（连续的 <50% 门管区或间隔）	3	5~10 个病灶/10 倍物镜	3
重度（连续的 >50% 门管区或间隔）	4	>10 个/10 倍物镜	4
B. 融合性坏死		D. 门管区炎症	
无	0	无	0
灶性融合性坏死	1	轻度，部分或全部门管区	1
部分区域有 3 区坏死	2	中度，部分或全部门管区	2
多数区域有 3 区坏死	3	中度/显著，全部门管区	3
3 区坏死+偶见门管区-中央静脉（P-C）桥接坏死	4	显著，全部门管区	4
3 区坏死+多发性 P-C 桥接坏死	5	分级最大可能的积分	18
全小叶或多小叶坏死	6		

表 14-4　Ishaki 修改的分期：结构改变、纤维化和硬化

纤维化及硬化	积分
无纤维化	0
部分门管区纤维性扩大，伴/不伴短的纤维间隔形成	1
多数门管区纤维性扩大，伴/不伴短的纤维间隔形成	2
多数门管区纤维性扩大，偶见门管区-门管区(P-P)桥接坏死	3
门管区纤维性扩大，伴明显的 P-P 和 P-C 桥接坏死	4
明显的桥接坏死(P-P 和/或 P-C)，偶见结节形成(不完全硬化)	5
硬化，可能或肯定	6
最大的可能积分	6

表 14-5　慢性肝炎分级和分期的 Scheuer 分类

分级	门管区/门管区周围活动度	小叶活动度	纤 维 化
0	无或轻微	无	无
1	门管区炎症(CPH)	有炎症但无坏死	门管区扩大，纤维化
2	轻度碎片状坏死(轻度 CAH)	局灶性坏死和嗜酸性小体	门管区周围或门管区-门管区纤维间隔形成，但小叶结构完整
3	中度碎片状坏死(中度 CAH)	严重的灶性细胞损伤	纤维化伴小叶结构紊乱，但无明显的硬化
4	重度碎片状坏死(重度 CAH)	损伤包括桥接坏死	可能或肯定的纤维化

目前在慢性病毒性肝炎的病理诊断中，上述各种分级分期系统均有不同程度的使用。不同的分级分期系统均有不同的优缺点，为了选择最合适的分级分期系统，临床医生和病理医生应该首先确定研究目的是什么。如果是以进行科学研究为目的，那么 Knodell 和 Ishaki 系统较为适用，因为这两种系统不仅描述详细，而且能够进行统计学分析；如果是以诊断为目的，那么 Scheuer 系统较好。但是，不管使用何种分级分期系统，在病理报告中一定要注明采用的是什么分级分期系统，否则对于临床医生来说，这些数字仅仅代表的是一些数字，而没有任何意义。

七、肝活检病理诊断

肝活检是诊断肝脏非肿瘤性疾病的重要手段。肝活检的方法包括经皮穿刺活检、腹腔镜活检、开腹边缘活检、经静脉活检、细针抽吸活检，其中经皮肝穿刺活检是诊断肝脏弥漫性疾病最常用的手段。理想的穿刺活检标本应长 2cm 或以上，镜下至少含有 4 个以上的汇管区。当前肝脏穿刺活检主要用于以下慢性肝病和肝脏移植等方面。

1. 药物性肝病　病史对药物性肝病的诊断十分重要。但对于病史不明、与慢性肝炎鉴别有困难时，需要借助活检组织学检查以明确诊断。

2. 慢性肝炎　在国外，各种类型的慢性肝炎是肝脏穿刺活检最主要的适应证。主要用于诊断、随访和疗效分析。另外，还可以采用半定量检查对组织炎症和纤维化状况分级，指导治疗和判断预后。

3. 酒精性肝病　肝脏穿刺活检用于酒精性肝病的诊断和预后分析。有人称在一些病例中可以阻止患者进一步酗酒。

4. 感染性疾病　影响肝脏的感染性疾病包括结核、布鲁菌病、梅毒、组织胞质菌病、钩端螺旋体病、化脓性细菌感染、球孢子菌病、阿米巴病，以及各种机会感染如疱疹病毒、巨细胞病毒感染等。对怀疑上述感染性疾病的病例，活检的组织需要进行特殊染色和病原体培养才能明确诊断。另外，肝脏穿刺活检对不明原因的发热性疾病的诊断有帮助。

5. 代谢性肝病　包括淀粉样变、糖原贮积症、血色病和铜代谢障碍的肝豆状核变性(hepatolenticular degeneration，Wilson disease)。除了明确诊断，系列活检还有助于评价疗效和判断预后。

6. 器官移植　在肝脏移植的围术期,穿刺活检起着非常重要的作用。它有助于判断术后出现的各种并发症,包括排斥反应、感染、血管栓塞和胆道梗阻。有人主张对肝移植患者采用5日计划性肝脏穿刺活检,可以有效地诊断亚临床性排斥反应。在肾脏移植中,肝脏穿刺活检有助于评价慢性肾病患者的肝脏损害程度,对肝肾联合移植手术指征的判断有一定的价值。

7. 其他　对不明原因的肝、脾大,或血液学检查持续异常而无法明确病因的患者,可考虑采用肝脏穿刺活检明确诊断或鉴别诊断。

(周晓军)

第三节　酒精性肝病

酒精性肝病(alcoholic liver disease,ALD)是由于长期过量饮酒或饮用含乙醇的饮料导致肝脏的损害性病变。在世界范围内已成为肝病及与肝病相关的主要死因之一,长期大量酗酒者中有10%~20%发生此类损害。我国嗜酒者逐年增多,由酒精所致肝损伤的发病率呈逐渐上升的趋势,酒精已成为继病毒性肝炎之后导致肝损害的第二大病因。通常认为乙醇有害摄入量为男性≥500g/周,女性≥360g/周,或乙醇日摄入量≥40g和饮酒年限≥10年也是酒精性肝损伤的两个重要危险因素。由于女性饮酒率低,ALD在男性中的的发病率明显高于女性,但由于女性对乙醇的敏感性常常远高于男性,女性少量饮酒也易导致ALD,而且病情进展快、肝损伤范围广。ALD发病年龄与饮酒初始年龄、持续饮酒量等有关。发病年龄30~70岁多见。

一、发病机制

肝脏是乙醇代谢、降解的主要场所。乙醇引起肝细胞损伤和脂肪蓄积的机制复杂,目前认为是肝脏实质细胞和间质细胞共同参与的过程。乙醇对肝细胞的主要影响以细胞器应激损伤为特征,肝细胞功能发生多种改变,并在乙醇暴露期间逐渐累积。这些改变包括氧化应激、线粒体功能障碍、甲基化能力降低、内质网应激、囊泡转运受损和蛋白酶体功能改变。乙醇对肝脏间质细胞的影响主要表现为肝窦内皮细胞结构完整性的改变和肝内炎症反应增强,都是肝损伤的重要成因。肝星状细胞活化引起细胞外基质蛋白沉积为特征的肝纤维化。肝脏库普弗(Kupffer)细胞对乙醇诱导肝损伤的发生亦有重要作用,长期乙醇暴露使Kupffer细胞对脂多糖通过Toll样受体4产生的激活作用敏感性增强。这一致敏作用使炎症介质如肿瘤坏死因子和活性氧类(reactive oxygen species,ROS)产生增加,导致肝细胞功能异常、坏死凋亡以及细胞外基质蛋白产生,引起肝纤维化。

遗传多态性与基因调控在ALD发生发展中同样有相应的作用。与乙醇代谢有关的ADH、ALDH和CYP4502E1编码基因的多态性在ALD的遗传倾向中具有重要意义。各种肝炎病毒也对ALD有影响,目前认为乙型肝炎病毒(HBV)和丙型肝炎病毒(HCV)与ALD关系十分密切,与乙醇的肝毒性呈协同作用,尤其丙型肝炎病毒的感染可能更加突出。营养状况与ALD的发生、进展有关,当蛋白质与热量严重摄入不足时,饮酒对肝脏损伤加重,且ALD患者大都伴有不同程度的营养不良,过多饮酒影响糖、脂类、蛋白质的代谢,多种维生素吸收减少,营养不良与乙醇对肝损伤起协同作用。

二、酒精性肝病的病理改变

(一) 酒精性肝病的基本病理改变

1. 肝细胞脂肪变性　肝细胞脂肪变性是最早和最常出现的病变。ALD患者约90%可见脂变,早期为小泡性脂变,其特点是脂泡微小、量多,充满于胞质内,致肝细胞肿大呈泡沫状,细胞核位于细胞中央。但最常见为大泡性脂肪变性,表现为肝细胞胞质内出现单个的圆形大脂滴,常将胞核挤向边缘一侧,甚至融合成大的脂囊(图14-9)。早期脂肪变性主要见于肝腺泡3带,即肝小叶中央静脉周围;脂肪变性肝细胞达到肝细胞总数的30%或以上时称为脂肪肝;脂变性加重可波及肝腺泡2带甚

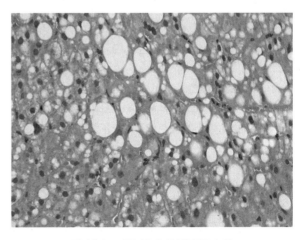

图14-9　肝细胞大泡性脂肪变性
肝细胞胞质内出现单个的圆形大脂滴,
胞核被挤于边缘一侧

至1带。脂肪变性根据范围可分为轻度、中度和重度(表14-6)。

表14-6 肝脂肪变性的程度分级

程度	脂肪/肝重	脂肪变细胞/总肝细胞
轻度	5%～10%	30%～50%
中度	10%～25%	50%～75%
重度	≥25%	≥75%

2. 肝细胞结构损伤 导致肝细胞气球样变和Mallory小体形成。肝细胞气球样变为肝细胞膜渗透调节能力损伤,脂肪和水分在细胞内积聚,从而细胞肿胀淡染呈气球状。Mallory小体即酒精透明小体(alcoholic hyaline body)(图14-10),该小体在肝细胞胞质内呈红染的包含体,由细胞角蛋白和其他蛋白组成,系脂质过氧化终末产物丙二醛使细胞内中间丝交联、集聚,与胞质内因应激而表达的热休克蛋白泛素结合形成的大分子蛋白聚合物,在HE染色中呈紫红色鹿角形或不规则形团块。Mallory小体有趋化性,可引起周围中性粒细胞浸润,戒酒后消失较慢,ALD病变越重,Mallory小体越多,其广泛形成是ALD发展为肝硬化的危险因素。

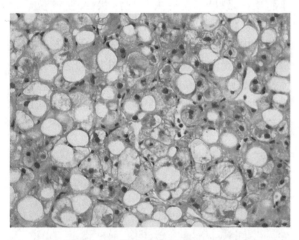

图14-10 肝细胞内Mallory小体
肝细胞胞质内紫红色鹿角形或不规则形团块

3. 肝细胞炎症和凋亡、坏死 炎症主要为中性粒细胞出现在肝实质内,亦可见在汇管区形成混合性炎症。ALD常见的点(灶)状坏死常见于肝小叶中央带,内有中性粒细胞浸润(图14-11),坏死灶可融合或形成桥接坏死。

4. 肝细胞再生和纤维化 持续的肝细胞损伤引起肝细胞修复和再生。ALD的纤维化常较明

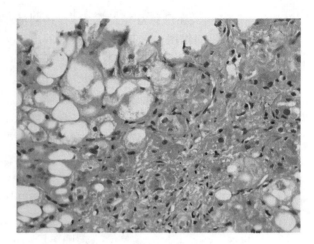

图14-11 酒精性肝炎
肝细胞脂肪变性及Mallory小体形成,点状坏死伴中性粒细胞浸润

显,出现较特征性的窦周纤维化、汇管区及周围纤维化、终末静脉纤维化。窦周纤维化在ALD较为弥漫,按程度分为轻度、中度和重度。汇管区及周围纤维化,汇管区胶原纤维增多进一步发展,纤细的不全纤维间隔自汇管区呈放射状伸向小叶内,汇管区周围可见星芒状纤维化。终末静脉纤维化轻度时,中央静脉壁轻度增厚,常常伴有小叶中心带的窦周纤维化;中度时形成桥接纤维化;重度时小叶中心带广泛纤维化,局部静脉壁增厚,管腔逐渐狭窄,致使静脉腔闭塞,引起小叶内广泛的纤维瘢痕。

5. 肝硬化 长期的酒精刺激下,虽然病程进展较慢,但随着纤维组织增生,范围增大,最终形成肝硬化。

(二) 酒精性肝病的病理分级、分期和分类

1. 酒精性肝病的病理分级和分期 国内王泰龄等将酒精性肝病的基本病变按脂肪变性和炎症程度分为4级,按纤维化程度分为4期(表14-7)。不伴其他肝损伤的单纯性ALD通常并无汇管区炎症或炎症不明显。在病理学上,ALD根据上述脂肪变性(S)、炎症(H)和纤维化(F)程度,按优势原则分类,H>F>S,3项均为1级为轻症ALD,炎症和纤维化的2、3、4级(期)分别诊断为各自的轻、中、重度,重度纤维化(F4)为早期肝硬化。

2. 酒精性肝病的病理变化 依据病变严重程度,一般分为酒精性脂肪肝、酒精性肝炎及酒精性肝硬化三类,其组织学改变见表14-8。亦有将酒精性肝病分为轻症酒精性肝病、酒精性脂肪肝、酒精性肝炎、酒精性肝纤维化及酒精性肝硬化五类。这几种病变往往部分重叠,可单独也可同时混存。

表 14-7　酒精性肝病病理组织分级分期标准

分级	脂肪变(S)	炎症(H)	分期	纤维化(F)
1	<30%	局灶水样变 少数小灶坏死	1	汇管区胶原增多或扩大 轻度窦周纤维化,轻度静脉周围纤维化
2	>30%	多数小灶坏死 气球样变 Mallory 小体 局部中性粒细胞浸润	2	小叶内纤维分隔 中度静脉周围纤维化
3	>50%	变性坏死重 桥接坏死	3	多数纤维间隔形成 小叶结构紊乱
4	>75%	损伤广泛	4	早期或小结节性肝硬化

表 14-8　酒精性肝病病理组织特征比较

病　变	酒精性脂肪肝	酒精性肝炎	酒精性肝硬化
肝细胞脂肪变性	+++	++	+ ~ +++
气球样变性	−	+++	+
Mallory 小体	−	++	+
炎症	−	+++	+
肝细胞坏死	−	+++	++
肝细胞再生	−	+	++
纤维化	−	++	++++

(1) 轻度酒精性肝病(mild alcoholic liver disease):肝内可见两种以上 ALD 的基本病变,但程度较轻,均在 1 级(期)范围,如大泡性脂肪变<30%、局灶性气球样变、少数小坏死灶伴中性粒细胞浸润、轻度窦周或终末静脉周纤维化,程度较轻,肝小叶结构未破坏。

(2) 酒精性脂肪肝(alcoholic fatty liver):酒精中毒最常见的肝病是脂肪变性。肉眼观,肝大而软,黄色,切面有油腻感,重量可达 4000 ~ 6000g。单纯的脂肪肝常无症状,但已处于一种对肝损伤的易感状态。镜下,≥30% 的肝细胞出现大泡性脂肪变性,并以小叶中央区受累明显,可同时伴有各种程度的肝细胞水肿变性。这些大泡性脂肪变性是由急性损伤初期肝细胞内出现的小泡性脂肪变性进一步发展成的。有时两者可同时存在,这种混合性脂肪变性是病变进展的独立危险因素。酒精性脂肪肝持续进展可发生肝纤维化及肝硬化。

(3) 酒精性肝炎(alcoholic hepatitis):肉眼见肝脏红色,常有绿色的胆汁淤滞区,大小和重量可在正常范围内,一旦有结节形成,则提示有肝硬化迹象。组织学出现肝细胞骨架损伤及炎症、坏死和纤维化组合。镜下常出现以下几种病变:①散在肝细胞的变性(气球样变性或脂肪变性);②在变性的肝细胞中可见 Mallory 小体,Mallory 小体是酒精性肝病相对特征性的形态改变,但也可见于其他肝病,如原发性胆汁性肝硬化、慢性胆汁淤滞综合征和肝癌;③肝细胞点状坏死伴中性粒细胞浸润,淋巴细胞在汇管区浸润;④窦周及中央静脉周纤维组织增生,50% 的酒精性肝炎患者在持续饮酒 10 ~ 13 年内会发展为肝硬化。酒精性肝炎常常分为轻、中、重度:轻度为散在的多数小灶坏死,Mallory 小体形成,中性粒细胞浸润和轻度纤维化,主要在腺泡 3 区;中度为气球样变性,Mallory 小体形成,中性粒细胞浸润和坏死明显增多,坏死灶融合形成桥接坏死,形成界面炎和纤维组织增生;重度为静脉周围肝细胞广泛坏死,胶原纤维沉积和终末静脉闭塞,患者出现发热、白细胞升高、黄疸和肝大、腹水,甚至肝衰竭和肝性脑病。

(4) 酒精性肝纤维化(alcoholic liver fibrosis):主要病变是不同程度的窦周纤维化(图 14-12)和终

末静脉周纤维化。轻度时可见少数纤维间隔形成，小叶结构保留。中度时纤维化范围广，纤维间隔形成增多，小叶结构紊乱。重度呈早期肝硬化改变，可见广泛的终末静脉周纤维化伴不同程度的终末静脉闭塞，沿肝腺泡3带形成宽阔的含扩张血窦的血管纤维间隔，连接汇管区，将肝腺泡分隔成微小结节。随着血管纤维间隔内肝星状细胞的增生，大量细胞外基质形成，纤维间隔变窄、胶原化，并包绕于新生结节周围，进入典型的肝硬化阶段。

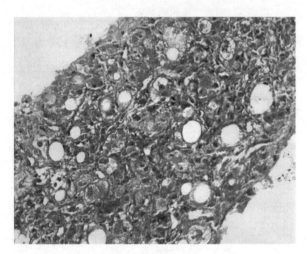

图 14-12 酒精性肝纤维化
Masson 染色显示明显窦周纤维化

（5）酒精性肝硬化（alcoholic cirrhosis）：特点为小结节性肝硬化。早期肝大，再生结节甚为细小，平均直径 0.3 ~ 0.4mm。中期为典型的小结节型肝硬化，再生结节较圆，结节大小稍有不一，约 1 ~ 3mm，假小叶内可见典型的窦周纤维化。晚期肝脏体积正常或缩小，再生结节不断改建，特别是戒酒后肝细胞再生加强，可发展为大结节性肝硬化，大部分结节直径>4mm，界线清楚。有时结节内可见脂肪变性和酒精性肝炎改变（图 14-13），表明患者仍在持续饮酒。有的结节内可见铁颗粒沉积，或见铜颗粒或铜结合蛋白沉积，肝细胞坏死主要出现在结节的周边。纤维组织内中性粒细胞、淋巴细胞、浆细胞和巨噬细胞同时存在，结节周围绕以致密纤维组织（图 14-14）。纤维间隔宽窄不一，并可见大片的纤维瘢痕区，可能与终末静脉闭塞有关。结节周围小胆管增生显著，新生胆管既像肝细胞又像胆管。酒精性肝硬化应与病毒性肝炎后肝硬化鉴别，前者结节小，再生也不显著，纤维化集中在终末肝静脉周围，纤维间隔也较宽，炎症多较轻。但晚期酒精性肝硬化与肝炎后肝硬化难鉴别。

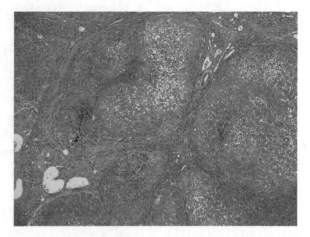

图 14-13 酒精性肝硬化
HE 染色显示硬化结节内可见脂肪变性和酒精性肝炎改变

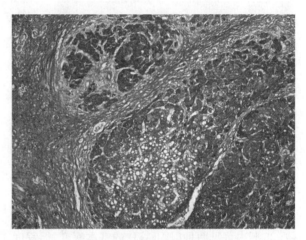

图 14-14 酒精性肝硬化
Masson 染色显示结节周围绕以致密纤维组织

三、肝脏脂肪变和酒精性肝病的鉴别诊断

肝脏脂肪变性可见于多种病变，小泡性和大泡性脂肪变性常见病变见表 14-9 和表 14-10。同时需要明白，虽然脂肪变性、炎症、肝细胞气球样变、纤维化和 Mallory 小体为公认的 ALD 特征，但也是脂肪性肝病的基本特征，可见于非酒精性脂肪性肝病特别是非酒精性脂肪性肝炎，且两者均可进展为肝硬化和终末期肝病，因此不能仅凭组织学简单确定 ALD。应结合临床，ALD 患者长期过量饮酒并可有黄疸、肝衰竭、发热或腹水，组织学炎症程度常较非酒精性脂肪性肝炎严重，且常伴大量中性粒细胞浸润，肝细胞坏死和 Mallory 小体亦较非酒精性脂肪性肝炎常见，并可见肝静脉闭塞或硬化透明坏死。非酒精性脂肪性肝炎常无症状，也常无毛细胆管淤

胆或胆管增生及肝静脉闭塞或硬化透明坏死。

表 14-9　单纯小泡性脂肪变性的常见病

妊娠急性脂肪肝
Reye 综合征
药物/毒物
急性铁中毒
牙买加呕吐病
大黄蜂蜇咬
酒精性泡沫样变性
遗传性尿素循环障碍
遗传性脂肪酸代谢障碍
线粒体细胞病
Wolman 病
胆固醇酯贮积病
Labrea 肝炎
蜡样芽胞杆菌毒素
Navajo 神经病变
Pearson 综合征

表 14-10　大泡性脂肪变性的常见病

营养改变
全肠外营养、饥饿、炎症性肠病、恶病质和重度贫血、空肠改道术
遗传代谢性疾病
半乳糖血症、Ⅰ型和Ⅲ型糖原贮积症、无β脂蛋白血症、酪氨酸血症
线粒体缺陷
丙型肝炎
药物/毒物
酒精、糖皮质激素、甲氨蝶呤、华法林、曲格列酮
代谢综合征
中心性肥胖、致动脉粥样硬化性血脂异常、高血压、胰岛素抵抗、促炎/高凝状态

（滕晓东）

第四节　肝癌研究进展

原发性肝癌（primary carcinoma of liver）简称肝癌，包括由肝细胞发生的肝细胞癌（hepatocellular carcinoma，HCC）、肝内胆管上皮细胞发生的肝内胆管癌（intrahepatic cholangiocarcinoma，ICC）和混合型肝癌（mixed hepatocellular-cholangiocarcinoma）。

一、肝细胞癌

原发性肝癌在亚洲地区是第二常见的恶性肿瘤，HCC 是最为常见的一类原发性肝癌。HCC 的发病率具有地区性分布特征，东南亚国家、地区和我国属于 HCC 的高发区。HCC 的发生与各地区生活方式和周围环境有关。随着慢性肝病患者的增多，HCC 的发病率也在增加且趋向年轻化，在高发区其发病高峰年龄为 30~50 岁，而在低发区发病高峰年龄为 60~70 岁。儿童发生 HCC 很少见，通常发生在 5~15 岁，男性多于女性。

（一）发病机制

HCC 的发病机制仍然不清，但实际上任何与慢性肝脏损伤有关的因素，如肝硬化、肝炎都容易发生 HCC。大量实验和临床的研究资料表明，乙型和丙型肝炎病毒感染是引起 HCC 最重要的因素，据报道，大约 85% 的肝细胞癌与 HBV 和 HCV 感染有关。HBV 感染者发生 HCC 的几率比未感染者高100 倍，并有足够的实验研究证明，HBV 的 DNA 可以整合到肝细胞染色体 DNA 中，HBV X 基因通过结合并激活 TP53 基因发挥其致癌作用。丙型肝炎病毒感染也是 HCC 发生的主要因素之一，尤其在欧美等 HCV 感染的高危地区。HCV 相关的肝硬化患者每年发生 HCC 的风险在 1%~7%，HCV 相关的 HCC 一般发生于感染后 20~30 年，并且几乎总是在肝硬化发生之后。目前对 HCV 在 HCC 发生中的作用尚缺乏直接的分子遗传学证据。

黄曲霉毒素 B1 常存在于发霉谷粒作物（尤其是花生等），其代谢产物可结合于肝细胞 DNA，引起 TP53 249 密码子 G∶C 到 T∶A 的突变，导致氨基酸序列改变，使 TP53 功能发生改变。黄曲霉毒素 B1 是一种毒性很强的致癌剂，不仅可以促进 HCC 的发生，也可以使胆囊、胰腺、骨、膀胱等脏器发生肿瘤，尤其在 HBV 感染的患者中可使肝细胞癌的发生率增加 50 倍。在非病毒相关的肝细胞癌中，酗酒和抽烟是主要的致癌因素，尤其是具有慢性肝病的患者，酗酒和抽烟都将大大增加 HCC 发生的几率。此外，其他如亚硝胺、寄生虫感染、遗传性疾病等因素与 HCC 的发生均有文献报道。

（二）临床表现和辅助检查

早期 HCC 临床可以没有任何症状和体征，常在患者体检或行其他检查时被发现肝脏病灶。通常 HCC 出现临床症状和体征时,多数情况下提示肿瘤已发展为进展期或晚期,或者提示肿瘤较大。HCC 好发于中年或老年,常伴肝硬化的临床症状或体征。

实验室检查指标的改变部分取决于基础肝脏疾病,其中甲胎蛋白(αFP)检测是诊断 HCC 最有价值的指标。血清 αFP 显著增高(>400ng/ml)或持续增高(即使<100ng/ml)都强烈提示 HCC。但 αFP 并不特异,不少 HCC 并不伴有血清 αFP 显著增高,尤其是 HCC 早期;而急性肝炎或肝脏毒性损伤时,血清 αFP 也可以出现轻-中度升高(200 ~ 400ng/ml)。此外,αFP 异常还可见于肝母细胞瘤、卵巢或睾丸卵黄囊瘤、肝胚胎性横纹肌肉瘤。非肝脏来源性肿瘤,包括胃肠道癌、胆囊癌、壶腹部乳头状腺癌、直肠癌、肺癌、肾癌及卵巢癌等肿瘤时,αFP 也可以出现异常。

辅助检查技术是临床确定肝脏肿瘤最重要手段,这些常用技术方法包括超声、影像学和肿瘤穿刺。对临床怀疑肝脏肿瘤的患者,进行超声检查是行之有效的首选方法。影像学比超声检查更能清晰显示肿瘤病变范围、大小、肿瘤与周围脏器关系和淋巴结及远处转移情况,但有些情况下,对鉴别原发和转移性肝肿瘤仍存在一定困难。超声引导下进行肿瘤穿刺检查具有方便、确诊率高等特性,已被广泛用于各种肿瘤的良恶性病理诊断,其确诊 HCC 阳性率达 50% ~ 92%。该技术的应用不仅能判断肿瘤组织来源,而且能够明确 HCC 的分化程度(组织学分级),是明确诊断肝脏肿瘤性质的常用方法。

(三)病理改变

1. 大体改变 肿瘤发生于右叶多于左叶,质地较硬,可有出血坏死,呈暗红色,有胆汁淤积者呈黄绿色,大体形态变化不定,包括肿瘤结节的数量、大小及肿瘤与周围肝组织的关系。HCC 病理大体一般分为以下 4 种类型:①巨块型(massive type),肿瘤呈单个巨大肿块(图 14-15);②结节型(nodular type),肿瘤呈单个或多个大小不等的结节;③弥漫型(diffuse type),无数小肿瘤结节弥漫分布于整个或大部分肝脏;④小肝癌(small hepatocellular carcinoma),即早期肝癌,目前国际公认为<2cm 的肝癌。

2. 光镜改变 典型的 HCC 肿瘤细胞表现为肝细胞样,肿瘤的基质有一层内皮细胞组成的血窦样结构。HCC 组织学可以出现多种构型和细胞形态变化,常见同一肿瘤内出现不同的组织学类型:①小梁型:为最常见的结构,细胞排列呈梁状或多

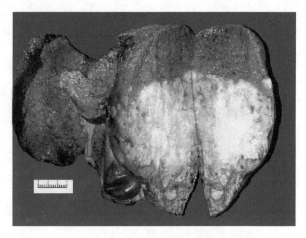

图 14-15　肝细胞癌大体形态

板状,细胞索衬内皮细胞,形成窦隙状结构,癌组织间缺乏或无基质成分,缺乏库普弗细胞(图 14-16);②假腺体型:此型癌细胞形成不同的腺样结构,部分腺管可形成如甲状腺滤泡样或囊性构型,腺管中央常见肿瘤性细胞的退变坏死或纤维素渗出等,有些可以出现继发性肿瘤性坏死并形成瘢痕;③实性型:癌细胞呈实体和团块状,细胞呈片状或弥漫排列(图 14-17);④硬癌型:表现为癌组织间有增生的胶原纤维分割,将癌组织分割成大小不一的癌巢,有时类似于转移性肿瘤。

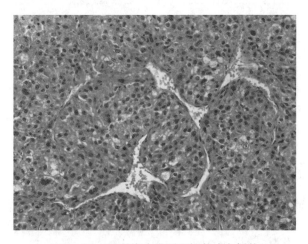

图 14-16　肝细胞癌排列呈梁状或多板状

根据肿瘤细胞的分化程度,将 HCC 的组织学分为高分化、中分化、低分化三级。HCC 的细胞形态多样,有时与正常肝细胞相似,有时癌细胞形状、核大小和染色出现明显异型性并可形成巨形、畸形或多核瘤巨细胞。肿瘤细胞质内可见包含体形成,免疫组化证实这些球状透明体可以是 αFP、α-抗胰蛋白酶、纤维蛋白原等。

纤维板层型肝细胞癌(fibrolamellar hepatocellu-

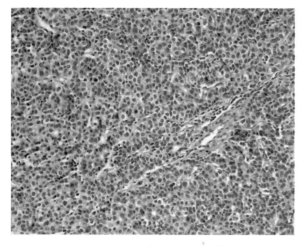

图 14-17 肝细胞癌排列呈实性型

lar carcinoma）是一种特殊类型的 HCC。此类型 HCC 多见于青少年和壮年，90% 的患者无肝硬化，发病与 HBV 感染和酒精无关，肿瘤生长缓慢，多数患者手术切除，预后较好。该肿瘤病理形态的主要特征是由嗜酸性细胞组成的癌巢被致密的胶原纤维分割（图 14-18），电镜下肿瘤细胞含大量的线粒体。

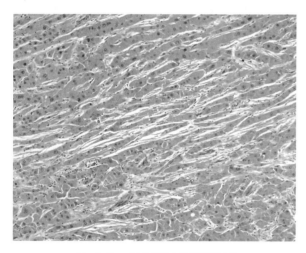

图 14-18 纤维板层型肝细胞癌

二、肝内胆管癌

胆管癌较少见，国外资料报道，其发病率占肝脏恶性肿瘤的 5%~15%，病因不明，但和胆道慢性炎性疾病，肝华支睾吸虫感染，先天性胆管扩张症（Caroli 病），先天性肝纤维化，胆汁性肝硬化，孤立性肝囊肿，胆管错构瘤，肝内胆管结石、HCV、HBV 和 EBV 病毒感染以及基因突变（如 K-Ras 基因、c-Met 基因、c-erbB-2 基因）等因素有关。胆管癌多见于 50~70 岁，男女发病相似，临床表现为腹痛，体重减轻，腹部肿块，而黄疸和腹水少见，绝大多数血中 αFP 在正常值范围。

临床上根据发生部位不同将胆管癌分为：肝内胆管癌，肝门胆管癌和肝外胆管癌。病理组织学表现为腺癌、乳头状癌、腺鳞癌、鳞状细胞癌和黏液癌等，其中以腺癌最多见（图 14-19）。高分化腺癌的形态与胃肠道发生的乳头状腺癌、胆囊腺癌、胰腺癌等十分相似；低分化腺癌肿瘤细胞形成的腺腔常表现为小而不规则或腺腔不明显，有时可以有胆栓形成。胆管癌最重要的特征是肿瘤内有丰富的纤维间质，并有数量不等的淋巴细胞浸润。腺癌细胞表达一般的上皮标记，与来自于胃肠胰等处的腺癌相似，而肝细胞特异性抗原缺乏表达，详见本章第五节。

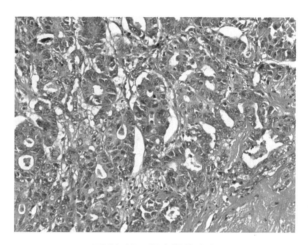

图 14-19 肝内胆管腺癌

三、混合性肝细胞-胆管癌

由于肝细胞和胆管细胞都来自同一原始细胞，因此，少数情况下肝脏上皮性肿瘤可以出现不同分化的特征，既有肝细胞癌分化成分又有胆管癌分化成分，称之为混合性肝细胞-胆管癌。这一类型癌仅占肝癌的不足 1%，发病年龄与性别都与普通的 HCC 相同，但预后不良。

此类肿瘤大体形态与肝细胞癌相似，但在肿瘤出现以胆管细胞癌为主时，肿瘤中常见纤维间质，质地较硬。混合性肝细胞-胆管癌中，肝细胞癌常表现为梁索状、假腺样，而胆管癌可以出现腺管状的结构，两者密切混合。如果同一肿瘤有 HCC 的同时又有胆管癌，但两者不混合，仅仅是共存，则称之为复合性肝细胞癌-胆管癌（combined hepatocellular carcinoma-cholangiocarcinoma），也称为碰撞瘤（collision tumor）。

（周晓军）

第五节 胆道系统病理学新概念

胆道系统由胆囊和胆管组成,胆管分为肝内胆管和肝外胆管,胆囊通过胆囊管将胆汁排入肝外胆管。肝外胆管、左右肝管以及其分支称作"肝门及门周胆管"。肝内胆管从中央到左、右肝内胆管向周围被划分为肝内大导管或小导管。肝内大导管为大体可见的第一级到第三级左、右肝胆管导管。在这些胆管导管周围分布小腺体(胆管腺体),并通过自身小导管排入导管腔。肝内小导管镜下可见,包括叶间胆管和小叶内胆管。小叶内胆管连接小导管,叶间胆管被纤维壁包绕,大小为100μm,而小叶内胆管外径小于100μm。这两种胆管与肝动脉相等大小的分支伴行,而胆小管或赫令(Hering)细末胆管位于小叶边缘与肝细胞相邻。来源于胆道系统的肿瘤主要为上皮性肿瘤,分为良性、癌前病变和恶性,而且以恶性为多见;根据发生部位又分为肝内胆管肿瘤及肝外胆管和胆囊肿瘤。

一、肝内胆管肿瘤

包括良性肿瘤、癌前病变和恶性肿瘤,以癌多见。

(一)肝内胆管良性肿瘤

包括胆管腺瘤和胆管腺纤维瘤。

1. 胆管腺瘤 体积小,常位于被膜下,单发或多发。镜下,病变胆管呈圆形,内衬良性立方上皮,无核分裂象(图14-20)。小胆管与胆道不相通,内无胆汁,可出现黏液上皮化生。胆管上皮表达1F6

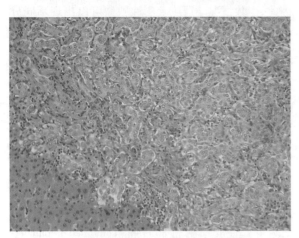

图14-20 肝内胆管腺瘤
肝组织内小胆管增生,排列密集,细胞立方形,一致,无明显异型

和D10。

2. 胆管腺纤维瘤 此型罕见,由伴有微囊性扩张的扭曲及分支状小胆管构成,衬以立方形-扁平上皮,腺体之间可见突出的成纤维细胞间质,免疫组化表达D10,不表达1F6。通常被认为错构瘤或为Von Meyenburg综合征的一部分。

(二)肝内胆管癌前病变

是近年来逐步认识的肿瘤性病变,包括胆管上皮内瘤变、胆管黏液囊性肿瘤伴上皮内瘤变和胆管内乳头状肿瘤伴上皮内瘤变。

1. 胆管上皮内瘤变(biliary intraepithelial neoplasia,BilIN) 常见于肝内胆管结石、肝脏寄生虫病尤其是华支睾吸虫病和麝猫后睾吸虫病、原发性硬化性胆管炎、二氧化钍沉积和先天性胆道异常的患者。大体上除胆管结石、肝脏寄生虫病等引起的胆管扩张、黏膜粗糙外,本身见不到特异的肉眼特征。组织学改变以平坦型的细胞层次增多伴异型、微乳头形成和极性紊乱为特征,分为低级别和高级别上皮内瘤变。低级别胆管上皮内瘤变(BilIN-L)(图14-21)病变平坦时,细胞或细胞核呈轻度或中度异型,细胞极性轻微紊乱,有假复层排列,细胞核变大,染色深,核膜不规则。若为微乳头病变,细胞或细胞核呈轻度异型,细胞极性相对存在,局灶假复层排列,细胞核稍大、深染,但核膜不规则,并可见各种上皮化生改变。高级别胆管上皮内瘤变(BilIN-H)(图14-22)病变平坦时,细胞或细胞核异型性明显,细胞核增大,核质比增高,核膜不规则,细胞极性可明显紊乱,可见细胞核上移至细胞顶部。达到原位癌时细胞核更大,染色质粗糙,核仁更明显,并常常数目增多,细胞核多形并深染,核分

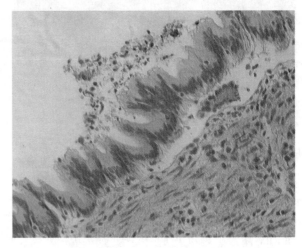

图14-21 肝内胆管上皮内瘤变低级别
柱状细胞增生,复层或假复层排列,核偏大并染色深

裂常见,细胞极性弥漫紊乱,并可见从黏膜表面沿着周围腺体向下生长(累及腺体)。微乳头病变时,细胞或细胞核异型性明显,但细胞极性可相对存在或灶性紊乱,细胞多形,细胞核增大,核膜不规则。原位癌时细胞或细胞核异型更明显,出现较多的核分裂象、核拥挤和明显的假复层,并且细胞极性弥漫紊乱。

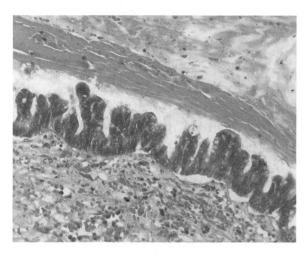

图 14-22 肝内胆管上皮内瘤变高级别
柱状细胞明显异型,形成微乳头结构,细胞核上移至腔面并增大深染,核仁明显

2. 胆管黏液囊性肿瘤伴上皮内瘤变 胆管黏液囊性肿瘤几乎均发生于女性。肿瘤大小不等,囊性或囊实性,囊腔不与胆管相通。镜下,非浸润性胆管黏液囊性肿瘤囊内壁基底膜上衬覆单层扁平、立方或柱状黏液性上皮细胞,胞质嗜酸性,核位于基底部;可出现胃、肠上皮及鳞状上皮化生;约半数可有散在内分泌细胞;紧邻基底膜为细胞丰富、致密的卵巢型间叶组织,其外围以疏松结缔组织(图14-23)。肿瘤细胞可在囊内壁呈息肉状或乳头状生长,局部细胞的异型表现为:微乳头形成、隐窝样内陷、细胞层次增多和核分裂可见;重度异型增生表现为:显著的组织结构异型性(外生性乳头伴有背靠背腺体、细胞核多形性和核分裂象指数高)。

3. 胆管内乳头状肿瘤伴上皮内瘤变 胆管内乳头状肿瘤(biliary intraductal papillary neoplasm,IPNB)和胰腺导管内乳头状黏液性肿瘤(intraductal papillary mucinous neoplasms,IPMN)一样,发生于肝脏大胆管伴不同程度导管扩张,大体上可见以乳头状为主的肿块,镜下肿瘤位于扩张的导管内,形成以乳头状或假乳头为主的结构,伴黏液分泌、囊腔形成。部分肿瘤上皮不形成乳头或不产生黏液,肿瘤细胞为高柱状黏液上皮伴不同程度的细胞异型

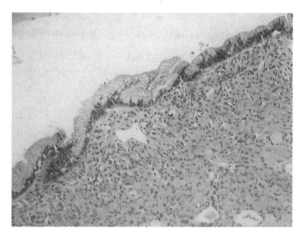

图 14-23 肝内胆管黏液囊性肿瘤
肿瘤上皮为黏液柱状上皮,上皮下为富于细胞
的卵巢样间质

性及结构异型性,异型程度通常分为轻度、中度和重度(图 14-24)。根据异型性不同,IPNB 又可分为胆管内乳头状瘤、交界性胆管内乳头状肿瘤和非浸润性胆管内乳头状肿瘤(原位癌),肿瘤如有浸润即为胆管内乳头状肿瘤相关的浸润癌(肝内胆管癌)。根据肿瘤细胞形态特征和免疫表型分为胃型、肠型、胰胆管型和嗜酸细胞型以及极少见的管状乳头状肿瘤。具体形态见第十八章第一节。

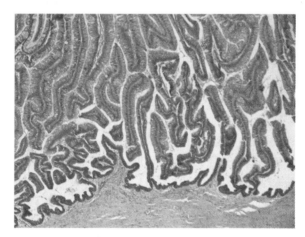

图 14-24 肝内胆管乳头状肿瘤
肿瘤细胞呈柱状、乳头状生长,伴高级别上皮内瘤变

(三)肝内胆管癌

肝内胆管癌(intrahepatic cholangiocarcinoma,ICC)是肝脏第二位的恶性肿瘤,可起源于肝内胆管的任何部分,从段区的大胆管及其分支到最小的胆管和胆小管。ICC 大体分为团块型(MF)、管周围浸润型(PI)和导管内生型(IG)。MF 表现为肝实质内灰色或灰白色质硬的结节或肿块;PI 表现为沿

门脉广泛浸润，受累胆管狭窄并导致周围导管扩张；IG 表现为息肉样或乳头样肿块位于扩张的胆管腔内，显示胆管乳头状瘤的恶性进展。三种类型可同时出现，但肝内小胆管或胆小管的 ICC 通常为 MF，而肝内大胆管发生的 ICC 则为 MF、PI 和 IG。MF 可出现大面积中心坏死和瘢痕形成，切面可见黏液。ICC 镜下传统分为高/中和低分化腺癌及少见组织学类型。根据最近的研究，依据肝内胆管癌大体特征以及胆道和胰腺肿瘤的相似性，在组织学上，肝内胆管癌主要分为传统型、胆管小导管型、胆管内生长型和少见组织学类型四型。

1. 传统型肝内胆管癌　可进一步分为小胆管型和大胆管型。小胆管型肝内胆管癌小胆管浸润通常少见，而大胆管型肝内胆管癌的特征是大胆管周明显浸润。然而，这两者的界限有时是模糊的，相同的表现常常为浸润性腺癌，其特点是形成大小不同的管状、腺泡和乳头结构，大多为中分化腺癌，由胞质嗜酸性的柱状和立方胆管上皮组成。低分化腺癌也偶尔看见，实性、条索状或筛孔状排列生长，细胞多型，核异型明显，肿瘤中心出现凝固性坏死。间质纤维结缔组织增生显著，门静脉浸润和淋巴结转移常见，肿瘤芽侵入周围肝实质，在局部界面形成肿瘤细胞和肝细胞混合存在。

2. 胆管小导管型　大体上，此型肿瘤属于 MF，腺癌细胞分化良好，形成小管样，腺泡样或分支、裂隙样腺腔的条索，与胆小管或增殖反应的胆小管相似。条索型中梭形特征的细胞偶尔占优势，与传统型相比肿瘤细胞较小，瘤细胞周围常有胶原纤维围绕或伴行，从而挤压肿瘤细胞。门静脉癌栓罕见或小灶状。该类型的特点是肝细胞和癌细胞直接接触，广泛地更替生长；周围肝实质没有或很少被癌细胞挤压；并且出现肝细胞被癌细胞更替。神经细胞黏附分子（NCAM）（肝脏祖细胞的标记物之一）呈阳性表达。胆小管型肝内胆管上皮癌的提出是基于形态上类似于常出现在 HPCs 中反应性增生的胆小管上皮。癌细胞可广泛替代肝小叶或再生小叶的肝细胞。最近研究表明，存在于胆小管或终末胆小管的 HPCs 可分化为肝细胞和胆管细胞，并且在许多慢性肝脏疾病中活化；同时伴 HPCs 特点的早期肝癌进一步进展，和胆管小导管型 ICC 一致。

3. 肝内胆管内生长型　是胆管内乳头状肿瘤和胆管内管状肿瘤相关的癌。胆管内乳头状肿瘤相关癌如前所述为胆管内乳头状瘤浸润性生长形成的分化良好的浸润性乳头状腺癌；胆管内管状肿瘤相关癌在肝内大胆管中偶尔见到，肿瘤主要由管状结构和灶性乳头结构组成，通常没有黏液分泌，表现为一致的轻度扩张的胆管，常常微小浸润，预后较好。

4. 少见组织学类型　罕见，包括：①鳞状细胞癌和腺鳞癌：在腺鳞癌中，鳞癌成分和腺癌成分可以彼此隔离，也可以相互混合而成；②黏液癌和印戒细胞癌：在黏液癌中，黏液细胞漂浮于黏液湖中，此型常常发现于 IPNB 的浸润部分，印戒细胞癌偶尔见于黏液癌或传统型 ICC 中，不过单纯的印戒细胞癌非常少见；③透明细胞癌：由柱状上皮组成的小管和腺泡，大部分细胞含丰富的透明胞质，偏位的小核；④未分化癌：包括肉瘤型和间变型（多型性）；⑤淋巴上皮样癌：由未分化肿瘤细胞和大量的淋巴细胞样间质构成。

二、胆囊和肝外胆管肿瘤

胆囊和肝外胆管肿瘤分为良性腺瘤、囊内乳头状肿瘤、黏液性囊性肿瘤和腺癌，前三者往往伴有上皮内瘤变，和高级别胆道上皮内瘤变一起称为癌前病变。一般形态的腺癌则更注重于癌细胞的免疫表型，又可分为胆管型、胃小凹型和肠型，还有透明细胞腺癌、黏液腺癌、印戒细胞癌、其他腺鳞癌、浸润性胆囊囊内或胆管导管内乳头状癌、浸润性黏液性囊性癌、鳞状细胞癌和未分化癌。胆囊和肝外胆管神经内分泌肿瘤亦不少见，常常单独列出。

（一）胆囊和肝外胆管腺瘤

多见于成人，且女性比男性更多见。大体呈息肉状，单发，境界清楚，常在胆囊切除术中偶然发现，少数伴发 Peutz-Jeghers 综合征或 Gardner 综合征。镜下分为 3 种传统类型：管状、乳头状和管状乳头状。依细胞形态可分为幽门腺型、肠型、胃小凹型和胆道型。幽门腺型和肠型腺瘤在胆囊更常见（图 14-25）。少数腺瘤进展为浸润性癌。幽门腺型管状腺瘤（幽门腺腺瘤）由具有密集排列的幽门腺型腺体的小叶组成，部分腺体囊性扩张，常被覆正常胆管上皮。可见结节状聚集的形态温和的梭形细胞，胞质嗜酸性，但无角化（鳞状小体），帕内特细胞和内分泌细胞常见。幽门腺腺体常常为低级别上皮内瘤变，大者可有高级别上皮内瘤变甚至局灶浸润性癌。少见情况下，腺瘤突入或发生于 R-A 窦，不要误认为浸润性癌。肠型腺瘤是由被覆肠型上皮细胞的异常管状腺体组成的良性肿瘤，较少见。其形态与结肠腺瘤极为相似，MUC2、CK20 和 CDX2 等表达。胃小凹型腺瘤由衬覆柱状上皮的管状乳头状结构构成,核小且深染,位于细胞基底部,胞质富于黏液。少数情况下,此型腺瘤可来源于腺肌瘤样增生的上皮内陷。抗体标记 MUC5AC 阳性,MUC6 有时呈阳性。胆道型腺瘤最少见,被覆细胞似正常的胆道上皮,MUC1、CK7 和 CK19 等表达。

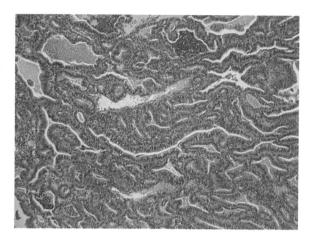

图 14-25　胆囊腺瘤

肿瘤细胞管状绒毛状排列,伴中度异型

(二) 胆囊和肝外胆管癌前病变

1. 胆囊和肝外胆管上皮内瘤变　和肝内胆管上皮内瘤变相似,一般分为两个级别。低级别上皮内瘤变:肿瘤细胞为柱状、立方状和拉长的杆状,可排列成单层,常为不同程度的假复层结构,细胞核不典型,常位于细胞下 1/2,细胞极性为灶性或中度紊乱,偶见核分裂象及形成假乳头结构;细胞核不典型,表现为核深染、较大,呈圆形、卵圆形或长形,有 1~2 个比正常细胞明显的小核仁;胞质常呈嗜酸性,约 1/3 的病例可见杯状细胞。上皮内瘤变常广泛累及黏膜并自表面上皮逐渐沿 R-A 窦向下延伸至化生的幽门腺,但上皮内瘤变异型上皮和正常柱状上皮之间都为突然的移行(图 14-26)。高级别上皮内瘤变:细胞或细胞核不典型性符合明显的恶性,其核/质比例增加,细胞核较圆并有明显核仁,核膜不规则,染色质空,常常为明显假复层;病变如果弥漫并出现较多的核分裂象、核拥挤和明显的假复层,细胞极性弥漫紊乱,细胞及细胞核明显大小不等和多形性改变,可诊断原位癌。根据肿瘤细胞生长方式又分为平坦型和乳头型:平坦型肿瘤细胞最初沿着表面上皮生长,随后延伸至上皮内陷如 R-A 窦和窦型化生腺体,但多与表面上皮相连;乳头型表现为明显的具有细小纤维血管轴心的乳头,被覆异型细胞。

虽然上皮内瘤变多在慢性胆囊炎手术切除标本中偶然发现,并同时伴有反应性上皮改变,但随着对上皮内瘤变发生学研究的不断深入,发现胆囊癌和上皮内瘤变(异型增生)患者的上皮性化生明显多见于无以上病变的患者,而且化生上皮与这些肿瘤性上皮具有共同的形态学和组织化学特征,因此提出化生是异型增生的前驱病变,并沿着窦型化生→肠型化生→异型增生→癌的序列发展,且从窦型化生→肠型化生→异型增生是一个快速进展过程,大约 3 年时间,异型增生→癌大约 10 年时间。

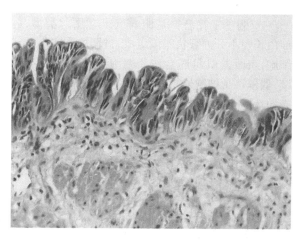

图 14-26　胆囊上皮内瘤变

柱状肿瘤细胞排列拥挤呈复层,细胞异型明显,细胞核上移,核仁明显

2. 胆囊"囊内"/肝外胆管"导管内"乳头状肿瘤　肝外胆道系统的腔内乳头状肿瘤发生于胆囊"囊内"和肝外胆管"导管内"。胆囊的囊内乳头状肿瘤常为胰胆管型和肠型,后者可见杯状细胞、帕内特细胞和(或)5-羟色胺分泌细胞。这些肿瘤常发生在幽门腺化生基础上。胆囊囊内乳头状肿瘤可伴浸润性腺癌,肿瘤为被覆立方/矮柱状胆道型上皮细胞或黏液性柱状肠型上皮细胞的复杂乳头状结构,浸润性成分多为管状腺癌,亦可为黏液性癌、未分化癌、小细胞癌和大细胞神经内分泌癌。肝外胆管导管内乳头状肿瘤可致导管扩张,管腔内大量黏液聚集;包括四种上皮表型:胰胆道型(最常见)、肠型、嗜酸细胞型和胃型(后两者少见)。形态和表型上同肝内胆管乳头状肿瘤。病变可广泛累及肝外胆管,甚至侵及胆囊和肝内胆管。发病率无性别差异,多见于 50~70 岁。在东亚约 30% 的病例伴结石,25% 伴肝吸虫。当进展为浸润性癌时,预后取决于浸润性成分。无癌变的导管内乳头状肿瘤完全切除,预后很好;而分布广泛的病变则很难彻底手术切除,侵袭性更强。

3. 胆囊/肝外胆管黏液性囊性肿瘤 组织学形态同肝内黏液性囊性肿瘤。多见于成年女性,有临床症状。一些肿瘤直径可达20cm,引起梗阻性黄疸或胆囊炎样症状。肝外胆管多见,常为多发性,肿瘤内含黏液或浆液,镜下衬覆类似于胆管或胃小凹的柱状上皮。神经内分泌细胞偶见。上皮下卵巢样间质是其特征性表现,免疫组化显示ER和PR阳性。黏液性囊性肿瘤进展为浸润性癌时应命名为黏液性囊性癌伴浸润癌。

（三）腺癌

1. 胆管型腺癌 是胆囊癌最常见的类型,肿瘤由长短不一的管状腺体组成,衬覆立方或高柱状细胞,表面类似胆道上皮。细胞和腺腔中常有黏液,偶尔可见细胞外黏液钙化。约1/3高分化腺癌有局灶肠化,可见杯状细胞和内分泌细胞。腺癌中可见破骨细胞样巨细胞,或局灶呈筛状或血管肉瘤样生长方式,可有细胞滋养层或合体滋养层细胞。较之肝外胆管腺癌,胆囊腺癌分化更差,纤维增生不明显。大多数胆管型腺癌表达CEA、MUCI、MUC2和CK7。

2. 肠型腺癌 肠型腺癌分为两种亚型:最常见类似结肠腺癌,腺体被覆假复层柱状上皮细胞,细胞核呈椭圆形或杆状;另一种亚型肿瘤富于杯状细胞,并且常见神经内分泌细胞和帕内特细胞。肠型腺癌表达CDX2、MUC2、CEA和CK20。

3. 胃小凹型腺癌 胃小凹型腺癌分化好。被覆高柱状上皮细胞,核位于基底,胞质富于黏液;表达MUC5A。

4. 腺鳞癌及癌肉瘤 腺癌和鳞癌两种成分不同比例、不同分化程度组合,但通常倾向于中分化。癌肉瘤由癌和肉瘤样恶性成分混合组成。

5. 筛状癌 是一种特殊类型的浸润性胆囊肿瘤,类似于乳腺筛状癌。其发病年龄小,常伴胆石症。筛状生长及肿瘤细胞具有大的泡状核,可见粉刺样坏死。

（滕晓东）

主要参考文献

［1］高英茂,李和. 组织学与胚胎学. 第2版. 北京:人民卫生出版社,2010:348-351.

［2］张霹雲,王军,陈东风. 肝脏再生过程中干细胞分化调控机制的研究进展. 肝脏,2012,17(8):599-602.

［3］骆抗先,陈金军,李平. 乙型肝炎:基础和临床. 第4版. 北京:人民卫生出版社,2012.

［4］周晓军,张丽华. 肝脏诊断病理学. 南京:江苏科学技术出版社,2006.

［5］周晓军,黄文斌. 慢性肝炎的分级分期系统的评估及其实际应用. 中华病理学杂志,2008,37(9):630-640.

［6］Burt AD,Portmann BC,Ferrell LD,et al. MacSween's pathology of the liver. 6th ed. Edinburgh:Churchill Livingstone,2012.

［7］Theise ND. Liver biopsy assessment in chronic viral hepatitis:a personal,practical approach Mod Pathol,2007,20(Suppl 1):S3-14.

［8］Suriawinata AA,Thung SN. Acute and chronic hepatitis. Semin Diagn Pathol,2006,23(3-4):132-148.

［9］Hudacko R,Theise N. Liver biopsies in chronic viral hepatitis:beyond grading and staging. Arch Pathol Lab Med,2011,135(10):1320-1328.

［10］Bosman FT,Carneiro F,Hruban RH,et al. World Health Organization classification of tumours of the digestive system. Lyon:IARC Press,2010:195-278.

［11］贠建蔚,芪新明. 酒精性肝病研究进展. 国际消化病杂志,2012,32(1):44-47.

［12］Cohen ji,Nagy LE. Pathogenesis of Mcohohc liver disease:interactions between parenchymal and non-parenchymal cells. J Dig Dis,2011,12(1):3-9.

［13］王泰龄酒精性肝病的病理和分类. 胃肠病学,2003,8(5):b299-302.

［14］Yerian L. Histopathological evaluation of fatty and alcohohc liver diseasesJ Dig Dis,2011,12(1):17-24.

［15］Crawford JM. Histologic findings in alcoholic liver disease. Clin Liver Dis,2012,16:699-716.

［16］Teng XD. Intraepithelial neoplasia of pancreas,biliary tract and gallbladder//Lai MD. Intraepithelial neoplasia. New York:Higher Education Press,Beijing and Springer-Verlag GmbH Berlin Heidelberg Heidelberg,2009:132-170.

［17］Adsay NV,Fukushima N,Furukawa T,et al. Intraductal neoplasms of the pancreas//Bosman FT,Ralph CF,Hruban H,et al. World Health Organization classification of tumors. Pathology and genetics of tumors of the digestive system. Lyon:IARC Press,2010:304-313.

第十五章　泌尿系统疾病

泌尿系统是由肾、输尿管、膀胱和尿道组成。机体内环境稳定的维持,有赖于泌尿系统各器官组织结构、功能的正常,其中,肾脏功能尤为重要。泌尿系统疾病包括肿瘤性疾病和非肿瘤性疾病。本章着重介绍肾脏非肿瘤性疾病中发病率最高、最复杂的肾小球肾炎的一些研究进展;同时介绍肾脏肿瘤和尿液收集系统中膀胱癌的主要病理改变特点及一些研究进展。

第一节　肾小球肾炎

肾小球肾炎(glomerulonephritis)是一组以肾小球损伤性改变为主的疾病。根据其主要的发病因素可分为:①原发性肾小球肾炎(primary glomerulonephritis),原发于肾脏的独立性疾病,病变以肾脏改变为主要表现;②继发性肾小球肾炎(secondary glomerulonephritis),继发于机体其他组织器官疾病,为机体系统性疾病的一部分,如系统性红斑狼疮性肾小球肾炎,此时肾脏损害为该疾病的组成部

分之一;③遗传性肾小球肾炎(hereditory glomerulonephritis),由某些遗传性因素(如基因突变等)所导致的肾小球肾炎,具有家族遗传性。本章主要针对原发性肾小球肾炎进行讨论。

根据病理改变不同,肾小球肾炎可分为不同的类型。各型肾小球肾炎虽可见于各个年龄阶段,但不同型别好发年龄不完全相同,如急性弥漫性增生性肾小球肾炎、微小病变性肾小球肾炎多见于儿童。不同类型肾小球肾炎的临床表现不尽相同,可表现为急性肾炎综合征(acute nephritic syndrome)、急进性肾炎综合征(rapidly progressive nephritic syndrome)、肾病综合征(nephrotic syndrome)、无症状性血尿或蛋白尿(asymptomatic hematuria or proteinuria)、慢性肾炎综合征(chronic nephritic syndrome)等;但有些类型肾小球肾炎可有相同的临床表现。如膜性肾小球肾炎、微小病变性肾小球肾炎等,都主要表现为肾病综合征(图15-1)。因此,肾小球肾炎的病理活检对临床诊断具有重要意义。

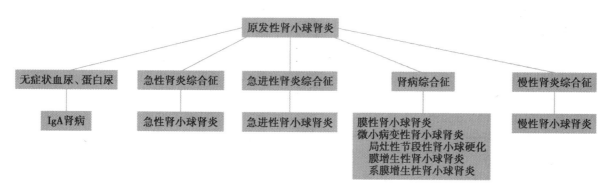

图 15-1　各型肾小球肾炎的临床表现

(肖明绘制)

一、肾小球肾炎分类和各类型病理特点

肾小球肾炎目前的分类主要根据病理改变进行。

(一)急性弥漫性增生性肾小球肾炎(acute diffuse proliferative glomerulonephritis)

又称毛细血管内增生性肾小球肾炎(endocapillary proliferative glomerulonephritis)、感染后性肾小球肾炎(postinfectious glomerulonephritis)、链球菌感

染后性肾小球肾炎（poststreptococcal glomerulone-phritis）。光镜下，病理改变特点为肾小球毛细血管内皮细胞和系膜细胞增生，肾小球内中性粒细胞、单核细胞浸润，毛细血管腔受压变窄或闭塞，重者毛细血管壁坏死；电镜下，可见团块状（"驼峰"状）电子致密物沉积在脏层上皮与基底膜之间或内皮下、基膜内。免疫荧光显示毛细血管壁和系膜区颗粒状荧光，系IgG和补体沉积。本型肾小球肾炎发生在儿童者，预后较好；发生在成人者，则预后较差。

（二）急进性肾小球肾炎（rapidly progressive glomerulonephritis，RPGN）

也称快速进行性肾小球肾炎、新月体性肾小球肾炎（crescent glomerulonephritis，CRGN）。根据免疫学特征分为三个类型，即 I 型（抗基底膜抗体型）、II 型（免疫复合物型）、III 型（缺乏免疫反应型）。光镜下，不同免疫类型的病理改变特点基本相同，表现为多数肾小球球囊壁层上皮增生，与渗出的单核/巨噬细胞共同形成新月体或环状体附着在球囊壁层，可有少量中性粒细胞和淋巴细胞参与其中。早期新月体以细胞成分为主（细胞性新月体），以后（大约1周后）发展为纤维性新月体。新月体压迫毛细血管丛，引起肾小球囊腔粘连和闭塞。免疫荧光显示：I 型为线性荧光，IgG、C3 沿毛细血管壁分布；II 型为颗粒性荧光，系膜区和（或）血管壁免疫球蛋白和补体沉积；III 型无荧光阳性物质。本型肾小球肾炎预后较差，且预后与新月体累及的肾小球数量有关。

（三）微小病变性肾小球肾炎（minimal change glomerulonephritis）

也称微小病变性肾小球病（minimal change glo-merulophathy）、微小病变性肾病（minimal change ne-phrosis），又称为脂性肾病（lipid nephrosis）。光镜下，病理改变特点为肾小管上皮细胞胞质内出现蛋白和脂质小滴，肾小球结构基本正常。电镜下，基底膜无异常，主要表现为弥漫性、足细胞足突融合消失或微绒毛样改变。免疫荧光显示无抗体或补体沉积。本型肾小球肾炎发生于儿童者，预后较好。

（四）局灶性节段性肾小球硬化（focal and segmental glomerulosclerosis，FSGS）

本型的局灶性指病变仅累及部分肾小球，节段性指受累的肾小球仅有部分区域出现病变。光镜下，病理改变特点为肾小球病变处系膜基质增多，毛细血管管腔闭塞。电镜下，病变处基质增生，足细胞自基底膜脱落、足突消失。免疫荧光显示病变

区非特异性 IgM 和补体沉积。本型肾小球肾炎预后较差。

（五）膜性肾小球肾炎（membranous glomer-ulonephritis）

又称膜性肾病（membranous nephropathy）。光镜下，病理改变特点为肾小球毛细血管壁弥漫性增厚，球内无细胞增生和炎性浸润。六胺银染色可见基底膜呈梳齿状（即增厚的基底膜及与其垂直的钉突，系因免疫复合物沉积导致沉积物之间基底膜样物质增多所致）。电镜下，基底膜与上皮细胞之间可见大量电子致密物沉积，基底膜明显增厚，基底膜基质增生在沉积物之间呈钉状突起。免疫荧光显示颗粒状荧光，含免疫球蛋白和补体成分，如IgG、膜攻击复合物（membrane attack complex）、IgG4。本型肾小球肾炎临床呈慢性进行性过程，预后不佳。

（六）膜增生性肾小球肾炎（membranoprolif-erative glomerulonephritis，MPGN）

又称系膜毛细血管性肾小球肾炎（mesangio-capillary glomerulonephritis）。根据超微结构和免疫荧光特征，分为两个类型（即 I 型和 II 型），其中 II 型又称为致密沉积物病（dense-deposit disease）。光镜下，不同类型的病理改变特点相似，表现为系膜细胞和基质及内皮细胞增生，基底膜增厚，增生的系膜基质沿毛细血管内皮下插入基底膜内，使基底膜呈"双轨状"（该表现在 PAS 或六胺银染色时最清晰）。电镜下，I 型者内皮下散在电子致密物沉积；II 型者基底膜见高密度、不规则带状沉积物。免疫荧光，I 型者显示不规则颗粒状荧光，为 C3、IgG、C1q 和 C4；II 型者显示 C3 沉积，在基底膜和系膜，无 C3、IgG、C1q 和 C4。本型肾小球肾炎临床呈慢性进行性，多数预后较差。

（七）系膜增生性肾小球肾炎（mesangiopro-liferative glomerulonephritis）

光镜下，病理改变特点为肾小球弥漫性、不同程度系膜和系膜基质增生，系膜增宽。电镜下，部分病例电子致密物沉积于系膜区。免疫荧光显示，或系膜区免疫球蛋白和（或）C3 沉积，或免疫荧光阴性。本型肾小球肾炎病变严重者预后较差。

（八）IgA 肾病（IgA nephropathy）

又称 Berger 病（因 Berger 首先描述而得名）。病变特征是系膜区 IgA 沉积。光镜下，不同病例病理组织学改变差异很大。肾小球可以正常或表现出其他型别肾小球肾炎的改变，但以系膜增生致系膜增宽多见。电镜下，主要表现为系膜区高密度电子致密

物沉积。免疫荧光检查是临床诊断 IgA 肾病的主要方法,其特点为:系膜区粗大颗粒状或团块状高强度荧光,系 IgA 沉积,常伴 C3 及少量 IgG 和 IgM,但一般无经典补体途径中的早期补体成分。本型肾小球肾炎预后差别较大,部分患者预后较差。

(九)慢性肾小球肾炎(chronic glomerulonephritis)

又称慢性硬化性肾小球肾炎(chronic sclerosing glomerulonephritis)、终末期肾(end stage kidney)。根据肉眼病理改变特点又称为继发性颗粒性固缩肾。光镜下,病理改变特点为肾单位损伤、肾间质纤维化与肾单位代偿性改变并存。表现为肾小球萎缩、纤维化、玻璃样变性,相应肾小管萎缩甚至消失,间质纤维组织增生伴慢性炎症细胞浸润,病变轻的肾单位则代偿性肥大,相应肾小管代偿性扩张。免疫荧光通常显示阴性。慢性肾小球肾炎预后很差。

二、肾小球肾炎发病机制

(一)肾小球肾炎发病机制

迄今为止,肾小球肾炎确切的发病机制尚未完全明了,但大量研究已证明,除少数肾小球肾炎外,大部分肾小球肾炎的发病都是由于内源性或外源性抗原成分刺激机体产生相应免疫反应并介导炎症反应而致。

在肾小球肾炎的免疫反应中,抗原抗体反应是导致发病的主要因素,主要有两种方式,即原位免疫复合物形成和循环免疫复合物沉积。部分未发现抗原抗体反应导致免疫复合物形成的肾小球肾炎,则与细胞免疫所导致的肾小球损伤有关。

无论是肾小球内免疫复合物的沉积或形成,还是致敏 T 淋巴细胞的出现,均需要通过多种炎症介质的介导,最终导致肾小球损伤。其中,免疫复合物激活补体,导致炎症细胞浸润并释放炎症介质是主要途径。如补体 C3a、C5a 及过敏毒素可引起组胺释放增加,导致毛细血管通透性增高;同时,C3a、C5a 也能刺激血小板产生 5-羟色胺和血栓素 B,巨噬细胞产生磷脂和花生四烯酸,系膜细胞产生前列腺素、蛋白水解酶、磷脂酶和氧自由基等,导致局部组织损伤;而 C5b-C9 复合体则可对肾小球毛细血管产生直接损伤作用。

在各型肾小球肾炎中,引起免疫反应最终导致免疫复合物形成的确切抗原物质尚未完全明了,仍然是肾小球肾炎研究的重要内容。

近来研究表明,HLA-DRB1 等位基因改变以及血管内皮细胞一氧化氮合酶基因内含子(eNOS4a/b)多态性(eNOS4a/a 和 eNOS4a/b)被认为是链球菌感染后肾小球肾炎的宿主易感因素。

慢性病毒感染如丙型肝炎病毒、乙型肝炎病毒感染已成为引起 I 型(免疫复合物介导的)膜增生性肾小球肾炎发病的主要因素。此外,尤其是在发展中国家,慢性细菌感染如葡萄球菌、结核分枝杆菌、链球菌、脑膜炎球菌、痤疮丙酸杆菌(*Propionibacterium acnes*)、布鲁菌(*Brucella*)、诺卡菌(*Nocardia*),以及肺炎支原体、伯纳特立克次体(*Coxiella burnetii*)、真菌、寄生虫感染等也与 I 型膜增生性肾小球肾炎发病有关,它们可以导致机体产生相应抗体,引起循环免疫复合物沉积或外源性抗原植入而导致原位免疫复合物形成,最终导致疾病发生(图 15-2)。

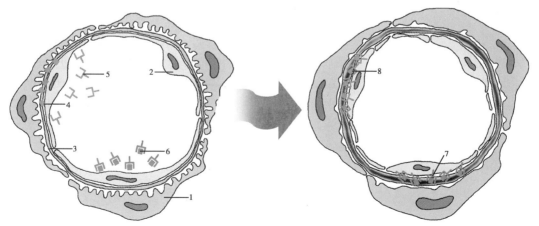

1. 足细胞;2. 肾小球毛细血管内皮细胞;3. 基底膜;4. 植入抗原;5. 针对植入抗原的抗体;6. 循环免疫复合物;7. 循环免疫复合物沉积;8. 植入抗原原位免疫复合物形成

图 15-2 I 型膜增生性肾小球肾炎免疫复合物沉积示意图
(肖明绘制)

在Ⅱ型(补体介导的)膜增生性肾小球肾炎,发病机制包括遗传异常及后天获得性两类。遗传异常包括补体或补体调节蛋白的突变及等位基因的变异两类。目前已经发现可能发生突变的靶点有补体分子 C3,补体调节蛋白 H、I,补体调节蛋白 H 相关因子 5,补体调节蛋白 H 相关因子 3-1 以及膜辅助蛋白 CD46;可能发生等位基因变异的靶点有补体分子 C3、补体调节蛋白 H 以及膜相关蛋白。后天获得性的异常主要是机体产生补体分子或其调节蛋白的抗体,目前已经发现的有抗 C3 转化酶(C3 肾脏因子)和补体调节蛋白 H、I、B 的抗体。多种因子作用下,C3 转化酶大量形成,补体替代途径异常激活。C3 转化酶被认为是补体 C3 分解的"节点",其可引起 C5a 转化酶生成增加,后者可以激活补体并在细胞表面形成膜攻击复合物(C5b-C9),导致损伤。由于补体调节蛋白及不同 C3 突变或相应自身抗体的产生,均可使 C3 转化酶异常活化,导致补体替代途径异常激活(图 15-3)。

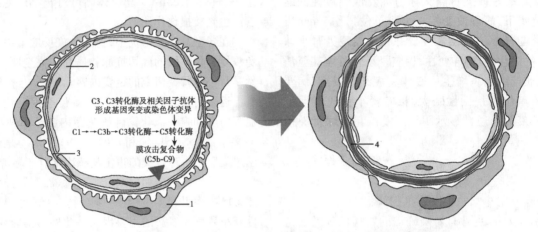

1. 足细胞;2. 肾小球毛细血管内皮细胞;3. 基底膜;4. 滤过膜损伤

图 15-3　Ⅱ型(补体介导的)膜增生性肾小球肾炎补体途径异常激活示意图
(肖明绘制)

近十年来,较多的研究已经证明,人类膜性肾小球肾炎是机体针对足细胞膜蛋白在循环血液中产生相应抗体,以后原位免疫复合物形成导致足细胞损伤而致病。最近几年的研究则显示,一种在正常肾小球足细胞、肺脏和中性粒细胞表达的膜蛋白(类似于大鼠 Heymann 的靶抗原 Megalin)——M 型磷脂酶 A2 受体(phospholipase A2 receptor,PLA2R),是人类膜性肾小球肾炎发病机制中一个主要的足细胞抗原。目前也有较多文献报道,患者血清中抗 PLA2R 抗体(主要为 IgG4,由 Th2 辅助 T 细胞产生)检测对于膜性肾小球肾炎是一个较为敏感的因素。因此,该抗体的检测对于膜性肾小球肾炎的临床诊断、治疗和预后判断可能具有一定价值。但目前,也有不同的研究结果报道。因此,对于足细胞自身靶抗原问题,尚需要进一步的研究。

IgA 肾病发病率很高,对其发病机制的研究也较多。现认为,导致本型肾小球肾炎发病的是 IgA 的两个亚型之一 IgA1。研究显示,IgA1 异常糖基化是本病发生的重要原因。IgA1 的异常糖基化表现为 IgA1 分子铰链区 O-聚糖的半乳糖缺陷,即半乳糖糖基化异常。糖基化异常的 IgA1 能与体内的 IgA1、IgG 形成 IgA-IC、IgA1-IgG-IC 免疫复合物导致疾病发生。糖基化异常的 IgA1 可与纤连蛋白、层粘连蛋白、Ⅳ型胶原蛋白等通过凝集素样作用结合,形成非免疫性复合物,促进疾病发展,此外,糖基化异常的 IgA1 不能被肝脏清除且易与系膜细胞结合、激活补体系统等,均可促进炎症反应,导致肾小球损伤。糖基化异常的 IgA1 尚可通过激活系膜细胞诱发上皮间质转化。全基因组相关研究显示,某些基因[如 TNFSF13、HORMAD2(LIF、OSM)、DEFA、TNFSF13、HORMAD2、classical MHC-Ⅱ alleles]的变异导致 IgA1 糖基化异常(半乳糖缺乏)及抗糖基化 IgG 产生。Kiryluk K 等提出了新的 IgA 肾病发病机制模型。他们认为,合成 IgA1 的细胞遗传性缺陷导致其优先产生半乳糖不足的 IgA1(Gd-IgA1),Gd-IgA1 对一些影响 IgA1 产生及类别转换的细胞因子基因如 LIF、OSM(22q12)或 TNFSF13(17p23)等发生影响,此时,若患者同时伴随同种基因识别的缺陷如过量的主要组织相容性复合体 MHC 单倍体,则可促使 Gd-IgA1 诱发多量抗多糖自体抗体,形成免疫复合物沉积在肾脏。重链抗原结合域中出现的 CDR3 序列可特异性地增强抗多糖抗体对 Gd-IgA1 的结合力,从而增强抗多糖自体抗体的致病作用。*TNFSF13* 和 *DEFA* 基因位点的突变和 Toll 样受体系统异常则可导致异常

免疫反应,增强炎症信号,进一步刺激 Gd-IgA1 和(或)抗多糖自体抗体的产生。复合物沉积部位的炎症损伤被 *CFHR1* 和(或)*CFHR3* 基因出现突变的补体替代通路所调节,又进一步增强了肾脏局部的炎症(图 15-4)。

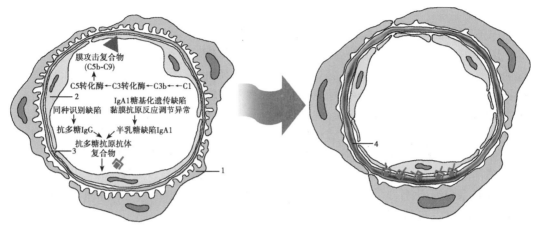

1. 足细胞;2. 毛细血管内皮细胞;3. 基底膜;4. 滤过膜损伤

图 15-4　IgA 肾病发病机制示意图

(肖明绘制)

(二) 肾纤维化发生机制

慢性硬化性肾小球肾炎是各型肾小球肾炎的终末阶段,最终使大量肾单位毁损,导致肾衰竭。慢性硬化性肾小球肾炎最主要的病理特征是肾脏纤维化,它包括肾小球硬化(纤维化、玻璃样变性),肾小管萎缩、肾小管间质硬化(纤维细胞增生),胶原纤维(主要为 I 型、III 型胶原纤维)聚集、玻璃样变性。肾(间质)纤维化是各种原因引起的慢性肾脏病发展到终末期肾衰竭的共同途径,是反映肾衰竭进展程度及慢性肾脏疾病预后的主要决定因素。在此方面虽然研究很多,但迄今为止,各型肾小球肾炎如何进行性发展并最终形成肾小球硬化(纤维化)的确切机制尚不十分清楚,因此,也是肾小球肾炎研究的热点之一。下面介绍一些相关因素。

1. **与肾纤维化有关的细胞**　现有的研究显示,与肾脏纤维化有关的细胞包括肾小管上皮细胞(tubular epithelial cells,TECs)、成纤维细胞(fibroblast)、纤维细胞(fibrocyte)、肌成纤维细胞(myofibroblast)、单核细胞/巨噬细胞(monocyte/macrophage)、淋巴细胞(lymphocyte)、树突细胞(dendritic cell)、肥大细胞(mast cell)、毛细血管周细胞(pericapillary cell)、血管内皮细胞(endothelial cell)、足细胞等。

成纤维细胞和肌成纤维细胞在肾脏纤维化中具有至关重要的作用。成纤维细胞是肾间质的主要细胞成分,其胞质内含有丰富的粗面内质网和 F-肌动蛋白,正常时,成纤维细胞处于静止状态,当其与损伤的肾小管基底膜接触,即可活化产生大量的 III 型胶原;同时,成纤维细胞向肌成纤维细胞转化,后者可分泌大量的细胞外基质(extracellular matrix,ECM),启动肾纤维化过程。肌成纤维细胞也具有向血管周细胞、血管内皮细胞转化的潜能。

现在认为,肾小管上皮细胞在转化生长因子-β(transforming growth factor,TGF-β)作用下,通过上皮间质转化(EMT),使 ECM 增加,从而在肾脏纤维化过程中发挥重要作用。在这一过程中,TECs 逐渐失去如 E-cadherin 等上皮性表型,获得如 vimentin、SMA、成纤维细胞特异性蛋白-1(FSP-1)、间质细胞 I 型胶原等间质性表型,细胞运动能力增强,并穿过基底膜进入间质,形成 EMT。但也有研究显示,在人类,TECs 迁移进入间质还缺乏更加有力的证据,因此,还需要进一步深入研究。

也有文献报道,血管内皮细胞可发生间质转化,其可呈现出成纤维细胞和肌成纤维细胞的表型,对肾硬化过程中成纤维细胞和肌成纤维细胞的产生和集聚发挥重要作用,从而参与肾纤维化过程,但有待进一步研究证实。

另有研究报道,足细胞也可以在转化生长因

子-β诱导下发生表型改变,参与肾纤维化过程,但对于其是否是真正的 EMT,尚存在争议。

2. 与肾纤维化有关的分子 在肾纤维化过程中,众多的分子在不同阶段发挥作用,其详尽机制尚未完全清楚。相关因子主要有 TGF-β、骨形态发生蛋白(bone morphogenic protein,BMP)、血小板源性生长因子(platelet derived growth factor,PDGF)、肝细胞生长因子(hepatocyte growth factor,HGF)等。

TGF-β 是目前研究较多的因子,其与多个器官的纤维化关系密切。在肾纤维化过程中,其处于中心环节,具有重要作用。TGF-β/Smad 信号通路是肾纤维化中的重要信号转导通路。TGF-β 可使 Smad3 磷酸化、活化二硫化物还原酶、启动环加氧酶-2 启动因子、活化 ERK1/2 等,调节下游与肾纤维化相关因子的表达。通过 TGF-β/Smad 信号通路,TGF-β 可促使系膜细胞、肾小管上皮细胞、间质细胞大量合成原胶原蛋白、纤连蛋白和层粘连蛋白,促使成纤维细胞增殖,并向肌成纤维细胞转化,产生大量 ECM,同时也可促进金属蛋白酶组织抑制物、纤溶酶原激活物抑制因子基因的表达,介导 Ang Ⅱ、PDGF、结缔组织生长因子等的致纤维化作用。

3. 组蛋白乙酰化与肾纤维化 有研究显示,组蛋白乙酰转移酶抑制剂可通过增强 STAT3 的乙酰化,降低 STAT3 磷酸化,从而抑制肾间质成纤维细胞增殖,提示组蛋白乙酰化在肾纤维化过程中可能具有重要作用,但仍需要进一步研究证实。

4. MicroRNAs(miRNAs) 与肾纤维化有关的 miRNAs 系非编码短 RNAs,现有研究表明,其对基因表达具有重要调控作用。小鼠肾纤维化模型的研究发现,miR-21、miR-200 及 miR-29 是三个与 TGF-β 调节有关的、异常表达的 miRNAs,它们与肾纤维化关系密切。miR-21 具有促进 TGF-β 而促进肾纤维化的作用,而 miR-200 和 miR-29 则通过抑制 EMT 和阻止 ECM 沉积对肾纤维化起抑制作用。亦有研究显示,异常的 miRNA 表达可干扰细胞信号转导,从而促进肾纤维化。

(王娅兰)

第二节 肾 细 胞 癌

肾细胞癌(renal cell carcinoma)是指起源于肾小管上皮的恶性肿瘤。肾细胞癌是成人最常见的肾脏肿瘤。成年人肾脏恶性肿瘤中 90% 为肾细胞癌。在泌尿系统恶性肿瘤中,其发病率居第二位。

男性多于女性(男性发病率约为女性的 2~3 倍)。肾细胞癌多发生于 40 岁以上成年人,40~65 岁为高发年龄,儿童偶见。

关于肾细胞癌的病因,目前尚不清楚。大量研究显示,吸烟可能是引起肾细胞癌的主要原因,此外,砷、石棉、镉、一些有机溶剂、杀虫剂、真菌毒素等可能与肾细胞癌的发生也有一定关系。亦有文献报道,肥胖、高血压等可增加肾细胞癌发生风险,为独立危险因素。

肾细胞癌在早期多无明显临床症状,因体检时偶然发现。随着病变发展,部分患者可表现为血尿、腰部疼痛和季肋区包块三联症,此为肾细胞癌的典型症状,具有诊断价值,但患者往往表现为其中部分症状。无痛性、间歇性、肉眼全程血尿常为首发症状,有时可以远处转移癌为首发症状。部分肿瘤细胞可产生异位激素和激素样物质而出现相应激素水平增高的表现。

影响肾细胞癌预后的因素包括肿瘤大小、静脉和肾周组织有无侵犯、转移等。其中,肾静脉有无侵犯为重要的影响因素。无转移肾细胞癌 5 年生存率约为 70%,若侵犯肾静脉或肾周邻近组织器官,5 年生存率显著下降,仅有 15% 左右。

一、肾细胞癌的病理组织学类型

肾细胞癌按照其遗传学特征可以分为遗传性和散发性两类。遗传性肾细胞癌仅占极少数(约 4%),多为常染色体显性遗传。遗传性肾细胞癌主要包括 Von Hippel-Lindau 综合征(Von Hippel-Lindau syndrome,VHL)、遗传性乳头状肾癌(hereditary papillary renal carcinoma,HPRC)、遗传性平滑肌瘤和肾细胞癌(hereditary leiomyomatosis and renal cell cancer,HLRCC)、Birt-Hogg-Dubé(BHD)综合征、3 号染色体易位重构(constitutional chromosome 3 translocations)等。

根据肾细胞癌细胞遗传学、遗传学和组织病理学特征,WHO 对肾细胞癌的组织病理学分类在原有基础上进行了修订,表 15-1 为目前肾细胞癌的主要类型(按照 WHO 2004 版分类)。

(一)透明细胞肾细胞癌

透明细胞肾细胞癌是肾细胞癌最常见的类型,约占 70%~80%。散发性透明细胞肾细胞癌也可存在 VHL 基因的缺失,若无该基因缺失,也会表现出该基因的异常(如异常甲基化、突变等)。癌细胞胞质富含脂质和糖原,其在 HE 染色切片中被溶解而呈透明状,癌细胞呈腺泡状排列,腺泡周围绕以明显、纤细的血管结构。本型肾细胞癌免疫表型表现为：刷状缘抗原(+)、CK8(+)、CK19(+)、AE1(+)、Cam5.2(+)、vimentin(+)、CK14(−)、34βE12(−)、MUC1(+)、MUC3(+)、大多数 CD10(+) 和 EMA(+)、肾细胞癌抗原(+)。

表 15-1　肾细胞癌主要类型

透明细胞肾细胞癌(clear cell renal carcinoma,CCRCC)
多房性囊性肾细胞癌(multilocular cystic renal cell carcinoma)
乳头状肾细胞癌(papillary renal cell carcinoma,PRCC) 　Ⅰ型 　Ⅱ型
嫌色性肾细胞癌(chromophobe renal cell carcinoma,CRCC) 　经典型 　嗜酸型
Bellini 集合管癌(carcinoma of the collecting ducts of Bellini)
肾髓质癌(renal medullary carcinoma)
Xp11.2 易位/*TFE3* 基因融合相关性肾癌(renal carcinoma associated with Xp11.2 translocations/*TFE3* gene fusions)
神经母细胞瘤相关性肾细胞癌(renal cell carcinoma associated with neuroblastoma)
黏液小管和梭形细胞癌(mucinous tubular and spindle cell carcinoma)
未分类肾细胞癌(renal cell carcinoma,unclasssified)

根据癌细胞核的特点,可将肿瘤分为 4 级(Fuhrman 分级)。Ⅰ级:癌细胞核大小一致,圆形,核直径<10μm,核仁不明显;Ⅱ级:癌细胞核增大,稍不规则,核直径约 15μm,核仁明显(400×光学显微镜下可见核仁);Ⅲ级:癌细胞核中度或显著不规则,核直径约 20μm,核仁大(100×光学显微镜下可见核仁);Ⅳ级:奇异癌细胞核,核直径>20μm,核仁大,梭形癌细胞易见。

(二) 多房性囊性肾细胞癌

多房性囊性肾细胞癌表现为肿瘤呈囊状,纤维组织构成的囊腔间隔内可见小灶状胞质透明的癌细胞。该型别预后较好。主要见于成年人,男性多于女性。免疫表型为:CK(+)、EMA(+),组织细胞标记物阴性。

(三) 乳头状肾细胞癌

乳头状肾细胞癌约占肾细胞癌的 10%~15%。

癌细胞形成乳头状或小管状结构为主要特点。遗传学特点为染色体增多,以 7 号和 17 号染色体三体或多体最常见,男性常有 Y 染色体丢失。乳头状肾细胞癌预后远好于透明细胞肾细胞癌。根据癌细胞形态特点,乳头状肾细胞癌可分为两个亚型:Ⅰ型,乳头表面被覆的癌细胞小,胞质少;Ⅱ型,乳头表面被覆癌细胞胞质丰富、嗜酸性,核呈假复层状。免疫表型为:CK7(+),但以Ⅰ型阳性率为高。

(四) 嫌色性肾细胞癌

嫌色性肾细胞癌约占肾细胞癌的 5%,是肾细胞癌中侵袭性最低的一个型别。遗传学特点为广泛染色体缺失。根据形态特点可分为经典型和嗜酸型两型。经典型者,癌细胞镶嵌状排列,胞质透明略显网状,包膜清晰。嗜酸型者则除细胞膜清晰外,胞质嗜酸性,核周可见空晕。两型血管多为厚壁血管。Hale 胶样铁染色肿瘤细胞质呈弥漫阳性反应。免疫表型为:广谱 CK(+)、vimentin(−)、EMA(+)、lectins(+)、parvalhumin(+)、肾细胞癌抗原弱(+)、CD10(−)。

(五) Bellini 集合管癌

Bellini 集合管癌罕见,为起源于 Bellini 集合管上皮的恶性肿瘤,也称集合管癌,预后差。Bellini 集合管癌病理临床诊断困难,一般依靠排除性诊断。肿瘤细胞呈高度不规则腺管状或巢索状排列,细胞核多形性明显。有时形成管腔结构的肿瘤细胞可呈靴钉样外观。免疫组化表型为:低分子量角蛋白(+)、广谱角蛋白(+)、高分子量角蛋白(+)、CK19(+)、vimentin(+),但 CK13(−)、CD10(−)、villin(−)、荆豆凝集素-1(+)、花生凝集素(+)。

(六) 肾髓质癌

肾髓质癌为肾脏罕见肿瘤,以年轻男性多见。患者几乎均伴有镰状细胞性贫血,预后差。肿瘤细胞分化低,可形成腺样囊性结构、网状结构。肿瘤中常可见中性粒细胞,并常见镰状红细胞。免疫表型为:AE1/AE3 弱(+)、EMA(+)、CEA(+)、低分子量角蛋白(CAM5.2)(+)、高分子量角蛋白(−)。

(七) Xp11.2 易位/*TFE3* 基因融合相关性肾癌

Xp11.2 易位/*TFE3* 基因融合相关性肾癌主要表现出不同的 Xp11.2 染色体易位,这些易位均能导致 *TFE3* 基因的融合。主要发生于儿童和年轻人。形态学特点为:部分癌细胞胞质透明,部分癌细胞胞质嗜酸性。透明细胞构成乳头状结构,嗜酸性细胞呈巢状排列。可见砂粒体。免疫表型为:TFE3 核(+)、肾细胞癌标记物(+)、CD10(+)。约

50% 病例 CK 灶性(+)、EMA 灶性(+)。

(八) 神经母细胞瘤相关性肾细胞癌

神经母细胞瘤相关性肾细胞癌的发病与神经母细胞瘤相关。主要发生于长期存活的肾母细胞瘤患儿。预后与肿瘤分期和核异型性有关。形态学表现各异。免疫表型为:EMA(+)、vimentin(+)、CK8(+)、CK18(+)、CK20(+)、CK7(-)、CK17(-)、CK19(-)。

(九) 黏液样小管状和梭形细胞癌

黏液样小管状和梭形细胞癌是指具有黏液样小管状和梭形细胞特点的癌。女性发病率高于男性。为低级别肾脏上皮性肿瘤,预后较好。形态特点为立方状肿瘤细胞呈小管状排列,并见梭形细胞,这些肿瘤细胞均分布于黏液或黏液样间质中。免疫表型为:CAM5.2(+)、CK7(+)、CK18(+)、CK19(+)、34βE12(+)、EMA(+)、vimentin(+)、CD15(+)、CD10(-)、villin(-)、UEA(+)、植物凝集素(+)。

(十) 未分类的肾细胞癌

未分类的肾细胞癌是指均不能归于上述各型别的肾细胞癌。其占手术病例的 4% ~5%。

二、肾细胞癌发病机制

肾细胞癌的病因及发病机制迄今为止仍不十分清楚。但众多研究表明,其发病与遗传、吸烟、肥胖、高血压及抗高血压治疗等有关。透明细胞癌是肾细胞癌中最常见的类型,所以,对其的研究也较其他类型研究为多。

Latif 等早在 1993 年就发现遗传性肾细胞癌与 *Von Hippel Lindau*(VHL)突变有关。后来的研究则显示,90% 的散发型透明细胞肾细胞癌都有 *VHL* 基因杂合性丢失或者表达缺失,提示散发和遗传性透明细胞肾细胞癌中都有 VHL 的失活。*VHL* 基因位于染色体 3p25,其蛋白参与细胞周期调控和基因表达。现认为其为肾癌抑癌基因。在肾透明细胞癌中,*VHL* 基因突变和杂合性丢失导致其丧失了抑癌基因的功能。由于 VHL 蛋白失去调控功能,可在氧含量正常的情况下,低氧诱导因子(HIF)集聚,导致血管内皮生长因子(VEGF)、血小板源性生长因子(PDGF)、转化生长因子(TGF)、促红细胞生成素(erythropoietin,EPO)等蛋白过度表达,从而成为肿瘤发生的主要途径。也有研究表明,肾透明细胞癌 PI3K 活化,激活 AKT 及其下游的效应分子 mTOR(mammalian target of rapamycin,mTOR),促进与细胞分化及细胞周期相关蛋白的翻译、合成,最终加速细胞周期、减少细胞凋亡,并通过影响 HIF-1 和 VEGF 促进肿瘤血管生成,促进肿瘤细胞迁移。目前,多靶点酪氨酸酶抑制剂(对 VEGFR-1、VEGFR-2、VEGFR-3、PDGFR-α、PDGFR-β 等具有强大抑制作用)、干细胞因子受体(c-KITR)、fms 样酪氨酸激酶-3(FLT-3)、RET 和 mTOR 抑制剂等已开始在临床试用。

随着对肾细胞癌研究的不断深入,对肾细胞癌发生发展的机制认识也不断深入。有研究报道,血管周细胞在肿瘤血管形成、肿瘤转移等多方面起着重要的调控作用。肿瘤血管生成不仅需要内皮细胞的增殖和迁移,周细胞通过各种信号通路与血管内皮细胞一起,共同促进肿瘤的发生发展,也逐渐被认为是抗血管生成、治疗肿瘤的热点和新靶点。针对肾细胞癌抗血管生成治疗靶点的联合药物治疗的临床和实验研究也在广泛进行中。

表观遗传是由生物学家 Waddington 于 20 世纪 40 年代提出的,它是指基于非基因序列改变所导致的可遗传的基因表型变化,其在真核细胞基因表达调控中具有重要作用。多方面研究已经显示,表观遗传的异常参与了多种非肿瘤性和肿瘤性疾病的发生和发展。表观遗传主要涉及 DNA 甲基化、染色体重塑/组蛋白转译后修饰(chromatin remodeling/post-translational histone modifications)、遗传印记、随机染色体失活及非编码 RNA 调节等方面。

在肾细胞癌中,DNA 甲基化的研究也多集中在一些基因启动子 CpG 岛高甲基化。众多研究结果显示,在肾细胞癌肿瘤细胞对激素反应、肿瘤血管形成、肿瘤细胞信号转导、肿瘤细胞侵袭、肿瘤细胞凋亡等过程中,都涉及相应基因的启动子 CpG 岛高甲基化。如参与激素反应的基因 *ESR1*(estrogen receptor 1)、*ESR2*(estrogen receptor 2)、*RARβ2*(retinoic acid receptor β2)等存在启动子 CpG 岛高甲基化;参与肿瘤细胞信号转导的基因 *DKK2*(dickkopf 2)、*DKK3*(dickkopf 3)、*RASSF1A*(Ras association domain family protein1 isoform A)、*SFRP1*(secreted frizzled-related protein 1)、*SFRP2*(secreted frizzled-related protein 2)、*SFRP4*(secreted frizzled-related protein 4)、*SFRP5*(secreted frizzled-related protein 5)、*WIF*(Wnt inhibitory factor)等存在启动子 CpG 岛高甲基化;参与肿瘤侵袭的基因 *CDH1*(E-cadherin)、*JUP*(junction plakoglobin)、*PCDH8*(protocadherin 8)、*PCDH17*(protocadherin 17)、*SLIT2*[slit homolog2(drosophila)]、*TIMP3*(TIMP metallopeptidase inhibitor3)等存在启动子 CpG 岛高甲基化;参与肿瘤血

管形成的基因 *GREM*(gremlin 1)、*COL15A1*(collagen type XV alpha-1)、*COL1A1*(collagen type I alpha-1)等存在启动子 CpG 岛高甲基化;参与肿瘤细胞凋亡的基因 *APAF1*(apoptotic protease activating factor 1)、*DAL1/4. 1B*(differentially expressed in adenocarcinoma of the lung)、*DAPK*(Death-associated Kinase)等存在启动子 CpG 岛高甲基化。这些基因的启动子 CpG 岛高甲基化可阻止特定转录因子的结合,亦可通过影响染色质重塑(如组蛋白修饰酶或其他抑制基因表达的物质)而影响相应基因表达。

组蛋白修饰主要包括组蛋白乙酰化、甲基化、磷酸化和泛素化、核糖基化等,它们可引起染色体局部构象改变,从而调控相应基因的表达。当前,对组蛋白的乙酰化修饰研究较为普遍。调控组蛋白乙酰化修饰的两种重要的酶——组蛋白乙酰转移酶(histone acetyl transferases,HATs)和组蛋白脱乙酰基酶(histone deacetylase,HDACs)是主要研究对象。有研究报道,其在肾细胞癌上皮细胞间质转化过程中也可能发挥重要作用。

随着对非编码 RNA 研究的不断深入,miRNAs 在肾细胞癌发生发展中的作用也开始受到人们的重视。有研究显示,在肾细胞癌中存在多个 miRNAs 异常,这些 miRNAs 异常可导致与细胞代谢、细胞凋亡、细胞黏附、血管生成、信号转导、VHL-HIF 通路等相关的一些基因表达异常,如 miR-210 上调,miR-508-3p 与 miR-509-5p 下调,可导致与代谢相关的基因 *ISCU1/2*、*LDHA*、*HK1* 异常;miR-141、miR-200c 下调,可导致与细胞黏附相关的基因 *ZEB2/ZFHX1B* 表达异常;miR-23b、miR-438-3p 的上调,可导致与细胞凋亡有关的基因 *POX*、*BBC3/PUMA* 表达异常;miR-92a 上调,可导致参与 VHL-HIF 通路的 *VHL* 基因表达异常;miR-29a 上调,miR-200b、miR-200c 和 miR-429 下调,可导致与血管生成有关的 *TIS11B*、*VEGF* 基因表达异常;miR-34a、miR-185、miR-224 上调,可导致与信号转导有关的 *SFRP1*、*PTPN13*、*ERBB4* 基因表达异常,从而在肾细胞癌发生发展中发挥作用。

(王娅兰)

第三节　膀胱尿路上皮肿瘤

膀胱肿瘤位居世界肿瘤第七位,发达国家发病率高于发展中国家。男性患者多于女性(男:女 = 3.5:1)。肾盂、输尿管、膀胱黏膜上皮及尿道的部分上皮均为尿路上皮(urothelium,即移行上皮)。膀胱肿瘤中 90% 为尿路上皮癌,其他类型,如鳞状细胞癌、腺癌,小细胞癌和间叶来源的肿瘤发病率相对较低,所以本节主要讨论尿路上皮性肿瘤。

一、尿路上皮变异和良性增生

(一)正常尿路上皮组织学

膀胱、输尿管、肾盂所被覆的上皮较为特殊,即所谓的移行上皮,其特征为组织学上介于(移行于)非角化鳞状和假复层柱状上皮之间。目前公认称之为尿路上皮更为合适。

尿路上皮的厚度随膀胱充盈程度和膀胱不同的部位而异,肾小盏处仅 2~3 层细胞,膀胱收缩状态下有 6~7 层细胞,输尿管上皮为 3~5 层细胞。尿路上皮可分为表层(膀胱腔面)、中间层和基底层(位于基底膜之上)细胞。当膀胱扩张时,尿路上皮仅 2~3 层细胞,呈扁平状,其长轴与基底膜平行。实践中发现,尿路上皮的厚度不仅取决于扩张程度,而且也受组织切面的影响,产生黏膜层增厚的错觉。因此,尿路上皮厚度在评定尿路上皮瘤变时意义不大。

表层大而椭圆形的细胞呈伞样位于较小的中间层细胞之上。可以是双核,浆丰富,嗜酸性。膀胱扩张时,表层细胞变为扁平状,几乎难以辨认。虽然伞样细胞被认为是正常尿路上皮的标志,但应明确的是,在活检、标本处理过程中这些细胞可能脱落。相反,也可能看见伞样细胞覆盖于明显的癌组织之上。因此表层细胞存在与否不能作为确定恶性的指征。

中间细胞层在收缩的膀胱厚度可达 5 层细胞,其长轴与基底膜垂直。核呈卵圆形,染色质呈细斑点状,无或很小的核仁,胞质丰富,可呈空泡状。胞膜清晰,细胞通过桥粒相互黏着。在扩张状态下,该细胞层变薄,甚至仅一层细胞厚度,呈扁平状。基底细胞层由立方细胞构成,仅仅在收缩状态的膀胱变为明显,贴于由透明层、致密层和固着性原纤维构成的纤薄但连续的基底膜上。

(二)尿路上皮变异和良性尿路上皮增生

正常尿路上皮的细胞组织结构存在许多良性形态学变异。有报道观察 100 例肉眼正常的膀胱尸检标本,93% 可见 Brunn 细胞巢、囊性膀胱炎,或者鳞状化生。正常情况下,这些尿路上皮组织学的变异如此常见,有必要予以叙述。

最常见的尿路上皮变异是 Brunn 细胞巢形成,实际上是尿路上皮内陷入固有膜。有些此类实性良性尿路上皮结构的巢团与表层失去连续性而孤立于固有膜层,由于细胞碎片或黏液累积成为囊性,称之为囊性膀胱炎。有些病例,其衬覆上皮呈腺性化生,形成所谓的腺性膀胱炎。细胞为立方状、柱状且有黏液分泌。有些甚至转化为杯状细胞。这些改变也见于肾盂和输尿管,分别称之为囊性(腺性)肾盂炎、囊性(腺性)输尿管炎。实际上这三种病变反映了整个泌尿上皮的增生性和反应性改变,大多数研究者认为这是局部炎症的结果。在同一组织标本同时见到三种病变是很常见的。一般认为,膀胱这种高发生率的病变不是癌前病变。即便是一个或者所有这些改变见于有膀胱癌的活检标本,对这种共存的解释是巧合或者癌本身可能产生引起这些病变的局部炎性损伤,仍不能推翻其不是癌前病变的共识。

鳞状化生多发生于膀胱三角区,常见于妇女。这种鳞状上皮化生是对雌激素产物的反应。其特点是细胞有丰富的胞质内糖原,组织学上类似于阴道或宫颈鳞状上皮。有时化生的鳞状上皮可角化,表现为角化不全。需要指出的是,化生的上皮本身不是癌前病变。

膀胱是尿路上皮腺性化生最常见的部位,表现为腺性膀胱炎。也可发生在其他部位尿路上皮表面。通常是对慢性炎症或刺激的反应。上皮由黏液分泌性杯状高柱状细胞构成,明显与结肠或小肠上皮类似,甚至可见帕内特细胞。与鳞状化生一样,腺性化生本身不是癌前病变。

二、膀胱尿路上皮肿瘤形态学类型及病理变化

膀胱癌的好发部位为膀胱侧壁和三角区近输尿管开口处,单发或多发,大小不等(数毫米至数厘米)。膀胱癌(尿路上皮癌)有两个重要的特征,即相当多的病例呈低级别细胞学改变,轻度侵袭性行为,临床上几乎呈良性过程;而真正的尿路上皮癌大多数呈高级别细胞学改变。肉眼观,尿路上皮癌可呈乳头状或扁平状,两者均可导致浸润性癌,但描述时所用术语不同。扁平型肿瘤膀胱镜下显示为可见的红斑,进展至晚期浸润性癌也不表现外生性病变。原位癌(CIS)仅用于描述扁平型尿路上皮原位癌。尿路上皮乳头状肿瘤则相当宽泛,包括了从良性乳头状瘤到高级别癌的病变。对乳头状尿路上皮原位癌约定俗成地称之为低级别或高级别非浸润性乳头状尿路上皮癌;对浸润者则称之为浸润性乳头状尿路上皮癌,是典型的高级别病变。乳

头状病变具有分枝状结构,有纤细的纤维血管中心,可以长得相当大,甚至充满整个膀胱。原位癌的特点包括:尿路上皮细胞核增大(约4~5个淋巴细胞核的大小),深染,尿路上皮细胞间黏附性差,细胞可脱落,看上去呈裸露状。

世界卫生组织(2004,WHO)将尿路上皮肿瘤分为非浸润性尿路上皮肿瘤和浸润性尿路上皮癌。尿路上皮乳头状瘤、低度恶性潜能的乳头状尿路上皮肿瘤、低级别非浸润性乳头状尿路上皮癌和高级别非浸润性乳头状尿路上皮癌(乳头状病变)以及尿路上皮原位癌(扁平型病变)均属于非浸润性尿路上皮肿瘤。浸润性尿路上皮癌指癌组织浸润至基底膜以下,来源于高级别的非浸润性乳头状尿路上皮癌或尿路上皮原位癌。需要指出的是,膀胱固有肌层(逼尿肌)是否侵及,从治疗措施和治疗效果角度尤为重要,(非)肌层浸润膀胱癌(non/muscle invasive bladder cancer,N/MIBC)的概念指的是膀胱固有肌层(逼尿肌)是否累及。

1. 尿路乳头状瘤(urothelial papilloma) 乳头状瘤具有正常的尿路上皮衬贴,即正常细胞层厚,良好的组织结构,细胞极性存在,细胞核小,没有核分裂象。病变较小,没有恶变风险。

2. 低度恶性潜能的乳头状尿路上皮肿瘤(papillary urothelial neoplasm of low malignant potential,PUNLMP) 尿路上皮细胞层厚度增加,但组织结构依然完好,细胞极性存在,核小,近乎正常的核质比例,细胞间有黏附性。分裂象罕见,且局限于基底层,如正常的尿路上皮。

3. 低级别乳头状尿路上皮癌(low-grade papillary urothelial carcinoma) 低级别乳头状尿路上皮癌有如下特点:尿路上皮层厚度增加,但结构基本完好(细胞极性依然存在),有散在的细微的核异型性,分裂象不常见。

4. 高级别乳头状尿路上皮癌(high-grade papillary urothelial carcinoma) 高级别乳头状尿路上皮癌病变的细胞变化与 CIS 相似。尿路上皮非常紊乱,核的极性几乎消失。核变大,深染,多形性,可有核仁。分裂象可见于上皮各层。

5. 浸润性尿路上皮癌(invasive urothelial carcinoma) 以前称之为移行细胞癌(transitional cell carcinoma)。大多数浸润性癌来源于高级别乳头状尿路上皮癌或者原位癌。

对于浸润性尿路上皮癌,应确定肿瘤是否已侵及膀胱固有肌(逼尿肌)。无浸润固有肌的表层肿瘤可以采用经尿道切除(transurethral resection of bladder tumor，TURBT）的较为保守的治疗或局部化疗策略；而浸润固有肌层则需要行膀胱切除。

三、膀胱癌病因及发病机制

（一）病因

长久以来，流行病学病例对照研究已经发现，膀胱癌的发生与接触环境致癌物有关，膀胱癌发病应是环境因素致癌的一个范例。早在1895年，德国内科医生Ludwig Rehn首次注意到众多染料工人罹患膀胱癌，提出苯胺与膀胱癌间的联系，虽此前亦有人提出膀胱癌直接的遗传相关性，但多数大规模流行病学调查结果显示，膀胱癌发病率在一级亲属内并无相关性。目前认为环境因素是膀胱癌发病的基本病因，而遗传因素可改变疾病的表型和临床表现。已经明确的膀胱癌致病因子主要包括吸烟、芳香胺（1-奈胺、2-奈胺、联苯胺、4-氨基联苯、邻甲苯胺和氯苯胺）、多环芳香烃等，慢性炎症、感染因素（血吸虫病），甚至HPV感染也被纳入视线。

吸烟与膀胱癌关系的实验研究早至20世纪50年代，随后的流行病学、大样本Meta分析明确了膀胱癌形成与吸烟的数量、持续时间、吸入烟量的相关性，吸烟者的尿路上皮癌发病率较不吸烟者高4倍以上。过去50多年中累积的证据已经证明，吸烟是膀胱癌发病中最重要的危险因素，特别是尿路上皮癌。

吸烟致癌主要通过DNA加合物形成、基因损伤，改变细胞增殖的内在控制机制。卷烟燃烧至少能释放69种已知的致癌剂，包括亚硝胺类、多环芳香烃类、奈胺和其他芳香胺类，所有这些都已列为致膀胱癌的突变剂，问题在于不能确定哪一种致癌剂单独或者联合发挥关键效应。而暴露于卷烟者仅有少数人发病的事实，仍然提示遗传易感性的存在。这种易感性被认为是DNA修复、解毒相关基因的多态性所致。目前研究者以期揭示吸烟致癌的精确机制，确定吸烟、一些家族性基因多态性和膀胱癌之间的关系，包括已发现的谷胱甘肽转移酶（glutathione transferase，GST）、细胞色素P-450、磺基转移酶、N-酰基转移酶（N-acyltransferase，NAT）等。

芳香胺（aromatic amines）与膀胱癌间的联系可以追溯到1890年，Rehn发现从事染料工业的工人膀胱癌发病率不成比例地高；1954年，Case等报道接触染料的工人膀胱癌死亡率比普通人群高30倍。芳香胺的结构通常含有一个或多个苯环，苯胺是最简单的芳香胺，使用芳香胺或者芳基胺在工业界和农业界非常广泛。偶氮染料在人体细胞内通过酶反应也可还原为芳香胺，多环芳香烃在工业过程中经过燃烧转变成芳香胺。芳香胺也包含在吸烟中。病例对照研究证实，长时间接触1-奈胺、2-奈氨、联苯胺，4-氨基联苯者，膀胱癌发病风险明显升高。值得注意的是，只有某些芳香胺在实验动物模型能够引起膀胱癌，而群体暴露于单一的芳香胺是很少见的，确定特定的芳香胺在膀胱癌发病中的作用相当困难。最近，国际肿瘤研究机构已将邻甲苯胺和氯苯胺（MOCA）列为致癌剂。MOCA和邻甲苯胺作为突变剂引起膀胱癌的机制与4-氨基苯胺相似，其产生的代谢产物形成DNA加合物。

多环芳香烃（polycyclic aromatic hydrocarbons，PAH）是一组含有2个或以上苯环的化学物质，通常由不能充分燃烧的有机物所形成。由于石化燃料、塑料和橡胶容器、烹饪的肉制品中含有PAH，因而暴露于PAH几乎是不可避免的。作为肺癌和皮肤癌的风险因子证据确凿，但PAH暴露和膀胱癌的风险仍待确定。

慢性炎症、感染等与肿瘤发生的关系近年来重获重视。有充分的证据显示炎症是关键的肿瘤诱发要素。如血吸虫病，血吸虫卵和伴随血吸虫病的细菌可能引起慢性炎症反应，释放活性氧类（ROS）和活性氮类（RNS），引起基因损伤，破坏细胞信号和自稳机制，导致尿路上皮不典型增生。病毒感染，特别是高危型人乳头瘤病毒感染，已被发现是多种肿瘤的病因。与其他感染性或炎性状况不同，高危型人乳头瘤病毒所致恶性转化与ROS或RNS形成无关。虽然精确的致癌机制仍未被完全理解，一般认为人乳头瘤病毒感染靶细胞并整合进靶细胞的基因组，通过癌基因 *E6*、*E7* 等产物改变细胞周期进程。Meta分析结果发现，HPV阳性个体患膀胱癌的相对风险增加（*OR* 2.8~3.0），但个别针对普通人群HPV感染与膀胱癌发病的回顾性研究所得结果未显一致。最令人信服的显示膀胱癌与HPV感染之间相关性的数据来自对免疫抑制患者的研究。

（二）发病机制

1. 尿路上皮肿瘤发生的分子机制 膀胱尿路上皮肿瘤肉眼形态上主要表现为乳头状病变和扁平性病变，临床过程相差明显，因此对其发病机制的研究更引人注意。目前广泛接受的观点是，尿路上皮肿瘤的发生存在两种主要路径，对理解尿路上皮癌的发生、肿瘤复发和进展提供了遗传学（基因）架构。一条途径通常涉及 *FGFR3* 突变，引起低级别乳头状瘤,易复发,但罕见浸润(侵袭);而另一途径通常表现为 TP53 缺失或突变,表现为高级别尿路上皮癌(包括高级别乳头状尿路上皮癌和原位尿路上皮癌)。

临床上 70% 以上的低级别非浸润性乳头状尿路上皮肿瘤有 FGFR3 突变,相反,FGFR3 突变仅在 10%~20% 的浸润性肿瘤中被检出,有力地提示 FGFR3 活化性突变是低级别尿路上皮肿瘤发生的基础性基因事件之一。FGFR3 是 4 个高度保守且结构相关的酪氨酸激酶受体基因成员之一,位于染色体 4p16.3,含 19 个外显子,覆盖 16.5kb,编码含 806 个氨基酸残基的成纤维细胞生长因子受体家族蛋白。其胞外区含三个免疫球蛋白样结构域,一个简单的疏水跨膜区和胞质酪氨酸激酶结构域。FG-FR3 受体的信号转导通路与许多受体酪氨酸激酶共享。Ig II 和 Ig III 结构域(第 7 外显子)之间的突变最常见,约占所有 FGFR3 突变的 50%~80%;影响跨膜结构域的突变(外显子 10)占 15%~40%;影响酪氨酸激酶 2 结构域(外显子 15)的突变占 5%~10%。位于外显子 5 和外显子 10 突变新产生的半胱氨酸,在缺乏配体的情况下,可引起受体二聚体化和酪氨酸激酶磷酸化,导致构成性活化。FGFR3 构成性活化触发的下游通路中最重要的是 Ras 细胞周期调控通路。

TP53 抑癌基因的突变在包括尿路上皮癌在内的许多肿瘤发生中起关键作用。TP53 基因位于 17 号染色体短臂(17p13.1),覆盖 19.2kb 碱基对。由 11 个外显子组成。编码 393 个氨基酸残基的蛋白(TP53),调节细胞周期、DNA 修复和凋亡。TP53 蛋白的 N 端包含数个功能域。活化结构域 1(1~42 氨基酸残基)激活下游因子转录;活化结构域 2(43~63 氨基酸残基)调节凋亡活性;富含脯氨酸的结构域(80~94 氨基酸残基)对凋亡活性也很重要;DNA 结合域(100~300 氨基酸残基)激活下游反式活化的其他基因;核定位信号结构域(316~

325)和同型寡聚结构域(307~355)对 TP53 的结构和归巢是必需的。

众多研究已经提示,TP53 突变与高级别肿瘤、浸润性行为、高复发风险以及临床结果差异密切相关。TP53 突变通常与 FGFR3 突变相互排斥。TP53 突变在高级别尿路上皮癌较低级别尿路上皮癌高两倍以上。有意思的是,高级别非肌层浸润性肿瘤时,FGFR3 和 TP53 突变互相并不排斥。这一现象提示双突变性肿瘤或者位于两个主要分子路径的交叉路口,或者通过获得 TP53 突变,从低级别乳头状瘤向高级别肿瘤进展。

2. 尿路上皮的区域性癌变和肿瘤多中心性 同一患者在同时或相继发生多灶肿瘤是尿路恶性肿瘤的常见特征,这些相互间独立的肿瘤呈现相似或不同的组织学类型。目前有两种理论来解释这种尿路上皮肿瘤多中心性的频数。一种理论为单克隆性,认为多发性肿瘤来源于一个转化的细胞,其在尿路上皮通过管腔内种植(intraluminal implantation)或上皮内迁移(intraepithelial migration)的方式增殖和播散。另一种为区域效应理论,将肿瘤多灶性发生归咎于区域性癌化效应。化学致癌剂在尿路上皮不同的部位引起独立的转化性基因改变,引起多发性的、遗传学上互不相关的肿瘤,即同时或相继发生的肿瘤是由尿路上皮中不同部位许多独立的突变事件所致,这些独立的转化是外部致癌因素影响的结果。支持该理论的证据为膀胱癌邻近看似正常的膀胱黏膜,其尿路上皮常呈基因不稳定性。癌前病变(不典型增生或原位癌)经常见于远离浸润性膀胱癌的尿路上皮黏膜中。区域性癌化和单克隆肿瘤播散在有些患者可以共存。目前对于尿路上皮肿瘤多中心发生的单克隆性或寡克隆性还没有共识。由于尿路上皮肿瘤多灶性的单克隆性和寡克隆性理论互相并不排斥,已有人提出整合膀胱癌两种发病机制的建议。

(王一理)

主要参考文献

[1] Sethi S, Fervenza FC. Membranoproliferative glomerulonephritis-a new look at an old entity. N Engl J Med, 2012,366(12):1119-1131.

[2] Ronco P, Debiec H. Pathogenesis of membranous nephropathy: recent advances and future challenges. Nat Rev Nephrol,2012,8(4):203-213.

[3] Krzysztof K, Jan N, Ali AG. Pathogenesis of immuno-globulin a nephropathy: recent insight from genetic studies. Annu Rev Med,2013,64:339-356.

[4] Bakr A, Mahmoud LA, Al-Chenawi F, et al. HLA-DRB1 alleles in children with post-streptococcal acute glomerulonephritis. Pediatr Nephrol,2007,22(3):376-379.

[5] Dursun H, Noyan A, Matyar S, et al. Endothelial nitric oxide synthase gene intron 4 a/b VNTR polymorphism

in children with APSGN. Pediatr Nephrol, 2006, 21 (11):1661-1665.

［6］ Farris1 AB, Colvin RB. Renalinterstitial fibrosis:mechanisms and evaluation in:current opinion in nephrology and hypertension. Curr Opin Nephrol Hypertens,2012, 21(3):289-300.

［7］ Conway B, Hughes J. Cellular orchestrators of renal fibrosis. Q J Med,2012,105(7):611-615.

［8］ Fletcher DM. 肿瘤组织病理学诊断(上卷). 第3版. 回允中, 主译. 北京:北京大学医学出版社,2009: 485-565.

［9］ John NE, Sauter G, Epstein JI, et al. 世界卫生组织肿瘤分类及诊断标准系列 泌尿系统及男性生殖器官肿瘤病理学和遗传学. 冯晓莉,何群,陆敏,等译. 北京:人民卫生出版社,2006:1-40.

［10］ Henrique R, Luís AS, Jerónimo C. The epigenetics of renal cell tumors:from biology to biomarkers. Front Genet,2012,30,3:94.

［11］ Koss LG. Mapping of the urinary bladder:its impact on the concepts of bladder cancer. Hum Pathol,1979,10: 533-548.

［12］ Melicow MM, Hollowell JW. Intraurothelial cancer: carcinoma in situ, Bowen's disease of the urinary system:discussion of thirty cases. J Urol. 1952,68(4): 763-772.

［13］ Holsti LR, Ermala P. Papillary carcinoma of the bladder in mice, obtained after peroral administration of tobacco tar. Cancer,1955,8:679-682.

［14］ Case RA, Hosker ME, McDonald DB, et al. Tumours of the urinary bladder in workmen engaged in the manufacture and use of certain dyestuff intermediates in the British chemical industry. I. The role of aniline, benzidine, & α-naphthylamine, and β-naphthylamine. Br J Ind Med,1954,11:75-104.

［15］ Husain E, Prowse DM, Ktori E, et al. Human papillomavirus is detected in transitional cell carcinoma arising in renal transplant recipients. Pathology, 2009, 41:245-247.

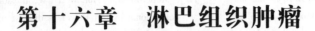

第十六章 淋巴组织肿瘤

第一节 淋巴组织肿瘤
分类及其演变

关于淋巴造血组织肿瘤命名和分类,从1832年Thomas Hodgkin首先描述霍奇金病(Hodgkin disease,HD)到2008年新版WHO关于淋巴造血组织肿瘤分类的出版,其间经历了180多年的历程。在这漫长的历史进程中,淋巴造血组织肿瘤从单纯的形态学分类,到形态学与功能相结合分类,再到形态学、免疫表型、遗传学和临床表现相结合分类,使其不断完善,并具有更好的科学性与实用性。2001版WHO关于淋巴造血组织肿瘤的分类是史上首个将淋巴组织肿瘤和造血组织肿瘤融为一体的一个较为全面的关于淋巴造血组织肿瘤的分类,并定义了一些具有独特的形态学、免疫表型、遗传学特征和临床表现的淋巴造血组织肿瘤。在2008版WHO关于淋巴造血组织肿瘤分类中进一步强化了这一理念,使得淋巴组织肿瘤的分类更具世界性,更容易为临床医生和病理医生所理解和接受。本节将对历史上的一些具有代表性的淋巴组织肿瘤分类及其特点进行简要介绍。

一、霍奇金淋巴瘤的命名、分类及其演变

(一)霍奇金淋巴瘤的命名

霍奇金淋巴瘤(Hodgkin lymphoma,HL)的曾用名为霍奇金病(Hodgkin Disease,HD)。1832年由英国Guy医院的Thomas Hodgkin医师首先描述,1865年,该院的Samuel Wilks医师将其命名为霍奇金病,以示纪念。1898年和1902年,Carl Sternberg和Dorothy Reed分别描述了HD中的具有特征性的肿瘤细胞的形态,即Hodgkin/Reed-Sternberg细胞(HRS细胞或R-S细胞)。

(二)霍奇金淋巴瘤分类的演变

1944年,Jackson和Parker最早提出了HD的分类,根据形态表现将HD分为副肉芽肿型(paragranuloma)、肉芽肿型及肉瘤型。1963年,Lukes和Bulter基于免疫学的理念,认为肿瘤从淋巴细胞为主向组织细胞为主转化,提出了HD的六型分类,即淋巴细胞和(或)组织细胞为主型(它又分弥漫型和结节型两个亚型)、结节硬化型、混合细胞型、弥漫纤维化型和网状细胞型。该分类特点是把HD病变分为肿瘤细胞与反应性背景细胞两部分,肿瘤细胞数量及其异型性的变化与预后呈负相关,而反应性背景细胞成分中的淋巴细胞与组织细胞反映了宿主对肿瘤细胞的免疫反应,其数量多少与预后呈正相关。结节硬化型中胶原纤维束增生则预后好,而弥漫纤维化型的成纤维细胞增生则预后差。该分类较好地反映了HD的实质以及组织学分型与预后的关系。1965年在纽约州的Rye市召开的专家会议上将HD简化为四型,即淋巴细胞为主型(lymphocyte predominance)、结节硬化型(nodular sclerosis)、混合细胞型(mixed cellularity)和淋巴细胞消减型(lymphocyte depletion),这便是众所周知的HD的Rye分类。

1994年发表的修订的欧洲及美国关于淋巴组织肿瘤分类(Revised European and American Classification for lymphoid neoplasm,REAL),根据肿瘤细胞的形态学表现、免疫表型、EBV感染存在与否、遗传学异常、临床表现和生物学行为等方面的差异,提出将HL分为结节性淋巴细胞为主型霍奇金淋巴瘤(nodular lymphocyte predominant Hodgkin lymphoma,NLPHL)和经典型霍奇金淋巴瘤(classical Hodgkin lymphoma,CHL)两类,后者又分四个亚型(表16-1),即结节硬化型(nodular sclerosis)、混合细胞型(mixed cellularity)、富于淋巴细胞型(lymphocyte-rich)和淋巴细胞消减型(lymphocyte depletion)。在2001年及2008年版WHO关于淋巴造血组织肿瘤的分类中采纳了霍奇金淋巴瘤的REAL分型。

表 16-1 霍奇金淋巴瘤的分类（WHO,2008）

结节性淋巴细胞为主型霍奇金淋巴瘤（NLPHL）

经典型霍奇金淋巴瘤（CHL）
　　结节硬化型经典霍奇金淋巴瘤
　　混合细胞型经典霍奇金淋巴瘤
　　富于淋巴细胞型经典霍奇金淋巴瘤
　　淋巴细胞消减型经典霍奇金淋巴瘤

二、非霍奇金淋巴瘤的命名、分类及其演变

（一）非霍奇金淋巴瘤的命名

非霍奇金淋巴瘤（non-Hodgkin lymphoma，NHL）可发生于淋巴结或结外器官和组织。有约1/3～2/5的患者始发于结外器官和组织，如胃肠道、鼻腔及鼻旁窦、咽淋巴环、扁桃体、皮肤和中枢神经系统等。在中国，结外淋巴瘤的比例高于西欧及北美地区。根据细胞属性的不同，非霍奇金淋巴瘤可分为B细胞肿瘤、T细胞和NK细胞肿瘤，以及组织细胞和网状细胞肿瘤。在亚洲地区，T细胞和NK细胞肿瘤的比例较高，而在欧美国家和地区，B细胞肿瘤的比例较高，NK细胞肿瘤少见或罕见。

（二）非霍奇金淋巴瘤分类及其演变

非霍奇金淋巴瘤的分类较霍奇金淋巴瘤复杂得多，也是争议较多的一类肿瘤。1942年由Gall和Mallory最早提出了NHL的分类。在历史上具有代表性的分类如下：①Rappaport分类；②Kiel分类；③Lukes与Collins分类；④工作分类（working formulation）；⑤更新的Kiel分类；⑥修订的欧洲及美国关于淋巴组织肿瘤分类（Revised European and American Classification for lymphoid neoplasm, REAL）；⑦WHO关于淋巴造血组织肿瘤的分类等。

1. **Rappaport分类** 这是一个纯形态学的分类，该分类的特点有：①考虑了肿瘤细胞的形态、排列方式及分化程度；②根据肿瘤的组织构象将NHL分为结节型和弥漫型两类；③关于淋巴细胞和组织细胞的发生继承了Gall-Mallory比较模糊的观点，认可了淋巴细胞与组织细胞混合型的存在；④瘤细胞的体积与细胞的分化程度相对应，把HD归入混合型，增加了未分化型，即分化程度分为五型，据此，恶性淋巴瘤就分为了10个类型（表16-2）。该分类简便易行，重复性较好，在一定程度上有利于临床治疗方案的选择及预后判断，在北美地区使用较多。

表 16-2 Rappaport 分类（1966）

结节型	弥漫型
淋巴细胞型，分化好	淋巴细胞型，分化好
淋巴细胞型，分化差	淋巴细胞型，分化差
淋巴细胞-组织细胞混合型	淋巴细胞-组织细胞混合型
组织细胞型	组织细胞型
未分化细胞型	未分化细胞型

2. **Kiel分类** Kiel分类是由Kiel大学病理系主任Lennert教授及其团队提出的关于淋巴组织肿瘤的分类。Kiel分类最早是在1974年提出，在1978年进行了修订（表16-3）。Kiel分类是欧洲地区广为使用的分类。Kiel分类的特点是：①将淋巴细胞分为T细胞、B细胞和未定型细胞三类；②将形态学和免疫功能相结合，淋巴瘤细胞与其正常淋巴细胞相对应；③结合了肿瘤的形态学及生长方式（弥漫性或结节性）；④分为低恶性与高恶性两类，低恶性淋巴瘤通常由小细胞组成，有时见散在分布的大细胞，而高恶性淋巴瘤主要是由中等至大细胞组成；⑤恶性淋巴瘤可能伴有白血病征象，在形态学上很难预测，因此，把白血病和淋巴瘤放在一起；⑥副蛋白综合征（如巨球蛋白血症）是产生免疫球蛋白的淋巴瘤的伴随现象，不能仅凭形态学表现来判断淋巴瘤。

表 16-3 Kiel 分类（1974,1978 年修订）

低恶性淋巴瘤	高恶性淋巴瘤
淋巴细胞性淋巴瘤	中心-母细胞性淋巴瘤
B-慢性淋巴细胞性白血病	淋巴母细胞性淋巴瘤
T-慢性淋巴细胞性白血病	Burkitt型
毛细胞白血病	曲核细胞型
蕈样霉菌病和Sezary综合征	不能分类
T区淋巴瘤	免疫母细胞性淋巴瘤
淋巴浆细胞性/样（免疫母细胞瘤）	
浆细胞性淋巴瘤	
中心细胞性淋巴瘤	
中心母细胞-中心细胞性淋巴瘤	
滤泡-弥漫型	
弥漫型	
硬化型	

3. Lukes-Collins 分类 这一分类在 NHL 分类史上具有划时代的意义（表16-4），该分类的特点有：①打破了过去纯形态学的分类方法，将细胞形态与免疫功能相结合进行分类；②认为淋巴瘤是机体免疫系统的肿瘤，它常发生于有免疫性疾病的人群；③过去 Rappaport 分类中的所谓"组织细胞性淋巴瘤"中的大多数实为大的转化淋巴细胞肿瘤，即大无裂细胞淋巴瘤、免疫母细胞肉瘤，而真正的组织细胞性淋巴瘤则罕见；④浆细胞肉瘤列入 B 细胞淋巴瘤范畴；⑤对于结节型淋巴瘤，无论其细胞类型如何，均来自滤泡生发中心的 B 淋巴细胞；⑥各种类型淋巴瘤的细胞形态和功能相似于相应的正常淋巴细胞；⑦淋巴瘤的发生是由于相关淋巴细胞分化过程的"阻断"而停留在某一阶段并过度增生所致。该分类在病理界产生了很大的影响，但仍有许多不同的看法。由于该分类比较复杂，在实际应用中遇到了一定的困难，故当时国际上尚未形成统一认识。

表 16-4 Lukes-Collins 分类（1975）

U 细胞（细胞属性未定）
T 细胞
蕈样霉菌病和 Sezary 综合征
曲核细胞性淋巴瘤
免疫母细胞肉瘤
B 细胞
小淋巴细胞性淋巴瘤
浆细胞样淋巴细胞性淋巴瘤
滤泡中心细胞淋巴瘤（滤泡型、滤泡型和弥漫型混合、弥漫型）
小核裂细胞
大核裂细胞
小无裂细胞
大无裂细胞
免疫母细胞肉瘤
组织细胞
未定类

4. 非霍奇金淋巴瘤的工作分类 美国国立癌症研究所（National Cancer Institute，NCI）组织了一个大规模研究，同时用6种不同的淋巴组织肿瘤分类方案对来自全世界四个中心提供的1153个淋巴瘤病例进行分类并比较，旨在了解各淋巴瘤分类的可重复性或一致性情况，但该研究并未发现其中最优的分类。经国际淋巴瘤专家组再次讨论并达成妥协性协议，于1980年提出适用于临床的非霍奇金淋巴瘤工作分类（Working Formulation of non-Hodgkin Lymphoma for Clinical Usage，表16-5），简称

表 16-5 非霍奇金淋巴瘤工作分类（NCI，1982）

低恶性淋巴瘤
小淋巴细胞性淋巴瘤
与慢性淋巴细胞性白血病一致
浆细胞样
滤泡性淋巴瘤，以小裂细胞为主
弥漫区域
硬化
滤泡性淋巴瘤，小裂和大细胞混合
弥漫区域
硬化
中度恶性淋巴瘤
滤泡性淋巴瘤，以大细胞为主
弥漫区域
硬化
弥漫性淋巴瘤，小裂细胞
硬化
弥漫性恶性淋巴瘤，大、小细胞混合
硬化
伴有上皮样细胞成分型
弥漫性恶性淋巴瘤，大细胞
裂细胞
无裂细胞
硬化
高恶性淋巴瘤
大细胞性淋巴瘤，免疫母细胞性
浆细胞样
透明细胞
多形性
伴有上皮样细胞成分
淋巴母细胞性淋巴瘤
曲核细胞
非曲核细胞
小无裂细胞性淋巴瘤
Burkitt
滤泡
杂类淋巴瘤
组合型
蕈样霉菌病
组织细胞性
髓外浆细胞瘤
不能分类
其他

NHL 工作分类（Working Formulation，WF），并于 1982 年正式发表。该工作分类并不是一个新的淋巴瘤分类，但它引入了淋巴瘤恶性度的分级，即将淋巴瘤分为低恶性、中度恶性和高恶性三大类，这有助于临床判断预后及化疗反应，便于临床理解、使用和交流。该分类在国际上广泛使用了十多年。

5. 更新的 Kiel 分类 在 Kiel 分类（1978）的临床应用实践中发现有约 12% 的病例不能分类。随着免疫组织化学及分子遗传学技术的应用，淋巴瘤细胞的来源更加明确，发现了新的病种（如淋巴上皮样淋巴瘤、血管免疫母细胞性淋巴瘤、大细胞间变性淋巴瘤等）及形态学难以区分的高恶性 B 细胞淋巴瘤可再分类等。鉴于以上原因，1988 年，欧洲

淋巴瘤小组（European Lymphoma Club，ELC）提出了更新的 Kiel 分类（updated Kiel classification），并于 1992 年进行了修订（表 16-6），该分类首次根据细胞属性将淋巴组织肿瘤分为 T 细胞和 B 细胞淋巴瘤，并在其项下又分为界定低恶性和高恶性的淋巴瘤。在 B 细胞淋巴瘤中增加了大细胞间变性淋巴瘤，把 Burkitt 淋巴瘤从淋巴母细胞淋巴瘤中分出，认为淋巴母细胞淋巴瘤是前体细胞肿瘤，而其他类型的淋巴瘤是外周（成熟）淋巴细胞的肿瘤；增加了罕见类型的淋巴瘤，如单核样 B 细胞淋巴瘤、纵隔大细胞硬化性 B 细胞淋巴瘤，还有微绒毛、大细胞淋巴瘤和富于 T 细胞的高恶性 B 细胞淋巴瘤；实际上，单核样 B 细胞淋巴瘤并不少见，后归入低恶性 B 细胞淋巴瘤组中。

表 16-6 更新的 Kiel 分类（1992）

B 细胞肿瘤	T 细胞肿瘤
低度恶性淋巴瘤	**低度恶性淋巴瘤**
淋巴细胞性	淋巴细胞性
慢性淋巴细胞性白血病	慢性淋巴细胞性白血病
前淋巴细胞性白血病	前淋巴细胞性白血病
毛细胞白血病	小细胞，脑回形
	蕈样肉芽肿，Sezary 综合征
淋巴浆细胞性/浆细胞样（免疫细胞瘤）	淋巴上皮样（Lennert 淋巴瘤）
浆细胞性	
中心母细胞性-中心细胞性	
滤泡型±弥漫型	血管免疫母细胞性（AILD）
弥漫型	T 区淋巴瘤
中心细胞性（套细胞）	多形性，小细胞（HTLV-1±）
单核细胞样，包括边缘带细胞	
高恶性淋巴瘤	**高恶性淋巴瘤**
中心母细胞性	多形性，中等和大细胞（HTLV±）
免疫母细胞性	免疫母细胞性（HTLV±）
Burkitt 淋巴瘤	
大细胞间变性（Ki-1+）	大细胞间变性（Ki-1+）
淋巴母细胞性	淋巴母细胞性
罕见类型	罕见类型

6. REAL 分类 由美国和欧洲的血液病理学家结盟组成了国际淋巴瘤研究小组（International Lymphoma Study Group，ILSG）合作研究，于 1994 年底发表了其修正的欧美淋巴瘤分类（Revised European-American Classification of Lymphoid Neoplasm，REAL），即 REAL 分类或 ILSG 分类（表 16-7）。该分类的特点归纳如下：①以免疫学和遗传学为基础，按 B 细胞和 T/NK 细胞把淋巴样肿瘤分为两大类，再分为非分化型和成熟型细胞肿瘤，进一步分

型则以形态学标准为基础，但不再强调恶性淋巴瘤各类型对应于其正常各分化阶段淋巴细胞的纯形态学基础；②首次提出每一种疾病为有临床和实验室特点的实体，包括临床表现和过程、形态学、免疫学表型及遗传学特征，这一分类原则更科学地反映了肿瘤的本质；③将组织学上不同而临床过程和预后相似的类型合并；④补充了新的亚型；⑤取消了区别传统的"淋巴结淋巴瘤"和"淋巴结外淋巴瘤"这一概念，后者具有特征性者按照"部位特征性淋

巴瘤"(site-specific lymphoma)原则处理;⑥重视组织学改变和临床侵袭性之间的区别;⑦REAL分类可以说基本上是"Kiel分类的修正",但并没有全面采用。因此,REAL分类较既往分类更具科学性、特征性和临床相关性,在分类诊断实践中更具可重复性,在临床应用上更具实用性。

表16-7 非霍奇金淋巴瘤REAL分类(1994)

B细胞肿瘤
前体B细胞肿瘤 　前体B淋巴母细胞性白血病/淋巴瘤
周围B细胞肿瘤 　B-细胞慢性淋巴细胞性白血病/前淋巴细胞性白血病/小淋巴细胞性淋巴瘤 　淋巴浆细胞样淋巴瘤/免疫细胞瘤 　套细胞淋巴瘤 　滤泡中心淋巴瘤(FCL),滤泡性 　暂定细胞分级:Ⅰ级(小细胞),Ⅱ级(小、大细胞混合),Ⅲ级(大细胞) 　暂定亚型:弥漫型,小细胞为主型 　边缘区B细胞淋巴瘤 　结外(MALT型+/-单核细胞样B细胞) 　暂定亚型:淋巴结(+/-单核细胞样B细胞) 　暂定类型:脾脏边缘区B细胞淋巴瘤(+/-绒毛状淋巴细胞) 　毛细胞白血病 　浆细胞瘤/浆细胞骨髓瘤 　弥漫性大B细胞淋巴瘤 　亚型:原发性纵隔(胸腺)B细胞淋巴瘤 　Burkitt淋巴瘤 　暂定类型:高度恶性B细胞淋巴瘤,Burkitt样

T细胞和NK细胞肿瘤
　前体T细胞肿瘤
　前体T淋巴母细胞白血病/淋巴瘤
　外周T细胞和NK细胞肿瘤
　T-细胞慢性淋巴细胞性白血病/前淋巴细胞性白血病
　大颗粒淋巴细胞性白血病
　T细胞型
　NK细胞型
　蕈样霉菌病/Sezary综合征
　外周T细胞淋巴瘤,非特殊型
　暂定细胞类型:中等大小细胞,中等/大细胞混合,大细胞,淋巴上皮样细胞
　暂定亚型:肝脾γδT细胞淋巴瘤
　暂定亚型:皮下脂膜炎样T细胞淋巴瘤
　血管免疫母细胞性T细胞淋巴瘤(AILD)
　血管中心性淋巴瘤
　肠T细胞淋巴瘤(+/-肠病相关)
　成人T细胞淋巴瘤/白血病(ATCL/L)
　间变性大细胞淋巴瘤(ALCL),CD30+,T/裸细胞型
　暂定类型:霍奇金样间变性大细胞淋巴瘤

7. WHO关于淋巴造血组织肿瘤的分类(第3版,2001) 1976年,以Mathe为首的专家组制定了第1版WHO关于造血和淋巴组织肿瘤性疾病的组织学和细胞学分类。第1版及之后出台的第2版分类在国际上影响甚微,几乎无人使用。

20世纪末,随着分子生物学技术及其衍生技术在淋巴组织肿瘤诊断及其发病的分子机制方面研究的应用,以及不断增加的临床资料的积累,人们对淋巴组织肿瘤的认识不断深入,新的类型的淋巴组织肿瘤被发现和描述,原有的分类已不能适应病理和临床工作的需求。另一方面,由于多种分类的同时使用,不同的专科可能采用不同的分类,致同一肿瘤使用了不同的诊断术语,某些不同类型的肿瘤在诊断上不能很好地鉴别,而导致病理与临床、临床相关科室之间沟通和交流的问题。尽管REAL分类的使用解决了部分问题,在全世界范围内,统一淋巴造血组织肿瘤分类的呼声仍然越来越强烈。制定新的WHO关于淋巴造血组织肿瘤分类的国际性计划始于1995年,有来自英国、美国、德国、俄罗斯、伊朗、荷兰、瑞士、西班牙、波兰、挪威、日本和中国香港等世界不同国家和地区的50余位病理学家以及百余位临床血液及肿瘤学家参与了该计划,历时6年,新版WHO关于淋巴造血组织肿瘤的分类于2001年出版,这是史上首个集淋巴组织肿瘤和造血组织肿瘤为一体的较为全面的、真正代表了国际共识的淋巴造血组织肿瘤的分类。该分类是开放的框架结构,为新类型和亚型的进入以及今后吸纳有关诊断标准、疾病性质和命名等新资料留置了空间(表16-8)。该分类提出了淋巴造血组织肿瘤诊断的"四结合"原则,即病理形态学、免疫表型、遗传学和临床表现相结合。

WHO关于淋巴造血组织肿瘤分类(2001)中非霍奇金淋巴瘤分类的主要特点归纳如下:①非霍奇金淋巴瘤分为B和T/NK细胞两大细胞系肿瘤,并分别再分为前体淋巴细胞和成熟淋巴细胞淋巴瘤;而成熟淋巴细胞淋巴瘤在临床上分别表现为以播散性或白血病为主、原发淋巴结外部位和淋巴结病变的形式,病变部位有时在类型的诊断上有重要作用。②明确了淋巴细胞白血病和淋巴母细胞性淋巴瘤的关系,将二者视为同一疾病过程的不同发展阶段,即二者只有临床表现的不同,没有本质的区别,将二者归为同一类型。急性淋巴细胞白血病一直沿用FAB分类,其中L1和L2在形态学上并不能预示其免疫表型、基因异常和临床生物学特征,而L3等同于Burkitt淋巴瘤的白血病期,因此将急性

表 16-8　WHO 关于非霍奇金淋巴瘤和
淋巴组织增生性疾病的分类(2001)

B 细胞肿瘤
- 前体 B 细胞肿瘤
  前体 B 淋巴母细胞性白血病/淋巴瘤
- 成熟 B 细胞肿瘤
  B-慢性淋巴细胞性白血病/小淋巴细胞性淋巴瘤
  B-细胞前淋巴细胞性白血病
  淋巴浆细胞性淋巴瘤
  脾边缘区 B 细胞淋巴瘤
  毛细胞白血病
  浆细胞瘤
  骨孤立性浆细胞瘤
  骨外浆细胞瘤
  结外黏膜相关淋巴组织边缘区 B 细胞淋巴瘤
　　(MALT-lymphoma)
  淋巴结边缘区 B 细胞淋巴瘤
  滤泡性淋巴瘤
  套细胞淋巴瘤
  弥漫大 B 细胞淋巴瘤(DLBCL)
  纵隔(胸腺)大 B 细胞淋巴瘤
  血管内大 B 细胞淋巴瘤
  原发渗出性淋巴瘤
  Burkitt 淋巴瘤/白血病
  恶性潜能未定的 B 细胞增生
　　淋巴瘤样肉芽肿
　　移植后淋巴组织增生性疾病,多形性
T 细胞和 NK 细胞肿瘤
- 前体 T 细胞肿瘤
  前体 T 淋巴母细胞性白血病/淋巴瘤
  母细胞性 NK 细胞淋巴瘤
- 成熟 T 细胞和 NK 细胞肿瘤
  T 细胞性前淋巴细胞白血病/淋巴瘤
  T 细胞性大颗粒淋巴细胞白血病
  侵袭性 NK 细胞白血病
  成人 T 细胞白血病/淋巴瘤
  结外 NK/T 细胞淋巴瘤,鼻型
  肠病型 T 细胞淋巴瘤
  肝脾 T 细胞淋巴瘤
  皮下脂膜炎样 T 细胞淋巴瘤
  蕈样霉菌病
  Sezary 综合征
  原发皮肤 CD30[+] T 细胞淋巴增生性疾病
　　皮肤原发间变大细胞淋巴瘤
　　淋巴瘤样丘疹
　　恶性潜能未定的 T 细胞增生
  外周 T 细胞淋巴瘤,非特指
　　血管免疫母细胞性 T 细胞淋巴瘤
　　间变大细胞淋巴瘤

淋巴细胞白血病分别并入前体淋巴母细胞性白血病/淋巴瘤(包括 B 和 T 细胞)和 Burkitt 淋巴瘤/Burkitt 白血病。与此同时,取消了急性淋巴细胞白血病 FAB 分类。慢性淋巴细胞白血病则并入 B-慢性淋巴细胞性白血病/小淋巴细胞性淋巴瘤。③一些有独特临床病理表现、免疫表型和遗传学特征的淋巴组织肿瘤被单列出新的亚型提出。如形态学主要表现小 B 淋巴细胞的淋巴瘤主要被分为 B-慢性淋巴细胞性白血病/小淋巴细胞性淋巴瘤、边缘区 B 细胞淋巴瘤、淋巴浆细胞性淋巴瘤和套细胞淋巴瘤,边缘区 B 细胞淋巴瘤又分为脾边缘区 B 细胞淋巴瘤、结外黏膜相关淋巴组织边缘区 B 细胞淋巴瘤和淋巴结边缘区 B 细胞淋巴瘤。另外,确定几种特殊类型 T/NK 细胞淋巴瘤,主要有鼻型结外 NK/T 细胞淋巴瘤、肠病型 T 细胞淋巴瘤、肝脾 T 细胞淋巴瘤、皮下脂膜炎样 T 细胞淋巴瘤、血管免疫母细胞性 T 细胞淋巴瘤和间变性大细胞淋巴瘤。④一些类型被简化和合并。除上述特殊类型的外周 T 细胞淋巴瘤外,其他结内的外周 T 细胞淋巴瘤被归为非特殊型外周 T 细胞淋巴瘤。⑤每一个独立类型或多或少会有些异质性,分类中用分级(grade)、变型(variants)和亚型(subtypes)表示。如滤泡性淋巴瘤根据中心母细胞的数量分为 1 级、2 级和 3 级;套细胞淋巴瘤有母细胞变型;弥漫大 B 细胞淋巴瘤分为中心母细胞、免疫母细胞、富于 T/组织细胞及间变型 4 个形态学变型;弥漫大 B 细胞淋巴瘤又分为纵隔(胸腺)大 B 细胞淋巴瘤、血管内大 B 细胞淋巴瘤和原发性渗出性淋巴瘤 3 个临床亚型等。⑥废弃了一些复杂而缺乏意义的纯形态学分型。⑦废弃了以往对淋巴瘤的恶性程度分级。临床咨询委员会(Clinical Advisory Committee)认为对 NHL 进行恶性程度分级可能妨碍对一些肿瘤特性的理解,且同一恶性程度分级的淋巴瘤其治疗方案也不统一,分级有可能对治疗产生误导。⑧根据淋巴瘤的病变范围及其生物学行为,引入了惰性(indolent)、侵袭性(aggressive)和高侵袭性(highly aggressive)淋巴瘤的概念,更容易被病理医师和临床血液肿瘤学医师所理解。

　　8. WHO 关于淋巴造血组织肿瘤的分类(第 4 版,2008)　WHO 关于淋巴造血组织肿瘤的分类(第 4 版)是对第 3 版的修订和更新,此次更新始于 2006 年,有来自世界各地的 130 多位病理与临床专家参与了这一分类的修订,该分类采纳了临床血液学家和肿瘤学家的建议,以确保分类具有临床实用性。在法国里昂国际癌症研究署(IARC)总部召开的共识会议上最终确定了该分类(表 16-9)。

表 16-9　WHO 关于非霍奇金淋巴瘤分类(第 4 版,2008)

前体淋巴系肿瘤

B 淋巴母细胞性白血病/淋巴瘤

B 淋巴母细胞性白血病/淋巴瘤,非特指

B 淋巴母细胞性白血病/淋巴瘤伴重现性遗传学异常

B 淋巴母细胞性白血病/淋巴瘤伴 t(9;22)(q34;q11.2);BCR-ABL1

B 淋巴母细胞性白血病/淋巴瘤伴 t(v;11q23);MLL 重排

B 淋巴母细胞性白血病/淋巴瘤伴 t(12;21)(p13;q22);TEL-AML1

B 淋巴母细胞性白血病/淋巴瘤伴超二倍体

B 淋巴母细胞性白血病/淋巴瘤伴亚二倍体

B 淋巴母细胞性白血病/淋巴瘤伴 t(5;14)(q31;q32);IL3-IGH

B 淋巴母细胞性白血病/淋巴瘤伴 t(1;19)(q23;p13.3);E2A-PBX1

T 淋巴母细胞性白血病/淋巴瘤

成熟 B 细胞肿瘤

B-慢性淋巴细胞性白血病/小淋巴细胞性淋巴瘤

B-细胞前淋巴细胞性白血病

脾脏 B 细胞边缘区淋巴瘤

毛细胞白血病

脾脏 B 细胞淋巴瘤/白血病,未分类

脾脏弥漫红髓小 B 细胞淋巴瘤

毛细胞白血病-变型

淋巴浆细胞性淋巴瘤

Waldenstrom 巨球蛋白血症

重链病

· γ 重链病

· μ 重链病

· α 重链病

浆细胞骨髓瘤

骨孤立性浆细胞瘤

骨外浆细胞瘤

黏膜相关淋巴组织结外边缘区淋巴瘤(MALT-lymphoma)

淋巴结边缘区淋巴瘤

儿童结内边缘区淋巴瘤

滤泡性淋巴瘤

儿童滤泡性淋巴瘤

原发性皮肤滤泡中心性淋巴瘤

套细胞淋巴瘤

弥漫性大 B 细胞淋巴瘤(DLBCL),非特指

富于 T 细胞/组织细胞的大 B 细胞淋巴瘤

原发中枢神经系统弥漫大 B 细胞淋巴瘤

原发皮肤弥漫大 B 细胞淋巴瘤,腿型

老年性 EBV 阳性弥漫大 B 细胞淋巴瘤

慢性炎症相关的弥漫大 B 细胞淋巴瘤

淋巴瘤样肉芽肿

原发纵隔(胸腺)大 B 细胞淋巴瘤

血管内大 B 细胞淋巴瘤

ALK 阳性大 B 细胞淋巴瘤

浆母细胞性淋巴瘤

起源于 HHV8 相关多中心 Castleman 病的大 B 细胞淋巴瘤

原发渗出性淋巴瘤

Burkitt 淋巴瘤

具有弥漫大 B 细胞淋巴瘤和 Burkitt 淋巴瘤之间特征的不能分类的 B 细胞淋巴瘤

具有弥漫大 B 细胞淋巴瘤和经典型霍奇金淋巴瘤之间特征的不能分类的 B 细胞淋巴瘤

成熟 T 细胞和 NK 细胞肿瘤

T-细胞前淋巴细胞性白血病

T-细胞大颗粒淋巴细胞性白血病

慢性 NK 细胞淋巴增殖性疾病

侵袭性 NK 细胞白血病

儿童系统性 EBV 阳性 T 细胞淋巴组织增生性疾病

种痘水疱病样淋巴瘤

成人 T 细胞白血病/淋巴瘤

结外 NK/T 细胞淋巴瘤,鼻型

肠病相关 T 细胞淋巴瘤

肝脾 T 细胞淋巴瘤

皮下脂膜炎样 T 细胞淋巴瘤

蕈样霉菌病

Sezary 综合征

原发皮肤 CD30+ T 细胞淋巴增生性疾病

淋巴瘤样丘疹

原发皮肤间变性大细胞淋巴瘤(C-ALCL)

原发皮肤 CD8+ 侵袭性亲表皮性细胞毒性 T 细胞淋巴瘤

原发皮肤 CD4+ 小/中等大小 T 细胞淋巴瘤

外周 T 细胞淋巴瘤,非特殊型

血管免疫母细胞性 T 细胞淋巴瘤

间变性大细胞淋巴瘤,ALK 阳性

间变性大细胞淋巴瘤,ALK 阴性

该分类的特点归纳如下：①该分类的指导原则仍然是试图确定具有独特的临床、病理、免疫与遗传学特征的"真正的"疾病实体，淋巴造血组织肿瘤的类型与其治疗的选择和预后等有关。②引入了相关领域的一些新的认识与进展，增列了一些新的病种或对某些肿瘤进行了新的解读。③分别列出了 ALK 阳性的间变大细胞淋巴瘤和 ALK 阴性的间变大细胞淋巴瘤。④成熟 B 细胞肿瘤部分的变化较大，如定义了弥漫大 B 细胞淋巴瘤，非特指，包括了富于 T 细胞和组织细胞的大 B 细胞淋巴瘤，原发中枢神经系统大 B 细胞淋巴瘤，原发皮肤大 B 细胞淋巴瘤，腿型，以及老年人 EBV⁺大 B 细胞淋巴瘤等；还界定了不能分类的 B 细胞肿瘤，包括了兼有大 B 细胞淋巴瘤和 Burkitt 淋巴瘤特征的肿瘤，以及兼有大 B 细胞淋巴瘤和经典型霍奇金淋巴瘤特征的肿瘤。⑤将 WHO-EORTC 关于皮肤淋巴瘤的分类融入该版分类中，使得该分类更为全面。尽管 2008 版 WHO 关于淋巴造血组织肿瘤的分类在该类疾病的诊断上达成了国际共识，但仍有问题悬而未决，如根据遗传学或分子改变来定义某些肿瘤，某些暂命名的疾病，即使根据目前的 WHO 分类尚不足以作为一个独立疾病的情况等。Jaffe 等（2011）发表文章对 2008 版 WHO 分类特点及其存在的问题进行了解读。

（李文才　刘卫平）

第二节　淋巴组织肿瘤的临床分期与治疗

一、淋巴细胞发育-转化理论及淋巴组织肿瘤的临床分期

如前一节所述，由于人们对淋巴细胞发育过程所形成复杂形态学以及淋巴组织肿瘤复杂的临床表现的认识经历了一个漫长的、逐步完善的过程，因而曾经产生过各式各样的淋巴组织肿瘤分类。近年来，由于分子生物学和分子免疫学手段的应用，逐步明确了淋巴瘤病理诊断的"四结合"原则，即组织病理学、免疫学表型、遗传学改变和临床表现相结合。

本节就近年来在学术界逐步形成的淋巴组织肿瘤分类的基本原理，即淋巴细胞发育-转化理论以及一些淋巴组织肿瘤分子靶向治疗的进展进行介绍，以便读者能够更好地解读 WHO 关于淋巴组织肿瘤的分类，进一步深化对淋巴组织肿瘤发病分子机制的认识。

（一）淋巴细胞发育-转化理论

近年来，对淋巴组织肿瘤的基础研究最重要的进展当属淋巴细胞发育-转化理论的形成与不断完善。一般认为，最早提出淋巴细胞发育-转化理论的是德国病理学家 Lennert，他在此基础上提出了 Kiel 分类，奠定了现代淋巴组织肿瘤分类和临床治疗的基础。近年来，与淋巴细胞相关的免疫学、分子生物学和遗传学研究进展不断地为这一理论补充分子事件的细节，极大地丰富了淋巴细胞发育-转化理论，并已日趋完善，普遍为大家所接受，成为研究淋巴组织肿瘤的分子机制、指导淋巴组织肿瘤病理分类和治疗的重要理论依据。

淋巴细胞发育-转化理论的核心概念：淋巴组织肿瘤是从幼稚淋巴细胞到成熟淋巴细胞各分化阶段细胞的克隆性增生。淋巴瘤在很多方面再现了正常淋巴细胞的分化过程，故它们在一定程度上可根据相应分化阶段的正常淋巴细胞某些特征来分类。具体而言，淋巴组织肿瘤瘤细胞在形态学、免疫表型和功能上与其相应的正常细胞有相似之处，因此可用类似于正常淋巴细胞某些形态学、免疫学和遗传学特征的方法加以识别。

淋巴细胞发育-转化理论（以 B 淋巴细胞发育-转化为例）的内容如下：正常 B 细胞的分化始于前体 B 淋巴母细胞，它们经过 VDJ 基因重排并分化成成熟表面免疫球蛋白（sIg）阳性（IgM⁺，IgD⁺）且常表达 CD5⁺的初始 B 细胞（naive B cell）。这些 CD5⁺的初始 B 细胞是存在于血液中循环的静止淋巴细胞，这类细胞抵达淋巴结或淋巴组织聚集形成初级淋巴滤泡和次级滤泡的套区，即所谓再循环 B 细胞。这些细胞发生的肿瘤多具有低恶性肿瘤的形态学，临床上表现为惰性，具有正常初始 B 细胞的再循环特性，但也常扩散成白血病。CD5⁺的 B 细胞可以发生两种肿瘤，即 B 细胞慢性淋巴细胞白血病（约占 50%）和大多数的套细胞淋巴瘤。

当遇到抗原，初始 B 细胞开始向母细胞（blast cell）转化、增生，最终成熟为分泌 IgG 或 IgA 抗体的浆细胞和记忆 B 细胞。遇到抗原后从幼稚 B 细胞转化的母细胞迁移至初级滤泡的中心，位于滤泡树突细胞（follicular dendritic cell，FDC）之间，形成生发中心（germinal center，GC）。这类母细胞形态学表现具有一定的特征性，细胞体积大，细胞核呈泡状，有 1~3 个核仁，靠近核膜，少量嗜碱性胞质，位于生发中心的母细胞称中心母细胞（centroblast），其免疫学和分子生物学特点是大多缺乏 sIg，不表

达 Bcl-2,故易凋亡。中心母细胞表达核转录因子 Bcl-6,后者与 CD10 相似,只在中心母细胞和中心细胞表达。

在生发中心,通常免疫球蛋白的可变区(IgV)基因会发生体细胞突变(somatic mutations),从而改变抗体对抗原的亲和性,同时这也使得这些前体细胞完成了克隆内多样性(intraclonal diversity)的改变。此外,其中有一些细胞不再表达 IgM,而表达 IgG 或 IgA。从生理学角度而言,这一因生物进化而形成的生物适应性,使 B 细胞在生发中心获得突变并为初级或次级的免疫反应产生具有良好结合力的抗体。近年来的研究同时也证实,Bcl-6 在生发中心也经历了体细胞突变。目前认为,不断进行的 IgV 区基因突变(ongoing IgV region gene muta-tion)导致了 IgV 克隆内多样性。这一分子特征和 Bcl-6 突变一样被公认为是生发中心细胞的分子标志。

在大多数弥漫大 B 细胞淋巴瘤中,其肿瘤细胞中至少部分细胞像中心母细胞并有 IgV 区突变和 Bcl-6 基因突变,提示为来源于生发中心的细胞。依据这一分子生物学标志,目前临床上将大 B 细胞淋巴瘤至少分为生发中心源性的(GCB-DLBCL)和非生发中心源性(非 GCB-DLBCL)的两大类。Bur-kitt 淋巴瘤细胞表达 Bcl-6,并有 IgV 基因突变,也被认为是生发中心细胞来源的肿瘤。Burkitt 淋巴瘤和弥漫大 B 细胞淋巴瘤的瘤细胞都是增殖期细胞,在临床上均具侵袭性。

中心母细胞进一步成熟转变为中心细胞(cen-trocyte)。在该发育阶段,中心细胞的形态特点是细胞中等大小,核形不规则,核仁不明显,胞质少。中心细胞表达 sIg,与其前体细胞相比,因发生了体细胞突变而出现了抗体结合部位的改变。这一改变导致了中心细胞两个截然不同的命运:突变后与抗原结合力弱的中心细胞很快凋亡;而与抗原结合力强的则与生发中心的滤泡树突细胞(FDC)捕获的抗原结合,结合后的中心细胞不再经历凋亡,重新表达 Bcl-2,并通过 FDC 细胞和 T 细胞表面分子(如 CD23 和 CD40)配体相互作用。同时中心细胞停止表达 Bcl-6,并分化成记忆 B 细胞(memory B cell)或浆细胞(plasma cell)。滤泡性淋巴瘤是生发中心 B 细胞(中心细胞和中心母细胞)发生的肿瘤。一般认为,因为中心细胞未发生凋亡而发生基因重排 t(14;18),阻止了 Bcl-2 蛋白表达的正常关闭,进而导致 Bcl-2 持续表达,中心细胞不能凋亡而形成了肿瘤。基于对生发中心 B 细胞分子特点的理解,临床上把生发中心 B 细胞来源的肿瘤(如滤泡性淋巴瘤)较为惰性的生物学行为归结为其是由静止的中心细胞构成的。

记忆 B 细胞主要在滤泡边缘区,即边缘区 B 细胞(marginal zone B cell)。它们通常只表达表面 IgM(sIgM),全 B 细胞抗原,而不表达 CD5 和 CD10。浆细胞通常归巢到骨髓。成熟的浆细胞有典型的形态学特征:染色质粗,有丰富的含有 IgG 或 IgA 的嗜碱性胞质,不表达 sIg 和全 B 抗原,但表达 CD79a 和浆细胞标记 CD138。分子生物学上,记忆 B 细胞和浆细胞具有带突变的 IgV 区基因,但由于它们不再持续突变,故这些细胞不具有 IgV 基因克隆内多样性。

从生发中心出来的 B 细胞有归巢的特性,这使它们通过细胞表面的整合素(integrin)回到原先受抗原刺激的组织。所以,来自黏膜相关淋巴组织的(mucosa-associated lymphoid tissue,MALT)的 B 细胞会回到原来的结外淋巴组织,而来自淋巴结的也会归巢回到淋巴结。所以,来自边缘区 B 细胞的淋巴瘤有黏膜相关淋巴组织型、脾型和淋巴结型,与它们相对应的是来自结外,脾和结内的边缘区记忆性 B 细胞。与浆细胞骨髓瘤对应的是归巢于骨髓并产生 IgG 或 IgA 的浆细胞。

对于淋巴细胞发育-转化理论有两点值得指出:这一理论的科学依据主要来源于对 B 淋巴细胞的研究,对于 T 细胞发育-转化的认识还缺乏深入研究,诸多 T 细胞特异的发育-转化特点还有待进一步研究,从而进一步补充和完善 T 淋巴细胞发育-转化理论。再者,临床实践中,仍有一些常见的淋巴组织来源肿瘤,如毛细胞白血病并不与正常 B 细胞分化的阶段相对应,又如慢性淋巴细胞白血病似乎为异源性。所以仍有学者提出淋巴组织来源肿瘤细胞对应于正常淋巴细胞分化不是分类的唯一基础。

尽管如此,我们仍应看到,淋巴细胞发育-转化理论的形成和不断完善是当前淋巴细胞源性肿瘤基础研究中的重要进展,在国际上已经获得广泛认同,为此,美国癌症研究所、哈佛大学医学院马萨诸塞州总院病理系、德国洪堡大学夏洛蒂医院病理研究所以及伦敦大学医学院病理系等著名大学牵头详细地总结、勾画了最新的淋巴细胞发育-转化理论的路线图,使人耳目一新。我们在文后附上了相关文献,以飨读者。

在临床实践中,形态学结合必要的免疫表型检测对于大多数淋巴组织肿瘤可作出准确的诊断。克隆性增生的检测为某些淋巴增生性疾病的性质判定提供了证据。分子检测有助于具有特征性遗传学改变的淋巴瘤的确诊。

(二) 淋巴组织肿瘤的临床分期

临床上,除了关注淋巴组织肿瘤的组织学分型外,临床分期对于治疗方案的选择及预后的评估均有重要意义。淋巴瘤的临床分期最早应用于霍奇金淋巴瘤(HL)。目前使用的是 1971 年在 Ann Arbor 召开的关于 HL 的临床治疗工作会议上制定的、Cotswalds(1989)修改的临床分期,该分期系统也同样适用于 NHL(表 16-10,表 16-11)。进行淋巴组织肿瘤的临床分期需行全面体检和一些实验室检查,如血象、血液生物化学检查、血清乳酸脱氢酶(LDH)水平、骨髓活检,以及胸腔和盆腹腔的影像学检查等。

表 16-10　Ann Arbor 分期(1971)

I	侵及一个淋巴结区;或侵及一个单独的结外器官或部位(ⅠE)
Ⅱ	横膈同侧 2 个或多个淋巴结区受累;或外加局限侵犯一个结外器官或部位(ⅡE)
Ⅲ	横膈两侧淋巴结区受累;或外加局限侵犯一个结外器官或部位(ⅢE),或脾(ⅢE)或两者(ⅢE+S)
Ⅳ	一个或多个结外器官弥漫性(多灶性)受累,伴或不伴相关淋巴结区受累

表 16-11　Ann Arbor-Cotswald 分期(1989)

I	侵及一个淋巴结区或淋巴组织(如脾、胸腺、咽淋巴环);或一个淋巴结外器官或部位(ⅠE)
Ⅱ	侵及横膈同侧 2 个或以上淋巴结区,或局限的结外器官或部位,并注明受侵淋巴结数目(如Ⅱ2)
Ⅲ	侵及横膈两侧淋巴结区或结外淋巴组织(Ⅲ)
Ⅲ1	伴或不伴有脾门、腹部或门脉区淋巴结受侵
Ⅲ2	伴有主动脉旁、髂部、肠系膜淋巴结受侵
Ⅳ	一个或多个淋巴结以外器官或组织广泛受侵,伴或不伴相关淋巴结受侵
X	巨块型病变:纵隔病变>胸腔横径 1/3;融合淋巴结最大径超过 10cm

Ann Arbor 分期不断完善,近年来有两点修改:①每期又根据是否有以下症状而分为 A、B 两个亚型。A 亚型:无发热,盗汗,6 个月内不明原因的体重降低 10% 以上;B 亚型:有发热,盗汗,6 个月内不明原因的体重减轻 10% 以上。②局限性结外病变或累及邻近组织,但仍在主要淋巴聚集地附近,一般不诊断为Ⅳ期,而定义为"E"。脾侵犯改为"S",依次类推,如骨髓(M)、肺实质(L)、胸膜(P)、肝脏(H)、皮肤(D)等。

近年来,不少淋巴瘤病理专家和临床医生在长期的临床实践中发现,淋巴瘤的治疗和预后除了与肿瘤的病理分类和临床分期有关外,还与"国际预后指数"(international prognosis index,IPI)相关,它包括以下因素:①年龄>60 岁;②血乳酸脱氢酶高于正常;③身体状况较差;④Ⅲ期或Ⅳ期;⑤淋巴瘤累及两个或以上结外器官或组织。IPI 指数越高,患者的预后越差。有研究表明,IPI 指数为 0～1、2、3、4～5 的非霍奇金淋巴瘤患者的 5 年总体生存率(overall survival,OS)分别为 73%、51%、43% 和 26%。

值得指出的是,即使是 2008 版 WHO 关于淋巴组织肿瘤的分类,对于少数淋巴瘤,如弥漫大 B 细胞淋巴瘤的某些亚型的病理诊断的重复性仍较差,提示对于这类淋巴瘤发病分子机制的认识还有待深入研究。目前淋巴组织肿瘤的分类在指导临床治疗以及预后的预测方面还存在诸多不一致性,临床血液及肿瘤科医生常使用"国际性淋巴瘤临床实践指南"(Clinical practice guidelines in oncology from National Comprehensive Cancer Network for non-Hodgkin lymphoma,简称"NCCN 非霍奇金淋巴瘤临床实践指南")中提出的综合诊治原则,"NCCN 非霍奇金淋巴瘤临床实践指南"从不同的角度为淋巴瘤的临床诊治提供了实用性信息。我们相信,随着对淋巴组织肿瘤细胞来源及其本质的深入研究以及对其发病分子机制的探讨,即便目前 WHO 对淋巴组织肿瘤分类不断更新并逐渐完善,旧的问题解决了,新的问题仍然会出现,人们对淋巴组织肿瘤的探索与研究将永无止境。

二、淋巴组织肿瘤的传统治疗与靶向治疗

(一) 传统化学药疗

CHOP/CHOP 样方案:CHOP 方案是由环磷酰胺(C)、多柔比星或阿霉素(H)、长春新碱(O)和泼尼松(P)等药物组合而成的治疗方案。这是目前临床上对于大多数淋巴组织肿瘤的首选(一线)治疗方案。CHOP 样方案是指在 CHOP 方案基础上根据患者具体情况进行改良的化疗方案,如 ECHOP 方案是在 CHOP 方案基础上增加依托泊苷(E)。R-CHOP 方案是近年来采用靶向治疗和传统化疗相结合的新型方案,是在 CHOP 方案基础上增加靶向药物利妥昔单抗(rituximab),后者是目前较有前途的治疗方案。

近年来,在国际淋巴瘤治疗计划基础上开展的全球前瞻性多中心观察性研究结果显示,无论是 B-

NHL 还是 T-NHL,化学药物治疗(CHOP)仍然是淋巴组织肿瘤一线治疗的最常用的治疗方案。除了 CHOP 和 CHOP 样方案外,临床上针对不同组织学类型的肿瘤、不同年龄或体能状态的患者,同类肿瘤但不同的临床分期,以及初治及复发难治性患者还会选择其他的化学治疗方案,如左旋门冬酰胺酶在治疗 T 细胞淋巴瘤中显示了良好的前景;吉西他滨单药或多药联合方案的研究显示对淋巴瘤总治疗反应率优于 CHOP 方案。新药氟达拉滨和双功能基烷化剂等对淋巴组织肿瘤均有一定的疗效,但是否适合于一线治疗还在探索中。

(二) 淋巴组织肿瘤相关分子靶点与靶向治疗

淋巴组织肿瘤的分子靶向药物治疗是近年来在相关肿瘤临床治疗上的重大突破。随着对肿瘤细胞信号转导通路研究的不断深入,靶向细胞信号转导通路中关键调节蛋白的小分子抑制剂的研发已成为全球生物医药领域研究的热点。在淋巴组织肿瘤研究领域,针对细胞内不同异常活化信号通路中的关键分子靶点所开发出的新的靶向药物已在临床上显示出良好的抗淋巴瘤疗效。因此,深入了解与淋巴组织肿瘤发生相关的重要信号转导通路的关键分子靶点及对应的新靶向药物成为这一领域的研究重点。目前,这些重要信号转导通路及其关键分子靶点主要有以下几个热点领域。

1. BCR/BTK 信号通路 BCR/BTK 信号通路是目前 B-NHL,特别是慢性淋巴细胞白血病/小 B 淋巴细胞淋巴瘤(CLL/SLL)临床治疗研究中的新热点。BTK 属于非受体酪氨酸激酶 Tec 家族的成员,该家族还包括 hk、Bm16、Tec 和 T16k 等,其结构具有高度同源性,均具有 PH 结构域、SH3、SH2 及激酶结构域,其 N 端缺乏疏水性跨膜结构,而 C 端缺乏负性调节区。

目前对 BCR/BTK 信号通路的研究显示,除了 T 淋巴细胞和成熟浆细胞不表达 BTK 外,B 淋巴细胞、嗜碱性粒细胞和单核细胞等髓系细胞均表达 BTK。BTK 参与体内多种信号通路,对于细胞的增殖、分化和凋亡具有重要的调节作用。当 B 细胞表面的 BCR 与其相应抗原结合后,通过抗原的多价性诱导 BCR 聚集,从而诱导其下游相邻的 Lyn、Fyn 等 Src 家族分子的活化,进而活化的 Src 家族又催化 BTK 的 Tyr551 和 Tyr223 位点发生双磷酸化而被激活。活化的 BTK 可通过进一步激活 PLC-γ 来诱导细胞内钙离子浓度升高、MAPK 和 NF-κB 信号通路的活化等,从而调控基因和细胞因子的表达,影响 B 细胞的存活、增殖和分化。因此,BTK 信号通

路的持续性活化可能会抑制 B 细胞的分化与凋亡,最终诱发 B-NHL 的发生。目前研发的新型靶向药物 PCI-32765 是一种高选择性 BTK 抑制剂,通过与 BTK 的第 481 位半胱氨酸(Cys-481)发生不可逆性结合进而抑制 BCR 信号通路的传导。已进行的临床前期研究和临床试验均证实,PCI-32765 可明显抑制 B-NHL 肿瘤细胞的增殖活性。体外实验证明,该抑制剂可诱导 DLBCL 和 CLL 肿瘤细胞发生凋亡。初步的临床 I 期研究显示,在复发难治的 B-NHL 中,PCI-32765 的总缓解率(OR)可达 62%,耐受性良好,不良事件低。针对年龄>65 岁的初治 CLL/SLL 患者的治疗结果显示,PCI-32765 单药的 OR 在 48% ~67% 之间,且耐受性良好。PCI-32765 在其他类型 B-NHL 的临床试验也正在进行中。

2. NF-κB 信号通路 NF-κB 是一种广泛分布的转录调节因子,不仅参与正常细胞的增殖、凋亡、生长分化及机体的免疫调节,而且还与肿瘤的发生与发展有密切关系。在正常生理状态下,NF-κB 在胞质中与其抑制蛋白 IκB 结合,使 NF-κB 滞留在胞质中处于无活性状态。

NF-κB 可通过经典途径和旁路途径被 IκB 激酶(IKK)激活,活化的 IKK 促使 IκB 发生磷酸化并诱导其与 NF-κB 分离,磷酸化的 IκB 连接上多个泛素分子后可被 26S 蛋白酶复合体降解。与 IκB 分离的 NF-κB 因暴露其核定位序列而转位入核,并与 DNA 上的 NF-κB 位点特异性结合,发挥其调节细胞功能的作用。NF-κB 通路的异常激活可上调一系列抗凋亡基因的表达(Bcl-2、TRAFs 和 IAPs 等),是诱导细胞持续恶性增殖及癌症发生的重要原因。目前的研究已证实,在多种类型的 NHL 中(例如 ABC-DLBCL、MALT 淋巴瘤和成人 T 细胞淋巴瘤等)存在 NF-κB 信号通路的异常活化。

硼替佐米(Bortezomib)是一种新开发的、可逆性 26S 蛋白酶体抑制剂,对肿瘤细胞中持续活化 NF-κB 信号通路有很强的抑制作用。其作用的主要分子机制是对蛋白酶聚合体的催化区域有很强的亲和力,可抑制泛素化 IκB 的降解,从而阻断 NF-κB 信号转导过程,最终诱发肿瘤细胞凋亡。2003 年获美国食品药品监督管理局(FDA)批准用于临床,最初用于浆细胞骨髓瘤的治疗,现已有淋巴瘤治疗的相关研究,目前以单药作为套细胞淋巴瘤(MCL)的二线治疗方案,其总有效率(OR)为 53%。

此外,临床研究显示硼替佐米适合双靶点治疗。硼替佐米联合利妥昔单抗在治疗其他类型的

淋巴瘤中也取得了一定疗效。如硼替佐米联合 R-CHOP 治疗 DLBCL 的总有效率（OR）达 100%，临床缓解率达 86%。硼替佐米联合 R-CHOP 对于非 GCB 型 DLBCL 的治疗效果有明显提高。硼替佐米联合利妥昔单抗可明显提高复发难治性滤泡淋巴瘤（FL）的无进展生存率（PFS），已显示了此类 26S 蛋白酶体抑制剂良好的临床应用空间。第二代副反应更小的蛋白酶体抑制剂（carfilzomib）也已问世，有可能进一步改善 NHL 的治疗状况。

3. PI3K/AKT/mTOR 信号通路　PI3K 是由催化亚单位 p110 和调节亚单位 p85 组成的异二聚体，活化后的 PI3K 可使 $PI(3,4)P_2$ 转变成 $PI(3,4,5)P_3$，PIP_3 通过与胞质蛋白上的 PH 域相结合将 AKT 富集于胞质膜上，导致 PDK1 和 PDK2 激活。活化的 PDK1 和 PDK2 可进一步激活 AKT。活化的 AKT 通过磷酸化作用激活或抑制其下游靶蛋白，进而调节细胞的增殖、分化与凋亡，mTOR 则是其中重要的调节蛋白之一。mTOR 可通过 4E-BP1 和 S6K 推动细胞周期从 G_1 期向 S 期转化从而诱导细胞增殖。

除 NF-κB 信号通路外，PI3K/AKT/mTOR 信号转导通路的异常活化同样与肿瘤发生关系密切，且在多种类型的肿瘤中均明显高表达。在肿瘤细胞中，mTOR 信号通路除了可被上游过表达的 PI3K 和 AKT 持续激活外，mTOR 上游的负性调节因子（PTEN、TSC1/2 等）功能失调同样是肿瘤细胞内 mTOR 信号通路被激活的另一主要原因。在多种 NHL 中有 PI3K/AKT/mTOR 信号通路的异常表达，针对该通路中的各个位点开发出的靶向药物已在临床治疗上取了较好的疗效。

西罗莫司（雷帕霉素）是最早发现的 mTOR 抑制剂，但由于其生物利用度较低、水溶性差等缺点，使其临床应用受限。替西罗莫司（temsirolimus）是第一代西罗莫司的衍生物，最初美国 FDA 批准用于晚期肾癌的治疗。在体外试验和动物模型中显示出较好的抗肿瘤活性。依维莫司（everolimus，RAD001）是另一种西罗莫司衍生物（2-羟乙基-西罗莫司），最近的临床试验发现依维莫司单药治疗多种类型的 B-NHL 有疗效，对复发难治的 DLBCL、MCL 和 FL 患者前景良好。目前该系列小分子抑制剂联合化疗的临床试验正在进行中。

4. 细胞周期依赖性激酶（CDK）　CDK 是推动细胞周期的主要动力。CDK 的活性主要受细胞周期蛋白（cyclins）的严格调控，因此，cyclins 的异常表达是恶性肿瘤细胞周期失调的主要原因，其中又以 cyclin D1 与肿瘤的关系最为密切。众所周知，在套细胞淋巴瘤（MCL）中，存在特异性的染色体易位 t(11;14)，由于免疫球蛋白重链基因增强子的作用，促进了 cyclin D1 在套细胞淋巴瘤细胞内的过表达。cyclin D1 过表达可使细胞失去对生长因子的依赖，使 G_1/S 调控点失控，导致细胞的恶性增殖。此外，cyclin D1 还可作为协同因子增加其他癌基因（Ras、Src 和 E1A）的肿瘤转化作用。因此，近年来它作为淋巴瘤分子发病机制的关键分子靶点倍受关注。

flavopiridol 是第一个进入肿瘤治疗临床实验的 CDK 抑制剂，可通过抑制 CDK1、2、4、6、7 和 9 的生物学活性达到抑制肿瘤细胞增殖的效果。在初步的临床试验中对多种肿瘤（白血病、浆细胞骨髓瘤和淋巴组织肿瘤等）显示出良好的抑瘤效应。2010 年以来，多个联合应用 flavopiridol、氟达拉滨（fludarabine）和利妥昔单抗治疗 NHL 的临床治疗试验初步效果良好，特别是在 MCL 患者显示了良好的临床应用前景。另一种特异性的 CDK4、6 抑制剂 PD-0332991 也已进入临床研究阶段。

5. HATs 和 HDACs　组蛋白乙酰基转移酶（HATs）和组蛋白脱乙酰基酶（HDACs）在基因转录水平发挥重要调节作用。染色体中的 DNA 与组蛋白形成串珠样结构的核小体，其 N 末端氨基酸残基的共价修饰可造成染色质构型及活性的不同状态，从而调节基因的转录过程。而这一过程主要是由组蛋白乙酰转移酶（HATs）和组蛋白脱乙酰基酶（HDACs）协调进行的，HATs 通过把乙酰基添加到一些组蛋白上，从而使得染色质 DNA 结构疏松化，促进转录因子结合。HDACs 则负责从组蛋白上脱去乙酰基进而中断转录。许多研究已证实，组蛋白低乙酰化在肿瘤发生中起重要作用，且细胞内 HATs 及 HDACs 量的不平衡也与多种肿瘤的发生密切相关。肿瘤细胞内的 HDACs 高表达，抑制促分化和促凋亡基因的转录，导致肿瘤细胞恶性生长和存活延长。HDACs 抑制剂的应用促进了肿瘤细胞内 HATs 及 HDACs 量的平衡和组蛋白高乙酰化，诱导肿瘤细胞分化和凋亡而起到杀伤肿瘤的作用。

根据结构，HDACs 抑制剂主要分为短链脂肪酸（丙戊酸）、异羟肟酸（伏立诺他）、环四肽类（romidepsin）和苯甲酰胺类（MS-275）。伏立诺他（vorinostat）是一种口服的 HDACs 抑制剂，可逆性地抑制 HDAC Ⅰ 类分子、HDAC Ⅱ a 类分子和 HDAC Ⅱ a（HDAC6）。

2007 年，美国 FDA 批准伏立诺他单药用于难治性皮肤 T 细胞淋巴瘤(CTCL),尤其是蕈样肉芽肿/Sezary 综合征(MF/SS)患者的治疗,其临床试验疗效有待进一步评估。romidepsin(FK228)是另一种给药途径不同的 HDACs 抑制剂,2009 年,美国 FDA 也批准其用于难治性 CTCL 的治疗。临床前基础研究与临床实验还显示,HDACs 抑制剂可与多种靶向药物联合产生明显协同抗 B-NHL 增殖的疗效,预示其未来具有临床广泛联合用药的可能性。

6. MDM2-TP53 *TP53* 作为重要的抑癌基因已为肿瘤学家所熟知。TP53 通过与 DNA 特异性结合而影响相关基因的表达。近年来对 TP53 相关的信号转导系统了解较为清楚,正常情况下,细胞内的 TP53 维持在较低的水平,其稳定性受到 MDM2 和 ARF 的调节,MDM2 促进 TP53 的降解,而 ARF 则提高 TP53 的稳定性。*TP53* 和 MDM2 还互相构成负反馈调节通路,当外界信号激活 TP53 时,TP53 可诱导 *MDM2* 基因转录,因 MDM2 具有泛素连接酶 E3 作用,可诱导发生泛素化的 TP53 通过蛋白酶复合体来降解。相反,ARF 主要是通过抑制 MDM2 的上述作用来提高 TP53 的稳定性。活化 TP53 作为一种多功能的转录因子调控细胞周期、凋亡、分化,在 G_1 期检查 DNA 损伤点及监视细胞基因组完整性方面发挥重要作用。肿瘤研究积累的数据显示,50% 以上的人类肿瘤细胞中有 TP53 功能失活,特别是在肺癌、乳腺癌和淋巴瘤中较常见。

近年来 MDM2 和 TP53 蛋白小分子抑制剂研究的突破性进展始于一系列顺式咪唑啉类似物 nutlin-1、nutlin-2 和 nutlin-3 的发现。nutlin 类化合物的双芳环以及丙氧基侧链可占据 MDM2 的 3 个疏水口袋,从而起到对 TP53 再激活的作用。另一种高亲和力的小分子 MDM2-TP53 抑制剂 RG7112 在实体肿瘤和血液肿瘤的治疗中受到了广泛关注,在复发难治性 AML/ALL 与 CLL/SLL 的临床试验中初步证实 RG7112 对 CLL 有疗效。

7. Bcl-2 Bcl-2 是迄今研究得最深入的抗细胞凋亡蛋白之一。它通过抑制细胞内质网中钙离子的释放、调节抗氧化途径、抑制 TP53 蛋白作用从而调控细胞增殖和凋亡。在滤泡淋巴瘤中,由于 t(14;18),*Bcl-2* 在免疫球蛋白重链基因启动子调控下过表达,诱导淋巴瘤细胞恶性增殖。ABT-263 是在 Bcl-2 小分子抑制剂 ABT-737 基础上研发出来的新一代靶向药物,它与 Bcl-2、Bcl-xl 和 Bcl-w 有较高的亲和性。体外研究显示,其与蛋白酶体抑制剂和抗 CD20 抗体有抗肿瘤协同作用。目前的研究结果证实,ABT-263 单药用于治疗部分 NHL 及 CLL 患

者取得一定的疗效且耐受性良好。

(三) 靶向药物

根据药物作用机制的不同,淋巴组织肿瘤的靶向治疗主要可分为三类:一是针对肿瘤细胞表面抗原的单克隆抗体靶向治疗、靶向细胞内信号转导通路的小分子抑制剂;二是根据与淋巴组织肿瘤发病相关的信号转导通路所开发的新型小分子靶向药物;三是抗肿瘤微环境药物。目前的临床实践提示三类药物的联合使用将使 NHL 的临床治疗方式更加丰富和立体化,疗效更趋明显,并有利于减低副作用,相关的进展为进一步提高 NHL 疗效与生存提供新的方向。

根据药物作用的分子靶点和分子机制的不同,靶向治疗药物又可分为核苷类似物/通路抑制剂(如吉西他滨)、HDACs 抑制剂(如缩肽)、抗叶酸剂(如 pralatrexate)、蛋白酶体抑制剂(如硼替佐米)、免疫调节剂(如来那度胺)、单克隆抗体(如阿仑单抗)、免疫毒素/免疫偶联物(如地尼白介素)、激酶抑制剂(如 PDGFR-β 抑制剂)和新生血管抑制剂(如抗 VEGFR 抗体)等。尽管新药很多,但大部分还处于临床研究阶段,目前主要用于复发难治性淋巴瘤患者。下面对淋巴瘤相关的一些靶向药物进行简要介绍。

1. 抗 CD20 单克隆抗体 根据作用机制,抗 CD20 单克隆抗体可分为两型,即 I 型和 II 型。I 型单抗具有良好的补体依赖的细胞毒作用(complement dependent cytotoxicity,CDC)和抗体依赖性细胞介导的细胞毒作用(antibody-dependent cell-mediated cytotoxicity,ADCC),但其直接诱导细胞死亡的活性较弱。II 型单抗的 CDC 活性较弱,但诱导直接细胞死亡的能力较强。包括利妥昔单抗和 ofatumumab 在内的大部分抗 CD20 单抗都是 I 型抗体,而 obinutuzumab(GA101)是专门设计的 II 型抗 CD20 单抗。利妥昔单抗是一种人鼠嵌合型抗 CD20 单抗,其靶点为 B 细胞表面 CD20 分子。自 1997 年上市以来,已广泛用于 CD20$^+$ 的 B 细胞肿瘤,并提高了包括弥漫大 B 细胞淋巴瘤(DLBCL)、滤泡性淋巴瘤(FL)等在内的患者生存率。

然而,淋巴瘤尤其是 DLBCL 是一组高度异质性的疾病,不仅临床表现和疗效、预后差别显著,其细胞起源、细胞内信号传导通路、遗传学/表观遗传学改变和甲基化状态等疾病本质也表现为高度异质性。尽管人们熟知众多因素可影响 DLBCL 的预后和疗效,但尚缺乏特异而有效的手段改变治疗现状。目前应用利妥昔单抗治疗 DLBCL 的疗效并不

稳定,同样也有一些 B 细胞亚型应用利妥昔单抗治疗无效或治疗后发生耐药,需要研究新型的、非利妥昔单抗交叉耐药的抗 CD20 单抗。

临床上也利用利妥昔单抗尝试用于治疗某些 T 细胞淋巴瘤,如血管免疫母细胞淋巴瘤(AITL)。这是基于 B 细胞是血管免疫母细胞淋巴瘤(AITL)的发病机制之一,因此利妥昔单抗可用于治疗 AITL 患者。初步的临床试验结果显示,利妥昔单抗明显提高了临床治疗的有效率。已有报道,2 年无进展生存率(PFS)可达 42%,2 年总生存率(OS)为 62%。

2. ofatumumab 该药是一种全人源化的抗 CD20 单抗,作用于 B 细胞表面 CD20 分子的新的多肽。与利妥昔单抗相比,ofatumumab 具有相似的抗体依赖性细胞介导的细胞毒作用(ADCC)和更强的补体依赖的细胞毒作用(CDC),以及较低的人-抗人抗体(HAHA)的形成。对 CD55 和 CD59 有抑制作用。有 I / II 期临床试验显示,入选复发难治的低级别滤泡淋巴瘤患者,ofatumumab 总体安全性良好,治疗后可达到外周血 B 细胞迅速而持久的清除,多数患者 Bcl-2 转阴,有较好的临床缓解率,尤其是曾用利妥昔单抗治疗的患者临床缓解率更高,显示了 ofatumumab 临床应用的良好前景。对于 ofatumumab,目前倾向采用联合用药。已开展的 ofatumumab+CHOP 的 II 期临床试验中,入选的滤泡淋巴瘤患者接受 O-CHOP 方案治疗后,其临床有效率达 90%。O-CHOP 的疗效与 R-CHOP 相仿,但尚需更长时间的随访观察,以评估其无进展生存率(PFS)。

3. obinutuzumab(GA101) 是专门设计的 II 型抗 CD20 单抗,且为采用基因工程技术实现糖基化的药物。抗体的 Fc 区域是非岩藻糖基化的,可增强 ADCC 作用。体外实验显示,GA101 在直接诱导肿瘤细胞死亡、ADCC 和清除 B 细胞等方面均优于 I 型抗体。在人类移植瘤模型中,GA101 单药或与化疗药物联合使用的抗肿瘤作用亦较 I 型抗体强。

4. 抗 CD30 单抗及其抗体-药物偶联药物 CD30 是 TNF 超家族的跨膜糖蛋白。研究证实,CD30 过表达可导致 NF-κB 激活,且该过程不依赖于 CD30L,这是临床上 CD30⁺淋巴瘤的生物学特点。目前已进行了临床研究的抗 CD30 的单抗主要有两个,分别是 SGN-30 和 MD16-060。

SGN-30 是嵌合型 IgG1 单抗。在临床试验中对间变大细胞淋巴瘤有一定疗效。而在 HL 则未见疗效。MD16-060 是全人源化的单抗,ADCC 作用较

SGN-30 强。在 MD16-060 的 I / II 期临床试验中显示对复发难治的 CD30⁺淋巴瘤有效,其中对间变大细胞淋巴瘤的有效率较高。但总而言之,抗 CD30 单抗总体疗效较低。针对抗 CD30 单抗总体疗效尚不理想的现实,目前临床正在探索一种抗体-药物偶联药物。抗体-药物偶联药物是一种新型的药物递送技术,药物和抗体通过一种稳定的连接结合在一起。抗体通过与细胞表面抗原的结合将药物递送到靶细胞。药物通过内化作用进入靶细胞后,在细胞内释放并发挥细胞毒作用。brentuximab vedotin(SGN-35)就是一种 CD30 靶向的药物偶联物。SGN-35 由三个部分组成,包括针对人 CD30 抗原的特异性抗体 CAC10、抗微管药物 monomethyl auristatin E(MMAE)以及共价连接 MMAE 与 CAC10 的部分,可被蛋白酶裂解的连接体。SGN-35 与肿瘤细胞表面的 CD30 抗原结合,药物通过内化作用进入细胞并进入溶酶体。在溶酶体中联接分解,MMAE 被释放。MMAE 发挥抗微管作用,使细胞周期停滞于 G_2/M 期,致细胞凋亡。

SGN35 在复治/初治 HL、间变大 T 细胞淋巴瘤患者取得满意疗效后,被用于初治外周 T/NK 细胞淋巴瘤(PT/NKCL)的 I 期研究中,采用联合 CHP 方案(CHOP 方案舍弃长春新碱),有效率达 100%,受到了血液肿瘤医生的青睐。目前 Brentuximab vedotin 已通过 II 期临床试验,并经 FDA 批准用于 CD30⁺的移植后复发的 HL 和复发难治的间变大细胞淋巴瘤。然而,研究者也发现,SGN35 的作用靶点 CD30 抗原在 PT/NKCL 各亚型中表达率和表达强度存在显著差异,且不与疗效成正比,这为该药的临床应用前景带来了难题。如何挑选适宜的患者,如何预测疗效,如何更准确地定义 CD30⁺,是这一领域的重要课题。

5. 阿仑单抗 欧洲的一项前瞻性、多中心研究首次将阿仑单抗联合 CHOP 方案用于外周 T 细胞淋巴瘤(PTCL)的一线治疗。研究表明,阿仑单抗联合 CHOP 可行,缓解率较高。也有报道将阿仑单抗联合 FCD(氟达拉滨、环磷酰胺、多柔比星)治疗 PTCL,结果显示阿仑单抗联合 FCD 有效但毒性明显。国际性随机对照 III 期临床试验结果表明,大于 60 岁的初治 PTCL 患者采用阿仑单抗联合 CHOP 方案治疗,其无进展生存率(PFS)达 54%,总有效率为 78%,优于常规方案,但同时不良反应也明显增加。因此 NCCN 指南中尚未将阿仑单抗列入 PTCL 一线治疗。

6. 小分子靶向药物 针对细胞内信号传导通

路的小分子靶向药物众多,但是目前依然有研究前景的主要包括:两个激酶抑制剂(BTK抑制剂ibrutinib和PI3K抑制剂idelalisib)、蛋白酶体抑制剂硼替佐米、免疫调节剂来那度胺、组蛋白脱乙酰基酶抑制剂romidepsin、Bcl-2抑制剂ABT-199。

(1)BTK抑制剂与PI3K抑制剂:ibrutinib一问世就备受临床医生的瞩目,主要用于复发难治/初治CLL患者,并获较好的有效率。在复发难治的套细胞淋巴瘤(MCL)患者,1年生存率近60%;在复发难治DLBCL(ABC型),其有效率达40%。idelalisib在复发难治MCL、CLL和其他惰性淋巴瘤中均取得较好疗效,在初治患者中联合利妥昔单抗和(或)苯达莫司汀的总缓解率(ORR)为71%,CR为43%,临床前景可比肩ibrutinib。更重要的是二者的作用通路不同,相互间无交叉耐药性,毒性谱也不相同,故有望联合用药。

(2)Bcl-2抑制剂:ABT-199并非新药,之前在复发难治DLBCL、MCL和惰性淋巴瘤并未显现良好疗效,但最近临床报道,针对复发难治CLL总有效率为84%,即使在17p缺失和氟达拉滨耐药患者的有效率也分别达81%和78%。该药的副作用是溶瘤综合征,故临床应用中剂量的掌控很重要。

7. 氮芥衍生类药物 苯达莫司汀是携带一个嘌呤样苯并咪唑环的氮芥衍生物,兼具烷化剂和嘌呤类似物的双重作用机制,与其他烷化剂有不完全交叉耐药,但与其他类型细胞毒药物无交叉耐药。苯达莫司汀多年来用于治疗浆细胞骨髓瘤、淋巴瘤和实体瘤。美国FDA先后批准了两个适应证,即治疗CLL以及用于利妥昔单抗或含利妥昔单抗方案治疗中病情仍进展的惰性B细胞肿瘤患者。

苯达莫司汀联合利妥昔单抗(B-R)Ⅱ期临床试验已显示可使复发的惰性B细胞肿瘤的临床缓解率提高到60%。在后续的Ⅲ期随机临床研究中,B-R联合作为试验组分别与CHOP-R和氟达拉滨-利妥昔单抗(F-R)进行对比,苯达莫司汀联合利妥昔单抗(B-R)显示了良好的临床应用前景。苯达莫司汀在其他类型的淋巴瘤(复发难治惰性滤泡淋巴瘤和套细胞淋巴瘤)的随机临床试验中也显示了疗效。2011年版的NCCN指南已将苯达莫司汀+利妥昔单抗联合方案列为FL一线治疗方案。

8. 地尼白介素 地尼白介素是一种重组融合蛋白,包含白喉霉素肽序列和重组白介素2。初治外周T细胞淋巴瘤(PTCL)的Ⅱ期临床研究显示总有效率达65%,疗效优于常规CHOP方案,但其毒性反应较大。故目前地尼白介素未被列为标准一线治疗方案。

综上所述,在靶向治疗时代,数年间通过基础研究和临床实践开发出了灿若繁星的淋巴瘤靶向药物,然而大量Ⅰ/Ⅱ期临床实验数据又令这些靶向药物不断陨落,大浪淘沙后依然被青睐的药物寥若晨星。今后,广大的基础研究者和临床医生仍需继续合作研究,发掘更多类似于利妥昔单抗这样经受了长期临床实践考验的靶向治疗药物,造福于患者。

(周 韧)

第三节 淋巴组织肿瘤的研究进展

一、部分小B细胞肿瘤

(一)慢性淋巴细胞白血病/小淋巴细胞淋巴瘤

慢性淋巴细胞白血病/小淋巴细胞淋巴瘤(chronic lymphocytic leukaemia/small lymphocytic lymphoma,CLL/SLL)是一种低恶性的成熟B淋巴细胞肿瘤,是欧美最为常见的成人肿瘤,发病率为(2~6)/10万人;老年患者多见,平均诊断年龄为65岁;大于65岁人群的年发病率为12.8/10万人。近年发现,年轻患者并不少见,远东人群的发病率也并非如过去所报道的那样低于西方国家的5倍,在一组历时9年的大宗病例(6382例)分析中,东方人群的CLL/SLL病例为256例(4011/10万人)。CLL/SLL患者直系亲属发病率较普通人群高3倍。目前,多数免疫学及分子生物学研究支持二者是同一疾病的不同表现形式。CLL的诊断需外周血检出大于10^9/L具有典型免疫表型的单克隆B细胞;SLL则为CLL肿瘤细胞在外周淋巴器官的浸润,常表现为淋巴结及肝脾大。CLL/SLL具有特征性的淋巴结形态学改变——"假滤泡",这源于$CD3^+$ T淋巴细胞(大多数为$CD40L^+CD4^+$)、间质细胞和溶解因子的刺激。CLL/SLL临床上预后差异极大,部分患者终身无需治疗,部分初始进展缓慢,部分则呈侵袭性临床过程,需即刻治疗。CLL/SLL的独立预后指标包括:免疫球蛋白重链可变区(immunoglobulin heavy chain variable region,IgHV)基因突变,细胞遗传学改变,ZETA相关蛋白(zeta-associated protein,ZAP70)、CD38和CD74表达。其中,无*IgVH*基因突变型CLL/SLL起源于生发中心前B细胞,为生发中心前期肿瘤;而 *IgVH* 基因突变型 CLL/SLL 起源于记忆 B 细胞,为生发中心后期肿瘤。前者病情进展快、生存期短,临床多为晚期。ZAP-70、CD38 和 CD74 的阳性表达均提示预后不良。CLL/SLL 最常见的细胞遗传学改变是 13q14 缺失,提示预后良好;位于该区的 mir-15a 和 mir-16-1 与肿瘤的发生与演进有关。其他常见的遗传学改变有 12 号染色体三体、11q23(ATM 基因)缺失、17p13 缺失及 *TP53* 突变,后三者均提示预后不良。

(二)套细胞淋巴瘤

套细胞淋巴瘤(mantle cell lymphoma, MCL)是一组源自初级淋巴滤泡和次级淋巴滤泡套区淋巴细胞的小 B 细胞淋巴瘤,肿瘤细胞的免疫表型为 $CD20^+$,$CD5^+$,$CD43^+$,$sIgM^+$,$FMC7^+$,$CD3^-$,$CD10^-$,$CD23^-$,并以 t(11;14)所致的 *CCDN1* 和 *IGH* 基因融合而导致 cyclin D1 过表达为特征。临床上,MCL 多具侵袭性,中位总体生存期(overall survival, OS)和无复发生存期(failure-free survival, FFS)分别为 38 个月和 12 个月。目前认为,MCL 是一组生物学、形态学、免疫表型和临床进程异质性的肿瘤。研究发现,40% 以上的 MCL 表达至少一种生发中心或生发中心后淋巴细胞表型(Mum-1、Bcl-6、CD10),也可见 *IgHV* 基因突变;有浆细胞分化的 MCL 表达 CD38 和 IRF4/Mum-1。这些研究提示,尚有部分 MCL 起源于抗原刺激后的 B 细胞。MCL 的形态学变异型包括侵袭性更强的母细胞型/间变型和多形性型、惰性的有原位 MCL 以及意义尚不清的浆细胞分化型。12% 的 MCL 呈 $CD5^-$,8% 的 MCL 呈 $CD10^+$,$CD5^-/CD10^+$ 者多见于母细胞型 MCL。约 21%~45% 的 MCL 为 $CD23^+$,预后相对较好。值得一提的是,单纯的 cyclin D1 异常并不足以诱导肿瘤发生;也存在 cyclin D1(−)的 MCL,可通过检测 cyclin D2 或 D3 来予以证实。近年发现的神经转录因子 Sox11 特异性地表达于 MCL,可协助诊断 MCL 的各种变型。MCL 的 Ki-67 指数在 1%~70%,中位数为 16.8%。经典型 MCL 的 Ki-67 指数较低,而母细胞型和多形性变型可达 40% 以上。临床上,30% 的 MCL 呈惰性进程,患者常表现为外周血淋巴细胞轻度增多、脾大、骨髓和(或)胃肠道受累,缺乏明显的淋巴结肿大,易被误诊为脾脏边缘区淋巴瘤或 CLL/SLL,部分患者甚至不接受化疗可存活 10 年以上。该组病例的骨髓受累不同于经典型 MCL-Ⅳ 期的骨髓表现,常表现为 cyclin D1(+)的淋巴细胞单个或散在的间质浸润,cyclin D1(+)细胞常低于 5%。MCL 的遗传学改变,如

INK4a 与 *ARF* 所在的 *CDKN2/p16* 位点(9q21)纯合性缺失、*ATM* 和 *TP53* 突变等均提示预后不良。具有 *IgHV* 高频突变的 MCL 常表现为非结节性,患者可长期带病生存;部分会进展为侵袭性 MCL,预后较差。

(三)浆细胞肿瘤

浆细胞肿瘤是一组产生免疫球蛋白的终末期分化 B 细胞的单克隆增生性疾病,包括不明意义的单克隆 γ 病(monoclonal gammopathy undetermined significance, MGUS)、浆细胞骨髓瘤、浆细胞瘤、骨孤立性浆细胞瘤(solitary plasmacytoma of bone, SBP)、髓外浆细胞瘤(extramedullary plasmacytoma, EMP)以及单克隆免疫球蛋白沉积病。浆细胞骨髓瘤还包括无症状性浆细胞骨髓瘤、非分泌型骨髓瘤和浆细胞白血病三种变异型;单克隆免疫球蛋白沉积病包括原发性淀粉样变性、轻链和重链沉积病、骨硬化骨髓瘤(POEMS 综合征, polyneuropathy, organomegaly, endocrinopathy, monoclonal gammopathy, skin changes, POEMS syndrome)等一系列综合征。浆细胞肿瘤各亚型的诊断需要结合病史、查体、全血计数、骨髓活检、血清蛋白电泳、尿蛋白分析和骨骼检查结果,判读有无血钙升高、肾功能不全、贫血及多发性骨损害等以进行综合分析。浆细胞肿瘤的各亚型间会有转化,其预后也有相应改变。如 SBP 在 10 年和 15 年后转化为浆细胞骨髓瘤的几率分别为 65%~84% 和 65%~100%,转化后的 5 年总体生存率仅为 33%。目前,浆细胞肿瘤的临床分期采用 Salmon-Durie 或 Bataille 分期系统,但其不能很好地评估预后。细胞遗传学异常、S 期浆细胞比例、β_2 微球蛋白(β_2-microglobulin, β_2M)是浆细胞骨髓瘤重要的独立预后因素。50%~70% 的浆细胞骨髓瘤患者 DNA 为非整倍体,其中多数为超二倍体。30%~50% 的患者有细胞核型异常,其中约 20%~35% 为新确诊的患者,35%~60% 为经治和复发患者,提示细胞核型异常与反映疾病进展相关。浆细胞骨髓瘤最常见的细胞遗传学改变是 13q14(*RB1* 基因)染色体部分或完全缺失,且提示预后不良;其次是 14q32(*IgH* 基因)易位,其伙伴染色体(基因)包括 11q13(*Bcl-1/CCND1*)、4p16.3(*FGR3* 和 *MMSET*)、16q23(*CMAF*)、20q11(*MAFB*)和 6p21(*CCND3*)等互相排斥的基因。发生 t(11;14)(q13;q32)的肿瘤细胞增殖指数低,形态学表现为成熟浆细胞,高表达 CD20,预后中等;而 t(4;14)(p16;q32)者预后差,部分患者还同时有 $13q^-$;t(14;16)(q32;q23)也常伴 $13q^-$,该易位导致

16q32 上的 *MAF* 基因过表达,患者生存期短。此外,有 17p13.1(*TP53*)和 13q14.3(*D13S319*)缺失以及有 1q21 获得性异常或该区域 *CKSIB* 基因过表达患者的预后也较差。

二、大 B 细胞肿瘤

弥漫大 B 细胞淋巴瘤约占非霍奇金淋巴瘤的 40%,无论是淋巴结还是结外淋巴组织肿瘤中,弥漫大 B 细胞淋巴瘤均最常见,且为一组异质性的侵袭性肿瘤。在第 4 版 WHO 关于淋巴造血组织肿瘤分类中,定义了弥漫大 B 细胞淋巴瘤(非特指),并提出了不能分类的 B 细胞淋巴瘤。近年来,对大 B 细胞淋巴瘤诊断、治疗和发病的分子机制的深入研究也加深了人们对该类疾病的认识,为肿瘤演进的评估和患者的预后改善提供了重要理论价值和实际意义的信息。

(一) 大 B 细胞淋巴瘤的免疫学分型

Alizadeh 等(2000)根据对一组 DLBCL 的基因表达谱(gene expression profiling,GEP)聚类分析结果提出 DLBCL 可分为生发中心 B 细胞型(GCB)和活化 B 细胞型(ABC),生存分析表明,GCB 型的预后明显优于 ABC 型。①Hans 分型:2004 年,Hans 等提出了以免疫组织化学为基础的免疫分型,根据 DLBCL 瘤细胞表达 CD10、Bcl-6 和 Mum-1 抗原将其分为 GCB/非 GCB 分型,Hans 分型和 GEP 检测的一致率为 80%。②Choi 分型:2009 年,Choi 等在 Hans 分型的基础上增加了 GCET1 和 FoxP1 两个抗体,仍将 DLBCL 分为 GCB 型和 ABC 型。Choi 分型与 GEP 检测的符合率为 93%,其 GCB 型和 ABC 型与 GEP 检测的一致率分别为 96% 和 89%,5 年 OS 分别为 64% 和 38%,GCB 型患者的预后明显优于 ABC 型。③Tally 分型:2010 年,Paul 等提出一个新的 IHC 分型,即 Tally 分型,仍将 DLBCL 分为 GCB 型和非 GCB 型。Tally 分型在 Choi 分型基础上以 LMO2(LIM domain only 2)取代了 Bcl-6,并将生发中心 B 细胞标记 GCET1 和 CD10 及活化 B 细胞标记 Mum-1 和 FoxP1 置于同等地位进行评价。该分型与 GEP 检测的一致率达 98%。一方面,尽管文献报道认为 Hans 分型与预后有关和无关各半,但在国际和国内该类肿瘤的诊断中广泛应用,并进入了 NCCN 关于 DLBCL 的诊治指南。另一方面,Choi 分型和 Tally 分型与 GEP 检测的吻合率均高于 Hans 分型,但因种种原因至今尚未能被病理和临床医生所接受(图 16-1)。

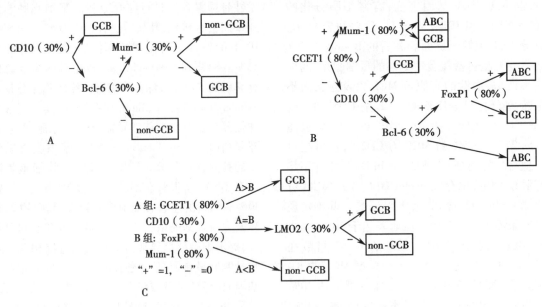

图 16-1 大 B 细胞淋巴瘤的免疫分型
A. Hans 分型;B. Choi 分型;C. Tally 分型

近年在一组小鼠的动物实验研究中证实了 NF-κB 通路的活化与 BLIMP1 的失活在活化 B 细胞样 DLBCL 发病中的作用,而在 GCB 型 DLBCL 则未发现。这也进一步证实了 ABC 型和 GCB 型 DLBCL 是具有不同遗传学特征的肿瘤。

(二) 不能分类的 B 细胞淋巴瘤的生物学行为与遗传学改变

在第 4 版 WHO 关于淋巴造血组织肿瘤的分类中提出了不能分类的 B 细胞淋巴瘤,包括兼有 DLBCL 和 Burkitt 淋巴瘤特征以及兼有 DLBCL 和经典型霍奇金淋巴瘤特征的 B 细胞肿瘤,也称所谓"灰区淋巴瘤"(grey zone lymphoma),意指一些在形态学、免疫表型、生物学行为和遗传学改变等方面均难以用目前已被定义的淋巴组织肿瘤来定义或阐释的肿瘤,也是需要积累病例并进一步深入研究和探讨的一些肿瘤。

对于兼有 DLBCL 和 Burkitt 淋巴瘤特征的肿瘤,从该肿瘤的名称就可反映出其形态学特点,在第 3 版 WHO 分类中曾被诊断为 Burkitt 样淋巴瘤,该类肿瘤的 Ki-67 指数高,常>90%,约 35% ~50% 的病例可检出 8q14/Myc 易位,不同于 BL 的是,鲜有同时存在 IG-Myc 融合,但许多病例常有其他类型的易位。约 15% 的病例有 Bcl-2 易位。少数病例可同时存在 Myc 和 Bcl-2 易位,即所谓"双重打击淋巴瘤"(double hit lymphoma);罕见的病例可同时检出 Myc、Bcl-2 和 Bcl-6 易位,即所谓"三重打击淋巴瘤"(triple hit lymphoma)。双重打击和三重打击淋巴瘤的相对发病情况随患者年龄增加而增多,细胞遗传学分析也发现这类淋巴瘤与 BL 相比较常有更为复杂的核型并伴多种染色体异常。基因表达谱(GEP)分析表明这类肿瘤的基因表达谱介于 DLBCL 和 BL 之间,更偏向于 BL。这类肿瘤在临床上表现为侵袭性生物学行为,常有外周血、骨髓和中枢神经系统累及,多数病例对经典的 CHOP 或 R-CHOP 治疗反应欠佳,多为复发难治性 B 细胞肿瘤,可能是一独立的 B 细胞肿瘤类型,尚待积累病例进行深入观察与研究。

对于兼有 DLBCL 和经典型霍奇金淋巴瘤特征的 B 细胞肿瘤,特别是原发纵隔大 B 细胞淋巴瘤(PMBL),临床上常表现为前上纵隔占位伴上腔静脉综合征和呼吸窘迫。有的病例同时见 CHL 和 PMBL 表现,即所谓复合淋巴瘤(composite lymphoma)。尽管 GEP 分析发现二者关系密切,但至今尚未发现特殊的遗传学改变。

三、T 细胞和 NK 细胞肿瘤

(一) 血管免疫母细胞 T 细胞淋巴瘤

血管免疫母细胞 T 细胞淋巴瘤(angioimmunoblastic T-cell lymphoma,AITL)约占所有非霍奇金淋巴瘤的 1% ~2%,是较常见的成熟 T 细胞淋巴瘤。临床上,AITL 常发生于老年人,无性别差异,表现为系统性症状,包括全身淋巴结肿大、肝脾大、皮疹、皮肤瘙痒、浆膜腔积液、水肿、多克隆性高球蛋白血症和循环免疫复合物增多等。90% 的患者就诊时处于临床 Ⅲ 或 Ⅳ 期,中位生存时间不足 3 年。

然而,极少数患者却可以自行缓解。AITL 有独特的组织学表现:淋巴结结构破坏,小淋巴细胞、浆细胞、嗜酸性粒细胞、组织细胞和免疫母细胞等组成的炎性背景;淋巴结被膜外浸润而边缘窦开放;中等大小的肿瘤性 T 细胞胞质丰富,淡染或透明;滤泡树突细胞增生;小血管呈分枝状增生,内皮细胞肿胀。免疫表型检测示肿瘤细胞表达 CD3、CD4、CD10、Bcl-6、CXCL13 和 PD-1,提示 AITL 来源于滤泡辅助 T 细胞(follicular helper T cell,Tfh)。基因重排检测发现,约 75% 的病例有 TCR 基因重排,约 12% 的病例有 IgH 基因重排,其中 IgH 基因重排来源于背景中 EB 病毒(Epstein-Barr virus,EBV)阳性的 B 免疫母细胞的克隆性增生,而 EBV 感染可能与肿瘤所致患者的免疫抑制有关。AITL 常见的细胞遗传学异常有 3 号染色体三体,5 号染色体三体和多余的 X 染色体。与其他类型淋巴瘤不同,AITL 的肿瘤细胞显示不同的细胞遗传学异常,单个细胞的核型完全不同,有些不同的克隆会消失,但新的克隆又出现,其意义还不清楚。基于此,有学者提出 AITL 的发生可能与机体对抗原刺激的免疫调节紊乱有关,B 细胞和 T 细胞均可能有增生型寡克隆,有些寡克隆自行消退,有些则进展成为肿瘤。

(二) 外周 T 细胞淋巴瘤(非特指)

外周 T 细胞淋巴瘤(非特指)(peripheral T-cell lymphoma,not otherwise specified,PTCL-NOS)是一组异质性肿瘤,包括所有不能归入特殊类型的成熟 T 细胞淋巴瘤。PTCL-NOS 是欧洲最常见的 T 细胞淋巴瘤亚型,而在亚洲,HTLV 相关的人类 T 细胞白血病和 EBV 相关的结外鼻型 NK/T 细胞淋巴瘤则更多见。PTCL-NOS 常见于老年男性(中位年龄 60 岁),但儿童也可以发生。临床上,PTCL-NOS 常表现为淋巴结肿大,但结外部位特别是皮肤也可受累。多数患者就诊时处于晚期,有全身症状,体力状态评分(performance status)较高、血清乳酸脱氢酶(lactate dehydrogenase,LDH)水平升高、IPI 指数中危或高危,出现嗜血细胞综合征常提示预后不良。国际大宗病例研究显示,PTCL-NOS 的 5 年总体生存率约 30%。组织学表现缺乏特异性,受累淋巴结结构完全破坏,在浆细胞、嗜酸性粒细胞和组织细胞等构成的混合性炎性背景上,肿瘤细胞弥漫分布并有明显的多形性,细胞体积小或大小不等,细胞核不规则,胞质多少不一。免疫表型检测示肿瘤细胞不同程度地丢失 T 细胞抗原(CD2、CD3、CD5、CD7);85% 的病例为 αβT 细胞表型,少数为 γδT 细胞表型;同时,多数为 CD4+ 表型,少数为

CD8⁺表型、CD4⁺/CD8⁺表型或 CD4⁻/CD8⁻表型,其中 CD4⁺表型者预后较好。由于 PTCL-NOS 发病率较低且有显著的异质性,目前尚未发现特征性的遗传学改变,但所检测的病例均有遗传学的不平衡,且获得性突变多于丢失性突变。比较基因组杂交(comparative genomic hybridization,CGH)分析显示,7q、8q、17q、22q 获得和 4q、5q、6q、9p、10q、12q、13q 缺失较常见,其中 5q、10q、12q 缺失可能提示预后好。结合基因表达谱(gene expression profile,GEP)分析结果,已发现某些基因的异常表达与该肿瘤相关,如 7q 获得与 CDK6 高表达相关;8q 获得涉及了 Myc 功能改变;9p21 缺失致两个 CDK 抑制子的表达降低;7p22 获得致 NF-κB 激活过程中的重要因子 CARMA1 高表达。PTCL-NOS 也包含某些基因易位,如 t(5;9)(q33;q22)导致 SYK-ITK 融合可能是滤泡型 PTCL-NOS 的特异性遗传学改变。t(14;19)(q11;q13)涉及 PVRL2(poliovirus receptor-related 2),并致 PVRL2 和 Bcl-3 的 mRNA 高表达。Mum-1/IRF4(multiple myeloma oncogene-1/interferon regulatory factor-4)与 TCRα 基因易位提示细胞毒性 T 细胞表型以及骨髓和皮肤浸润等特殊临床表现。与正常 T 细胞的 GEP 相比较,PTCL-NOS 更倾向来源于活化 T 细胞而非静止 T 细胞,且涉及与细胞增殖、凋亡、黏附和基质重塑等基因的异常表达。由于 PTCL-NOS 的分子异质性,不同的研究提出了不同的分型方法,如根据 NF-κB 信号通路的相关基因的活化状态可分为 NF-κB 激活型和非激活型,前者提示预后更好;根据增殖相关基因的表达情况可分为增殖型和非增殖型,其中增殖型提示预后更差。另外,PTCL-NOS 的瘤细胞高表达血小板源性生长因子受体 α(platelet-derived growth factor receptor-α,

PDFG-α),提示对靶向治疗药物伊马替尼(imatinib)可能有效。

(三)结外 NK/T 细胞淋巴瘤(鼻型)

结外 NK/T 细胞淋巴瘤(鼻型)(extranodal NK/T-cell lymphoma,nasal type,ENKTCL-N)是主要发生于淋巴结外的、有较宽的形态学谱系的一类淋巴瘤。该肿瘤以组织坏死、血管浸润和破坏、细胞毒性细胞表型,以及伴 EB 病毒感染为特征。之所以冠以"NK/T",是因为其多数病例被认为是 NK 细胞的肿瘤;而某些病例具有细胞毒性 T 细胞表型。该肿瘤在所有淋巴瘤中所占的比率因地区而异,如西方国家为 0.17%,中国香港为 13%,中国内地为 7%~15%。据 Yang 等对 6382 例淋巴组织肿瘤的构成分析,近 30% 的结外淋巴瘤为 ENKTCL-N;该肿瘤在所有 T 细胞和 NK 细胞肿瘤中约占 56%。下面简要介绍近年来对该肿瘤的研究及进展情况。

1. **肿瘤细胞的属性**　近年来,在 NK 细胞发育研究方面取得了较大的进展,揭示了正常 NK 细胞发育过程中免疫表型的变化。2006 年,Freud 等通过对人淋巴结和扁桃体的造血干细胞(hemopoietic stem cell,HSC)分化发育研究,将 NK 细胞发育过程分成 5 个阶段(表 16-12),证实 NK 细胞的发育是按照一定程序进行的。在 NK 细胞发育的祖细胞和前体细胞阶段,表达 CD34、HLA-DR 和整合素 β7 等抗原;CD117 表达始于 NK 前体细胞阶段,进入第 4 阶段后逐渐消失,而此时 CD94 和穿孔素开始表达。CD56 抗原的表达随着分化进程呈渐强趋势,至成熟时又逐渐减弱;在 NK 细胞发育过程的第 4 阶段,即表型为 CD56^bright/CD16⁻ 的 NK 细胞阶段,为成熟阶段,而 CD16 则晚于 CD56 出现于 NK 细胞终末成熟阶段,即表型为 CD56^dim/CD16^bright 的 NK 细胞阶段。

表 16-12　NK 细胞分化过程中细胞表面抗原的表达

细胞分化阶段	CD34	CD117	CD94	CD25	CD122	CD56	CD16	整合素 β7
1　NK 祖细胞	+	−	−	+	−	−	−	+/(−)
2　NK 前体细胞	+	+	−	+	−	(+)/−	−	+
3　不成熟 NK 细胞	−	+/−	−	+/−	+	+/−	−	+
4　CD56^bright NK 细胞	−	+/−	+	(+)	+	+	−	+
5　CD56^dim NK 细胞	−	−	+/−	−	+	+	+	−

备注:+ 全阳;− 全阴;+/− 不同程度表达;(+)/− 主要为阴性;+/(−)主要为阳性;(+)少数为阳性

关于 ENKTCL-N 的肿瘤细胞的确切属性一直存有争议,目前主要有以下三种观点:一是起源于活化的 NK 细胞或细胞毒性 T 细胞;二是起源于 NK 细胞;三是起源于具有双向分化潜能的前体 T/NK 细胞。目前认为大多数 ENKTCL-N 来源于成熟的 NK 细胞,少部分来源于细胞毒性 T 细胞。另外,根据 Freud 等的 NK 细胞发育阶段的假设,ENKTCL-N 可能主要来源于 NK 细胞的成熟阶段(即

CD56^{bright}/CD16^- 的 NK 细胞阶段）和 NK 细胞终末成熟阶段（即 CD56^{dim}/CD16^{bright} 的 NK 细胞阶段）。

2. 肿瘤细胞免疫表型与预后的关系　典型的 ENKTCL-N 瘤细胞与正常 NK 细胞有相似的表型，如 CD2、CD56 和胞质 CD3 阳性，膜 CD3 阴性，但 CD56 并非 ENKTCL-N 的特异性标记。有研究提示，CD56 阴性 ENKTCL-N 患者的预后优于 CD56 阳性者。有报道称，同时表达 CD56 和 CD30 的皮肤 NKTCL 患者有较好的预后。也有研究观察到正常的 NK 细胞可表达胞质 Bcl-10，但在 ENKTCL-N 中可异常表达于细胞核，类似于有 t（1；14）（p22；q32）或 t（11；18）（q21；q21）的黏膜相关淋巴组织淋巴瘤细胞 Bcl-10 异常核表达情况，但是随后的研究发现，基因突变与 ENKTCL-N 肿瘤细胞 CD10 核表达无明显相关性，其核的表达机制尚不清楚。

3. 肿瘤细胞克隆性的研究　目前，对于 NK 细胞肿瘤的诊断比较困难的原因是该类肿瘤缺乏特异性的免疫球蛋白表达和抗原受体基因重排。少数病例可检出 TCR 基因重排，提示其来源于 T 细胞。多数 ENKTCL-N 表达 NK 细胞受体 CD94/NKG2，仅少数表达 KIRs。对于该肿瘤而言，NK 细胞受体的表达并不特异，观察到在一些细胞毒性 T 细胞淋巴瘤和肝脾 T 细胞淋巴瘤也有表达。通过流式细胞术对 NK 细胞所有受体（如 KIRs、CD94、NKG2A 等）进行全面检测有可能提示 NK 细胞的单克隆增生。通过逆转录 PCR 检测 KIRs 受体的限制性表达也可提示 NK/T 细胞淋巴瘤的单克隆性，再结合胚系表达的 TCR 基因，可能确定为真性 NK 来源的淋巴瘤。然而，KIRs 受体限制性表达对于 NK 细胞并非特异，在一些细胞毒性 T 细胞淋巴瘤中也能检测到。

4. 肿瘤细胞与 EB 病毒感染的关系　EB 病毒感染与 ENKTCL-N 关系密切。EB 病毒常以克隆性游离体的形式存在于肿瘤细胞中，且表现为 II 型潜伏模式，常出现 LMP1 基因 30bp 碱基的缺失。Liu 等发现，ENKTCL-N 发生血管浸润也与 EB 病毒感染有关，其发生机制是通过 LMP-1（潜伏膜抗原）蛋白上调某一亚型 integrin（细胞黏附分子）的表达。患者血浆中 EBV-DNA 载量常增加，高滴度 EBV 常提示病变活跃，且与治疗反应差和预后不良有关。

5. 肿瘤细胞遗传学的研究　ENKTCL-N 发病机制的研究较少，目前尚未发现特异性的遗传学改变，ENKTCL-N 的发生与演进可能是多因素共同作用的结果。

通过荧光原位杂交（FISH）、比较基因组杂交（CGH）和杂合性缺失（LOH）等方法可检测到 ENK-TCL-N 非常复杂的遗传学改变，常见的异常有 6q^-，2q^+、8p^-、11q^-、12q^-、13q^-、15q^+、17q^+ 和 22q^+。报道较多的易位常发生在 8p23 断裂点。其他基因异常也较多见，如约 45%～86% 的该肿瘤有 TP53 蛋白的过表达，而在 TP53 基因突变不同的人群表达差异较大。TP53 突变可能与肿瘤细胞体积较大、病变处于进展期有关。有文献提示，Fas 基因突变可能是 ENKTCL-N 的发病基础，与其导致淋巴细胞凋亡受阻有关，且可能与疾病扩散以及不良预后有关。SHP-1（蛋白酪氨酸蛋白磷酸酶）是造血细胞信号转导的负性调节因子，与淋巴造血组织肿瘤的发生密切相关，Oka 等对 ENKTCL-N 细胞系 NK-YS 做了初步的基因检测，结果发现 SHP-1 基因表达下调，提示 SHP-1 基因表达与 ENKTCL-N 的发生可能成负相关。ATR 基因涉及 DNA 损伤修复应答和染色体不稳定性，有报道称 ENKTCL-N 中 ATR 基因异常可导致对 DNA 双链和单链损伤的非正常应答，提示 ATR 基因可能在肿瘤发生过程中扮演重要角色。p73、维 A 酸受体 β 及死亡相关蛋白激酶基因的启动子甲基化可沉默其表达。通过甲基化特异性 PCR 技术检测上述基因的异常甲基化可监测治疗后的微小残留病灶、隐蔽的骨髓累及以及早期复发。另外，ENKTCL-N 中可检测出不同比例的 β-catenin、K-Ras 和 c-KIT 突变。总之，ENKTCL-N 发病的分子机制尚不清楚，相关研究仍需进行。

（刘卫平　张文燕　赵莎）

第四节　淋巴组织肿瘤诊断与研究相关的分子与免疫检测技术及其应用

随着分子生物学技术的发展，人们对于淋巴造血组织肿瘤的认识从传统的临床、形态、蛋白质表达水平进入到分子遗传（DNA、RNA）水平，分子生物学技术方法已广泛应用于淋巴增生性疾病的诊断与研究中。

（一）聚合酶链反应

聚合酶链反应（polymerase chain reaction，PCR）可将目的 DNA 片段扩增至百万倍，在淋巴组织肿瘤的诊断，特别是淋巴细胞克隆性增生的判定中有重要作用。在良性病变中，淋巴细胞呈多克隆性增生，各个 B 或 T 细胞都有它们各自独特的基因重排形式，扩增的片段长短不一，电泳时表现为不同长度 DNA 组成的模糊的宽带（smears）；而淋巴组织肿瘤的瘤细胞呈单克隆增生,即所有肿瘤细胞都是从同一个恶变的细胞演化而来,故这些细胞具有相同的基因编码,扩增的片段长度相同,电泳时表现为单一条带。目前,各种以 PCR 技术为基础的技术方法都不断发展,如能扩增 mRNA 的逆转录 PCR(RT-PCR),能判断淋巴瘤细胞数量、确定微小残留病灶的实时荧光定量 PCR(qPCR),以及同时扩增免疫球蛋白或 T 细胞受体基因多种基因家族的多重 PCR 等。近年来,毛细管电泳技术已用于抗原受体基因重排检测,使结果分析更为准确。

(二) 原位杂交和荧光原位杂交

原位杂交(in situ hybridization,ISH)是用标记了的已知序列的核酸片段作为探针,通过杂交直接在细胞和组织中显示靶 DNA 或 RNA 的存在,即对靶序列进行组织、细胞内定位,是一项将分子遗传学与形态学相结合的基因检测手段。根据所选用的探针和待检测靶序列的不同,核酸原位杂交有DNA-DNA 杂交、DNA-RNA 杂交和 RNA-RNA 杂交等。目前 ISH 方法在病理学中广泛应用于检测一些病原体,特别是病毒的存在,如 EBV、HPV、HBV、HXV、CMV 等,对疾病的诊断和分类有重要的作用。EBER 原位杂交检测已常规用于 EBV 相关淋巴增生性疾病及其他 EBV 相关肿瘤的诊断中,如结外鼻型NK/T 细胞淋巴瘤、Burkitt 淋巴瘤、传染性单核细胞增多症、鼻咽癌以及 EBV 阳性的胃癌等。

荧光原位杂交(fluorescence in situ hybridization,FISH)是应用不同荧光素标记已知碱基序列的寡聚核苷酸分子作为探针,与变性后的组织、细胞中的待测核酸按碱基互补配对原则进行杂交,从而可以对组织、细胞中的待测核酸进行定性、定位和相对定量分析。若待测核酸存在互补序列,则探针与其结合,将检测到荧光显示;若待测核酸不存在互补序列,则探针不与其结合,将无荧光显示。FISH 技术具有高度特异性和敏感性,已越来越广泛地应用于造血系统肿瘤的诊断和研究中。例如,用 FISH 技术检测套细胞淋巴瘤中的 t(11;14)、滤泡性淋巴瘤 t(14;18)和 Burkitt 淋巴瘤 t(8;14)等。

(三) 比较基因组杂交

比较基因组杂交(comparative genomic hybridization,CGH)是在 FISH 技术基础上发展起来的一种新的分子细胞遗传学技术,用于检测两个基因组间相对 DNA 拷贝数变化(如丢失、获得和扩增等),并将这些遗传变异定位在正常的中期染色体上。其基本原理是:以待测组织的基因组 DNA 作为检测样本,正常组织的 DNA 样本作为参照,分别用不同颜色的荧光标记制成探针,将两者等量混合,与正常细胞中期染色体进行原位杂交,再检测每条染色体上不同颜色荧光的强度,根据两种荧光强度的比例来计算待测 DNA 和参照 DNA 的相对拷贝数。CGH 技术所需 DNA 样本量较少,一次杂交即可在整个基因组水平检测染色体拷贝数量的变化并定位。但其分辨率不高,可以检出的缺失大小仅为 5~10Mb,且不能检出没有基因组拷贝数变化的染色体平衡易位或倒位等。微阵列比较基因组杂交(array comparative genomic hybridization,aCGH)用已知的、染色体定位的基因微阵列即基因芯片替代了传统 CGH 中作为杂交靶的中期染色体,从而提高了分辨率,并具有高敏感性和自动化等优点,得到了广泛的应用和关注。

(四) 基因芯片

基因芯片(gene chip)又称为 DNA 芯片(DNA chip)或 DNA 微阵列(DNA microarray),它是将高密度的序列已知的核酸探针有序地排列在硅片、玻璃片或尼龙膜等载体上,然后与荧光标记的核酸样品杂交,通过对杂交信号的检测分析即可获得样品的遗传信息。根据不同的制备方法,可以将基因芯片分为两种不同的类型:一种是原位合成芯片,探针为寡聚核苷酸;另一种是用点样法将核酸片段固化于芯片表面,探针可以是合成的寡聚核苷酸,也可以是从基因组中制备的基因片段或 cDNA 或 RNA。基因芯片应用最多的一个方面是基因表达分析。与传统方法一次只能研究某个基因的表达情况不同,利用基因芯片高通量的特性,可以在很短的时间内测定大量 mRNA 的表达,得到特异的基因表达谱(gene expression profiling,GEP)。在新基因发现、基因突变及多态性分析、疾病诊断和预防等方面,基因芯片技术也得到了广泛的应用。

(五) 基因测序

基因测序(sequencing)是将 PCR 产物直接测序,是基因突变检测的“金标准”。在 20 世纪后期,第一代测序技术逐渐发展起来。经典的第一代测序技术主要有两种:一是 Walter Gilbert 的化学降解法,即先对 DNA 链进行化学修饰,然后对放射性标记的 DNA 末端进行切割,再进行凝胶电泳,最后通过放射自显影的方法来读取 DNA 序列;二是 Fredrick Sanger 的末端终止法,即使用双脱氧核糖核苷酸使延伸中的 DNA 链终止延伸,从而得到 DNA 序列信息。在 Sanger 测序法的基础上,用荧光标记引物取代放射性引物,同时用毛细管电泳取代了凝胶电泳,使得 Sanger 测序逐渐成为首选的测序“金标准"技术。但是,由于 Sanger 测序的通量和速度太低且价高,不适用于分析复杂的二倍体基因组序列。

新一代测序技术(next generation sequencing, NGS)也称第二代测序技术或高通量测序技术,其基本原理是边合成边测序,即用不同颜色的荧光标记四种不同的 dNTP,当 DNA 聚合酶合成互补链时,每添加一种 dNTP 就会释放出不同的荧光,根据捕捉的荧光信号并经特殊的计算机软件(生物信息学)处理而获得待测 DNA 的序列信息。由于新一代测序技术通量高、速度快及测序准确,且可用于各种测序方式,如全基因组测序、全外显子组测序、RNA 测序以及定向测序等,故其在肿瘤分子生物学研究中具有重要作用,在肿瘤的诊断方面也将会有广阔的应用前景。

(六) 流式细胞术

流式细胞术(flow cytometry,FCM)用于淋巴组织肿瘤免疫表型检测,采用 FCM 可检测外周血、骨髓穿刺样本以及实体瘤样本中淋巴细胞的免疫表型。该检测在国外早已广泛用于淋巴组织肿瘤的诊断,但国内只有少数医院病理科开展了该项工作。FCM 是对悬液中的单细胞或其他生物粒子,通过检测标记的荧光信号,实现高速、逐一的细胞定量分析和分选的技术。与免疫组化检测相比较,流式细胞术检测具有以下优点:①可同时检测多种抗原在相同细胞群的表达,还可通过前向散射光和侧向散射光的检测提示细胞的大小和胞质颗粒情况,从而较全面地反映被检测细胞的属性。目前国内临床上常用 4 色或 6 色荧光检测。②可分析较多数量的细胞。③检测敏感性强,可分析少量细胞的异常表型。④相对定量检测。⑤可反映表面抗原的表达强度,常以"dim"和"bright"表示,这对于淋巴造血组织肿瘤的诊断很重要。⑥检测速度快,易于标准化,结果稳定。FCM 检测也有其局限性,如需新鲜组织且对细胞数量有要求;另外,由于 FCM 检测时不能看到组织结构,故最终结果需结合形态学进行综合分析。

(刘卫平 杨群培 孙虹)

主要参考文献

[1] Harris NL, Jaffe ES, Stein H, et al. A revised European-American classification of lymphoid neoplasms: a proposal from the International Lymphoma Study Group. Blood, 1994, 84(5): 1361-1392.

[2] Jaffe ES, Harris NL, Stein H, et al. World Health Organization classification of tumours. Pathology and genetics of tumours of haematopoietic and lymphoid tissues. Lyon: IARC Press, 2001.

[3] Swerdlow SH, Campo E, Harris NL, et al. WHO classification of tumours of haematopoietic and lymphoid tissues. Lyon: IARC, 2008.

[4] Loachim HL, Medeiros LJ. IOACHIM's lymph node pathology. Philadelphia: Lippincott Williams & Wilkins, 2009.

[5] Kumar V, Abbas AK, Fausto N, et al. Robbins pathologic bases of disease. 8th ed. Elsevier, 2010: 589-632.

[6] Campo E, Swerdlow SH, Harris NL, et al. The 2008 WHO classification of lymphoid neoplasms and beyond: evolving concepts and practical applications. Blood, 2011, 117(19): 5019-5032.

[7] Jaffe ES, Harris NL, Stein H, et al. Classification of lymphoid neoplasms: the microscope as a tool for disease discovery. , 2008, 112(12): 4384-4399.

[8] Jaffe ES, Harris NL, Vardiman JW, et al. Hematopathology. Sauders Elsevier, 2011.

[9] Jaffe ES, Nicolae A, Pittaluga S. Peripheral T-cell and NK cell lymphomas in the WHO Classification: pearls and pitfalls. Modern Parthol, 2013, 26 (Suppl 1), S71-87.

[10] Calado DP, Zhang B, Srinivasan L, et al. Constitutive canonical NF-κB activation cooperates with disruption of *BLIMP1* in the pathogenisis of activated B cell-like diffuse large B cell lymphoma. Cancer Cell, 2010, 18: 580-589.

第十七章　生殖系统疾病

第一节　女性生殖系统
肿瘤的新概念

女性生殖系统肿瘤是影响女性健康的重大疾病，以子宫颈癌、子宫内膜癌、卵巢癌最为常见。个体化治疗，特别是保留生育功能或卵巢内分泌功能的手术治疗，是妇科恶性肿瘤治疗的必然趋势。肿瘤诊断和治疗的客观需要推动了妇科肿瘤病理学的进步，而病理学的进展又促进了妇科肿瘤防治事业的进步。临床-病理学的密切联系始终贯穿于妇科肿瘤病理学发展的各个阶段。以基因表达芯片、二代测序技术为代表的分子生物学新技术从分子水平推动了分子病理学的发展，其研究成果已对子宫内膜癌、卵巢癌的组织病理学分类及其癌前病变的认识产生了较大的影响，势必推动肿瘤预防、治疗模式的转变。一些基因组学的研究成果也已经逐渐应用于临床病理诊断工作。本节将从临床-病理密切联系的角度重点阐述关于女性生殖系统肿瘤一些重要概念的新认识与进展，主要内容包括：①子宫颈、外阴及子宫内膜癌前病变的概念演变与趋势以及分子病理学研究进展；②卵巢癌的起源、两元模型以及分子病理学特征；③卵巢黏液性肿瘤的新概念，强调卵巢原发性黏液癌的诊断宜慎重；④分子病理学在子宫内膜间质肿瘤以及卵巢颗粒细胞瘤等肿瘤诊断中的应用价值。

一、子宫颈、外阴癌前病变

（一）子宫颈鳞状细胞癌癌前病变

鳞状细胞癌是子宫颈最重要的组织学类型，病理学家对子宫颈鳞状细胞癌癌前病变的认识史堪称经典。早于 1886 年，人们就注意到子宫颈鳞状细胞癌邻近存在上皮内非浸润性病变，后来，逐渐认识到此类病变是鳞状细胞癌的癌前病变，遂将其命名为鳞状细胞原位癌（carcinoma in situ, CIS）。但在实际工作中，发现一些介于 CIS 和正常上皮之间的组织学/细胞学改变，这些改变被命名为异型增生（dysplasia）。但是，异型增生的定义范畴过于宽泛：轻度异型增生包含了一些反应性病变；重度异型增生则与 CIS 类似，两者之间有很大的病理组织学重叠区域，难以区分。至 20 世纪 60 年代，陆续有研究发现，异型增生和 CIS 均为异常鳞状细胞的单克隆增生，均有异倍体细胞核。重度异型增生和 CIS 最终发展成浸润性鳞状细胞癌的风险基本无差别。在此基础上，Richart 提出了子宫颈上皮内瘤变（cervical intraepithelial neoplasia, CIN）的概念。CIN 系统把宫颈鳞状细胞癌癌前病变分成三类，即：CIN 1、CIN 2、CIN 3，分别等同于轻、中、重度异型增生，在 CIN 3 中还包含了 CIS（表 17-1）。与早期的概念有所不同，目前 CIN 的分级诊断不完全依赖于鳞状上皮细胞的单克隆增生和细胞异型程度，而是更强调细胞的分化成熟障碍，即 CIN 1、CIN 2、CIN 3 的诊断应分别以在鳞状上皮 ≥ 上 2/3、1/3 ~ 2/3 或限于上 1/3 出现细胞分化成熟为依据。CIN 分类系统在 20 世纪 70 ~ 80 年代得到广泛应用，目前国内及部分欧洲国家仍然沿用这一分类系统。

表 17-1　宫颈鳞状细胞癌癌前病变诊断术语的演变

异型增生分类	CIN 分类	TBS 分类
轻度异型增生	CIN 1	低级别鳞状上皮内病变（LSIL）
中度异型增生	CIN 2*	高级别上皮内病变（HSIL）
重度异型增生/原位癌	CIN 3	

注：* 部分 CIN2 为 LSIL

最近二十余年的研究明确高危型（high oncogenic）人乳头瘤病毒（human papilloma virus, HPV）感染是宫颈癌的病因，宫颈癌发生的生物学模型大致包括三个步骤：初次 HPV 感染（大部分病毒可以被清除）→HPV 持续感染引起宫颈癌前病变→宫颈浸润性癌。根据这一模型，宫颈癌的发生不可能按照 CIN 1→CIN 2→CIN 3/CIS→浸润性癌的多步骤方式进行,而该多步骤发生模式恰恰是 CIN 分类系统的假设前提。因此,CIN 分类系统逐渐受到妇科病理学家的质疑。病毒学和临床随访研究证实,CIN 1 可以为任何类型的肛生殖道型 HPV 感染,电镜下可见大量的病毒颗粒(病毒基因组未与宿主细胞 DNA 整合),免疫组织化学染色多能检测到病毒包装蛋白 L1(HPV-L1),p16 表达率低。CIN 1 病变自发消退率高达 57%,进展成鳞状细胞癌的几率很低,临床上多不主张积极治疗。CIN 3 则为高危型 HPV 感染,电镜下病毒颗粒少见,以 HPV DNA 与宿主细胞基因组的随机整合为特征。整合的 HPV DNA 片段主要为开放阅读框 E6、E7,分别与宿主细胞 TP53、RB 蛋白结合,加速这些蛋白的降解。免疫组织化学染色 p16 弥漫强阳性表达,HPV-L1 表达率很低。CIN 3 病变自发消退率很低,如不经治疗,易进展成鳞状细胞癌,需要锥切手术切除部分子宫颈,并确保无进一步病变及手术切缘阴性。CIN 2 是临床治疗的分界点,但病理医生之间的诊断重复性很低,不足 50%。病毒学研究表明,CIN 2 反映混合型(高、低危型)HPV 感染状态。CIN 2 有一定的自发消退率,部分可以发展成 CIS。HPV 类型、p16 和 HPV-L1 的联合检测,可有效甄选 CIN 2 的高、低危人群。因此,宜对 CIN 2 采取分层治疗:低危人群可随访观察,高危人群则采取积极的治疗措施。由此看来,CIN 2 是否作为一个独立的分级值得商榷。目前,宫颈癌前病变的分类已逐渐倾向于两级分类系统,在细胞学中广泛应用的 Bethesda 分类系统(the Bethesda system, TBS)诊断术语——鳞状上皮内病变(squamous intraepithelial lesion, SIL)得到了多数学者的认可。在 TBS 系统中,把宫颈鳞状上皮癌前病变分为高级别鳞状上皮内病变(high-grade squamous intraepithelial lesion, HSIL)和低级别鳞状上皮内病变(low-grade squamous intraepithelial lesion, LSIL)两大类。HSIL 包括 CIN 3 和 CIN 2,LSIL 则包括 CIN 1 和一部分 CIN 2(见表 17-1)。

(二)子宫颈腺癌癌前病变

子宫颈腺癌相对少见,但是子宫颈腺癌及其癌前病变的检出率近三十年来明显升高。这在很大程度上与细胞学筛查技术的进步有关,特别是 TBS 分类系统和液基细胞学(liquid-based cytology)在宫颈脱落细胞学中的应用,大大提高了宫颈腺癌及癌前病变的发现率。因此,子宫颈腺癌及癌前病变已经受到病理学家和妇科医生的关注和重视。

对宫颈腺癌的癌前病变描述最早见于 1952 年,并于稍后命名为原位腺癌(adenocarcinoma in situ, AIS)。1986 年,Gloor 等提出的腺上皮内瘤变(cervical intraepithelial glandular neoplasia, CIGN)分级系统,现已经基本废弃不用。WHO 妇科肿瘤分类(2003)基本采用类似于鳞状细胞癌癌前病变的命名系统,将宫颈腺上皮病变分成 AIS、腺上皮异型增生(endocervical glandular dysplasia, EGD)和腺上皮不典型增生(endocervical glandular atypia, EGA)三类。但是,近来对 WHO(2003)分级提出了严重质疑。

在 WHO(2003)诊断术语中,AIS 的定义和组织学特点明确,它与宫颈腺癌的关系大致上类似于 HSIL 与宫颈鳞状细胞癌之间的关系,是目前唯一公认的宫颈腺癌癌前病变。EGA 大致等同于腺上皮的反应性增生,不是宫颈腺癌的癌前病变,现已不主张使用。EGD 的病理学诊断存在很大的问题,主要是无统一的诊断标准。WHO(2003)将 EGD 定义为"细胞学恶性程度和核分裂计数少于 AIS 的腺上皮病变",一些学者则将其定义为"只有一个腺体符合 AIS 改变的腺上皮病变",Silverberg 评分系统等则根据腺体结构、异型性和核分裂计数等评分来试图给出量化定义。但是,上述定义实际仍然非常含糊,在病理学诊断的把握尺度上极为主观,因此,病理学家之间 EGD 的诊断重复性极低。如宫颈黏液腺上皮出现一定异型性时,可借助一组抗体(p16、Ki-67 以及雌、孕激素受体)的免疫组化染色来辅助诊断。如 p16 弥漫阳性、Ki-67 指数较高以及雌、孕激素受体阴性时可直接诊断为 AIS,尽量避免诊断 EGD。EGD 的概念是作为先于 AIS 的宫颈腺癌前驱病变提出的,但实际上 EGD 发现率远远低于 AIS,而且罕见它与 AIS 共存。在宫颈鳞状细胞癌前病变中,LSIL 细胞中可见大量的 HPV 病毒颗粒,但是在腺上皮病变中并没有看到类似的图像。因此,与宫颈鳞状细胞癌癌前病变不同,宫颈腺上皮病变不存在低级别病变。综上所述,EGD 不应作为宫颈腺癌的前驱病变存在,AIS 将是子宫颈腺癌癌前病变的唯一确定性病变。

(三)外阴鳞状细胞癌癌前病变

外阴鳞状细胞癌癌前病变大多采用外阴上皮内瘤变(vulvar intraepithelial neoplasia, VIN)的命名,大致上存在普通型 VIN 和分化型 VIN 两个亚型,分别代表 HPV(+)、HPV(-)外阴鳞状细胞癌发生的两条通路。普通型 VIN 的定义和分级与 CIN 的基本一致,它与高危型 HPV 感染关系密切。VIN 1

明确与外阴鳞状细胞癌发生无关,故国际外阴阴道疾病研究会(ISSVD)建议不对 VIN 进行分级,即取消 VIN 1、直接以普通型 VIN 作为外阴鳞状细胞癌的癌前病变。发生于年轻女性的 VIN 3 有一个重要的临床特征:极少进展成外阴鳞状细胞癌,而且具有很高的自发消退率。过去曾将此类病变称为鲍温样丘疹病,但因缺乏明确的镜下特征来区分鲍温样丘疹病和 VIN 3,WHO(2003)妇科肿瘤分类不建议使用鲍温样丘疹病的诊断。不过,在实际工作中,如能与患者充分沟通,建议可对普通型 VIN 3 部分年轻患者先行随访观察,其理由如下:①较高的病变自发消退率,消退时间通常不超过 6 个月;②普通型 VIN 3 进展成外阴鳞状细胞癌的比例很低(仅 4.8%),只占 HPV(+)外阴鳞状细胞癌的20%,进展时间一般均超过 10 年,短期随访不会影响患者的预后。随着病例的积累和研究的深入,期待有可靠的标准来区分鲍温样丘疹病和普通型VIN 3。

分化型 VIN(differentiated VIN,DVIN),也称单纯型 VIN,相对少见,在外阴鳞状细胞癌癌旁较为常见。DVIN 在组织形态上仅以基底/旁基底层出现细胞异型和分化成熟障碍为特征,但在概念上已明确等同于 VIN 3 或鳞状细胞原位癌。相对于普通型 VIN,DVIN 具有下列特点:①发病年龄较大,平均为(74±12.5)岁,部分病例可能与外阴硬化性苔藓有关;②与 HPV 感染无关,p16 阴性,约80% 的 HPV(−)的外阴鳞状细胞癌与 DVIN 有关;③基底/旁基底层细胞 TP53 弥漫阳性,Ki-67 增殖指数高。

二、子宫内膜癌的分子病理学研究进展及其癌前病变

(一) 子宫内膜癌的分类

临床病理学和分子遗传学的研究大致上可将子宫内膜癌分成两大类:Ⅰ型和Ⅱ型子宫内膜癌。Ⅰ型子宫内膜癌常见于绝经前或围绝经期妇女,其发生与长期无拮抗的雌激素刺激有关。肥胖、Ⅱ型糖尿病、长期使用外源性雌激素等是重要的高危因素。Ⅰ型子宫内膜癌肿瘤周围内膜常有不同程度的增生性改变,子宫内膜复杂性不典型增生是其癌前病变。Ⅰ型子宫内膜癌以低级别(高、中分化)癌为特征,组织学类型以子宫内膜样腺癌最为典型,其他与内膜增生及雌激素刺激有关的低级别癌也属于Ⅰ型,如黏液腺癌。免疫表型以雌、孕激素受体弥漫强阳性,TP53 阴性或弱表达为特征,Ki-67

增殖指数不一。常见的分子遗传学改变包括 *PTEN* 突变(32% ~ 50%)、*PIK3CA* 突变(39%)、高频微卫星不稳定性(Lynch 综合征相关子宫内膜癌及 20% 的散发性子宫内膜癌)、*K-Ras* 突变(10% ~ 30%)、*CTNNB1* 突变(15% ~ 20%)、*FGFR* 突变(16%)等。Ⅰ型子宫内膜癌大多临床进展缓慢,浸润肌层不明显,深肌层极少累及,预后好。外科治疗目前趋于保守,浅肌层浸润的可保留卵巢功能。年轻女性如无明显肌层累犯且有保留生育功能意愿的,可采用大剂量孕激素的保守治疗方案。

Ⅱ型子宫内膜癌常见于绝经后妇女,与长期雌激素刺激无关,肿瘤周围内膜常呈萎缩性改变。内膜上皮内癌(endometrial intraepithelial carcinoma,EIC)是其癌前病变。Ⅱ型子宫内膜癌以高级别(低分化)癌为特征,组织学类型以浆液性癌最为典型,其他高级别癌也属于Ⅱ型,如高级别子宫内膜样腺癌、恶性苗勒管混合瘤(一类伴肉瘤样分化的低分化癌)等。透明细胞癌大多划入Ⅱ型子宫内膜癌。免疫表型以 TP53 强阳性为特征,雌、孕激素受体常阴性或弱阳性,Ki-67 增殖指数高(>50%)。半数以上的浆液性癌存在 EGFR 的过表达,但未检测到 EGFR 编码区的突变及基因扩增。分子遗传学改变以 *TP53* 突变(90%)为特征性事件,除 *PIK3CA* 突变(15%)外,其他在Ⅰ型子宫内膜癌常见的突变均罕见。Ⅱ型子宫内膜癌临床进展凶险,多浸润肌层,深肌层累及常见,预后差。外科采用分期手术原则,除微小浆液性癌外,多建议化疗。

Ⅰ型、Ⅱ型子宫内膜癌的比较归纳于表 17-2。但是,前述Ⅰ型、Ⅱ型子宫内膜癌的分类显得过于僵化,一些组织学类型的肿瘤难以归类。在日常病理工作中,混合性癌(如浆液性癌和子宫内膜样腺癌混合)并非十分少见,这些肿瘤混杂有Ⅰ型、Ⅱ型子宫内膜癌的临床病理特征和分子遗传学特征。目前的假设是Ⅱ型癌的成分可能是由Ⅰ型癌演进而来,但是显然缺乏足够的分子病理学证据。透明细胞癌因高级别和预后差的临床病理特点而列入Ⅱ型癌,但是,它在免疫表型和分子特征上与浆液性癌有很大不同,甚至更接近于子宫内膜样腺癌。因此,透明细胞癌归类的争议很大。目前认为它是一类异质性的肿瘤,有少数病例可归入Ⅰ型子宫内膜癌。高级别的子宫内膜样腺癌则是另一个分类"灰区",尽管病理形态学上具有子宫内膜样的分化特征,但是分子特征和预后更接近浆液性癌,目前主张列入Ⅱ型癌的范畴。

表 17-2　Ⅰ型、Ⅱ型子宫内膜癌的临床病理学及分子遗传学特征比较

特点	Ⅰ型	Ⅱ型
病因学	长期无拮抗性雌激素刺激	与雌激素刺激无关
高危因素	肥胖、2型糖尿病、长期高脂饮食	与肥胖、2型糖尿病、高脂饮食等因素无关
遗传背景	Lynch综合征、Cowden综合征	尚无明确的家族性综合征
月经状态	绝经前、围绝经期	绝经后
癌前病变	（复杂性）不典型增生	内膜上皮内癌（EIC）
周围内膜	萎缩不明显，可有增生	萎缩
肿瘤分级	低级别（高、中分化）	高级别（低分化）
组织学亚型	子宫内膜样腺癌、低级别黏液腺癌	浆液性癌、大多数透明细胞癌
肌层浸润	常不明显，多为局灶浅肌层浸润	几乎均有不同程度浸润肌层，深肌层浸润较常见
预后	临床进展慢，预后好	临床进展快，预后差
临床处理	相对保守，部分年轻妇女可采用大剂量孕激素治疗	较为激进，大多需要化疗，孕激素治疗不适用
免疫表型	雌、孕激素受体弥漫强阳性，TP53阴性或弱表达为特征，Ki-67增殖指数不一	TP53强阳性，雌、孕激素受体常阴性或弱阳性，Ki-67增殖指数高（>50%）
分子遗传学	*PTEN*突变（32%～50%）、*PIK3CA*突变（39%）、高频微卫星不稳定性（20%）、*K-Ras*突变（10%～30%）、*CTNNB1*突变（15%～20%）、*EGFR*突变（16%）	*TP53*突变（90%）、*PIK3CA*突变（15%）

（二）Ⅰ型子宫内膜癌的癌前病变

子宫内膜样腺癌是子宫内膜癌最常见的组织学类型，是Ⅰ型子宫内膜癌的代表。子宫内膜增生（endometrial hyperplasia）被认为是子宫内膜癌的前驱病变。曾有"腺瘤样增生"、"不典型增生"、"原位癌"等不同的名称来描述子宫内膜增生。目前，WHO妇科肿瘤分类（2003）采用四分类，即：单纯性增生（simple hyperplasia，SH）、复杂性增生（complex hyperplasia，CH）、单纯性不典型增生（simple atypical hyperplasia，SAH）和复杂性不典型增生（complex atypical hyperplasia，CAH）。WHO分类已经为多数病理医生所接受。

尽管子宫内膜增生的WHO分类可谓当前的主流，但仍然存在一些值得商榷之处。第一，CAH局部形态学上可符合高分化子宫内膜样腺癌，从而导致两者在诊断性刮宫和内膜活检标本中的鉴别诊断非常困难，高达17%的诊断性刮宫标本中诊断为CAH的病例子宫切除标本中存在高分化腺癌。而在诊断性刮宫和内膜活检标本诊断为高分化子宫内膜样腺癌的病例中，手术切除的子宫中未见腺癌的并不少见。目前，只能主观地依据范围大小来区分CAH和高分化子宫内膜样腺癌（>3mm×3mm，直径>2.1mm，半个10×10视野）。即便如此，WHO仍然不建议使用"原位癌"、"内膜内癌"等词汇来描述CAH。一些学者认为，如以明确的肌层浸润作为高分化子宫内膜癌的评估标准，那么，在诊断性刮宫和内膜活检标本中现行诊断标准将会发生很大的变化，CAH的诊断无疑会增加，高分化子宫内膜样腺癌的诊断则会更趋于保守。第二，长期的随访研究发现，约23%的子宫内膜不典型增生妇女将发生子宫内膜癌，而SH和CH妇女发生子宫内膜癌的比例仅为2%。只有伴不典型增生的子宫内膜增生才是子宫内膜癌的真正癌前病变，这已逐渐成为共识。细胞异型性的评估理所当然地成为WHO四级分类中的关键因素，但是，对它的评估却是主观的、缺乏量化的标准。尽管各类专著对SH和CH的结构特征给出了较为详细的描述，但事实上这些结构特征，如腺体与间质的比例，依然基于个人的经验来评估。性激素、化生、再生、切面等均将不同程度地影响细胞核异型性和组织结构的评估。上述因素导致WHO四级分类法在病理医生之间的诊断重复性偏低，大约在70%左右。因此，已有学者建议，从实用的角度出发，建议对WHO分类方法加以改良，采用子宫内膜增生和不典型增生两级分类法。第三，子宫内膜细胞异型性大致与结构复杂程度一致，但存在两者相背离的情况。一个特例是SAH，非常罕见，多数学者认为它仅存在于子宫内膜癌癌旁组织，质疑其作为子宫内膜增生的单独类

型的合理性。另一种情况则是细胞异型性不大，但结构特别复杂，足以怀疑浸润，此时则不宜过分强调细胞核的异型性。第四，CAH 和高分化子宫内膜样腺癌的年轻妇女可通过大剂量孕激素治疗来保留其生育功能，但需要在六个月时作诊断性刮宫进行评估。大剂量孕激素引起内膜复杂的形态学改变，包括细胞异型性变小、出现鳞状化生、黏液腺化生等。现行 WHO 分类并不适用于这些病例。有学者提出了孕激素治疗的复杂性增生和孕激素治疗的复杂性不典型增生的概念。但是，孕激素治疗的复杂性增生并不是孕激素治疗成功的可靠标准，亟须对资料完整的大样本进行深入、细致的工作来完善大剂量孕激素疗效评估的病理学标准。第五，子宫内膜黏液腺化生性病变同样不适用子宫内膜增生的 WHO 分类标准。已有少许的资料显示，诊断性刮宫和内膜活检标本中出现的黏液腺复杂性增生，本身无任何细胞异型性，但它常伴发子宫内膜黏液腺癌。

近来，有学者提出了内膜上皮内瘤变（endometrial intraepithelial neoplasia，EIN）的概念，认为它是子宫内膜癌的癌前病变。EIN 的诊断必须同时满足以下条件：①腺体面积比增加（>55%）；②腺体的细胞核与周围内膜不同；③范围>1mm；④排除化生、修复、切面、退变、基底腺体、息肉等类似情况；⑤排除癌。EIN 采用单一分类法，不以细胞异型性作为评判标准，理论上可避免细胞核异型与结构复杂程度不一致时所带来的诊断问题。如采用图像分析技术来确定腺体、间质比，EIN 诊断重复性将有很大改善。但是，EIN 的应用经验有限，这一分类目前未被广泛接受。

（三）Ⅱ型子宫内膜癌的癌前病变

子宫浆液性癌相对少见，是Ⅱ型子宫内膜癌的主要类型，与雌激素刺激无关。浆液性癌的癌前病变称为内膜上皮内癌（endometrial intraepithelial carcinoma，EIC），以往也称原位癌（carcinoma in situ，CIS）。EIC 以异型大、核分裂多、TP53（+）的肿瘤细胞取代萎缩子宫内膜表面和腺体（即原位生长）为特征，但它可在无间质浸润时发生转移，特别是腹腔种植，因此，CIS 的名称不如 EIC 更为贴切。EIC 病灶较小，常位于内膜息肉表面。如病灶略大，但最大径<1cm，亦无间质浸润，可称广泛性 EIC（extensive EIC）。近来还报道一类称为内膜异型增生（endometrial glandular dysplasia，EGD）的病变，具有浆液性细胞的特征，有 TP53 表达或基因突变，但异

型性不及 EIC，推测可能是先于 EIC 的早期病变。

三、卵巢癌的分子病理学研究进展及其组织学起源

卵巢癌是最常见的妇科恶性肿瘤，其死亡率居女性生殖道恶性肿瘤第一位。临床病理学和分子病理学的研究进展对传统的卵巢癌发生模式提出了严重质疑，主要包括以下几个方面：①卵巢癌发生模式已有根本性变化，提出了卵巢癌发生的二元模式；②对卵巢癌的组织学起源问题目前逐渐形成共识，认为输卵管（尤其是伞端）是卵巢高级别浆液性癌的主要组织学来源；③对卵巢癌的组织学分类，特别是对卵巢黏液肿瘤的分类有了新的认识，卵巢交界性黏液肿瘤与黏液腺癌的诊断标准更趋严格，并始终要首先排除转移性黏液性肿瘤。

（一）卵巢癌发生的二元模式

根据临床病理和分子遗传学特征，卵巢癌可分成Ⅰ型和Ⅱ型两大类（表17-3）。这一分类是根据卵巢癌发生机制提出的，而不仅仅是单纯的病理学分类，因此称之为卵巢癌发生的二元模式。随着研究的深入，特别是全基因组测序、外显子测序研究的进展，该模式将会不断臻至完善。

Ⅰ型卵巢癌是一类生长缓慢的低级别肿瘤，临床上多为Ⅰ期，有明确的前驱病变，其组织学类型包括低级别浆液性癌、低级别子宫内膜样腺癌、黏液腺癌以及透明细胞癌。低级别浆液性癌包括微乳头浆液性癌和低级别浸润性浆液性癌。微乳头浆液性癌为非浸润性癌，但预后与低级别浆液性癌相似。低级别浸润性浆液性癌少见。透明细胞癌虽然是一类高级别肿瘤，但临床多为Ⅰ期，预后与子宫内膜样腺癌接近，好于同期高级别浆液性癌。而且，已经明确子宫内膜异位是透明细胞癌的前驱病变，分子遗传学改变更接近子宫内膜样腺癌。因此，与子宫透明细胞癌不同，卵巢透明细胞癌宜列入Ⅰ型癌。Ⅰ型卵巢癌的前驱病变包括各类交界性（也称增生性，一个更为贴切的名称）肿瘤以及子宫内膜异位。交界性浆液性或黏液性肿瘤来自相应的囊腺瘤，而交界性子宫内膜样或透明细胞肿瘤则来自子宫内膜异位（多以子宫内膜囊肿的形式存在）。一类交界性黏液性肿瘤的少见亚型——宫颈型常伴发子宫内膜囊肿，也很可能来自子宫内膜异位。Ⅰ型卵巢癌分子遗传学上以 *K-Ras*、*BRAF*、*PIK3CA*、*ERBB2*、*CTNNB1* 及 *PTEN* 基因的突变为特征。高频微卫星不稳定性在Ⅰ型卵巢癌也不少见。

表 17-3　Ⅰ型、Ⅱ型卵巢癌的前期病变及分子遗传学特征

类型	前期病变	分子遗传学特征
Ⅰ型		
低级别浆液性癌	交界性肿瘤	*K-Ras*、*BRAF* 基因突变,雌、孕激素表达
低级别子宫内膜样腺癌	子宫内膜异位	*PTE*、*CTNNB1*、*ARID1A*、*PPP2R1A* 基因突变;高频微卫星不稳定性
透明细胞癌	子宫内膜异位	*ARID1A*、*PIK3CA*、*PPP2R1A* 基因突变;高频微卫星不稳定性
黏液腺癌	交界性肿瘤,子宫内膜异位	*K-Ras* 基因突变,*HER2* 基因扩增
Ⅱ型		
高级别浆液性癌	不清楚,可能与 STIC 有关	*TP53* 基因突变、*BRCA1*/ *BRCA2* 基因突变或表达丧失、染色体不稳定性、体细胞基因拷贝数量变化、同源重组缺陷
高级别子宫内膜样腺癌	不清楚	*TP53* 基因突变
未分化癌	不清楚	不清楚
恶性苗勒管混合瘤	不清楚	*TP53* 基因突变

　　Ⅱ型卵巢癌是一类生长迅速的高级别肿瘤,临床上多处于进展期,前驱病变不明确,以 *TP53* 基因突变和染色体不稳定性为特征性分子遗传学事件,部分病例(约 15%)存在 *BRCA1*、*BRCA2* 基因生殖细胞系突变,但其他基因突变罕见。高级别浆液性癌是Ⅱ型癌最主要的组织学类型,占浆液性癌的绝大多数,卵巢癌的 70%、死亡病例的 90% 以上。高级别浆液性肿瘤的另一个分子遗传学特征是体细胞拷贝数量变化,目前已经发现有 100 多个基因片段的扩增或丢失。病理学上,高级别浆液性癌常被误诊为高级别(低分化)子宫内膜样腺癌、混合性(浆液性、透明细胞)癌等其他组织学类型。卵巢移行细胞癌现在已经基本上明确为高级别浆液性癌,不宜作为单独类型存在。恶性苗勒管混合瘤也称癌肉瘤或肉瘤样癌,目前倾向认为是一类化生性癌,推测与低分化腺癌的上皮间质转化有关,也列入Ⅱ型癌。近来发现,浆液性输卵管上皮内癌(serous tubal intra-epithelial carcinoma,STIC)可能是卵巢高级别浆液性癌的癌前病变,将于下文中讨论。

　　(二)卵巢癌的起源问题

　　卵巢本身没有上皮,因此,卵巢癌的起源问题长期困扰病理学家——"Nothing can be from nothing"。1971 年,Fathlla 认为卵巢癌起源于卵巢表面的体腔上皮,并提出体腔上皮在排卵过程中所经历的损伤、修复、恶性转化等卵巢癌癌变机制(可称之为"表面上皮理论")。长期以来,卵巢癌的表面上皮理论广为接受。根据这一理论,卵巢上皮来源的肿瘤一直命名为"卵巢表面上皮性肿瘤",简称"上皮性肿瘤"。目前的 WHO 肿瘤分类(2003 版)依旧沿用这一名称,其定义为"源于卵巢表面上皮及其衍生物的肿瘤"。直至最近,"表面上皮理论"及"卵巢表面上皮性肿瘤"的定义才逐渐受到病理学家的质疑。所谓的卵巢表面上皮实际上是间皮,在组织胚胎学起源上完全不同于苗勒上皮。迄今为止,关于表面上皮的癌前病变-异型增生仅有一篇并不十分确定的文献报道。事实上,绝大多数病理学家并不认为存在表面上皮异型增生。恰恰相反,越来越多的证据揭示了输卵管、子宫内膜异位等与卵巢癌组织学起源之间的关系。可以预见,在不久的将来,卵巢"表面上皮性肿瘤"的命名将被摒弃。"上皮性肿瘤"的命名或可保留,其定义或要调整为"所有起源于上皮组织的肿瘤,但其上皮来源多样化"。卵巢非上皮组织来源的肿瘤亦可含有上皮性肿瘤成分,如支持-间质细胞瘤、颗粒细胞瘤、畸胎瘤等,这些非上皮组织来源的肿瘤不应包括在"上皮性肿瘤"的范畴之内。

　　1. 卵巢癌的输卵管起源学说——浆液性输卵管上皮内癌(STIC)与卵巢/盆腔高级别浆液性癌(Ⅱ型癌)　卵巢高级别浆液性癌常侵犯输卵管,有时无法区分输卵管和卵巢来源,笼统称为输卵管卵巢癌。卵巢高级别浆液性癌易发生广泛腹腔转移,多处于临床进展期。在至少 10% 的进展期病例中,卵巢正常大小或仅有轻度增大伴表面累及,此时可称为腹膜原发性浆液性癌。妇科肿瘤研究小组(GOG)对此已经提出严格的诊断标准。在进展期

高级别浆液性癌中,输卵管癌、卵巢癌、腹膜原发癌等具有相同的病理学与分子遗传学特征,事实上根本无法鉴别。幸运的是,这种鉴别诊断本身并不影响临床治疗、预后评估等,因此,可笼统称为盆腔浆液性癌。近年的研究表明,输卵管卵巢癌、卵巢癌、腹膜原发癌或盆腔癌等与 STIC 关系密切,具有相同的组织学起源,故一并在此处讨论。

遗传性乳腺/卵巢癌综合征存在 *BRCA1*、*BRCA2* 基因的生殖细胞系突变。*BRCA1*、*BRCA2* 基因突变者患卵巢癌的概率分别达 40%、18%,所发生的卵巢癌以高级别浆液性癌为特征,临床发现时基本上均处于进展期。因此,对 *BRCA1*、*BRCA2* 基因突变者行双侧输卵管、卵巢的预防性切除成为可靠的防治手段。在对预防性切除的输卵管、卵巢的病理学检查后发现,输卵管癌的发生率远远高于卵巢癌。一项对 1662 例输卵管、卵巢预防性切除病例的 Meta 分析证实,输卵管癌、卵巢癌的检出率分别为 64%、36%。如仅考虑双侧输卵管、卵巢切除病例,则两者检出率的差距更大,分别为 81%、19%。而且,这些癌症绝大多数为隐匿性癌(肿瘤较小、术中肉眼难以辨认),且以上皮内癌为主。输卵管上皮内癌好发于输卵管伞端,组织学上与卵巢的高级别浆液性癌一致,免疫表型以 TP53 强阳性(称 TP53 印记,TP53 signature)和 Ki-67 增殖指数高(>40%)为特征,目前命名为浆液性输卵管上皮内癌(STIC)。2006 年,Medeiros 等提出了预防性输卵管、卵巢切除标本中输卵管的广泛取材规范(sectioning and extensively examining the FIMbriated end,简称 SEE-FIM 规范),即要求对输卵管按每 2mm 全部横切面取材,伞端则在 1cm 离断、每 2mm 纵切面取材(图 17-1)。SEE-FIM 规范取材的实施使预防性输卵管、卵巢切除标本中 STIC 检出率更高,接近 100%。

越来越多的证据表明,散发性卵巢/盆腔高级别浆液性癌中同时发生输卵管癌的比例很高,达 35%~78%,其中约 50% 为 STIC,绝大多数 STIC 也位于输卵管伞端。分子遗传学检测发现 STIC 与卵巢癌有相同的 *TP53* 基因突变位点和染色体拷贝的改变,支持两者的单克隆起源。因此,STIC 和卵巢高级别浆液性癌关系密切,很可能是卵巢癌的前期病变。一些学者认为,伞端 STIC 的卵巢/腹膜种植是"卵巢/盆腔"高级别浆液性癌的重要组织学来源(图 17-2)。按传统意义上的标准区分卵巢癌、腹膜原发癌和输卵管高级别浆液性癌,各类癌症所占比例大致为 78%~90%、8%~16%、2%~6%。但

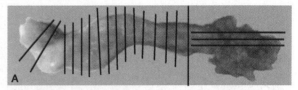
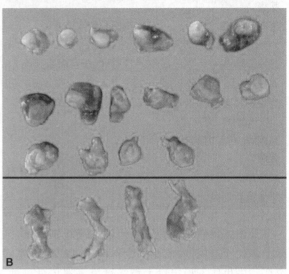

图 17-1 输卵管的广泛取材规范(SEE-FIM 规范)

是,如以 STIC 作为输卵管原发的标准,则卵巢癌的比例将降至 30% 以下,而输卵管癌的比例将升至 60% 以上。

不过,需要指出的是,在 STIC 和卵巢癌/盆腔癌起源的问题上,仍然存在许多疑点。第一,不能完全排除卵巢癌/盆腔癌累犯输卵管黏膜产生类似于 STIC 的图像,也无充分的证据排除 STIC 和卵巢癌同时发生(多中心)的可能性。第二,约 30% 的卵巢/盆腔高级别浆液性癌,按 SEEM-FIM 规范取材、仔细检查后仍然无 STIC 或输卵管癌的证据。对于此部分高级别浆液性癌,很可能存在其他途径。已有证据表明,少数卵巢高级别浆液性癌由低级别浆液性癌演进而来,而低级别浆液性癌则与卵巢表面上皮包含囊肿关系密切,包含囊肿也可能起源于输卵管。另一个可能的假说是输卵管伞在排卵时与卵巢密切接触,输卵管上皮藉此脱落、种植于卵巢(称输卵管内膜异位),继而发生癌变。

总之,虽有大量证据支持卵巢和盆腔高级别浆液性癌的输卵管起源,但是最终的结论依然需要更多、更细致、更深入的证据,从临床病理学、流行病学(特别是前瞻性研究)、分子生物学和动物实验各个方面来进行证实。卵巢癌、盆腔癌、输卵管癌的起源问题目前并不影响肿瘤的治疗,但无疑对肿瘤的预防、早期诊断、早期治疗产生深远的影响。

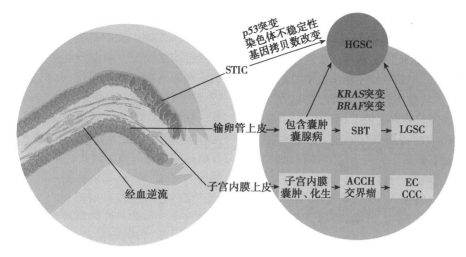

STIC:浆液性输卵管原位癌　　HGSC:高级别浆液性癌　　LGSC:低级别浆液性癌
SBT:浆液性交界性肿瘤　　ACCH:不典型透明细胞增生　　EC:子宫内膜样腺癌
CCC:透明细胞癌

图 17-2　卵巢癌的组织学起源及分子机制

2. 卵巢癌的输卵管起源学说——表面上皮包含囊肿与卵巢低级别浆液性癌(Ⅰ型癌)　　正常卵巢组织内唯一可见的明确性上皮成分称"表面上皮包含囊肿"。该囊肿老年女性更常见,长期以来被认为是排卵后"表面上皮"的损伤后修复,但并无充分证据支持。也有学者认为是由于"表面上皮"的裂隙样结构向卵巢组织内凹陷、脱落或受切面影响所致,故也称"表面上皮囊肿"。最近的免疫组织化学染色发现,大部分包含囊肿具有间皮表型[钙网蛋白(+)、PAX8(-)、微管蛋白(-)],但确实有一部分表面上皮包含囊肿(约 4%)为输卵管表型[(钙网蛋白(-)、PAX8(+)、微管蛋白(+)],但两者的杂合表型极为罕见。卵巢包含囊肿部分应该起源于输卵管。输卵管伞与卵巢表面上皮紧密粘连,通过排卵后的卵巢表面创口种植于卵巢内。显然,卵巢表面上皮包含囊肿或表面上皮囊肿的名称难以反映其多源性的特征,因此,采用"上皮性包含囊肿"的名称可能更为贴切。

低级别浆液性肿瘤按包含囊肿→浆液性囊腺瘤→浆液性交界性肿瘤→低级别浆液性癌的多步骤模式发生。从临床病理学到分子水平均有一定的证据支持这一发生模式。流行病学的研究表明,与对照的正常卵巢相比,预防性切除的卵巢组织、浆液性交界性肿瘤及Ⅰ期卵巢癌患者的卵巢组织内的包含囊肿数目显著增多。绝大多数浆液性囊腺瘤起源于包含囊肿,而且两者之间的鉴别诊断仅仅依据病灶的大小(囊腺瘤直径大于 1cm)。绝大多数(>75%)浆液性交界性肿瘤存在囊腺瘤及两

者移行的区域,伴微灶浸润的浆液性交界性肿瘤与低级别浆液性癌的鉴别也仅仅依据浸润病灶的大小(>3mm×3mm 或 10mm² 为癌)。卵巢输卵管表型的包含囊肿、浆液性囊腺瘤、交界性浆液性肿瘤和低级别浆液性癌具有相同的免疫表型[钙网蛋白(+)、PAX8(+)、微管蛋白(+)]。而且,输卵管表型的包含囊肿增殖指数高于间皮表型的包含囊肿(后者增殖指数接近零)。因此,前述卵巢表面上皮包含囊肿的输卵管起源学说支持卵巢低级别浆液性癌输卵管起源的理论(图 17-2)。

卵巢低级别浆液性癌输卵管起源还有其他的证据和理论模型。Kurman 等发现,输卵管内存在一种增生性病变——乳头状输卵管增生,可能与炎症刺激有关。它可脱落至输卵管腔,并种植到卵巢和盆腔表面腹膜,导致低级别浆液性癌的发生。该理论模型有两个缺陷:一是乳头状输卵管增生罕见;二是卵巢的表面种植理论上应该导致卵巢外生性癌,但卵巢癌多为内生性癌。

3. 卵巢子宫内膜异位症与Ⅰ型卵巢癌　　卵巢子宫内膜异位症(形成囊肿时称子宫内膜囊肿或巧克力囊肿)是卵巢最常见的疾病之一,约占育龄妇女的 10%。因此,子宫内膜异位症与卵巢癌的联系无疑是最容易想到,也是相关研究最多的。卵巢子宫内膜异位症与Ⅰ型卵巢癌发生有关(图 17-2),其中与子宫内膜样腺癌、透明细胞癌的关系最为密切,与部分黏液腺癌发生有关,但与浆液性癌的发生无关。总体上,子宫内膜异位症的癌变率不高,文献报道在 0.3%～3%,实际上可能还要更低些。

有些学者认为，子宫内膜异位症与卵巢浆液性囊腺瘤相似，应视作卵巢的良性肿瘤。但是，这一概念尚缺乏足够的证据，未被广泛认可。子宫内膜异位症的发生机制不清，大多与月经期间血液与内膜的倒流、种植有关（"转移"理论）。因此，可以肯定子宫内膜异位症相关的卵巢癌也不起源于卵巢。

已经有比较多的证据支持卵巢子宫内膜异位症是Ⅰ型癌的前驱病变。大样本、长时间的临床流行病学研究发现，卵巢子宫内膜异位症妇女患卵巢癌的风险是对照人群的 1.9 倍，病程 10 年以上者患卵巢癌的风险增大至 4.2 倍。卵巢子宫内膜异位症可有各种子宫内膜增生性病变，包括子宫内膜复杂性增生、复杂性不典型增生等子宫内膜样腺癌的前驱病变。卵巢子宫内膜异位症还可发生各种类型的化生，包括黏液腺化生、透明细胞化生、嗜酸性化生等，并在此基础上出现不典型增生。不典型子宫内膜异位症（atypical endometriosis）是一组异质性的病变，指伴发各种不典型增生的子宫内膜异位症，以伴发子宫内膜复杂性增生和不典型透明细胞化生最为常见。不典型子宫内膜异位症是卵巢癌癌前病变，甚至有学者认为应把部分不典型透明细胞化生视为透明细胞上皮内癌。子宫内膜异位症伴发良性或交界性肿瘤并不少见，以黏液性囊腺瘤、交界性黏液性囊腺瘤（宫颈型）、交界性子宫内膜样腺纤维瘤等相对常见。卵巢子宫内膜样腺癌及透明细胞癌邻近区域常可见子宫内膜异位症，透明细胞癌伴发卵巢子宫内膜异位的频率更高（>50%）。一些病例还可见从子宫内膜异位、复杂性增生、复杂性不典型增生到高分化子宫内膜样腺癌的连续性病变谱系。分子生物学研究进一步支持卵巢子宫内膜异位症是Ⅰ型卵巢癌的前驱病变。子宫内膜异位症存在一些分子遗传学的改变，包括 PTEN 的杂合性丢失（loss of heterozygosity, LOH）、微卫星不稳定性及部分染色体畸变（包括染色三体和染色单体）。透明细胞癌和癌旁不典型子宫内膜异位症均存在 BAF250a 蛋白表达丢失，以及相同的 ARID1A 基因突变与 PIK3CA 基因突变。

四、卵巢黏液性肿瘤的新认识

WHO 妇科肿瘤分类（2003）指出，原发性卵巢黏液性肿瘤根据生物学行为分为良性、交界性和恶性。交界性黏液性肿瘤还可划分出上皮内癌（细胞层次增多、结构复杂和细胞异型明显）及伴微灶浸润的交界性黏液性肿瘤等。传统意义上，黏液性肿瘤可按分化特征分成肠型（intestinal type）和宫颈型

（也称苗勒型或浆黏液型）两个类型，前者约占黏液性肿瘤的 90%。文献中提及的交界性黏液性肿瘤基本上均是肠型。肠型分化的特征应是出现杯状细胞和帕内特细胞。但是，在肠型黏液性肿瘤中，帕内特细胞少见，严格意义上的杯状细胞也很少见。黏液性肿瘤中的多数杯状细胞实际上被认为是"球状细胞分化"，组织形态学上与胃黏膜浅表类杯状黏液细胞一致。因此，"胃肠型"卵巢黏液性肿瘤的名称较"肠型"的名称更为精确。

交界性黏液性肿瘤的提出是因为以往发现一些形态学上无毁损性间质浸润特征的黏液性肿瘤可发生种植转移，预后不良。在早期文献报道中，交界性黏液性肿瘤死亡率相对较高，100 例进展期卵巢交界性肿瘤的死亡率接近 50%。近来对这些所谓的进展期卵巢黏液性交界性肿瘤重新审视后发现，这些病例基本上均是转移性黏液性肿瘤。其中，85% 的病例伴发腹膜假黏液瘤（pseudomyxoma peritonei, PMP），PMP 主要与胃肠道（主要是阑尾）黏液性肿瘤转移有关；其余 15% 的病例原发灶很可能来源于胆道、胰腺、宫颈等较为隐匿的部位，这些部位的黏液腺癌以相对温和的细胞学形态为特征。近年大宗病例的临床随访发现，交界性黏液性肿瘤均为临床Ⅰ期，几乎无复发、转移病例，肿瘤死亡病例不足 1%，预后完全不同于早期的文献报道。目前可以肯定，交界性黏液性肿瘤预后很好，早期所谓的"交界性黏液性肿瘤预后不良"完全是因为把转移性黏液性肿瘤纳入其中所致。因此，一些病理学家建议以"不典型增生性黏液性肿瘤"的名称来取代"交界性肿瘤"，以强调其形态学特征。

卵巢黏液腺癌也存在类似的情况。早期的文献报道卵巢黏液性腺癌预后极差，五年生存率远远低于 50%。新近的文献发现，几乎所有卵巢黏液腺癌病例均处于临床Ⅰ期，预后很好，复发率很低，长期生存率接近 90%。显然，在早期的报道中，由于对卵巢转移性黏液性肿瘤的认识不足，使得许多转移性肿瘤误列入原发黏液腺癌的范畴。

目前，病理学家逐渐达成一个共识，对卵巢黏液性交界性肿瘤和黏液腺癌的诊断应该更趋于严格。当前使用的诊断标准基本上成形于 20 世纪 70 年代，在实际使用中过分强调了细胞复层化（超过 2 层）和结构的复杂性，忽略了细胞异型性，对交界性肿瘤的范围也缺乏足够的认识。在交界性黏液性肿瘤中，细胞复层化（多达 6 层）和复杂结构（乳头簇、绒毛腺样结构及腺内乳头状结构）比较常见，但中度及以上的细胞核异型性和（或）绒毛顶部不

完全成熟才是最有价值的诊断标准。在充分取材的基础上,达到上述标准的区域应>10%,才可直接诊断为交界性肿瘤。如不足10%,应诊断为黏液性囊腺瘤。为审慎起见,可同时标明"含小区交界性改变"。黏液腺癌的诊断必须有间质浸润,有"毁损性"和"膨胀性"两种浸润方式。传统上强调毁损性间质浸润,但目前认为这种浸润方式在卵巢原发黏液腺癌中比较少见。膨胀性间质浸润目前更受关注,被认为是原发性黏液腺癌的主要浸润方式。无论以何种浸润方式,肿瘤细胞均应具备比较明显的细胞异型。诊断黏液腺癌一般要求浸润范围在3~5mm以上,不足者可称"交界性黏液性肿瘤伴微灶浸润"。根据上述修改标准,约半数的黏液性交界性肿瘤和黏液腺癌应分别下调诊断为黏液性囊腺瘤和黏液性交界性肿瘤。因此,卵巢原发性黏液腺癌的发生率远低于早期的报道,占卵巢上皮性癌的3%以下。除一部分宜列为交界性肿瘤外,大部分原先诊断为原发黏液腺癌的病例最终被证实为转移性黏液腺癌。

卵巢原发性和转移性黏液腺癌的鉴别诊断是卵巢肿瘤病理学中最重要的课题之一。双侧卵巢转移性黏液腺癌也称 Krukenberg 瘤。卵巢原发性和转移性黏液腺癌的临床病理学特征见表 17-4。临床病史在两者的鉴别诊断中至关重要,但是一部分转移性黏液腺癌病例以卵巢为首发症状,原发癌甚至在数月后经反复多次检查后才得以明确。部分转移癌病例也可表现为单侧巨大卵巢(>15cm),大体检查与原发性黏液腺癌一致。来自结肠、胆道系统、宫颈等处的转移性黏液腺癌,镜下为高分化黏液腺癌,并可能存在类似交界性肿瘤的区域。这些不典型病例的准确诊断难度很大。但是,一个不容置疑的事实是卵巢原发性黏液腺癌远较转移性癌少见。因此,无论如何,在诊断卵巢黏液性肿瘤(甚至包括一部分交界性肿瘤)时,均应首先想到转移性黏液腺癌的可能性。只有详细的临床病史、术中探查和术后随访才是明确诊断的可靠手段,病理学诊断此时并非"金标准"。免疫组化对卵巢原发性和转移性黏液腺癌的鉴别诊断有一定帮助,但目前的标志物诊断特异性不高。CK7、CK20 表达谱最为常用,对卵巢原发与下消化道来源的转移性黏液腺癌的鉴别诊断价值较大,但对上消化道及宫颈来源的转移性黏液腺癌的鉴别诊断毫无帮助。国人上消化道来源的卵巢转移性黏液腺癌相对多见,故 CK7、CK20 表达谱的鉴别诊断价值受限。

表 17-4 卵巢原发性与转移性黏液腺癌的鉴别诊断

鉴别特征	原发性黏液腺癌	转移性黏液腺癌
双侧性	双侧性罕见(<<5%)	多见(65%以上)
肿瘤大小	大(平均22cm),单侧、肿瘤直径15cm以上几乎均为原发	小(平均13cm),双侧、肿瘤直径10cm以下几乎均为转移
大体特征	多房,可有实性区域,表面光	多为多结节状伴表面累及,亦可为多房、表面光
肿瘤部位	限于间质	表面,表浅皮质,间质
镜下特征	几乎均为高分化黏液腺癌,周边囊肿呈交界性肿瘤改变;以膨胀性浸润为特征,破坏性间质浸润少见;脉管内瘤栓缺如;卵巢表面无累及	组织学分级不定,如为高分化黏液腺癌,则细胞核级别高于组织学分级;典型的间质浸润,亦可有交界性肿瘤区域伴膨胀性浸润但无间质促纤维反应;常呈多结节状,累及整个卵巢或表浅皮质、卵巢表面;脉管内瘤栓多见
卵巢外病变	极罕见	多有(特别是大网膜、腹腔)
免疫组化	CK7 强阳性,CK20、CDX2 等阴性或弱阳性	下消化道来源的肿瘤 CK7 阴性或弱阳性,CK20、CDX2 等强阳性

腹膜假黏液瘤(pseudomyxoma peritonei,PMP)历史上指黏液性腹水或黏附于腹膜表面的黏液性结节,缺乏一致的组织学特征描述。目前,将 PMP 定义为一类以黏液性腹水和低级别肿瘤性黏液性上皮为特征的临床病理综合征。上皮成分出现于黏液湖及纤维化背景中。病理形态学、免疫表型以及分子遗传学已经明确,PMP 几乎是一类来源于阑尾的低级别黏液性肿瘤,胃肠道其他部位及胆道系统来源罕见。偶有卵巢生殖细胞肿瘤伴发 PMP 的报道。因此,PMP 是一类特殊的卵巢转移性黏液性肿瘤。

PMP 实际上是一个临床描述性名称,目前仍可作为病理学诊断使用。但是,"播散性腹膜腺黏液病"(disseminated peritoneal adenomucinosis,DPAM)

或"低级别阑尾黏液性肿瘤累及"应是更精确的病理诊断术语,值得推荐使用,而"转移性黏液腺癌"的名称应避免使用。DPAM 或低级别阑尾黏液性肿瘤累及这两个名称反映 PMP 低级别肿瘤、预后好的临床病理特征,以区别于级别相对高、预后差的腹膜黏液癌病 (peritoneal mucinous carcinomatosis, PMCA)。有学者建议以低级别腹膜黏液癌、高级别腹膜黏液癌分别命名 DPAM、PMCA。但是,各种类型的阑尾低级别黏液性肿瘤(包括囊腺瘤)均可引起 PMP。阑尾低级别黏液腺癌的诊断依据是至少浸润至阑尾黏膜下层,这点即使在结构完好的阑尾标本中很多时候也难以识别,只能笼统采用"阑尾低级别黏液性肿瘤"的命名。因此,低级别腹膜黏液癌的命名不如"DPAM"或"低级别阑尾黏液性肿瘤累及"来得稳妥。

DPAM 需要与 PMCA、卵巢黏液性交界性肿瘤鉴别。PMCA 继发于阑尾、结直肠、小肠等部位的黏液腺癌,可视为一类浸润性种植的癌病,镜下以细胞较丰富、核级别较高、累犯器官间质为特征。卵巢黏液性交界性肿瘤以单侧发生、肿瘤体积大、不累及卵巢表面、卵巢外无病变、无阑尾肿瘤为特征。

五、女性生殖系统间叶来源肿瘤的分子病理学进展

(一) 子宫平滑肌瘤和子宫内膜间质肿瘤

平滑肿瘤是子宫最常见的间叶来源肿瘤,分为平滑肌瘤、非典型平滑肌瘤、恶性潜能未定的平滑肌瘤、平滑肌肉瘤等类型。子宫平滑肌肿瘤的上述分类目前基本上沿用 Weiss 等的诊断标准,主要依据是细胞多型性、核分裂及凝固性坏死等。平滑肌肿瘤表达肌动蛋白、结蛋白、肌钙蛋白等平滑肌标志物,不表达或弱表达 CD10,有助于与子宫内膜间质来源的肿瘤鉴别。最近的分子遗传学研究发现,子宫平滑肌来源的肿瘤存在 MED12 基因突变,该突变目前只见于子宫平滑肌肿瘤。富于细胞性平滑肌瘤、恶性潜能未定的平滑肌瘤与低级别平滑肌肉瘤之间的诊断比较困难,病理医生之间的诊断重复性不高。p16、TP53、Fascin 等的免疫组织化学染色有助于鉴别诊断,平滑肌肉瘤可高表达这些标志物。

子宫内膜间质肿瘤是居第二位的子宫间叶来源肿瘤,分成子宫内膜间质结节和子宫内膜间质肉瘤两大类,前者无肌层浸润,后者则存在肌层浸润(典型者呈"舌状"浸润)。子宫内膜间质肉瘤根据细胞多形性、核分裂象数目以及临床生物学行为可进一步分成低级别子宫内膜间质肉瘤及未分化子宫内膜肉瘤两类。对子宫内膜间质肉瘤的分类现已不再强调核分裂象数目(10 个/10HPF 以上)作为唯一的鉴别诊断依据。既往所谓的"高级别子宫内膜间质肉瘤"以细胞单一,形态学上或多或少类似子宫内膜间质细胞为特征,现已一并列入未分化子宫内膜肉瘤。与子宫平滑肌肿瘤的表达谱相反,子宫内膜间质肿瘤 CD10 表达强阳性,不表达或弱表达肌动蛋白、结蛋白、肌钙蛋白等平滑肌标志物。但是,部分未分化子宫内膜肉瘤可无 CD10 表达,平滑肌肿瘤也可有 CD10 弱表达。大多数未分化子宫内膜肉瘤 β-catenin 核表达,但与基因突变无关。

分子遗传学研究发现,子宫内膜间质肿瘤存在一些特定的染色体易位所形成的融合基因,包括:t (7;17) (p15;q21)、t (6;7) (p21;p15)、t (6;10;10) (p21;q22;p11)、t(10;17) (q22;p13) 及 t (1;6) (p34; 921),分别导致融合基因 JAZF1-SUZ12、PHF1-JAZF1、EPC1-PHF1、YWHAE- FAM22 及 MEAF6-PHF1。其中,t (7;17) (p15;q21) 导致 JAZF1 前 3 个外显子与 SUZ12 基因的后 15 个外显子融合,形成 JAZF1-SUZ12 融合基因。在 65% 的子宫内膜间质结节、48% 的低级别子宫内膜间质肉瘤及 12% 的未分化内膜间质肉瘤中可检测到该融合基因。其他融合基因比较少见,部分可能与上皮样分化等特定的病理形态学特征有关。鉴于子宫内膜间质肿瘤和平滑肌肿瘤在形态学和免疫表型上有一定重叠,因此,融合基因检测在两者的鉴别诊断中有十分重要的应用价值。而且,这些融合基因有可能成为子宫内膜间质肿瘤靶向治疗的候选靶标。

(二) 卵巢颗粒细胞瘤

卵巢颗粒细胞瘤 (granulosa cell tumor,GCT)是卵巢最常见的性索间质肿瘤,约占卵巢恶性肿瘤的 5% 以下。临床 Ⅰ / Ⅱ 期 GCT 五年生存率在 55% ~ 95%之间,可能与 GCT 诊断标准不一致有关。GCT 有成年型颗粒细胞瘤 (adult granulosa cell tumor,AGCT) 和幼年型颗粒细胞瘤 (juvenile granulosa cell tumor,JGCT) 两个亚型,两者临床病理学特征不同,除免疫表型外,并无其他共同特征。AGCT 发病年龄较大,有各种类似卵巢滤泡的组织学结构(典型者形成 Call-Exner 小体),可见核沟(典型者呈咖啡豆样特点),预后相对较好。JGCT 发病年龄很少超过 30 岁,组织学形态多样,可有明显的异型性,不出现 Call-Exner 小体与核沟,预后要差些。AGCT

有时与 JGCT 鉴别极为困难。AGCT 与其他性索间质肿瘤(特别是富于细胞性卵泡膜细胞瘤、支持-间质细胞瘤以及微囊性间质瘤)之间的形态学常有重叠,即使借助免疫组织化学染色(包括抑制素、钙网蛋白等常用性索间质肿瘤标志物),GCT 与这些肿瘤的鉴别诊断仍然非常困难。

近年来,RNA 测序(RNA-Seq)、外显子测序、全基因组测序等二代测序技术的进展推动了病理学的发展。RNA-Seq 技术已经在 AGCT 中得以成功应用,堪称典范。Sharab 等通过对 4 例 AGCT 进行 RNA-Seq 筛选得到一个 *FoxL2* 错义突变 402C→G(C134W),并证实该突变见于绝大多数 AGCT,而在 JGCT 和其他性索间质肿瘤中极为罕见。此后,许多研究证实,*FoxL2* 基因 402C→G(C134W)位点突变见于 95% 以上的 AGCT,在 JGCT、支持-间质细胞瘤、上皮性癌等其他肿瘤中极为罕见,因此,该突变是诊断 AGCT 敏感而特异的分子标志物。但是,*FoxL2* 基因突变在 AGCT 发生中的作用迄今并不十分清楚,可能与缺乏 AGCT 细胞系和可靠的动物模型有关。因此,目前尚不能称 *FoxL2* 基因 402C→G(C134W)突变为 AGCT 的驱动突变(drive mutation),其作为靶向治疗的价值亦有待于更多的工作。

(吕炳建)

第二节 妊娠相关疾病

从最初阶段开始直到结束妊娠,胎盘负责建立母亲和胎体之间的紧密接触,交换气体、营养物和排泄物。胎盘保护胎儿免受母体免疫系统攻击,并分泌妊娠相关激素和生长因子。胎盘由大量绒毛构成,为孕妇和胎儿之间的循环交流提供较大接触面积。在成熟胎盘中,母体血液通过子宫螺旋动脉进入绒毛间隙以促进气体和营养交换。母体血液中的气体和营养物质通过毛细血管内皮细胞,薄化的合体滋养层细胞和细胞滋养层细胞渗透入毛细血管中的胎儿血液。在正常情况下,母体和胎儿血液间无直接接触。氧化后的血液经过脐静脉返回胎儿体内。胎盘的正常生长受到多种因素调控,如表观遗传学中的印记基因在胎盘中大量表达,而在非胎盘组织中印记基因几乎不表达。

胎盘的病理改变和妊娠相关的疾病是造成胎儿宫内死亡、围生期死亡、宫内发育迟缓和先天畸形的重要原因,同时对孕产妇健康也构成重大威胁。胎盘各种调控因素的失调威胁到母体和胎儿,过度无序的增长可能会导致侵入性的恶性滋养细胞疾病,而胎盘发育不全则与产妇先兆子痫、胎儿宫内发育迟缓相关。本节主要讨论临床诊断中常涉及的病理疾病类型,分为早期妊娠、晚期妊娠相关疾病以及胎盘滋养层细胞肿瘤。同时也会讨论近年来基因组学、表观遗传学等在妊娠相关疾病中的研究进展。

一、早期妊娠异常

早期妊娠异常(disorders of early pregnancy)主要包括自然流产和异位妊娠。

(一) 自然流产

自然流产(spontaneous abortion)被定义为妊娠 20 周以前的流产,大多数发生于 12 周之前。50% 的胎儿早期流产多源于多倍体、非整倍体或者异位染色体异常。母体因素则包括黄体期缺陷、严重糖尿病、内分泌失调等。子宫黏膜下肌瘤、子宫畸形等可引起胎盘植入异常。而系统性疾病如高血压、抗磷脂抗体综合征、凝血功能障碍也可诱发流产。感染导致的免疫系统异常也被认为是流产的主要原因。虽然关于自然流产有大量研究正在进行,然而真正的发生机制目前仍然不明。

(二) 异位妊娠

异位妊娠(ectopic pregnancy)又称宫外孕,是指胎儿植入于子宫之外的位置。最常见的部位是在输卵管内,其他包括卵巢、腹腔和宫角。35% ~ 50% 的患者诱发条件是之前盆腔炎导致输卵管瘢痕(慢性滤泡性输卵管炎),其他因素包括阑尾炎、子宫内膜异位症和以前的手术。然而,在某些情况下,明显正常的输卵管也可发生异位妊娠。宫内节育器使异位妊娠的风险增加了约 2.5 倍。

输卵管妊娠常见的镜下表现为充满血液的管腔结构,可见胚囊被不成熟的胎盘绒毛包绕,侵入管壁,导致输卵管变薄,甚至破裂,引起腹腔内出血。

二、晚期妊娠异常

伴随着复杂的胎盘结构的成熟,多种疾病发生在孕晚期。胎盘后出血、胎盘早剥威胁母体和胎儿生命。子宫胎盘血流灌注异常可由胎盘着床植入异常或者血管相关疾病导致,其影响范围包括轻微的宫内发育迟缓、子宫胎盘缺血和先兆子痫。本节着重讨论先兆子痫。

子痫(eclampsia)的名来自中医《诸病源候论》

卷四十二："体虚受风,而伤太阳之经,停滞经络,后附遇寒湿相搏,发则口噤背强,名之为痉。妊娠而发者……名子痫。"先兆子痫(pre-eclampsia)在临床上表现为怀孕期间高血压、水肿和蛋白尿,是由血管内皮功能障碍所引起的全身性系统性综合征,大约占怀孕妇女的3%~5%,通常发生在妊娠周期的最后三个月,多见于初产妇,也常见于有葡萄胎、高血压、肾脏疾病或者凝血等病史的孕妇。病情加重、发展为惊厥者称为子痫。源于全身血管内皮功能障碍的其他并发症还包括血栓形成、急性肾衰竭和肺水肿。约10%的重度子痫前期的妇女发展为溶血、肝转氨酶升高、低血小板,简称为HELLP综合征。先兆子痫应与妊娠高血压相区别,后者无蛋白尿。

1. 发病机制 虽然导致先兆子痫的机制仍在进一步研究中,但是胎盘无疑起到最重要的作用,胎盘分娩后,多数先兆子痫的症状完全消失。先兆子痫的病理生理学改变包括弥漫血管内皮功能障碍、血管收缩导致高血压、血管通透性增加导致水肿和蛋白尿。最新研究表明,这些改变是由于胎盘来源的多种因子进入母体循环所导致。主要的病理发病机制如下。

(1)胎盘血管异常:先兆子痫最初的发病机制主要是异常的滋养层细胞植入以及容量血管缺乏正常生理学转化(图17-3)。在正常胎盘形成过程中,绒毛外滋养层细胞侵入至母体的螺旋动脉,动脉重塑,血管阻力降低,于是演变为直径较大的容量血管。同时,滋养层细胞浸润破坏血管平滑肌,逐渐取代血管内皮细胞(形成混合胎儿母体的血管),这一过程称之为"假性血管形成"或血管重塑。先兆子痫时,胎盘绒毛外滋养层细胞侵入到母体位置表浅的螺旋动脉,血管重塑失败,胎盘血流灌注不足,引起胎盘功能不全,这一病理现象称为"胎盘浅着床"。

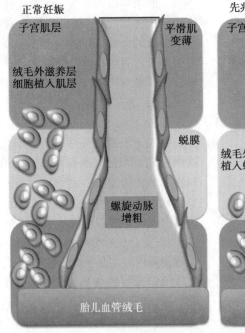
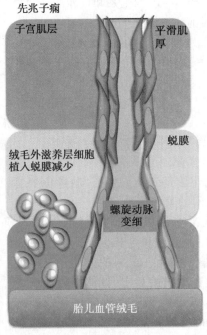

图17-3 正常妊娠和先兆子痫胎盘血管变化模式图

(2)内皮功能障碍,血管生成以及抗血管生成因子的失衡:根据推测,在应对缺氧反应时,缺血的胎盘释放各种因子进入母体血液循环,导致血管生成和抗血管生成因子的失衡,这反过来又导致全身血管内皮功能障碍和母体各种临床症状。抗血管生成的两个胎盘来源的因子sFltl和endoglin在先兆子痫中高出正常妊娠数倍。sFltl来源于缺氧的绒毛滋养层细胞,是血管内皮生长因子受体(VEGF)的可溶性形式,竞争性结合VEGF和胎盘生长因子,因此破坏后两者的促血管生成作用。同样,endoglin作为TGF-β受体的可溶性形式,结合TGF-β后抑制其细胞传导通路。动物实验证实,当sFltl和endoglin均升高时,大鼠出现严重蛋白尿、高血压、胚胎发育受限等重度先兆子痫的特点,以及出现HELLP综合征,包括肝脏转氨酶升高、血小板计数减少和溶血。sFltl和endoglin的作用与

VEGF 和 TGF-β 介导的内皮依赖性一氧化氮(NO)以及前列环素(PGI2)相关。

(3) 基因组学和表观遗传学改变:虽然单个个体所有细胞含有相同的 DNA 序列,但是不同细胞间功能和表型差异很大。这意味着除了遗传编程,细胞的表型是受另一种机制的调控,这就是所谓的表观遗传学(epigenetics)。2008 年的冷泉港会议达成了关于表观遗传学的共识,即"染色体的改变所引起的稳定的可遗传的表现型,而非 DNA 序列的改变"。表观遗传学的异常可能会导致癌症等疾病。表观遗传学主要研究表观遗传现象的建立和维持机制。其主要研究内容大致包括两方面内容:一类为基因选择性转录表达的调控,有 DNA 甲基化、基因印记、组蛋白共价修饰、染色质重塑;另一类为基因转录后的调控,包含基因组中非编码 RNA(non-coding RNA)、微小 RNA(miRNA)、反义 RNA、内含子及核糖开关等。

近年来的研究表明,表观遗传异常与先兆子痫的发生也有着重要的关系。在基因转录后的调控方面,多数研究集中在 miRNA 的研究,尤其是 miR-210 和 miR-182 在先兆子痫的胎盘表达上升超过 2 倍,miRNA 是先兆子痫的原因还是结果仍需进一步研究。在基因转录表达的调控方面,常见的方式包括基因组印记(genomic imprinting)。哺乳动物有一种现象,父亲和母亲在其生殖细胞中对于特定的染色体组位点会呈现不同的表观遗传模式,也就是在配子或合子发生期间,来自亲本的等位基因或染色体在发育过程中产生专一性的加工修饰,导致后代体细胞中两个亲本来源的等位基因有不同的表达活性的现象。相应地,具有这种差异的基因就被称为印记基因(imprinted genes)。失去印记(loss of imprinting,LOI)的 CDKN1C 基因在小鼠模型中可导致先兆子痫的临床症状,包括高血压和蛋白尿。同时在转录调控时异常的甲基化亦可导致先兆子痫。非印记基因 SERPINA3 的近端启动子在特定的 CpG 岛表现为显著甲基化,这种高甲基化多见于先兆子痫胎盘。

2. 病理组织学　胎盘显示为多种镜下微观改变,主要为胎盘剥离、缺血、血管损伤等。包括:①胎盘梗死:正常妊娠胎盘可有外周小的梗死灶,而先兆子痫的胎盘梗死灶面积大、数量多,同时梗死还发生在绒毛以及滋养层细胞;②胎盘后血肿:这是由于子宫胎盘血管的不稳定和出血导致的;

③蜕膜血管的异常植入:这是最具特征的表现,表现为血栓形成、纤维蛋白样坏死、内膜脂质沉积(动脉粥样硬化样表现),以及缺乏正常的生理转换。

肝脏病变严重者,出现不规则、局灶性、包膜下出血灶。镜下门脉毛细血管可有纤维蛋白样血栓以及坏死出血灶。同样的小血管血栓引起的局灶出血也可出现在脑、垂体前叶和心脏。

肾脏病变表现多样,电镜检查肾小球弥漫性病变,血管内皮细胞肿胀,纤维蛋白原来源的无定型致密物沉积在基底膜靠近内皮侧,同时系膜细胞增生。免疫荧光显示肾小球含有大量纤维蛋白,主要因为纤维蛋白血栓大量存在于皮质肾小球毛细血管。病变进一步发展,则出现双侧肾皮质坏死。

三、妊娠滋养细胞疾病

妊娠滋养细胞疾病(gestational trophoblastic disease,GTD)组织学上以胎盘组织包括绒毛和滋养层细胞异常增生为特点。最常见的临床症状包括突然子宫增大、阴道流血。血清人绒毛膜促性腺激素(human chorionic gonadotrophin,HCG)水平和盆腔超声影像学检查通常作为初始检查手段。

妊娠滋养细胞来自胚胎外的滋养层。滋养层细胞生长迅速,在胚囊表面形成许多绒毛(villi)。细胞滋养层细胞(cytotrophoblast)位于绒毛内层和间质接触;外层和子宫蜕膜接触,称为合体滋养层细胞(syncytiotrophoblast)。正常滋养层细胞具有某些独特的类似于恶性肿瘤的生物学特点。滋养细胞从包绕胚囊的部位离心性侵犯子宫内膜、肌层及螺旋动脉,建立子宫胎盘循环。滋养细胞因侵犯血管,在整个正常妊娠期广泛分布在血液中,分娩后消失。

WHO 分类将胎盘肿瘤分为原发性胎盘肿瘤(primary placental tumors)、继发性胎盘肿瘤(secondary placental tumors)以及胎盘滋养层细胞肿瘤(trophoblastic cell tumors of placenta)。前两者临床少见,本节着重讨论滋养层细胞肿瘤,包括葡萄胎和妊娠滋养细胞肿瘤。

(一) 葡萄胎

典型的葡萄胎(hydatidiform mole)大体上表现为细腻、易碎、壁薄、半透明囊状葡萄状结构组成的水肿绒毛。部分性葡萄胎可见胎儿组织。在过去,大部分葡萄胎患者在 4~5 个月妊娠期出现阴道流血时才发现,而现在由于超声影像的常规应用,绝大多数患者于孕早期确诊。

葡萄胎见于各个年龄段,多见于双峰年龄段,即 20 岁以下青少年和 40~50 岁之间,这两个年龄段易有受精缺陷。但是以人口为基础的葡萄胎登记研究表明,完全性葡萄胎和部分性葡萄胎不同。完全性葡萄胎在 20 岁以下青少年患者中更常见,之后随年龄增长而下降;而部分性葡萄胎随着年龄增长,发病率逐年升高。这一结果表明,完全性和部分性葡萄胎在病因学上存在差异。同时,研究表明完全性葡萄胎的发生与孕妇吸烟、饮酒、饮食习惯和使用口服避孕药无明显相关。

葡萄胎的发病率有明显的地区差异,欧美国家比较少见,美国约为 1:1000~1:2000 妊次,而东南亚国家的发病率大约高出 10 倍。我国统计约 1:1000~8.8:1000 妊次,其中浙江省比例最高。在自然流产的组织中发现 40% 的患者有一定的水泡样改变,但不诊断为葡萄胎。

1. 完全性葡萄胎(complete hydatidiform mole)

(1)发病机制:完全性葡萄胎是卵子在卵原核缺失或者失活的情况下与精原核结合后发育形成,因此染色体基因组完全是父系来源。其染色体核型为二倍体,其中 90% 为 46,XX,由一个无基因物质的空卵与一个单倍体精子(23,X)受精,经自身复制为二倍体(46,XX)再生长发育而成,成为空卵受精(即雄核发育,androgenesis)。其余 10% 少数核型为 46,XY,这是两个性染色体不同的精子(23,X 及 23,Y)同时空卵受精导致,称为双精子受精。

需要注意的是,复发性葡萄胎核型虽为二倍体,但是不同于完全性葡萄胎的完全父系来源,其遗传物质分别来自于父方与母方,由携带 23,X 的卵细胞与一个单倍体精子(23,X)结合为二倍体(46,XX)。遗传学研究表明,复发性葡萄胎可能由家族性遗传因素导致,相关基因定位于染色体 19q13.3-13.4,NLRP7 基因的缺失位于此区域。已有数据表明,NLRP7 富含亮氨酸区域集群性缺失,然而关于 NLRP7 蛋白功能是否正常,以及其缺失是否与滋养层细胞疾病相关尚未明确。同时,一些单纯父系遗传物质来源的完全性葡萄胎和部分性葡萄胎序列中也携带有 NLRP7 的缺失。关于此基因的功能及其与滋养层细胞的关系尚需大规模数据研究。

(2)病理组织学:完全性葡萄胎累及大部分绒毛,绒毛基质微血管消失,绒毛内大量积液造成囊样肿大,形成大小不等的水泡,伴随合体和细胞滋养层细胞的增生,同时绒毛外滋养层细胞岛也伴有增生。完全性葡萄胎其实是一种有滋养细胞增生的发生异常的胎盘。

对完全性葡萄胎作出正确诊断的重要意义在于其与侵袭性葡萄胎和绒毛膜癌发病危险性增高相关,是同一种疾病的不同时期。完全性葡萄胎有 15%~25% 的风险发展成侵袭性葡萄胎。免疫组织化学染色 p57(一种细胞周期抑制因子)可帮助诊断完全性葡萄胎。p57KIP2 基因是母体转录,但父系印记基因(来自父方的等位基因不表达,即无转录活性而处于沉默状态者,paternal imprinting),因此当胎体中遗传物质来源于母体时,p57 表达于母体蜕膜组织、细胞滋养细胞和间质细胞的绒毛。与此相反,由于 X 染色体在完全性葡萄胎中均来自父方,因此其绒毛滋养层细胞或间质细胞没有 p57 蛋白表达。

(3)临床表现:完全性葡萄胎的血清 HCG 水平较相同正常妊娠周期时明显增高,甚至超过多胎妊娠。早期完全性葡萄胎经过超声影像学检查显示为异常弥漫增大的绒毛后应施行刮宫术。因为超过 10% 的葡萄胎会转化为持续性妊娠滋养细胞肿瘤,因此术后检测血清激素水平尤为重要。同时 2.5% 的完全性葡萄胎继发绒毛膜癌,至少需持续监测血清 HCG 水平半年至 1 年,直到 HCG 持续下降至 0 左右。

2. 部分性葡萄胎(partial hydatidiform mole)

(1)发病机制:部分性葡萄胎核型通常为三倍体,80% 为 69,XXY,其余是 69,XXX 或 69,XYY,甚至极少数情况下为四倍体(92,XXXY)。染色体主要来自一个正常卵子与双精子受精,由此带来一套多余的父方染色体成分;也可由于一个正常的单倍体卵子(或精子)与减数分裂失败的二倍体配子结合所致。过去很多病理学家都认为,部分性葡萄胎是正常组织发展成为完全性葡萄胎中间的一个过程的体现。实际上,利用遗传学基因分析技术,发现两者是不同的疾病(表 17-5,图 17-4)。部分性葡萄胎未见后续发展为绒毛膜癌的报道。

(2)病理组织学:过去,部分性葡萄胎又称为"过渡性水泡状胎"。组织学上部分胎盘绒毛发生水泡状变性,这些绒毛具有扇贝形(又称为海岸形)的特点,而其他绒毛较小,不发生明显改变。部分可有轻度局灶性滋养细胞增生。由于携带母方与父方基因,因此宫腔内通常有部分胚胎发育,并且可见羊膜。

表 17-5 完全性和部分性葡萄胎临床病理学特点比较

	完全性葡萄胎	部分性葡萄胎
症状	第二孕期自然流产 子宫大于相应的停经月份的妊娠子宫 严重阴道流血 先兆子痫	第一孕期自然流产 子宫小于相应的停经月份的妊娠子宫 中度流血
大体	胎盘绒毛全部受累,无胎儿及其羊膜附属物,宫腔内充满水泡	仅部分胎盘绒毛发生水泡状变性,宫腔内尚有胚胎组织或者羊膜
组织学	伴有异型性的滋养细胞增生。无胎儿血管	轻度局灶性滋养细胞增生,罕见有异型性。存在胎儿血管
细胞基因表型	46,XX(父系来源)	69,XXY 或者 69,XXX(三倍体)
p57 蛋白表达	无	有
持续性妊娠滋养细胞疾病(PGTD)	约20%	约5%
继发绒毛膜癌	2% ~3%	无报道

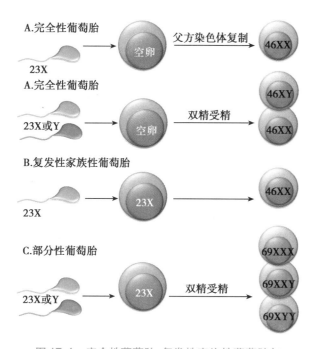

图 17-4 完全性葡萄胎、复发性家族性葡萄胎与部分性葡萄胎的核型起源

（二）妊娠滋养细胞肿瘤

1. 侵袭性葡萄胎　局部细胞滋养层细胞和合体滋养层细胞浸润侵入子宫肌层和血管,镜下肌层间可见葡萄胎样绒毛结构,被称为侵袭性葡萄胎(invasive mole),多发生于葡萄胎清除后 6 个月内。其转移比较少见,少部分水肿绒毛由于侵袭血管,发生远端器官栓塞,例如肺脏和脑,但栓塞后并不在器官内转移生长。

（1）发病机制:通常为二倍体核型,但也可以是非整倍体。转录因子 Oct4 维持胚胎干细胞多能性,同时其高甲基化对滋养层细胞分化起着关键的作用。*Oct4* 基因甲基化和非甲基化在正常胎盘均可见,而 33% 的葡萄胎只显示甲基化改变。此外,抑癌基因 *p16*、*HIC-1*、*E-cadherin* 的异常甲基化状态在葡萄胎中也可观察到。

（2）临床表现:多见不规律阴道流血和子宫增大,血清 HCG 增高以及卵巢黄体化。侵袭性葡萄胎具有恶性肿瘤的特点,但治疗效果及预后均较绒毛膜癌好,部分病例可发生自行性消退。治疗主要是化疗或加手术治疗。

2. 绒毛膜癌　绒毛膜癌(choriocarcinoma,简称绒癌)是滋养层细胞恶性肿瘤,继发于葡萄胎、流产或足月分娩以后,少数可发生于异位妊娠后。近年来随着规范化化疗甲氨蝶呤或者嘧啶类药物的联合应用,近 90% 的绒癌预后较好。但是化疗耐药仍是患者治疗失败的主要原因。

绒癌发病率在美国不常见,约为(2 ~7)/10 万妊次,年龄标准化后发病率在 15 ~49 岁人群中为 0.18/10 万女性。而绒癌在非洲国家统计更为常见,例如尼日利亚达到 1/2500 妊次。50% 的绒癌继发于葡萄胎,25% 继发于流产,而 22% 则继发于正常妊娠。非葡萄胎妊娠后发生的 GTD 几乎均为绒癌,偶尔发生于卵巢生殖细胞者称为原发性绒毛膜癌。

（1）发病机制：大多数绒毛膜癌有非整倍体的染色体核型，其中约四分之三含有 Y 染色体。基础医学通常使用绒毛膜上皮细胞株进行基因组学等研究。如前所述，*Oct4* 甲基化的改变在 GTD 的发病机制中有着重要作用。甲基化和非甲基化的 *Oct4* 在正常胎盘中共存，而绒毛膜上皮细胞株仅显示甲基化的等位基因。同时，高甲基化使 *Oct4* 在绒癌中表达下降，使其可成为未来绒癌的诊断乃至治疗靶点。抑癌基因 *p16*、*HIC-1*、*TIMP3* 和 *E-cadherin* 的异常甲基化状态也与侵袭性绒癌发病相关。

（2）组织病理学：典型绒癌表现为柔软、新鲜、黄白相间的肿瘤，伴有明显缺血性坏死倾向、囊性软化灶及广泛出血。镜下观察不到绒毛结构，主要表现为合体与细胞滋养层细胞的增生，大量核分裂象，并伴有异型。滋养层细胞侵入子宫肌层和血管导致大面积出血和坏死，同时滋养层细胞入侵盆腔邻近组织及远处器官，最常见的为肺、脑、肝、盆腔、阴道、脾、肠道及肾脏。

（3）临床表现：子宫绒癌检查时少见较大包块，常伴有阴道不规律流血或黄色液体分泌物。症状通常出现在正常妊娠、流产或者刮宫术之后。发现肿瘤后，胸部和骨影像学检查常发现转移灶。绒癌血清中人绒毛膜促性腺激素 HCG 显著高于正常妊娠和葡萄胎。绒癌的治疗取决于肿瘤分期、危险评分（表 17-6）和患者未来的妊娠要求。化疗对绒癌有较高治愈率，很多患者痊愈后正常妊娠、分娩。

3. 胎盘床滋养层细胞肿瘤 胎盘床滋养层细胞肿瘤（placental site trophoblastic tumor, PSTT）是一种罕见的从胎盘着床部位发生的恶性肿瘤，占妊娠滋养肿瘤的 2% 以下。镜下可见大量肿瘤样增生的绒毛外滋养细胞，也称为中间滋养层细胞（intermediate trophoblasts）。正常妊娠时，中间滋养层细胞位于绒毛外部位，如胎盘着床处、胎盘实质的细胞岛、绒毛膜板和胎膜。反之，合体滋养层细胞和细胞滋养层细胞只出现在绒毛。中间滋养层细胞为多边形单核细胞，细胞质丰富，分泌人胎盘催乳素。

（1）组织病理学：恶性转化的中间滋养层细胞形成宫内包块，浸润肌层，易侵犯血管。肿瘤细胞含有人胎盘催乳素，但是仅有零星细胞表达人绒毛膜促性腺激素（HCG）。血清中 HCG 低于绒癌血清值，因此，HCG 不可作为 PSTT 的血清指标。PSTT 主要需与内膜炎相鉴别，后者主要表现为胎盘着床部位子宫内膜、蜕膜和浅肌层有多核合体滋养细胞或兼有少量细胞滋养细胞，其中混有不同程度的炎症细胞，为一种局部的生理反应，可自行倒退。当细胞出现大量的有丝分裂象，并破坏性侵入子宫肌层造成坏死，可考虑为 PSTT。

（2）临床表现：PSTT 生长速率慢于绒癌，半数于足月妊娠后数月至数年才显现。由于 PSTT 对化疗不敏感，因此在利用化疗将 HCG 降为正常后，如果残余病变仅局限于子宫，一般行子宫切除术。但是超过 35% 的患者在诊断时已经有远处转移，转移部位常见于肺、盆腔和淋巴结，中枢神经系统、肾脏和肝脏转移也有报道。仅有局部病变或者较前次妊娠少于两年的患者预后良好，而肿瘤发现时较前次妊娠超过两年或者处于进展期则预后差。

4. 上皮样滋养层细胞肿瘤 上皮样滋养层细胞肿瘤（epithelioid trophoblastic tumor, ETT）是一种极为罕见的妊娠滋养细胞肿瘤。虽然最初被称为非典型绒癌，因为其侵袭性比绒癌略低，现在被认为是一个独立的诊断个体。病理上，ETT 具有上皮样细胞的单一形态，在宫颈管发生时，镜下类似于宫颈鳞状细胞癌。其临床表现更为接近 PSTT，有一个从良性到恶性的临床变化过程。约有三分之一的患者出现远处转移，通常在肺脏。

（三）妊娠滋养细胞疾病的预后

妊娠滋养细胞疾病即使出现远处转移，预后依然良好，尤其当只有肺脏累及时。治愈的概率取决于以下因素：组织学类型（侵袭性葡萄胎或绒癌）；疾病波及范围/肿瘤大小；血清 β-HCG 水平；病程从最初的怀孕到开始治疗的间隔；特定的转移部位和数量；先前怀孕的性质和治疗前的程度。

因此，传统的 TNM 分期系统对预后评判价值有限。为此，国际妇产联盟（the International Federation of Gynecology and Obstetrics, FIGO）和美国癌症联合委员会修订了 WHO 预后评分系统来评定妊娠滋养细胞肿瘤的分期和预后（表 17-6）。

表 17-6 第一部分:国际妇产联盟(FIGO)解剖学分期

Ⅰ	病变局限于子宫
Ⅱ	病变扩散至子宫外,但仍局限于生殖器官(附件、阴道、阔韧带)
Ⅲ	病变涉及肺脏,并伴有已知或未知的消化道侵袭
Ⅳ	其他转移部位

第二部分:修订的 WHO 预后评分系统

	0	1	2	4
年龄	<40	≥40	–	–
先行妊娠	葡萄胎	流产	足月产	–
指数妊娠间隔月数(interval months from index pregnancy)	<4	4~6	7~12	>12
治疗前血清 HCG 水平(IU/L)	$<10^3$	$10^3 \sim 10^4$	$10^4 \sim 10^5$	$>10^5$
最大肿瘤体积	<3	3~4cm	≥5cm	–
转移部位	肺	脾脏、肾脏	胃肠道	肝脏、脑
癌转移数	–	1~4	5~8	>8
之前失败的化学治疗	–	–	单一用药	超过2种联合用药

评分 7 分或以上为高危组。规定分期和预后评分分别采用以下格式:分期用罗马数字 Ⅰ、Ⅱ、Ⅲ、Ⅳ;预后评分用阿拉伯数字代表,中间以冒号隔开,例如"Ⅱ:4 期"。这一新的分期系统便于临床资料的总结与比较,同时融入了 WHO 评分系统,具有准确评估预后、正确指导临床选择治疗的优点;此外,使得滋养细胞肿瘤的诊断标准、预后评估及资料比较等方面达到了统一。但这一新的分期系统尚有待于大宗病例的前瞻性研究的进一步检验。

虽然国际上女性妊娠滋养细胞疾病的治愈率已能达到 98%,但是由于我国很多偏远山区诊断延迟以及部分女性化疗药物拮抗,仍有部分女性死于妊娠滋养细胞疾病。因此,未来研究如何提高药物疗效、降低肿瘤耐药是当务之急。

同时,我们也需开展大规模随访,确定有关葡萄胎、绒癌等的最佳预后指标,使患者及时接受适当治疗,尤其是患有复发性妊娠滋养细胞疾病的女性,其正常妊娠的几率在国内依然没有明确统计。未来还需要从核酸、表观遗传和蛋白水平结合临床随访进行验证,全面了解妊娠滋养细胞疾病和自然流产的分子发病机制,以用于临床疾病的诊断、预防和靶向治疗。而且,如何在国内甚至国际间建立集中治疗罕见病例(如 PSTT、ETT)的体系也需进一步讨论。

(桂婷 周庚寅)

第三节 乳腺癌的分子分型与治疗

恶性肿瘤的治疗已经从基于表型的循证医学模式向基于基因的个体化医学模式转变。总的来说,乳腺癌的治疗手段包括对局部病灶进行手术治疗、放射治疗或两者联合,以及对全身性疾病进行细胞毒化疗、内分泌治疗、靶向治疗或联合应用以上手段。为乳腺癌患者制订最合适的个体化治疗方案需要参考多种预后和预测因素。最为经典的参考依据包括肿瘤的组织学特征、分级、手术切缘情况、肿瘤大小、腋窝淋巴结转移状况、肿瘤雌激素受体(estrogen receptor,ER)/孕激素受体(progestron receptor,PR)水平、人表皮生长因子受体 2(human epidermal growth factor receptor 2,HER2)状态、有无可检测到的转移病灶、并发症情况、年龄及绝经状态、患者意愿等。肿瘤分期在很大程度上决定了局部手术治疗和全身辅助治疗的方案选择及治疗顺序;组织学类型的恶性程度或预后好坏则影响了采取全身治疗的积极性;而病理学特征是接受内分泌治疗(ER/PR 阳性)和靶向治疗(如 HER2 扩增或过度表达,接受曲妥珠单抗治疗)的重要参考依据。

然而,乳腺癌是一类在分子水平上具有高度异质性的疾病,上述的经典指标对每一位患者的评估尚不够精确。即使是肿瘤大小、组织学类型、分级和淋巴结转移状态完全相同的患者,因其基因组学与分子遗传学的不同,导致了肿瘤生物学特性的差异,故治疗方案的选择与预后生存也存在差异。随着基因组学技术的迅速发展,生物医学已经进入分子诊断与治疗的新时代,乳腺癌的传统形态学分类已不能适应乳腺癌临床诊断与治疗的需求。近年来,学者们综合分析了大量患者的基因表达谱信息与预后生存信息,对乳腺癌进行了基因组学层面的分子分型。从分子水平阐明肿瘤异质性产生的原因和特点,将有助于获得更精细的预后和预测信息,有利于乳腺癌患者的个体化治疗。

一、乳腺癌分子分型标准的研究进展

(一)应用基因表达谱技术进行乳腺癌分子分型

2000 年,Perou 等首先提出了乳腺癌分子分型(molecular classification)的概念。作者对 42 例乳腺癌患者的 65 个肿瘤样本进行了基因表达谱分析(包含 8102 个基因)。研究选取了 496 个在不同肿瘤之间显著差异表达的"固有基因亚群",并据此将检测标本分为 ER 阳性及阴性两组。ER 阳性组基因表达情况与乳腺腔上皮细胞表达相似,因此又被称为腔面型(luminal 型)乳腺癌,并被进一步分为 luminal A 型[ER(+)/HER2(-)]及 luminal B 型[ER(+)/HER2(+)]。根据肿瘤基因表型,ER 阴性组被分为 3 型:HER2 过表达型[ER(-)/HER2(+)]、基底样(basal-like)型[ER(-)/HER2(-)]及正常乳腺样(normal breast-like)型。至此,Perou 等首先依据基因谱表达情况对乳腺癌进行分类,提出的乳腺癌 5 种分型被更多的研究所证实,成为目前乳腺癌分子分型的基础。不同的乳腺癌分子亚型在预后以及对化疗、靶向治疗和内分泌治疗的反应性等方面均存在各自不同的特性。

值得一提的还有三阴性乳腺癌(triple-negative breast cancer,TNBC),即 ER、PR 和 HER2 均不表达。这是一组在分子遗传学上具有异质性的疾病,治疗效果与预后生存均比其他类型的乳腺癌更差。Lehmann 等分析了 587 例 *TNBC* 的基因表达谱,将其分为 6 种亚型:2 种基底样亚型、免疫调节亚型、间充质亚型、间充质干细胞亚型、管腔雄激素受体亚型。不同亚型表现出了独特的基因表达谱,并且可能有不同的"驱动"信号通路。例如,基底样亚型的细胞周期与 DNA 损伤修复相关基因高表达,可能对铂类化疗药有效;间充质亚型和间充质干细胞亚型的上皮间质转化与生长信号转导通路相关基因高表达,可能对 PI3K/mTOR 抑制剂和 Abl/Src 抑制剂敏感;管腔雄激素受体亚型的雄激素受体通路异常激活,可能对雄激素受体抑制剂更加敏感。该分子分型可能为将来 TNBC 的靶向药物研发、疗效预判、指标选择与临床试验提供理论依据。

(二)主要基于免疫组化技术的乳腺癌分子分型

分子分型的"金标准"是基因表达谱技术。然而基因表达谱分析在临床运用中存在不少障碍,例如对样本质量要求高,需要新鲜或冷冻组织,需要专门

的检测设备,检测技术较为复杂,成本昂贵,因而在临床常规病理实验室推广疾病表达谱进行分子分型存在较大的困难。为了构建一个具有临床价值、技术简单易行的分子分类,学者们已做了大量基于免疫组织化学(immunohistochemistry,IHC)染色技术的分子分类研究,并且将其与临床结局联系起来。

研究表明,运用较少的 IHC 标记也能够将乳腺癌划分腔面亚型、基底亚型和 HER2 过表达亚型等,每个亚型的临床病理意义与基因表达谱分析的结果类似。文献中曾较多使用的三种以 IHC 为基础的乳腺癌分子分型体系是:①细胞角蛋白分型:以检测基底型细胞角蛋白(cytokeratin,CK)标记为基础,包括 CK5/6、CK14 和 CK17。②三阴性(triple negative,TN)分型:将基底亚型定义为缺乏 ER、PR 和 HER2 的表达。TN 肿瘤常常被作为基底亚型肿瘤的代名词。然而目前的研究显示,TN 肿瘤与基底亚型肿瘤并不完全相同。③CK/TN 分型:每个亚型的具体定义见表 17-7。有研究显示,CK/TN 分型与基因表达谱分子分型的一致性最佳,因此为广大临床医师和学者们所认同。

表 17-7 乳腺癌的 CK/TN 分型

分子分型	IHC 指标
腔面 A 型	ER 和(或)PR 阳性,HER2 阴性
腔面 B 型	ER 和(或)PR 阳性,HER2 阳性
基底样型	ER、PR、HER2 均阴性,CK5/6 和(或)CK14 和(或)CK17 和(或)EGFR 阳性
HER2 过表达型	ER 和 PR 阴性,HER2 阳性
裸表达型	ER、PR、HER2、CK5/6、CK14、CK17、EGFR 均阴性

2013 年,在第 13 届 St Gallen 国际乳腺癌大会上,专家委员会达成了乳腺癌分子分型的最新共识,接受将传统的临床病理学指标作为替代分型的依据,具体标准见表 17-8。但需要注意的是,部分地区在临床上已经能够进行多基因分子检测,许多临床医师倾向于根据多基因检测结果而非替代指标来判断腔面型疾病是否使用化疗。

"腔面 A 型样"肿瘤对内分泌治疗更敏感,肿瘤恶性程度较低,预后较好,而"腔面 B 型样"肿瘤对内分泌治疗敏感性较差,肿瘤恶性程度更高,预后较差。尝试区分这两种分子亚型的最大原因是:"腔面 A 型样"通常不推荐使用辅助细胞毒化疗,而"腔面 B 型样"推荐使用化疗。St Gallen 乳腺癌分子分型系统与 CK/TN 分型的最大差异之一就是:从腔面 A 型中进一步分出肿瘤学恶性程度较高

的一组乳腺癌定义为"腔面 B 型样（HER2 阴性）"，例如 Ki-67 高表达，PR 阴性或低表达，或多基因表达检测结果为高复发风险。"腔面 B 型样"肿瘤包括了缺乏"腔面 A 型样"特征的腔面肿瘤。因此，Ki-67 高表达或 PR 低表达可以用来区分"腔面 A 型样"和"腔面 B 型样（HER2 阴性）"。来自单一参考实验室的研究结果表明，将 Ki-67<14% 作为阈值进行分型，与腔面 A 型基因表达谱分型的一致性最好，故 Ki-67 高表达推荐定义为≥14%。

表 17-8　2013 年 St Gallen 国际乳腺癌大会乳腺癌分子分型专家共识

分子分型	临床病理学替代指标定义
腔面 A 型	*"腔面 A 型样（luminal A-like）"* 同时满足以下条件：ER 和 PR 阳性，HER2 阴性，Ki-67 低表达，多基因表达检测结果为低复发风险（如果多基因表达检测可行）
腔面 B 型	*"腔面 B 型样（luminal B-like）（HER2 阴性）"* ER 阳性，HER2 阴性 且至少满足下面一条：Ki-67 高表达，PR 阴性或低表达，多基因表达检测结果为高复发风险（如果多基因表达检测可行）*"腔面 B 型样（HER2 阳性）"* ER 阳性，HER2 过表达或基因扩增，任何状态的 Ki-67，任何状态的 PR
Erb-B2（HER2）过表达型	*"HER2 阳性（非腔面型）"* HER2 过表达或基因扩增，ER 和 PR 阴性
基底样型	*"三阴性（ductal）"* ER 和 PR 阴性，HER2 阴性

值得注意的是，关于激素受体阳性值的界定，ASCO/CAP 与 St Gallen 有不同的标准。2013 年 St Gallen 标准指出，在鉴别"腔面 A 型样"与"腔面 B 型样"肿瘤时，PR 的阳性临界值取≥20%，与腔面 A 型基因表达谱分型的一致性最好。而 2010 年 ASCO/CAP 将乳腺癌 ER 和 PR 免疫组化染色阳性界值均定义为 1%，即≥1% 的肿瘤细胞呈 ER 或 PR 核阳性着色时可判定为阳性。

St Gallen 国际乳腺癌大会专家特别指出，高质量的病理学诊断与质控措施对这些指标的判读尤其重要。然而来自不同病理实验室的 IHC 参数/临界值的绝对值是有差异的。因此，制定本地区的检测标准与规范才能给出最有用的 Ki-67 和 PR 等指

标的阳性临界值。

部分地区已经能够进行多基因检测。在临床实践中，对于 ER 阳性、HER2 阴性的乳腺癌患者，医师将通过多基因检测的结果来判断化疗的适应证。学者们认为，Paik 等建立的 21 基因复发评分（recurrence score，RS）模型不仅能提供腔面型患者复发风险等预后信息，也能提供细胞毒化疗和内分泌治疗的疗效预测信息。前瞻性与回顾性临床研究均表明，当 21 基因的 RS 值大于 31 时，复发风险高，能够从化疗中获益。

St Gallen 乳腺癌分子分型系统与 CK/TN 分型的第二大区别是使用三阴性乳腺癌替代了基底样型。"三阴性"和"基底样"亚型之间的重合度约为 80%。在基因表达谱分析中，一些 ER 呈弱阳性的样本可能被聚类到非腔面的亚型中。"三阴性"也包括了一些特殊组织学类型，如腺样囊性癌。

二、不同分子分型乳腺癌的治疗原则

从多个基因的分子水平上对乳腺癌进行亚型的划分，其根本目的在于从一组异质性的肿瘤中找出预后与治疗反应均类似的亚组，从而实现最佳的个体化治疗。理想的分子分型将能够鉴别出各组分子遗传学背景不同的肿瘤。不同亚组肿瘤的致病驱动基因（driver gene）和活化的致癌通路可能不同，导致肿瘤学特性各异，复发转移风险不一，需要个体化选择不同的治疗方案。

（一）乳腺癌分子亚型的全身辅助治疗原则

2013 年，St Gallen 国际乳腺癌大会专家委员会为不同分子亚型的乳腺癌推荐了全身治疗方案，具体见表 17-9。

表 17-9　2013 年 St Gallen 国际乳腺癌大会乳腺癌分子亚型的全身辅助治疗推荐

分子亚型	治疗原则
腔面 A 型样	内分泌治疗是最重要的治疗措施，通常仅需内分泌治疗
腔面 B 型样（HER2 阴性）	全部患者均需要内分泌治疗，大部分患者需要加用化疗
腔面 B 型样（HER2 阳性）	化疗+抗 HER2 治疗+内分泌治疗
HER2 阳性（非腔面型）	化疗+抗 HER2 治疗
三阴性（ductal）	化疗
特殊组织学类型*	
A 内分泌反应型	内分泌治疗
B 内分泌无反应型	化疗

*特殊组织学类型指：内分泌反应型（筛状癌、小管癌和黏液癌）；内分泌无反应型（大汗腺癌、髓样癌、腺样囊性癌和化生性癌）

(二) 辅助内分泌治疗

对于绝经前激素受体阳性的乳腺癌妇女,标准内分泌治疗方案是他莫西芬(tamoxifen,TAM)。目前 ATLAS 临床试验的结果表明 TAM 的疗程超过 5 年可能更加合适。然而,是否有必要联合卵巢功能抑制治疗,以及芳香化酶抑制剂(aromatase inhibitor, AI)联合卵巢功能抑制治疗能否替代他莫西芬,还需要等待临床试验 SOFT 和 TEXT 的结果。对于绝经后内分泌反应型的乳腺癌妇女,基于 MA.17 试验的结果,推荐使用"TAM 5 年+来曲唑"方案。如果内分泌治疗方案中包含了 AI(如"AI 序贯 TAM"治疗方案),那么治疗是否应该从 AI 开始尚有争议。大部分专家同意初始 AI 治疗 2 年后应换用 TAM。对于初始治疗使用 TAM,或初始 AI 治疗短于 5 年的淋巴结阳性患者,推荐内分泌治疗 5 年后再延长使用 AI。而初始 AI 治疗 5 年后,可以再用 TAM 延长内分泌治疗。

(三) 辅助化疗

辅助化疗的适应证包括:组织学 3 级,Ki-67 高表达,激素受体低表达,HER2 阳性或者三阴性,21 个基因 RS 值高,70 个基因特征为高风险,阳性淋巴结个数≥3 个。

"腔面 A 型样"对化疗的敏感性较差。但是,当该亚组患者具有以下的相对适应证时,专家推荐可以加用化疗:①21 个基因 RS 值较高(如大于 25);②70 个基因检测结果为高风险状态;③组织学 3 级;④阳性淋巴结个数≥4 个。年轻(<35 岁)本身作为指征仍存在较大争议,并且不同地区对腔面型肿瘤加用化疗的指征差异较大。专家组并未选择特定的化疗方案,可以考虑任何标准的治疗方案,包括一线和二线方案(CMF、AC 和 TC)。

"腔面 B 型样(HER2 阴性)"的化疗方案应该包含蒽环类抗生素,至少 6 个周期。目前还没有证据表明"腔面 B 型样(HER2 阳性)"亚组可以不加用化疗。对于这组患者,专家组推荐选用包含紫杉醇和蒽环类抗生素的化疗方案。

对于"三阴性 ductal"亚型,专家组强烈推荐含紫杉醇和蒽环类抗生素的化疗方案,但不认为特别需要含铂类或烷化剂的方案。

(四) 抗 HER2 治疗

"HER2 阳性(非腔面型)"患者选用抗 HER2 治疗的适应证是:T 分期在 pT1b 及以上(即肿瘤最大径>5mm),或淋巴结阳性。专家组推荐应用曲妥珠单抗进行抗 HER2 治疗,疗程为 1 年。

(五) 小结与展望

对乳腺癌进行精确的分子分型能够指导个体化的全身辅助治疗。分子分型的"金标准"是基因表达谱技术。然而该技术对样本质量与检测软硬件的要求均较高,其应用通常仅限于科研,尚未在临床推广应用。因而临床医师和专家们尝试寻求临床病理学指标来替代基因表达谱对乳腺癌进行类似的分子分型。目前被普遍接受的是 2013 年 St Gallen 国际乳腺癌大会制定的分型标准。但是需要注意,替代指标的阳性临界值存在地区性差异。规范化和统一地区各病理实验室的检测标准,将有助于界定适合当地患者群的阳性临界值。随着基因表达谱技术的迅猛发展,将来有望直接用基因表达谱技术对石蜡样本进行高通量和低成本的分析,准确判断患者个体的分子分型,制订个体化治疗计划。此外,除了基因表达谱外,基因遗传学(如基因突变、基因多态性)和表观遗传学(如启动子甲基化)的改变可能也将成为未来分子分型的新判断指标。

(钟晓蓉 步宏)

第四节 前列腺腺癌的病理学进展

前列腺腺癌(包括腺泡细胞癌和导管腺癌,又简称前列腺癌)是世界上第 6 大癌症死因,其发生率在世界范围内有很大的差异,欧美国家的白种人发病率最高,亚洲人发病率最低。但是随着生活方式的改变,我国男性的前列腺癌发病率明显增加,在北京和上海,前列腺癌已成为男性第 5~6 位的癌。前列腺腺癌的病理学研究近年来取得了一些进展,本章主要简要介绍前列腺腺癌在危险因子、分子病理改变、病理诊断标志物和肿瘤分级方面的进展,最后介绍目前前列腺腺癌诊疗面临的问题。

一、前列腺腺癌的危险因子

已知前列腺腺癌的危险因子包括年龄、种族和家族史。其他可能的危险因子包括环境、饮食和激素水平。前列腺癌很少在 50 岁以下的男性中发生,2001 年至 2005 年间,前列腺腺癌的中位发病年龄为 68 岁。大约 25% 的前列腺癌患者有家族史,患病的危险度与亲属的患病年龄和患病人数有关。有家族史的前列腺癌包括两种情况:家族性的前列腺癌和遗传性的前列腺癌。最近已经发现一些前列腺腺癌的易感基因,这些基因的产物很多参与对感染的反应和 DNA 损伤及细胞周期调控,这些基因包括 *RNase L/HPC1*、*ELAC2/HPC2*、*MSR1*、*NBS1*、

OGG1、*CHEK2*、*MIC1*、*PON1* 和 *BRCA2* 等。

前列腺癌在世界各种族中的差异很大（欧美人高，亚洲人低），表明跟种族的遗传背景可能有很大的关系。亚洲人移民到美国后，前列腺癌的发病率增加，介于亚洲本土人和美国白种人之间，表明环境、饮食也可能有一定的作用。目前认为，饮食中危险度最高的是高脂饮食（特别是红肉中的脂肪），而西红柿中的 lycopene 则能降低前列腺癌发生的危险性。激素也对前列腺癌的发病起一定作用，睾酮和其衍生物二氢睾酮能促进前列腺癌的生长。

二、前列腺腺癌的分子病理

随着分子生物学技术特别是高通量测序技术的发展，近年来，前列腺腺癌分子改变方面的研究取得了一些进展。前列腺腺癌的分子机制虽然很复杂，但还是有一些共同的分子改变，这些包括编码 ETS（E-twenty-six）家族转录因子的基因重排，*PTEN* 基因失活，*SPINK1* 过表达和 *SPOP* 基因突变。

（一）ETS 家族转录因子的基因重排

2005 年，Tomlins 等人采用 cancer outlier profile analysis 的方法分析前列腺腺癌组织芯片的基因表达结果，发现一些前列腺腺癌含有 ETS 家族转录因子（ERG 和 ETV1）基因重排。进一步的研究发现，位于 22q22.3 的 *TMPRSS2*（transmembrane protease, serine 2）基因的 5'-非翻译区与 21q22.2 的 *ERG* 或者 7p21.2 的 *ETV1* 融合。

TMPRSS2-ERG 在前列腺腺癌中出现比例跟人种有很大的关系，白种人中 *TMPRSS2-ERG* 融合基因见于大约 50% 的前列腺腺癌患者，黑种人大约为 30%，亚洲人中中国人的比例大约为 20%，日本人大约为 15%～30%，韩国人大约为 20%。研究提示，*TMPRSS2-ERG* 可能是促使前列腺高级别上皮内瘤变（HGPIN）向前列腺腺癌转化的早期分子改变（白种人中，位于前列腺腺癌附近的高级别前列腺上皮内瘤变大约有 20% 含有 *TMPRSS2-ERG* 融合基因）。在这个融合基因中，*TMPRSS2* 的 5'启动子在雄激素存在的情况下启动 *TMPRSS2-ERG* 转录，编码一个 ERG 蛋白转录因子的截短（truncated）蛋白。*ERG* 作为癌基因，启动一系列异常的分子改变，包括提高细胞的迁移能力。目前的研究结果提示，含 *TMPRSS2-ERG* 融合基因的前列腺腺癌的预后比不含这种融合基因的前列腺腺癌的预后要差。

TMPRSS2 除了跟 *ERG* 融合外，还跟 ETS 家族其他成员的基因融合，包括 *ETV1*（5%）、*ETV4*（1%）、*ETV5*（1%）和 *ELK4*（5%）。此外，除了 *TMPRSS2* 外，还有其他 3 个基因跟 *ERG* 和其他 ETS 家族成员的基因融合，这 3 个基因分别是 *SLC45A3*、*HERPUD1* 和 *NDRG1*。跟 ETS 基因家族融合的上述基因均含有雄激素作用序列。这些融合基因中，*TMPRSS2-ERG*、*TMPRSS2-ETV1* 和 *SLC45A3-ERG* 的融合占 ETS 融合相关性前列腺腺癌（主要是 *TMPRSS2-ERG*）的 90%。

与含有 ETS 家族重排/融合的前列腺腺癌相比，另外一种少见的基因重排涉及 *RAF* 激酶基因，包括 *SLC45A3-VRAF*、*ESRP1-RAF1* 和 *RAF1-ESRP1*，这些重排/融合发生的比例很低，见于大约 1% 的晚期前列腺腺癌。

（二）*PTEN* 基因失活

PTEN（phosphatase and tensin homolog gene）基因位于 10q23.3。PTEN 是 PI3K（phosphatidylinositide 3-kinases）信号转导通路的负调节因子，PTEN 失活后，PI3K 通路上调，细胞增长失去控制，凋亡减少，血管生成增加。前列腺腺癌中 PTEN 失活的比例高达 44%。PTEN 在前列腺腺癌中失活的方式包括点突变、启动子甲基化，但是最常见的方式是基因缺失。*PTEN* 缺失跟 *TMPRSS2-ERG* 基因重排常常同时发生，有专家认为 *PTEN* 缺失和 *ERG* 重排具有协同作用，启动前列腺腺癌的发生和进展。

（三）*SPINK1* 基因过表达

SPINK1（serine peptidase inhibitor, Kazal type 1）过表达见于 6%～8% 的前列腺腺癌，*SPINK1* 编码分泌型丝氨酸蛋白酶抑制剂（secreted serine protease inhibitor）。*SPINK1* 过表达和 *ERG* 基因融合在前列腺腺癌种基本上是相互排斥的，即 *SPINK1* 过表达见于 *ERG* 阴性的前列腺腺癌。*SPINK1* 过表达的肿瘤的生物学行为比较激进。*SPINK1* 与表皮生长因子（epidermal growth factor, EGF）基因有很高的序列同源性，目前已有研究表明，利用表皮生长因子受体（EGF receptor, EGFR）抑制剂 cetuximab 可以抑制接种到小鼠体内的前列腺腺癌的生长，可能是未来前列腺腺癌靶向治疗的一个靶标。

（四）*SPOP* 基因突变

SPOP 是 speckle-type poxvirus and zinc finger（POZ）domain protein 的缩写，它编码的蛋白为 E3 ubiquitin 连接酶的底物结合亚基。最近的研究表明，*SPOP* 在前列腺中是一种抑癌基因。大约 13%～15% 的前列腺腺癌有 *SPOP* 基因突变，含有这个基因突变的前列腺腺癌不会有 *ERG* 基因融

合,这类肿瘤可能代表前列腺腺癌的一种新的分子亚型。

三、前列腺腺癌的病理诊断标志物

前列腺腺癌的诊断主要是依据肿瘤的病理形态。前列腺腺癌一般呈浸润性生长(穿插在正常腺体之间),细胞具有明显的核仁。形态学上除了经典的形态外,一些新的形态也被提出,包括假增生性腺癌、微囊型腺癌、萎缩性腺癌以及泡沫细胞样腺癌。这些形态学亚型其实很难称之为很大的进展。除了肿瘤的病理形态外,前列腺腺癌的疑难病例有时候需要借助一些免疫组化标志物来协助病理诊断。用于协助前列腺腺癌诊断的免疫组化标志物分为基底细胞标志物和在癌细胞中过度表达的标志物,前者包括细胞角蛋白(34BE12 和 CK5/6)和 p63,后者主要是 α-甲基酰基辅酶 A 消旋酶(alpha-methylacyl-CoA racemase)和 ERG。此外,还有一些标志物用来确定一个肿瘤是否是前列腺腺癌(前列腺腺癌特异性标志物)。

·(一)用于前列腺中诊断前列腺腺癌的标志物

包括基底细胞标志物和在癌细胞中过度表达的标志物。

1. **基底细胞标志物** 前列腺腺癌与良性前列腺组织的一个最重要的区别在于缺乏基底细胞,所以不典型的前列腺腺体如果不标记基底细胞标志物(34BE12、CK5/6、p63),那么这些腺体就是前列腺腺癌,但是需要指出的是,0.1% ~ 0.3% 的前列腺腺癌表达基底细胞角蛋白或者 p63。

2. **在癌细胞中表达的标志物** 目前在临床病理诊断中得到运用的主要有两个标志物,即 α-甲基酰基辅酶 A 消旋酶和 ERG。α-甲基酰基辅酶 A 消旋酶(p504S)是线粒体和过氧化物酶体中的酶,参与支链脂肪酸的 β-氧化和胆酸合成。95% 以上的前列腺腺癌过表达这个蛋白,所以与基底细胞标志物一起运用可大大提高前列腺腺癌诊断的准确性。但是有些需要与前列腺腺癌鉴别的良性病变也可以表达这个蛋白,所以在诊断中需要结合病变的形态和基底细胞标志物。前面的阐述提及有些前列腺腺癌含有一种特定的染色体易位(TMPRSS2-ERG 基因融合),结果是产生一个 ERG 截短蛋白,目前有特异性的抗体用于检测前列腺腺癌中的这种 ERG 蛋白,这个蛋白在极少数良性的前列腺腺体和有些高级别上皮内瘤变也有表达,所以不是完全特异的(即表达这种蛋白的不一定就是前列腺腺癌)。

(二)用于确诊一个肿瘤是否是前列腺腺癌的标志物

这些标志物包括前列腺特异性抗原、前列腺特异性膜蛋白、prostein(p501S)、ERG 和 NKX3.1。前列腺特异性抗原(prostate specific antigen, PSA)是一种丝氨酸蛋白酶,这是目前运用最广泛的确定一个肿瘤是否是前列腺腺癌的标志物。需要指出的是,PSA 不是完全特异的,有些腮腺肿瘤和男性乳腺癌也可以表达这个蛋白。前列腺特异性膜蛋白(prostate-specific membrane antigen, PSMA)是一个叶酸脱氢酶,这个蛋白在前列腺腺癌进展时上调,多数前列腺腺癌表达这个蛋白,但是少数肾脏和胃肠道以及尿路上皮肿瘤也可以表达这个蛋白。prostein(p501S)是一个非常特异和敏感的前列腺腺癌标志物,其他肿瘤几乎不表达这个蛋白。ERG 虽然是前列腺腺癌相对特异的,但是敏感性不够,在白种人中大约 40% ~ 50% 的前列腺腺癌表达这个蛋白,但是亚洲人中只有 10% ~ 20% 的前列腺腺癌表达这个蛋白,此外,血管源性的肿瘤和上皮样肉瘤也表达这个蛋白。NKX3.1 是一个受雄激素调控的蛋白,主要在前列腺腺体中的分泌性上皮中表达,这个标志物对于前列腺腺癌的敏感性和特异性均接近 100%。

四、前列腺腺癌分级系统

肿瘤的分化程度一般用分级来评价。前列腺癌的分级在过去有过很多系统,目前运用最广的系统叫作 Gleason 分级(Gleason grade)系统,是由 Dr. Donald Gleason 在 1966 年首先提出的。这个分级系统最主要的依据是肿瘤细胞的生长方式,而不是肿瘤细胞的形态,这和传统的肿瘤分级系统不同。

前列腺腺癌按照生长方式可以分为 Gleason 1 级至 5 级。由于 Gleason 分级系统在 1966 年提出时认识有限以及没有免疫组织化学,很多当时认为是前列腺腺癌的病变在现在看来可能不是腺癌,比如当时很多的 Gleason 分级为 1 的肿瘤在现在看来是腺病(adenosis)。此外,当时很多 Gleason 分级为 3 的筛状腺癌在现在看来很多是高级别前列腺上皮内瘤变。正是由于这些原因,Gleason 分级系统一直在完善,最近一次大的修改和完善是 2005 年国际泌尿病理学会(International Society of Urologic Pathology)做出的,此外还有一些小的修改,才形成目前使用的 Gleason 分级系统(表 17-10)。

由于肿瘤细胞生长的异质性,不是每个肿瘤都只有一种生长方式,所以临床病理诊断时用来评价前列腺腺癌分级时使用的是 Gleason 评分(Gleason score,Gleason sum)。前列腺腺癌的 Gleason 评分是最多的生长方式和次多的生长方式对应的 Gleason 分级之和(范围 2~10)。比如一个肿瘤最多的生长方式是 Gleason 分级为 3,次多的生长方式是 Gleason 分级为 4,那么这个肿瘤的 Gleason 评分为 3+4=7(图 17-5)。如果只有一种生长方式(一个 Gleason 分级),那么这种生长方式既作为最多的生长方式也作为次多的生长方式,这时候腺癌的 Gleason 评分就是这种生长方式对应的 Gleason 分级的加倍(比如 Gleason 评分 3+3=6 分)(图 17-6)。

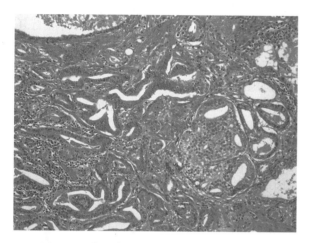

图 17-5 前列腺腺癌(Gleason 评分 3+4=7)
肿瘤细胞主要形成单个腺体(Gleason 级别 3),但是有少数肿瘤性腺体出现融合和形成筛状结构(Gleason 级别 4)

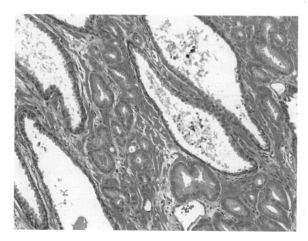

图 17-6 前列腺腺癌(Gleason 评分 3+3=6)
肿瘤性腺体穿插在正常的腺体之间,这些肿瘤性腺体表现为单个腺体(Gleason 级别 3)

前列腺腺癌的 Gleason 评分越高,预后越差。以前把 Gleason 评分为 2~6 的肿瘤归为高分化肿瘤(well differentiated),评分 7 为高至中分化,8~10 为低分化肿瘤。但是随着对前列腺腺癌的认识,以前的这种与 Gleason 评分相对应的高中低分级评级不能准确地反映肿瘤的行为和预后。最近的研究表明,Gleason 评分为 2~6 的肿瘤为高分化肿瘤,Gleason 评分为 7 的肿瘤为中至低分化(moderately to poorly differentiated)肿瘤,Gleason 评分为 8 的肿瘤为低分化(poorly differentiated)肿瘤,Gleason 评分 9~10 的肿瘤为未分化(undifferentiated)肿瘤。相应地,可以把前列腺腺癌患者根据其肿瘤的 Gleason 评分分为预后不同的 5 个组(Gleason 评分 2~6、3+4=7、4+3=7、8、9~10),对应的前列腺根治术后 5 年无复发生存率分别为 96.6%,88.1%,69.7%,63.7% 和 34.5%。

表 17-10 前列腺腺癌的 Gleason 分级的病理形态

Gleason 分级	病理形态
1	肿瘤性腺体表现为单个腺体,这些腺体大小相对一致,形成边界清楚的结节。这个级别罕见
2	单个的肿瘤性腺体大小相对一致,但是形成的结节周围稍微不规则,肿瘤性的腺体轻度地浸润到周围的非肿瘤性前列腺组织。这个级别少见,主要见于移行区的腺癌
3	肿瘤细胞形成单个腺体,肿瘤性腺体浸润和穿插在正常的腺体之间。腺体的大小和形状变化大,一般肿瘤性腺体大小比 Gleason 1 级和 2 级的要小
4	肿瘤细胞形成的腺体融合 腺腔形成差的腺体 筛状结构的腺体 肾小球样的腺体 肿瘤细胞桑椹样结构 前列腺导管腺癌
5	单个的肿瘤细胞或肿瘤细胞呈条索状生长 不形成腺腔而是成片生长的肿瘤细胞 筛状结构的肿瘤性腺体伴有粉刺样坏死

如上所述,前列腺 Gleason 评分能准确地预测患者预后。如果患者前列腺腺癌的 Gleason 评分不超过7,则预后相对较好,这类低危患者有些可能不需要激进的手术治疗,保守的治疗也许更合适。近年来对一些这类的低危患者先保守治疗,等到疾病出现需要积极治疗的依据时再积极治疗(手术等)。这类患者在接受积极治疗前的治疗叫作主动监测(active surveillance)。主动监测适用于期望寿命少于10年的患者或者年龄至少65岁的患者,患者的前列腺腺癌病理形态上必须满足三个条件,包括前列腺活检诊断的前列腺癌的 Gleason 评分不能超过6、含有前列腺腺癌的活检组织条数少于3以及任何一条含有腺癌的组织中腺癌的量不能超过50%。在主动监测过程中,患者要积极随访并定期进行前列腺活检,一旦活检组织中出现 Gleason 评分为7的腺癌或者3条组织含有腺癌或者含有腺癌的组织条中腺癌的量超过50%,这时患者就需要接受积极的治疗,包括手术。大约只有10%～50%的接受主动监测的患者最后需要手术治疗,也就是说很多患者在有生之年即使有前列腺腺癌也不需要积极的治疗(比如手术),因为他们体内的前列腺腺癌的级别低而且量也少。这个概念是以前没有的,是近年来前列腺腺癌治疗模式的改变,其基础是需要评估患者活检组织中的前列腺腺癌的病理。

五、目前前列腺腺癌诊断及治疗面临的问题

随着 PSA 筛查的普及,越来越多的早期和低至中级别的前列腺腺癌被发现,但是也带来了过度治疗的问题。在美国白种人中高达15%,黑种人中高达37%的经 PSA 筛查出来的前列腺腺癌在患者有生之年可能根本不会出现临床症状。在 PSA 筛查的时代,大约三分之一的前列腺腺癌患者的治疗是过度的(即这些患者根本不需要接受前列腺根治手术)。所以准确地判断一个患者的前列腺腺癌的恶性程度是诊治过程中非常重要的问题:如何根据活检组织判别哪些患者需要手术治疗,以及手术后如何预测肿瘤的生物学行为。

目前临床上判别一个患者是接受手术治疗还是积极随访的依据包括患者血 PSA 水平、前列腺活检组织中含有肿瘤的条数和肿瘤的量、活检组织中前列腺腺癌的 Gleason 评分。但是这个预测方法会漏掉很多真正需要手术治疗的患者。造成这种结果的因素包括活检取材的局限性(可能漏掉了肿瘤量大和级别高的肿瘤)和形态学的缺点,所以寻找分子标志物是未来的趋势,比如前面所述的 *ERG* 基因重排等。随着分子生物学技术的发展和生物信息学的发展,未来趋势是用一组基因而不是某个基因预测前列腺腺癌患者的预后和治疗模式,这在乳腺癌中已得到临床应用。

(曹登峰)

主要参考文献

[1] Tavassoli FA,Devilee P. Pathology & genetics,tumors of the breast and female genital organs:WHO classification 2003. 3rd ed. Lyon:IARC Press,2003.

[2] Kurman RJ,Ellenson LH,Ronnett BM. Blaustein's pathology of the female genital tract. 6th ed. New York:Springer,2010.

[3] Shah SP,Köbel M,Senz J,et al. Mutation of FOXL2 in granulosa-cell tumors of the ovary. N Engl J Med,2009,360(26):2719-2729.

[4] Roh MH,Kindelberger D,Crum CP. Serous tubal intraepithelial carcinoma and the dominant ovarian mass:clues to serous tumor origin? Am J Surg Pathol,2009,33(3):376-383.

[5] Hoevenaars BM,van der Avoort IA,de Wilde PC,et al. A panel of p16(INK4A),MIB1 and p53 proteins can distinguish between the 2 pathways leading to vulvar squamous cell carcinoma. Int J Cancer,2008,123(12):2767-2773.

[6] Kumar V,Abbas AK,Fausto N,et al. Robbins and Cotran pathologic basis of disease. 8th ed, Philadelphia:Saunders,2010.

[7] Chelbi ST,Vaiman D. Genetic and epigenetic factors contribute to the onset of preeclampsia. Mol Cell Endocrinol,2008,282(1-2):120-129.

[8] Ewka CM Nelissen,Aafke PA van Montfoort,John CM Dumoulin,et al. Epigenetics and the placenta. Human Reproduction Update,2011,17(3):397-417.

[9] Palmer JE,Macdonald M,Wells M,et al. Epithelioid trophoblastic tumor:a review of the literature. J Reprod Med,2008,53(7):465-475.

[10] FIGO Committee on Gynecologic Oncology. Current FIGO staging for cancer of the vagina,fallopian tube,

ovary, and gestational trophoblastic neoplasia. Int J Gynaecol Obstet,2009,105(1):3-4.

[11] Perou CM, Sorlie T, Eisen MB, et al. Molecular portraits of human breast tumours. Nature, 2000, 406 (6797):747-752.

[12] Lehmann BD, Bauer JA, Chen X, et al. Identification of human triple-negative breast cancer subtypes and preclinical models for selection of targeted therapies. J Clin Invest,2011,121(7):2750-2767.

[13] 唐平,魏兵,Hicks DG,等.乳腺癌的分子分类及其临床应用.中华病理学杂志,2009,38(1):13-17.

[14] 喻林,杨文涛.乳腺癌的分子分型及临床意义//邵志敏,沈镇宙,徐兵河.乳腺肿瘤学.上海:复旦大学出版社,2013:299-304.

[15] Goldhirsch A, Winer EP, Coates AS, et al. Personalizing the treatment of women with early breast cancer: highlights of the St Gallen International Expert Consensus on the Primary Therapy of Early Breast Cancer 2013. Ann Oncol,2013,24(9):2206-2223.

[16] Epstein JI, Cubilla AL, Humphrey PA. Tumors of the prostate gland, seminal vesicles, penis, and scrotum (AFIP atlas of tumor pathology: series 4). American Registry of Pathology,2011.

[17] Barbieri CE, Demichelis F, Rubin MA. Molecular genetics of prostate cancer: emerging appreciation of genetic complexity. Histopathology, 2012, 60 (1): 187-198.

[18] Brimo F, Montironi R, Egavad L, et al. Contemporary grading for prostate cancer: implications for patient care. Eur Urol,2013,63(5):892-901.

[19] Dall'Era MA, Cooperberg MR, Chan JM, et al. Active surveillance for early-stage prostate cancer: review of the current literature. Cancer, 2008, 112 (8): 1650-1659.

[20] Epstein JI. An update of the Gleason grading system. J Urol,2010,183(2):433-440.

第十八章 外分泌腺和内分泌腺疾病

人体分泌腺包括内分泌腺和外分泌腺两大类，外分泌腺有排泄管（腺导管），其分泌物通过腺导管输送到相应的组织或器官发挥其调节作用（一般为排泄作用），如汗腺、皮脂腺、唾液腺、前列腺、乳腺、肝、胰腺等。而内分泌腺无分泌管，腺细胞排列缺乏极性，多聚集成团块状或索状，它分泌的活性物质（激素）直接进入细胞周围的血管和淋巴管，由血液和淋巴液输送到全身各靶器官、组织及细胞处，发挥相应的生理功能。人体内有许多内分泌腺分散在各处，有些组成一个器官，如甲状腺、脑垂体、胸腺和肾上腺等，甲状腺是人体最大的内分泌腺；另一些则存在于其他器官内，如胰腺内的胰岛、卵巢内的黄体等。胰腺是一种比较特殊的腺体，其外分泌部产生胰液，并由胰管流入十二指肠，其内分泌部（胰岛）由 A、B、C、D 四种细胞组成，并分别产生不同的激素（如 A 细胞分泌胰高血糖素，B 细胞分泌胰岛素等），它们通过体内的血管运到全身各处。内分泌腺所分泌的各种激素对机体各器官的生长发育、机能活动、新陈代谢起着十分复杂而又重要的调节作用。本章主要介绍甲状腺、胰腺及散在于各系统或组织内的内分泌细胞所发生的肿瘤及相关疾病的病理学进展。

第一节 胰腺肿瘤的病理学进展

胰腺肿瘤包括外分泌胰腺肿瘤和内分泌胰腺肿瘤，广义来说，还应该包括发生在胰腺的所有肿瘤，如间叶组织的肿瘤等。限于篇幅，仅就外分泌胰腺的上皮性肿瘤中较常见类型进行简单阐述。

一、浆液性肿瘤

胰腺浆液性肿瘤为一种罕见的胰腺良性肿瘤，以微囊型腺瘤（microcystic adenoma）最常见，亦称富于糖原的腺瘤（glycogen-rich adenoma）。常发生在胰体尾部，老年女性较多见。

（一）大体所见

肿瘤分界清楚，直径 1~25cm，平均 10cm。切面呈蜂窝状，由多个 1~2mm 的小囊构成。纤维间隔可形成特征性的中心星状瘢痕，偶尔有钙化。囊内含有透明液体，但无或很少有黏液。

（二）光镜所见

囊壁由单层立方上皮衬覆，细胞胞质透明（图18-1），富含糖原及 CEA 阴性。某些病例囊内可见乳头、出血或大囊性变。囊液的 CEA 含量很低。免疫组化瘤细胞低分子量细胞角蛋白、EMA、抑制素和 MART-1 阳性，HMB45 阴性。MUC6 通常阳性。无 K-Ras 和 TP53 基因突变。

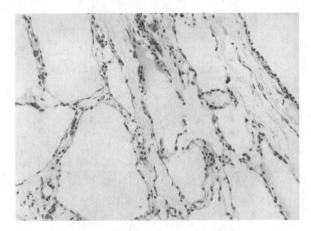

图18-1　胰腺浆液性囊性肿瘤
囊壁由单层立方上皮衬覆，细胞胞质透明

透射电镜下瘤细胞与泡心细胞相似，胞质含有大量糖原颗粒，细胞表面一般无微绒毛。

除经典的微囊型腺瘤外，还可见以下亚型。

1. **大囊型**　当肿瘤由单个或数个大囊构成时称大囊型腺瘤或寡囊型腺瘤或称界限不清的浆液性腺瘤。大多数位于胰头部，可造成壶腹周围部胆总管的阻塞。肿瘤由几个或仅由一个较大的囊构成，直径 2~14cm，平均 7.2cm。囊直径 1~3cm 不等，衬覆上皮与经典的微囊型腺瘤相同。

2. **实性型**　当肿瘤由同样的细胞构成但排列

成实性或小腺泡时称实性型浆液性腺瘤,此时,肿瘤由密集的腺体或实性排列的瘤细胞构成。肿瘤通常较小,直径 2～4cm。

3. 伴有 VHL 的浆液性腺瘤　多发的浆液性囊腺瘤和大囊型是在 VHL 患者中常见的胰腺肿瘤。约 35%～90% 的 VHL 患者可合并胰腺的浆液性腺瘤。

4. 浆液性和神经内分泌混合型　约 10%～17% 的 VHL 患者可出现胰腺的混合型浆液和神经内分泌肿瘤。神经内分泌细胞增生或为独立的或同浆液性腺瘤混合存在。其神经内分泌部分 70% 为微腺瘤病。

浆液性腺瘤一般无症状,故常为偶然发现,部分患者以腹部肿块或腹部不适为主要症状。发生在胰头者偶尔可引起梗阻性黄疸或消化道梗阻。

此瘤的恶性型罕见,称为浆液性囊腺癌或微囊型腺癌,形态上与微囊型腺瘤相似,但可转移到淋巴结、胃和肝或出现神经周的浸润。

二、黏液性囊性肿瘤

胰腺的黏液性囊性肿瘤(mucinous cystic neoplasms,MCN)多见于女性,男女之比为 1∶20,发病年龄高峰为 40～60 岁。多见于胰体尾部,仅偶见于胰头部。

(一) 大体所见

肿瘤直径 2～35cm,平均 6～10cm。切面上,肿瘤常为多囊或偶尔单囊,囊腔直径从几毫米至几厘米不等。囊内含有黏液,某些病例可为水样物。囊内容物的 CEA 含量高,而弹性蛋白酶含量低。常有厚的纤维包膜,囊壁常有钙化。

(二) 光镜所见

黏液性囊性肿瘤的囊壁衬覆上皮通常为高柱状黏液上皮,腔缘有丰富的胞质,有些地方可以为立方上皮,此时胞质黏液较少。乳头状结构常见。伴有杯状细胞的肠型上皮亦可见到。上皮下间质常为细胞丰富的卵巢样间质。依上皮的异型增生程度,黏液性囊性肿瘤可分为伴有轻度异型增生的黏液性囊性肿瘤、伴有中度异型增生的黏液性囊性肿瘤、伴有重度异型增生的黏液性囊性肿瘤和伴有浸润性癌的黏液性囊性肿瘤四型。伴有轻度异型增生的 MCN 一般较小,上皮为规则的高柱状黏液上皮,乳头不明显(图 18-2)。伴有中度异型增生的 MCN 多为大的多囊性肿物,平均直径常大于 10cm,常常有较厚的包膜,囊一般与胰管不相通,囊之间的间隔通常较薄,囊内衬覆上皮为复层,常有乳头

形成,囊内有多少不等的黏液。上皮有中度异型增生,即核增大,部分极性紊乱或形成无轴心的小乳头。当上皮出现明显的异型性、核增大、排列极性消失、出现明显的核仁,则称为伴有重度异型增生的 MCN。当出现间质浸润时则称为伴有浸润性癌的 MCN(图 18-3)。伴有浸润性癌的 MCN 约占此组肿瘤的 10%。胰腺的黏液性囊性肿瘤偶尔可伴有壁内结节,结节内可含有巨细胞瘤、多形性肉瘤或分化不良性癌成分。这些成分可能是肿瘤异常分化的结果。

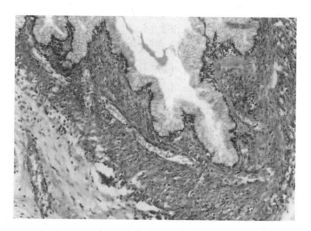

图 18-2　胰腺黏液性囊性肿瘤伴上皮轻度异型增生
囊壁衬覆高柱状黏液上皮,上皮下为细胞丰富的卵巢样间质

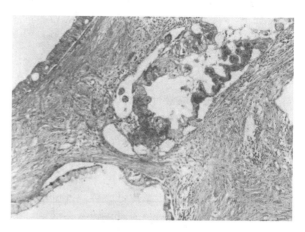

图 18-3　胰腺黏液性囊性肿瘤伴浸润性癌
上皮异型性明显,核增大;有间质浸润

对于黏液性囊性肿瘤的诊断,仔细检查标本和认真取材是非常重要的,因为常常肿瘤的一部分分化很好,而另一部分可出现明显的癌变,甚至出现间质的浸润。应该说所有黏液性囊性肿瘤均具有或多或少的恶性潜能,故应仔细取材以排除浸润性病变,尤其对囊内的实性区应仔细检查及充分取

材,以避免漏掉浸润性癌。

胰腺的黏液性囊性肿瘤生长缓慢,分界清楚,一般易于切除。偶尔发生转移,即使转移也多限于腹腔,远处转移罕见。

免疫组织化学检查,可见瘤细胞 CEA 和 CA19-9 有 MUC5AC 呈弥漫表达,MUC2 仅杯状细胞阳性,MUC1 通常不表达,如有也仅限于浸润癌区域,CK20 和 CDX2 通常阴性。伴有浸润性癌的 MCN 可有 TP53、HER2/NEU、EGFR 及 DPC4 的缺失表达。黏液性囊性肿瘤通常为微卫星稳定型。黏液性囊性肿瘤应注意与伴有扩张大导管的导管腺癌及分支导管型 IPMN 相鉴别。

上皮下卵巢样间质表达 SMA、PR(60% ~ 90%)和 ER(30%)。黄素化细胞标记酪氨酸羟化酶、Calretinin 和 α-inhibin。另外,类固醇激素合成急性调节蛋白(steroidogenic acute regulatory,STAR)、3β-羟基类固醇脱氢酶(3-β-hydroxy-steroid dehydrogenase,3β-HSD)和 17-α-羟化酶(17-α-hydroxylase,17aH)在黄素化细胞中偶尔阳性,提示这些细胞具有生成类固醇的能力。

非浸润性及浸润性 MCN 中均发现有不同频率的 K-Ras 基因 12 密码子点突变,且该突变随着细胞异型性程度增加而升高。与 MCN 相比,TP53、CDKN2A(p16)及 SMAD4(DPC4)等抑癌基因的改变在伴发癌的 MCN 组织中更加常见。在约 15% 的 MCN 伴低-中级别异型增生病例中有 CDKN2A 异常甲基化。

三、导管内乳头状黏液性肿瘤

导管内乳头状黏液性肿瘤(intraductal papillary mucinous neoplasms,IPMN)的特征为导管内乳头状肿瘤,乳头衬覆高柱状黏液细胞,乳头可很小,也可形成较大的结节性肿块。此瘤常伴有导管内大量黏液积聚而导致导管的明显扩张,因此,文献中亦曾称为黏液性导管扩张、黏液过度分泌性肿瘤。因其明显的乳头状生长方式,故亦称胰管的绒毛状腺瘤、胰腺导管内乳头状瘤等。这组肿瘤约占胰腺肿瘤的 5% 左右,通常发生在 60~80 岁的老人。某些患者临床上曾有胰腺炎病史。内镜下从 Vater 壶腹处有黏液溢出,影像学上明显的胰导管扩张是其特征。

(一) 大体所见

IPMN 大体上分为主胰管型、分支胰管型和混合型。

1. **主胰管型 IPMN**　主胰管型 IPMN 通常发生在胰头部,沿主胰管蔓延,部分病例整个胰腺均可累及,甚至侵及大、小乳头,导致黏液从壶腹部溢出。大体上主胰管弥漫扩张,导管内经常充满黏液,迂曲,形状不规则。此型常伴有重度异型增生,发生浸润癌的危险性也高。未累及的胰腺组织通常灰白质硬,呈广泛慢性梗阻性胰腺炎的改变。

2. **分支胰管型 IPMN**　分支胰管型 IPMN 多见于钩突,形成多囊、葡萄样结构。囊性扩张的导管直径 1~10cm,内充满黏稠液体。囊壁薄,光滑或乳头状。囊的间隔中可见正常胰腺组织,切面上给人以多个囊肿的印象。乳头数量和大小在不同病例及不同区域均不相同,仔细检查,大部分病例有肉眼可见的乳头存在;邻近胰腺一般都是正常的。

3. **混合型 IPMN**　同时累及主胰管和分支胰管的 IPMN 称为混合型。

4. **伴有浸润性癌的 IPMN**　伴有浸润性癌时囊壁增厚,形状不规则,管腔内可见结节状乳头状突出物,或凝胶样肿块。凝胶样肿块是胶样癌的特点。小的浸润性癌大体不易观察到,全部切片都要仔细检查以避免漏诊。大的伴浸润性癌的 IPMN 可与邻近器官形成瘘(小肠、胆管、胃),肿瘤可沿瘘管蔓延。

(二) 光镜所见

根据肿瘤的组织结构和细胞分化方向,IPMN 分为胃型、肠型及胰胆管型(图 18-4)。

1. **胃型 IPMN**　胃型占 35%,且是分支胰管型 IPMN 的主要类型。此型被覆高柱状上皮细胞,细胞核方向一致,位于基底,胞质丰富浅染,富于黏液,类似胃腺窝上皮。病变导管周常见幽门样腺体,部分病例幽门样腺体增生明显,一些作者将之命名为"幽门腺腺瘤"。通常胃型 IPMN 仅有上皮轻度或中度异型增生。可见散在杯状细胞。

2. **肠型 IPMN**　肠型占 50%,主要累及主胰管,形成长乳头,乳头被覆假复层高柱状上皮,形态与胃肠道的绒毛状腺瘤相似。细胞核呈雪茄烟样,胞质嗜碱性,尖部有多少不等的黏液。部分病例上皮主要是杯状细胞,有微乳头。肠型 IPMN 的上皮多呈中度或重度异型增生。

3. **胰胆管型 IPMN**　胰胆管型占 15%,最少见。通常累及主胰管,此型乳头分支更为复杂,常为多分枝状乳头、微乳头,甚至出现筛状结构。乳头被覆上皮多呈重度异型增生。细胞呈立方形,核圆形,染色质粗,核仁明显,胞质中度双嗜性,黏液较少。部分病例可与嗜酸细胞型或导管内管状乳头状肿瘤重叠。

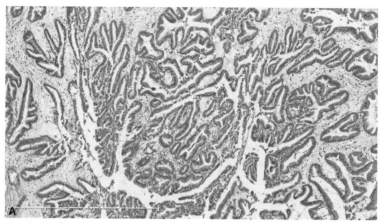

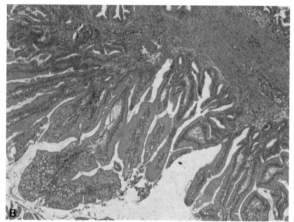
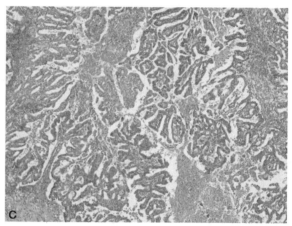

图 18-4　胰腺导管内乳头状黏液性肿瘤（IPMN）

A. 胃型 IPMN，上皮细胞类似胃小凹上皮，核位于基底，细胞异型性小，多为腺瘤；B. 肠型 IPMN，类似肠乳头状腺瘤，细胞高柱状，假复层排列，伴中度不典型增生；C. 胰胆管型 IPMN，上皮类似胆管乳头状腺瘤，为复杂分支的纤细乳头伴有重度不典型增生

导管内乳头状黏液性肿瘤依据上皮的异型增生程度可分为伴有轻度异型增生的 IPMN、伴有中度异型增生 IPMN、伴有重度异型增生的 IPMN 和伴有浸润性癌的 IPMN。伴有轻度异型增生的 IPMN 被覆排列整齐的单层上皮细胞，细胞核小，极向一致，仅有轻度异型增生，核分裂罕见。此型以胃型多见。伴有中度异型增生的 IPMN 的衬覆上皮细胞核复层，拥挤，极向消失；核大，中度异型性；乳头有纤维轴心。伴重度异型增生的 IPMN 有明显的结构和细胞异型性，乳头不规则分支，有时可见筛状结构；上皮细胞极向消失，核复层，染色质粗，细胞多形性；核分裂常见，甚至可出现在靠近腔缘的上皮内。有浸润时称为伴有浸润性癌的 IPMN。约在 30% 的手术切除 IPMN 中可发现一灶或多灶的浸润性癌。大部分浸润性癌发生在主胰管型 IPMN 伴上皮重度异型增生的病例。浸润性癌包括两种类型：①浸润性胶样癌，通常发生在肠型 IPMN；②导管腺癌，形态与经典非 IPMN

相关腺癌相同，主要发生在胰胆管和肠型 IPMN。IPMN 发生的浸润性癌病理报告需包括浸润性成分的类型、分级、大小及分期；其他参数包括血管或神经浸润，均应报告。

IPMN 通常表达 CK7、CK8、CK18、CK19、CEA、CA19-9 和 MUC5AC，但各型也有所不同，胃型 MUC5AC 阳性，MUC1 和 MUC2 阴性，散在杯状细胞 MUC2 阳性；而肠型 MUC2、CDX2 和 MUC5AC 弥漫强阳性，MUC1 阴性；胰胆管型表达 MUC5AC、MUC1、MUC2 和 CDX2；MUC6 主要是胰胆管型 IPMN 表达，肠型和胃型中不表达（表 18-1）。表皮生长因子受体（EGFR）经常表达，尤其是高级别异型增生时更常见；HER2 常呈过表达。随上皮异型增生程度增高，Ki-67 指数增高，CDKN2A 缺失表达比例增高。少许高级别 IPMN（5% ~19%）有 TP53 的异常表达，低级别不表达。大部分 IPMN 表达 SMAD4（DPC4），而高级别上皮内肿瘤及导管腺癌有较高的缺失率。

表 18-1 外分泌胰腺导管内肿瘤的鉴别标记物

	组织学类型	MUC1	MUC2	MUC5AC	MUC6	CDX2
IPMN	肠型	-	++	++		++
	胰胆管型	++	-	++	+	-
	胃型	-		++	-	
	嗜酸细胞型	+	-	+	++	
ITPN		+	-	-	++	

-:阴性;+:可能阳性;++:通常阳性

据报道,约30%~80%的导管内乳头状黏液性肿瘤有 K-Ras 癌基因12密码子点突变,发生率随上皮异型增生程度增加而升高。多中心 IPMN 可具有不同的 K-Ras 基因突变,表明它们可来源于多个克隆。PIK3CA 突变率约为10%,而导管腺癌却无此突变。少部分 IPMN 可出现 BRAF 基因突变。CDKN2A、TP53、SMSD4 等抑癌基因出现等位基因缺失可达40%,并随上皮异型程度增加而升高,但 CDKN2A 突变不常见。有报道称,高级别 IPMN 中可出现 TP53 基因突变,SMAD4 位点的等位基因缺失较常见,但 SMAD4 基因突变罕见,大部分非浸润性 IPMN 表达 SMAD4 蛋白。

磷酸化的 Chk2 在所有 IPMN 中均表达,并随着细胞异型性的增大而表达明显降低,p21^{WAP1} 的表达也呈现出相同的下降趋势,提示 DNA 的损伤检验点激活只发生在 IPMN 发生的早期阶段,并随着肿瘤的恶性进展而失活,同时 TP53 的表达逐渐上升,在恶性 IPMN 中积聚。炎症通路在肿瘤的发生发展中起了重要的作用,BLT2(白介素的第二个受体)在胰腺癌、IPMN 及所有的胰腺癌细胞系中均过表达,有作者推测此种过表达刺激了胰腺癌细胞的增殖。

另外,一些单基因的研究也很多。Fascin 在胰腺导管内乳头状黏液性肿瘤中过表达,并随着异型性的增大而阳性表达增高;在交界性肿瘤和腺癌中的过表达程度与腺瘤之间差别具有统计学意义,但交界性肿瘤与腺癌之间的表达没有统计学差异;不同上皮类型之间的表达也不尽相同,肠型的过表达强于胃型。抑癌基因 Maspin 很少在正常的胰腺导管上皮中表达,随着 IPMN 上皮异型性级别的增加,从腺瘤到非浸润性癌,Maspin 的表达逐渐上升,到浸润性癌时,Maspin 的表达突然降低。Maspin 的表达与上皮类型及分泌黏液的程度无关。约25%的病例可见有 Peutz-Jeghers 基因(CTK11/LKB1)的失活。

(三)肿瘤扩散和分期

导管内生长的肿瘤可沿导管系统蔓延进入邻近胰腺和壶腹部。偶尔 IPMN 可形成瘘,肿瘤沿瘘管蔓延。伴上皮重度异型增生的 IPMN 分期为 Tis 期。浸润性癌小而隐匿,需仔细检查。文献报道 Tis 分期肿瘤预后不同,取材和评估差异是主要原因。一般来说,此类肿瘤预后较好,手术切除后5年存活率可达75%。

IPMN 相关浸润性癌扩散方式与经典导管腺癌相同。无论浸润性癌是哪种类型,导管腺癌或胶样癌,都出现神经侵犯。淋巴结转移最常见,占切除的 IPMN 相关浸润性癌的30%,占经典导管腺癌的75%;肝是最常见的远处转移部位。IPMN 相关浸润癌根据浸润成分分期,分期标准与胰腺导管腺癌相同。

(四)鉴别诊断

大的 IPMN 鉴别诊断包括其他大囊性病变,特别是黏液性囊性肿瘤和大囊型浆液性囊腺瘤。分支型 IPMN 与 MCN 类似。MCN 多见于50多岁的妇女,多位于胰体尾部,与导管系统不相通。MCN 有富于细胞的卵巢样间质,免疫组化表达雌激素或孕激素受体。而 IPMN 男性略多于女性,年龄较大,胰头部多于胰尾,与导管系统相通,没有卵巢样间质。大囊型浆液性囊腺瘤形成大而边界不清的囊肿,类似分支型 IPMN。但大囊型浆液性囊腺瘤上皮细胞立方形,胞质透明,有丰富的糖原,细胞内无黏液,细胞异型性不明显。潴留囊肿通常为单囊,被覆单层扁平导管上皮,细胞无异型性,胞质内无黏液。部分潴留囊肿局灶可见 Pan IN。

小的 IPMN 需与 Pan IN 鉴别。二者均为发生在导管内的病变。目前规定 IPMN 为大体可见的囊性病变,直径一般≥1cm。而 Pan IN 则指小的(通常<0.5cm)、大体上见不到的、多为显微镜下才能见到的病变。直径0.5~1cm 的黏液上皮囊肿是中间性病变。Pan IN 乳头较短,IPMN 的乳头通常细

长,呈指状突起。丰富的管腔内黏液及 MUC2 染色阳性提示 IPMN。当然,直径在 0.5~1cm 的病例具有组织学重叠,二者难以区别。

ITPN 类似胰胆管型 IPMN,二者均表达 MUC6,但 IPMN 具有更复杂的乳头结构,较少的管状结构,明显的细胞内黏液。

一些腺泡细胞癌具有明显的导管内生长方式,具有乳头状结构,类似 IPMN。这些癌细胞上皮腔缘侧有丰富的嗜碱性酶原颗粒,免疫组化可标记胰腺外分泌酶。

IPMN 相关浸润性癌与假浸润鉴别很重要。假浸润时受累导管扩张,黏液挤入间质中,类似浸润性胶样癌。这些黏液溢入间质内,形成黏液池,池内无细胞,可伴明显的急性炎症。浸润性癌的黏液内有肿瘤细胞,一般无炎症。总之,间质内出现黏液需仔细检查,以免漏诊。另外,IPMN 沿分支导管蔓延,给人以浸润的假象。此时分叶结构清楚,导管外形光滑,导管内肿瘤细胞形态类似大导管内肿瘤特点有助于鉴别。

四、导管内嗜酸性乳头状肿瘤

导管内嗜酸性乳头状肿瘤(intraductal eosinophilic papillary neoplasms,IOPN)是特殊的类型,其很多特征同导管内乳头状黏液腺瘤相似,故有的分类把它称为以嗜酸细胞为主的 IPMN。但其大体形态与 IPMN 不同,一般都较大(5~6cm),多为灰褐色易碎的结节,在大的胰管内乳头状生长,其衬覆上皮为嗜酸性细胞,而非柱状黏液上皮细胞。

(一)大体所见

扩张的胰管内可见结节状肿物突向腔内。

(二)光镜所见

肿瘤位于胰管内,通常为树枝状复杂增生的纤细乳头,乳头被覆 2~5 层立方或柱状嗜酸性细胞,胞质丰富、嗜酸性颗粒状,核大而圆,形态一致,有一个明显的偏心核仁。杯状细胞散在分布。部分病例上皮内管腔呈筛状结构(图 18-5)。导管内嗜酸性乳头状肿瘤与导管内乳头状黏液性肿瘤一样亦分为伴有轻度异型增生、中度异型增生、重度异型增生和伴有浸润癌的导管内嗜酸性乳头状肿瘤。伴有浸润时癌细胞仍具有非常明显的嗜酸性颗粒状胞质。导管内嗜酸性乳头状肿瘤可表达 MUC6 和 MUC5AC,大部分不表达 MUC2 和 CDX2。导管内嗜酸性乳头状肿瘤未发现有 K-Ras 突变。

导管内嗜酸性乳头状肿瘤偶有极少见的实性型,需要与胰腺其他肿瘤的嗜酸细胞亚型鉴别,如

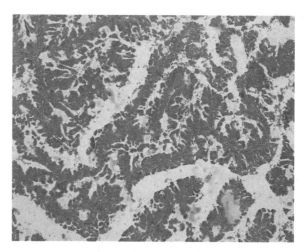

图 18-5 胰腺导管内嗜酸性乳头状肿瘤
导管内生长的乳头纤细,分支复杂,可见搭桥;上皮细胞嗜酸性,胞质丰富

嗜酸细胞型神经内分泌肿瘤、嗜酸性实性假乳头瘤等。多取材,找到病变的典型结构有助于鉴别。

五、导管内管状腺瘤

导管内管状腺瘤(intraductal tubular adenoma)为最近描述的一种胰腺良性肿瘤,通常位于胰管内,常见于老年人。可有蒂或悬于导管内。镜下肿瘤由类似于幽门腺的腺体密集排列成小叶状。免疫组化显示这些瘤细胞 CK7+/CK20-。

六、胰腺导管内管状乳头状肿瘤

胰腺导管内管状乳头状肿瘤(intraductal tubular papillary neoplasms,ITPN)是一类新近才认识的类型,2010 年 WHO 胰腺肿瘤分类对其定义为:导管内生长并大体可见的上皮性肿瘤,其特征为小管状结构伴上皮重度异型增生,无黏液过度分泌。可见局灶管状乳头状生长方式。如伴有浸润性癌成分时则称为"导管内管状乳头状肿瘤伴浸润性癌"。

导管内管状乳头状肿瘤罕见,不足胰腺外分泌肿瘤的 1%,仅占导管内肿瘤的 3%。目前对其认识不足,文献报道病例数有限,男女比例均等,35~84 岁均可发生,平均年龄 56 岁。临床上患者常无特异症状,表现为腹痛、恶心、体重减轻、脂肪泻、糖尿病等。梗阻性黄疸少见。部分患者无症状,为查体时偶然发现。血清肿瘤标记物检查等实验室检查无特异性。影像学检查,如 CT、内镜超声、经内镜逆行胰胆管造影(endoscopic retrograde cholangio-pancreatography,ERCP)等有助于发现导管内病变。

目前手术前尚无法鉴别 ITPN 和 IPMN。约半数 ITPN 位于胰头,三分之一弥漫累及整个胰腺,15% 位于胰尾。

镜下所见:ITPN 结节内小管状腺体背靠背排列,偶可见乳头结构,在扩张的大胰管内呈筛状。黏液很少或没有。大部分 ITPN 以小管结构为主,甚至仅有小管结构,少许病例可见乳头。实性区可见杂乱的腺体。部分肿瘤结节阻塞管腔,形成表面被覆纤维间质的边界清楚的细胞巢。ITPN 结构复杂,有重度异型增生。肿瘤结节内可见小的致密排列的腺泡样结构,细胞立方形,胞质中等,嗜酸性或

双嗜性(图18-6)。管腔内可见分泌物。细胞核圆形、卵圆形,中-重度异型性,核分裂易见。部分病例管腔内息肉样肿瘤结节之间可见局灶坏死。一般来说,囊腔形成不如 IPMN 明显。典型的 ITPN 病变形态相对一致,各区域之间变化不明显。约40% 的 ITPN 可见浸润性癌,且浸润性成分通常较局限。由于单个肿瘤结节周围缺乏非肿瘤性导管上皮边缘,与浸润性癌鉴别困难。边界清楚的瘤结节周围间质中可见细条索状细胞浸润,提示浸润性癌。浸润性癌的细胞学特点与非浸润性癌相同,也呈管状生长。

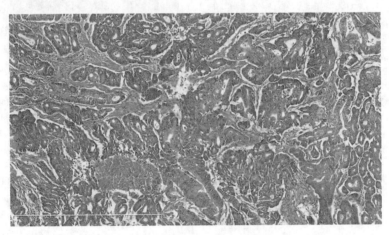

图18-6 胰腺导管内管状乳头状肿瘤(ITPN)

小管状腺体或小的腺泡样腺体背靠背密集排列,可见灶状坏死;细胞核浆比增高,有明显的异型性

七、导管腺癌

胰腺导管腺癌为外分泌胰腺最常见的恶性肿瘤,约占所有胰腺恶性肿瘤的85%。其发病率在全世界均呈上升趋势。因其诊治困难,预后不良,在发达国家已跃居恶性肿瘤死亡的第四位,我国的发病率亦明显上升。胰腺导管腺癌多见于50岁以上的人群,男性略多(男女比为1.6:1)。根据其发生在胰腺的部位分为胰头癌、胰体癌、胰尾癌和全胰癌。其中胰头癌占60% ~70%,胰体癌占20% ~30%,胰尾癌占5% ~10%,全胰癌约占5%。仅约14%的胰腺导管癌可手术切除。临床上胰头癌大多数因累及胆总管而表现为进行性阻塞性黄疸。体尾部癌则更为隐蔽,发现时多已有转移。约1/4 的患者出现外周静脉血栓,这是因为肿瘤间质中的巨噬细胞分泌肿瘤坏死因子、白介素-1、白介素-6 以及癌细胞本身分泌的促凝血物质共同作用的结果。

(一) 大体所见

大多数胰腺导管腺癌为一质地硬韧、与周围组织界限不清的肿块。切面灰白色或黄白色,原有胰腺的结构消失,有时因有出血、囊性变和脂肪坏死而杂有红褐色。胰头癌体积一般较小,仅见胰头轻度或中度肿大,有时外观可很不明显,触之质地较硬韧,呈不规则结节样。胰头癌常早期浸润胰内胆总管和胰管,使胆总管和胰管管腔狭窄甚至闭塞。胰管狭窄或闭塞后,远端胰管扩张、胰腺组织萎缩和纤维化。少数胰头癌可穿透十二指肠壁在十二指肠腔内形成菜花样肿物或不规则的溃疡。胰体尾部癌体积较大,形成硬韧而不规则的肿块,常累及门静脉、肠系膜血管或腹腔神经丛而很难完整切除肿瘤。有时肿瘤可累及整个胰体尾部。

(二) 镜下所见

胰腺导管腺癌分为高分化、中分化和低分化。肿瘤主要由异型细胞形成不规则,有时是不完整的管状或腺样结构,伴有丰富的纤维间质(图18-7)。

高分化导管腺癌主要由分化好的导管样结构构成，内衬高柱状上皮细胞，有的为黏液样上皮，有的具有丰富的嗜酸性胞质。这种癌性腺管有时与慢性胰腺炎时残留和增生的导管很难鉴别。胰腺癌的腺管常常不规则，分支状，上皮呈假复层，癌细胞核极向消失。中分化者由不同分化程度的导管样结构组成，有的与高分化腺癌相似，有的可出现实性癌巢。低分化导管腺癌则仅见少许不规则腺腔样结构，大部分为实性癌巢。细胞异型性很大，可从未分化的小细胞到瘤巨细胞，甚至多核瘤巨细胞，有时可见到梭形细胞。在有腺腔样分化的区域，可有少量黏液。肿瘤的间质含有丰富的 I 型和 IV 型胶原以及纤连蛋白。90% 的胰腺导管腺癌可见神经周浸润。神经周浸润可从胰腺内沿神经到胰腺外神经丛。但要注意的是，胰腺神经可有良性上皮包含体。慢性胰腺炎时亦可见神经内胰岛成分，应注意鉴别。约半数病例可有血管浸润，尤其是静脉。约 20%～30% 的病例在癌周胰腺中可见有不同程度的胰腺导管上皮内肿瘤（Pan IN）。

平诊断胰腺癌提供了新的思路。*c-erbB-2* 癌基因的表达多出现在浸润性癌组织中，这可能与淋巴结转移的意义相似。约一半的病例有 TP53 的突变或异常积聚。95% 左右的病例有 p16 失活。DPC4 的失活率约为 50%。

其他组织学类型的胰腺癌如下。

1. **胶样癌** 亦称黏液性非囊性癌，以产生大量黏液为其特点。切面可呈胶冻状，故与结肠的胶样癌相似。间质中可产生黏液池，其中可见散在的恶性上皮细胞（图 18-8）。这些上皮细胞可呈条索状或筛状排列，亦可形成小管或单个印戒样细胞。胶样癌常常伴有导管内乳头状黏液性肿瘤或黏液性囊性肿瘤。胶样癌与通常的导管腺癌免疫组化检测结果不同，多为肠型表达，如 CK20、MUC2 和 CDX2 阳性。胶样癌中 *K-Ras* 和 *TP53* 的突变率要低于导管腺癌，亦无 *DPC4* 的缺失。

胶样癌的预后比导管癌要好得多。外科手术后 5 年存活率可达到 55%，远比导管癌的 12%～15% 要好。有些患者死于血栓栓塞性并发症。

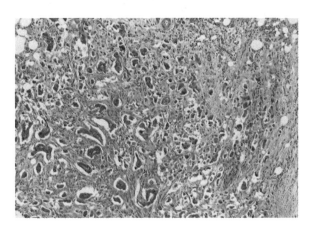

图 18-7 胰腺导管腺癌
增生的纤维组织中可见分化较差的肿瘤性腺体，可见单个细胞浸润

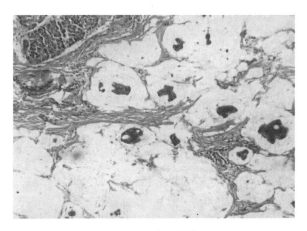

图 18-8 胰腺胶样癌
胰腺组织中可见黏液湖，其中可见散在成团的腺样结构漂浮

癌细胞可分泌成纤维细胞生长因子（FGF）及转化生长因子 α（TGFα）促进其血管及纤维间质形成，故胰腺导管腺癌常有丰富的纤维间质。胰腺导管腺癌通常表达 CK7、CK8、CK18 及 CK19，约 25% 有 CK20 阳性。大多数胰腺导管腺癌 CA19-9、CEA 和 B72.3 亦阳性。但遗憾的是，目前尚无对胰腺癌高度特异的标志物。约 60% 的浸润性导管腺癌 MUC1、MUC3、MUC4 和 MUC5AC 阳性，这点与黏液癌、壶腹癌、结直肠癌不同，这些癌常表达 MUC2。分子生物学方面，90% 以上的胰腺癌中 *K-Ras* 癌基因第 12 密码子有点突变。这一点可能为从基因水

2. **髓样癌** 胰腺的髓样癌罕见，近来偶有报道。像在乳腺和大肠一样，胰腺髓样癌的特征也为推挤性的边界、合体细胞样分化差的细胞、间质反应很少但常伴有炎症细胞浸润（图 18-9）。有关其预后尚知之不多，似乎与通常的导管腺癌相似，但 *K-Ras* 突变率非常低。与通常的导管腺癌不同的是，某些髓样癌常伴有结肠髓样癌中常见的遗传改变，如微卫星不稳定性等。某些病例有结肠癌的家族史，提示有遗传性癌综合征的可能性。

3. **肝样癌** 极罕见，特点为多角形瘤细胞排列成实性、巢状或小梁状结构，癌细胞胞质嗜酸性

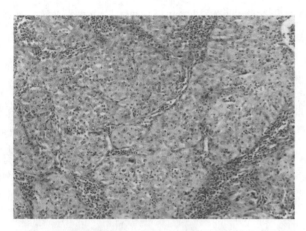

图 18-9 胰腺髓样癌
分化差的合体细胞样细胞间质很少,但周围有较多炎症细胞浸润

颗粒状,核居中,核仁明显,可见胆色素。免疫组化可显示肝细胞分化,如 hepatocyte paraffin-1、多克隆 CEA 和 CD10 阳性,AFP 也可阳性。此时应注意同腺泡细胞癌和胰母细胞瘤鉴别,因这两种肿瘤也可表达 AFP。

4. 鳞状细胞癌或腺鳞癌 此型约占胰腺恶性肿瘤的 2%,以胰尾部较多。某些病例为腺棘癌。部分可为高分化,有明显角化。部分可为低分化或无角化,甚或基底细胞样。典型的腺鳞癌由腺癌和鳞状细胞癌成分混合构成。纯粹的鳞状细胞癌非常罕见,如仔细检查,大多数病例均可见多少不等的腺样成分。此型的预后与一般导管腺癌相当或更差。

5. 未分化癌 未分化癌又称为多形性癌或分化不良性癌。此型一般无明确的腺样分化,多表现为实性巢片状的生长方式。未分化癌中 K-Ras 基因突变率与导管腺癌相似。形态上,胰腺的未分化癌可分为:①梭形细胞型(肉瘤样癌),肿瘤主要由梭形细胞构成。②分化不良性巨细胞癌,肿瘤由奇形怪状的单核或多核瘤巨细胞构成,有时可有绒毛样细胞。瘤细胞排列成实性巢状或肉瘤样。组织形态易与绒癌、恶性黑色素瘤、脂肪肉瘤、横纹肌肉瘤、恶性纤维组织细胞瘤混淆,但瘤组织脂肪、横纹肌、黑色素等特殊染色均阴性。网织染色显示有上皮巢状结构,keratin 染色阳性也提示其上皮性质。这种癌经多切片检查常可找到典型的腺癌结构。③癌肉瘤,即上皮及间叶成分均为恶性。④破骨细胞样巨细胞癌。胰腺的破骨细胞样巨细胞癌又称伴有破骨细胞的未分化癌。肿瘤细胞为未分化的恶性上皮细胞,其间散在大小不等的破骨细胞样巨

细胞(图 18-10),尤其是在出血或骨化或钙化区更多。这些巨细胞组织细胞标志(CD68、溶菌酶等)阳性,而上皮标记阴性。破骨细胞样巨细胞癌亦有 K-Ras 基因突变。胰腺的未分化癌预后极差。绝大多数患者均在一年内死亡。但破骨细胞样巨细胞癌预后稍好。

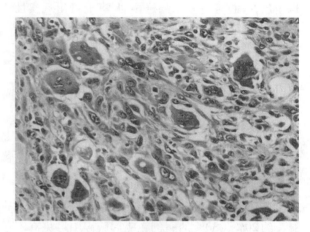

图 18-10 胰腺破骨细胞样巨细胞癌
肿瘤细胞异型性明显,其间散在不同大小的破骨细胞样细胞

6. 混合性癌 约 40% 的腺泡细胞癌中可见散在的内分泌细胞。实际上,如果用抗 CEA 抗体做免疫组化染色,很多病例均可见到少量导管成分。混合型腺-神经内分泌癌为腺癌和神经内分泌癌混合构成,其中任何一种成分不能少于 30%。包括混合性腺泡细胞癌-神经内分泌癌、混合性导管腺-神经内分泌癌和混合性腺泡细胞癌-神经内分泌癌-导管腺癌。其中的导管腺癌和(或)腺泡细胞癌和神经内分泌癌的成分均要进行相应的分级。

八、腺泡细胞癌

腺泡细胞癌(acinar cell carcinoma)很少见,仅占胰腺癌的 1%~2%。常见于 60 多岁的老人,以男性较多,偶见于儿童。临床症状无特异性,黄疸罕见,一部分患者可因脂肪酶的过度分泌而出现皮下脂肪坏死、多关节病或嗜酸细胞增多以及血栓性心内膜炎。

(一)大体所见

腺泡细胞癌通常较大,平均直径 11cm,实性,分界清楚,包膜完整,常有广泛的坏死和囊性变。因无明显的间质反应,故常质地较软。有时也可长在导管内。

(二)光镜所见

腺泡细胞癌细胞密集,呈巢状或片状排列。间

质反应轻微，在很多病例中几乎无间质。癌巢中可见腺泡或小腺腔结构（图18-11），核位于基底。有时呈小梁状或实性排列。癌细胞胞质中等，有时胞质丰富，胞质顶端有嗜酸性颗粒。核圆形或卵圆形，异型性不大，但有明显的单个核仁，核分裂多少不等。淀粉酶消化后 PAS 阳性染色对确诊很有帮助。免疫组化证实胰蛋白酶、脂肪酶、糜蛋白酶的分泌对诊断有重要价值。抗 Bcl-10 据称是腺泡细胞及其肿瘤特异且敏感的标志。偶尔，腺泡细胞癌可表达 αFP。电镜下找到酶原颗粒和不规则原纤维颗粒对诊断有重要意义。另外，亦常见到多形性含细丝的膜包绕的包含体。

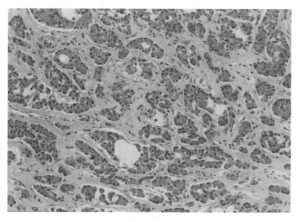

图 18-11　胰腺腺泡细胞癌
肿瘤细胞密集，呈巢状或片状排列，部分为腺泡或小腺腔结构，间质反应轻微。瘤细胞胞质中等丰富，胞质顶端嗜酸性颗粒状，核圆形或卵圆形，位于基底部，异型性不明显

　　腺泡细胞癌无导管腺癌中常见 K-Ras、TP53、p16 或 DPC4 等改变，但有较高频率的 APC/β-catenin 基因突变和染色体 11p 的等位基因丢失。腺泡细胞癌易早期转移，最常见转移的部位为局部淋巴结和肝脏，有些患者可出现远处转移。腺泡细胞癌预后不良，很少病例存活超过 5 年。个别报道认为其临床病程稍好于导管腺癌。

　　腺泡细胞囊腺癌在大体上似微囊型腺瘤，表现为明显的囊性肿物，囊之间的肿瘤细胞同腺泡细胞癌相同。

九、胰母细胞瘤

　　胰母细胞瘤（pancreatoblastoma）在成人罕见，主要见于儿童，尤其 10 岁以下者，平均年龄 4 岁，故亦称儿童型胰腺癌。男女发病率相近。某些病例为先天性，可伴有 Beckwith-Wiedemann 综合征，偶尔可合并结肠息肉病。

（一）大体所见

　　肿瘤呈分界清楚的肿块，质软。肿瘤一般较大，直径 7～12cm，多累及胰头及胰体。来源于胰头腹胰部分的胰母细胞瘤多有包膜，而来源于背胰部分的肿瘤多无包膜。常有出血坏死。

（二）光镜所见

　　胰母细胞瘤是一种发生于胰腺的上皮性恶性肿瘤，以腺泡分化为主，可有不同程度的内分泌腺和导管分化，有鳞状小体形成。肿瘤细胞密集，通常呈分叶状分布。瘤细胞为比较一致的多角形细胞，形成巢状、条索状、管状或腺泡状结构，腺腔内有少许 PAS 阳性物质。瘤细胞巢之间有富于细胞的间质带。某些病例间质本身亦可为瘤性，有时可有骨或软骨成分。免疫组化可显示腺泡、导管及内分泌分化的迹象。几乎所有的病例均可见到腺泡分化，无论是免疫组化或电镜均可见到腺泡分化的证据。肿瘤细胞可产生 AFP。鳞状小体是诊断胰母细胞瘤的重要特征（图18-12）。这些小体可由较大梭形细胞松散聚合而成，也可有明显的鳞状上皮分化。鳞状小体的确切性质尚不清楚，其特征性的免疫组化表型为 CK8/CK18/CK19/EMA 阳性，而 CK7 阴性。因 APC 或 β-catenin 基因突变可出现特征性的 β-catenin 核蓄积。大多数病例可见染色体 11p 高度印记区的杂合性缺失，这与 Wilms 瘤和肝母细胞瘤相似。内分泌腺和导管的分化通常只占肿瘤的一小部分。胰母细胞瘤的预后取决于是否有转移。在儿童病例中，如果在转移发生之前完全切除肿瘤，则预后较好，术前化疗反应亦较好。有转移者预后差。在成人病例中预后均差。

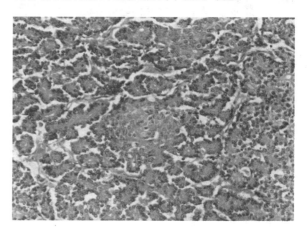

图 18-12　胰腺胰母细胞瘤
肿瘤细胞密集，通常呈分叶状分布，瘤细胞大小一致，形成巢状、条索状、管状或腺泡状结构。图中央为鳞状小体

十、胰腺实性-假乳头瘤

胰腺实性-假乳头瘤(solid-pseudopapillary tumor of pancreas)亦称乳头状-囊性肿瘤(papillary-cystic tumor)或乳头状上皮性肿瘤或胰腺囊实性肿瘤,为一种少见的胰腺肿瘤。可发生于任何年龄组,但多见于青春期及青年女性(男:女比为1:9,平均年龄30岁)。临床上可无症状或仅有上腹不适。目前认为是低度恶性的胰腺上皮肿瘤。

(一)大体所见

多为分界清楚的肿块,直径常达10cm,多有包膜。黄褐色到红褐色,质脆、较软。有些亦可有明显的纤维化和囊变区。囊不规则,内含不规则碎屑。极端囊性变者很像假性囊肿。

(二)光镜所见

实性-假乳头瘤的基本结构为细胞丰富的实性巢,其间有丰富的小血管。远离血管的细胞出现退变,而小血管周的细胞围绕小血管形成所谓的假乳头状排列(图18-13)。虽胞质空泡可很明显,但无真正的腺腔形成。瘤细胞核比较一致,常有纵沟,胞质中等、嗜酸性,典型的瘤细胞质内可见嗜酸性透明小滴。间质常有不同程度的透明变、黏液变或胆固醇沉积及异物巨细胞反应。尽管大体上包膜完整,镜下常向周围胰腺浸润。

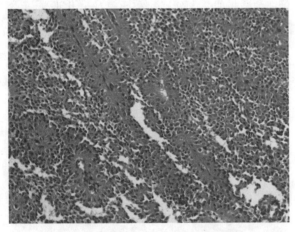

图18-13 胰腺实性-假乳头瘤
细胞丰富的实性巢,其间有丰富的小血管。远离血管的细胞出现退变,而小血管周的细胞围绕小血管形成所谓的假乳头状排列。细胞核比较一致,胞质中等、嗜酸性

胰腺的实性-假乳头瘤的分化方向尚不清楚,某些病例CD56阳性,偶有突触蛋白的表达。有人认为有内分泌分化倾向,但CgA总是阴性。腺泡和导管的标记物也总是阴性。一半以上的病例也无角蛋白的表达,而波形蛋白、α₁-抗胰蛋白酶、α₁-抗糜蛋白酶、β-catenin和CD10常阳性。这些标记物尚不能说明其向什么方向分化。电镜下,可见类似复杂的次级溶酶体颗粒。免疫组化证实这些颗粒含α₁-抗胰蛋白酶。肿瘤孕激素受体常阳性。故有人推测其来源于胚胎早期附着于胰腺的生殖嵴/卵巢始基细胞。分子生物学研究表明,胰腺实性-假乳头瘤常有β-catenin基因突变,故大多数肿瘤细胞核免疫组化β-catenin染色阳性。约一半病例CD117可阳性,但无c-KIT基因突变。

胰腺实性-假乳头瘤目前仍归为低度恶性,约10%~15%出现转移。有转移时称实性-假乳头癌。转移部位主要为肝脏和腹膜。淋巴结转移少见。若患者就诊时无转移,经完整切除后,一般预后良好。有报道称,即使有转移的病例,亦可存活很多年。

胰腺的实性-假乳头瘤主要应与胰腺内分泌肿瘤、胰母细胞瘤、腺泡细胞癌等鉴别。免疫组化CgA阴性而波形蛋白弥漫阳性对排除内分泌肿瘤很有帮助。此外,应与肾上腺皮质肿瘤鉴别。肾上腺皮质肿瘤因变性可出现假乳头样的生长类型,免疫组化也为波形蛋白阳性,而角蛋白阴性,此时抑制素染色肾上腺皮质肿瘤阳性有助于鉴别。

十一、胰腺导管上皮内肿瘤

胰腺上皮内瘤变(pancreatic intraepithelial neoplasia,Pan IN)是发生在胰腺小导管的非浸润性上皮性肿瘤,伴有结构和细胞的异型性,小导管直径<0.5cm,胰腺主导管一般不发生Pan IN病变。Pan IN是一个显微镜下的诊断,不能在大体标本和影像学中诊断。胰腺正常的导管上皮细胞呈立方形或矮柱状,细胞核位于基底,无异型性及核分裂。根据导管上皮结构和细胞异型性可将Pan IN分为3个级别,即Pan IN 1(A、B)、Pan IN 2和Pan IN 3(图18-14)。

Pan IN 1时导管上皮细胞黏液化生伴轻度异型性,上皮细胞高柱状,细胞核圆形或椭圆形,核长轴与基底膜垂直;根据是否有乳头、微乳头再分为1A及1B型。胰腺导管上皮内肿瘤1A(Pan IN 1A)包括幽门腺化生、杯状细胞化生、黏液细胞肥大、无异型性的导管上皮病变、黏液性导管增生、单纯增生、黏液细胞增生、导管上皮增生和非乳头状上皮肥大。表现为扁平上皮病变,即上皮细胞变成高柱状,核位于基底部,核上有丰富的黏液。细胞核小,

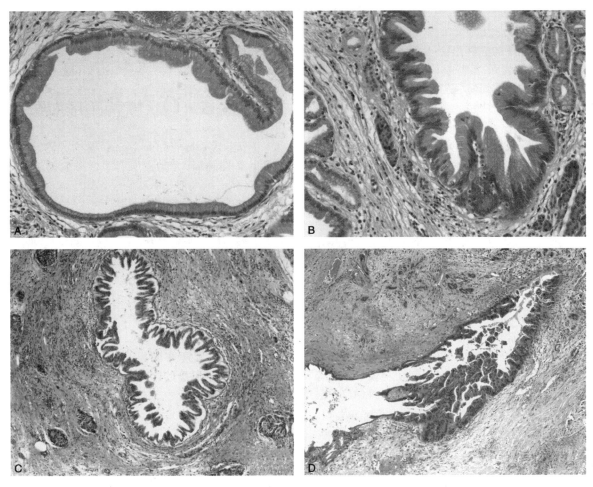

图 18-14　胰腺导管上皮内瘤变(Pan IN)

A. Pan IN 1A 导管上皮黏液化生；B. Pan IN 1B 导管上皮黏液化生及乳头状增生；C. Pan IN 2 导管上皮细胞复层明显，局部出现细胞排列极向紊乱，细胞有异型性；D. Pan IN 3 导管上皮细胞有明显异型性

圆形或椭圆形，椭圆形的胞核与基底膜垂直。胰腺上皮内肿瘤1B(Pan IN 1B)过去有多种命名，如乳头状增生、无异型性的导管乳头状病变、导管增生、黏液化生和幽门腺化生，且有小管状分支或延伸到环绕 Pan IN 的小叶内，此种形态如成为主要成分并成为 Pan IN 中的一部分时，被称为腺瘤样增生。其表现为上皮的乳头、微乳头状增生和假复层结构，其他方面与 Pan IN 1A 一致。

　　Pan IN 2 曾被命名为不典型增生、伴有不典型增生的乳头状导管病变、轻/中度异型性，也可为中度。从结构上看，这些黏液上皮病变可为扁平改变，但多有乳头形成。从细胞学上定义，这些病变必须有核异常，包括核极向消失、核拥挤、核增大、假复层、核染色质增加等。核分裂少见，没有病理性核分裂。在 Pan IN 2 中一般看不到典型的筛状结构伴有管腔坏死和显著的细胞异型性，如果见到此种病变应考虑诊断 Pan IN 3。

　　Pan IN 3 病变多为乳头状或微乳头状，扁平病变少见，上皮呈重度异型性。在浸润性胰腺癌的癌周及慢性胰腺炎时经常可以看到导管上皮的不典型增生，胰头部多于胰体尾，这与胰腺癌的好发部位相符合。胰腺上皮内肿瘤3(Pan IN 3)曾被命名为原位癌、导管内癌、重度不典型增生。从结构上看，这些病变通常为乳头状或微乳头状，很少为扁平改变。出现典型的筛状结构，管内有小簇上皮细胞呈"出芽"改变和管腔坏死。从细胞学上看，病变特点为核极性消失，杯状细胞异常（核靠近管腔，黏液性胞质朝向基底膜），可见核分裂且偶有病理性核分裂，核排列不规则，核仁大而明显。这些病变在细胞核水平上类似癌，但没有侵透基底膜。

　　分子病理学特点如下：

　　从 Pan IN 病变发展到胰腺浸润性癌的组织学进展过程通常伴随着基因及基因表型的改变，单个基因遗传的发生率在高级别恶性前病变中增高。

例如,*K-Ras* 基因在 Pan IN 1A,Pan IN 1B,Pan IN 2/3 中的突变率分别为 36%,44% 和 87%。尽管尚无准确的基因测序的资料,但不是每一个突变都能在 Pan IN 病变中找到,某些基因异常,如 *K-Ras* 基因活化突变和端粒酶缩短,是"早期"改变,似乎在疾病初始就有作用。中级别病变(Pan IN 2)可发生 *CDKN2A* 突变,而 TP53、BRCA2 及 SMAD4(DPC4)失活可见于高级别病变(大部分 Pan IN 3)或浸润性癌中,提示这些基因改变是"晚期"事件。

Pan IN 与非肠型 IPMN 不同,前者表达 *MUC1*,不表达 *MUC2*。一些基因改变,如 PIK3CA 基因活化性突变,编码癌基因 AKT 信号通路中的蛋白,似乎仅局限在 IPMN 内。对于 IPMN 相关浸润性癌比 Pan IN 发展的浸润性癌预后好,出现了新的共识:二者发展到浸润性癌的主要通路不同,一种是更有侵袭性(Pan IN 和胰胆管型 IPMN),另一种更"惰性"(肠型 IPMN)。

染色体异常几乎存在于每一例胰腺癌患者中,包括结构异常(如染色体易位)及数量异常(如单倍体);染色体大片段丢失、基因突变均较常见。等位基因杂合性缺失(loss of heterozygosity,LOH)是最常见的异常,出现 Pan IN 时染色体 9p、18q 及 17p 是最常见的缺失部位,与胰腺导管腺癌完全符合。LOH 是抑癌基因二次打击失活中的第一次打击,优先于基因突变,提示 LOH 是 Pan IN 发生的早期事件。

端粒酶缩短也是 Pan IN 导管上皮基因不稳定性的重要原因。完整的端粒酶就像是胰腺导管上皮染色体的管理员,端粒酶完整性丢失意味着染色体开始异常改变并导致肿瘤的发生。胰腺导管腺癌发生最早期的事件包括端粒酶长度缩短,超过 90% 的 Pan IN,甚至低级别 Pan IN 可出现明显的端粒酶长度缩短。

基因启动子 CpG 岛甲基化导致的表观基因改变引起基因转录沉默,使一些抑癌基因失活,也是胰腺癌常见的基因改变。*CDKN2A/INK4* 是最常累及的基因,在 Pan IN 中存在失活现象,在 Pan IN 2 和 Pan IN 3 中发生率较高,在癌旁 Pan IN 中其发生率高于无癌标本中的 Pan IN。*Pdx1* 和 *Plectin-1* 等作为新的研究点,在胰腺腺癌和高级别 Pan IN 中也有表达,但表达没有统计学差异,对诊断帮助不大。

Pan IN 的基因改变还有很多,在此不一一赘述。众多研究者的主要目的除了要更多地了解 Pan IN 的基因改变及与胰腺导管腺癌进行比较外,还希望能找到 Pan IN 发展到胰腺导管腺癌的必要通路并能阻断它,找到发生胰腺癌最早改变的基因并预测其发展方向,找到基因治疗药物以补充现有的

化疗方案等。目前,转基因小鼠已能复制人胰腺导管腺癌的发生及进展,为各种化疗及基因治疗药物的研究提供便利条件。

(陈 杰)

第二节 甲状腺癌研究进展

甲状腺癌(thyroid carcinoma)是内分泌系统最常见的恶性肿瘤,大约占所有恶性肿瘤的 1.3%。除髓样癌外,绝大部分甲状腺癌起源于滤泡上皮细胞。甲状腺癌的发病率与地区、种族、性别有一定关系。美国的甲状腺癌发病率较高,据 2012 年最新美国癌症统计资料显示,甲状腺癌的发病率上升迅猛,2012 年发病人数较 2011 年猛增了 17.6%。近 10 年来,甲状腺癌的发病率从 8% 上升至 25%,据估计,全球每年发病约 12.2 万例,年均增长 6.2%,已成为目前发病率增长最快的恶性肿瘤。甲状腺癌主要见于中青年人,但乳头状癌也可发生于儿童。女性发病率明显高于男性,是男性的 3 倍,占女性恶性肿瘤的第 6 位。虽然甲状腺癌发病率逐渐上升,但其死亡率较低,不足 1%,表明大多数甲状腺癌预后良好。

一、病因学

甲状腺癌的致病原因目前尚未完全明确,其发生与环境因素和遗传因素有关,主要的危险因素如下。

1. **碘摄入异常** 由于甲状腺对环境中碘具有依赖性,对放射性碘的遗传毒性作用及由于碘缺乏引起的非遗传毒性作用有特殊的易感性。碘摄入量与甲状腺癌的发生呈"U"型关系,即碘摄入过多或不足均可导致甲状腺癌的发病率增加。有研究显示,高碘摄入患者甲状腺乳头状癌风险程度增加,而碘缺乏患甲状腺滤泡癌的风险程度增加。

2. **辐射** 电离辐射是目前最确切的致甲状腺癌危险因素。由于人体甲状腺富含大量的碘,射线的能量更容易沉积在甲状腺内,使甲状腺对辐射非常敏感。当机体暴露于辐射环境时可引起机体细胞发生基因异常改变,如原癌基因的激活或抑癌基因的失活,从而诱发甲状腺癌形成。切尔诺贝利核爆炸事故和广岛、长崎原子弹爆炸的受害者和幸存者中甲状腺癌的发病率明显增加,说明放射性损伤是导致甲状腺癌的罪魁祸首。值得注意的是,儿童比成年人接受辐射后更易患甲状腺癌,这是因为儿童的细胞增殖旺盛,放射线是一种附加刺激,易促发其形成肿瘤。

3. **地理环境因素** 全世界甲状腺癌的发病率

存在着较大差异,可能与种族或地理环境因素有关。美国夏威夷、菲律宾和冰岛是全世界甲状腺癌发病率高发的三大地区,这三个地区共同的地理特征是都处于火山多发地带。有研究表明:火山熔岩环境是甲状腺癌发病的危险因素,可能与熔岩中存在的有害气体(SO_2、CO_2、H_2S、HCl 等)及稀有金属(锌、硒、钒等)对机体产生的急性或慢性的损伤作用有关,降低了机体的防御能力,从而导致炎症及肿瘤的发生。

4. **雌激素分泌增加** 甲状腺癌多发生于女性,说明雌激素与甲状腺癌的发生有关,雌激素受体的多态性也可能是引起甲状腺癌性别差异的一个原因。

5. **甲状腺良性病变** 大量的研究资料显示,结节性甲状腺肿、甲亢、甲状腺腺瘤,特别是慢性淋巴细胞性甲状腺炎等均可演变为甲状腺癌。而且甲状腺乳头状癌与淋巴细胞性甲状腺炎密切相关,推测自身免疫反应的参与成为其发生的可能机制。

6. **体重指数** 体重指数(body mass index,BMI)是反映体型胖瘦及体脂累积程度的指标,有研究表明,体重指数增高则患甲状腺癌的风险增加。

7. **遗传因素** 家族性和非家族性(散发)的甲状腺癌都有遗传因素的影响。约 5% ~10% 甲状腺髓样癌有明显的家族史,而且往往合并有嗜铬细胞瘤等,推测这类癌的发生与染色体遗传因素有关。

二、组织学分类及各型特征

(一) 甲状腺癌 WHO 组织学分类
甲状腺癌 WHO 组织学分类见表 18-2。

表 18-2 甲状腺癌 WHO 组织学分类

乳头状癌(papillary carcinoma)

滤泡癌(follicular carcinoma)

髓样癌(medullary carcinoma)

未分化癌(undifferentiated [anaplastic] carcinoma)

低分化癌(poorly differentiated carcinoma)

鳞状细胞癌(squamous cell carcinoma)

黏液表皮样癌(mucoepidermoid carcinoma)

伴嗜酸细胞增多的硬化型黏液表皮样癌
(sclerosing mucoepidermoid carcinoma with eosinophilia)

黏液癌(mucinous carcinoma)

混合性髓样和滤泡细胞癌
(mixed medullary and follicular cell carcinoma)

伴胸腺样分化的梭形细胞肿瘤
(spindle cell tumor with thymus-like differentiation)

显示胸腺样分化的癌(carcinoma showing thymus-like differentiation)

上述类型中以乳头状癌最常见(75% ~85%),其次是滤泡癌(10% ~ 20%),髓样癌较少见(5%),未分化癌更少见(<5%),其他类型则罕见。

(二) 主要组织学类型特征
1. **乳头状癌** 是甲状腺癌中最常见的类型,可发生于任何年龄,但多发生在 20 ~50 岁成年人;女性多见,约为男性的 4 倍。乳头状癌显示滤泡上皮分化的形态和特征性的核。

(1) 形态学特点:甲状腺乳头状癌可单发或多灶性,边界多不清,少数界线清楚、有包膜。切面灰白或棕黄色,可呈颗粒状,有时可有非常明显的乳头状突起,病变常有纤维化、钙化及囊性变,可形成不规则致密瘢痕状,有时因钙化、骨化而有砂砾感。乳头状癌约 80% 以乳头状生长为特征,乳头状结构表现为典型的复杂分支,并有致密的纤维血管轴心,它不同于增生的乳头状病变(图 18-15)。细胞核具有特征性改变,包括:增大的、卵圆形、长的核和重叠核;典型的核为清澈的或毛玻璃样,常见不规则核型包括核沟和核内假包含体(图 18-16,图 18-17)。核的形态是诊断的主要依据,尤其在缺失乳头状结构的情况下。常见鳞状上皮化生,大小不同的滤泡,实性和梁状结构常与乳头共存。乳头状癌有时可呈囊性,囊壁的衬覆细胞常有广泛的鳞状上皮化生。乳头状癌常出现砂粒体,砂粒体是圆形或同心圆层状钙化,一般出现在乳头的中心(图 18-18)。乳头状癌内常出现硬化和肿瘤周围淋巴细胞浸润。约 20% 的乳头状癌以滤泡生长方式为主,也可以实性、小梁状和岛状生长为主,但具有乳头状癌的核特征性改变。

肿瘤通常通过淋巴道转移,而侵袭血管的病例很少,尤其是较小的病变。大约一半的病例可转移到相邻的颈部淋巴结。

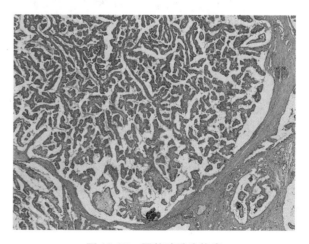

图 18-15 甲状腺乳头状癌

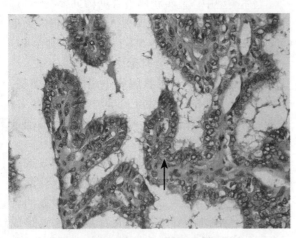

图 18-16　甲状腺乳头状癌
毛玻璃样核及核沟(箭头所示)

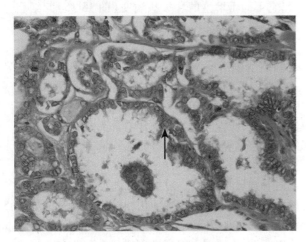

图 18-17　甲状腺乳头状癌
核内假包含体(箭头所示)

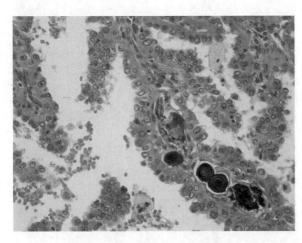

图 18-18　甲状腺乳头状癌
砂粒体

（2）免疫组织化学:乳头状癌表达细胞角蛋白（CK）、甲状腺球蛋白（thyroglobulin,Tg）和甲状腺转录因子-1（TTF-1）。用于甲状腺乳头状癌诊断的其他抗体有:S-100、HLA-DR、CK19、RET、HBME-1、Galectin-3。虽然 Galectin-3 和 HBME-1 在乳头状癌中高表达,但并不特异,CK19 作为乳头状癌的标记也存在争论,这方面问题有待于进一步研究。另外,甲状腺来源的转移性乳头状癌表达 TTF-1 和 Tg,肺腺癌表达 TTF-1 而不表达 Tg,肺和甲状腺以外的乳头状癌不表达 TTF-1 和 Tg,可以此来鉴定转移性乳头状腺癌的来源。

（3）组织学亚型:①滤泡亚型（follicular variant）:肿瘤由小至中等大小、不规则形滤泡构成,不含有乳头状结构,滤泡中可见到不等量的胶质,胶质呈强嗜酸性并呈扇面状。形成滤泡的大多数上皮细胞含有大而亮的核,并含核沟和核内假包含体。病变组织中滤泡内还可见到多核巨细胞,偶见间质硬化和砂粒体。此类型肿瘤大体上类似滤泡性肿瘤,可有包膜,但仍可发生淋巴结转移,偶见血道转移。此型肿瘤的预后通常与乳头状癌相似。在诊断乳头状癌滤泡亚型时,如果肿瘤具有特征性核改变,无论有无包膜侵犯,直接可以作出滤泡型乳头状癌的诊断。核特征性改变不明显,形态学诊断证据不足时,可诊断为"高分化肿瘤具有恶性倾向",但这个名词术语的使用还没有被普遍接受。②嗜酸细胞亚型（oncocytic variant）:此类型肿瘤也是以复杂分支的乳头为特征,乳头表面衬覆嗜酸细胞,乳头中心为薄的纤维血管束,核的特征通常与乳头状癌完全一样,嗜酸细胞亚型的癌细胞一般呈多角形,也可以是柱状,胞质中有丰富的嗜酸性颗粒。此类型大体呈红棕色外观,偶尔嗜酸性肿瘤表现为灰白色。③透明细胞亚型（clear cell variant）:是指主要由透明细胞构成的肿瘤,细胞核的特征类似通常的乳头状癌(图 18-19)。在细胞内或外可以见到阿辛蓝阳性的黏液。④弥漫硬化型（diffuse sclerosing variant）:这种类型多见于年轻患者,其特征是双侧或单侧甲状腺弥漫性受累,通常不形成明显的肿块。大多数肿瘤在扩张的淋巴-血管管腔中见到小的癌栓。可有显著的局部淋巴结转移,常常诊断时已有肺转移。⑤高细胞亚型（tall cell variant）:为乳头状癌中的罕见亚型。细胞高柱状,其高度至少是宽度的 3 倍。大多数肿瘤是以乳头状、管状或索状相混合的结构为主。肿瘤细胞有丰富的嗜酸性胞质和与通常乳头状癌相似的核,但有更多的核沟和核内假包含体。坏死、核分裂象和甲状腺外扩展更常见。在年龄较大的男性患者,此型较一般乳头状癌的临床行为更具侵袭性。⑥柱状细胞亚型(columnar cell variant):这种罕见亚型是由假复层柱状细胞构成,其中一些癌细胞含核上或核下胞质空泡(图18-20),仅在局部可见通常乳头状癌特征性的大而清亮的细胞核。在大多数肿瘤中可见到不同比例的乳头状、滤泡状、梁状和实体状结构。肿瘤常呈进展性局部生长和甲状腺外扩展,比通常乳头状癌更具侵袭性。⑦乳头状微小癌(papillary microcarcinoma):是指原发于甲状腺内直径1cm或更小的乳头状癌。曾有许多命名,包括隐匿型、潜伏型或小乳头状癌,无包膜甲状腺肿瘤和隐匿型硬化性癌,对这类肿瘤已经主张用"乳头状微小肿瘤"的名称。微小癌的发病率为1.5%~35.6%,是甲状腺最常见的癌。有些学者认为乳头状微小癌是乳头状癌的变型,且多不形成乳头状结构。随着现代医疗检测水平的提高,乳头状微小癌发病率有上升趋势,儿童甲状腺微小癌更具有侵袭性,易发生转移,应引起足够的重视。

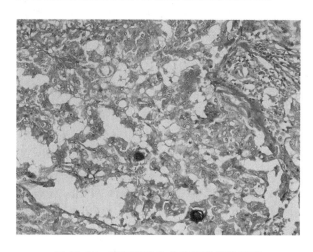

图18-19 甲状腺乳头状癌透明细胞亚型
其内尚见砂粒体

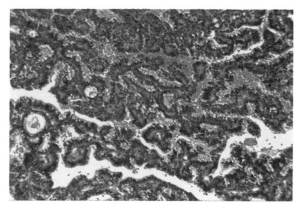

图18-20 甲状腺乳头状癌柱状细胞亚型

(4)临床特点:乳头状癌是非功能性肿瘤,因此,常以颈部无痛性肿块而被发现,肿块或者在甲状腺内或者在颈淋巴结的转移灶中。乳头状癌是惰性病变,恶性程度较低,预后好,10年生存率超过95%。其生存率与肿瘤大小及是否有远处转移有关,而与是否伴有局部淋巴结转移无关,通常老年人和侵袭甲状腺以外组织或远处转移的患者预后不良。少数患者可出现血道转移,通常转移至肺。

(5)分子遗传学:甲状腺乳头状癌发病的遗传学机制主要包括遗传变异的染色体重排和点突变两种。

1)RET/PTC重排:甲状腺乳头状癌最常见的结构遗传学异常是受体酪氨酸激酶基因(RET和TRK)染色体重排。RET基因重排又称为RET/PTC,在散发性成年人,乳头状癌RET/PTC的平均突变发病率是20%~30%,儿童和年轻人的突变发生率较高,常为45%~60%。在由于意外接触到放射线辐射或接受过放射治疗的人群中突变发生率为50%~80%。几种类型的RET/PTC都是由定位在10q11.2 RET的酪氨酸激酶结构域与来自10q或其他染色体上的不同基因形成的5'末端序列相融合;其中以RET/PTC1最为常见,其次为RET/PTC3,而RET/PTC2和其他新的类型不足5%。所有类型的RET/PTC均具有一个共同特点,即RET的细胞外配体结合区被通常表达于甲状腺组织且具有二聚化潜能的RET融合基因所取代,从而导致RET激酶的配体非依赖活化、克隆性扩增和甲状腺滤泡上皮细胞向肿瘤细胞的转化。

2)TRK重排:大约10%的甲状腺乳头状癌有TRK基因的染色体重排,所有类型甲状腺乳头状癌TRK重排的发生率大致相同,而TRK-TPM3主要见于与放射线有关的甲状腺乳头状癌。

3)Ras突变:不足10%的乳头状癌可检出三种Ras原癌基因激活点突变的任何一种,其中以N-Ras 61位密码子点突变检出率最高。有研究发现,43%乳头状癌的滤泡亚型出现Ras点突变。

4)BRAF突变:已证实乳头状癌中BRAF基因点突变的几率高达30%,其他类型甲状腺肿瘤未检测到这种突变,在伴RET/PTC、BRAF或Ras突变的乳头状癌之间没有重叠。有研究报道,相当一部分BRAF突变阳性肿瘤也含有RET/PTC重排,提示BRAF突变可能与RET/PTC突变协同发挥作用,共同导致乳头状癌的发生。

2. 滤泡癌 是甲状腺癌第二个常见的类型,该类型显示滤泡细胞分化特点,缺少乳头状癌诊断性的核特征。通常会比乳头状癌的发病年龄大,中年时发病率最高,多发生于 50 岁左右,常见于女性。

结节性甲状腺肿可以诱发此瘤的发生,而滤泡状腺瘤和滤泡状癌中 Ras 突变频率高,表明它们可能是相关的肿瘤,其预后一般比乳头状癌差。

(1)形态学特点:滤泡癌是侵袭性滤泡细胞肿瘤,大多形成相当一致的小滤泡结构,相似于正常甲状腺滤泡;肿瘤不具备乳头状癌典型的核特征,如滤泡病变中出现典型的乳头状癌核的特征时,应视为乳头状癌。也有部分病例滤泡分化并不太明显;有些肿瘤与滤泡状腺瘤相似,胞质嗜酸性变。大多数滤泡癌有包膜,与滤泡性腺瘤形态学上几乎无法区别,只有在包膜邻近处广泛取材寻找可靠的包膜和(或)血管侵犯,才能明确诊断。可见,正确判定包膜及血管的侵犯在区分滤泡性腺瘤和滤泡癌时是至关重要的。真正的包膜侵犯必须由肿瘤性滤泡细胞穿透包膜全层,常呈"蘑菇样"或"衣钩样"(图 18-21)。由于浸润灶与正常甲状腺组织之间形成一层或数层纤维层,故肿瘤很少直接接触到甲状腺实质。而真正的血管侵犯必须侵犯包膜内或紧邻包膜外血管,受侵犯的血管通常为由内皮细胞衬覆的静脉型血管,肿瘤细胞形成息肉样肿块,直接突入血管腔或肿瘤细胞簇位于血管腔内,表面有一层内皮细胞覆盖,且常伴有血栓形成。如包膜侵犯不确定时,应诊断为恶性潜能不确定的滤泡性肿瘤。

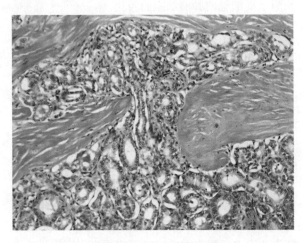

图 18-21　甲状腺滤泡癌
包膜侵犯

滤泡癌根据侵袭程度分为两种主要类型:微小侵袭性滤泡癌和广泛侵袭性滤泡癌。微小侵袭性滤泡癌具有有限的包膜和(或)血管浸润,广泛侵袭

性滤泡癌可广泛浸润邻近甲状腺组织和(或)血管。

(2)免疫组织化学:滤泡癌 Tg、TTF-1、低分子量细胞角蛋白(CK)、上皮膜抗原(EMA)、Ⅳ型胶原及层粘连蛋白(LN)免疫反应阳性,CK19 局灶性免疫阳性反应。有报道称 Galectin-3、HBME-1、CD15 和 CD44V6 免疫反应阳性。

(3)组织学亚型:①嗜酸细胞亚型:此型全部或大部分(75%)由嗜酸细胞构成,也称为 Hürthle 细胞癌。此型以独特的红褐色外观为特征,显微镜下表现为不同的形态特征,从分化很好的滤泡结构到实体性或梁状结构,胶质含量较少或缺乏,核浓染和多形,一般有显著的嗜酸性核仁。②透明细胞亚型:主要由透明细胞组成,由于细胞的胞质中含糖原、黏液、脂质或肿胀的线粒体使细胞透明。常需与甲状旁腺肿瘤及转移性肾透明细胞癌鉴别,Tg 标记有助于诊断。

(4)临床特征:滤泡癌最常是以孤立的"冷"结节存在。滤泡癌往往随着血流转移到肺、骨和肝脏;与乳头状癌相比,区域淋巴结转移少见。滤泡癌采用手术切除疗法,分化良好的转移肿瘤可能会吸收放射性碘,由此来识别和切除这样的肿瘤。

(5)分子遗传学:①染色体的不平衡:等位基因不平衡、比较基因组杂交(CGH)和细胞遗传学等研究提示,滤泡癌中受累及的染色体 DNA 不平衡,且以多数染色体数目变更为主要特征。②PPARγ 重排:在 25% ~50% 的滤泡癌中发现有过氧化物酶增殖活化受体 γ(PPARγ)基因的重排。PPARγ 基因重排产生各种 PPARγ 融合蛋白,其中最常见的 Pax8-PPARγ 能再调节配体诱导的 PPARγ 转录作用,抑制凋亡,促进增殖。③点突变:有研究发现,滤泡癌中存在 Ras 基因、TP53 基因和 PTEN 基因突变,并且在滤泡癌的发生及从高分化向低分化进展过程中起一定的作用。

3. 髓样癌　起源于甲状腺滤泡旁细胞(C 细胞)的恶性肿瘤。好发于腺叶的中 1/3,肿瘤可分泌降钙素和其他多肽类激素,属于神经内分泌肿瘤。在一些病例中,肿瘤细胞分泌其他多肽类的激素,如促生长素抑制素、5-羟色胺和血管活性肠肽(vasoactive intestinal peptide,VIP)。髓样癌好发于中年人,女性稍多,遗传性髓样癌可发生于儿童和青年人。年龄较大、男性和局部肿瘤侵犯范围与生存率下降有关。

(1)形态学特点:甲状腺髓样癌的组织学变化多样化,由多角形、圆形或梭形细胞排列成片状、巢状或梁状,甚至滤泡。癌组织被不等量的纤维血管间质分隔,形成似血管样或小梁状结构。一些肿瘤可显示类癌的组织学特征。约80%的病例在间质中见到弥漫分布或形成小球状、粉红色无定形的淀粉样物质(图18-22)。髓样癌可单发,也可形成累及甲状腺两叶的多处病变,多中心性在家族性病例中特别常见。较大的病灶往往包含出血和坏死的区域,并且可突破甲状腺的被膜。肿瘤细胞中的降钙素和基质淀粉样物质很容易通过组织化学和免疫组织化学的方法证明。电子显微镜显示胞质内有数量不等的电子致密颗粒。家族性髓样癌的特征之一是在周围甲状腺实质内存在多中心的C细胞增生,而散发性病变中该特征通常不存在,C细胞增生被认为是髓样癌的癌前病变。

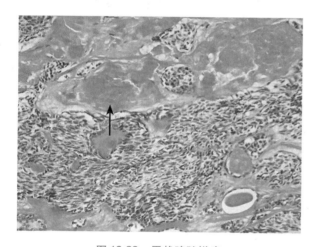

图 18-22 甲状腺髓样癌
淀粉样间质(箭头所示)

(2) 免疫组织化学:最常用的免疫组织化学标记物有降钙素基因相关肽(calcitonin gene related peptide,CGRP)、CEA、TTF-1 和 CK。大多数髓样癌表达降钙素(calcitonin,CT),少数分化差的髓样癌降钙素阴性,而 CGRP 可以阳性。大多数病例 CEA 阳性,肿瘤细胞还对几种神经内分泌标记物呈免疫阳性反应,包括 CgA、Syn 等。

(3) 临床特点:髓样癌也常作为颈部肿块被发现,有时伴有压迫症状,如吞咽困难或声音嘶哑。在一些病例中,最初的表现是由于所分泌的肽类激素所致,如 VIP 的分泌引起的腹泻。降钙素水平可升高,但低血钙不是一个特征。降钙素水平升高或 RET 突变的筛查可以早期发现家族性的髓样癌。遗传性无症状携带者切除的甲状腺中唯一的组织学发现是 C 细胞的增生或"微小髓样"癌的存在。

(4) 分子遗传学:甲状腺髓样癌分为遗传型髓样癌和散发型髓样癌。其中遗传型髓样癌约占髓样癌的25%~30%,是一种常染色体显性遗传的遗传性肿瘤。遗传型髓样癌又分为3种亚型:①多发性内分泌瘤2A 型(MEN2A 型);②多发性内分泌瘤2B 型(MEN2B 型);③家族性 MTC。其中有报道,MEN2A 型、MEN2B 型均与 RET 基因种系突变有关,家族性甲状腺髓样癌缺乏 RET 基因突变。散发型髓样癌约占 MTC 的75%,与 RET 基因突变密切相关。

4. 未分化(间变性)癌 甲状腺未分化癌是高度恶性肿瘤,死亡率较高。组织学表现全部或部分由未分化细胞构成,免疫组织化学和超微结构特征表明本型肿瘤是上皮性分化。未分化癌的发病年龄比其他类型的甲状腺癌偏大,好发于老年人,女性稍多。大约有一半的患者有结节性甲状腺肿病史,20%~30%由分化好的甲状腺癌发展而来。

(1) 形态学特点:肿瘤通常形成巨大肿块,息肉样,白色至棕褐色,常有出血和坏死;广泛侵袭性生长,发现时大多数病变已取代甲状腺实质的大部分,并侵袭到周围软组织和邻近结构,包括淋巴结、喉、咽、气管和食管。镜下,肿瘤组织由未分化的细胞组成,可由肉瘤样外观的梭形细胞、大的多形性巨细胞和上皮样细胞混合组成,也可见类似于小细胞癌的特点;细胞异型性大,核分裂象多,呈浸润性生长。最常见的组织学图像以梭形细胞呈"席纹状"、"鱼骨样"或"血管外皮瘤样"排列,易与未分化肉瘤、纤维肉瘤和血管外皮瘤混淆。如果出现乳头或滤泡分化的病灶,提示来源于一个分化好的癌。

(2) 免疫组织化学:大多数未分化癌不同程度表达上皮性标记物,包括 CK、EMA、CEA。但上皮性标记阴性不能完全排除未分化癌的可能,Tg 通常阴性或弱阳性,TTF-1 罕见表达,最近研究显示,约80%的病例表达 Pax8。

(3) 临床特点:未分化癌即使手术治疗,其生长也难以控制。远处转移很常见,但在大多数病例中,当肿瘤在局部侵袭性生长并且危害到颈部致命性的结构时,生存期不到 1 年。

(4) 分子遗传学:甲状腺未分化癌特征性地表现为复杂性染色体变化,比较基因组杂交(CGH)技术证实存在多个染色体位点的 DNA 不平衡,最一致的发现是 TP53 突变。

5. 低分化癌 为滤泡细胞低分化肿瘤,在形态学和生物学行为上介于分化型(滤泡癌和乳头状癌)与未分化型(间变性癌)之间,此型仍存在争议。多见于妇女和50岁以上的老年患者。大多数患者死于诊断后的前3年,几乎没有患者生存期多于5年。通常的死亡原因是局部和远隔部位转移,而不是局部侵犯。

(1) 形态学特点:大多数肿瘤在诊断时直径超过3cm,实性,灰白色,常伴有坏死灶。镜下细胞多排列成岛状、梁状和实体形3种不同的形态。岛状形态被特征性地定义为围以薄层纤细血管间隔、境界清楚的肿瘤细胞巢;梁状形态的特征是癌细胞排列成索状或缎带状;实体形态显示大片状,偶尔可见到小的流产型滤泡或一些胶质滴。大多数低分化癌中都可见到一些类似乳头状癌的核特征。

(2) 免疫组织化学:典型地显示 Tg 和 TTF-1 阳性反应,但 Tg 阳性区仅限于岛状肿瘤细胞或欠发育的滤泡,也常见局灶性 TP53 阳性和 Ki-67 指数增加。

(3) 分子遗传学:用常规细胞遗传学方法分析,在一些甲状腺低分化癌中常见复杂性克隆变异。用比较基因组杂交(CGH)研究发现其 DNA 外形不平衡的比率高达80%。甲状腺低分化癌中存在 TP53 及 H-、K-或 N-Ras 基因突变;标志着稳定突变的 WNT 活化和(或)β-Catenin 的异常核定位,最近在甲状腺低分化癌中已被鉴定出来。少数甲状腺低分化癌表达酪氨酸激酶基因重排,如 RET/PTC 或 NTRK。

三、甲状腺癌的检查方法

甲状腺癌的临床表现缺乏特异性,诊断与鉴别诊断比较困难,容易出现漏诊。术前对甲状腺癌作出正确的诊断将直接关系到术式的选择。常见检查手段如下。

1. 超声检查 超声检查是检查甲状腺癌最准确和最敏感的影像学手段,不仅能在一定程度上判定甲状腺结节本身的良恶性,还可以了解颈血管周围淋巴结的肿大情况。其中,高频超声甚至可清楚地分辨直径0.2mm左右的结节,故常可早期发现体检所不能触及的隐匿性病灶。

2. 超声引导下细针抽吸活检(fine needle aspiration biopsy,FNAB) FNAB 被誉为诊断甲状腺结节的"金标准",甲状腺癌诊断成功率为90.2%~97.4%。FNAB 尤其适用于直径<1.5cm 或临床上不易触及的小结节。而对囊性或囊实性结节,超声

导向可避免置于囊内或中央坏死区域所造成的标本不足;重复多次穿刺检查有助于提高甲状腺微小癌诊断的精确度、敏感度和单发结节的敏感性。

3. 冷冻切片组织学检查 冷冻切片诊断准确率可达95%,对甲状腺乳头状癌的诊断符合率几乎达到100%,具有取材准确、直观等优点。但由于甲状腺滤泡癌的组织学特征不明显,多数病例分化良好,常不易发现浸润包膜及脉管的确诊依据,故冷冻切片对部分滤泡样肿瘤有时不能提供有价值的信息。因此,有些病例的最终确诊仍要依赖于石蜡切片。

4. CT 和 MRI 检查 是较为理想的定性诊断方法,CT 检查能较好地观察甲状腺癌与周围组织血管的关系。了解甲状腺癌是否侵犯颈动脉鞘血管和气管、食管等情况,对指导手术及麻醉有较大的意义。CT 对<10mm 的病灶显示往往不够满意。MRI 对肿瘤周围细微结构显示比 CT 清楚。

5. 核素显像 目的在于判断甲状腺结节的性质,分化好的甲状腺癌有一定吸收碘能力,扫描表现为凉结节。因此,凉结节不能绝对排除癌,冷结节可为甲状腺癌的诊断提供帮助,但必须结合临床。核素扫描在定位和定性方面不如超声检查。

四、甲状腺癌治疗原则

甲状腺癌中大多数是分化型甲状腺癌,约占80%左右,主要是甲状腺乳头状癌和甲状腺滤泡癌,预后良好;而髓样癌、低分化癌、未分化癌等均较少见,预后较差。国内外专家在甲状腺癌治疗方面既有共识也有争议。甲状腺癌的治疗包括手术治疗、激素治疗、同位素治疗及分子靶向治疗等。手术治疗为主,其他治疗为辅。

1. 分化型甲状腺癌的治疗原则 手术治疗+术后辅助治疗。手术治疗包括甲状腺切除及淋巴结清扫,术后甲状腺功能低下者可口服人工合成甲状腺素;辅助治疗则包括激素(TSH)治疗及放射性碘治疗。

2. 甲状腺髓样癌的治疗原则 手术治疗+分子靶向治疗。分子靶向药物对甲状腺癌的治疗途径主要包括:①VEGFR 酪氨酸激酶抑制剂途径;②原癌基因 RET 靶向治疗途径;③R-RAF 基因靶向治疗途径;④EGFR 抑制剂途径。甲状腺癌分子靶向治疗发展迅速,靶向治疗药物应用前景广阔。在传统疗法的疗效达到平台时,为甲状腺癌的治疗

人群开辟了新的方向,并具有特异性强、疗效明确、损伤较小等优点。总之,甲状腺癌的分子靶向治疗多以抑制肿瘤新生血管为主,针对甲状腺癌特异性基因突变的靶向药物及联合药物治疗还在研究和试验中。期待着有特异性强、疗效可靠、负作用小的靶向药物可用于甲状腺癌的治疗。

3. 甲状腺未分化癌的治疗原则　基于甲状腺未分化癌单纯手术、放疗、化疗疗效差的特点,目前仍在探索手术、放疗、化疗的综合治疗,尚未找到标准化、有效的治疗方法。有研究表明,分子靶向治疗将为甲状腺未分化癌的治疗带来新希望。

(倪劲松)

第三节　糖　尿　病

一、概述

(一) 定义

糖尿病(diabetes mellitus,DM)是由遗传和环境因素相互作用,因胰岛素分泌绝对或相对不足及靶细胞对胰岛素敏感性降低,或胰岛素本身存在结构上的缺陷而引起的碳水化合物、脂肪和蛋白质代谢紊乱的一种慢性疾病。糖尿病慢性的高血糖症以及继发的代谢紊乱导致了心脑血管、肾脏、视网膜及神经等多个系统损害,最终使受累器官功能障碍和衰竭;病情严重或应激状态时可发生酮症酸中毒或非酮症性高渗性昏迷等急性代谢紊乱。

(二) 流行病学特点

目前糖尿病已成为世界范围内广泛流行的疾病,全球糖尿病流行趋势持续恶化,患病人数正随着生活水平提高、生活方式的改变、人口老龄化和诊断技术的进步迅速增加,根据世界卫生组织调查,在2011年,糖尿病影响着世界近三亿四千六百万人群,预计到2030年,这个数据将上升到五亿五千二百万,涨幅60%以上。每年约有460万人死于糖尿病,在亚洲,青少年糖尿病发病率明显高于白种人人群。中国糖尿病的患病率为9.7%,10年内翻了近两倍,已成为世界第一糖尿病大国。同时,中国糖尿病高危人群也在扩大,约有一亿五千万人。糖尿病已经成为严重危害我国人民健康并给社会带来沉重经济负担的重大疾病。调查结果显示,随着年龄的增加,糖尿病患病率显著增加,糖尿病患病率在青中年人群增长更加迅猛。研究发现,糖尿病的发生与体重之间有显著的正相关,生活方式与糖尿病患病率也有明显的正相关关系。同时糖尿病增加了冠状动脉疾病和脑血管疾病的发病风险。静坐式生活体系以及不良的饮食习惯促进了世界范围内糖尿病和肥胖的增加,这也被定义为"糖胖症"。

(三) 糖尿病的诊断标准

国际上通用WHO的诊断标准,正常人体血糖水平通常维持在70~120mg/dl。糖尿病诊断的确立是血糖水平满足以下三个诊断标准中的任何一项。

1. 一次的随机血糖浓度≥11.1mmol/L(200mg/dl),伴随典型的症状及体征。

2. 一次的空腹血糖浓度(fasting plasma glucose,FPG)≥7.0mmol/L(126mg/dl),并且此种情况的发生在一次以上。

3. 一次异常的口服葡萄糖耐量试验(oral glucose tolerance test,OGTT)测试中,标准计量的碳水化合物(75mg的葡萄糖)负荷两小时后(2HPG),血糖浓度≥11.1mmol/L(200mg/dl)。

注:以上均为静脉血浆葡萄糖值。随机是指一天当中的任意时间而不管上次进餐的时间;空腹定义为至少8小时内无热量摄入。最新的诊断标准增加了糖化血红蛋白的标准,即糖化血红蛋白(A1C)水平≥6.5%。弱化了糖尿病症状的标准,从而使更多的糖尿病患者得到了更早期的诊断及治疗。由于胰岛素的测定会受到一些外源性胰岛素的干扰,而C肽的测定则相对稳定,预计在以后的诊断中将会加入C肽分泌试验的标准。糖尿病的诊断标准见表18-3。

表18-3　糖尿病的诊断标准

1. A1C≥6.5%
2. FPG≥126mg/dl(7.0mmol/L)
3. OGTT中2小时血糖值≥200mg/dl(11.1mmol/L)
4. 对于有典型高血糖症状和高血糖风险的患者,任意时间血糖值≥200mg/dl(11.1mmol/L)

注:达到任意一条标准均可诊断为糖尿病,对于缺乏明确高血糖症的患者,1~3项需重复试验

糖代谢紊乱的发展过程是连续的,一个人的空腹血糖浓度低于110mg/dl或者糖耐量试验中血糖浓度低于140mg/dl,被认为其血糖正常。然而那些空腹血糖浓度超过110mg/dl但低于126mg/dl,或者糖耐量试验中血糖浓度高于140mg/dl但低于200mg/dl,被认为糖耐量降低。那些糖耐量降低的个体随着时间的流逝有很大的风险发展为糖尿病,其中每年有5%~10%完全发展为糖尿病。另外,糖耐量降低的人因为存在糖代谢紊乱及与其共存的危险因素,因而增加了心血管疾病的发病风险。

WHO糖尿病咨询委员会报告指出,临床医生在作出糖尿病诊断时,应能充分肯定其依据的准确性,注意将有明显症状的高血糖者与无症状而血糖仅稍高于正常值上限者区分。美国糖尿病协会(American Diabetes Association, ADA)和WHO的诊断标准均认为,对无症状的患者而言,必须有两次血糖异常才能作出诊断。另外,在急性感染、外伤等其他应激情况时,严重高血糖可能是短暂的,不能作为诊断糖尿病的依据。还需注意肾糖阈降低所致的尿糖阳性而血糖正常的情况。此外,噻嗪类利尿剂、糖皮质激素、口服避孕药等均可影响糖耐量。

二、病因分类及发病机制

(一)病因分类

依据美国糖尿病协会(ADA)的分类标准,将糖尿病分为四大类型:1型糖尿病(type 1 diabetes mellitus, T1DM)、2型糖尿病(type 2 diabetes mellitus, T2DM)、其他特殊类型糖尿病和妊娠型糖尿病(gestational diabetes mellitus, GDM)(表18-4),

表18-4 糖尿病的病因学分类

Ⅰ. 1型糖尿病(B细胞破坏,常导致胰岛素绝对缺乏)	醛固酮瘤
A. 免疫介导的	其他
B. 特发性的	E. 药物或化学品所致
Ⅱ. 2型糖尿病(从以胰岛素抵抗为主伴胰岛素相对不足到以胰岛素分泌不足伴胰岛素抵抗)	灭鼠灵
Ⅲ. 其他特殊类型	喷他脒
A. B细胞功能的基因缺陷	烟酸
12号染色体,肝细胞核因子-1α(MODY3)	糖皮质激素
7号染色体,葡萄糖激酶(MODY2)	甲状腺激素
20号染色体,肝细胞核因子-4α(MODY1)	二氮嗪
13号染色体,胰岛素启动子-1(IPF-1, MODY4)	β肾上腺素能激动剂
17号染色体,肝细胞核因子-1β(MODY5)	噻嗪类利尿剂
2号染色体,神经源性分化因子1(MODY6)	苯妥英钠
线粒体基因	γ-干扰素
其他	其他
B. 胰岛素作用的基因缺陷	F. 感染
A型胰岛素抵抗	先天性风疹
妖精貌综合征	巨细胞病毒
Rabson-Mendenhall综合征	其他
脂肪萎缩型糖尿病	G. 不常见的免疫介导糖尿病
其他	stiffman综合征
C. 胰腺外分泌疾病	抗胰岛素受体抗体
胰腺炎	其他
创伤/胰腺切除术	H. 其他与糖尿病相关的遗传性综合征
肿瘤	Down综合征
囊性纤维化病	Klinefelter综合征
血色病	Turner综合征
纤维钙化性胰腺病	Wolfram综合征
其他	Friedreich共济失调
D. 内分泌病	Huntington舞蹈病
肢端肥大症	Laurence-Moon-Biedl综合征
Cushing综合征	强直性肌营养不良
胰高血糖素瘤	卟啉症
嗜铬细胞瘤	Prader-Willi综合征
甲状腺功能亢进症	其他
生长抑素瘤	Ⅳ. 妊娠期糖尿病

其中以1型和2型糖尿病最多见。由于任何类型的糖尿病患者在疾病的某个阶段都可能需要胰岛素治疗,因此取消胰岛素依赖型糖尿病(insulin-dependent diabetes mellitus,IDDM)和非胰岛素依赖型糖尿病(noninsulin-dependent diabetes mellitus,NIDDM)的医学术语。

1. 1型糖尿病(T1DM) T1DM主要发生于儿童时期,青春期发病,随着年龄的增长,病情逐渐进展,T1DM大约占糖尿病总数的10%。此型患者有胰岛B细胞的破坏,常引起胰岛素绝对缺乏,呈酮症倾向。但不包括由于非自身免疫的特异性原因引起的B细胞破坏或衰竭(如囊性纤维化病),T1DM有两种亚型。

(1)免疫介异的糖尿病:这种类型的糖尿病仅占5%~10%,包括以前所称胰岛素依赖型糖尿病(IDDM)、T1DM或青少年型糖尿病,是由于胰岛B细胞发生细胞介导的自身免疫反应性损伤而引起。具有HLA某些易感基因,体液中存在有针对胰岛B细胞的抗体,如胰岛细胞自身抗体(islet cell antibody,ICA)、胰岛素自身抗体(insulin autoantibody,IAA)、谷氨酸脱羧酶抗体(glutamic acid decarboxylase antibody,ADA)、蛋白酪氨酸磷酸酶抗体(protein tyrosine phosphatase antibody IA-2,IA-2B)。此类型和与DQA、DQB基因连接的HLA有很强的相关性,还受DRB基因的影响。HLA-DR/DQ这些连接位点的易感或保护效应强弱不等。在这种类型糖尿病中,B细胞破坏的程度有很大不同,婴儿和青少年常破坏迅速,而成年人则缓慢,即成人隐匿性自身免疫糖尿病(latent autoimmune diabetes in adults,LADA)。一些患者,尤其是儿童和青少年,以酮症酸中毒为首发症状。还有一些患者空腹血糖适中,在感染或压力的情况下迅速转变为严重高血糖症甚至出现酮症酸中毒。此外,有些患者特别是成年人,可能残存的B细胞功能足以使其在多年内不会发生酮症酸中毒,但这些患者最终需依赖胰岛素而生存,增加了酮症酸中毒的风险。这种糖尿病的后期,血浆C肽水平低到不能检测出,胰岛素的分泌几乎为零。免疫介导的糖尿病通常发生于儿童青少年,但是它也可以发生于任何年龄,甚至是高龄老年人。B细胞的自身免疫性破坏有多基因遗传因素,还和环境因素有关,但这些环境因素仍不明确。尽管患此种类型糖尿病的患者很少有肥胖,但肥胖不排除本病可能性。这些患者倾向于伴发其他自身免疫性疾病,如Graves病、桥本甲状腺炎、Addison病、白癜风、乳糜泻、自身免疫性肝炎、重症肌无力以及恶性贫血等。

(2)特发性糖尿病(idiopathic type 1 diabetes mellitus):此类患者具有T1DM表现而无明显的病因学发现,呈现不同程度的胰岛素缺乏,频发酮症酸中毒。这类患者很少,主要来自亚洲或非洲某种族。遗传性状极强,常有糖尿病家族史,但缺乏B细胞自身免疫的证据,胰岛B细胞自身抗体多阴性,与HLA也无关。对此种患者,胰岛素替代治疗是绝对必需的。

2. 2型糖尿病(T2DM) 多见于成年人,起病比较缓慢,病情较轻。患者体型较肥胖,较少发生自发性酮症,多数患者不需胰岛素控制血糖。T2DM是由胰岛素抵抗伴随胰腺B细胞分泌胰岛素的代偿性反应不足("胰岛素相对缺乏")所致。这种类型的糖尿病占90%~95%,包括非胰岛素依赖型糖尿病(NIDDM)或成年发病型糖尿病。这种胰岛素抵抗和胰岛素相对缺乏往往伴随着患者一生。此类型病因尚未完全清楚,但可以肯定的是,胰岛素抵抗和胰岛素分泌缺陷是2型糖尿病的发病基础,至今未发现有B细胞的自身免疫参与其发病。此类型糖尿病患者大部分有肥胖症,肥胖本身就会引起一定程度的胰岛素抵抗,而且按照传统的体重标准,不算肥胖的患者也会增加脂肪在腹部的堆积。虽然此类型糖尿病很少发生自发性酮症酸中毒,但在感染等应激情况下也可发生酮症酸中毒。由于发病缓慢,无明显症状,常导致患病多年而不被诊断,此类患者易发生大血管和微血管并发症。此型糖尿病患者胰岛素水平可能正常或偏高,较高的血糖水平使胰岛素水平代偿性升高,此时B细胞功能正常。因此,胰岛素分泌缺陷难以弥补胰岛素抵抗。胰岛素抵抗可随体重的减轻和(或)降血糖药物的使用而得到改善,但是很少能恢复到正常。年龄的增长、肥胖以及缺乏体育锻炼都会增加此种糖尿病进展的风险。它更常发生于曾患过妊娠期糖尿病的女性以及高血压或血脂异常的人群,其发病率因种族而异。此型糖尿病与T1DM中的自身免疫型相比,其与遗传因素的关系更加密切。然而,这些遗传因素是复杂的,尚不十分明确。

3. 其他特殊类型糖尿病 其他特殊类型糖尿病有8个亚型,即B细胞功能遗传缺陷、胰岛素作用遗传学缺陷、胰腺外分泌疾病、内分泌疾病、药物和化学物质所致糖尿病、感染、免疫介导的罕见类型、伴有糖尿病的其他遗传综合征等。

（1）B 细胞基因缺陷型糖尿病：现已发现，某些类型的糖尿病与 B 细胞功能的多基因缺陷有关。特点是通常发生于 25 岁之前（9～13 岁），被称为青年人成年发病型糖尿病（maturity onset diabetes of the young，MODY）。临床经过与 T2DM 相似，可用口服降糖药治疗，并有明显家族倾向，其胰岛素的分泌受到损坏，胰岛素功能无缺陷，为常染色体显性遗传。依据基因位点突变不同，MODY 目前有 7 型。最常见的是 12 号染色体的肝细胞核因子-1α（HNF-1α）突变，即 HNF-1α（MODY3）；其次是 7 号染色体短臂上的葡萄糖激酶基因突变（MODY2）；不常见的其他转录因子的基因突变包括 HNF-4α（MODY1）、HNF-1β（MODY5）、胰岛素启动子-1（IPF-1，MODY4）以及神经源性分化因子 1（NeuroD1，MODY6），MODY7 的分子遗传学目前不清楚。

（2）胰岛素作用基因缺陷：比较少见，主要是由于胰岛素受体基因突变所致。胰岛素受体相关的代谢异常可致从高胰岛素血症、中度高血糖症到严重糖尿病。有些患者可伴有黑棘皮病，女性患者可有男性化表现和卵巢囊肿，过去被称为 A 型胰岛素抵抗综合征。在儿童患者，可表现为矮妖精貌综合征（leprechaunism）和 Rabson-Mendenhall 综合征（Rabson-Mendenhall Syndrome），由胰岛素受体基因突变引起胰岛素受体功能改变，从而发生了严重的胰岛素抵抗。在胰岛素抵抗的脂肪萎缩型糖尿病患者中没有发现胰岛素受体结构和功能的改变，由此推断，病变存在于受体后信号转导途径。

（3）胰腺外分泌疾病：胰腺广泛损伤的任何因素都可导致糖尿病，如胰腺炎、创伤、胰腺切除术、感染、胰腺癌等。除胰腺癌以外，对胰腺的损伤必须是广泛的才可致糖尿病。这说明这种机制并非是简单的 B 细胞数量的减少。如果损伤足够广泛，囊性纤维化病和血色病也会破坏 B 细胞，影响胰岛素分泌。纤维钙化性胰腺病表现为腹痛放射到背部，X 线表现胰腺钙化，尸检发现胰腺的纤维化及钙化发生于外分泌导管。

（4）内分泌疾病：人体内的某些激素（如生长激素、皮质醇、胰高血糖素、肾上腺素）可抵抗胰岛素的作用。机体这些激素过量（如肢端肥大症、库欣综合征、胰高血糖素瘤、嗜铬细胞瘤）就可引起糖尿病。这种情况通常发生于胰岛素分泌的先天性缺陷，当过量的激素被清除，高血糖症会得到缓解。生长抑素瘤和醛固酮瘤引起的低血钾可通过抑制胰岛素的分泌而导致糖尿病。通常肿瘤切除后，高血糖症可恢复。

（5）药物或化学品所致糖尿病：很多药物都可减少胰岛素的分泌。虽然这些药物本身并不直接导致糖尿病，但是它们可加重胰岛素抵抗。在一些病例中，由于 B 细胞功能障碍和胰岛素抵抗哪个为主尚属未知，所以难以分类。如少见的某些毒素（吡甲硝苯脲）和药物（羟乙磺酸戊烷脒）可永久性破坏胰腺 B 细胞，烟酸和糖皮质激素则影响胰岛素分泌。给予 γ-干扰素治疗的患者可进展为胰岛细胞抗体相关性糖尿病，甚至某些患者出现严重的胰岛素缺陷等，其他常见药物、激素和毒素对胰腺的影响详见表 18-4。

（6）感染：某些病毒与 B 细胞的破坏是相关的。如一些患糖尿病的先天性风疹患者，绝大部分具有 T1DM 特征的人类白细胞抗原（HLA）和其他免疫标志。此外，B 型柯萨奇病毒、巨细胞病毒，腺病毒和腮腺炎病毒也被认为与诱导 T1DM 的产生密切相关。

（7）不常见的免疫介导糖尿病：僵人综合征（stiffman syndrome）是一种中枢神经系统的自身免疫障碍性疾病，以中轴肌僵直并伴随有痉挛性疼痛为特点，此类患者通常会有高浓度抗胰岛素受体自身抗体，其中大约三分之一会发展为糖尿病。抗胰岛素受体抗体通过与胰岛素受体结合，阻断胰岛素与其受体靶位点的结合，进而导致糖尿病。但在有些病例中，这些抗体与受体结合之后作为一种胰岛素激动剂而发挥作用，由此导致了低血糖症。在系统性红斑狼疮和其他自身免疫性疾病患者体内偶尔也发现有抗胰岛素受体抗体。在明显的胰岛素抵抗情况下，体内含有抗胰岛素受体抗体的患者常患有黑棘皮病，被称为 B 型胰岛素抵抗综合征。

（8）其他与糖尿病相关的遗传性综合征：很多遗传性综合征随着糖尿病发病率的增加而增加，其染色体异常。如 Down 综合征、Klinefelter 综合征和 Turner 综合征。Wolfram 综合征是一种常染色体隐性障碍性疾病，它的特点是胰岛素缺乏，胰岛 B 细胞缺乏，并伴有多尿、性功能减退、视神经萎缩和神经性耳聋，其他相关综合征见表 18-4。

4. 妊娠期糖尿病　妊娠期糖尿病指妊娠期首次发生或发现的不同程度的葡萄糖耐量及代谢异常,占妊娠合并糖尿病的80%~90%,包括妊娠期糖耐量异常和妊娠期糖尿病。目前妊娠期糖尿病的发病机制尚不十分清楚,由于胎盘可分泌拮抗胰岛素的激素,因此妊娠是一个生理性胰岛素抵抗过程,然而仅少数孕妇发生妊娠糖尿病,表明单一的生理性胰岛素抵抗并不足以引起妊娠糖尿病,提示妊娠糖尿病孕妇除了有较为严重的胰岛素抵抗之外,胰岛 B 细胞功能也可能存在不同程度的缺陷。当胰岛 B 细胞分泌胰岛素的质和量不足以维持正常葡萄糖代谢时,即出现临床高血糖。因此,妊娠糖尿病可能是多因素相互作用的结果。

(二) 发病机制

虽然不同类型糖尿病的病因各不相同,但可概括为两大类:即遗传因素及环境因素。不同类型糖尿病中此两类因素在性质及程度上明显不同。例如,单基因突变糖尿病中,以遗传因素为主;而在化学毒物所致糖尿病中,环境因素是主要发病机制。最常见的 T1DM 及 T2DM 则是遗传因素与环境因素共同呈正性或负性参与以及相互作用的结果。以下仅将常见的两型糖尿病的发病机制进行简述。

1. T1DM 的发病机制　目前认为 T1DM 发病的机制是在遗传易感性基础上、由环境因素引发的以胰岛 B 细胞进行性损害为主的自身免疫反应。

(1) 自身免疫性损伤:此机制涉及一系列免疫应答及免疫调节过程。其中细胞免疫介导在 T1DM 的发病过程中起着重要作用,CD4$^+$ 及 CD8$^+$T 淋巴细胞、B 淋巴细胞、自然杀伤细胞(NK)、树突细胞(DC)等免疫细胞共同参与了 B 细胞的损伤,最终引起 T1DM 的发病。任何外部或内部环境因素(病毒、营养、化学物质等)都可能导致胰岛 B 细胞抗原的释放或病毒抗原与 B 细胞抗原具有相似性(分子模拟),从而启动了自身免疫反应。最近的研究显示,胰岛素原可以作为一个靶向抗原引起免疫损伤,但此理论还没有明确阐明这种现象在 T1DM 患者中是普遍现象还是仅仅发生在它的一个亚型中。胰岛内的巨噬细胞作为抗原递呈细胞摄取上述抗原被并进一步活化,然后产生和分泌大量细胞因子(IL-1 和 TNF 等)。此外,具有抗原识别受体的 CD4$^+$ T 细胞以及 CD8$^+$细胞毒性 T 淋巴细胞浸润胰岛,CD4$^+$ T 细胞通过激活巨噬细胞引起组织损伤,CD8$^+$细胞毒性 T 淋巴细胞可以直接杀伤 B 细胞并

分泌细胞因子(如 IFN-γ),这些细胞因子又可激活巨噬细胞,并增加主要组织相容性复合物(MHC)亚类分子、IL-1 和 TNF 的表达,进一步引起 B 细胞损伤。另外,损伤局部产生的细胞因子又可吸引 CD4$^+$ T 细胞并活化之,而同时巨噬细胞亦递呈病毒抗原或受损 B 细胞的自身抗原给 CD4$^+$ T 细胞,而 CD4$^+$ T 细胞进一步又活化 B 淋巴细胞产生抗病毒抗体和抗 B 细胞的自身抗体,这些自身抗体对抗多种 B 细胞抗原,从而促进 B 细胞的破坏。已证实在 1 型糖尿病发病前及其病程中,70%~80%患者的血液中可检测到多种针对 B 细胞的自身抗体,如胰岛细胞抗体(ICA)、胰岛素抗体(IAA)及谷氨酸脱羧酶抗体(glutamate decarboxylase antibody,GADA)等。实际上,很多免疫机制共同参与了 B 细胞的进一步破坏,导致胰岛素分泌的绝对不足,最终引发临床诊断的糖尿病。

(2) 遗传易感性:1 型糖尿病具有复杂的遗传易感性,其主要易感基因位于染色体 6p21(HLA-D),编码 II 级主要组织相容性抗原分子。位于第 6 对染色体短臂上的人类 HLA 系统呈高度多态性,具有多个位点的多等位基因。这些基因可分三类:1 类基因包括 *ABC*;2 类基因包括 *DR*、*DQ*、*DP*;3 类基因包括编码补体、肿瘤坏死因子等。而 HLA 类基因 *DR3*、*DR4* 与 1 型糖尿病有高度相关性。90%~95%的白种人 1 型糖尿病患者具有 *HLA-DR3* 或者 *DR4*,或者两者都有,而在正常人群中只有 40%具有 *HLA-DR3* 或者 *DR4*,40%~50%的患者是 *DR3/DR4* 杂合子,而正常人群中只有 5%是 *DR3/DR4* 杂合子。尽管具有特定 II 级等位基因的人群具有发生 1 型糖尿病的较高风险性,但大部分遗传了这些等位基因的人并不发展为糖尿病。另一个编码 T 细胞抑制受体 CTLA-4 的基因与 1 型糖尿病有比较弱的相关性,1 型糖尿病患者表现出剪接变异体的出现频率增加,导致在正常情况下受体识别自身 T 淋巴细胞反应的可控制性功能被破坏。

(3) 环境因素:目前认为环境因素尤其是病毒感染在 1 型糖尿病的发生过程中起至关重要的作用。病毒不仅可直接损伤胰岛组织,更重要的是作为启动因子诱发自身免疫反应,进一步导致胰岛 B 细胞的损伤。另有研究表明,牛奶中的白蛋白和酪蛋白使儿童发生 1 型糖尿病的危险性增加,因为牛的白蛋白可使胰岛细胞失去免疫耐受,酪蛋白 A1 也可能引起糖尿病。

虽然对 T1DM 相关的免疫机制认识取得了重大进展，但仍然存在尚未明确的问题。如：在 T1DM 患者中免疫耐受是如何破坏的？触发 T1DM 的初始事件是什么？病毒感染或其他环境因素是如何引发或调控糖尿病的发生发展？关键的免疫调节细胞缺陷是否是疾病进程的一部分？不同 T 淋巴细胞亚群识别的 B 细胞抗原决定簇是哪种？对 T 淋巴细胞的操控是否能成为免疫治疗的基础？目前的研究表明，炎症实际上起到了保护的作用。

2. T2DM 的发病机制　目前 T2DM 的发病机制尚不十分明确，一般认为它是一种多基因遗传性疾病。其发生是多源性的，是环境因素和遗传因素共同作用的结果，突出表现为胰岛素抵抗和胰岛素分泌相对不足。

（1）遗传与环境因素：T2DM 中遗传因素的作用比在 1 型中更重要，与多种"致糖尿病"基因具有明显的关联性。在同卵双胞胎中，一致率是 50% ~ 90%，一级亲属患 T2DM（包括异卵双生）个体糖尿病的发生率为 20% ~40%，而普通人群的发病率仅为 5% ~7%。可见，T2DM 具有明显的家族遗传倾向，是一种多基因遗传疾病，具有广泛的遗传异质性。除遗传易感性外，糖尿病的发病也与环境因素有关。如"节约基因"使人肥胖、久坐的生活方式、不良的饮食习惯以及人口老龄化等，这些在 T2DM 发病中的作用已明确。"节约基因"（thrifty genotype）学说认为，人类在进化过程中，逐渐形成"节约基因"，使人在食物不足的环境下能节约能量，以适应恶劣环境。当食物充足时，此基因使人肥胖，致胰岛分泌缺陷和胰岛素抵抗，成为诱发糖尿病的潜在因素。T2DM 存在两个特征性代谢缺陷，一是外周组织对胰岛素的反应能力下降（胰岛素抵抗），二是当胰岛素抵抗和高血糖症时，B 细胞功能障碍，表现为胰岛素分泌不足。大多数情况下，首先发生胰岛素抵抗，之后伴随 B 细胞功能障碍的程度而增加。

（2）胰岛素抵抗：胰岛素抵抗（insulin resistance，IR）是指胰岛素作用的靶器官对胰岛素作用的敏感性下降，即正常剂量的胰岛素产生低于正常生物学效应的一种状态。导致外周靶器官或靶组织抵抗胰岛素对葡萄糖的摄取、代谢或储存功能。胰岛素抵抗是大多数 2 型糖尿病的特征性标志，并且在肥胖的糖尿病患者中几乎普遍存在。胰岛素抵抗是一个复杂现象，受多种遗传和环境因素的影响。

与胰岛素抵抗相关的因素包括：①胰岛素受体基因缺陷和胰岛素信号通路基因缺陷：在 T2DM 中，胰岛素受体或其下游信号分子功能缺陷、畸形介导胰岛素抵抗，极少数患者发现有胰岛素受体基因的点突变。胰岛素受体位于胰岛素靶细胞的细胞膜上，如果胰岛素受体缺陷，即使胰岛素分泌正常或高浓度，也不能使血糖进入细胞内被利用，从而使血糖升高。②胰岛素受体底物：胰岛素受体底物（insulin receptor substrate，IRS）是胰岛素信号传递的重要介质，主要连接胰岛素受体，介导细胞对胰岛素的反应。其中 IRS-2 是主要的胰岛素信号表达分子，在胰岛 B 细胞、肝脏、骨骼肌、脂肪组织中表达丰富。此基因的缺失导致外周组织胰岛素抵抗和 B 细胞衰变，引发胰岛素代偿和分泌不足。③蛋白酪氨酸磷酸酶：在胰岛素分泌和发挥作用的过程中，胰岛素信号能否正常转导非常重要，蛋白酪氨酸磷酸酶（protein tyrosine phosphatase，PTP）能够调节胰岛素受体及胰岛素受体底物（IRS）等多种信号蛋白的磷酸化作用，与蛋白酪氨酸激酶（PTK）各自相应的底物共同作用组成一个信号转导网络，PTP-1B 活性上调能够阻断胰岛素信号转导，导致肥胖和 T2DM。因此，PTP-1B 基因是参与 T2DM 发病的一个危险因子。④游离脂肪酸的作用：研究表明，血液中的游离脂肪酸与胰岛素敏感性存在负相关性。肥胖人群的肌肉与肝细胞内甘油三酯水平明显增加，可能与这些组织器官中过剩的游离脂肪酸积累有关，细胞内甘油三酯累积与脂肪酸代谢产物被认为是胰岛素信号的潜在抑制剂，导致一种获得性的胰岛素抵抗状态。这种脂肪酸的毒性状态可能是由于影响了胰岛素信号通路关键蛋白的活性引起的。⑤脂肪细胞因子的作用：当脂肪组织受到细胞外刺激时可释放一些激素及细胞因子来调节机体代谢状态，这些细胞因子被称作脂肪细胞因子。包括瘦蛋白、脂连蛋白及抵抗素等，这些细胞因子的水平与胰岛素抵抗有关。例如，在胰岛素抵抗及肥胖的情况下，脂连蛋白的表达水平会降低，提示在生理状态下，这些因子与外周组织的胰岛素敏感性有关。⑥过氧化物酶增殖活化受体和噻唑烷二酮类的作用：过氧化物酶增殖活化受体-γ（peroxisome proliferator-activated receptor-γ，PPAR-γ）是一种核受体，并且也是转录因子，是噻唑烷二酮类（thiazolidinediones，TZDs）的靶点，主要与脂代谢有关。TZDs 是一种治疗糖尿病的药物，具有提高胰岛素敏感性的作用，且通过 PPARγ 受体发挥作用。PPARγ 主要在脂肪组织中高表达，可以被 TZDs 激活，进而调节脂肪细胞中基因的表达，抑制胰岛素抵抗。上述脂肪细胞因子也是 PPARγ 的作用靶点。当 PPARγ 被 TZDs 激活后,可以减少肥胖患者体内游离脂肪酸的浓度,从而改善胰岛素抵抗状态。⑦肥胖与胰岛素抵抗:肥胖被认为是 T2DM 发病的重要因素之一,自发性肥胖是 T2DM 的常见症状,据 ADA 报告,大约85%的肥胖者患 T2DM,在轻、中、重度肥胖者中发生 T2DM 的危险性分别是正常体重者的2倍、5倍和10倍;肥胖持续的时间越长,发生 T2DM 的危险性就越大,糖尿病的易感性随着体重指数提高而增加。由于体脂堆积,肥胖者的脂肪组织体积增大,并产生了一些可能影响胰岛素敏感性的因子(如脂肪细胞因子、游离脂肪酸及 TNF-α),导致胰岛素抵抗。尤其是内脏肥胖者存在的高胰岛素血症,通过负反馈机制下调胰岛素受体基因,减少胰岛素受体的合成,降低受体的亲和力,妨碍胰岛素信号通路的转导。由此可见,胰岛素抵抗是肥胖与 T2DM 之间的枢纽。

(3)胰岛 B 细胞功能障碍:B 细胞功能障碍是指 B 细胞不能适应长期的外周胰岛素抵抗与胰岛素的分泌增加。在胰岛素抵抗的状态下,在任何血糖水平上胰岛素的分泌量均高于受控状态下的胰岛素分泌量,这种高胰岛素分泌状态是对外周胰岛素抵抗的代偿,而且可以维持多年。动物实验发现,在糖尿病状态之前 B 细胞出现代偿性增生,之后 B 细胞数量下降,最终 B 细胞代偿能力不足,逐渐发展为糖尿病。在糖尿病进程中,胰岛 B 细胞功能呈进行性下降,其确切的机制尚不明确。许多研究证实,显著和持续的高血糖造成的糖毒性以及血清游离脂肪酸增加所致的脂毒性是引起或加重胰岛 B 细胞功能衰竭的重要原因;同时,胰岛淀粉样蛋白(胰淀素)形成的胰岛淀粉样蛋白沉积也导致了 B 细胞的功能障碍。糖毒性高血糖具有双向性作用,短期高血糖对胰岛素合成分泌和葡萄糖利用有刺激作用,而持续高血糖可直接损伤胰岛 B 细胞,加重体内 IR,使葡萄糖刺激的胰岛素分泌(GSIS)受损。糖毒性损伤胰岛 B 细胞的机制与其下调一些重要的胰岛 B 细胞基因有关,如胰十二指肠同源盒基因-1(*PDX-1*)。T2DM 中 B 细胞功能障碍表现在质和量两方面。B 细胞质上的功能障碍最初表现为一些细微异常,如正常波动的丢失,胰岛素周期性分泌模式以及由血糖升高引发的胰岛素一期快速分泌的衰减。随着时间的推移,胰岛素的分泌缺陷发展到涵盖胰岛素分泌的各个时期,甚至包括 T2DM 中的持续性基础胰岛素分泌,以致不足以对抗外周胰岛素抵抗。B 细胞功能缺陷在量

上的表现是 B 细胞群的减少、胰岛变性退化以及胰岛淀粉样物质的沉积。胰岛淀粉样蛋白(胰淀素)是 T2DM 患者的特征性病理变化,且与 B 细胞数量减少相关。

3. **糖尿病并发症的发病机制** ADA 统计数据显示,10年以上的糖尿病患者出现并发症的几率近乎100%。虽然 DM 慢性并发症发病机制复杂,但高血糖一直被认为是糖尿病大血管和微血管发病机制最重要的因素。Brownlee 提出的 DM 并发症的统一机制学说(即氧化应激)引起了广泛关注。该学说认为,高血糖引起线粒体中超氧阴离子($\cdot O^{2-}$)生成过多,引起多元醇通路的激活、糖基化终末产物(advanced glycationend products,AGEs)的形成、蛋白激酶 C(protein kinase,PKC)途径及氨基己糖途径的激活,导致细胞功能紊乱,最终形成 DM 并发症。主要途径如下:

(1)多元醇通路激活途径:高糖状态下醛糖还原酶活性增加,使多元醇通路激活,并催化细胞内葡萄糖转变为山梨醇,山梨醇的细胞渗透性差,亲水性强,可致细胞水肿变性,从而造成细胞内环境及代谢紊乱。但越来越多的证据表明,醛糖代谢通路主要是通过增加细胞对氧分压的敏感性来产生不良后果。此外,多元醇途径过度活化,使细胞易受自由基损伤,山梨醇在神经组织细胞内大量积聚,可造成神经组织对肌醇摄取减少,最终使 Na^+-K^+-ATP 酶活性下降,神经细胞生理功能降低,传导速度减慢。但由于临床试验中使用的醛糖还原酶抑制剂未能显著改善糖尿病患者神经病变的发展,故此通路在人类糖尿病中的重要性尚不清楚。

(2)糖基化终末产物(AGEs)的形成途径:高血糖情况下,无酶糖基化使过多的丙糖转化为终末糖基化产物(AGEs)的前体物质甲基乙二醛,进而生成 AGEs。AGEs 可在血管壁终生积存,并可破坏导致 DM 并发症的靶细胞及细胞外基质。AGEs 受体信号的生物学效应包括:巨噬细胞和系膜细胞释放细胞因子与生长因子;增加内皮细胞通透性;增加内皮细胞和巨噬细胞的促凝血活性;促进成纤维细胞与平滑肌细胞增殖和细胞外基质的合成。

(3)蛋白激酶 C(PKC)活化途径:通过钙离子和第二信使甘油二酯(DAG)激活蛋白激酶 C(PKC)是许多细胞系统中重要的信号转导通路。细胞内高糖会刺激分解的中间产物重新合成甘油二酯(DAG),从而激活 PKC。PKC 下游效应很广泛,包括调节某些生长因子表达、参与细胞增殖过程,如与 DM 视网膜病变中新血管形成有关的血管

内皮生长因子(VEGF)以及转化生长因子β(TGF-β)引起细胞外基质与基底膜物质的沉积。其他包括通过影响血流动力学增加血管通透性,降低 Na^+-K^+-ATP 酶活性,影响细胞内渗透压、细胞完整性及多种膜功能而参与 DM 慢性并发症的发生。

(4)氨基己糖途径的激活:细胞内氨基己糖通路(hexosamine biosynthesis pathway,HBP)是细胞糖代谢的途径之一。高糖状态下 6-磷酸果糖的增加激活了氨基己糖途径;此途径激活后,可促进纤溶酶原激活物1(plasminogen activator-1,PA-1)和 TGF-β 转录。而 PA-1 和 TGF-β 在 DM 微血管病变及神经病变的发生发展中均起重要作用。

此外,糖尿病伴发的脂代谢紊乱、血液流变学改变、遗传因素、多种细胞因子(如碱性成纤维细胞生长因子、胰岛素样生长因子、肿瘤坏死因子)、血管活性物质,以及醛糖还原酶基因、血管紧张素转换酶基因、亚甲基四氢叶酸还原酶基因、一氧化氮合酶基因等,均与 DM 慢性并发症的发生直接相关;近来也有研究显示,糖尿病慢性并发症的发生发展不仅与血糖总体水平有关,也与血糖波动密切相关。

综上所述,1 型糖尿病是一种自身免疫性疾病,其特征是渐进性破坏胰岛 B 细胞,导致胰岛素绝对不足。T 淋巴细胞、细胞因子和自身抗体参与 B 细胞免疫损伤过程。2 型糖尿病无自身免疫基础,其核心点是胰岛素抵抗与 B 细胞功能障碍,导致了相对胰岛素缺陷。肥胖与胰岛素抵抗有重要的相关性,可能与脂肪组织释放的细胞因子(脂肪细胞因子)、自由脂肪酸和 PPARγ 受体有关。两种类型糖尿病的长期并发症是相似的,发生机制主要与无酶糖基化形成 AGEs、激活 PKC 和细胞内山梨糖醇堆积引起的细胞功能紊乱密切相关。

三、糖尿病及其并发症的病理变化

糖尿病时胰腺的病理学变化多种多样,但并不明显。糖尿病慢性全身性并发症则往往呈现重要的形态学改变。大多数患者的形态学改变最常发生在动脉(大血管疾病)、小血管基底膜(微血管病)、肾脏(糖尿病肾病)、视网膜(视网膜病变)、神经(神经病变)及其他组织。这些改变在 1 型和 2 型糖尿病中均可发生。

1. 胰腺病变 胰岛的数量减少与体积变小,胰岛 B 细胞减少。此改变最常见于 1 型糖尿病,特别是进展迅速的患者。1 型糖尿病患者出现胰岛炎症改变,主要是 T 淋巴细胞浸润,也可见嗜酸性粒细胞浸润。2 型糖尿病胰岛变化并不明显,初期胰岛细胞群微量减少,病程长者胰岛出现淀粉样变性,表现为始于毛细血管内或周围及细胞间粉染无定型物质的沉积(图 18-23)。后期,胰岛可被完全替代并发生纤维化。有人发现,糖尿病母亲产下的无糖尿病新生儿其胰岛数量和体积增加,胎儿胰岛增生可能是对孕妇高血糖的一种反应。

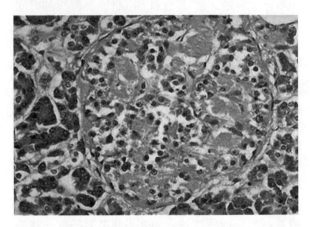

图 18-23 糖尿病胰岛淀粉样变

2. 血管病变 心血管并发症是糖尿病最突出的并发症,也是导致糖尿病患者死亡的主要原因。从毛细血管到大、中动脉均可有不同程度的病变。

(1)糖尿病大血管病变:表现为大、中动脉的动脉粥样硬化,其发生率高、发病早、病变严重、进展快。病变广泛累及主动脉、冠状动脉、下肢动脉、脑动脉和其他脏器动脉,从而引起冠心病、心肌梗死、脑萎缩、肢体坏疽等。冠状动脉粥样硬化引起的心肌梗死是导致糖尿病患者死亡的最常见原因,四肢的坏疽在糖尿病患者中的发生几率是正常人群的 100 倍。

(2)糖尿病小动脉病变:由于高血糖合并高血压使小动脉受损,发生玻璃样变,致小动脉管壁均匀增厚,管腔狭窄。

(3)糖尿病的微血管病变:微血管病主要发生于糖尿病肾病、视网膜和一些神经性病变的发展过程中。其主要的形态学特征是基底膜的弥漫增厚,也可发生于皮肤的毛细血管、骨骼肌、肾髓质等。光镜或电子显微镜观察发现,增厚的基膜将实质细胞或者内皮细胞与周围组织分离,其内主要含Ⅳ型胶原成分。

3. 肾脏病变 肾脏是糖尿病受累最常见和最严重的器官之一,糖尿病肾脏病变引起的肾衰竭是导致糖尿病患者死亡的第二大原因,其损伤主要涉及以下三方面:

（1）肾小球损伤：肾小球的主要损伤表现为毛细血管基底膜增厚，系膜增生导致弥漫性及结节性肾小球硬化。肾小球的结节性硬化是糖尿病最重要的病理学诊断依据。弥漫性或结节性的肾小球硬化常导致严重的局部缺血，引起肾小球玻璃样变、纤维化，最终瘢痕形成而使肾表面呈微细颗粒状。

（2）肾血管损伤：肾动脉粥样硬化和肾小血管硬化症是糖尿病引起的大血管疾病的一部分，其病变与机体其他部位的病变相似。在糖尿病肾血管病变中更重要的是微血管的改变，即肾小球入球小动脉和出球小动脉均出现动脉硬化。

（3）肾盂肾炎：糖尿病患者比一般人群更易出现急性或慢性肾盂肾炎，且病变更严重。在急性肾盂肾炎时通常出现肾乳头坏死。

4. 视网膜病变　视网膜病主要表现为非增生性的视网膜病和增生性的视网膜病。非增生性的视网膜病包括视网膜内和视网膜前出血、视网膜渗出、微动脉瘤、静脉扩张、水肿，以及视网膜毛细血管的增厚（微血管病）。增生性视网膜病是指新生血管形成及纤维组织增生，当病变累及视网膜黄斑的时候可以导致失明。新生毛细血管的破裂可导致玻璃体出血，出血灶机化后引起视网膜剥脱。

5. 神经系统病变　糖尿病性神经病变可累及中枢和周围神经系统。但以周围性神经病变最常见，神经的病变可能源于微血管病，营养神经的毛细血管的通透性增高，或者山梨醇代谢异常引起轴索直接损伤。

6. 其他组织或器官病变　包括皮肤及其他脏器的反复性化脓性炎症和真菌感染、骨质疏松、脂肪肝和肝糖原沉积，还可伴发皮肤黄色瘤等。

四、临床表现

糖尿病的各种临床表现可归纳为代谢紊乱症候群、急性代谢并发症及慢性并发症。急性并发症重时可危及生命，慢性并发症重时可致残。

1. 代谢紊乱症候群　典型症状表现为"三多一少"，即多尿、多饮、多食和体重减轻。1 型患者大多起病较快，病情较重，症状明显且严重。2 型患者多数起病缓慢，病情相对较轻，虽也可表现为多尿和多食，但不同于 1 型糖尿病，患者通常年龄较大，而且普遍肥胖。部分患者仅以血糖增高为首发表现，甚至是在体检中发现，或因各种并发症或伴发病而就诊。部分患者可有皮肤瘙痒，尤为外阴瘙痒，高血糖可使眼房水、晶体渗透压改变而引起

屈光改变致视物模糊等。

2. 急性代谢并发症

（1）糖尿病酮症酸中毒：是糖尿病最常见的急性并发症，常见于 1 型糖尿病，多发生于代谢控制不良、伴发感染、严重应激、胰岛素治疗中断以及饮食失调等情况。2 型糖尿病如代谢控制差、伴有严重应激时亦可发生，延误诊断或治疗可致死亡。

（2）糖尿病非酮症性高渗综合征：多见于 2 型糖尿病老年患者。由于严重高血糖症及水、电解质平衡紊乱而致昏迷、休克和多器官功能衰竭。因患者没有酮症酸中毒，不出现恶心、呕吐、呼吸困难等明显症状，直到严重的脱水和昏迷症状出现才被发现，致使患者延误诊治时机，造成极高的病死率。

（3）乳酸性酸中毒：其发生率虽不高，但病死率高。多发生于伴有肝、肾功能不全或伴有慢性心、肺功能不全等缺氧性疾病的患者，尤其是同时服用苯乙双胍者。主要是由于体内无氧酵解的糖代谢产物——乳酸大量堆积，导致高乳酸血症，进一步出现体液 pH 降低，导致乳酸性酸中毒。

3. 慢性并发症　与上述急性代谢并发症相比，糖尿病带来的长期影响更是导致其发病率和死亡率过高的因素，这些并发症大约在高血糖症出现 15～20 年后发生。两型长期的糖尿病患者可出现以下并发症。

（1）心血管疾病：如心肌梗死、肾血管功能不全以及脑血管意外。糖尿病脑血管病以脑动脉粥样硬化所致缺血性脑病最为常见，如短暂性脑缺血发作、腔隙性脑梗死、多发性脑梗死、脑血栓形成甚至出血性脑病。

（2）糖尿病性肾病：早期主要表现为微量蛋白尿，后期（10～15 年内）出现肾病综合征，即蛋白尿、低蛋白血症及水肿，此时可伴发高血压。

（3）糖尿病眼病：糖尿病患者易出现青光眼和白内障等视觉障碍，并因视网膜病变可导致全盲。

（4）糖尿病性神经病变：主要出现末梢神经炎的表现，以四肢远端的感觉障碍为主。痛觉丧失使伤口愈合缓慢，周围神经病变也可影响肠道和膀胱的正常功能，有时可导致阳痿。

（5）继发感染症状：糖尿病患者细胞免疫及体液免疫功能减低，易患各种急、慢性感染。如皮肤感染、尿路感染、胆道感染、肺结核、肺炎以及肾盂肾炎等。此外，口腔颌面部组织及口腔内的牙龈和牙周组织易发生感染，可引起齿槽溢脓、牙槽骨吸收、牙齿松动。

（6）糖尿病性骨关节病：糖尿病性骨关节病的

发生率约为 0.1% ~ 0.4%，主要系神经病变所致，感染可加重其损伤，可致关节脱位、畸形。

（7）糖尿病足：糖尿病足是糖尿病下肢血管病变、神经病变和感染共同作用的结果，严重者可致足溃疡，甚至截肢。

（8）低血糖症及代谢综合征：部分糖尿病肥胖患者常伴有餐后高胰岛素血症，导致餐后轻度低血糖症状，最常见且严重的低血糖常与糖尿病药物治疗（如胰岛素及磺脲类）过量有关。向心性肥胖、高血压、血脂异常、胆石症、高尿酸血症以及多囊卵巢综合征等经常与糖尿病簇聚发生，称为代谢综合征。

五、防治原则

目前对糖尿病强调早期治疗、长期治疗、综合治疗和个体化治疗的原则。现代糖尿病的治疗包括五个方面：饮食控制、运动疗法、自我监测、药物治疗和糖尿病教育。而在胰岛素治疗领域中，虽然已经产生了胰岛素类似物、胰岛素皮下泵以及新的胰岛素给药途径等多方面的突破，但尚有很多患者未达到理想效果。目前正在寻求一种新的治疗策略——向患者机体补充新的具有正常分泌功能的胰岛 B 细胞。实现这一目标的可能方法包括：胰腺或胰岛移植，促进内源性胰岛细胞再生，减少胰岛细胞凋亡，诱导特殊类型的干细胞向胰岛细胞分化等。但还存在许多亟待解决的问题，如胰腺干细胞诱导分化所得的胰岛内分泌细胞数量有限，其胰岛素基础含量和葡萄糖刺激后胰岛素分泌量均明显低于正常，不能完全实现胰岛素分泌的生理性调节；而且如何在增强干细胞增殖能力的同时减少其致瘤性，以及避免 1 型糖尿病移植后的胰岛细胞再次受自身免疫攻击而得以存活，也是亟待攻破的难题。此外，糖尿病的免疫抑制疗法也将拭目以待。

（倪劲松）

第四节 神经内分泌肿瘤

神经内分泌肿瘤（neuroendocrine neoplasia）是一组起源于肽能神经元和神经内分泌细胞的异质性肿瘤。该肿瘤可发生于全身多个器官和组织，包括胃肠道、胰腺、胆管和肝、支气管和肺、肾上腺髓质、副神经节、甲状腺、甲状旁腺等，其中以支气管和肺、胃肠胰两组器官最为多见。据统计，发生于胃、小肠、大肠和胰腺的神经内分泌肿瘤约占所有神经内分泌肿瘤的 55% ~ 70%。国外流行病学资料显示，肺和胃肠胰神经内分泌肿瘤的发病率已达 5.25/10 万人，较 30 年前升高近 5 倍，这当然与临床诊断技术的进步有关，但实际发病率也确实在增加。多年来，神经内分泌肿瘤早期诊断率不高，转移性神经内分泌肿瘤的病死率仍居高不下，是肿瘤治疗中尚待解决的问题。

一、命名

早在 1907 年，Oberndorfer 首次报道了胃肠道中有一种组织结构单一、细胞分化良好、侵袭能力较低、预后较好的上皮性肿瘤，认为这类肿瘤是一组类似于癌的良性肿瘤，故命名为类癌（Karzinoid Tumoren，carcinoid tumor）。随着文献报道的增多和随访，发现部分此类肿瘤可发生转移，并可致患者死亡。据此，Masson 等学者提出，"类癌"是一种恶性上皮性肿瘤，但生物学行为差别很大，从惰性生长到低度恶性再到高度恶性形成一个谱系。1929 年，Oberndorfer 也修正了原先的观点，承认类癌为恶性肿瘤。20 世纪 60 年代末提出了弥散性神经内分泌系统（diffuse neuroendocrine system，DNES）的概念，认为该系统的细胞具有摄取胺前体和脱羧基（amine precursor uptake and decarboxylation，APUD）功能，也称 APUD 系统，因此也将其称为 APUD 细胞，由这类细胞形成的肿瘤称为 APUD 瘤（APUDoma）。早期的研究认为，该系统的细胞来源于神经嵴外胚层，进而弥漫分布于全身多个器官，尤以呼吸道、消化道和皮肤部位多见。后来的研究发现，DNES 并非都来源于神经嵴外胚层，也可源自内胚层和中胚层的多能干细胞。随着电子显微镜的出现，学者们对这类细胞的超微结构进行了详细的研究，发现 DNES 细胞中可见到由脂膜包裹的高电子密度的颗粒，即神经内分泌颗粒，这些颗粒的化学性质主要为多肽类物质，亦称神经肽，因此将这类细胞命名为神经内分泌细胞。某些神经内分泌细胞肿瘤患者会出现颜面潮红，腹痛、腹泻，哮喘和右心内膜纤维化等症状和体征，尤其是发生肝转移的患者更为多见，称为类癌综合征，上述症状与肿瘤细胞产生的 5-羟色胺分泌入血有关。因此，长期以来，"类癌"这一术语被病理学家和临床医师广泛沿用至今。

随着内分泌研究的深入，发现 DNES 细胞是一群具有不同内分泌功能的细胞，它们可以产生和分泌不同的神经内分泌激素，发挥不同的生理功能。因此这类细胞所形成的肿瘤会产生多种内分泌激素或激素前体。某些肿瘤细胞产生的内分泌激素分泌入血可使患者出现各种各样的内分泌紊乱的临床表现;约70%肿瘤产生的激素不能分泌入血或仅产生激素前体,不能引起内分泌紊乱的临床症状,故称为无功能性肿瘤。APUDoma 的概念仅仅反映了肿瘤细胞生物活性胺的代谢特点,而不能反映肿瘤分泌激素的种类和对内分泌功能的影响,因此,学者们根据肿瘤细胞内激素的免疫组化标记结果和患者的临床症状将 APUDoma 再分为胰高血糖素瘤、胰岛素瘤、胃泌素瘤、舒血管肠肽瘤、生长抑素瘤等。需要指出的是,这些功能性肿瘤分类主要是依据患者临床症状而非免疫组化标记的结果。

因此,来源于 DNES 细胞的肿瘤具有以下两个特点:①由于肿瘤细胞产生的神经内分泌激素不同,功能性肿瘤引起临床内分泌紊乱的症状也不同,无功能肿瘤则不产生内分泌症状;②这类肿瘤的生物学行为有很大的不同,一般认为这类肿瘤没有真正的良性,其生物学行为从潜在恶性到低度恶性再到高度恶性形成一个系列谱系,表明这类肿瘤无论在功能上还是在生物学行为上都是一种高度异质性的肿瘤。单纯用类癌或功能性和无功能的 APUDoma 都不能准确地解释肿瘤引起的临床表现,更不能反映肿瘤的生物学行为。为解决此类肿瘤的命名和分类上的混乱,实现规范化的诊断,以确保患者得到最理想的治疗,欧洲神经内分泌肿瘤学会(European Neuroendocrine Tumor Society,ENETS)和北美神经内分泌肿瘤学会(The North American Neuroendocrine Tumor Society,NANETS)分别于2009年和2010年发布了针对胃肠胰发生的神经内分泌肿瘤的诊断标准。几乎同时,WHO 2010年第4版消化系统肿瘤分类中也对胃肠胰神经内分泌肿瘤的命名分类做出了修订。我国学者也于2010年和2013年召开了中国神经内分泌肿瘤病理诊断共识专家研讨会,经过反复讨论,达成了共识。

二、分类

2010年第4版《WHO 消化系统肿瘤分类》中将所有源自神经内分泌细胞的肿瘤称为"neuroendocrine neoplasia(NEN)",中文译名为"神经内分泌肿瘤",泛指所有起源于肽能神经元和神经内分泌细胞,从表现为惰性、缓慢生长的低度恶性到高转移性等明显恶性的一系列异质性肿瘤。根据不同的分化程度,将 NEN 分为高分化神经内分泌肿瘤和低分化神经内分泌肿瘤。前者命名为"神经内分泌瘤"(neuroendocrine tumor,NET);后者命名为"神经内分泌癌"(neuroendocrine carcinoma,NEC)。尽管类癌的名称已使用了一百多年,但由于实际上既不能反映 NEN 的起源及具有激素分泌的特征,也不能提示肿瘤的生物学行为,因此,在胃肠胰的诊断中不再使用这一名词。由于 WHO 尚未对支气管和肺的神经内分泌肿瘤提出新的分类术语,故在呼吸系统的神经内分泌肿瘤中仍沿用类癌、非典型类癌、大细胞神经内分泌癌和小细胞癌等术语。混合性腺神经内分泌癌(mixed adenoneuroendocrine carcinoma,MANEC)是指同时具有腺管形成的经典型腺癌和神经内分泌癌形态特点的上皮性肿瘤,每种成分至少各占肿瘤的30%,均为恶性,应当对两种成分分别进行组织学分级。如果经典型腺癌中免疫组化染色显示散在的、神经内分泌标记阳性的细胞,则不符合 MANEC 的诊断标准,也不建议使用"腺癌伴神经内分泌分化"的诊断名称,以避免给临床造成概念上的混乱和治疗上的困惑。

三、神经内分泌肿瘤的形态学特点

不论发生在任何部位,神经内分泌肿瘤都具有相似的形态学特点。高分化的 NET 的镜下特征为:瘤细胞由大小一致的圆形、立方形或多边形细胞组成,胞质中等量、丰富、嗜伊红、嗜双色或透明状,部分呈细颗粒状,核圆形或卵圆形,大小、形态规则。染色质呈稍粗的颗粒状,核仁不明显。排列成实性片状或巢状(图18-24)、缎带状(图18-25)、小梁状(图18-26)或腺管样(菊花状)(图18-27)。肿瘤细胞巢周围有丰富的小血管和多少不等的纤维间质围绕。典型的低分化 NEC 包括小细胞神经内分泌癌(简称小细胞癌)和大细胞神经内分泌癌,形态与肺的相应肿瘤相同,小细胞癌的瘤细胞体积小,呈圆形或卵圆形,似淋巴细胞,有些瘤细胞呈纺锤状,胞质稀少,或呈裸核状。核细颗粒状或深染,核仁不明显,核分裂象多见。瘤细胞呈弥漫分布或巢状,团块状排列,巢间由纤细的纤维间质分隔,常伴有坏死(图18-28)。大细胞神经内分泌癌的肿瘤细胞较大(一般大于3个淋巴细胞),核染色质粗颗粒状;核仁明显,胞质丰富,核分裂象多见。瘤细胞呈器官样,菊形团状排列或弥漫分布,常伴有片状或地图状坏死(图18-29)。小细胞癌的瘤细胞一般小于3个淋巴细胞,但偶尔可以大于3个淋巴细胞,甚至出现瘤巨细胞。此外,少数低分化的神经内分泌癌具有大细胞癌和小细胞癌两种成分且混杂存在,称大小细胞混合型神经内分泌癌。

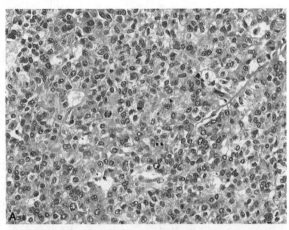

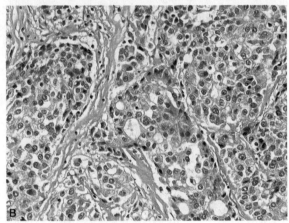

图 18-24　胃 NET G2

A. 肿瘤细胞呈多角形或圆形,呈片状排列,细胞轻度异型,可见少量核分裂象;B. 肿瘤细胞呈巢状排列,细胞核大小一致,核圆形,染色质呈较粗的颗粒状,可见核仁,部分细胞核偏位,胞质丰富,粉染,部分瘤细胞胞质透明,肿瘤细胞巢之间可见纤维组织分隔,并见丰富的毛细血管和血窦

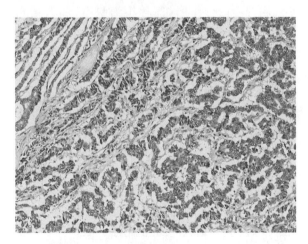

图 18-25　胰腺 NET G2

肿瘤细胞较小,大小一致,多呈立方形,部分肿瘤细胞核染色深染,部分核呈空泡状,瘤细胞呈单排缎带样排列,间质较丰富

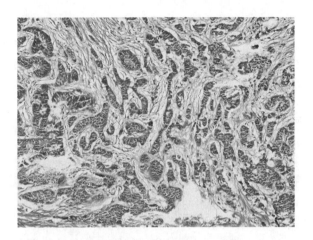

图 18-26　直肠 NET G1

肿瘤细胞呈立方或矮柱状,大小一致,胞质红染,核染色质浓聚,呈单排或多排的小梁状排列,小梁周围可见丰富的纤维间质伴透明变性

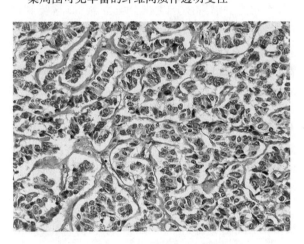

图 18-27　结肠 NET G1

肿瘤细胞呈立方或低柱状,胞质红染,核染色质呈粗颗粒状,核仁清楚,呈假腺样排列,不形成完整的腺腔,外侧无基底膜,内侧无刷状缘,腺样结构间有纤细的纤维组织及丰富的毛细血管和血窦

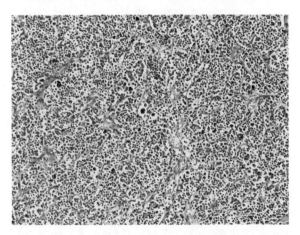

图 18-28　结肠 NEC(小细胞型)

肿瘤细胞体积小,呈圆形或卵圆形,似淋巴细胞,胞质稀少,核深染或呈裸核状,核分裂象多见,瘤细胞呈弥漫状分布,部分区域由纤细的纤维组织分隔,小细胞间可见散在的异型明显的瘤巨细胞

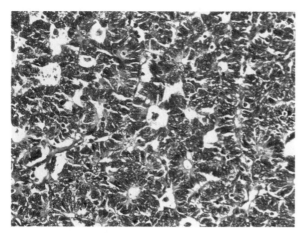

图 18-29　结肠 NEC（大细胞型）
肿瘤细胞大，呈高柱状，胞质红染，核染色质粗，核仁明显，瘤细胞呈腺样排列

四、神经内分泌肿瘤的分类

2010 年 WHO 分类中胃肠胰神经内分泌肿瘤的分类见表 18-5。

表 18-5　胃肠胰神经内分泌肿瘤 WHO 分类

神经内分泌瘤（neuroendocrine tumor，NET）
　NET1 级（类癌，carcinoid）
　NET2 级
神经内分泌癌（neuroendocrine carcinoma，NEC）
　大细胞 NEC
　小细胞 NEC
混合性腺神经内分泌癌（mixed adenoneuroendocrine carcinoma，MANEC）
部位特异性和功能性神经内分泌肿瘤
　EC 细胞（肠嗜铬细胞），产生 5-羟色胺 NET（EC cell，serotonin-producing ENT）
　产生胃泌素 NET（gastrin producing ENT）
　节细胞副神经节瘤（gangliocytic paraganglioma）
　L 细胞，产生高血糖素样肽和产生 PP/PYY NET（L cell，glucagon-like peptide-producing and PP/PYY-producing NET）
　产生生长抑素 NET（somatostatin producing NET）
　杯状细胞类癌（goblet cell carcinoid）
　小管状类癌（tubular carcinoid）
　胃泌素瘤（gastrinoma）
　高血糖素瘤（glucagonoma）
　胰岛素瘤（insulinoma）
　生长抑素瘤（somatostatinoma）
　血管活性肠肽瘤（vasoactive intestinal peptide tumor，VIPoma）

注：以上分类中产生 5-羟色胺、产生胃泌素、产生生长抑素的肿瘤等是指用免疫组化方法可检出肿瘤细胞内的肽类激素，但临床未出现相应的内分泌症状，而胃泌素瘤、胰岛素瘤等是指患者具有高血糖、低血糖等临床症状的神经内分泌肿瘤

五、神经内分泌肿瘤的分级

胃肠胰神经内分泌肿瘤根据肿瘤细胞的增殖活性分级，增殖活性的分级采用核分裂象和（或）Ki-67 指数两项指标，具体标准详见表 18-6。

表 18-6　胃肠胰神经内分泌肿瘤的分级标准

分级	核分裂数（10HPF）	Ki-67 阳性指数（%）
G1，低级别	1	≤2
G2，中级别	2～20	3～20
G3，高级别	>20	>20

大多数分化好的 NET 为 G1 或 G2 肿瘤，G3 肿瘤为分化差的 NET。2010 年 WHO 分类中定义 NET 属于高分化肿瘤，为低度或中度恶性，而 G3 属于高度恶性肿瘤，因此建议不宜采用 ENT G3 分类。但是，最近一项来自法国的多中心研究分析了 778 例胃肠胰神经内分泌肿瘤（不包括小细胞癌）的分级情况。依照形态和分化程度，85%（660 例）为高分化的 ENT，9%（72 例）为低分化的 NEC，其余 6%（46 例）为 MANEC 和不能分类或无法评估。按照上述分级标准，54.2%（442 例）为 G1，28%（220 例）为 G2，13.5%（104 例）为 G3。在 104 例 G3 肿瘤（不包括小细胞癌）中，69%（72 例）为低分化，20%（21 例）为高分化，10.5% 为 MANEC。以上研究结果显示，不包括小细胞癌的 G3 肿瘤中有 20% 的病例分化良好，Ki-67 指数介于 25%～60% 之间，均数为 35%。这部分 NEN 按照 Ki-67 指数 20% 作为 NET 和 NEC 的临界值会将那些 Ki-67 指数在 25%～35% 之间的普通 NEN 和 Ki-67 指数超过 50% 的小细胞癌和大细胞神经内分泌癌相混淆，而两者的预后差别明显。Yachida 等分析 9 例胰腺小细胞癌、10 例大细胞神经内分泌癌与 11 例分化良好的 NET 之间的临床病理特点和基因表达差异，发现小细胞和大细胞神经内分泌癌之间具有极其相似的临床病理表现、预后和基因改变，而这两类 NEC 与分化良好的 NET 之间的临床病理特征、预后和基因改变则完全不同，提示 NET 和 NEC 可能是具有不同分子机制的两类不同的肿瘤，需要在治疗上区别对待。但因研究例数较少，尚需大样本研究加以证实。目前临床上对于组织形态学分化良好，但分级达到 G3（Ki-67 指数不超过 60%）的这部分 NEN 患者应当采取何种治疗方案尚无定论。这部分病例将是今后 NEN 临床病理研究的重点，应引起特殊的关注和重视。"2013 年中国 NEN

肿瘤病理共识"的专家提议,将这部分形态不符合NEC、分化良好、而Ki-67指数大于20%(一般不超过60%)的NEN命名为"高增殖活性的ENT",以区别于NECG3。

目前Ki-67指数2%和20%分别是区分G1、G2和G3的临界值。但部分研究结果已对此分级提出了质疑。Scarpa等分析了274例胰腺NEN,发现以5%和20%作为临界值分级才是与预后相关的独立因素。Panzuto的另一组大样本胰腺NEN研究也提示,如果按照2%作为G1和G2的临界值,在预测疾病进展上的差别无统计学意义,但如果以5%作为临界值区别G1和G2则具有统计学意义。以上结果表明,至少在胰腺的NEN中,Ki-67指数可作为分级指标,其临界值的设定需要进一步探讨。

六、神经内分泌肿瘤的免疫组化标记

20世纪60~70年代,鉴定神经内分泌细胞主要依靠电镜下寻找胞质内的神经内分泌颗粒和通过组织化学嗜银和亲银染色(主要针对肠嗜铬细胞),不能从生物学和临床行为上鉴别不同类型的神经内分泌肿瘤。20世纪70年代以后,随着免疫组化技术的进步和普及应用,极大地促进了该类肿瘤诊断水平的提高。神经内分泌肿瘤的免疫组化标记物可分为以下4组。

(一)神经内分泌标志物

嗜铬粒蛋白A(chromogranin A,CgA)、突触小泡蛋白(synaptophysin,Syn)是最重要的标记物。Syn是一种直径40~80nm透明小泡的整合膜蛋白,存在于所有正常和肿瘤性神经内分泌细胞中,广泛表达于神经内分泌肿瘤的胞质中,呈弥漫阳性(图18-30)。CgA是一种直径大于80nm的大分泌颗粒基质中的蛋白,它在神经内分泌肿瘤的胞质中表达不一致,甚至不表达。如在肺小细胞癌中,由于每个细胞中的分泌颗粒很少,常呈弱表达或不表达;又如直肠和阑尾的神经内分泌肿瘤起自L细胞,该细胞缺乏这种分泌颗粒,通常也不表达CgA。Syn虽免疫组化染色效果好,但其特异性不及CgA。因此,在诊断神经内分泌肿瘤时,需同时检测Syn和CgA两种标记物。高分化神经内分泌肿瘤(NET)瘤细胞胞质中常弥漫性表达Syn和CgA(图18-31);低分化神经内分泌肿瘤(NEC)的瘤细胞胞质则常弱表达Syn和CgA。这两种标记物可用来证实肿瘤细胞是否具有神经内分泌性质,所以只要有定位准确的阳性产物,不需半定量评价阳性强度和阳性细胞数。其他神经内分泌标记物,如CD56、

神经特异性烯醇化酶(neuro-specific endolase,NSE)、PGP9.5均可用于显示神经内分泌细胞,但特异性均不强,因为它们还在其他肿瘤的细胞中表达,一般情况下不用于诊断,CD56虽然不是专一地标记神经内分泌细胞,但其表达强度较高(图18-32),在排除淋巴瘤后仍可用于神经内分泌肿瘤的辅助诊断。

(二)增殖活性标记物

在确定肿瘤的神经内分泌性质后,需要根据肿瘤的增殖活性进行分类和分级,除计数每个高倍镜视野的核分裂数的方法外,利用免疫组化技术进行Ki-67染色,计数Ki-67阳性细胞指数是一种较可靠的方法(图18-33)。常用的Ki-67抗体为M1B1,阳性产物定位于细胞核,Ki-67的阳性指数应在细胞核标记最强的区域计数500~2000个细胞,再计算出阳性细胞百分率。

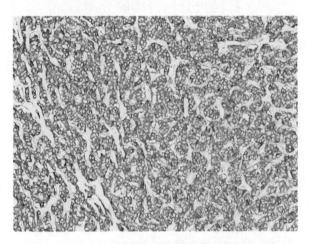

图18-30 结肠NET G1

肿瘤细胞呈Syn阳性,阳性产物定位于胞质(IHC,Syn染色)

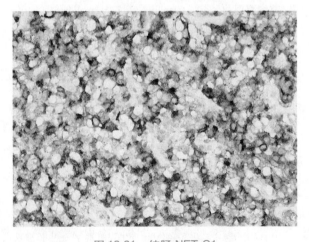

图18-31 结肠NET G1

肿瘤细胞呈CgA阳性,阳性产物定位于胞质,呈细颗粒状或浓聚于胞质一侧(IHC,CgA染色)

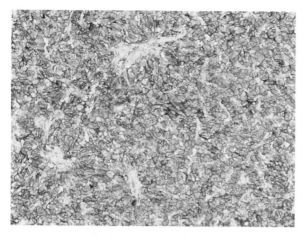

图 18-32　结肠 NET G1

肿瘤细胞呈 CD56 阳性,阳性产物表达于细胞膜,
呈细线状,围绕细胞轮廓(IHC,CD56 染色)

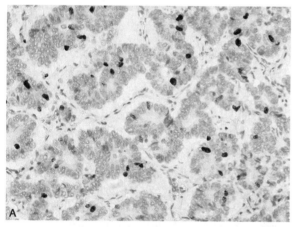

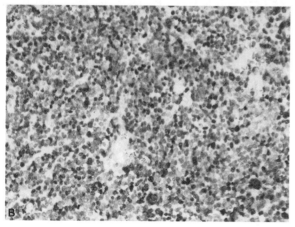

图 18-33　神经内分泌肿瘤的 Ki-67 标记

A. NET G2 Ki-67 标记率较低,仅为 10%(IHC,
Ki-67 染色);B. 小细胞性 NEC,肿瘤细胞 Ki-67
标记率极高,达 95%(IHC,Ki-67 染色)

(三)　多肽激素和生物活性胺

某些神经内分泌肿瘤所分泌的多肽激素和生
物活性胺(如胃泌素、生长抑素、高血糖素、血管活

性肠肽、5-羟色胺等)对诊断有一定的帮助,这些激
素和胺的产物能够在细胞水平或血清中检测到,但
至少半数病例并不出现临床症状,这些无功能性神
经内分泌肿瘤与具有临床综合征表现的功能性神
经内分泌肿瘤在生物学行为方面没有明显区别,从
治疗角度上考虑,这种区分并无实际意义。选择这
些标记物进行免疫组化检测的意义在于:①在肿瘤
细胞原位证实引起综合征的激素产物,如类癌综合
征中的 5-羟色胺;②证实某些特殊类型细胞产生特
有激素的肿瘤,如节细胞神经瘤;③肝和淋巴结转
移性神经内分泌肿瘤需通过激素检测来提供原发
肿瘤部位的线索,如 5-羟色胺阳性首先考虑原发部
位来自胃肠,胃泌素阳性提示原发于十二指肠或胰
腺,高血糖素或胰多肽阳性提示原发于胰腺。

(四)　其他标记物

大多数胃肠胰神经内分泌肿瘤存在生长抑素受
体(somatostatin receptor,SSTR),尤其是生长抑素受
体 2(SSTR2),通过免疫组化方法检测 SSTR2 不但有
助于神经内分泌肿瘤的诊断,而且能够帮助医生确
定患者是否可以使用生长抑素类似物(如奥曲肽)治
疗神经内分泌肿瘤。低分化的神经内分泌肿瘤有时
难以与一些非上皮性恶性肿瘤相鉴别,广谱角蛋白
(AE1/AE3)、CK7 和 CK20 有助于证实神经内分泌肿
瘤的上皮性质。原发部位不明的转移性神经内分泌
肿瘤还可以用 CK7 和 CK20 区别起自前肠(CK7+
CK20⁻)或起自中肠和后肠(CK7⁻CK20+)。此外,转
移性结直肠神经内分泌肿瘤常表达 CDX2。

七、神经内分泌肿瘤的分子遗传学特点

神经内分泌肿瘤发生发展的详细分子生物学
机制尚未清楚,与胃癌、结直肠癌、胰腺癌和肺癌不
同,神经内分泌肿瘤很少出现 *TP53*、*K-Ras*、*EGFR*、
CDKN2A/p16,*OPC4* 等基因突变,表明该类肿瘤与
上皮组织发生的癌具有不同的遗传学特点。从分
子遗传学角度可将神经内分泌肿瘤分为具有遗传
异常综合征的神经内分泌肿瘤和散发性神经内分
泌肿瘤两大类。

可导致神经内分泌肿瘤发生的遗传综合征有
多种,涉及胰腺、胃肠道、甲状腺和甲状旁腺等多个
器官的神经内分泌肿瘤。其中较为常见的有以下 3
种:①多发性内分泌肿瘤 Ⅰ 型(multiple endocrine
neoplasia type Ⅰ,MEN Ⅰ)为常染色体显性遗传病,
其特征为在甲状旁腺、胰腺、垂体、肾上腺皮质、胸
腺、支气管出现多发的神经内分泌肿瘤;在皮肤、中

枢神经系统和软组织出现多种少见类型的肿瘤;在十二指肠和胰腺发生的神经内分泌肿瘤中包括胰岛素瘤、胃泌素瘤等。MEN1 基因定位于 11q13,是一种抑癌基因,编码 68kDa 的蛋白质 menin,该蛋白参与转录调控、DNA 复制、有丝分裂、细胞凋亡、基因组完整性等生理功能。野生型 menin 可能通过组蛋白脱乙酰酶依赖机制抑制 JunD 所介导的转录活性,JunD 为 AP1 转录复合体家族重要成员,具有抑制细胞生长的作用。menin 通过抑制 c-Fos 启动子的诱导活性阻止 JunD 的磷酸化,从而抑制 Fos/JunD 异二聚体的积聚,对细胞增殖起促进作用。此外,menin 还可干扰 Ras 依赖的细胞转化进程,并直接与转录调节因子 NF-κB 相互作用,对多个器官的肿瘤形成具有抑制作用。MEN 1 的患者存在体细胞染色体 11q13 的 MEN1 等位基因杂合性缺失(LOH),造成 menin 蛋白表达缺失,丧失抑癌功能,导致多个内分泌器官发生肿瘤。②Von Hipple-Lindau 综合征(Von Hipple-Lindau syndrome,VHL)为显性遗传性家族性癌综合征,是由 VHL 抑癌基因种系突变所致。该病有明显的表型变异性和与年龄相关的外显率。大多数患者常见视网膜母细胞瘤、脑血管母细胞瘤、肾细胞癌、嗜铬细胞瘤和胰腺神经内分泌肿瘤等。临床上大多数胰腺神经内分泌肿瘤为非功能性肿瘤。VHL 基因定位于染色体 3p25,编码细胞内 PVHL30 和 PVHL19 两种蛋白。两种 PVHL 蛋白的主要功能是调节细胞内低氧诱导因子 HIF-1 和 HIF-2 的水平。常氧状态下 PVHL 与 HIF-1α 或 HIF-2α 结合,促进泛素化和 HIF-1α 蛋白酶降解。在缺乏功能性 PVHL 时,HIF-1α 不能被降解,造成 HIF 介导的低氧可诱导性 mRNA 表达上调,因此认为 VHL 基因失活导致的 HIF 调节异常是促进肿瘤发生的重要原因。③神经纤维瘤病 I 型(neurofibromatosis type I,NF-I)为常染色体显性遗传病,临床表现以多发性神经纤维瘤和皮肤色素沉着斑为特征,同时可伴发嗜铬细胞瘤、神经内分泌肿瘤和恶性周围神经鞘膜瘤。NF-I 患者的神经内分泌肿瘤多发生于十二指肠和壶腹周围,多为孤立性非功能性 NET,可有侵袭性行为。NF-I 基因定位于染色体 17q11.2,编码 327kDa 的 GAP 蛋白,称神经纤维瘤蛋白(neurofibromin)。该蛋白含有一个与 GTP 酶活性蛋白有关的结构域,该结构域促进不同类型细胞中活性的 Ras-GTP 向无活性的 Ras-GDP 的转换。NF-I 的突变多集中于该结构域,常引起蛋白质功能的丧失,导致生长因子信号转导异常,而使肿瘤发生。上述遗传性综合

征引起的神经内分泌肿瘤仅占少数,而占大多数的散发性神经内分泌肿瘤发生机制尚不明确。但比较清楚的是,无论是发生在支气管和肺,还是发生在胃肠胰的神经内分泌肿瘤中均可以发现有 MEN1 基因及其蛋白产物 menin 的表达缺失,这种缺失的原因除少数属于突变外,多为 11p13 上 MEN1 位点的等位基因缺失。比较基因组研究发现,神经内分泌肿瘤具有多种染色体异常,但规律性不明显。总的来说,ENC 中的染色体异常要明显多于 ENT,并且与肿瘤的生物学行为有一定关联性。有关神经内分泌肿瘤的细胞遗传学与分子遗传学异常的规律以及导致肿瘤发生发展的分子通路还需深入研究,寻找相关的驱动基因和相应的靶向治疗药物将成为研究的热点。

八、神经内分泌肿瘤的发展趋势

近年来,神经内分泌肿瘤在许多方面都取得了重要的进展,除了在分类、分级方面采取了统一的命名、分类和分级方法外,特别是在胃肠胰神经内分泌肿瘤中标准已趋向一致,支气管和肺的神经内分泌肿瘤的统一标准也在修订中。免疫组化技术的广泛应用,使人们从形态与功能结合的角度对这类肿瘤加深了认识,虽然在肿瘤的发生机制上还未取得突破性的进展,但已知的细胞遗传学和分子遗传学改变,对了解肿瘤的恶性程度和侵犯、转移等生物学行为有很大帮助。在临床治疗方面,一批新的治疗药物已开始应用,如长效生长抑素类似物奥曲肽(octreotide)可缓解症状和预防肿瘤进展,mTOR 抑制剂西罗莫司(sirolimus)的衍生物依维莫司(everolimus)和酪氨酸激酶抑制剂舒尼替尼(sunitinib)已应用于神经内分泌肿瘤的治疗并已获得较好的疗效,其他的靶向治疗药物也在不断涌现。神经内分泌肿瘤功能性分类和分子靶向药物的应用为个体化治疗提供了基础,也为病理学诊断和研究提出了许多新的问题和更多的需求。今后的研究中对于神经内分泌肿瘤的发生机制的研究将会更加深入,重点将集中于导致神经内分泌细胞发生肿瘤性改变的分子通路,以及这些分子通路与肿瘤生物学行为的关系。各种不同功能神经内分泌细胞起源的肿瘤在组织形态学上非常相似,但生物学行为却有很大不同,如非功能性的神经内分泌瘤常具有较强的侵袭能力和较高的复发率,这种恶性行为的驱动基因有哪些? 神经内分泌瘤(NET)和神经内分泌癌(NEC)均来源于同一起源细胞,为何有完全不同的生长方式和预后? 如小细

胞神经内分泌癌的恶性度远高于其他神经内分泌肿瘤。免疫组化检测发现肿瘤细胞可产生某种内分泌激素,但临床未出现相应的症状或血清中此种激素无明显增高而形成非功能性内分泌肿瘤的原因是什么?许多研究结果表明,同一肿瘤细胞中可产生多种肽类激素,这是通过什么机制调控的?这些问题均有待更深入的研究来回答。

(孙保存)

主要参考文献

[1] Klimstra DS, Adsay NV. Tumors of the pancreas and ampulla // Odze RD, Goldblum JR. Surgical pathology of the GI tract, liver, biliary tract, and pancreas. Saunders Elsevier, 2009: 653-701.

[2] Rosai J. Pancreas and ampullary region // Rosai J. Rosai and Ackerman's surgical pathology. 10th edition. Elsevier Mosby, 2011: 1005-1055.

[3] Bosman FT, Carneiro F, Hruban RH, et al. WHO classification of tumors of the digestive system. Lyon: IARC, 2010: 281-330.

[4] 江昌新,谭郁彬. 内分泌器官肿瘤病理学和遗传学. 北京:人民卫生出版社,2007: 63-79.

[5] Robert I Haddad. Newdevelopments in thyroid cancer. Natl Compr Canc Netw, 2013(11): 705-707.

[6] Xing M. BRAF Mutation in papillary thyroid cancer: pathogenic role, molecular bases, and clinical implications. Endocrine Reviews, 2007, 28(7): 742-762.

[7] The Expert Committee on the Diagnosis and Classification of Diabetes Mellitus. A consensus statement from the American Diabetes Association on the new "etiology-based" classification of diabetes. Diabetes Care, 2002, 25(Suppl 1): S5.

[8] Robbins SL, Cotran RS. Basic pathology. 8th ed. Philadelphia: WB Sounders, 2007: 753-801.

[9] Yao JC, Shah MH, Ito T, et al. Everolimus for advanced pancreatic neuroendocrine tumors. N Engl J Med, 2011, 364(6): 514-523.

[10] Kl(o)ppel G, Couvelard A, Perren A, et al. ENETS consensus guidelines for the standards of care in neuroendocrine tumors: towards a standardized approach to the diagnosis of gastroenteropancreatic neuroendocrine tumors and their prognostic stratification. Neuroendocrinology, 2009, 90(2): 162-166.

[11] Hamilton SR, Aaltonen LA. World Health Organization classification of tumours. Pathology and genetics of tumours of the digestive system. Lyon: IARC Press, 2000.

[12] 中国胃肠胰神经内分泌肿瘤病理专家组. 中国胃肠胰神经内分泌肿瘤病理学诊断共识意见. 中华病理学杂志, 2011, 40(4):257-262.

[13] Adsay V. Ki67 labeling index in neuroendocrine tumors of the gastrointestinal and pancreatobiliary tract. To count or not to count is not the question, but rather how to count. Am J Surg Pathol, 2012, 36(12): 1743-1746.

[14] Yachida S, Vakiani E, White CM, et al. Small cell and large cell neuroendocrine carcinomas of the pancreas are genetically similar and distinct from well-differentiated pancreatic neuroendocrine tumors. Am J Surg Pathol, 2012, 36(2): 173-184.

[15] Scarpa A, Mantovani W, Capelli P, et al. Pancreatic endocrine tumors: improved TNM staging and histopathological grading permit a clinically efficient prognostic stratification of patients. Mod Pathol, 2010, 23(6): 824-833.

[16] Klimstra DS, Modlin IR, Coppola D, et al. The pathologic classification of neuroendocrine tumors: a review of nomenclature, grading, and staging systems. Pancreas, 2010, 39(6): 707-712.

第十九章　神经损伤及神经系统变性疾病

神经系统由脑和脊髓以及与其相连的脑神经和脊神经组成。神经系统借助感受器接受内、外环境中的各种刺激，经传入神经传至脑和脊髓的各级中枢，在此对刺激进行整合后再经传出神经传至各效应器。

神经系统是机体的主导系统，一方面调节和控制体内各系统、各器官的功能活动，使机体成为一个统一的整体；另一方面调整机体功能活动以与不断变化的外界环境相适应。外界因素或内在因素都可以导致神经损伤或（和）神经变性。

第一节　神经系统变性疾病

神经系统变性疾病又称为神经变性疾病（neurological degenerative diseases），是一种原因不明的中枢神经系统疾病，包括一大类常见的慢性病，目前认为神经系统变性疾病是指由遗传性和内源性因素造成的神经元变性和继发性脱髓鞘变化的一组慢性、多变化的进展性疾病。如阿尔茨海默病（Alzheimer disease，AD）、帕金森病（Parkinson disease，PD）、神经鞘磷脂沉积病（sphingomyelinosis）也称尼曼-皮克病（Niemann-Pick disease）、脊髓小脑变性、运动神经元病、多系统萎缩、多发性硬化等。

神经变性疾病的病因研究是神经病学最具挑战性的前沿研究领域之一，尽管能够识别此类疾病，但神经病学疾病的始动和持续进展机制从本质上仍未知。围绕神经变性疾病病因学最具倾向性的说法是：遗传和环境因素是这类疾病的促发因素。比如亨廷顿病（Huntington disease，HD）患者基因具有常染色体显性遗传特性；环境因素如各种毒素可能是启动神经变性过程的罪魁祸首。因此，目前的研究认为散发神经变性疾病病例可能与遗传和环境因素均有关。双重机制是散发神经变性疾病发病的潜在病因。

神经变性疾病的临床共同点：①起病隐匿，准确的发病时间一般不能清楚地回忆；②选择性地损害一定解剖部位的一个或几个系统的神经元胞体或轴索，病灶通常是对称的；③病程较长，起病后疾病的临床症状缓慢地进行性发展；④临床表现多样化，常有重叠，分类困难；⑤一般实验室检查变化少，且无特异性；⑥影像学检查可以正常或仅有脑和脑室的萎缩性变化，脱髓鞘病变常规 CT 正常而增强 CT 能够提高准确率。

神经变性疾病的基本病理改变为：①中枢神经系统内某个或某几个特定部位的神经细胞萎缩或消失；②胶质细胞的反应，包括星形胶质细胞增生、肥大，小胶质细胞增生；③无炎症细胞。神经变性疾病在镜下主要表现为神经元缺失和胶质细胞增生。继发性脱髓鞘疾病镜下主要表现为原先形成的髓鞘脱失，而轴索相对保留。

神经系统变性疾病的分类比较混乱，很多疾病在临床与病理上出现重叠，目前基于临床部位和病理改变进行分类（表 19-1）。

表 19-1　神经系统变性疾病分类

病变主要累及部位	疾病
大脑皮质	阿尔茨海默病
	皮克病
基底节及脑干	亨廷顿病
	帕金森病
	纹状体黑质变性
	进行性核上麻痹
	Shy-Drager 综合征
脊髓与小脑	橄榄体脑桥小脑萎缩
	Friedreich 共济失调
	共济失调毛细血管扩张症
运动神经元	肌萎缩性侧索硬化
	脊髓性肌萎缩

继发性脱髓鞘疾病分类如下。

1. **多发性硬化及其边缘疾病**

（1）多发性硬化（含视神经脊髓炎）。

（2）弥漫性硬化（希尔德病,Schilder disease）。

（3）同心圆硬化（巴洛病,Balo disease）。

2. 急性播散性脑脊髓炎（acute disseminated encephalomyelitis,ADEM）

（1）疫苗接种后脑脊髓炎（postvaccinal encephalomyelitis,PVE）：包括狂犬病、乙型脑炎、牛痘、风疹、百日咳及白喉等疫苗接种后。

（2）感染后脑脊髓炎（postinfectious encephalomyelitis,PIE）：包括出疹性感染性疾病（如麻疹、风疹、天花、水痘、猩红热）和流感、腮腺炎、百日咳等感染后。

3. 其他原因　包括中毒、缺血、射线、渗透压改变、营养缺乏等所致的脱髓鞘病等。

大多数神经变性疾病损害的主要区域基本确定,但是变性疾病的准确范围还是难于确定。由于病变常累及超出神经元的组群,因此准确地描述某些神经变性损害的神经病理学形态是困难的。目前对神经系统变性疾病尚无有效的办法阻止疾病的进展。即使有几种药物在某种程度上可以减缓个别神经变性疾病的发展,但所有的治疗仅仅是暂时缓解和减轻症状的对症治疗。伴随神经变性疾病发病机制及病理改变研究的深入,我们将更接近于揭示神经变性疾病的奥妙和制定有效的治疗策略。

一、阿尔茨海默病

阿尔茨海默病（Alzheimer disease,AD）又称老年性痴呆,是老年人常见的神经系统变性疾病,是痴呆最常见的病因。主要以进行性痴呆为主要临床表现,随着人类寿命的延长,其发病率逐渐增高。临床特征为起病隐匿、进行性精神状态衰变（记忆力、智力、定向、判断力、情感障碍及行为失常,甚至意识障碍等）,多伴有人格改变。其病理特征为老年斑、神经原纤维缠结、海马锥体细胞颗粒空泡变性及神经元缺失。患者一般症状持续发展,通常在发病 5~10 年内死于继发感染和全身衰竭。

（一）流行病学

本病最早于 1906 年由德国 Alois Alzheimer 描述,随年龄增高,其发病率也增高,65 岁以上患病率为 5%,85 岁以上患病率为 20% 甚至更高,女性高于男性。通常为散发,约 5% 的患者有明确的家族史。

（二）病因及发病机制

AD 的病因至今尚不清楚,目前多种学说认为与遗传和环境因素相关。

1. 遗传因素　家族性 AD 为常染色体显性遗传,是多基因遗传性疾病,具有遗传异质性。迄今为止发现 1、14、19、21 号染色体与之相关,大多数患者第 14 号染色体上有基因突变。

2. 环境因素　脑外伤、铝中毒、吸烟、受教育水平低下、一级亲属中有 Down 综合征患者等都可增加患病风险。

3. 神经细胞的代谢改变　最新研究发现,其发病与脑内 β 淀粉样蛋白异常沉积有关。β 淀粉样蛋白由 β 淀粉样前体蛋白（β-amyloid precursor protein,APP）水解而来,是后者的一个长约 42 个氨基酸的短片段。由于这个片段的三级结构是一个 β 皱褶层,使其具有不溶性。β 淀粉样蛋白对它周围的突触和神经元具有毒性作用,可破坏突触膜,引起神经细胞死亡。

4. ApoE ε4 等位基因的过度表达是本病的一个危险因子　载脂蛋白 E（apoprotein E）的 ε4 等位基因在某些患者中过度表达,ApoEε4 能促进类淀粉蛋白的丝状沉淀。然而并非所有的患者均有 ApoEε4 的异常改变,并且这种改变也可见于正常老年人。

5. 继发性递质改变　最主要的改变是乙酰胆碱的减少。这个发现支持胆碱能假说,即患者的认知功能障碍与乙酰胆碱的缺乏密切相关。这也是目前 AD 治疗获得一定疗效的重要基础。

流行病学研究揭示 AD 患者的危险因素最主要的是年龄增长、阳性家族史及 ApoEε4 等位基因过度表达三个方面。

（三）组织病理学改变

肉眼观,AD 患者大体病理呈弥漫性脑萎缩,重量常较正常大脑轻 20% 以上或小于 1000g。脑回缩窄、脑沟增宽,病变开始于内嗅皮层,逐渐扩展到海马、内侧颞叶和额顶区。脑组织切面可见代偿性脑室扩张,其中第三脑室和侧脑室异常扩大明显,海马显著萎缩,而这些病理改变随着病变程度加重。

镜下见神经炎性斑（老年斑）、神经原纤维缠结、海马锥体细胞颗粒空泡变性、神经元缺失、轴索和突触异常、星形胶质细胞和小胶质细胞反应以及血管淀粉样变等,以老年斑、神经原纤维缠结和神经元缺失为其主要组织病理学特征。

1. 神经炎性斑（neuritic plaques,NP）或老年斑（senile plaques,SP）　为细胞外结构,是直径为 20~150μm 的小体,其核心是含有 39~43 个氨基酸的 β 淀粉样蛋白（amyloid β-protein,Aβ）,周围围

绕着变性的轴突、树突和细胞碎片等。镜下表现为退变的神经轴突围绕中心淀粉样物质形成的球形结构,HE、Bielschowsky 及嗜银染色下形似菊花。电镜下该斑块主要由多个异常扩张、变性的轴索终末构成。SP 在大脑皮层广泛分布,通常是从海马和基底前脑开始,逐渐累及整个大脑皮层和皮层下灰质。最多见于内嗅区皮质、海马 CA-1 区,其次为额叶和顶叶皮质。SP 形成的同时伴随着广泛的进行性突触丢失,这与最早的临床表现即短时记忆障碍相关。有研究结果显示,SP 有 4 种类型,即弥漫性非神经突斑、弥漫性神经突斑、有致密核心的神经突斑和有致密核心的非神经突斑。

2. 神经原纤维缠结(neurofibrillary tangles,NFTs) 是神经元胞体内的神经原纤维增粗扭曲形成缠结。病变早期在神经细胞内出现一根或数根神经原纤维;而后,很多有相同改变的神经原纤维并列出现,扭曲缠结成粗束状并逐渐达到细胞表面;最后,细胞核乃至整个细胞崩解,仅剩下扭曲缠结的粗束状神经原纤维。在 HE 染色中往往呈淡蓝色模糊的火焰状图像,嗜银染色最清楚。电镜下证实 NFTs 为双螺旋缠绕的细丝构成,多见于较大的神经元,尤以海马、杏仁核、颞叶内侧及额叶皮质的锥体细胞最多见。此外,Meynert 基底核及蓝斑中也可见到。神经原纤维构成神经元胞体及突起中物质的慢相运输系统。因此,NFTs 导致该神经元运输系统功能丧失,是神经元趋向死亡的标志。

3. 神经元缺失 上述病理过程最终导致患者脑内神经元丢失,尤其以海马和基底前脑胆碱能神经元丢失严重,形成广泛的神经毡,周围星形胶质细胞和小胶质细胞增生。

4. 颗粒空泡变性和 Hirano 小体 颗粒空泡变性表现为神经细胞胞质中出现小空泡,内含嗜银颗粒,多见于海马 Sommer 区的锥体细胞;Hirano 小体为神经细胞树突近端棒状嗜酸性包含体,生物化学分析证实大多为肌动蛋白;多见于海马锥体细胞。

上述变化均为非特异性,可见于无特殊病变的老年人的大脑,只有当病变数目增多达到诊断标准并具有特定的分布部位时才能作为 AD 的诊断依据,但脑活检并不适用于本病的诊断。

(四)预后

因目前的治疗方法尚不能有效遏制 AD 的进展,即使给予治疗,患者病情仍会逐渐进展,通常病程 8~10 年,但个体间存在较大的差异,有些患者可存活 20 年或更久。患者多死于并发症,比如营养不良、继发感染和深静脉血栓形成等。加强护理对 AD 患者极其重要,对于绝大多数 AD 患者而言,后期均需要他人护理。

二、帕金森病

帕金森病(Parkinson disease,PD)又称震颤麻痹(paralysis agitans),1817 年由英国医生 James Parkinson 首先描述,是一种中老年人常见的神经系统变性疾病,发病年龄 50~80 岁。临床表现为静止性震颤、肌肉强直、运动迟缓和姿势步态的异常等。PD 以黑质多巴胺能神经元变性缺失和路易小体(Lewy body,LB)形成为病理特征。我国北京、西安、上海三地流行病学调查显示,65 岁以上人群患病率为 1.7%,估计我国每年新发病患者数量达 10 万,现有的 PD 患者人数约 200 万。

(一)病因及发病机制

本病的研究已有 190 余年,由于其病因及发病机制复杂,至今尚未明确,但可能与下列因素密切相关。

1. 年龄因素 本病主要发生于 50 岁以上的中老年人,40 岁以前极少发病,提示衰老与发病相关。有资料显示,30 岁以后随着年龄的增长,黑质多巴胺能神经元开始呈退行性变并逐渐减少。当黑质多巴胺能神经元丢失数量达到 50%、纹状体内多巴胺递质含量减少超过 80% 时,临床上才会出现 PD 的运动障碍症状,因此衰老只是 PD 的一个促发因素。

2. 遗传因素 近 20 年来对家族性 PD 相关基因的研究中,已经发现 13 个染色体位点以孟德尔遗传方式与 PD 连锁,其中有 7 个为常染色体显性遗传,4 个以常染色体隐性遗传方式传递,1 个 X 染色体连锁遗传,另 1 个可能与晚发散发性 PD 有关。目前已有 10 个与家族性 PD 相关的致病基因被克隆。

3. 环境因素 1983 年,美国加州的吸毒者在应用人工合成的一种吡啶衍生物 1-甲基-4-苯基-1,2,3,6-四氢吡啶(1-methyl-4-phenyl-1,2,3,6-tetrahydropyridine,MPTP)后出现了酷似人类 PD 的改变及临床症状,而且对左旋多巴亦有较好的治疗反应。MPTP 在脑内经 B 型单胺氧化酶(monoamine oxidase B,MAO-B)作用转变为强毒性的 1-甲基-4-苯基-吡啶离子(1-methyl-4-phenylpyridinium ion,MPP^+),后者经多巴胺能神经元的转运蛋白摄取后聚集在线粒体内,产生过量的氧自由基,抑制线粒体呼吸链复合物 I 活性,使 ATP 生成减少,并促进自由基生成和氧化应激反应,导致多巴胺能神经元变性死亡。较多的流行病学调查结果显示,环境中与 MPTP 分子结构相类似的工业或农业毒素可能是 PD 的病因之一。

综上所述,目前认为 PD 并非单一因素所致,而可能是遗传易感性、环境因素和衰老等几种因素共同作用的结果。除基因突变导致少数患者发病外,基因易感性可使患病几率增加,但并不一定发病,只有在环境因素及衰老的共同作用下,通过氧化应激、线粒体功能衰竭、蛋白酶功能紊乱、免疫或炎症反应、钙稳态失衡、兴奋性毒素、细胞凋亡等机制导致黑质多巴胺能神经元大量变性、丢失,最终发病。

(二)组织病理学改变

肉眼观,大脑外观无明显改变,脑组织重量一般在正常范围内。切面主要的改变是中脑黑质、脑桥的蓝斑及迷走神经背核等处脱色,其中尤以黑质最为显著,外观颜色变浅甚至完全无色。

光镜下,特征性病理改变是黑质多巴胺能神经元大量变性坏死,残留的神经元胞质中有 LB 形成,LB 是位于神经元胞质内球形的嗜伊红性包含体,直径在 $15 \sim 25 \mu m$,有球形玻璃样致密的核心呈嗜酸性着色,折光性强,周围环绕清晰的苍白"晕环",着色浅;此外,病变区可见胶质细胞着色。电镜下 LB 由细丝构成,表现为中心部位嗜锇颗粒混有"螺旋管"或"双螺旋丝",周围聚集直径约 $8 \sim 10nm$ 的神经丝,中心细丝包捆致密,近周边部较松散呈放射状排列。LB 主要见于黑质神经元的胞质内,还可见于蓝斑、迷走神经背侧运动神经元、丘脑、下丘脑和无名质等含有色素的神经元的胞体中。

黑质神经元的变性丢失具有特殊分布区,主要见于致密带的腹外侧部,腹内侧部次之,背侧部较轻。2005 年,德国学者 Braak 提出 PD 病理改变并非始于黑质,而是先发于延髓,只是在中脑黑质多巴胺能神经元丢失严重时才出现 PD 典型的临床症状。

由于黑质细胞的变性和脱失,使多巴胺合成减少,抑制多巴胺与乙酰胆碱的平衡失调而致病。近年来用左旋多巴来补充脑组织中多巴胺的不足或用抗胆碱能药物以抑制乙酰胆碱的作用,对 PD 有一定的疗效。

(三)预后

PD 是一种缓慢进展的神经系统变性疾病,生存期 $10 \sim 30$ 年。疾病初期若能得到及时诊断和正确治疗,多数患者发病数年内仍能继续工作或保持较好的生活质量。疾病晚期由于严重的肌肉强直,造成全身僵硬、卧床不起。最终死于肺炎、骨折等并发症。

三、运动神经元病

运动神经元病(motor neuron disease,MND)是一组原因未明的选择性侵犯脊髓前角细胞、脑干后组运动神经元、皮质锥体细胞及锥体束的慢性进行性神经变性疾病。多在 40 岁以后发病,男性多于女性。临床特征性表现为上、下运动神经元受损的症状和体征并存,表现在肌无力、肌萎缩与锥体束征不同的组合,但感觉和括约肌功能一般不受影响。在人群中 MND 发病率约 $(1 \sim 2)/10$ 万人,患病率约 $(4 \sim 6)/10$ 万人。

迄今还没有一种关于 MND 公认的分类方法,目前临床上根据肌无力、肌萎缩、肌肉纤颤与锥体束损害程度等症状的不同组合分为以下四种类型:①肌萎缩侧索硬化(amyotrophic lateral sclerosis,ALS);②进行性肌萎缩(progressive muscle atrophy,PMA);③进行性延髓麻痹(progressive bulbar palsy,PBP);④原发性侧索硬化(primary lateral sclerosis,PLS)。

不管最初的起病形式如何,以上四种类型被认为是相关的疾病实体,PMA 和 PBP 通常都会最终进展为 ALS。

(一)病因及发病机制

运动神经元病因尚不清楚。许多学者支持这样的假设,即 MND 是随着年龄的增长,由遗传易感个体暴露于不利环境所造成的。

1. 分子遗传机制　家族性 ALS 约占 MND 的 $5\% \sim 10\%$。迄今为止在世界范围内的 ALS 患者中发现铜/锌超氧化物歧化酶 1(superoxide dismutase 1,SOD1)基因突变,突变类型超过 140 个,其中位于 21 号染色体长臂上的 D90A 是最常见的 SOD1 基因突变形式。因此,MND 的病理生理学影响因素可能包括神经微丝结构和功能障碍、线粒体损伤和功能障碍以及谷氨酸兴奋毒性等。

2. 氧化应激机制　碳酰蛋白和 8-羟基-2-脱氢鸟嘌呤水平是反映组织氧化损害的重要指标。有研究发现,MND 患者脑脊髓中碳酰蛋白及 8-羟基-2-脱氢鸟嘌呤水平明显高于正常人群。另有研究显示,MND 患者肝脏内存在异常线粒体,它们在神经元细胞坏死及凋亡过程中发挥了重要作用。

3. 神经营养因子缺乏机制　有研究显示,ALS 患者的脊髓前角运动神经元的某些神经营养因子减少,但迄今为止仍无足够的证据说明神经营养因子缺乏是引起 MND 的主要因素。

4. 兴奋性氨基酸介导的神经毒性作用机制 研究发现,MND 患者的血液和脑脊液中兴奋性氨基酸中的谷氨酸水平明显高于正常人。异常聚集的谷氨酸可能因过度刺激谷氨酸受体引起细胞膜去极化,导致细胞水肿;如果刺激持续存在,则细胞内钙离子超载,激活多种酶系统如核酸酶、磷脂酶等诱导细胞凋亡。

5. 其他 部分研究发现,细胞凋亡、氮氧化合物(NO)及其代谢异常也可能参与了 MND 的发病。

（二）组织病理学改变

主要介绍 ALS 和 PMA 的病理改变。

1. ALS 病理改变 脑和脊髓的大体标本不能为 ALS 诊断提供帮助,仅一小部分病例可见到明显的运动区皮质局限性萎缩。

ALS 最显著的特征是运动神经元选择性损害,以舌下、舌咽、迷走和副神经核等最常受累,而眼外肌运动核和支配膀胱、直肠括约肌的骶髓 Onuf 核一般不受累。镜下见大脑皮质的大锥体运动神经元数量减少,轴突变短、断裂和紊乱;包括延髓以下的皮质脊髓束在内的神经纤维髓鞘分解脱失;脊髓前角 α 运动神经元和脑干的运动神经元明显减少,在残留神经元中可见到不同时相的变性现象,包括染色体溶解、空泡形成、嗜神经细胞及神经细胞模糊不清。

由于失去神经支配,造成肌纤维萎缩,失神经支配肌肉可以通过远端运动神经末梢侧支芽生恢复神经支配;反复的失神经和神经再生,在早期可见到小范围的萎缩性 I 型和 II 型肌纤维,在 ALS 后期产生大小不等的失神经肌纤维聚集,呈群组性肌纤维萎缩。

ALS 病理诊断标准:大脑皮质的大锥体细胞消失,脊髓前角和脑干的运动神经元脱失,残存细胞变性,皮质脊髓束变性和脱髓鞘改变。

2. PMA 病理改变 PMA 患者尸检可见整个脊髓不同程度萎缩,颈段最为明显。镜下见脊髓前角 α 运动神经元缺失以及运动神经元变性和神经胶质细胞增生;脑干疑核、舌下神经核和面神经核神经元减少,残存神经元可见气球样变;肌肉活检可见大量萎缩的 I 型肌纤维。电镜下见肌纤维萎缩,肌小节排列紊乱,神经纤维稀疏,轴索萎缩等。

（三）预后

MND 在预后方面具有高恶性程度,虽然当前的治疗仍不充分,但通过各种综合治疗方式对于改善患者的舒适性、功能和安全性依然有很大的帮助。

四、路易体痴呆

路易体痴呆(dementia with Lewy body,DLB)是一种以神经元胞质内路易小体(Lewy body,LB)形成为病理特征的神经系统变性疾病,是仅次于 AD 的第二位常见的痴呆。本病多在中老年期发病,仅少数为中青年患者,起病年龄在 50～80 岁之间,男女患病无差异,较少家族遗传倾向。其临床特点为进行性痴呆合并波动性认知功能障碍、帕金森综合征以及反复发作的以视幻觉为突出表现的精神症状。本病病程约 6 年,病情进展快于 AD。

（一）病因及发病机制

DLB 病因尚不明确,很少家族遗传倾向。临床表现与 LB 在皮层神经元的分布有密切的关系。LB 在皮层神经元的分布引起皮层的信息处理功能和传递功能障碍,包括乙酰胆碱、多巴胺、5-羟色胺和去甲肾上腺素等,这些递质水平显著下降导致较多神经元回路受损,引起相关的临床症状,最终导致 DLB 发生。

（二）组织病理学改变

大体与 AD 相似,但大脑皮质萎缩相对不明显,呈轻、中度萎缩,枕叶相对不受累及,边缘系统重度萎缩。

光镜下见黑质、蓝斑等色素细胞丢失,偶有老年斑和神经原纤维缠结,皮层、边缘系统和脑干的神经元胞质内有 LB。LB 为其特征性病理改变。目前多用 α-共核蛋白免疫组化染色显示常规 HE 染色不易发现的 LB,用 tau 蛋白免疫组化染色方法区别 LB 及神经元内小的球形神经原纤维缠结,后者 tau 蛋白染色阳性。

（三）预后

由于 DLB 患者病情进展快,尚无特效的治疗,预后较差,患者多由于并发症而死亡,如肺部感染、压疮和深静脉血栓形成等。病程一般为 6 年。

五、额颞叶痴呆

额颞叶痴呆(frontotemporal dementia,FTD)是一组与额颞叶神经变性有关的非 AD 痴呆综合征。本病发病年龄在 30～90 岁,但 65 岁以后罕见发病。起病隐匿,进展缓慢。通常女性多于男性,约半数患者有家族史,遗传方式为常染色体显性遗传。根据尸检资料,FTD 占所有痴呆患者的 6%,其中在 70 岁以下的痴呆患者中占 8%～17%。临床表现以明显的人格和行为改变及认知障碍为显著特征,可以合并 PD 和 MND。

（一）病因及发病机制

FTD 的病因及发病机制尚不清楚。近年来的研究显示，FTD 患者具有明显的家族史，提示与遗传因素有密切的关系。在荷兰诊断为 FTD 的 245 例患者中，43% 的患者一级家庭成员中有痴呆者，14% 有 Tau 基因突变；在法国 209 例 FTD 患者中，28% 的患者家庭中至少还有一名成员患 FTD，10% 有基因突变。遗传学检查发现多种 Tau 基因编码区或 10 号内含子的相关突变。最常见的一种突变是 P301L，与经典的 FTD 表现型有关。

微管结合蛋白 Tau 是微管组装和稳定的关键蛋白，对神经系统的发育具有重要作用，其基因定位于 17q21-22。Tau 蛋白的氨基酸多肽羧基端有一个由 35 个氨基酸组成的插入肽段，可与其他多肽结合形成微管。正常情况下人脑中 Tau 蛋白磷酸化和去磷酸化两种形式处于平衡状态，而 Tau 蛋白基因的突变可以导致过度磷酸化，致使 Tau 蛋白生理功能发生变化，影响微管形成，促使微管崩解，并在神经元内形成不溶性沉积物，引起神经元损害。

（二）组织病理学改变

FTD 在大体上的主要病理特征是脑萎缩，主要累及额叶和前颞叶，通常表现为双侧不对称性，多数患者左半球病变严重，杏仁核萎缩较海马明显，灰质和白质均可受累，侧脑室轻中度扩大。

光镜下可见皮层以及皮层下白质星形胶质细胞呈弥漫性增生伴海绵状改变；萎缩脑叶皮层各层的神经元数目均明显减少，尤以Ⅱ、Ⅲ层最为显著，残存神经元多呈不同程度的变性和萎缩；部分神经元呈膨胀变性，即为 Pick 细胞。在 Pick 细胞的胞质内含有均匀的界线清楚的嗜银 Pick 小体。电镜下 Pick 小体为圆形或卵圆形、无包膜、直径 5～15μm 的嗜银性包含体，主要由 10nm 细丝、核糖体、囊泡、脂褐素以及 24nm 短节段的或直或曲的神经微丝和微管组成。

根据病理改变，FTD 可以分为以下类型：①3R-Tau 蛋白病：Pick 病；②4R-Tau 蛋白病：皮层基底节变性、进行性核上性麻痹和嗜银颗粒沉着病；③3R 和 4R-Tau 蛋白病：神经原纤维缠结占优势的痴呆；④缺乏组织病理特色的痴呆；⑤MND 包含体型痴呆。

（三）预后

FTD 预后较差，病程 5～12 年，患者多死于肺部及泌尿系感染、压疮等并发症。

六、多系统萎缩

多系统萎缩（multiple system atrophy，MSA）是一组原因不明、散发性神经系统变性疾病，主要累及锥体外系、锥体系、小脑和自主神经系统等部位。50～60 岁发病多见，平均发病年龄为 54.2 岁（31～78 岁），男性稍多于女性。MSA 临床表现为进行性小脑性共济失调、自主神经系统功能不全和帕金森综合征等症状。本病的特征性病理学特征是发现少突胶质细胞包含体（oligodendroglial cytoplasmic inclusions，OCIs）。

（一）病因及发病机制

MSA 病因不明。1989 年，Papp 等发现少突胶质细胞包含体在 MSA 的发病过程中起重要作用。主要分布在大脑、小脑接近皮层的白质及脑干、基底节的白质中，其在 MSA 的不同亚类中均有发现，具有较强特异性，其分布范围、密度与病变的严重程度呈正相关。MSA 的发病机制还可能与神经元凋亡或酶代谢异常有关。1998 年，Spillantini 等发现在胶质细胞中有 α-突触核蛋白（α-synuclein）的聚集，此蛋白被认为是 OCIs 的主要成分，由于 α-突触核蛋白也是 LB 的主要成分，因此从病理学上证实了纹状体黑质变性、橄榄体脑桥小脑萎缩和 Shy-Drager 综合征是具有不同临床表现的同一组疾病。

目前，流行病学和临床证据显示，MSA 发病机制复杂，可能涉及基因和环境的共同作用。

（二）组织病理学改变

MSA 大体表现为脑桥和小脑明显萎缩，壳核、苍白球、黑质也可见萎缩，脑室扩张。

镜下基本病理表现包括神经元缺失和胶质细胞增生，可见到神经元数量减少和体积变小、神经元空泡变性、神经胶质增生、星形细胞丛生、出现异常包含体等。白质可见广泛弥漫的 OCIs，Gallyas 染色呈棕红或棕褐色的半月形，存在于少突胶质细胞核周围或紧邻少突胶质细胞核，可发生在下橄榄核、脑桥核、小脑、黑质、蓝斑、壳核、苍白球等处。电镜下由直径 10～25nm 变性的微管构成。

（三）预后

本病一经确诊，多数患者预后不良。晚期主要的临床特征均可出现，如因咽喉肌麻痹出现饮水呛咳、误吸、睡眠呼吸暂停等症状，因活动受限需长期卧床，易并发压疮、肺部感染、泌尿系感染、深静脉血栓形成等，均可危及生命，其中下尿道感染是 MSA 患者死亡的主要原因。只有 20% 的患者存活期可超过 12 年，其平均生存时间为 6 年。早期诊断及对症治疗可能延缓病情的进展。

七、亨廷顿病

亨廷顿病（Huntington disease，HD）又称为亨廷

顿舞蹈病(Huntington chorea),是一种常染色体显性遗传的大脑皮质和基底节变性疾病。本病好发于30~50岁,也可见于儿童和老年人,发病率为0.05%~0.1%,无性别差异。临床特征为起病隐匿、进展缓慢的舞蹈样动作和进行性痴呆及精神障碍。

(一) 病因及发病机制

HD是人类最早发现的单基因遗传病之一,其致病基因 IT15(interesting transcript 15)位于4号染色体的4p16.3区域 D4S180和 D4S182之间,其编码的多肽含3144个氨基酸,命名为亨廷顿蛋白(Huntingtin,Ht)。在其开放阅读框的5'端有一个多态性的"胞嘧啶-腺嘌呤-鸟嘌呤"(CAG)三核苷酸重复序列,重复拷贝数n的正常值一般为11~34,但HD患者可重复37~86次,这三个核苷酸的重复序列长度达到一定范围(n>40)即可导致HD的发生。而导致 CAG 序列扩增的因素尚不明确。

近年来的研究表明,CAG的重复序列扩增越多,患者的起病年龄越早,如n>70个时则会导致青年HD。由于CAG拷贝数的增加,Ht中谷氨酰胺就大量增加,加速神经细胞的凋亡及退变。目前其损伤机制尚不十分清楚。

(二) 组织病理学改变

大体观可见不同程度的脑萎缩,脑重量与正常脑相比减少约30%,不足1100g。切面上显著的病理改变为大脑皮质和基底节的萎缩,特别是第3、5和6层神经节细胞丧失,其中尾状核的萎缩最明显,壳核和苍白球也有不同程度的萎缩。由于尾状核的萎缩导致双侧侧脑室前角扩大。镜下脑内广泛的神经元变性,而神经元的丧失主要见于基底节,其中尾状核和壳核含 γ-氨基丁酸和脑啡肽并投射到苍白球外侧部的多棘神经元,最早受累(与舞蹈症发生有关),投射到苍白球内侧部的与强直和肌张力异常有关的神经元也受累,皮质神经元受累可能与痴呆的出现有关。

(三) 预后

本病无法治愈,发病后的生存期10~20年。由于本病呈完全外显率,受累个体的后代50%发病,故其遗传风险极高,应告知患者避免生育,以防遗传给后代。

八、肝豆状核变性

肝豆状核变性(hepatolenticular degeneration,HLD)又称为威尔逊病(Wilson disease,WD),是一种遗传性铜代谢障碍所致的肝硬化和以基底节为主的脑部变性疾病。本病患病率一般为(0.5~3)/10万人,发病年龄多在5~35岁,20岁以前发病者较多,且男性稍多于女性。病情缓慢发展,可有阶段性缓解或加重,亦有进展迅速者。临床特征为进行性加重的锥体外系症状、精神症状、肝硬化、肾功能损害和角膜色素环(Kayser-Fleischer ring,K-F环)。

(一) 病因及发病机制

HLD为常染色体隐性遗传的铜代谢障碍性疾病。绝大多数限于同代发病或隔代遗传,阳性家族史达25%~50%。其致病基因为 ATP7B 基因,位于染色体13q14.3,主要在肝脏表达,编码一种由1411个氨基酸组成的铜转运P型 ATP 酶(WD蛋白),位于肝细胞高尔基复合体,负责肝细胞内铜转运。ATP7B 基因内含金属离子结合区、ATP 酶功能区、跨膜区共三个功能区,目前发现的基因突变位点都在 ATP 酶功能区。我国 HLD 患者的 ATP7B 基因有3个突变位点,即 R778L、P992L和T935M,占所有突变的近60%。

铜作为辅基参与多种重要生物酶的合成。正常人每日从肠道摄取少量的铜,吸收入血的铜先与白蛋白疏松结合,然后进入肝细胞,经P型铜转运 ATP 酶转运到高尔基体,与 α_2-球蛋白牢固结合生成铜蓝蛋白(ceruloplasmin,CP),然后分泌到血液中,其具有氧化酶的活性。患者由于P型铜转运 ATP 酶缺乏,造成肝细胞不能将铜转运到高尔基复合体合成CP,过量的铜在肝细胞内聚集造成肝细胞坏死,其所含的铜进入血液,然后沉积在脑、肾、角膜等肝外组织而致病。

(二) 组织病理学改变

1. 脑 大体观,两侧大脑半球皮质不同程度萎缩,岛叶可能萎缩;纹状体(尤其壳核)变小,壳核呈现空腔;可累及丘脑杏仁核、小脑齿状核、黑质及红核等;大脑和小脑白质海绵状变性;脑室系统扩大。

光镜下,病变区脑组织疏松,神经元变性、消失;有些变性神经细胞胞质含棕黄色细颗粒,铜反应阳性;神经胶质细胞(尤其是星形胶质细胞)增生、肥大;出现 Alzheimer II 型细胞。

电镜下见线粒体致密、嵴消失,粗面内质网断裂。

2. 肝 肝表面和切片均可见大小不等的结节和假小叶,肝细胞由脂肪变性发展为大、小结节混合性肝硬化或坏死性肝硬化;肝组织含铜量增多(>250g/1000g肝组织);铜组织化学染色阳性。

（三）预后

本病若早诊断、早期驱铜治疗，一般较少影响生活质量和生存期。晚期治疗基本无效，少数病情进展迅速或未经治疗出现严重肝脏和神经系统损害者预后不良，会致残甚至死亡。

九、遗传性共济失调

遗传性共济失调（hereditary ataxia,HA）是指由遗传因素所致的以共济运动障碍、辨距不良为主要临床表现的一大类中枢神经系统变性疾病。发病年龄多在20～40岁，主要是常染色体显性，也可隐性遗传或 X 连锁遗传。主要病变部位是脊髓、小脑及脑干；主要临床表现为小脑性共济失调、辨距不良、构音障碍、眼肌麻痹、锥体束征及锥体外系征等。HA 主要分为 Friedreich 共济失调和脊髓小脑性共济失调两种。

（一）Friedreich 共济失调

Friedreich 共济失调（Friedreich ataxia,FRDA）也称少年脊髓型共济失调，为常染色体隐性遗传性疾病，人群患病率为2/10万人。一般于8～15岁隐匿起病，偶见婴儿和50岁以后起病者，性别无明显差异，症状进行性加重。主要临床特征为进行性上肢和步态共济失调、构音障碍、腱反射消失、深感觉丧失及 Babinski 征阳性等神经系统症状和体征。其病理改变主要在脊髓后索、侧索及心肌。

1. 病因及发病机制　FRDA 是位于 9 号染色体长臂（9q13-21.1）的 *Frataxin* 基因内含子区内 GAA 三核苷酸扩增突变所致。正常人 GAA 重复 42 次以下，大多数 FRDA 患者重复 600 次以上，扩增的 GAA 形成的异常螺旋结构可抑制基因转录，导致 Frataxin 蛋白表达水平减少和功能丧失，从而导致铁在线粒体中积聚，增加线粒体对氧化应激的敏感性，通过释放自由基介导细胞死亡。

2. 组织病理学改变　大体可见脊髓变细，以胸段最明显。

镜下，主要病变在脊髓后索、脊髓小脑束和皮质脊髓束，表现为髓鞘和轴索断裂，结构大量丧失，Clark 柱神经细胞丢失，造成脊髓萎缩变细，胶质细胞增生。脑干神经核和传导束也变性萎缩。后根神经节的大神经细胞及其离心和向心的有髓纤维受损伤最重，无髓纤维弥漫性变性和结缔组织增生，淋巴细胞浸润。小脑皮质和齿状核及小脑脚受累较轻。周围神经脱髓鞘，胶质细胞增生。

3. 治疗　目前尚无特效治疗，轻症患者给予支持疗法，进行功能锻炼，患者可在症状出现的 5

年内不能独立行走，10～20 年内卧床不起，平均死亡年龄约 35 岁，且多死于并发症。因此，防治长期残疾所致的并发症能有效延长生命。

（二）脊髓小脑性共济失调

脊髓小脑性共济失调（spinocerebellar ataxia,SCA）是遗传性共济失调的主要类型，特征为中年发病、常染色体显性遗传，具有高度遗传异质性和共济失调。一般在 30～40 岁隐匿起病，缓慢进展，也有儿童及 70 岁起病者，人群患病率约（8～12）/10 万人。病理改变以小脑、脊髓和脑干变性为主。临床表现除小脑性共济失调外，可伴有眼球运动障碍、慢眼运动、视神经萎缩、视网膜色素变性、锥体束征、锥体外系体征、肌萎缩、周围神经病和痴呆等。

1. 病因及发病机制　SCA 最具特征性的基因缺陷是相应的基因外显子 CAG 拷贝数异常扩增产生多聚谷氨酰胺所致（SCA8 除外）。多聚谷氨酰胺在蛋白质的水解过程中会释放出含有扩增的多聚谷氨酰胺尾的毒性片段，有利于胞质内的多聚谷氨酰胺蛋白进入到细胞核内发挥作用。

2. 组织病理学改变　大体观，小脑半球和蚓部萎缩，小脑重量减轻；脑干萎缩变小，以脑桥及下橄榄核明显；脊髓颈段和上胸段明显萎缩。

镜下主要为小脑、脑桥、下橄榄核萎缩，神经元脱失伴胶质细胞增生、小脑浦肯野细胞脱失，颗粒细胞数量明显减少，小脑上脚和齿状核细胞变性。基底核及脑神经运动核（Ⅲ、Ⅳ、Ⅵ、Ⅶ、Ⅻ）细胞变性脱失；脊髓 Clarke 柱、脊髓前角细胞和后柱细胞均可受累；小脑白质及三对小脑脚神经纤维脱髓鞘，橄榄小脑束、桥小脑束、橄榄脊髓束、皮质脊髓束及脊髓小脑束神经纤维脱髓鞘或轴索变性。

SCA 共同的病理改变主要是小脑、脑干和脊髓变性萎缩。

3. 预后　因为本病尚无有效的治疗方法，对症治疗可以缓解症状但不能改变病程的进展，所以预后不良。进行遗传咨询对了解下一代的发病情况有所裨益。

十、多发性硬化

多发性硬化（multiple sclerosis,MS）是一种以中枢神经系统白质脱髓鞘为主要病理特点的自身免疫性疾病。本病多在 20～40 岁起病，10 岁以下和 50 岁以上患者少见，男女患病之比约为 1:2。临床表现主要为反复发作的神经功能障碍，多次缓解复发，病情每况愈下。最常累及的部位是脑室周围白质、视神经、脊髓、脑干和小脑。

(一) 病因及发病机制

MS 的确切病因及发病机制尚未阐明,可能与病毒感染、自身免疫反应或遗传等多种因素有关。目前较公认的观点是遗传易患个体与环境因素相互作用而发生的中枢神经系统自身免疫性疾病,其发病可能与以下因素有关。

1. 遗传因素 MS 具有明显的家族倾向,约 15% 的患者有一个患病的亲属,患者的一级亲属患病风险较一般人群大 12 ~ 15 倍。MS 的遗传易感性可能是由多数微效基因的相互作用而影响,与 6 号染色体组织相容性抗原 HLA-DR 位点相关。

2. 环境因素 MS 发病率随纬度增高而呈增加趋势,离赤道愈远发病率愈高,南北半球皆然。英国调查显示,MS 在社会经济地位高的群体比地位低的群体更为常见。

3. 病毒感染与自身免疫反应 研究证实,病毒感染在 MS 的发生发展中发挥着重要作用,在患者血清和脑脊液中可检测到多种病毒抗体的滴度升高,如人类疱疹病毒-6、EB 病毒、单纯疱疹病毒、巨细胞病毒及麻疹病毒等。病毒感染的致病机制包括分子模拟、B 淋巴细胞克隆的无限增长及细胞毒性 T 淋巴细胞功能障碍等。其中分子模拟学说最受关注,MS 患者所感染的病毒与中枢神经系统髓鞘蛋白或少突胶质细胞间可能存在共同抗原,病毒氨基酸序列与髓鞘蛋白组分如髓鞘碱性蛋白某段多肽的氨基酸序列相同或相近,使免疫系统发生错误识别导致对自身抗原的免疫攻击。

(二) 组织病理学改变

中枢神经系统白质内多发性脱髓鞘斑块为 MS 的特征性病理改变,多发生于侧脑室周围、视神经、脊髓、小脑和脑干的白质。

大体观,MS 的急性期可见软脑膜轻度充血、脑水肿和脊髓节段性肿胀,慢性期可见软脑膜增厚、脑和脊髓萎缩,脑沟增宽、脑室扩大。脑和脊髓的冠状面可见较多分散的脱髓鞘病灶,急性病灶为粉红色,陈旧性病灶为灰色,多数分布在脑室旁白质或灰白质交界处。

镜下见急性期新鲜病灶有充血、水肿或少量环状出血,血管周围可见大量炎症细胞呈袖套状浸润,如 T 淋巴细胞、浆细胞、单核细胞和巨噬细胞等,其中以淋巴细胞为主,病灶内绝大多数的髓鞘被破坏。神经元损失的程度不同,较严重的病灶中轴索可能被完全破坏,但更常见的情况是仅少数轴索严重损伤,其余呈正常状态或仅有轻微改变。随

着病情的好转,充血、水肿消退,髓鞘再生,大量增生的星形胶质细胞替代炎性改变,使病灶颜色变浅,构成晚期硬化斑或瘢痕。

(三) 预后

MS 的临床类型不同,病程差异较大,预后迥异。大多数患者预后较好,可存活 20 ~ 30 年。良性型预后较好,起病 15 年后尚无明显功能障碍;恶性型或可于起病后相对较短的时间内病情恶化致残或致死。提示预后好的因素包括女性、40 岁以前发病、临床表现视觉或体感障碍等。

十一、同心圆性硬化

同心圆性硬化(concentric sclerosis)又称 Balo 病,是少见的具有特征性病理改变的大脑白质脱髓鞘性疾病,即病灶内髓鞘脱失带与髓鞘保存带呈同心圆样层状交互排列,形似树木年轮或大理石花纹状,这种同心圆病灶仅累及深层白质,不累及灰质。本病好发于青壮年,男性稍多于女性,呈急性或亚急性起病,多为单相病程。同心圆性硬化的临床表现和病理改变与多发性硬化相似,故多数学者认为它可能是 MS 的一种变异型。

(一) 组织病理学改变

本病主要位于额叶、颞叶及顶叶白质,偶见于小脑、脑干和脊髓。

大体可见多个散在、大小不一的圆形或不规则形浅灰色或灰黄色软化灶,直径 2 ~ 5cm,呈灰白相间的多层同心圆排列。

镜下可见髓鞘相对正常区呈同心圆性层状交互排列,髓鞘脱失区髓鞘崩解、脱失,轴突保存相对完好,周围胶质细胞增生、肥大,小静脉周围有较大淋巴细胞及少量浆细胞浸润,并可形成血管套。

(二) 预后

近年来国内外报道多数病例均为非致死性,进展缓慢,有的呈半自限性发展,预后良好。

十二、急性播散性脑脊髓炎

急性播散性脑脊髓炎(acute disseminated encephalomyelitis, ADEM)是一种广泛累及中枢神经系统白质的急性炎症性脱髓鞘病变,以多灶性或弥散性脱髓鞘为主要病理特点。好发于儿童和青壮年,男女发病率无明显差异,四季均可发病,散发病例多见。通常发生于感染、出疹后或疫苗接种后。

(一) 病因及发病机制

ADEM 发病机制不清。目前认为 ADEM 的发病与免疫有关,实验性变态反应性脑脊髓炎动物模

型可以模拟本病的临床病程及多灶性脱髓鞘性病理改变,实验表明,ADEM 是通过细胞免疫介导的、针对中枢神经系统髓鞘蛋白的自身免疫性疾病。

(二) 组织病理学改变

ADEM 的病理改变为弥漫性、较对称的静脉周围炎性脱髓鞘病灶,病变分布于大脑、脑干、小脑和脊髓,灰质和白质均可受累,以白质为主。脑部病变好发于皮质深层、丘脑、下丘脑、基底节、脑桥腹侧黑质、内侧膝状体、半球白质,也可累及侧脑室和第三脑室室壁的血管床。脊髓病损也呈播散性分布,重症时可见多个小病灶的融合,直径 0.1mm 至数毫米不等。急性期可见脑和脊髓组织肿胀,切面可见水肿和散在的出血点,白质静脉扩张。

镜下见小静脉周围有散在的脱髓鞘病灶,病变偶见融合,形成软化灶,无出血,轴突相对保存。血管周围有炎症细胞浸润,多数为淋巴细胞、巨噬细胞和浆细胞,中性粒细胞少见。常伴有血管内皮细胞增生,特点是形成以小静脉为中心、巨噬细胞为主、伴有炎症细胞浸润的袖套样结构。严重时可见轴索、神经细胞及其他组织成分的破坏。随着病程的进展,炎性反应逐渐减轻,星形胶质细胞增生,少突胶质细胞呈固缩状态,最后形成胶质瘢痕。

(三) 预后

ADEM 为单相病程,病程历时数周,预后与发病诱因和病情的严重程度有关,多数患者可以恢复,病死率为 10% ~30%。存活者常遗留明显的功能障碍,儿童恢复后常伴精神发育迟滞或癫痫发作等。

十三、脑桥中央髓鞘溶解症

脑桥中央髓鞘溶解症(central pontine myelinolysis,CPM)是一种罕见的以脑桥基底部出现对称性脱髓鞘为病理特征的一种脱髓鞘疾病。青壮年多发,亦可见于儿童,患者多有严重营养不良、电解质紊乱等疾病基础。病变特点是对称性髓鞘破坏,但神经元及轴突相对完好,无炎症反应及血管改变。

(一) 病因及发病机制

CPM 的确切病因和发病机制尚不清楚。一般认为其病理生理机制与脑内渗透压平衡失调有关,如果不能快速纠正慢性低钠血症,钾、钠离子以及有机溶质不能尽快进入脑细胞,可能引起脑细胞急剧缺水,导致髓鞘和少突胶质细胞脱失,而脑桥基底部则可能是对代谢紊乱异常敏感的区域。

(二) 组织病理学改变

CPM 的病理改变具有特征性,脱髓鞘病变在脑桥内呈孤立性对称分布。病灶中央部几乎所有髓鞘均被破坏,但轴突、神经细胞相对保留完好,血管不受累。病灶边界清楚,直径数毫米或波及整个脑桥基底部、被盖部,病灶周围可见吞噬细胞和星形胶质细胞反应,无少突胶质细胞反应和炎症现象。广泛对称性脱髓鞘病变还可累及脑桥以外,如小脑、壳核、丘脑、胼胝体、皮质下白质、屏状核、尾状核、丘脑下部、外侧膝状体、杏仁核、丘脑底核及黑质等。

(三) 预后

本病病情进展迅速,多数在数周内死亡,少数患者可遗留痉挛性瘫痪等严重的神经功能障碍。

十四、视神经脊髓炎

视神经脊髓炎(neuromyelitis optica,NMO)是一种主要累及视神经和脊髓的炎性脱髓鞘疾病,又称 Devic 综合征。好发于青壮年,女性患病率高于男性并且更容易复发。临床上以视神经和脊髓同时或相继受累为主要特征,呈进行性或缓解与复发病程。

(一) 病因及发病机制

NMO 的病因及确切发病机制不明,可能与 HIV、登革病毒、EB 病毒、甲型肝炎病毒等感染及结核分枝杆菌、肺炎支原体感染有关,免疫接种也可引起 NMO。其遗传因素不明,多无家族史。

(二) 组织病理学改变

病变主要累及视神经和脊髓,而中枢神经系统的其他部位较少受累。视神经损害多位于视神经和视交叉部位,偶尔累及视束,表现为髓鞘脱失、轻度炎症细胞浸润。脑组织大致正常,或有小范围的斑点状髓鞘脱失、胶质细胞增生和血管周围炎症细胞浸润。

脊髓病灶可累及多个节段,大体可见肿胀、软化和空洞形成;镜下见灰质和白质血管周围轻度炎性脱髓鞘至出血、坏死等不同程度改变。典型的病灶位于脊髓中央,少突胶质细胞丢失明显,病灶内可见巨噬细胞、小胶质细胞及淋巴细胞浸润。

(三) 预后

NMO 预后多与脊髓炎的严重程度、并发症有关。其临床表现常较典型 MS 严重,多发性硬化发作后通常进入缓解期或缓慢进展期,NMO 多因一连串发作而加剧。单相型病损重于复发型,但长期预后如视力、肌力、感觉功能均较复发型好,不复发且遗留的神经功能障碍不再进展。复发型预后差,多数患者呈阶梯式进展,发生全盲或截瘫等严重残疾。单相型患者 5 年生存率约为 90%，复发型患者为 68%，1/3 的患者死于呼吸衰竭。

（王丽萍　王雪梅）

第二节　神经损伤

损伤（injury）是当内外因素的刺激作用超出了组织细胞所能适应的程度，组织细胞出现的病理变化。神经损伤（nerve injury）是指内外因素的刺激超出了神经组织或细胞所适应的程度而发生的病理变化，包括中枢神经损伤和周围神经损伤。

一、中枢神经损伤

中枢神经系统损伤是一种广义的概念，包括脑卒中、脑外伤、心搏骤停和窒息造成的脑缺血、缺氧，麻醉和手术意外导致的神经损伤及病理性神经损伤等各种原因造成的脑组织损害。

原发性损伤包括脑震荡、脑挫裂伤和脑干损伤等。继发性损伤包括脑损伤性出血、颅内血肿、脑水肿、缺血性脑损伤、继发脑干损伤和病理性神经损伤等。全世界每年数千万患者因中枢神经损伤而死亡或致残。导致中枢神经损伤的疾病很多，本节主要讲感染性疾病、脑血管损伤、代谢障碍性疾病、中毒及放射损伤等引起的中枢神经损伤。

（一）感染性疾病

中枢神经系统感染性疾病为病原微生物侵犯中枢神经系统的实质、被膜及血管等引起的急性或慢性炎症性疾病。这些病原微生物包括病毒、细菌、真菌、朊蛋白、寄生虫、螺旋体及艾滋病病毒等。

1. 单纯疱疹病毒性脑炎　单纯疱疹病毒性脑炎（herpes simplex virus encephalitis，HSE）是单纯疱疹病毒（herpes simplex virus，HSV）引起的急性中枢神经系统感染，主要侵犯颞叶、额叶和边缘叶脑组织。该病多发于青少年，也可见于中、老年，无性别差异，发病无季节性。

（1）病因与发病机制：HSV 属 DNA 类病毒中疱疹病毒科，为嗜神经 DNA 病毒，分为 HSV-1 和 HSV-2。病毒首先在口腔和呼吸道或生殖器引起原发感染，机体迅速产生特异性免疫而康复，但不能彻底清除病毒，病毒以潜伏状态长期存在于神经节中，HSV-1 主要潜伏在三叉神经节，HSV-2 潜伏在骶神经节。当人体免疫力下降时，潜伏的病毒再度活化，潜伏在神经节内的病毒经轴突进入脑内，引起颅内感染。

（2）组织病理学改变：HSE 大体观，脑和脑膜充血、水肿，脑组织重量增加，双侧颞叶坏死伴出血，常一侧较重。累及海马旁回、梭状回、颞下回和额叶眶面后部，有时累及岛叶。

镜下改变：①急性出血性坏死性脑炎，大脑皮质坏死（浅层和第Ⅲ、Ⅴ层较重）；②血管壁变性、坏死、出血，淋巴细胞、浆细胞浸润，小胶质细胞增生；③病灶边缘神经细胞核内可见嗜酸性 Cowdry A 型包含体（偶见于星形细胞和少突胶质细胞的核内）；④病程稍长时，坏死灶内见大量巨噬细胞，软脑膜充血，淋巴细胞和浆细胞浸润。

（3）临床病理联系：由于脑边缘系统受损，HSE 患者多首现精神症状。HSE-1 发病无季节性，无地区性，无性别差异，任何年龄均可患病。原发感染的潜伏期为 2～21 天，平均 6 天，前驱症状有上呼吸道感染，如卡他症状、头痛、发热等；起病急，病程长短不一，25% 的患者有口唇疱疹病史。1/3 的患者出现癫痫发作，可出现不同程度的意识障碍，也可有颅内压增高的表现。HSE-2 多见于新生儿和青少年。急性暴发性起病，主要表现为肝、肺等广泛的内脏坏死和弥漫性的脑损害。新生儿发病后的死亡率极高。

（4）预后：预后取决于是否及时给予抗病毒治疗和疾病的严重程度。本病未经抗病毒治疗、治疗不及时或治疗不充分及病情严重者预后不良，死亡率高达 60%～80%。发病数日内及时给予足量的抗病毒药物治疗，多数患者可治愈，但约 10% 的患者可能有不同程度的智力障碍、癫痫、瘫痪等后遗症。

2. 结核性脑膜炎　结核性脑膜炎（tuberculous meningitis，TBM）是由结核分枝杆菌引起的脑膜非化脓性炎症性疾病。TBM 占神经系统结核病的 70% 左右。常继发于粟粒性肺结核或体内其他器官结核病。好发于儿童和青年人，冬春季多见。全世界 TBM 自 20 世纪 60 年代以后逐步下降，但 80 年代开始又有上升，近 10 年来，由于人口流动频繁，免疫抑制剂的广泛应用，耐药性结核菌种的出现，使得 TBM 的发病率有逐渐增高趋势。

（1）病因及发病机制：TBM 的病原菌大多为人型结核分枝杆菌，小部分为牛型结核分枝杆菌。当患者抵抗力下降或发生变态反应时感染结核分枝杆菌而发病。

本病的原发性感染通常为结核分枝杆菌经淋巴系统和血行播散，进入脑膜，并在脑膜和软脑膜形成结核结节，之后结节破溃，大量结核分枝杆菌进入蛛网膜下腔，导致结核性脑膜炎。也可继发于免疫功能降低后体内潜伏结核分枝杆菌的重新激活,经血行播散,在脑实质中形成结核灶,晚期破溃入蛛网膜下腔或脑室。此外,结核分枝杆菌还可由颅骨、脊椎骨、乳突的结核病灶直接向颅内或椎管内侵入引发结核性脑膜炎。

(2) 组织病理学改变:大体观,可见脑底部蛛网膜下腔内有大量灰黄色或淡黄色浑浊胶样渗出物,渗出物常沿外侧裂向上蔓延,有时可达大脑凸面,甚至在大脑表面形成散在白色、半透明粟粒状结节。

光镜下,脑膜弥漫性渗出性炎症是结核性脑膜炎主要的病理特点,渗出物主要由单核细胞、淋巴细胞和纤维蛋白素组成,典型的病灶中心是干酪样坏死,周边由上皮细胞和朗汉斯巨细胞包绕;同时结核性渗出物可使中小动脉受累,血管内层发生纤维素样变性和内皮细胞增生,从而导致血管腔狭窄或闭塞,形成结核性动脉炎,因此缺血性梗死是结核性脑膜炎的常见并发症;脑积水是结核性脑膜炎的另一病理特征,是由于结核性渗出物阻塞导水管或影响蛛网膜颗粒从而阻碍脑脊液重吸收所致。

(3) 临床病理联系:本病起病隐匿,也可急性或亚急性起病,可缺乏结核病接触史,症状往往轻重不一,其自然病程发展一般表现为结核病毒血症症状、颅内压增高和脑膜刺激症状、颅神经损害及脑实质损害等。老年人结核性脑膜炎表现为头痛,呕吐较轻,颅内压增高症状不明显,约半数患者脑脊液改变不典型,但发生结核性动脉内膜炎而引起脑梗死的较多。

(4) 预后:患者预后取决于病情的轻重、治疗是否及时和治疗彻底与否,发病时昏迷是预后不良的重要指征;临床症状、体征完全消失,脑脊液的细胞数、蛋白质、糖和氯化物恢复正常提示预后良好。婴幼儿和老年人一般预后较差。

3. 隐球菌性脑膜炎　隐球菌性脑膜炎(crypto-coccal meningitis)是由新型隐球菌感染脑膜和脑实质所致的中枢神经系统的亚急性或慢性炎性疾病,是中枢神经系统最常见的真菌感染。该病可见于任何年龄,但以30~60岁成人发病率最高。

(1) 病因及发病机制:隐球菌为条件致病菌,是一种土壤真菌,易生长在干燥的碱性和富含氮类物质的土壤中(如含鸽子和其他鸟类粪便的土壤)繁殖,鸽子和其他鸟类可为中间宿主,鸽子饲养者新型隐球菌感染发生率要比一般人群高出几倍。

新型隐球菌主要侵犯人体肺脏和中枢神经系统。主要通过呼吸道侵入肺部并形成胶冻样结节性病灶,也可经皮肤、黏膜或肠道侵入人体。当机体免疫力下降时,经血行播散进入中枢神经系统,在脑膜和脑实质内大量繁殖,形成炎性肉芽肿。也有少数病例是由鼻腔黏膜直接扩散至脑。

(2) 组织病理学改变:新型隐球菌的中枢神经系统感染以脑膜炎性病变为主。大体观,脑膜充血并广泛增厚,蛛网膜下腔可见胶冻状渗出物,沿脑沟或脑池可见小肉芽肿、小囊肿或小脓肿,有时在脑的深部组织也可见较大的肉芽肿或囊肿。

光镜下,以化脓性病变和炎性肉芽肿病变为主。脑膜有淋巴细胞和单核细胞浸润,主要部位是颅底软脑膜和蛛网膜下腔;可见由成纤维细胞、巨噬细胞和坏死组织组成的肉芽肿;含有大量胶状物质的囊肿,且在这些病变组织内均可找到隐球菌,PAS染色或乌洛托品银染可清晰显示。

(3) 临床病理联系:隐球菌脑膜炎隐匿起病,进展缓慢,早期有不规则低热,体温一般为37.5~38.0℃。可出现颅内压增高的表现、脑膜刺激征、脑神经损害表现及脑实质损伤症状等。

(4) 预后:本病常进行性加重,预后不良,死亡率较高。未经治疗者常在数月内死亡,平均病程为6个月。经过治疗的患者也常见神经系统并发症和后遗症,并且可在数年内病情反复缓解和加重。

4. 脑囊虫病　脑囊虫病(cerebral cysticercosis)是链状绦虫的幼虫寄生于人脑所引起的疾病,是我国常见的中枢神经系统寄生虫病之一。60%~96%的囊虫寄生于脑内,也可寄生于身体其他部位。

(1) 病因及发病机制:人既是绦虫的终宿主(绦虫病),也是中间宿主(囊虫病),食用受囊虫感染的猪肉,仅表现为绦虫病,不表现为囊虫病。脑囊虫病感染方式有三种:①内在自身感染:绦虫病患者呕吐或肠道逆蠕动使绦虫妊娠节片回流到胃内;②外源性自身感染:绦虫病患者的手沾染了绦虫卵,经口感染;③外源异体感染:患者自身无绦虫病,因吃了生的或半生的感染了绦虫的肉类,或被绦虫卵污染的水果、蔬菜而感染囊虫。外源性感染是主要的感染方式。

绦虫卵经口进入消化道,虫卵进入十二指肠内消化孵出六钩蚴,钻入胃肠壁血管,蚴虫经血液循环分布至全身并发育成囊虫蚴,寄生在脑实质、脑室、蛛网膜下腔或脊髓形成囊肿。

(2) 组织病理学改变:单个脑囊虫多呈卵圆形、乳白色半透明,长径0.3~1.5cm,有一个由囊壁向内翻的圆形头节。寄生虫在脑内的囊虫大小、数目相差很大。根据囊虫寄生的部位不同,脑囊虫可分为：脑实质型、脑室型、脑膜型和混合型，极少数可累及脊髓，称为脊髓型。脑实质型最为常见，囊虫多位于皮质或灰白质交界处，大的囊虫病可表现出占位效应。

光镜下，可见头节有 4 个圆形吸盘，其喙部有双排小钩。囊虫的囊膜内层可见细小的细胞核，外层为淡嗜酸性染色的玻璃样膜状物质；囊膜之外有薄层人体纤维结缔组织包绕，无明显炎症反应。囊虫死亡后其周围组织出现轻重不等的炎症反应；反应剧烈时组织坏死，大量嗜酸性粒细胞、中性粒细胞、淋巴细胞和浆细胞浸润；可见肉芽肿形成；反应性胶质细胞增生。后期，局部纤维化或钙化。

（3）临床病理联系：猪带绦虫的囊尾蚴寄生于人脑致病，约占囊虫病的 80%；病征多样或病程急剧以致猝死，或尸检时偶见，多有癫痫、颅内压升高、精神障碍等。可并发皮下、肌肉、眼球内囊虫结节；脑脊液、血液中囊虫抗体检测阳性。

（4）预后：囊尾蚴寄生的部位和数量不同，预后不同。数量不多，位于脑内相对"静区"者，药物治疗可获痊愈。弥漫性脑囊虫伴有痴呆或精神障碍者预后不良。

5. 朊粒病　朊粒病（prion diseases）是由朊粒（朊蛋白）引起的中枢神经系统变性疾病，是一种人畜共患、中枢神经慢性非炎性致死性疾病。本病好发于 50～70 岁人群，男女均可发病。

（1）病因及发病机制：人类朊粒病的病因有两种：一种为外源性朊蛋白感染，主要为携带朊蛋白的动物和少数的医源性感染，途径主要是通过破损的皮肤黏膜侵入人体，如角膜、硬脑膜移植，经肠道外给予人生长激素制剂和埋藏未充分消毒的脑电极等；另一种为朊蛋白基因突变引起，为常染色体显性遗传。

健康人体内存在正常的朊蛋白，即 PrP^C，当外来致病的朊蛋白或遗传性突变导致 PrP^C 变为致病性朊蛋白 PrP^{SC} 时，PrP^{SC} 会促进 PrP^C 转化为越来越多的 PrP^{SC}，致使神经细胞逐渐失去功能，导致神经细胞死亡，而引起中枢神经系统发生病变。

（2）组织病理学改变：大体观，脑组织呈海绵状变性，皮质、基底节和脊髓萎缩变性。光镜下，可见神经细胞变性消失；星形胶质细胞增生、肥大；皮质灰质神经毡广泛海绵样变性，即细胞胞质中空泡形成和感染脑组织内发现异常 PrP 淀粉样斑块；炎症不明显。电镜显示这些空泡是神经元的囊性扩张和神经膜的局灶性坏死，空泡内有细胞膜碎片相似的卷曲结构。

（3）临床病理联系：本病起病多为慢性或亚急性，缓慢进行性发展，早期为注意力不集中，遗忘、忧郁、疲乏、肢体麻木、疼痛或无力等；逐渐出现痴呆，伴锥体系、锥体外系或小脑功能失调等病征。

（4）预后：本病预后不良，患者的死亡率达 100%，绝大多数在发病 1 年内死亡，平均存活时间为 6 个月。

6. 神经梅毒　神经梅毒（neurosyphilis）指受苍白密螺旋体感染所引起的中枢神经系统疾病。神经梅毒是梅毒的晚期表现。早期梅毒主要侵犯皮肤和黏膜，晚期梅毒则侵犯内脏，特别是中枢神经系统和心血管系统。神经梅毒侵犯的病变部位较广，包括脑脊膜、血管和脑脊髓实质等。

（1）病因及发病机制：神经梅毒病是由于苍白密螺旋体感染，感染途径有两种：①后天传染是通过性行为而感染梅毒螺旋体；②先天梅毒则是通过胎盘由患病母亲传染给胎儿，即胎传梅毒。多数病例梅毒感染后 2 年即可出现临床症状，但也有约 10% 的梅毒患者感染后经过数年甚至数十年的潜伏期才开始出现临床表现，也有终生不发病者。发病与否取决于患者对梅毒螺旋体的免疫反应。

脑膜炎改变可导致蛛网膜粘连而引起脑神经受累或脑脊液循环受阻，发生阻塞性脑积水。增生性动脉内膜炎致使血管管腔闭塞，血流受阻，导致脑组织缺血和软化，神经细胞变性、坏死，神经纤维脱髓鞘。

（2）组织病理学改变：神经梅毒的病理可见到间质型和主质型两种类型病变。间质型病理改变主要有急性脑膜炎、动脉及动脉周围的炎性浸润、梅毒性树胶样肿。主质型病理改变则以神经细胞的脱失、脱髓鞘等病变为主。

1）间质型病理改变

A. 脑膜炎：大体观，以脑底脑膜最为明显，脑膜增厚，并常延续至脊髓的上颈段。光镜下，可见软脑膜组织血管周围及蛛网膜内有大量的淋巴细胞和浆细胞浸润，纤维组织增生。

B. 增生性动脉内膜炎：以脑底动脉环、豆纹动脉、基底动脉和脊髓动脉病变为主。可见动脉血管周围炎症细胞浸润。

C. 梅毒性树胶样肿：大体观，大脑的硬膜和软膜处可见多个较小、亦可为单个较大的梅毒性树胶样肿。光镜下呈现小血管周围组织增生，中央坏死区，外周围绕单核及上皮样细胞，偶有巨噬细胞浸润，最外层由成纤维细胞及结缔组织包绕。

2）主质型病理改变：大体观，额叶、颞叶和顶叶前部脑回萎缩。光镜下，脑组织神经细胞弥漫性变性、坏死和脱失，伴有胶质细胞的增生及神经纤维的斑块样脱髓鞘。脱髓鞘改变以皮质内弓状纤维最为显著。脊髓痨型神经梅毒还可见到脊神经后根和脊髓后索变性及萎缩，此型的脱髓鞘改变以下胸段和腰骶段最为明显。

（3）临床病理联系：神经梅毒是Ⅲ期梅毒的重要部分。多在感染梅毒螺旋体后两年内侵犯脑脊髓膜；曾经治疗者，约10%于感染后数年或数十年发病，病变较广泛，侵犯脑脊髓膜、血管、脑和脊髓。

（4）预后：大多数神经梅毒经积极治疗和检测均能得到较好转归。但神经梅毒的预后一定意义上与梅毒的类型有关，如麻痹性神经梅毒患者若未进行治疗，3～4年死亡，而脊髓痨型梅毒预后不确定，大多数可缓解或改善。

7. 中枢神经系统艾滋病 艾滋病是由人类免疫缺陷病毒（human immunodeficiency virus，HIV）引起的一种获得性免疫缺陷性疾病。尸检发现约80%的患者有神经系统病理改变。临床上约40%～50%的患者会出现神经系统症状，约10%～27%的患者以神经系统损害表现为首发症状。

（1）病因及发病机制：艾滋病的病因是感染HIV，HIV是一种RNA病毒。

HIV感染后细胞免疫系统缺陷和中枢神经系统的直接感染是艾滋病神经系统损害的病因。其主要的传播方式为性传播、血液传播和母婴传播。该病毒进入人体后可选择性地感染并破坏宿主的$CD4^+$淋巴细胞、单核细胞和巨噬细胞，引起严重的细胞免疫缺陷，从而导致机体对许多致病菌（如卡氏肺孢菌，弓形虫等）和某些肿瘤（如Kaposi肉瘤、淋巴瘤等）的易感性增高，使艾滋病患者继发出现脑弓形虫病、系统性淋巴瘤等神经系统疾病。另一方面，HIV也是一种危险的嗜神经病毒，受感染的淋巴细胞也可通过血脑屏障直接进入中枢神经系统，并与神经细胞表面的半乳糖神经酰胺分子结合，引起直接感染，导致神经系统的功能障碍。

（2）组织病理学改变：大体检查可见脑膜和脑实质充血、水肿；光镜下可见由病毒感染的细胞融合形成的多核巨细胞，脱髓鞘改变及空泡变性、坏死液化灶等。弥漫性神经胶质细胞增生形成胶质结节和血管周围单核细胞浸润等。HIV相关脊髓病主要病理改变为髓鞘脱失和海绵状变性，以后索和侧索最为明显。

（3）临床病理联系：艾滋病是一种严重的全身性疾病，发生于HIV感染后5～7年。临床症状多样，如发热、体重下降、盗汗、嗜睡、肝脾大等，也可出现神经系统原发感染、神经系统继发感染和神经系统继发肿瘤等改变。

（4）预后：因无杀灭HIV的有效药物，而艾滋病神经系统损害又多较严重，因此艾滋病出现神经系统损害预后较差，半数患者在1～3年内死亡。

（二）颅脑损伤

颅脑损伤仍然是现代社会的一个重要问题，国外的资料表明，由于颅脑损伤死亡的病例占各种各样致死病例的1%～2%。

脑原发损伤包括脑震荡、脑挫裂伤和脑干损伤等。继发性损伤包括脑损伤性出血、颅内血肿、脑水肿、缺血性脑损伤和继发性脑干损伤。

1. 脑震荡（cerebral concussion） 是由于钝性暴力引起的脑功能障碍，临床表现为短暂的意识丧失、呼吸浅慢、脉搏徐缓和反射消失，并伴有或长或短的逆行性遗忘，但症状短期内可以恢复。

（1）病因及发病机制：脑震荡的病因为钝性暴力。有学者认为是脑的中间神经元受损和脑干网状结构受损，使上行激活系统向脑皮质发放兴奋冲动暂时中断，导致短暂的意识障碍和生命中枢功能抑制。

（2）组织病理学改变：脑震荡中存在弥漫性轴索损伤、缺血性脑损伤和弥漫性血管损伤三种改变。

1）弥漫性轴索损伤：弥漫性轴索损伤是一种闭合性、弥漫性颅脑损伤。大体观，胼胝体以及脑干前端的局灶性出血病变；光镜下可见神经轴索的弥漫性损伤、血管周围出血、血管内皮细胞增生、吞噬脂质的巨噬细胞及神经纤维的Wallerian型变性。

2）缺血性脑损伤：大体观，脑的体积增大，脑沟浅，脑回宽，灰白质分界不清，切面湿润，侧脑室受压变小呈裂隙状；光镜下，皮质神经元缺血性变，细胞和血管周围间隙扩大，白质疏松呈海绵状改变。

3）弥漫性血管损伤：大体观，可见于脑的任何部位，尤多见于大脑半球额叶、颞叶前部的白质内和中线结构附近，包括脑室旁的白质内、丘脑以及脑干部位。脑干内的小出血点多集中在导水管周围以及第四脑室底部的室管膜下方，而脑桥的后端以及延髓内侧较少见。光镜下，小血管损伤，新鲜的红细胞积聚于血管周围间隙内呈所谓的环状出血或呈球形出血灶。

（3）临床病理联系：过去不少学者认为，脑震荡虽然有功能紊乱，却无器质性损害，但到底脑震荡是否只有功能性障碍而没有器质性损害一直有争议。脑震荡是最轻的一种脑损伤，治疗后大多可以痊愈。

2. **脑挫裂伤** 脑挫裂伤（brain contusion）是局灶性脑损伤的一种常见的表现形式，既可表现为脑挫伤，又可表现为脑裂伤，两者经常联系在一起。

（1）病因及发病机制：脑挫裂伤的病因是暴力作用，脑组织因暴力作用在颅内运动或碰撞引起。

（2）组织病理学改变：大体观，脑回显露在脑表面部分有点片状出血，局部软脑膜破坏，脑组织出血、水肿、坏死，呈楔形，基底部向脑灰质表面，尖端指向白质深部；光镜下，脑组织内新鲜出血，脑灰质分层不清或消失，神经细胞缺血性变或是大量脱失；电镜显示神经轴索肿胀，断裂崩解，髓鞘脱失，星形细胞变性，少突胶质细胞肿胀，小血管充血，血管周围间隙扩大和分叶核白细胞浸润。

3. **脑干损伤** 脑干损伤（brainstem injury）是头部受伤时，脑在颅脑内移动，脑干受到牵拉扭转，或是撞击在斜坡和小脑幕切迹上所造成。

（1）病因及发病机制：外力作用如颅底骨折，特别是蝶鞍、斜坡以及枕大孔区骨折很容易造成脑干损伤。由于脑干内有重要的上行和下行的传导束，脑神经核团以及呼吸、循环中枢，即使轻微的损伤，临床上也会出现严重的临床症状。

（2）组织病理学改变：大体观，损伤处脑组织局灶性水肿、出血，坏死灶形成。光镜下，挫伤处脑组织破碎、坏死、出血和水肿。邻近的脑组织局限性水肿，严重者形成弥漫性脑水肿。

4. **损伤性颅内血肿** 颅内血肿是颅内损伤特别是重型颅脑损伤中十分常见的并发症，分为硬脑膜外血肿、硬脑膜下血肿、脑内血肿和脑室内积血。

（1）病因及发病机制：颅内血肿的大部分原因为头部外伤，绝大多数患者出现颅骨骨折。外力作用使颅内小血管破裂，血液溢出在硬脑膜下、硬脑膜外或脑内积聚形成，具体的发病机制尚不十分清楚。

（2）组织病理学改变：大体上，硬膜外、硬膜下或脑内出现灰红色凝血块和少许新鲜出血；光镜下可见大量外溢的红细胞，其内有小血管增生，小胶质细胞增生等。

（三）放射性损伤

放射性损伤（radiation injury）是电离辐射作用于人体产生的损伤，影响神经系统者称为神经系统放射病。

1. **病因及发病机制** 放射性损伤通常是由工业事故和医疗上的放射治疗对神经组织的直接作用所致。损伤的程度与辐射强度、持续时间、照射部位及个体耐受性有关。电离辐射的能量能够使组织细胞内核酸、酶等有机化合物分子发生电离，继发和导致化学键断裂，引起分子变性、结构破坏。

2. **组织病理学改变** 放射性脑病的病理改变为皮质神经细胞消失，星形胶质细胞肿胀，小动脉纤维素样坏死及血栓形成，部分还可出现皮质和白质内纤维素性渗出。

3. **临床病理联系** 在较长时间内反复受到治疗或诊断量的体外照射或由于放射性物质因意外污染进入人体内所发生的体内照射后出现。放射性脑病大脑型患者出现记忆力减退，特别是近事记忆力减退明显，对时间、地点及人物定向力也可发生障碍。此外患者还可因高颅内压出现头痛、呕吐、发作性昏迷、抽搐及视盘水肿、瞳孔不等大等。腰椎穿刺脑脊液压力高。脑干型患者表现为头晕、复视、言语不利、吞咽困难、步态不稳、眼球运动障碍、舌肌萎缩、咽反射消失及共济失调等。

放射性脑病应用激素治疗可使症状改善、辅酶A肌内注射或静脉注射可减轻部分病例症状。

（四）中毒

机体过量或大量接触化学毒物，引发组织和结构功能损害、代谢障碍而发生疾病或死亡者，称为中毒。

1. **酒精中毒** 一次大量饮酒引起急性酒精中毒，可产生急性神经、精神症状；长期大量饮酒导致慢性酒精中毒，可波及大脑皮质、小脑、脑桥和胼胝体，引起组织变性，导致不可逆的神经系统损害。酒精中毒包括急性酒精中毒、慢性酒精中毒如Wernicke脑病、酒精中毒性痴呆等。

（1）病因及发病机制：酒精主要在小肠吸收，大部分由肝脏代谢，小部分经肺和肾排出。酒精影响维生素 B_1 代谢，抑制维生素 B_1 吸收及在肝内的储存，导致患者体内维生素 B_1 水平低于正常。维生素 B_1 缺乏时，由于焦磷酸硫胺素的减少，造成糖代谢障碍，引起能量供应异常，进而产生神经组织功能和结构异常。同时，维生素 B_1 缺乏还可造成磷酸戊糖代谢障碍，影响磷脂类的合成，造成中枢和周围神经组织脱髓鞘和轴索变性。另外，酒精是脂溶性物质，可迅速通过血脑屏障和神经细胞膜，作用于膜上某些酶类和受体，影响神经细胞功能。

（2）组织病理学改变：急性酒精中毒大体观，

大脑充血、水肿,弥散性点状出血,当伴有心血管变性,特别是高血压脑动脉硬化时,中毒量的酒精可导致大范围的出血或梗死。

酒精中毒性痴呆大体观,额叶与顶叶中度萎缩,脑膜增厚,脑室扩大。光镜下,额叶第Ⅲ层神经细胞脱失,星形胶质细胞增生,Meynert 基底核神经细胞脱失。

Wernicke 脑病大体观,脑的外观可能无特殊,冠状切面最显著的病变为第三、第四脑室及中脑导水管周围灰质内有点状出血的聚集,乳头体尤为明显,上、下丘,穹隆,视丘,橄榄下核有时亦可波及。非出血性小软化灶可在上述区域见到,为陈旧性病灶。脑的其他部分一般无异常。光镜下,主要病变为毛细血管的增生及扩张,毛细血管内皮细胞及外层细胞皆有增生。破裂的小血管周围有许多片状出血。神经细胞常有局部缺血性改变及减少现象,有髓神经纤维消失,星形胶质细胞及小胶质细胞增生。

(3)临床病理联系:急性酒精中毒患者表现为三个阶段:第一阶段为兴奋期,表现为眼部球结膜充血、面色潮红或苍白、头晕、心率加快、易激惹等;第二阶段为共济失调期,表现为动作不协调、步态不稳、动作笨拙,伴眼球震颤、复视、恶心、呕吐等;第三阶段为昏睡期,表现为沉睡不醒、面色苍白、皮肤湿冷、体温下降、呼吸浅表、瞳孔扩大甚至陷入深昏迷、血压下降、心率加快,以致呼吸麻痹而死亡。应给予催吐、洗胃,并维持生命体征平稳和加强代谢治疗,呼吸抑制者可给予呼吸兴奋剂,血压下降者可加速补液、应用升压药等。

慢性酒精中毒患者应绝对戒酒、改善营养,大量补充 B 族维生素,并给予神经、肌肉营养药物等。

2. 急性 CO 中毒 CO 在空气中浓度超过 $30mg/m^3$ 时可引起 CO 中毒。CO 进入人体后很快与血红蛋白结合,形成碳氧血红蛋白,而且不易解离。CO 浓度高时还可与细胞色素氧化酶的铁结合,抑制细胞呼吸而中毒。

(1)病因及发病机制:CO 主要引起组织缺氧。CO 吸入人体后,85% 与血液中红细胞内的血红蛋白(Hb)结合,形成稳定的 COHb。CO 与 Hb 的亲和力比氧与 Hb 的亲和力大 240 倍。吸入较低浓度 CO 即可产生大量 COHb。COHb 不能携带氧,且不易解离,是氧合血红蛋白(HbO_2)解离速度的 1/3600。COHb 的存在还能使血红蛋白氧解离曲线左移、血氧不易释放而造成细胞缺氧。CO 中毒时,体内血管吻合支少而代谢旺盛的器官如脑和心最易遭受损害。脑内小血管迅速麻痹、扩张。脑内腺苷三磷酸(ATP)在无氧情况下迅速耗尽,钠泵运转不灵,钠离子蓄积于细胞内而诱发脑细胞水肿。缺氧时血管内皮细胞发生肿胀而造成脑血管循环障碍。

(2)组织病理学改变:大体上,脑及软脑膜充血,脑组织点片状出血或大片出血,如果 24 小时内死亡,基底节除出血外无任何改变。当存活 48 小时以上,则脑重量由于水肿而增加,脑回变宽,脑沟变窄,可出现海马钩及小脑扁桃体脑疝。

光镜下,大脑皮质可见局灶性坏死,常位于血管周围;神经细胞呈缺血性改变,胞体轻度缩小,胞膜与周围分界清楚,细胞质尼氏体消失,胞核固缩,核仁消失;星形胶质细胞大量增生。

(3)临床病理联系:患者开始有头晕、头痛、耳鸣、眼花、四肢无力和全身不适,症状逐渐加重则有恶心、呕吐、胸部紧迫感,皮肤黏膜出血呈樱桃红色等症状,继之昏睡、昏迷、呼吸急促、血压下降,以致死亡。症状轻重与碳氧血红蛋白多少有关。

3. 铅中毒 铅为灰白色金属,当加热至 $400\sim500℃$ 时即有大量铅蒸气逸出,并在空气中迅速氧化成氧化亚铅而凝集为烟尘。铅及化合物以粉尘、烟雾或蒸气的形式经呼吸道进入体内,亦可经消化道和皮肤进入人体,主要以不溶性磷酸三铅的形式蓄积于骨骼中,也可以蓄积于肝、脑、肾、肺等脏器和红细胞中,多经尿、便排泄。

(1)病因及发病机制:铅在体内主要以不溶性磷酸三铅形式蓄积在体内各器官组织中,对各器官组织均有毒性作用,其中以神经系统、造血系统及血管损害为主。在脑、脊髓、脊神经节、交感神经节以及周围神经可见炎性水肿改变。

(2)组织病理学改变:大体观,脑组织肿胀,脑回加宽,脑沟变窄,也可见脑积水。脑膜血管充血,白质特别是小脑呈黄色,可见点状出血。

光镜下,血管损伤明显,毛细血管扩张、狭窄、坏死或血栓形成,毛细血管内皮肿胀,脑和脑膜的血管周围有 PAS 阳性的球状蛋白渗出物。脑实质小灶性坏死,神经细胞肿胀,染色质溶解,广泛的胶质细胞增生。

(3)临床病理联系:急性铅中毒临床较少见,通常按一般急救原则处理。慢性铅中毒最突出的表现为贫血、铅绞痛和铅麻痹。应予驱铅治疗及对症支持治疗。

4. 汞中毒 汞是唯一在常温下呈液态并流动的金属,易蒸发。汞的化合物包括催化剂、颜料、涂料、药物等,可通过皮肤涂抹,口服或过量吸入均可引起中毒。

(1) 病因及发病机制:金属汞以蒸汽形式由呼吸道侵入人体。皮肤吸收量很少,但皮肤破损及溃烂时吸收量较多。消化道基本不吸收,故健康人口服金属汞不会引起中毒。汞蒸汽易于通过肺泡膜进入人体内溶于血液中。通常,吸入的汞蒸汽可由肺泡吸收50%左右,其余则由呼气排出。血液中的汞最初分布于红细胞及血浆中,以后到达全身各器官,而以肾脏中含量较多,高达体内总汞量的70%~80%。汞可通过血脑屏障进入脑组织,并在脑中长期蓄积,而以小脑及脑干中最多。血液与组织中的汞可与蛋白质及酶系统中的巯基结合,抑制其功能,甚至使其失活,影响大脑丙酮酸的代谢。

(2) 组织病理学改变:大体观,大脑中央前回和小脑皮质萎缩,中央后回和颞叶皮质萎缩较轻。光镜下,神经细胞变性伴星形胶质细胞增生,围绕毛细血管的小胶质细胞增生,并可见巨噬细胞。

(3) 临床病理联系:吸入浓度高与时间长者病情严重。患者最先出现一般性神经衰弱症状,如头晕、头痛、健忘等,部分病例可有心悸、多汗等自主神经系统紊乱现象。病情发展到一定程度时出现三大典型表现:兴奋症、意向性震颤、口腔炎。患者应及早驱铅治疗。

(五) 代谢障碍性脑病

神经系统整合调节着其他各系统、各器官的功能,从而保持机体内在环境的相对稳定,统一整体活动,机体其他各系统对于神经系统亦有密切的影响。各种代谢紊乱、中毒、心血管病变、营养障碍等对神经系统均有一定的影响,如糖尿病所致的周围神经病、心瓣膜病并发脑栓塞、肺部病变引起的肺性脑病、肝脏病变引起的肝性脑病等。

1. 肝性脑病 肝性脑病(hepatic encephalopathy)是由严重的急性或慢性肝病引起的中枢神经系统功能紊乱,以代谢紊乱为基础、意识行为改变或昏迷为主要临床表现的一种综合征。

(1) 病因及发病机制:肝硬化是最常见的病因,包括病毒性肝炎肝硬化、酒精性肝硬化、心源性肝硬化、晚期血吸虫病等均可导致肝性脑病。

肝性脑病的发病机制较为复杂,目前多数学者认为本病的发生是由多种综合因素所致,较为重要的学说如下:

1) 氨中毒学说:氨代谢紊乱引起的氨中毒,是肝性脑病,特别是门-体分流性脑病的重要发病机制。肝衰竭时,肝脏将氨合成尿素的能力减退;门-体分流存在时,肠道氨未经肝脏解毒而直接进入体循环,均使血氨升高。血氨过高干扰脑内三羧酸循环,降低高能磷酸化合物的水平。

2) 假性神经递质学说:肝衰竭时,肝脏对食物中芳香族氨基酸(aromatic amino acid,AAA)的清除发生障碍,使其过多地进入脑组织,经β-羟化酶的作用分别形成β-羟酪胺和苯乙醇胺,两者的化学结构与正常神经递质去甲肾上腺素相似,但不能传导神经冲动或作用很弱,因此称为假性神经递质(false neurochemical transmitter,FNT)。当FNT被脑细胞摄取并取代了突触中的正常递质时,则导致神经传导障碍,兴奋冲动不能正常地传至大脑皮质而产生异常的抑制,出现意识障碍。

3) 神经信息物质及受体改变学说:近年来,肝性脑病的实验研究多集中在神经生物学领域,包括血脑屏障的通透性改变、神经信息物质和受体研究等。研究表明,急性肝衰竭导致的血脑屏障通透性增加是非特异性的,肝性脑病的动物或人类血浆、脑脊液、脑组织内存在5-羟色胺升高、氨基酸失衡、假性神经递质出现、脑肠肽改变等异常现象,肝性脑病的动物或人类存在脑GABA受体、中枢型和外周型苯二氮䓬受体、血管活性肠肽和生长抑素等受体改变。

(2) 组织病理学改变:大体观,急性病例的脑表面一般无异常,大脑半球均显示不同程度的萎缩。慢性病例则表现为弥漫性片状大脑皮质坏死,皮、髓质交界处出现腔隙状结构。

光镜下,急性病例脑部病变主要为弥漫性神经细胞变性坏死、胞体肿胀、尼氏体消失、核浓缩或溶解等,以大脑皮质、基底节、中脑黑质、脑桥、小脑等部位较严重;同时伴有胶质细胞增生,特别是星形胶质细胞增生,核圆而大、胞质空而透亮,染色质极细,形成所谓的Alzheimer Ⅱ型细胞。慢性病例镜下可见神经细胞及髓鞘变性,弥漫性原浆型星形细胞增生,有些细胞核内可见到包含体。

(3) 临床病理联系:肝性脑病的发病形式与原发肝病有关。急性型分为两种,一种为暴发性肝炎,发病急骤,患者经短期兴奋、躁动等谵妄状态后很快进入昏迷;另一种为较严重的肝炎或肝硬化末期,在某些诱因下迅速发生昏迷。

慢性型常表现为间歇性的波动意识与运动障碍,病程可长达数月至数年,多表现为定向力障碍,进而发生昏迷,发病往往与摄入高蛋白食物有关。

2. 肾性脑病 肾性脑病(renal encephalopathy)为肾衰竭的严重并发症,是指急、慢性肾脏疾病所致肾衰竭引起的严重精神障碍的一组疾病。主要表现为精神症状、意识障碍、抽搐和不自主运动。

(1) 病因及发病机制:急性肾衰竭的少尿期、无尿期或多尿期均可出现神经精神症状,更可在尿毒症阶段出现。慢性肾衰竭的患者约有65%出现神经系统损害,经间断血液透析治疗者的神经系统并发症发病率明显降低(约20%)。

肾性脑病的发病机制至今尚未完全明确,可能与多种因素有关,包括各种代谢产物的积聚,水、电解质紊乱,酸碱失衡,渗透压改变以及高血压和贫血,这些因素均可导致神经系统病变。各种因素在致病作用上存在明显差异,目前认为肾衰竭时神经系统并发症是由多种因素综合作用的结果。

1) 中分子物质的积聚:实验表明,将透析后的透析液注入动物体内可引起中毒,而去除其中的中分子物质后则不引起毒性反应。

2) 尿素:可引起肌阵挛发作,同时伴有脑干某些神经元的异常电位发放,但 Lascelle 发现只有在尿素浓度高达 500mg/ml 时才会抑制脑细胞的摄氧能力,说明尿素不是引起神经系统并发症的主要因素。

3) 能量代谢异常:肾衰竭患者的血脑屏障通透性增高,核苷酸代谢异常,ATP 酶受抑制,氧的摄取和利用障碍,这一系列的能量代谢异常均可导致神经系统的损害。

除上述因素外,肾衰竭患者常出现持续性高血压,可诱发高血压脑病,原因可能与高血压、铝中毒和甲状旁腺功能亢进引起的血管钙化有关。

(2) 组织病理学改变:肾性脑病的病理变化缺乏特异性。大体观可见脑膜轻度增厚,脑表面苍白,弥漫性脑水肿和白质瘢痕形成。神经元损害可见于大脑皮质、皮质下核团、脑干、小脑甚至脊髓的神经核团。光镜下,脑膜有轻度的炎症反应,白质中可有小片脱髓鞘区,胶质细胞增生并形成小胶质细胞结节。

(3) 临床病理联系:肾性脑病可有精神症状、意识障碍、肌阵挛、抽搐、癫痫发作、不自主运动、头痛及脑膜刺激征等。透析治疗是治疗肾性脑病的有效措施。

二、周围神经损伤

周围神经损伤是指某些因素及缺血再灌注损伤造成的神经传导功能障碍、神经轴索中断或神经断裂而导致躯体和四肢感觉、运动及交感神经功能障碍的一种临床病症。

(一) 周围神经损伤的类型

1. 开放性神经损伤 开放性损伤是最常见的周围神经损伤,主要见于切割伤。

2. 闭合性神经损伤 闭合性神经损伤最常见的为牵拉伤和压迫伤,其次还包括缺血性损伤、电烧伤、放射伤、火器伤及注射伤等其他损伤。其中牵拉伤可造成神经干内神经纤维及血管的断裂,给诊断和治疗造成困难;重的牵拉伤可造成神经断裂和臂丛的根性撕脱。

(二) 周围神经损伤的分类

根据神经损伤的分类,判定神经损伤的程度,对预知损伤的预后具有重要意义。同时,可以依据分类的方法制订治疗方案。临床上周围神经损伤的分类有两种方法。

1. Seddon 分类

(1) 神经震荡(neurapraxie):神经暂时失去传导功能,而神经的轴突、髓鞘以及支持性结构保持完整,这种损伤通常在数日内可以完全恢复。

(2) 轴索中断(axonotmesis):损伤的远侧段发生瓦勒变性,而周围支持结构保持完整,神经再支配以 1mm/d 的速度自行恢复。

(3) 神经断裂(neurotmesis):神经完全断裂,损伤的远侧段发生瓦勒变性,神经束(干)完全断裂,需手术恢复。

2. Sunderland 分类 分为五度。

Ⅰ度:病理特点是神经传导中断,损伤远端不发生瓦勒变性,相当于 Seddon 分类中的神经震荡。这种损伤通常在 3～4 周内自行恢复,预后良好。

Ⅱ度:病理特点是神经轴突中断,损伤远端发生瓦勒变性。这种损伤其周围的支持结构保持好,神经可以 1mm/d 的速度向远端再生,功能可自行恢复,预后较为良好。

Ⅲ度:病理特点是轴突与神经内膜中断,但神经束膜连续性存在。这种损伤有自行恢复的可能,但由于内膜瘢痕化,恢复常不完全,预后尚可。

Ⅳ度:病理特点是束膜严重损伤或中断,外膜也在一定程度上受损,但神经干本身的连续性存在。由于神经束广泛损伤,很少能自行恢复,常需手术切除瘢痕后修复,预后一般。

Ⅴ度:病理特点是神经干连续性丧失,没有自行恢复的可能性。需要手术切除断端的纤维瘤后修复神经,预后较差。

（三）周围神经损伤的病理变化

1. 瓦勒变性（Wallerian degeneration） 瓦勒氏变性是在周围神经损伤 1～2 天内开始，首先是轴索和髓鞘破裂成碎片，被巨噬细胞吞噬，之后施万细胞增生，形成一个再生的通道，整个瓦勒变性过程大约需要 4 周。

2. 神经断裂伤 神经断裂伤一般是在断裂神经的近端发生小范围短节段的瓦勒变性，神经纤维和轴突增生、弯曲、迂曲形成一个假性神经瘤，而如果发生在神经断端的远端，则大范围发生瓦勒变性，施万细胞增生，形成肿瘤。

3. 神经再生 一般神经再生的速度平均为 1mm/d，再生速度受到很多因素的影响，如包裹周围组织的营养状态、血液供应情况以及年龄等因素。

（四）周围神经损伤的表现及治疗

周围神经损伤可表现为运动功能障碍、感觉功能障碍、神经营养性改变及 Tinel 征等。

对于周围神经损伤的修复，原则上应尽早修复，因为神经损伤的治疗具有一定的时效性，损伤时间过长，运动终板等结构会发生退变、纤维化及瘢痕化，这时即使进行了有效的神经修复，可能也达不到正常有效的临床结果。因此，周围神经损伤应该争取尽量一期修复，如果一期修复不佳，也可争取尽早进行二期修复。同时，决定神经损伤修复效果的除了时间，还包括年龄、患者的营养状态、周围软组织血运条件等。

（王丽萍　王雪梅）

主要参考文献

［1］贾建平. 神经病学. 第 6 版. 北京：人民卫生出版社，2011：210-348.

［2］Sharma J. Alzheimer's disease：an update. Nurs J India，2012，103（6）：245-258.

［3］郭玉璞，徐庆中. 临床神经病理学 第 5 卷. 北京：人民军医出版社，2008：77-94，335-429.

［4］中华医学会. 临床诊疗指南 病理学分册. 北京：人民卫生出版社，2009：899-937.

［5］陈杰，李甘地. 病理学. 北京：人民卫生出版社，2006：407-435.

［6］姚晶晶，何淑蓉，陈岚，等. 细胞因子白细胞介素-1α、S100β 在阿尔茨海默病不同类型老年斑中的表达. 中华病理学杂志，2011，40（9）：581-584.

［7］Masuda-Suzukake M，Nonaka T，Hosokawa M，et al. Prion-like spreading of pathological α-synuclein in brain. Brain，2013，136（Pt4）：1128-1138.

［8］Ravaprolu S，Mullen B，Baker M，et al. TREM2 in neurodegeneration：evidence for association of the p. R47H variant with frontotemporal dementia and Parkin -son's disease. Mol Neurodegener，2013，8：19.

重要网址：

1. http://library. med. utah. edu/WebPath/TUTORIAL/CNS/CNSDG. html

2. http://www. ask. com/web? am = broad&q = nerve + damage&an = google _ s&askid = c0a741a5-32b7-4a79-bc15-c86820c837c7-0-us _ gsb&kv = sdb&gc = 0&dqi = &qsrc = 999&ad = semD&o = 4487&l = dir

3. http://www. webmd. com/brain/tc/nervous-system-problems-topic-overview

4. http://www. lpch. org/DiseaseHealthInfo/HealthLibrary/neuro/overview. html

5. http://www. nlm. nih. gov/medlineplus/degenerativenervediseases. html

中英文名词对照索引

C

E

F

G

K

L

M

N

O

P

Q

X

Y

Z